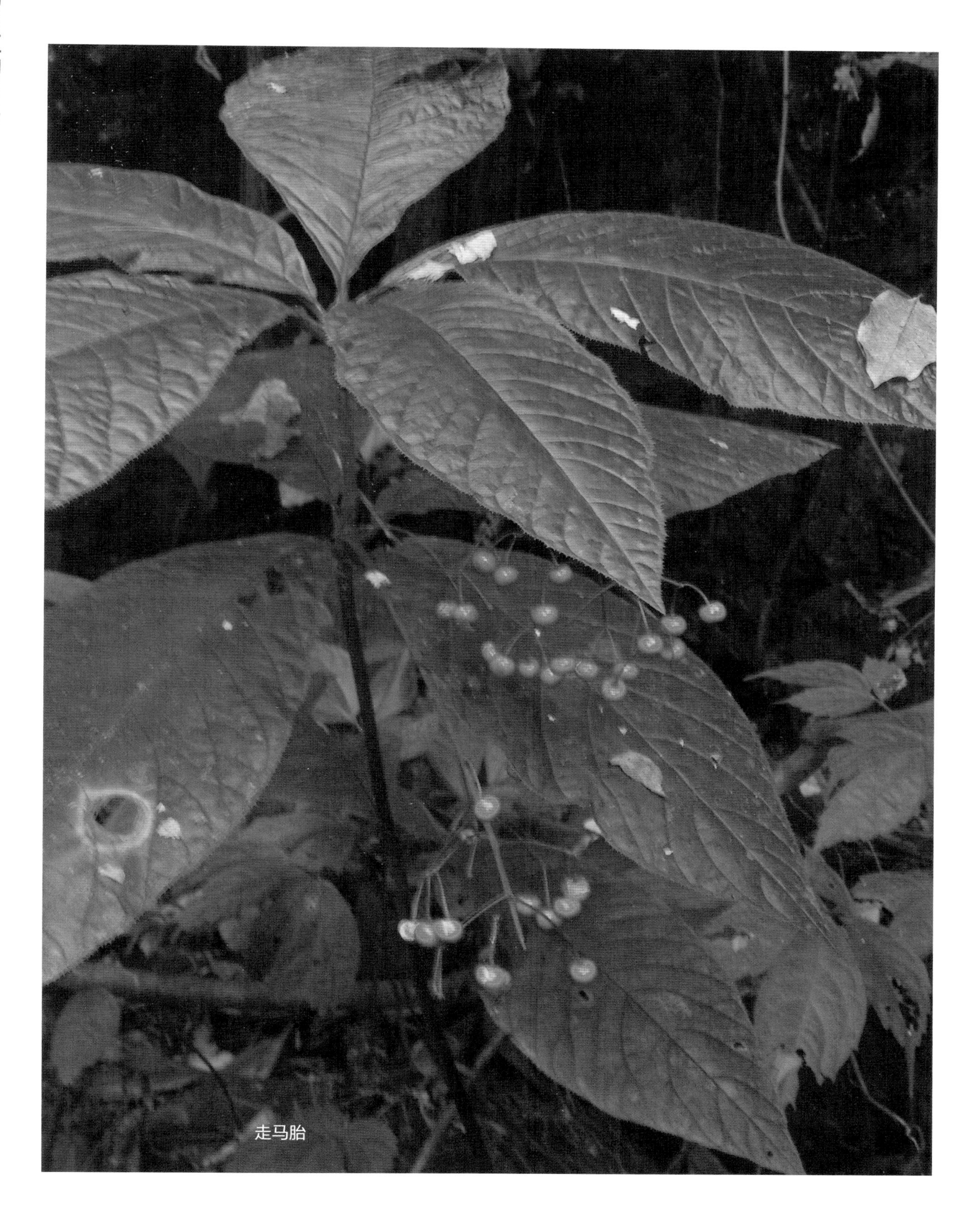
走马胎

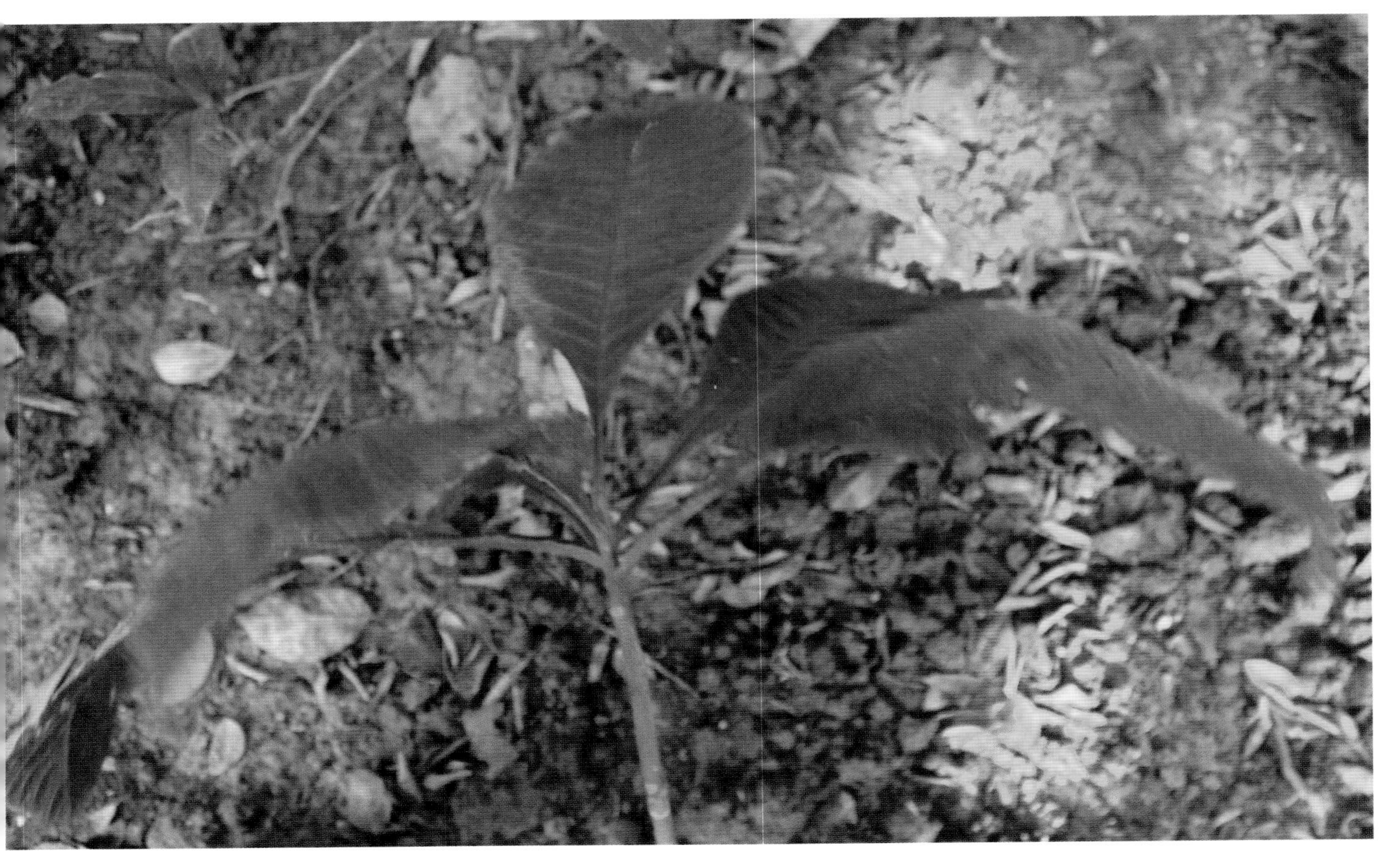

走马胎

生境分布

生长于海拔 1300 m 以下的山林下阴湿处。分布于江西、福建、广东、广西、贵州、云南等地。

采收加工

秋季采挖，洗净，鲜用或切片晒干。

药材性状

本品根呈不规则圆柱形，略呈串珠状膨大，长短不一，直径 1.5 ~ 4 cm。表面灰褐色或带暗紫色，具纵沟纹，习称“蛤蟆皮皱纹”，皮部易剥落，厚约 2 mm。质坚硬，

中国珍稀药用植物图典

下册

主编 肖培根 陈士林

CNS 湖南科学技术出版社

目录

MULU

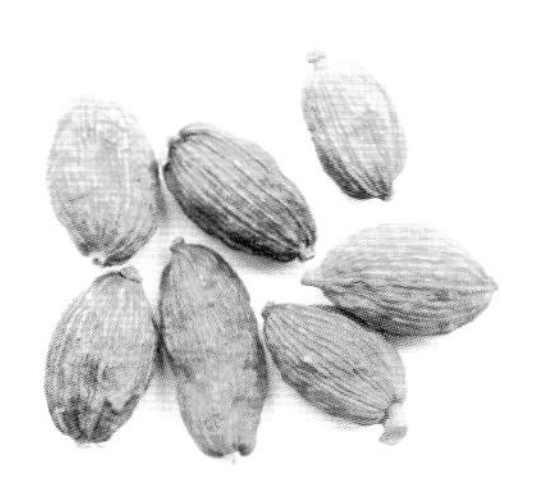

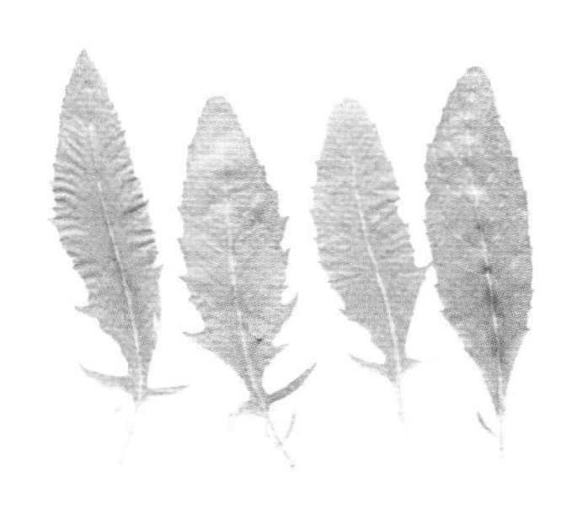

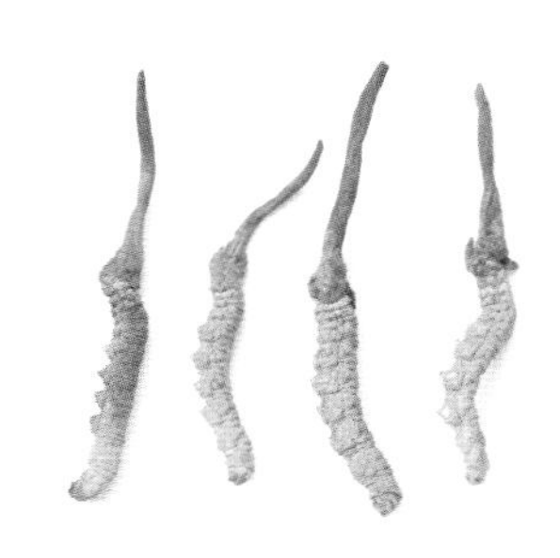

（按药物品种拼音顺序排列）

上　册

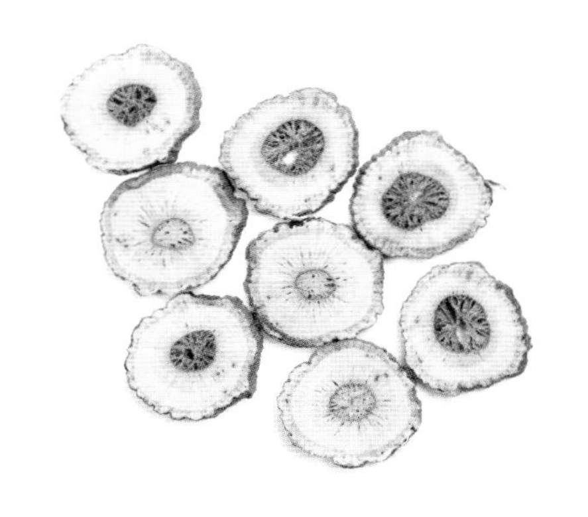

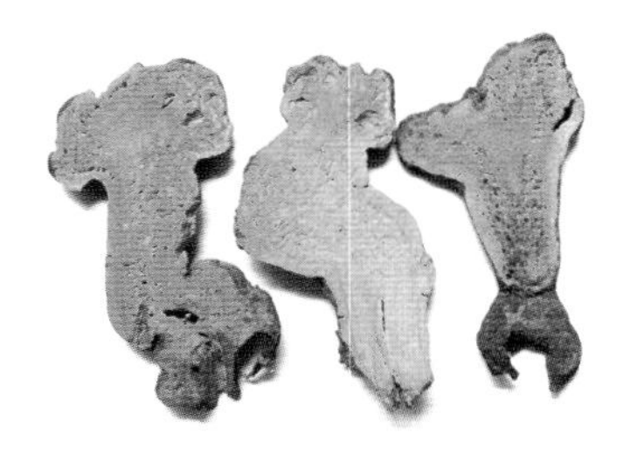

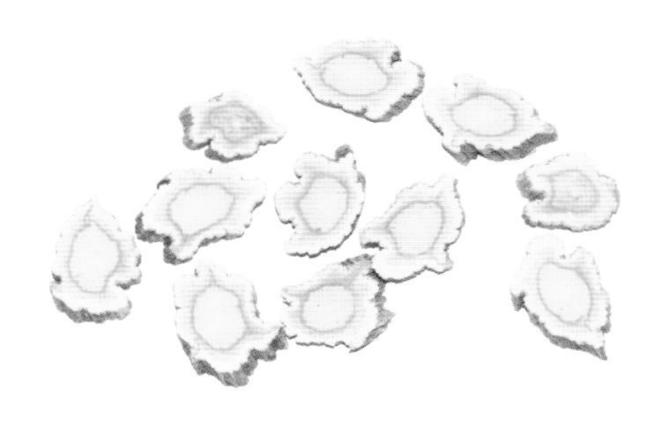

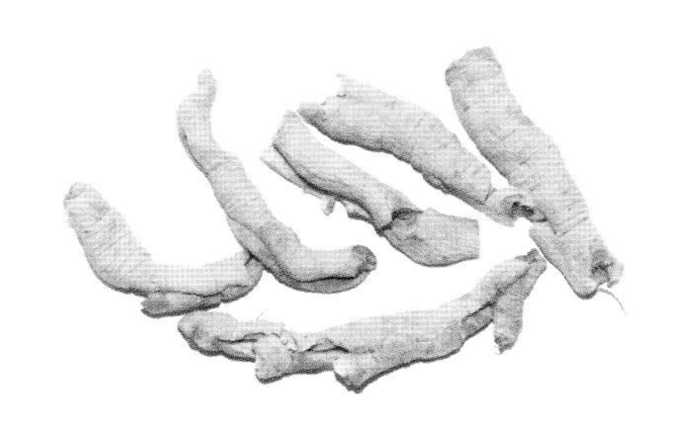
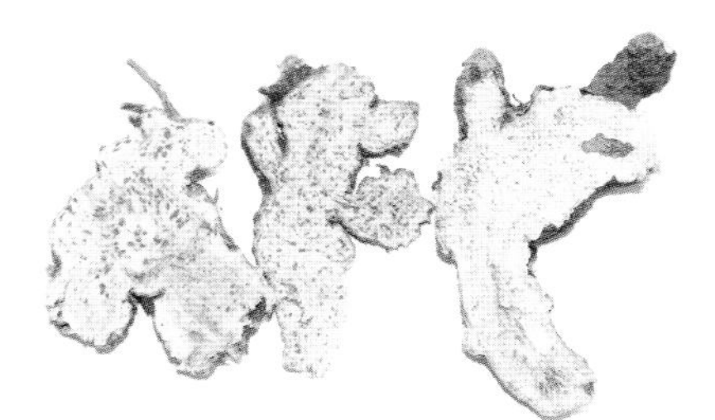
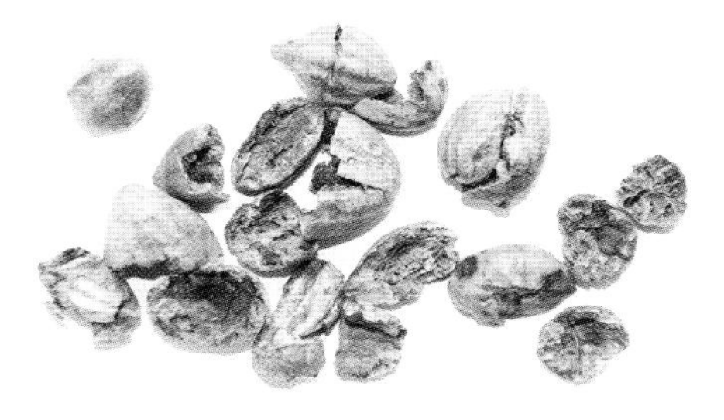

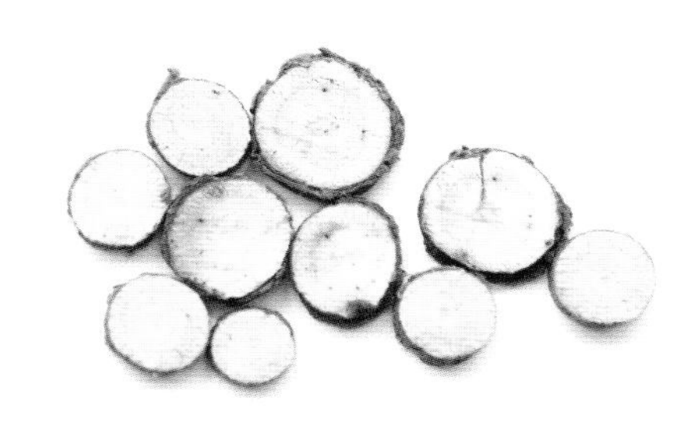

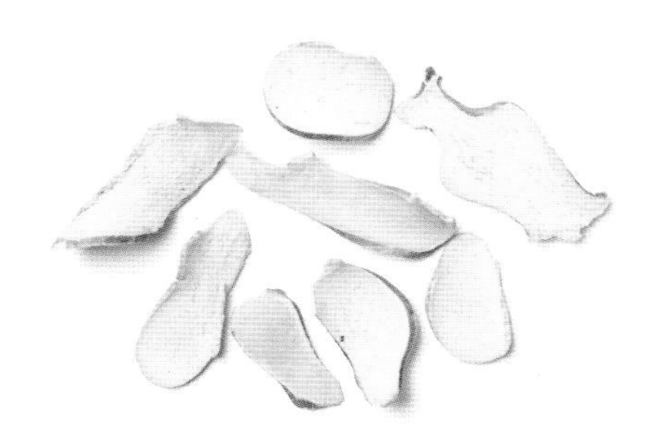

中　册

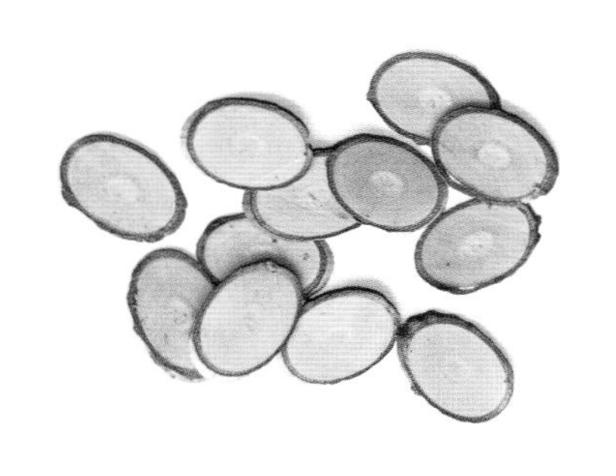
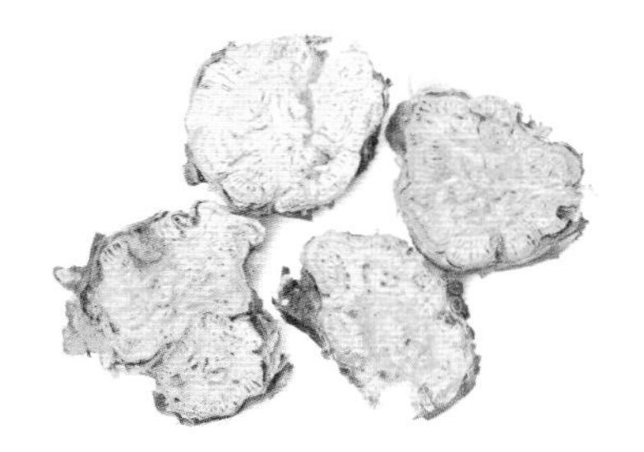
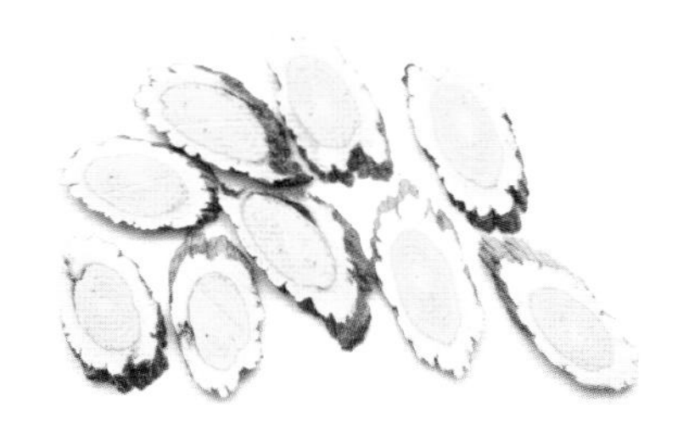

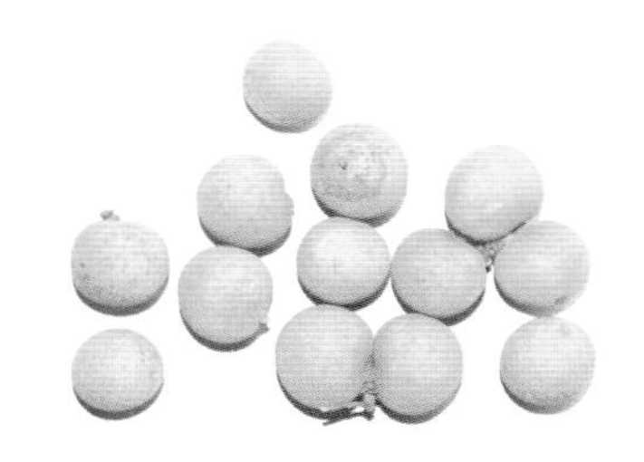
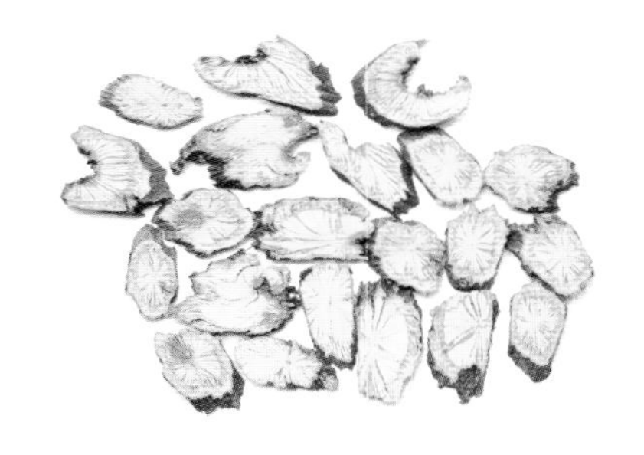
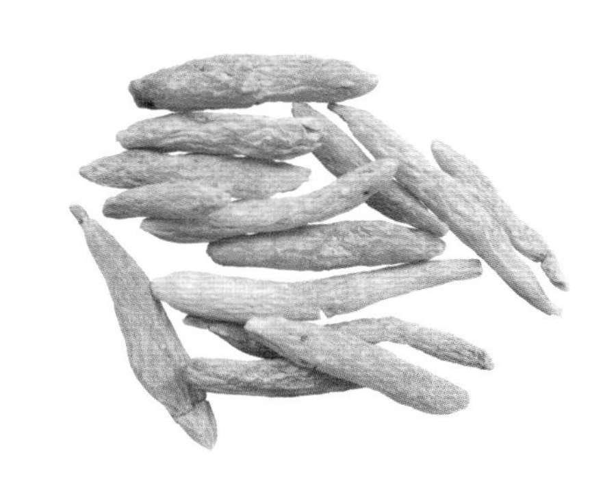

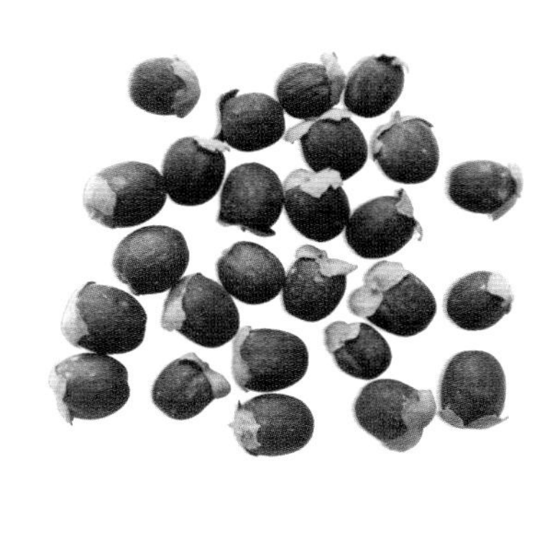
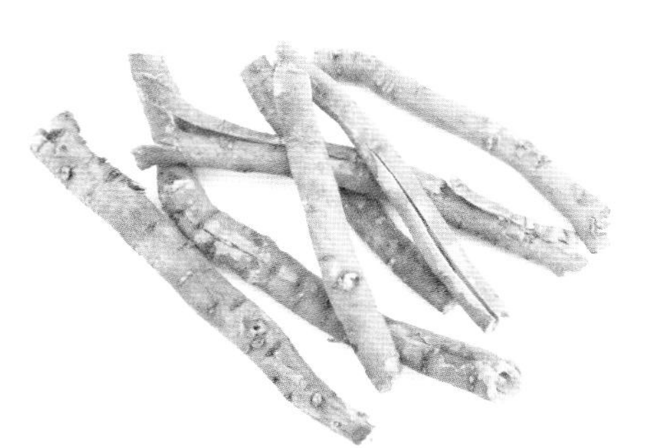
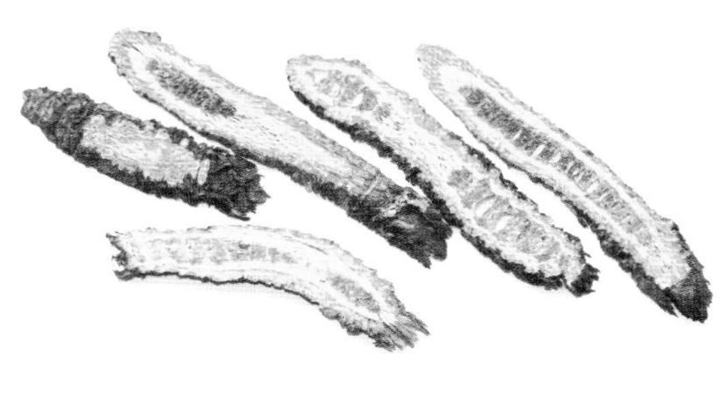

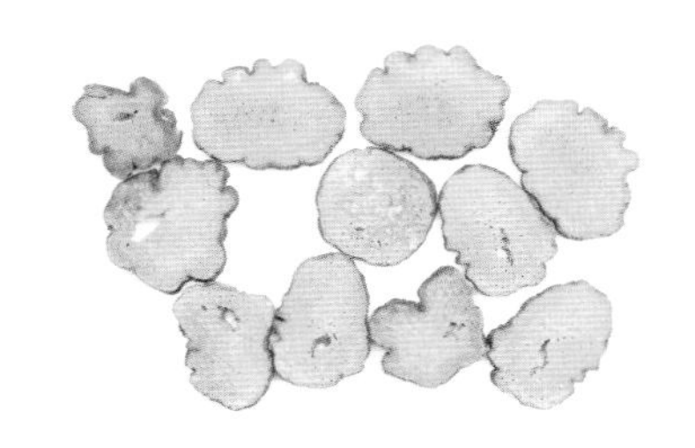
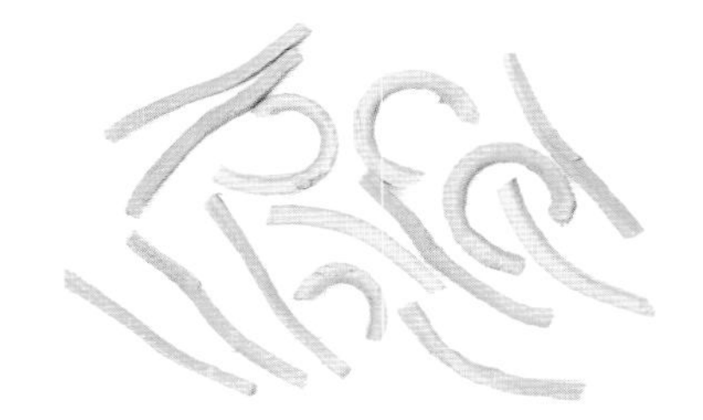
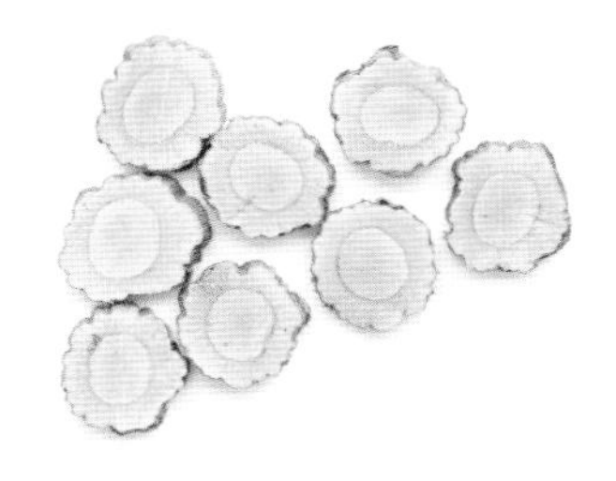

下 册

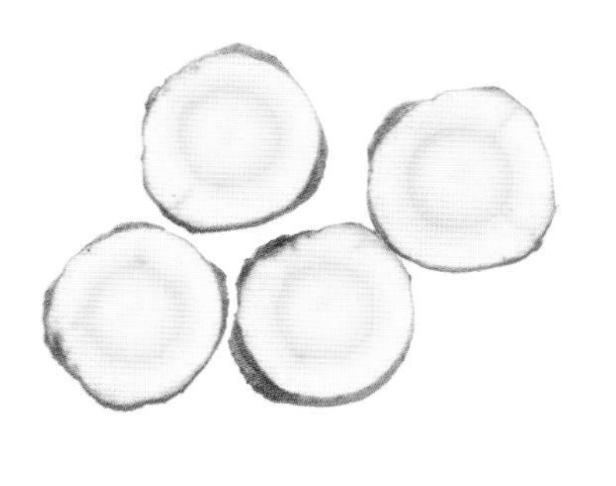
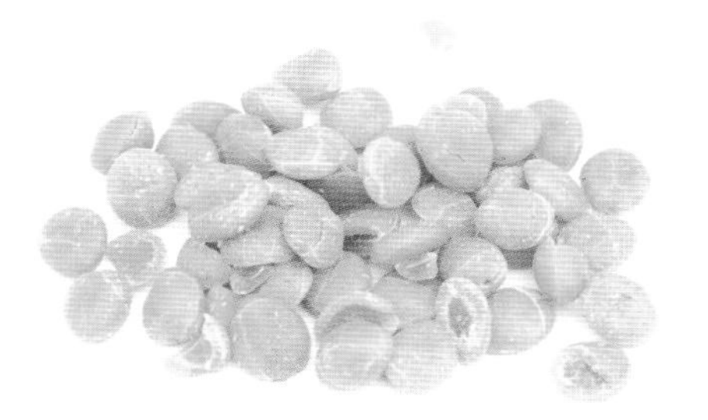
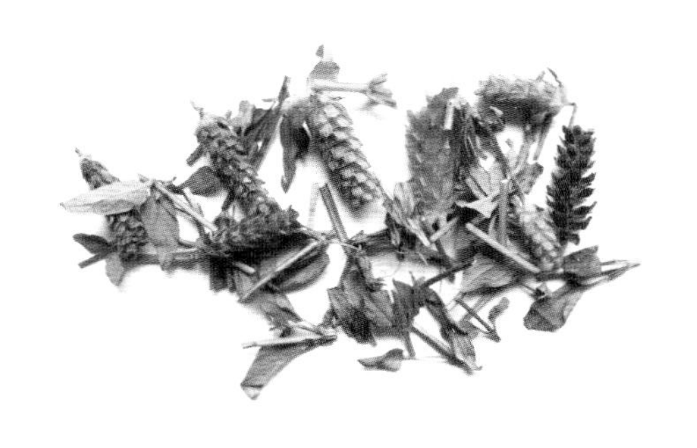

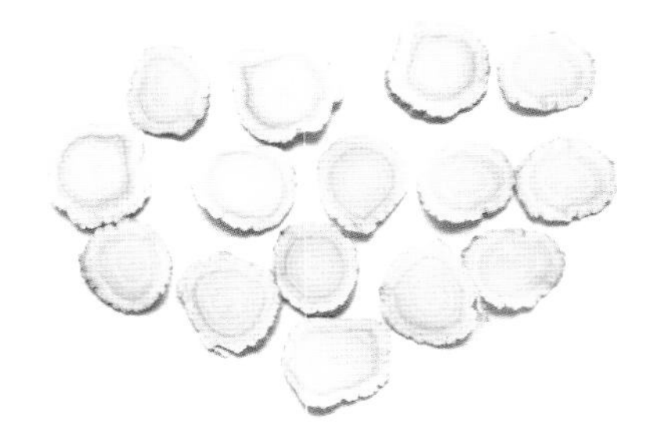
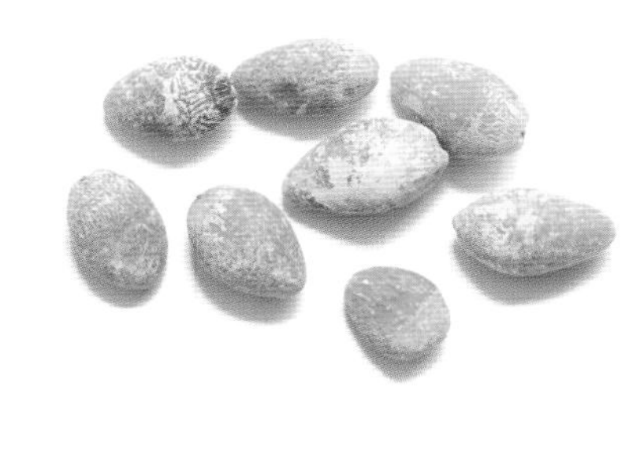

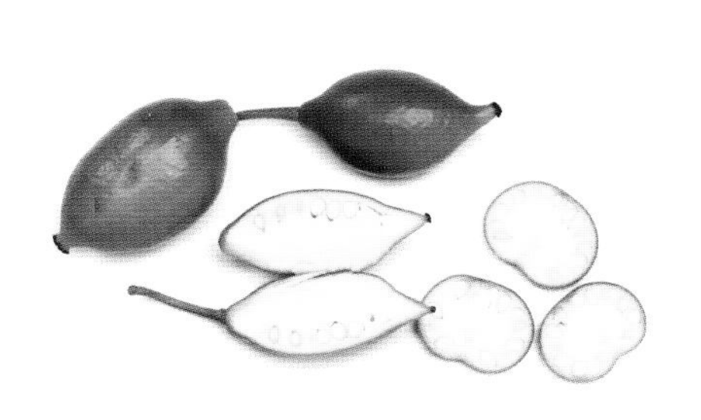
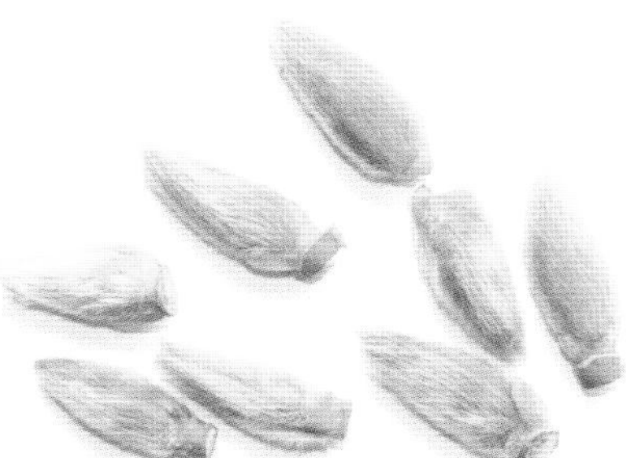
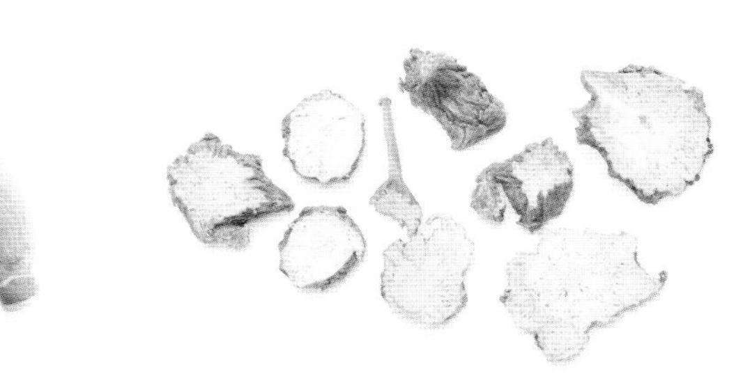

肉苁蓉

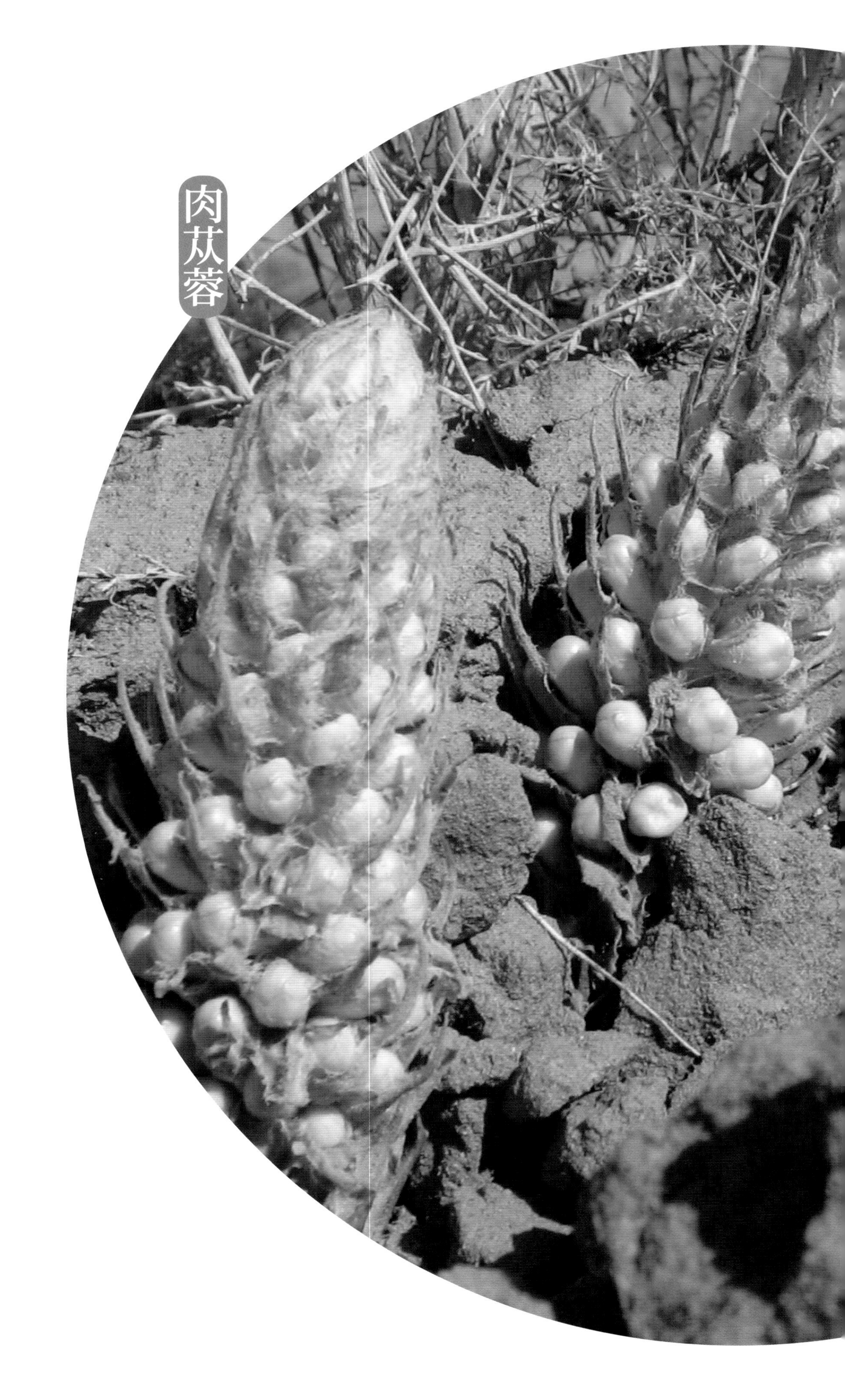

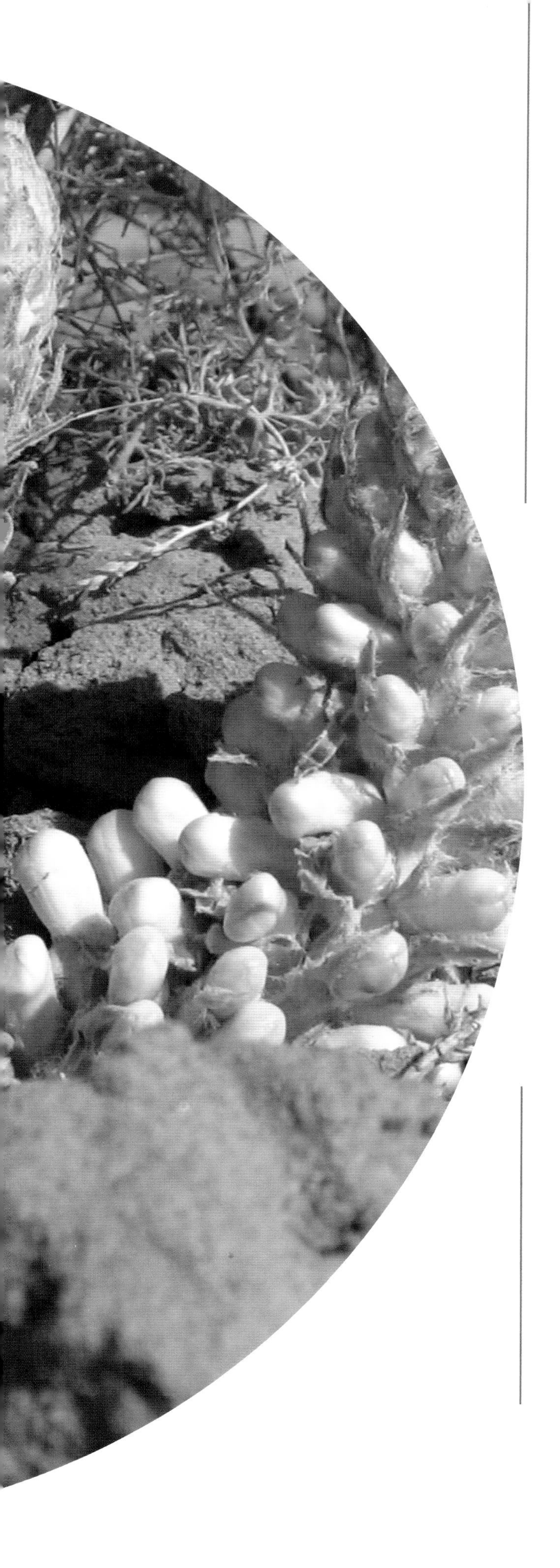

肉苁蓉

ROUCONGRONG

基　原

本品为列当科植物肉苁蓉 *Cistanche deserticola* Y. C. Ma 或管花肉苁蓉 *Cistanche tubulosa* (Schenk) Wight 的干燥带鳞叶的肉质茎。

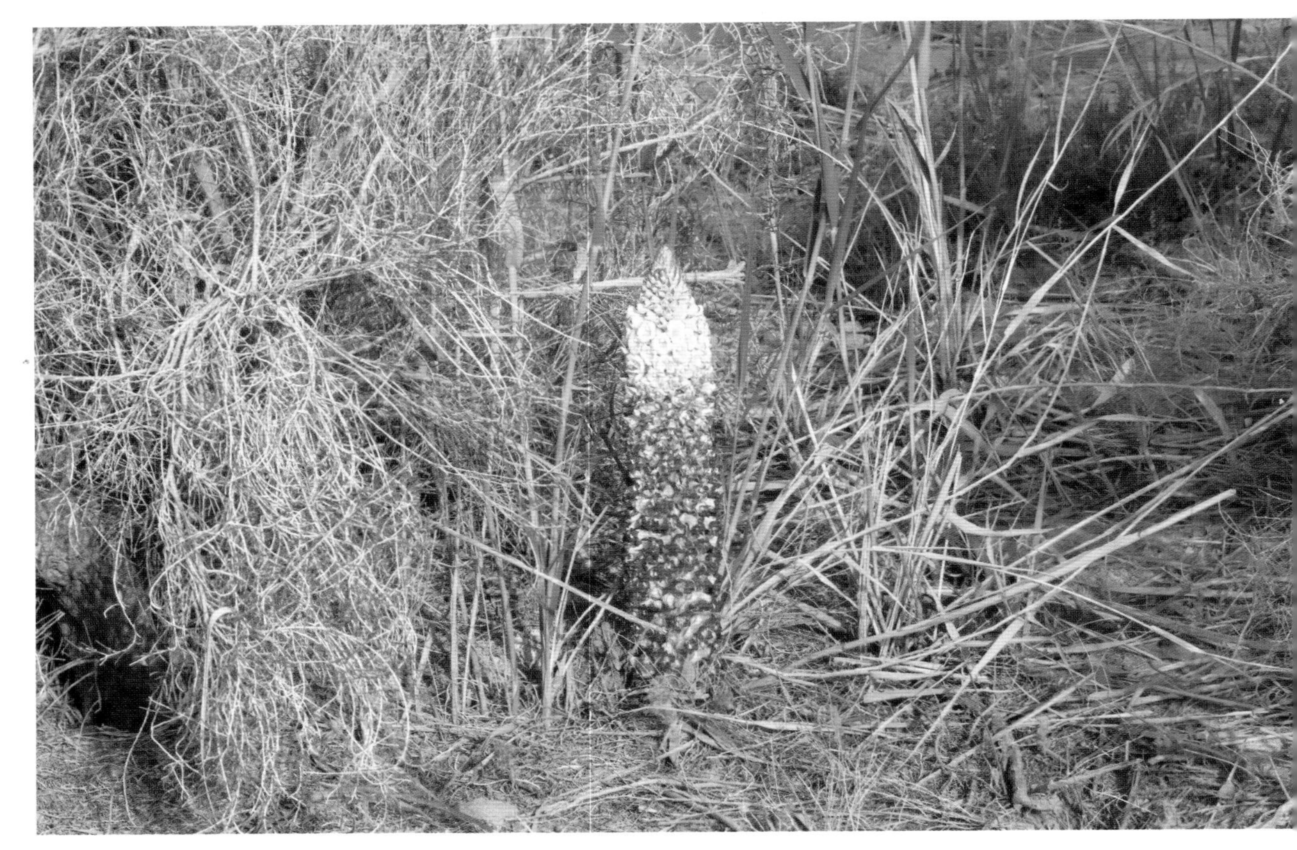

肉苁蓉

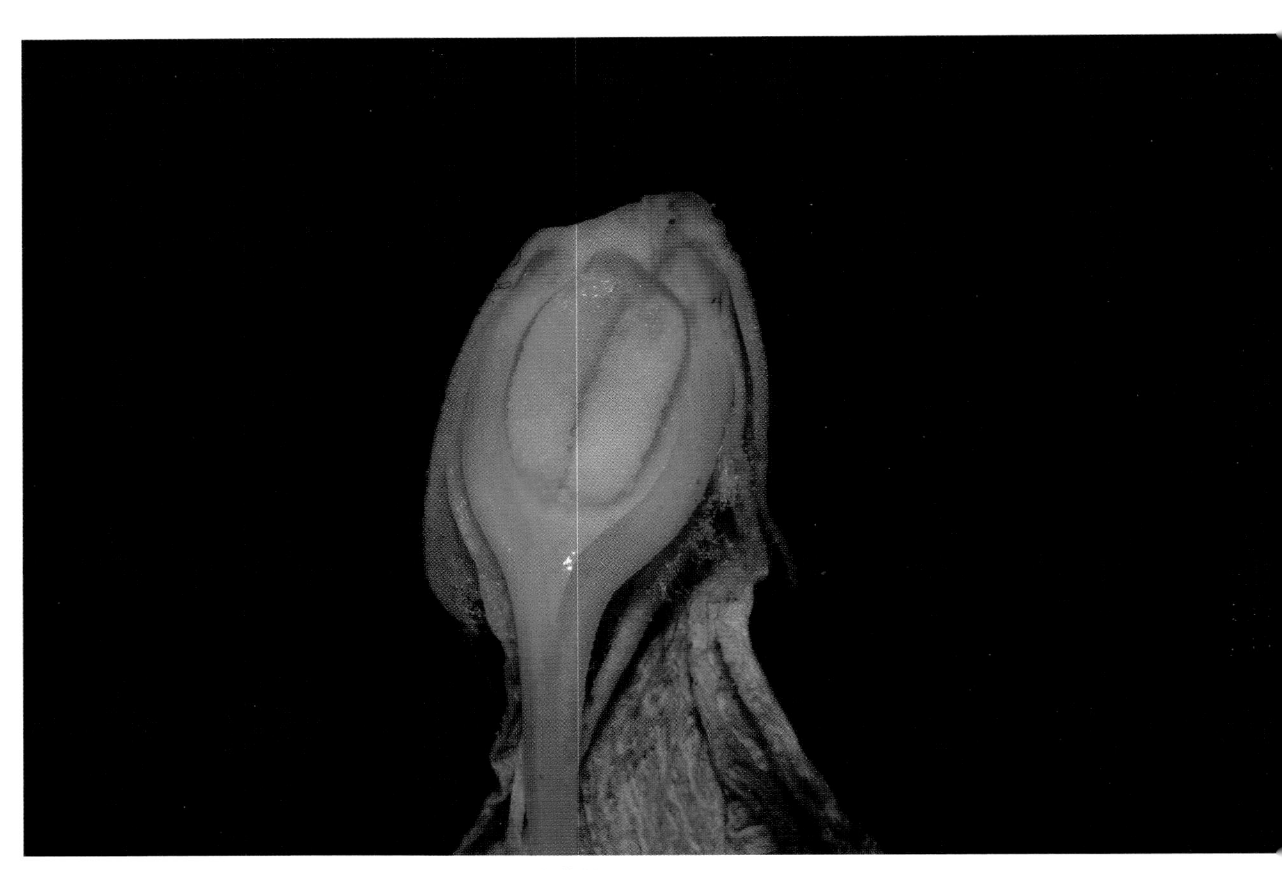

肉苁蓉

形态特征

多年生寄生草本，高 80 ~ 100 cm；茎肉质肥厚，不分枝。鳞叶黄色，肉质，覆瓦状排列，披针形或线状披针形。穗状花序顶生于花茎；每花下有 1 苞片，小苞片 2，基部与花萼合生；背面被毛，花萼 5 浅裂，有缘毛；花冠管状钟形，黄色，顶端 5 裂，裂片蓝紫色；雄蕊 4。蒴果卵形，褐色。种子极多，细小。花期 5 ~ 6 月，果期 6 ~ 8 月。

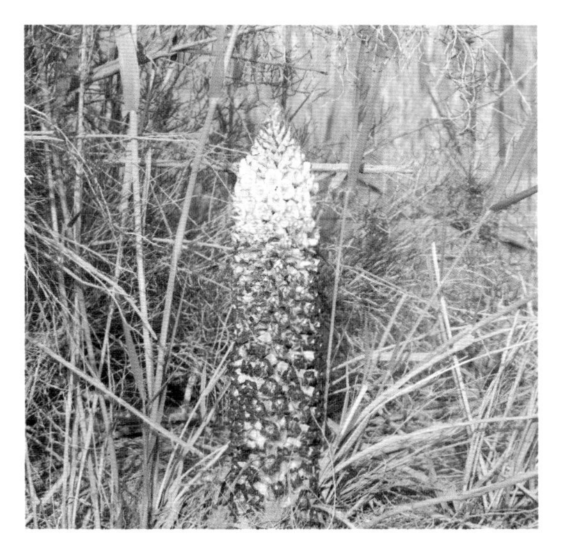

肉苁蓉

生境分布

肉苁蓉生长于盐碱地、干河沟沙地、戈壁滩一带。寄生在红沙、盐爪爪、着叶盐爪、珍珠、西伯利亚白刺等植物的根上。分布于内蒙古、陕西、甘肃、宁夏、新疆等地。管花肉苁蓉生于水分较充足的柽柳丛中及沙丘地，常寄生长于柽柳属植物的根上。广泛分布于非洲北部、阿拉伯半岛、巴基斯坦、印度及中亚地区。

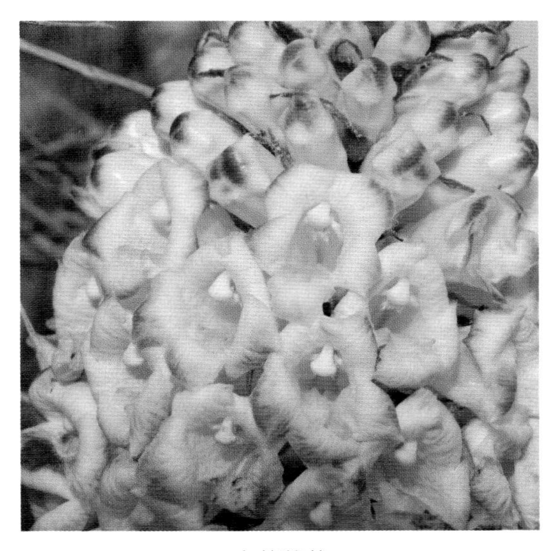

肉苁蓉花

采收加工

春季苗刚出土或秋季冻土之前采挖，除去茎尖。切段，晒干。

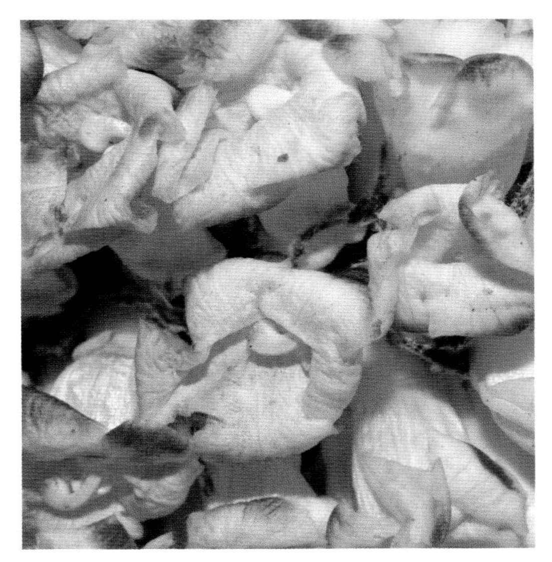

肉苁蓉花

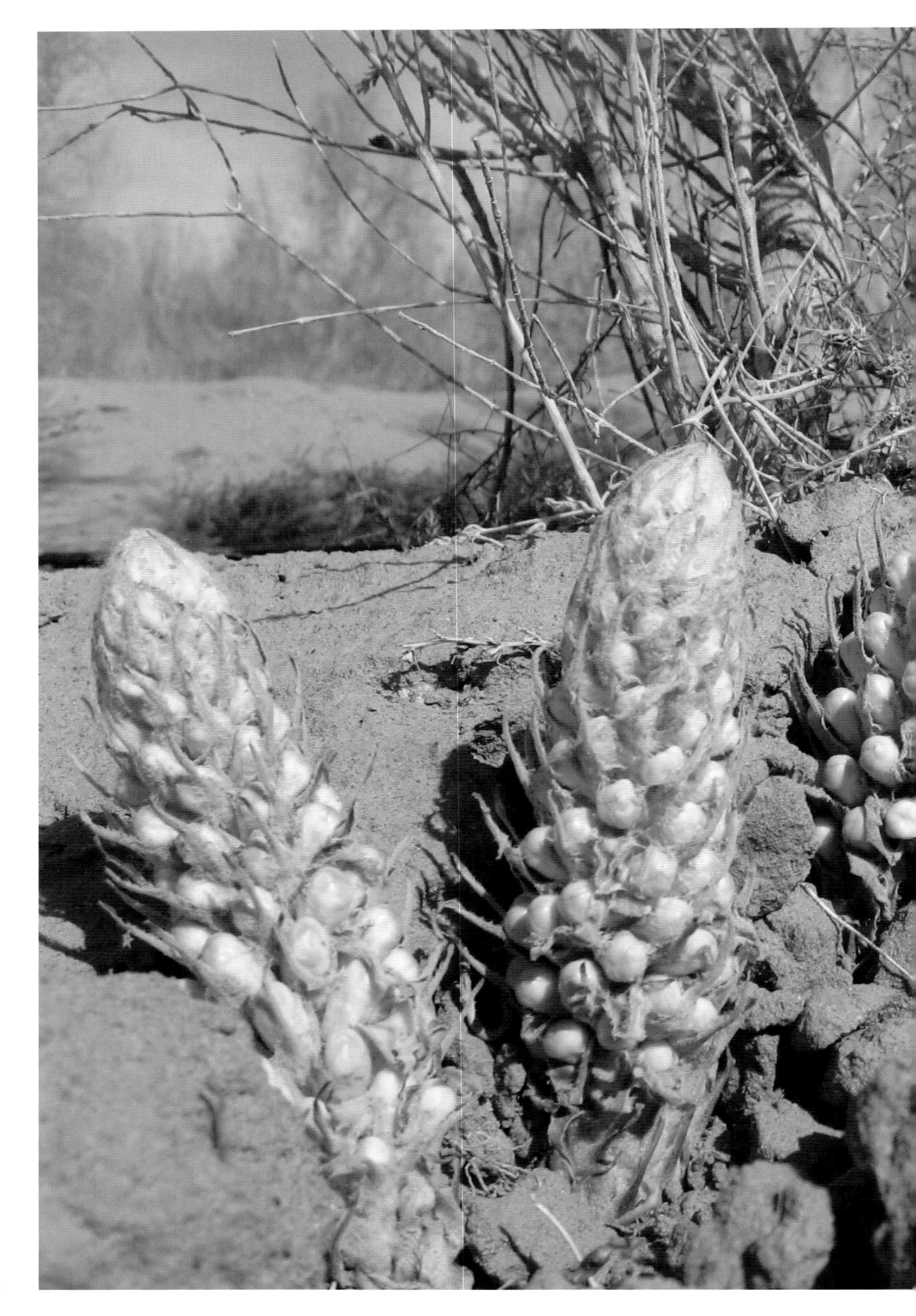

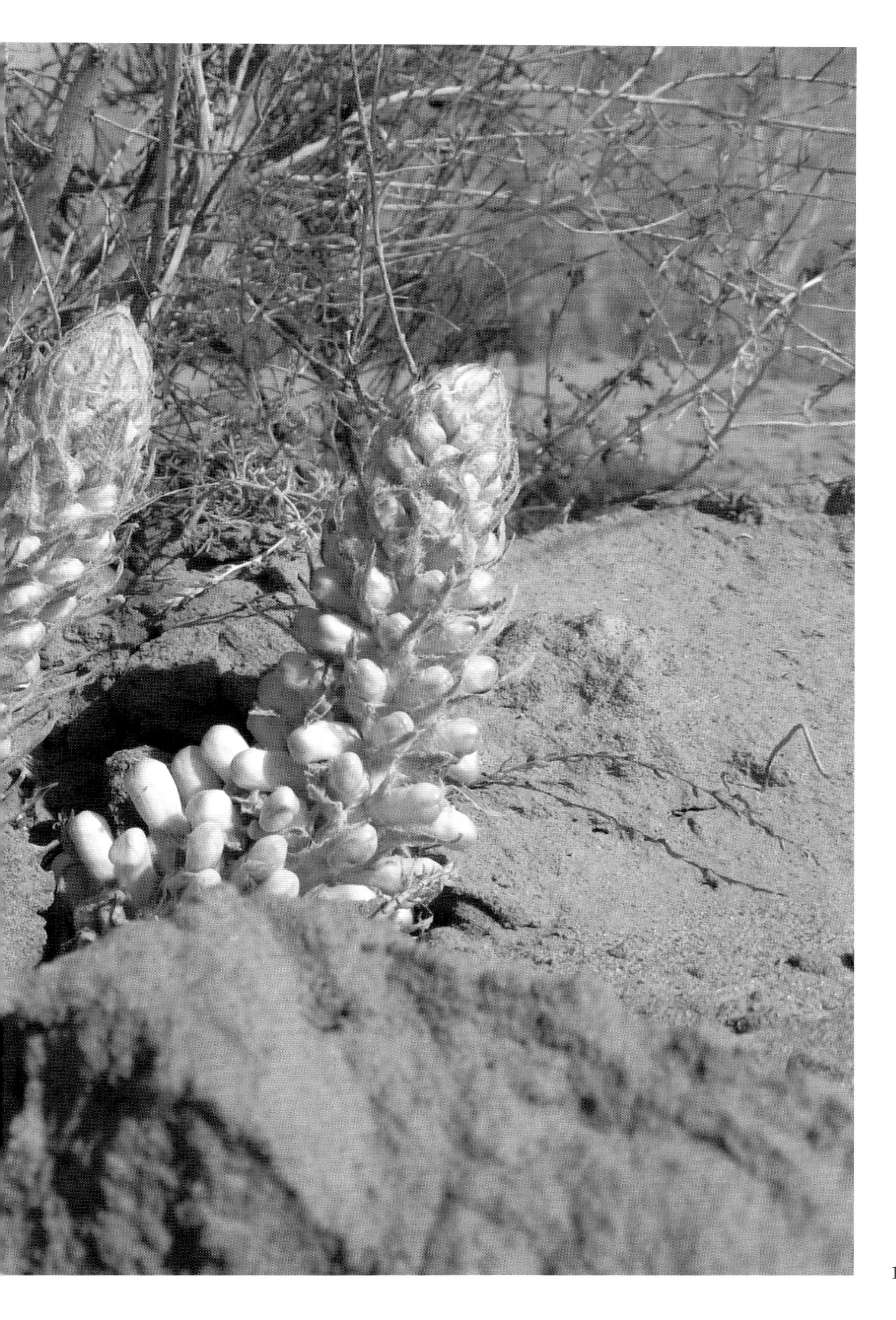

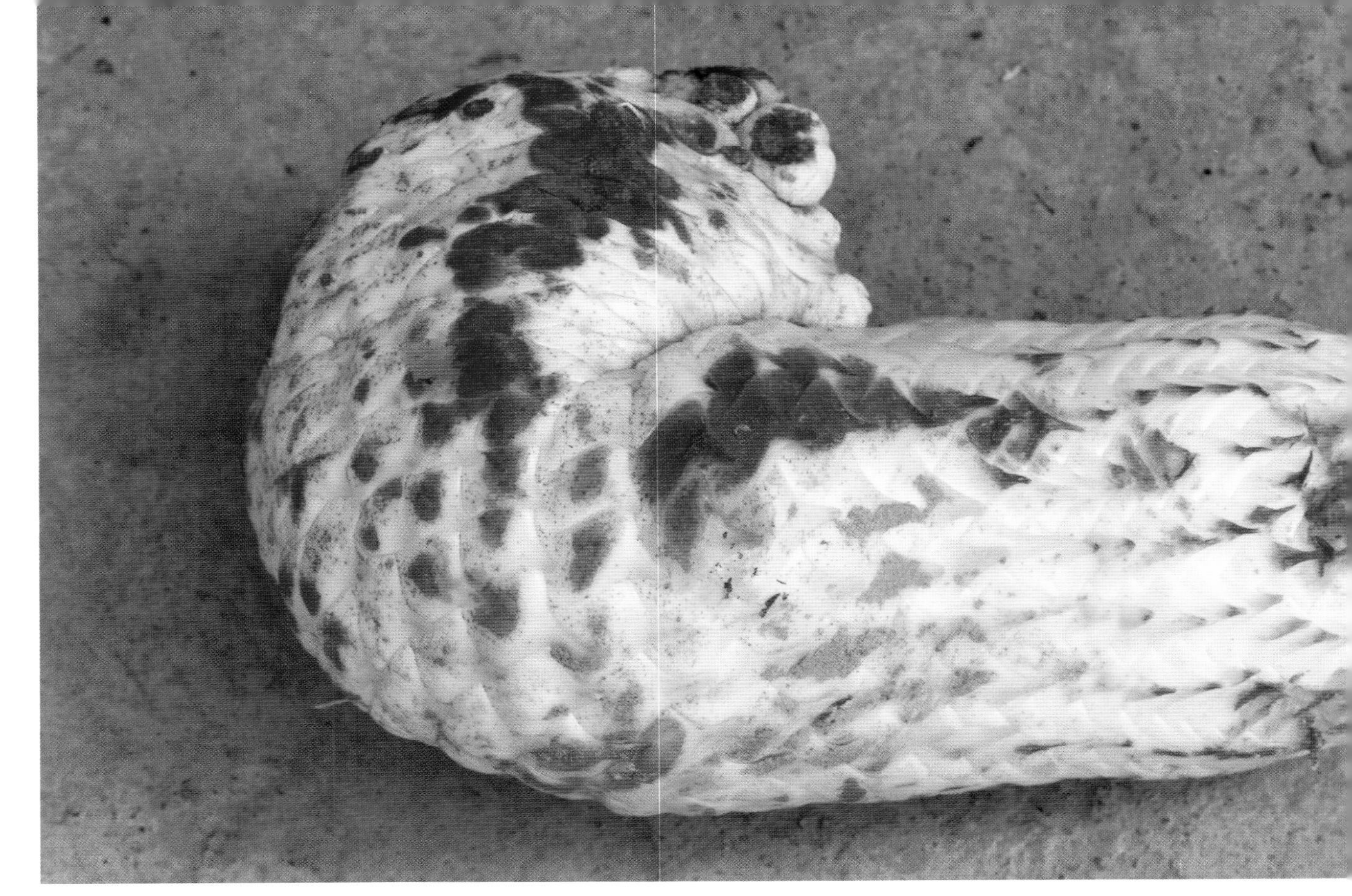
肉苁蓉

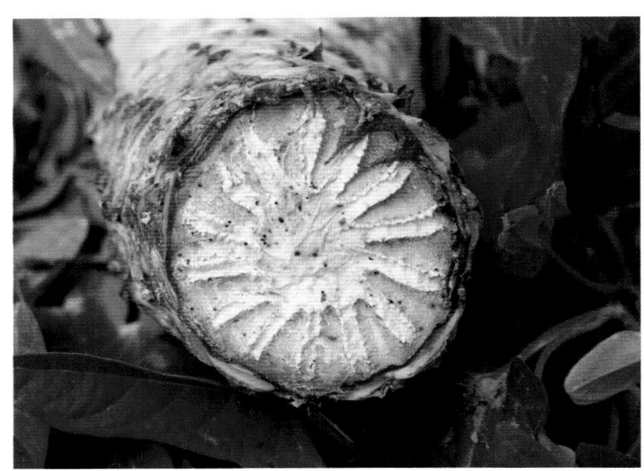
肉苁蓉

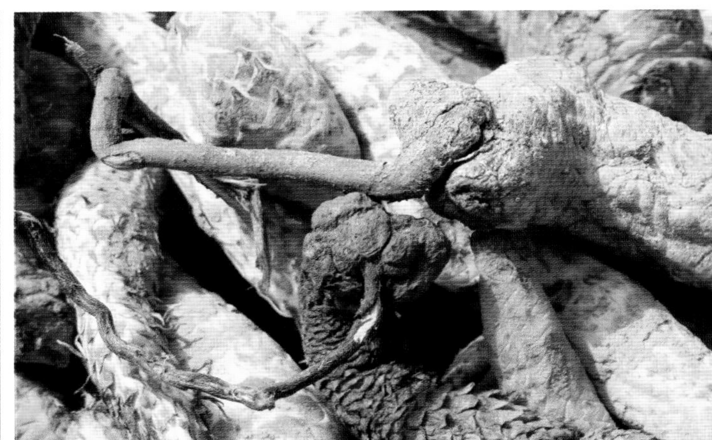
肉苁蓉

药材性状

本品呈扁圆柱形，稍弯曲，长 3 ~ 1.5 cm，直径 2 ~ 8 cm。表面棕褐色或灰棕色，密被覆瓦状排列的肉质鳞叶，通常鳞叶先端已断。体重、质硬、微有柔性，不易折断。断面棕褐色，有淡棕色点状维管束，排列成波状环纹。气微、味甘，微苦。

化学成分

肉苁蓉脂溶性成分经气质联用鉴定出 6- 甲基吲哚（6-methyl indole）、3- 甲基 -3- 乙基已烷（3-methyl-3-ethylhexane）、2,6- 双（1,1- 二甲基乙基）-4- 甲基苯酚［2,6-bis（1,1-dimethylethyl）-4-methyl pheno］、双环 (2,2,2) 辛 -5- 烯 -2- 醇 [bicyclo(2,2,2) oct-5-en-2-ol]、十七烷（heptadecane）、4,6- 二甲基十二烷（4,6-dimethyldodecane）、2- 甲基 -5- 丙基壬烷（2-methyl-5-propylnonane）、3,6- 二甲基十一烷（3,6-dimethyl undecane）、十九烷（nonadecane）、二十烷（eicosane）和廿一烷（henicosane）等。从肉苁蓉中得到水溶性的 N,N- 二甲基甘氨酸甲酯（N,N-dimethyl glycine methyl ester）和甜菜碱（betaine）、β－谷甾醇（β-sitosterol）、胡萝卜苷（daucosterol）、三十烷醇（triacontanol）、咖啡酸糖酯（acteoside）、8- 表马钱子酸葡萄糖苷（8-epiloganic acid）、甘露醇（mannitol）、硬脂酸（stearic acid）、2- 二寸九酮（2-nonacosanone）、双 -2- 乙基－己基－苯二甲酸酯（bis-2-ethyl-hexyl-phthalate）。

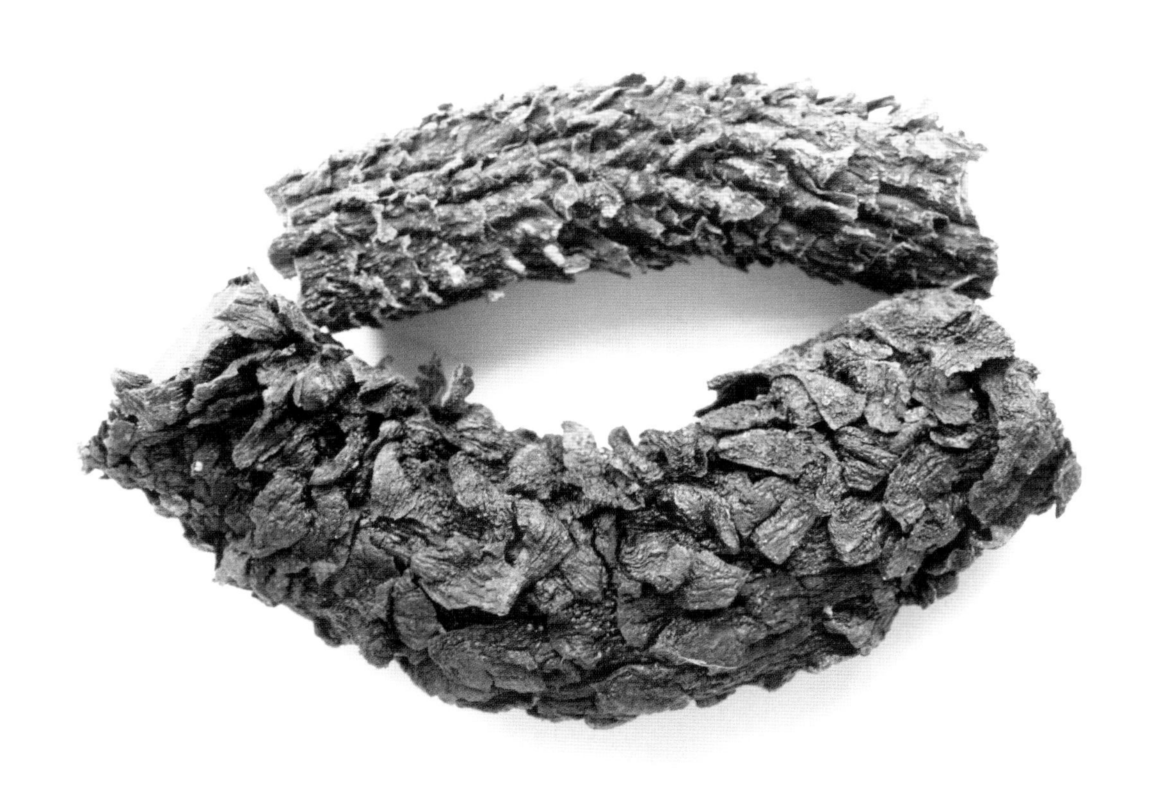

肉苁蓉药材

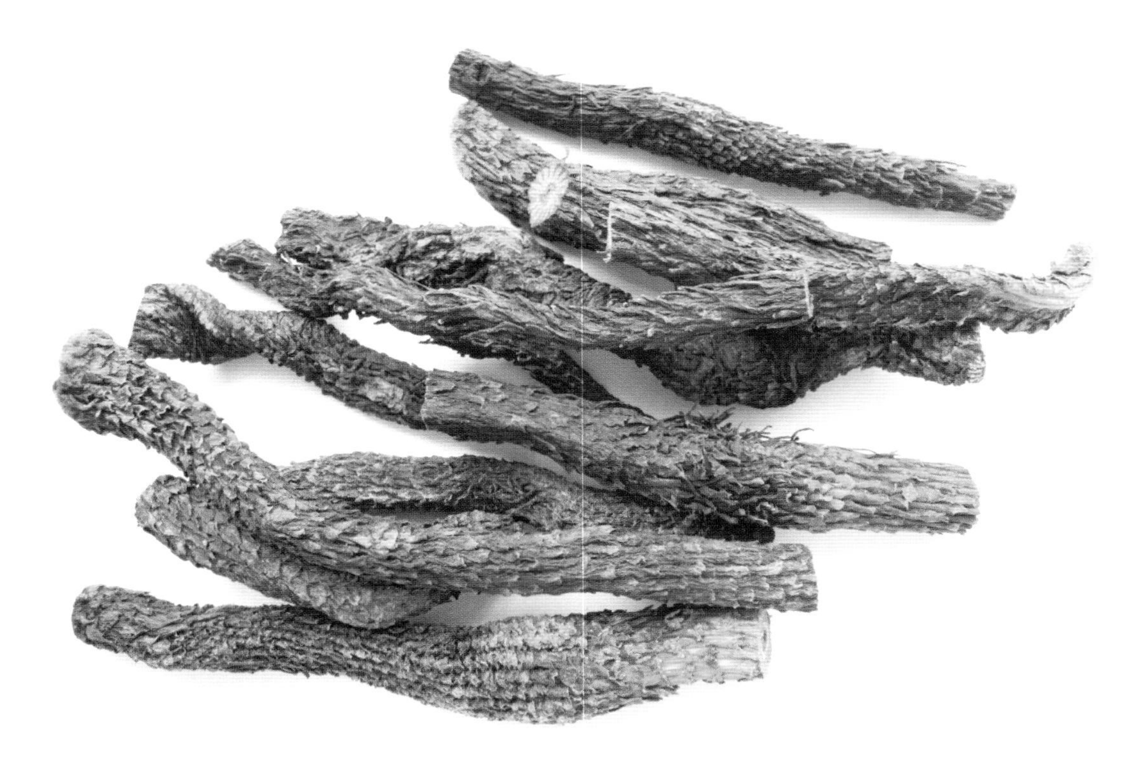

肉苁蓉药材

药理作用

1. 对免疫系统的影响 肉苁蓉水提液 50 mg/kg、100 mg/kg 给小鼠灌胃，能显著增加脾和胸腺的质量，并能明显增强腹腔巨噬细胞的吞噬能力，增加溶血素和 PEC 值，提高淋巴细胞转化率和迟发型超敏反应指数，还可升高 cAMP 水平，降低 cGMP 水平，使 cAMP/cGMP 比值升高，这可能是其增强腹腔巨噬细胞吞噬功能的原因之一。肉苁蓉乙醇提取物 1.25 g/kg、2.5 g/kg（相当于生药 5.61 g/kg、11.21 g/kg）给小鼠灌胃，连续 8 日，第 5 日用绵羊红细胞致敏，能明显抑制脾细胞中的空斑数。观察肉苁蓉对人淋巴细胞 E 花结形成和酸性 α－醋酸萘酯酶（ANAE）活性的影响，发现肉苁蓉低浓度（5 mg/mL）时均能增加 Ea 花结率，但对 Et 花结率无影响。肉苁蓉高浓度（50 mg/mL）时均可降低 Et 花结率。肉苁蓉在高浓度或低浓度时可降低 ANAE（+）淋巴细胞百分率。肉苁蓉在一定浓度下能促进花结形成，但抑制淋巴细胞 ANAE 活性的作用需进一步探讨。肉苁蓉总苷 125 mg/kg、250 mg/kg 灌胃 15 日对放射后的 NIH 小鼠有增强细胞免疫功能的作用。

2. 调整内分泌、促进代谢及强壮作用 肉苁蓉对阳虚和阴虚动物的肝脾核酸含量的下降和升高有调整作用，有激活肾上腺素、释放皮质激素的作用，肉苁蓉水提液 0.25 g/ 只灌胃，能显著提高正常雄性大鼠血肾上腺皮质激素水平，并能提高活性甲状腺激素、降低睾丸激素水平。肉苁蓉所含苯丙醇苷类化合物麦角甾苷、肉苁蓉苷 A 和肉苁蓉苷 C 对悬吊应激所致雄性小鼠的学习和性功能低下有对抗作用，所含海胆苷有对抗性功能低下的作用。肉苁蓉能增强下丘脑－垂体－卵巢的促黄体功能，提高垂体对促黄体素释放激素的反应和卵巢对促黄体素的反应。肉苁蓉中的某些有机酸样物质对小鼠有促进唾液分泌作用。可增加阳虚动物肝脾 DNA 的合成作用，促进 RNA 的合成，提高蛋白的核酸代谢。用其稀乙醇浸出物加入饮水中饲养幼大鼠，有促进生长发育作用，能延长某些动物的寿命。

3. 对中枢神经系统的作用 可提高利舍平化小鼠下丘脑 NE、纹状体 DA 和脑干 5- 羟色胺的含量，并能降低 5- 羟吲哚乙酸的含量。

4. 抗衰老作用 肉苁蓉乙醇提取物在体外温育体系中能显著抑制大鼠脑、肝、心、肾、睾丸组织匀浆过氧化脂质的生成，并呈良好的量效关系。体内实验中，该提取物每日 100 mg/kg、200 mg/kg 连续灌胃 40 日，仅对大鼠大脑皮质过氧化脂质生成有显著抑制作用，对其他组织无明显影响。每日 200 mg/kg 灌胃 15 日，对大鼠血浆超氧化物歧化酶活性有显著增强作用。

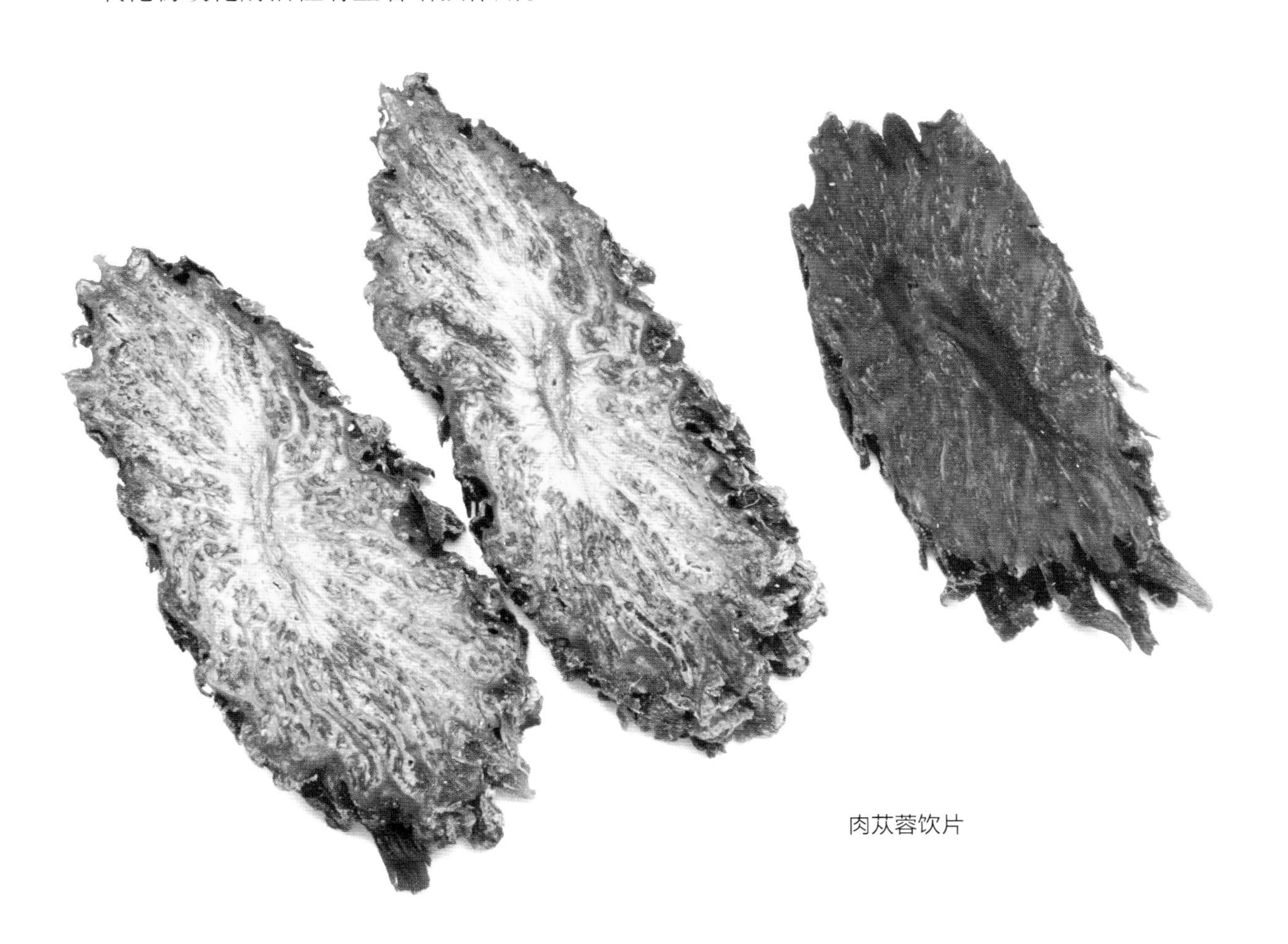

肉苁蓉饮片

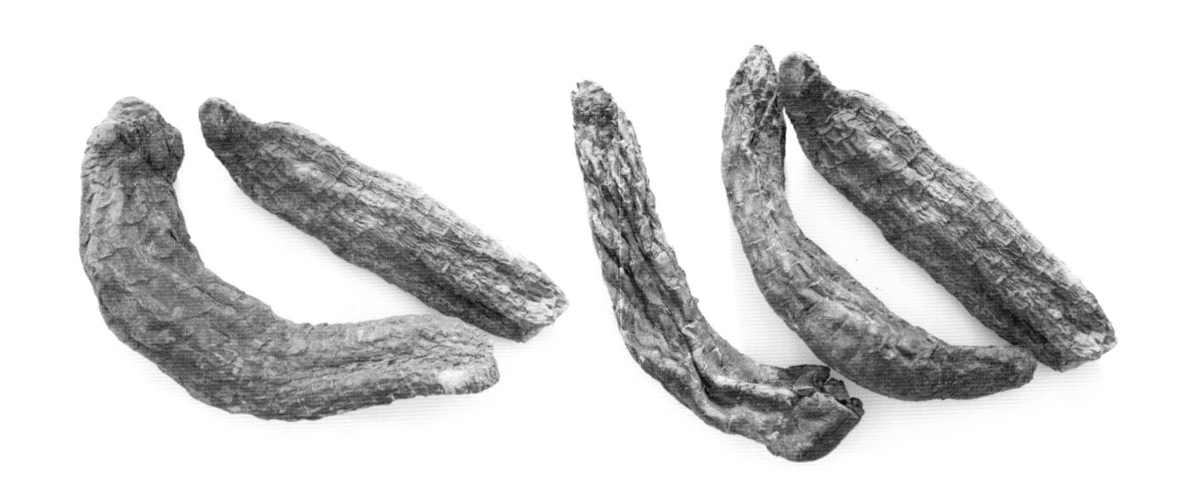

肉苁蓉（管花肉苁蓉）药材

5. 其他作用 肉苁蓉水浸液、醇浸液和乙醇－水浸出液对麻醉狗、猫、兔等有降压作用。肉苁蓉中的苷类对小鼠有呼吸麻痹作用。有抗突变作用。肉苁蓉水煎液小鼠灌胃，可使其游泳时间延长，骨骼肌超微结构显示肌糖原含量丰富，运动后线粒体普遍增生、肥大。肉苁蓉能缩短小鼠通便时间，有促进排便的作用。

性味归经

甘、咸，温。归肾、大肠经。

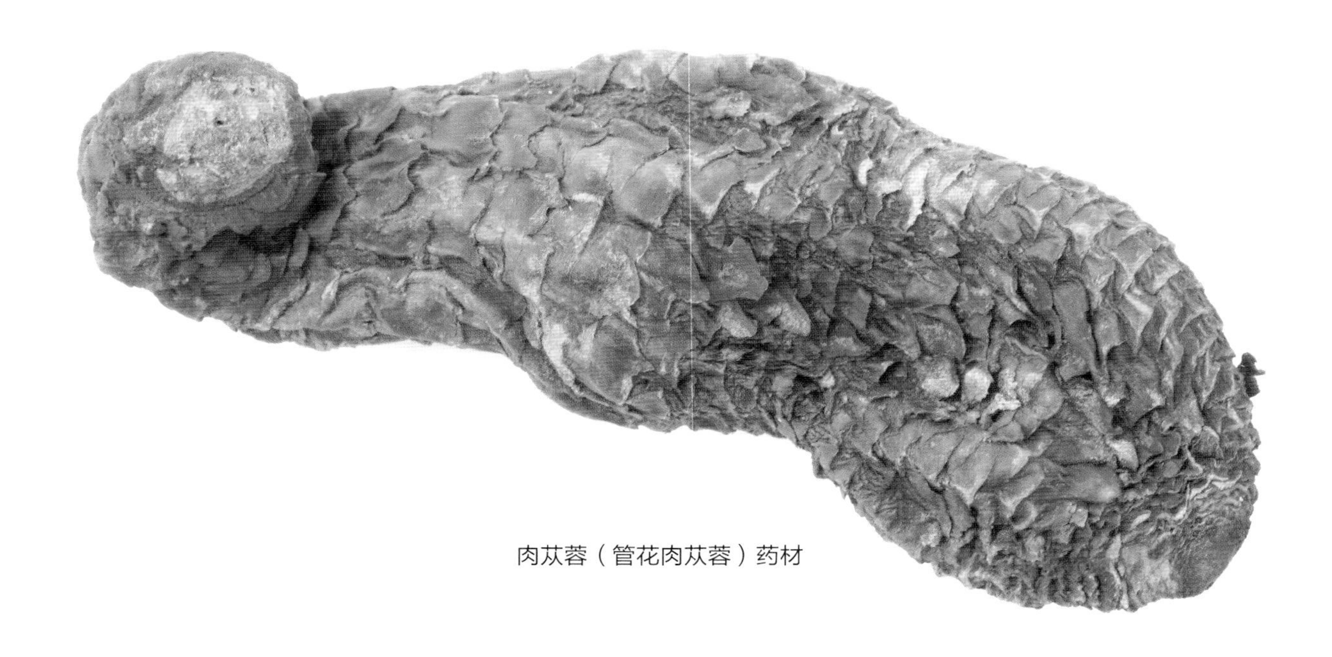

肉苁蓉（管花肉苁蓉）药材

功效主治

补肾阳，益精血，润肠通便。用于肾阳不足，精血亏虚，阳痿不孕，腰膝酸软，筋骨无力，肠燥便秘。

临床应用

1. 子宫肌瘤 用肉苁蓉治疗子宫肌瘤效果显著。

2. 功能失调性子宫出血 肉苁蓉丸加味治疗功能失调性子宫出血58例，疗效满意。

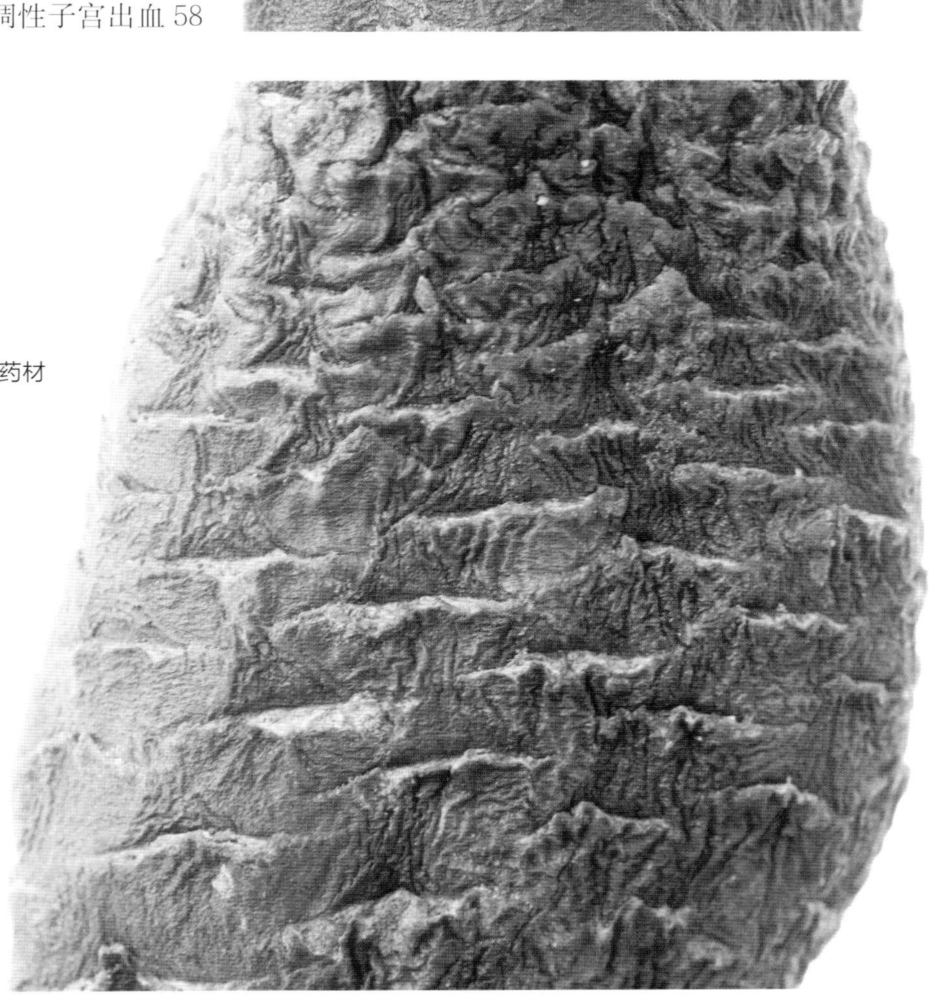

肉苁蓉（管花肉苁蓉）药材

肉苁蓉（管花肉苁蓉）饮片

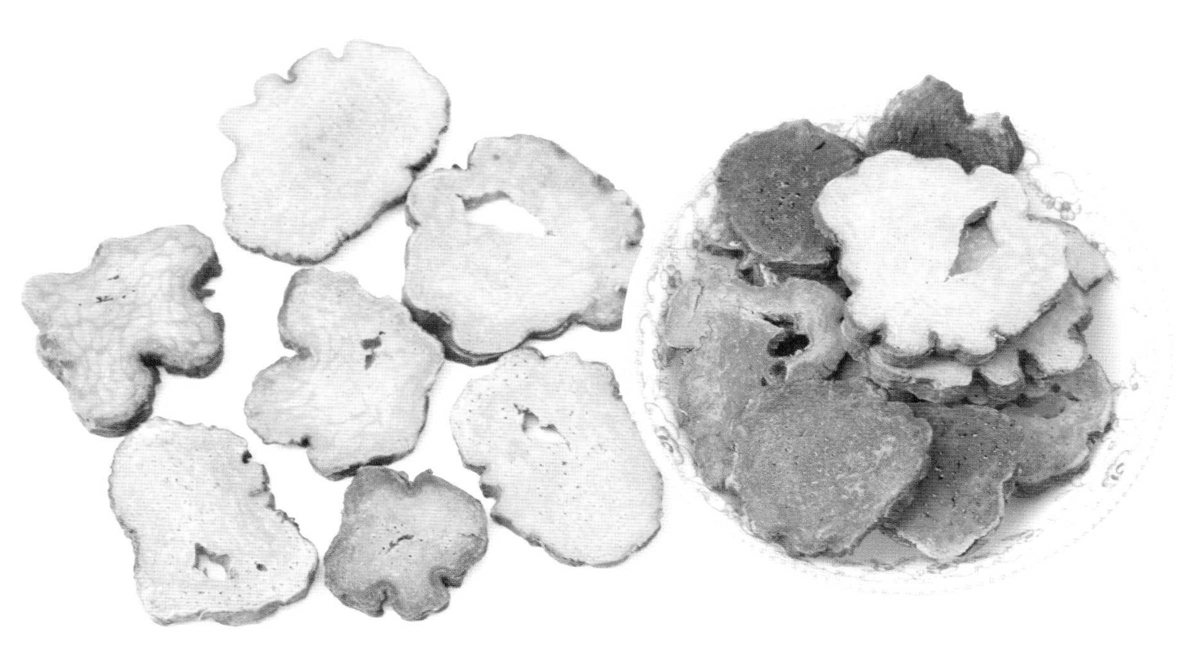

肉苁蓉（管花肉苁蓉）饮片

3. 氟骨症 苁蓉丸（肉苁蓉 1 份，熟地黄 2 份，鸡血藤、生姜各 1.5 份，海桐皮、川芎、鹿含草各 1 份，制成 9 g 重蜜丸）。早、晚各服 1 丸，5 个月为 1 个疗程。同时改饮低氟水，配用钙剂，维生素 D_3 或鱼肝油等。治疗本病 I 度 294 例，Ⅱ度 241 例，Ⅲ度 23 例。结果：临床治愈 72 例（占 12.9%），显效 227 例（占 40.68%），好转 233 例占（41.76%），无效 26 例（占 4.66%），总有效率为 95.34%。

用法用量

内服：煎汤，6 ~ 10 g；或入丸、散；或浸酒。

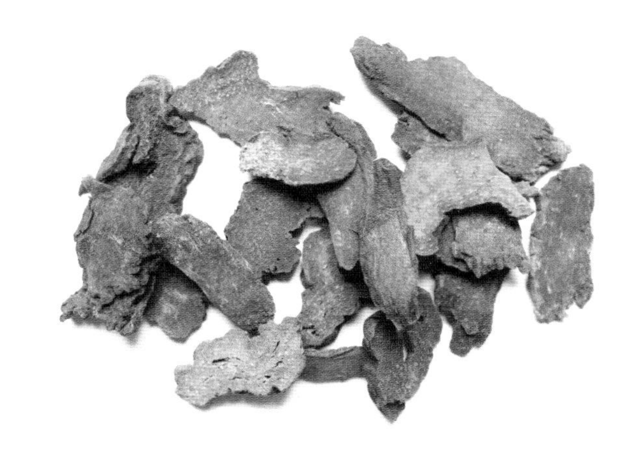

肉苁蓉（伪品）饮片

使用注意

药力和缓，用量宜大。助阳滑肠，故阳事易举、精滑不固者，腹泻便溏者均忌服。实热便秘者不宜服用。

肉桂

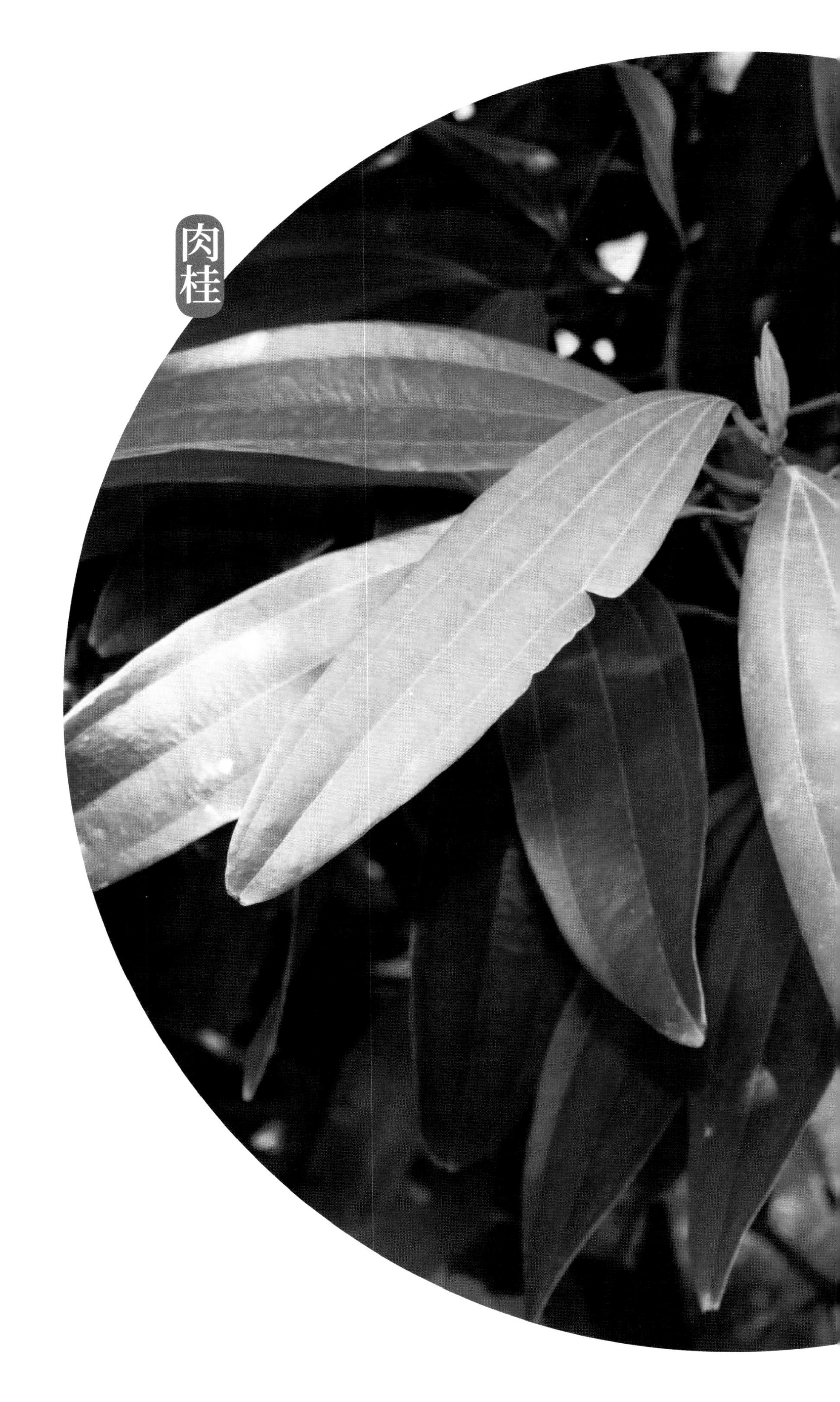

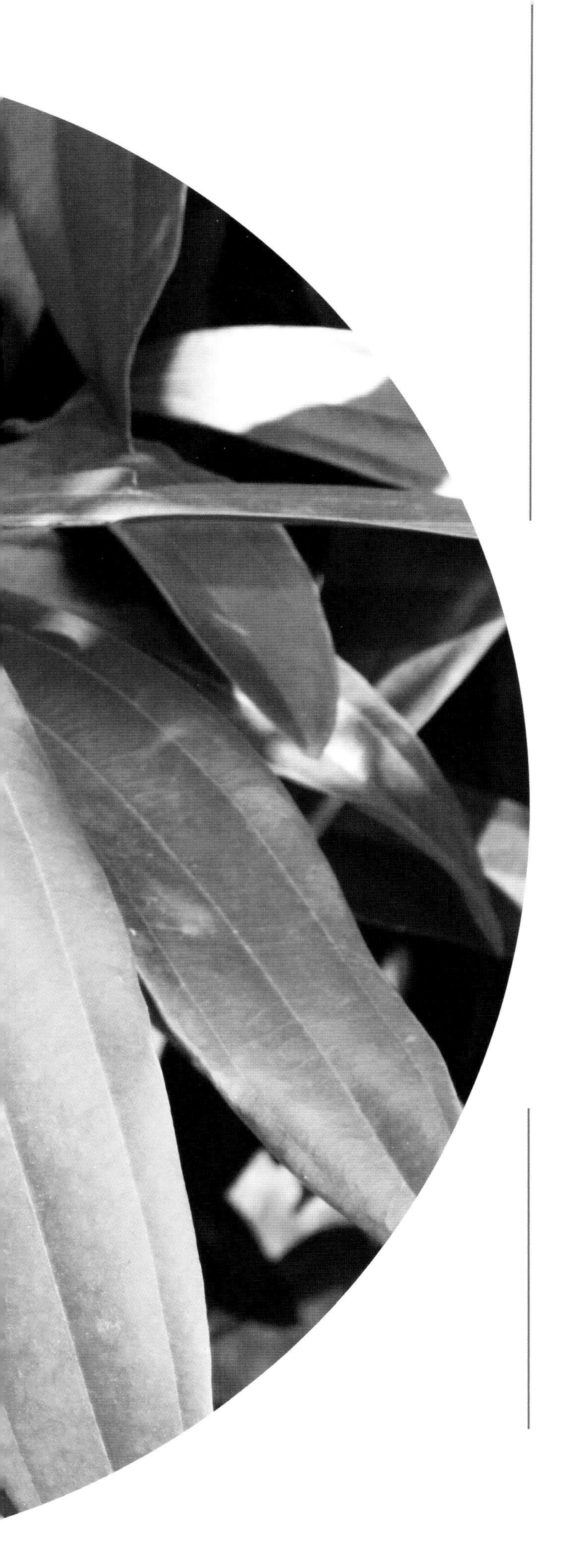

肉桂

ROUGUI

基 原

本品为樟科植物肉桂 *Cinnamomum cassia* Presl 的干燥树皮。

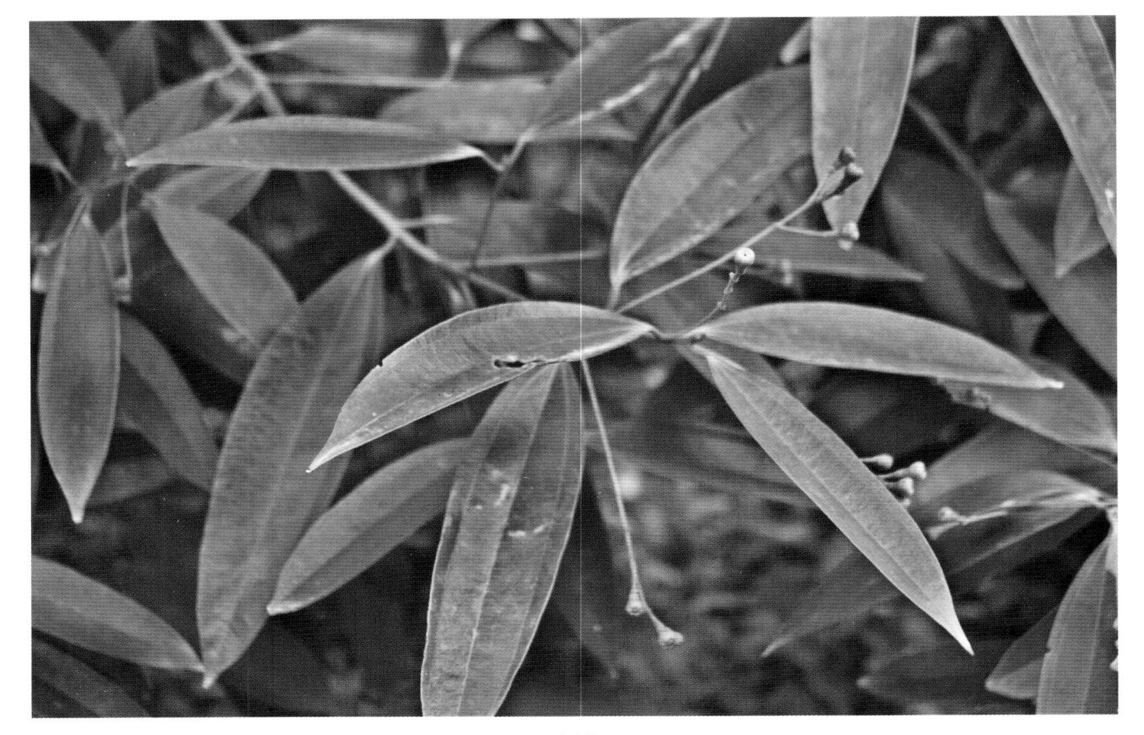

肉桂

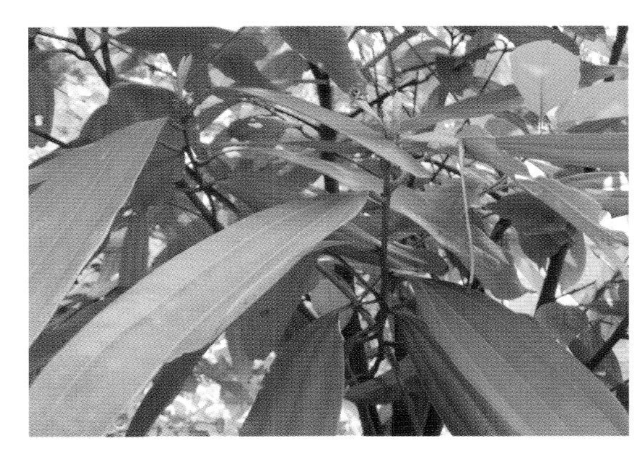

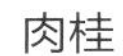

肉桂

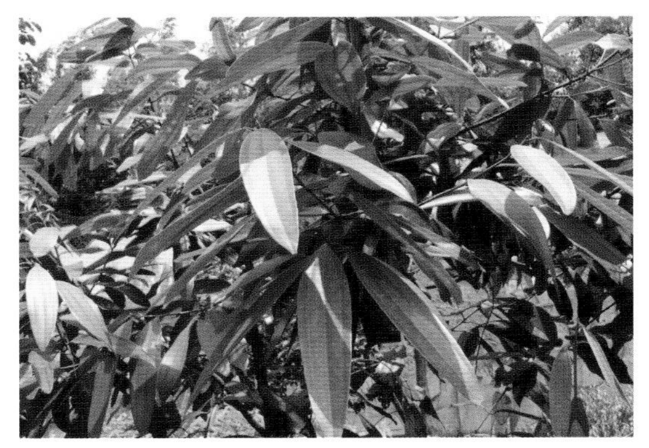

肉桂

形态特征

常绿乔木，树皮灰褐色，幼枝多有 4 棱。叶互生，叶片革质，长椭圆形或近披针形，先端尖，基部钝，全缘，3 出脉于背面明显隆起。圆锥花序腋生或近顶生，花小，白色，花被 6 片，能育雄蕊 9，子房上位，胚珠 1 枚。浆果椭圆形，长约 1 cm，黑紫色，基部有浅杯状宿存花被。种子长圆形，紫色。花期 6 ~ 8 月，果期 10 ~ 12 月。

生境分布

大多都为栽培品。主要分布于广东、海南、云南等地。

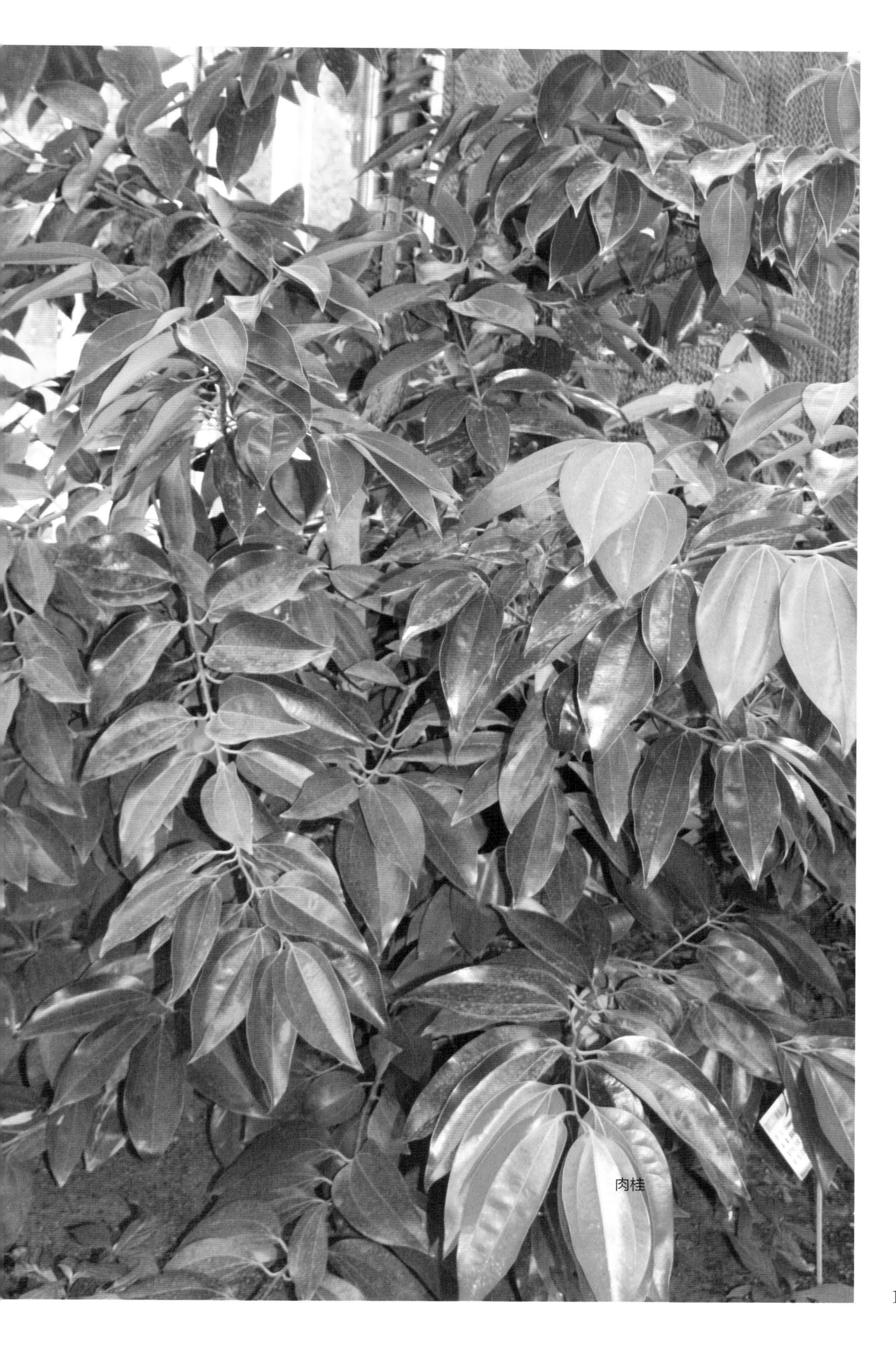
肉桂

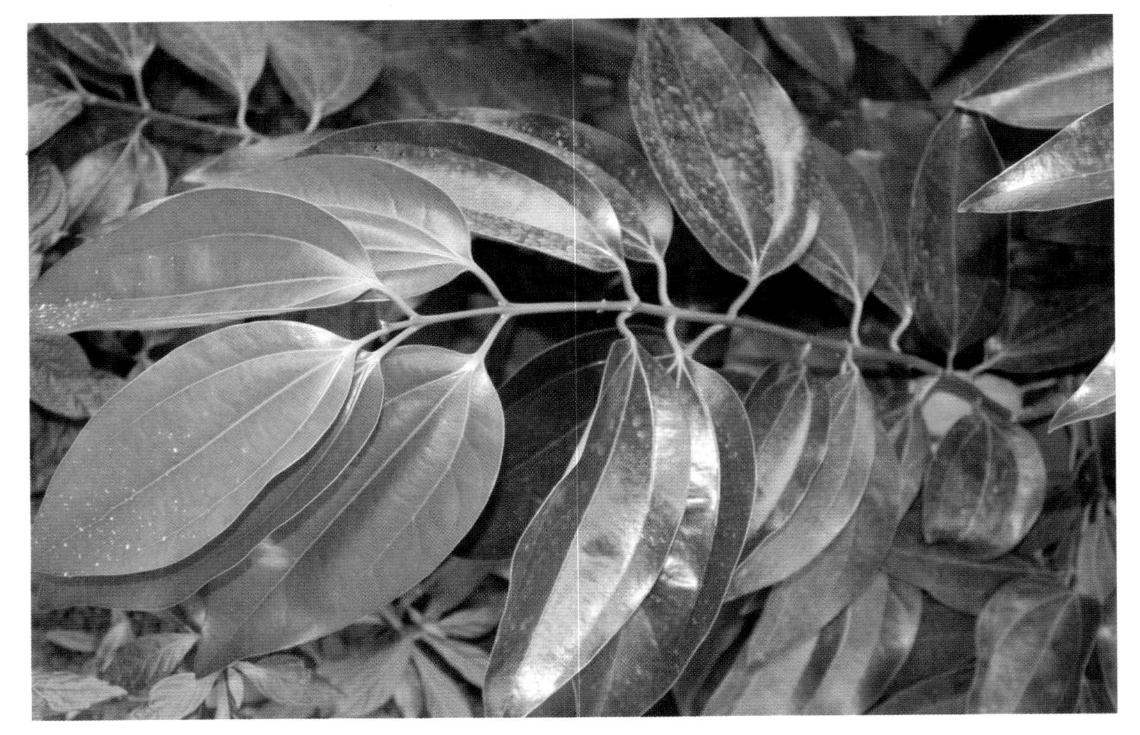

肉桂

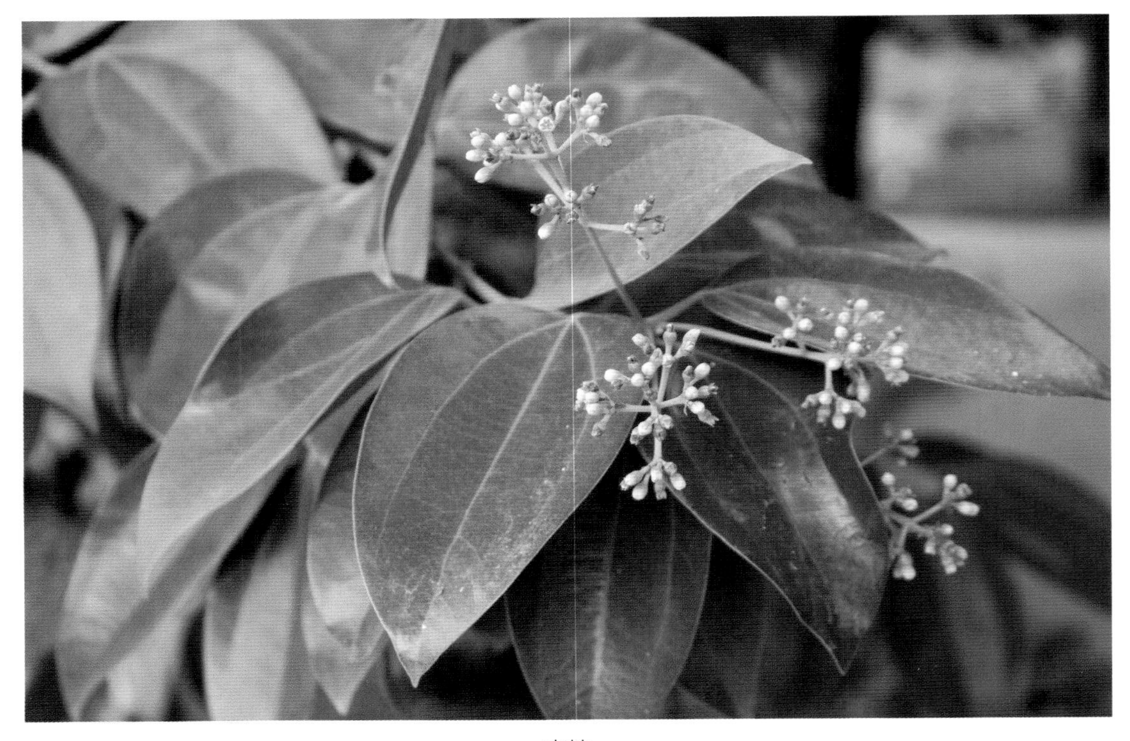

肉桂

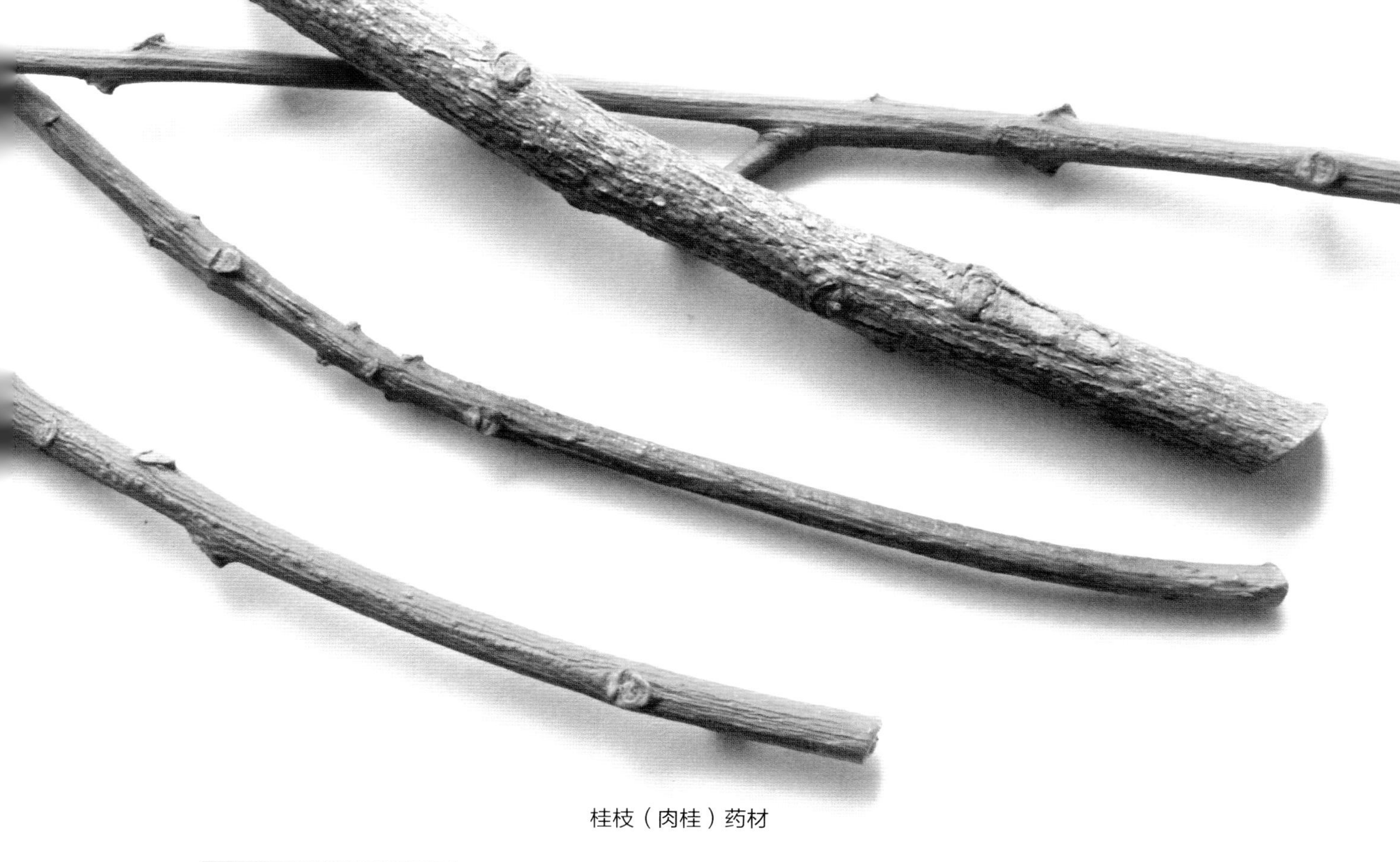

桂枝（肉桂）药材

采收加工

多于秋季剥取，阴干。

药材性状

本品呈槽状或卷筒状，长 30 ～ 40 cm，宽或直径 3 ～ 10 cm，厚 0.2 ～ 0.8 cm。外表面灰棕色，稍粗糙，有不规则的细皱纹及横向突起的皮孔，有的可见灰白色的斑纹；内表面红棕色，略平坦，有细纵纹，划之显油痕。质硬而脆，易折断，断面不平坦，外层棕色而较粗糙，内层红棕色而油润，两层间有一条黄棕色的线纹。气香浓烈，味甜、辣。

化学成分

本品含挥发油（桂皮油）及鞣质等。桂皮油的主要成分为桂皮醛（占挥发油的 75% ～ 95%）、桂皮酸、少量乙酸桂皮酯及乙酸苯丙酯等。

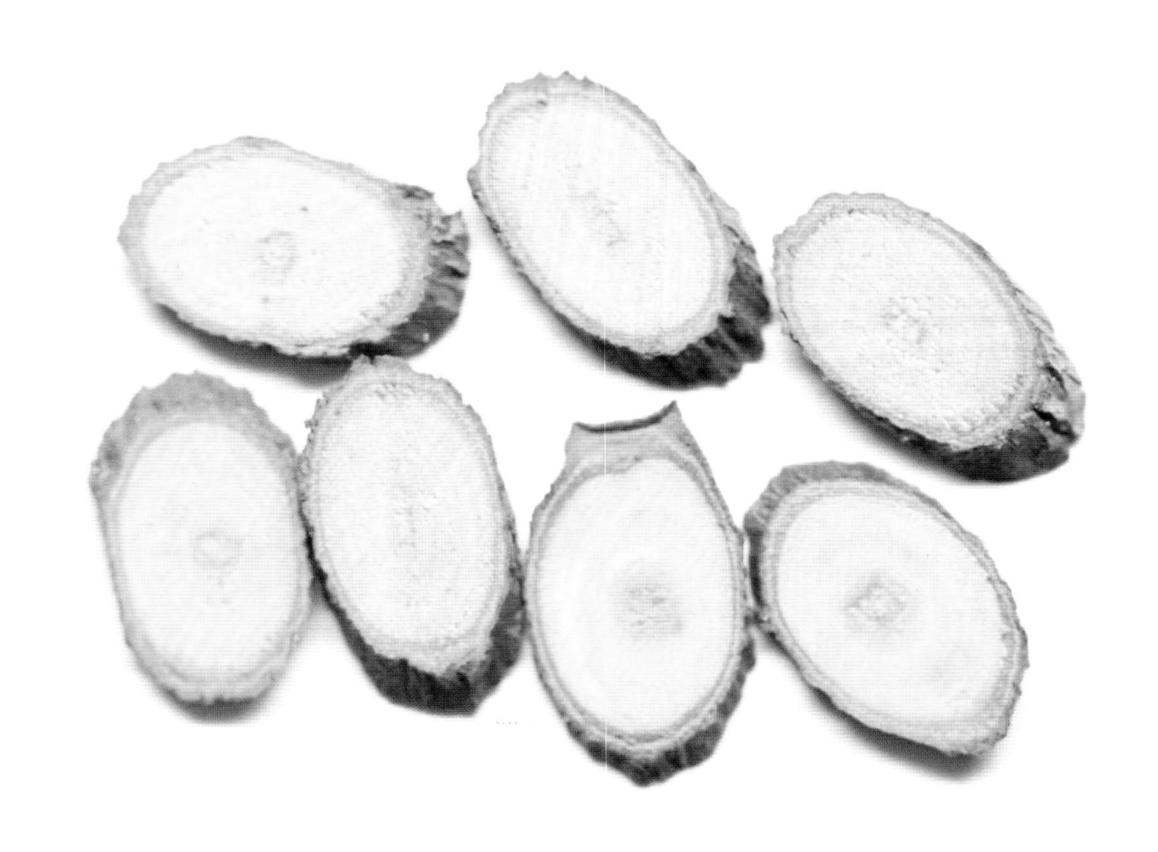

桂枝（肉桂）药材

药理作用

1. 健胃作用 桂皮油对胃肠有缓和的刺激作用，能增加消化液分泌，增强消化功能，排除消化道积气，制止肠内异常发酵，抑制胃肠平滑肌，缓解胃肠痉挛性疼痛。桂皮醛能阻止小鼠的应激性胃溃疡的形成。

2. 抗凝作用 体外实验表明，肉桂水煎剂、70%甲醇提取物和肉桂醛都能抑制 ADP 和胶原诱导的血小板聚集，并有抗凝作用。但体内实验发现肉桂水煎剂静脉滴注无抗凝和纤维蛋白溶解活性。然而灌胃肉桂醚提物 0.4 ~ 0.8 mg/kg 和水提物 10 g/kg 和 20 g/kg 能抑制电刺激人鼠颈总动脉引起的血栓形成，肉桂的 70%甲醇提取物抑制内毒素引起的大鼠肝血栓形成。

3. 升高白细胞 以 0.35 mg/kg 剂量给犬皮下注射桂皮酸钠，可使外周白细胞升高 150% ~ 200%。以钴 -60 丙种射线的致死量照射小鼠和犬后，给小鼠中桂皮酸钠 0.35 mg/kg，犬于照射后 6 小时及第 1、第 2、第 5、第 6 日，分别皮下注射桂皮酸 6.44 mg/kg，结果小鼠与犬的存活率均提高，并可见在辐射损伤的极期时尚能提高外周白细胞及血小板数。

4．对激素的影响 给雄性大鼠每只灌胃 1 g/kg 肉桂水煎剂共 2 个月，发现提高血浆睾酮水平和降低血浆三碘甲腺原氨酸水平，但不影响血浆皮质酮水平。用大鼠附睾脂肪细胞实验发现，肉桂能增强胰岛素活性 3 倍以上。给小鼠每只灌胃 0.5 g/kg 和 2.5 g/kg 肉桂水煎剂，可对抗氟美松阳虚小鼠的胸腺萎缩和肾上腺中胆固醇增多。肉桂具有的提高血浆睾酮水平和胰岛素活性，抗糖皮质激素作用以及前述的促皮质激素样和促儿茶酚胺释放作用可能是其温补肾阳、益精，治命门火衰、元阳不足、性功能衰弱、阳痿等肾衰药理基础。

5．平喘作用 桂皮醛能松弛离体豚鼠气管平滑肌，ED50 为（180 ± 10）μ mol/L。

6．抗病原体作用 肉桂油和桂皮醛具有强大杀菌作用，对革兰阳性菌的效果比阴性者好。也有明显的杀真菌作用。它们通过抑制真菌生长间接抑制黄曲霉毒素生成。肉桂的 50% 甲醇提取物在 0.5 ~ 1.0 mg/mL 浓度时能强烈抑制突变链球菌细胞黏附在玻璃表面，显示出预防龋齿的作用。

7．中枢抑制作用 桂皮醛有抑制中枢神经的作用，表现为镇静、镇痛及解热等。

8．抗感染作用 肉桂的乙醚、醇浸出液体外试验对致病性皮肤真菌有抑制作用。肉桂对志贺菌属有较强的抑制作用。

9．免疫抑制 肉桂提取物能抑制网状内皮系统吞噬功能，减少抗体形成，减少脾质量。无抑制抗原抗体反应和稳定细胞膜作用。

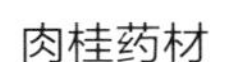

肉桂药材

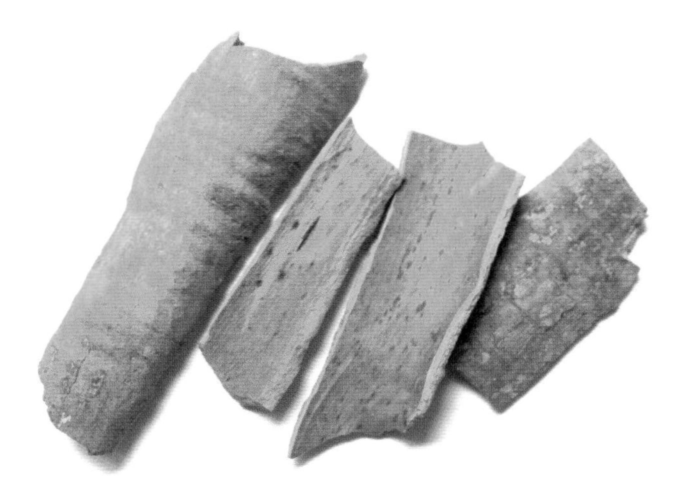

肉桂药材

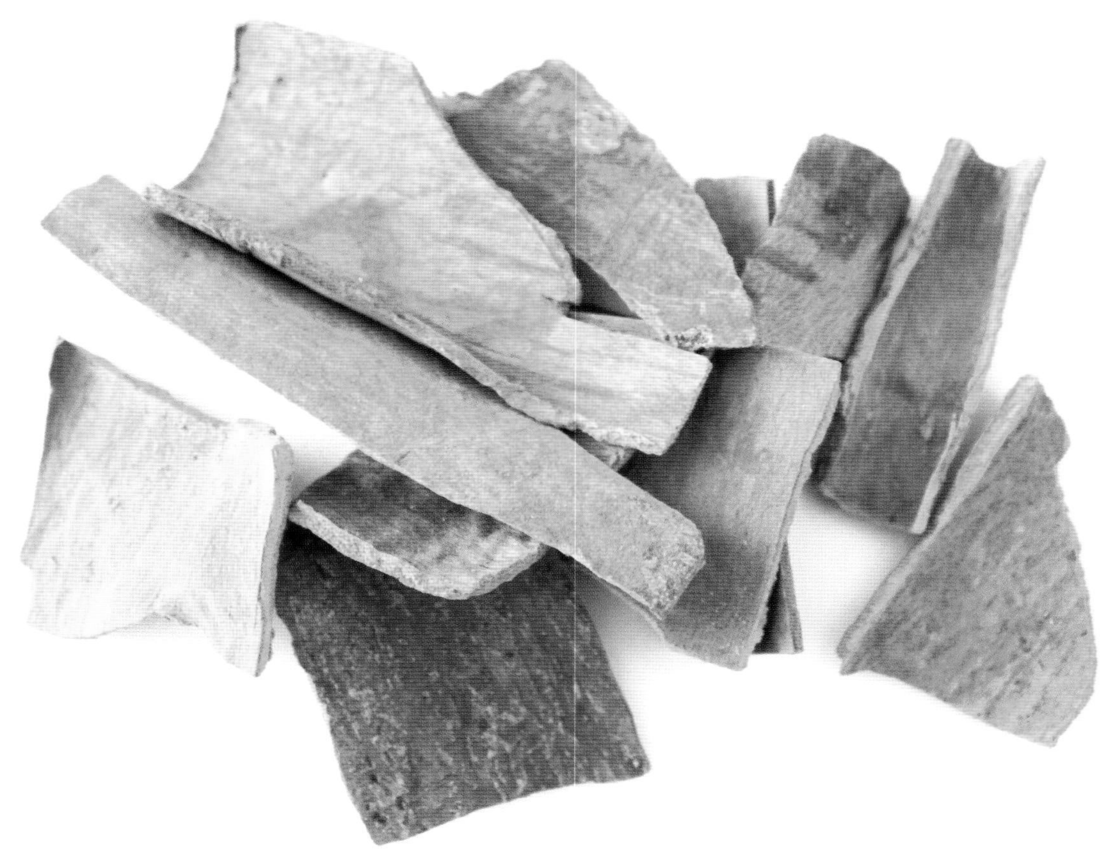

肉桂饮片

10. 降压作用 给肾上腺再生性高血压大鼠每日灌胃肉桂水煎剂 1.8 g/kg，共 3 周，能明显降低该型高血压大鼠的血压和明显改善主动脉内膜的高血压性损害。

11. 对心脏的作用 肉桂煎剂能增加豚鼠离体心脏的冠状动脉流量，对垂体后叶素所致豚鼠离体心脏的冠状动脉流量减少，似有部分对抗作用。肉桂煎剂口服给药，每日剂量为 1.2 g（生药）/kg，连续 6 日，对垂体后叶素所致兔急性心肌缺血也有一定的改善。麻醉犬静滴肉桂煎剂 2 g（生药）/kg 或其水溶甲醇部分 15 g/kg，1 ~ 2 分钟时，冠状窦和脑血流量均明显增加；而 3 ~ 5 分钟时，冠状动脉和脑血流量均稍减少。肉桂水提物 10 g/kg 和肉桂油 8 mg/kg 给大鼠灌胃，能使左心室舒张压相应增高。能促进心肌及胸部侧支循环开放，从而改善其血液供应；对异丙肾上腺素所致的心功能和血流动力学改变有对抗作用。

性味归经

辛、甘，大热。归肾、脾、心、肝经。

功效主治

补火助阳，引火归元，散寒止痛，温通经脉。用于阳痿宫冷，腰膝冷痛，肾虚作喘，虚阳上浮，眩晕目赤，心腹冷痛，虚寒吐泻，寒疝腹痛，痛经经闭。

临床应用

1. 胃肠功能紊乱、消化不良、慢性肠炎 肉桂、附子、干姜、豆蔻、木香、丁香、茯苓各适量。如《三因方》桂苓丸。对于胃肠受寒，腹痛腹泻者，亦可用肉桂配丁香各等份。共研细粉，口服，每日 3 次，每次 0.6 ~ 1.5 g，或用少许放膏药上贴肚脐处。对于胃肠痉挛，脘腹冷痛者，亦可单用肉桂粉，口服，每日 2 次，每次 5 g，或与干姜、吴茱萸各适量同用，水煎服。

2. 急性细菌性痢疾 肉桂 0.9 g。研为细末，开水送服 0.45 g，1 小时后再服 0.45 g，片刻取大黄粉 15 g，分 3 次服，每隔 3 小时服 1 次，一般需要连用 1 ~ 2 日，如军桂散。

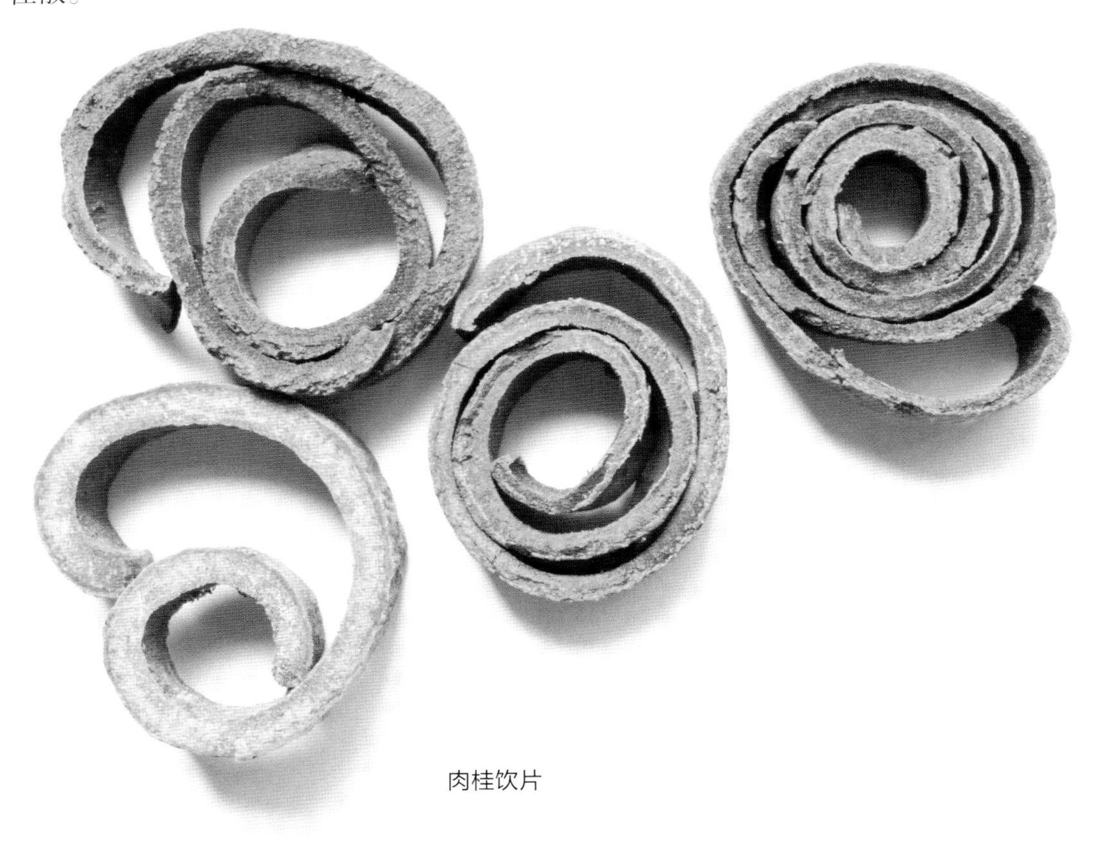

肉桂饮片

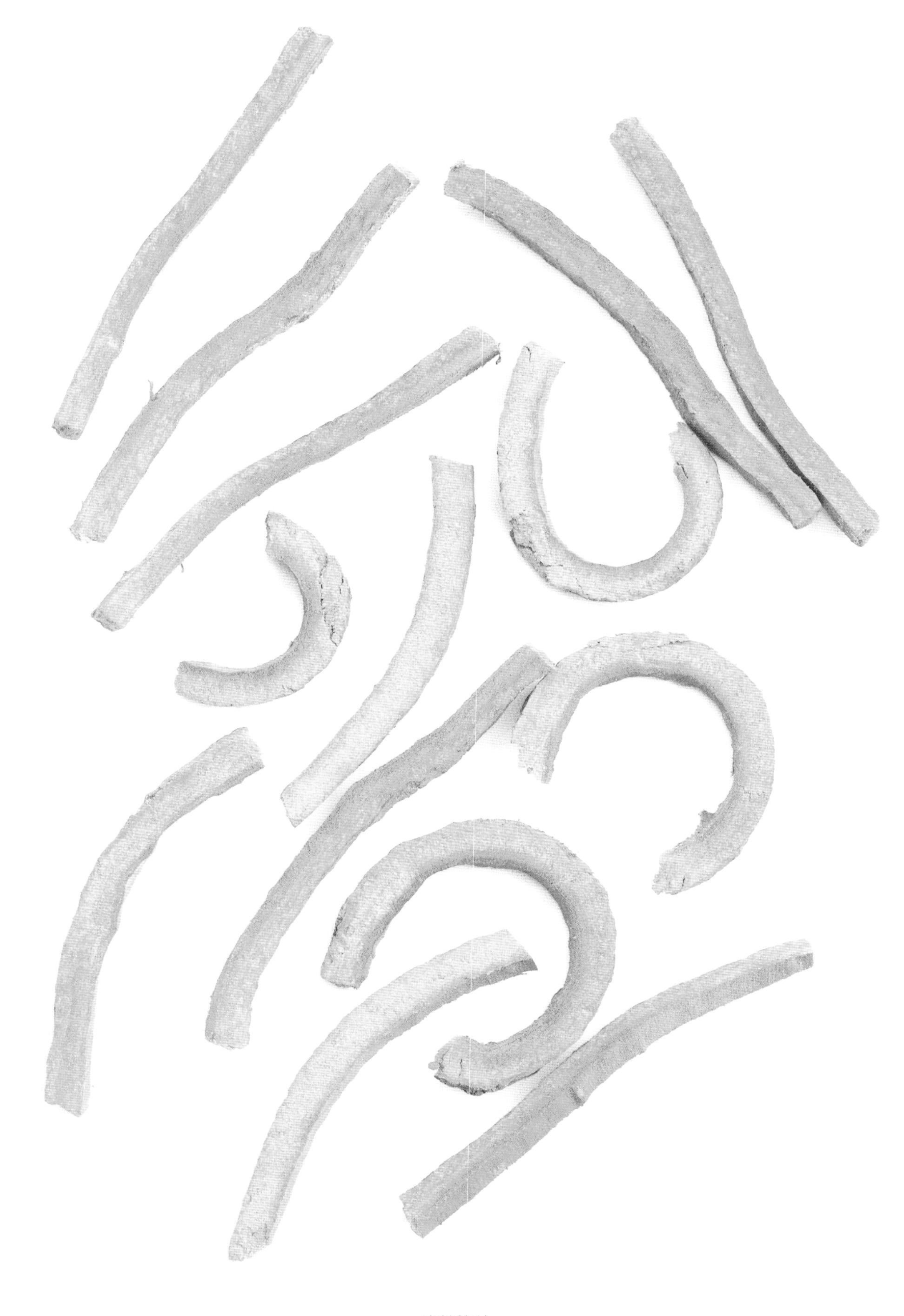

肉桂饮片

3. 支气管哮喘 肉桂粉1 g。加入无水乙醇10 mL，静置10小时后取上清液0.15 ~ 0.3 mL，加2%普鲁卡因至2 mL混匀，注入两侧肺俞穴，每穴0.1 mL。均能收到控制发作的效果。但此法对心脏功能代偿不全及高衰竭病人忌用。

4. 老年性支气管肺炎（阳虚型） 可单用肉桂9 g。捣冲，分3次服，症状减轻后改为6 g，连服3剂。再用肾气丸每日18 g，调理1周可愈。

5. 肾阳虚腰痛 肉桂粉适量。口服，每日2次，每次5 g，3周为1个疗程。治疗102例，包括风湿性脊柱炎35例，类风湿脊柱炎5例，腰肌劳损55例，原因不明者7例。结果：治愈47例，显效39例，有效14例，无效2例，与西药解热镇痛药（如吲哚美辛等）组102例比较无显著差别。

6. 小儿流涎 肉桂10 g（1次量）。研成细末，醋调至糊饼状，每晚临睡前贴敷于双侧涌泉穴，胶布固定，次日晨取下。治疗脾阳虚型流涎6例，均获效，一般连敷3 ~ 5次可愈。

7. 神经性皮炎 肉桂200 g。研极细末，装瓶备用。用时根据病损大小，取药粉适量用好醋调成糊状，涂敷病损处，2小时后糊干即除掉。若未愈，隔1周后如法再涂1次，治疗50例，均获效。

8. 铜绿假单胞菌感染 将0.5%的肉桂油置于消毒容器内，消毒纱布浸药液敷创面或塞入创口及瘘管内，每日换1次，也可用喷雾器喷洒创面，每日3次。治疗11例，其中烧伤7例，骨髓炎3例，腹壁造瘘1例。7例烧伤病人（均为深Ⅱ° ~ Ⅲ°），4例于用药后1周左右创面愈合，3例明显好转；3例骨髓炎病人，2例疗效显著，其中1例用药1个月后细菌培养为阴性，瘘道缩至1 cm。

用法用量

内服：煎汤，1 ~ 5 g；或入丸剂。外用：研末，调敷；浸酒，涂擦。

使用注意

有出血倾向者及孕妇慎用；不宜与赤石脂同用。

沙棘

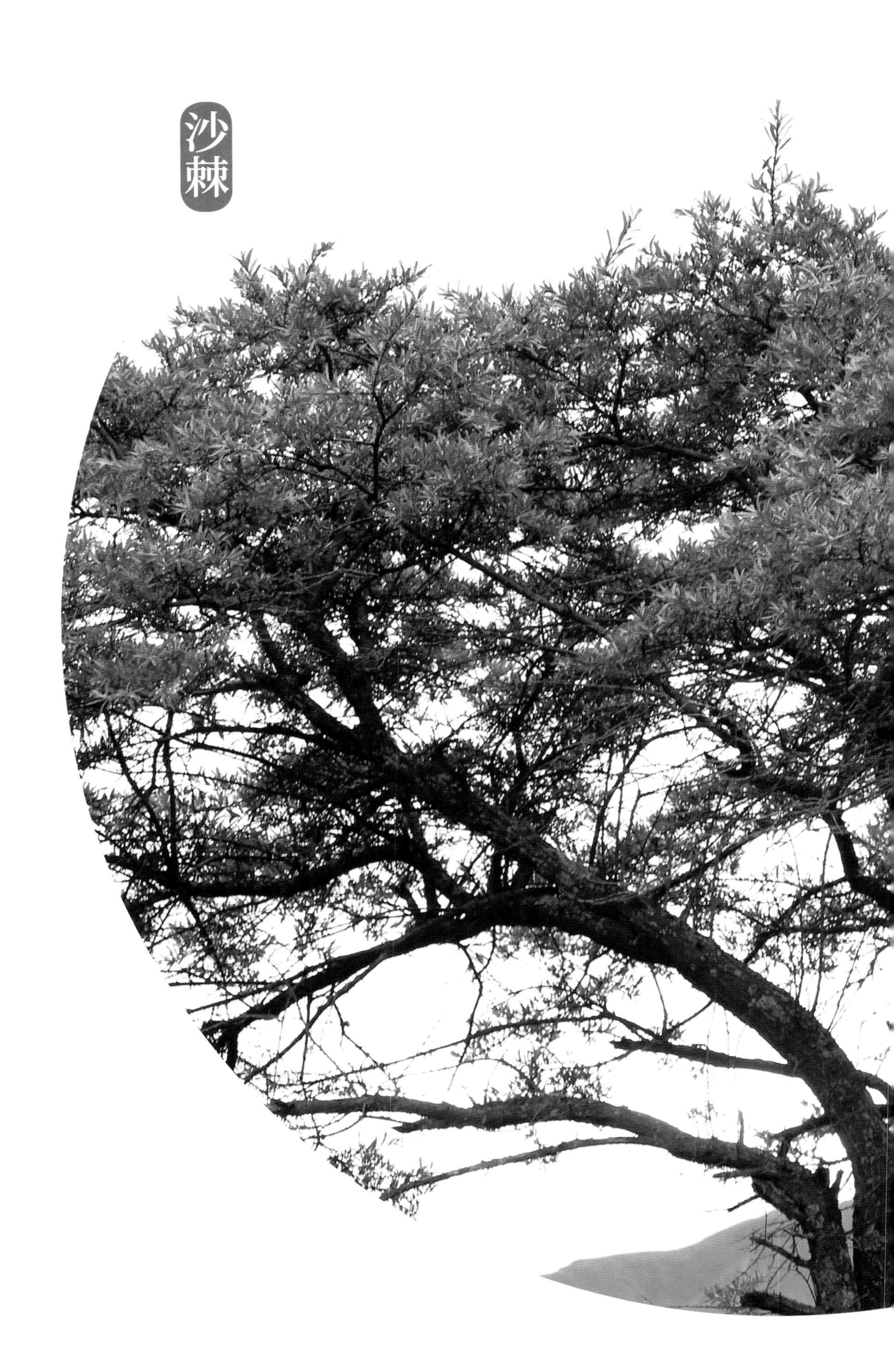

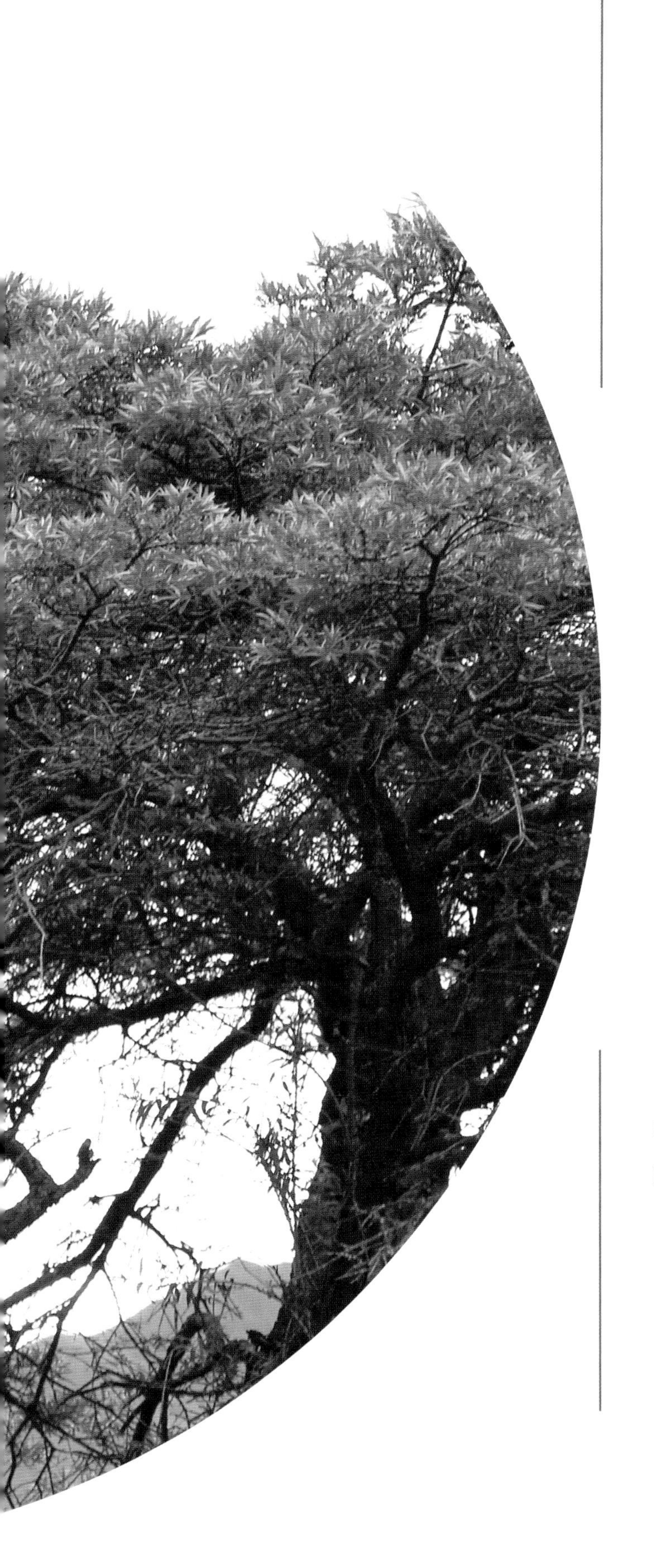

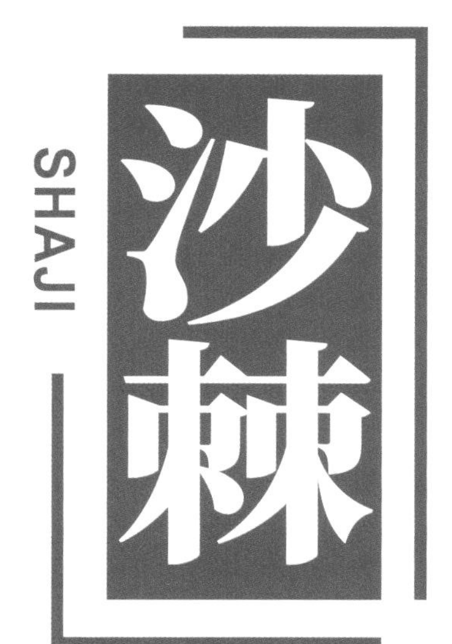

沙棘

SHAJI

基　原

本品系蒙古族、藏族习用药材，为胡颓子科植物沙棘 *Hippophae rhamnoides* L. 的干燥成熟果实。

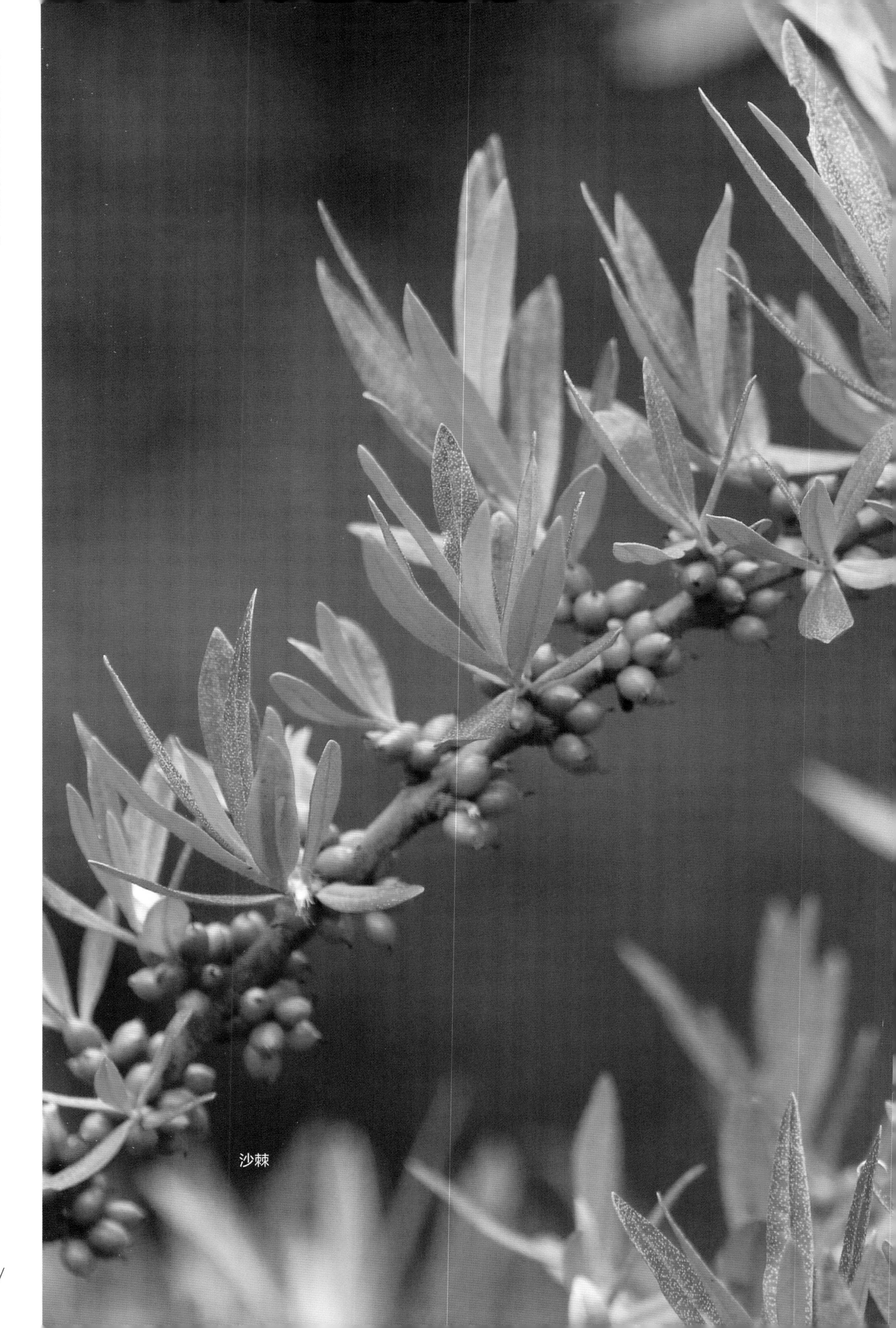

沙棘

形态特征

落叶灌木或乔木，高 1 ~ 5 m，高山沟谷者可达 18 m；棘刺较多，粗壮，顶生或侧生；嫩枝褐绿色，密被银白色而带褐色鳞片或有时具白色星状毛，老枝灰黑色，粗糙；芽大，金黄色或锈色。单叶通常近对生；叶柄极短；叶片纸质，狭披针形或长圆状披针形，长 3 ~ 8 cm，宽约 1 cm，两端钝形或基部近圆形，上面绿色，初被白色盾形毛或星状毛，下面银白色或淡白色，被鳞片。花黄色，花瓣 4 瓣，花芯淡绿色，花苞球状，嫩绿色。果实圆球形，直径 4 ~ 6 mm，橙黄色或橘红色；果梗长 1 ~ 2.5 mm。种子小，黑色或紫黑色，有光泽。花期 3 ~ 4 月，果期 9 ~ 10 月。

生境分布

生长于海拔 800 ~ 3600 m 的向阳坡、沙漠地区河谷阶地、平坦沙地和砾石质山坡。分布于华北、西北及四川等地。

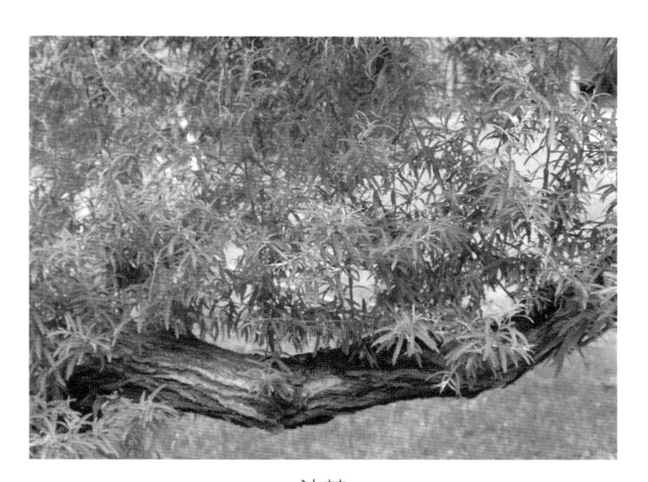
沙棘

采收加工

秋、冬两季果实成熟或冻硬时采收，除去杂质，干燥或蒸后干燥。

药材性状

本品呈类球形或扁球形，有的数个粘连，单个直径 5 ~ 8 mm。表面橙黄色或棕红色，皱缩，顶端有残存花柱，基部具短小果梗或果梗痕。果肉油润，质柔软，种子斜卵形，长约 4 mm，宽约 2 mm，表面褐色，有光泽，中间有一纵沟；种皮较硬，种仁乳白色，有油性。

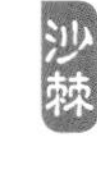

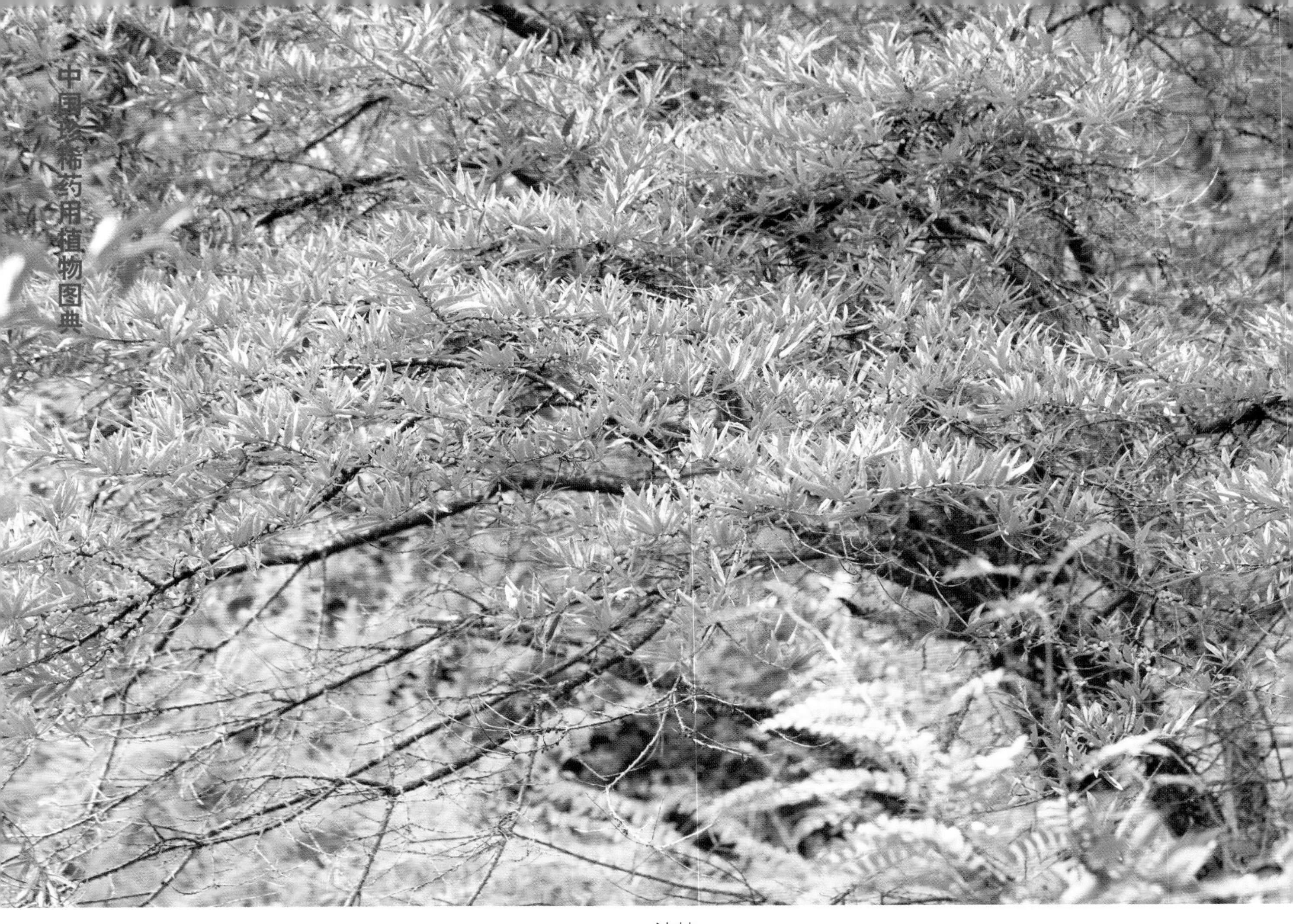

沙棘

化学成分

本品含多种挥发性成分、维生素 C、维生素 B_1、维生素 B_2、维生素 E、叶酸、苹果酸、氯化血红素、哈尔醇、哈尔满、槲皮素、异鼠李素、山柰酚、山柰酚苷、杨梅酮、猪草苷、五倍子酸、儿茶酸、熊果酸、齐墩果酸、绿原酸、谷甾醇、豆甾醇、洋地黄皂苷、黄芪苷、橡醇、芦丁、香树精、5- 羟色胺、δ - 生育酚等。

药理作用

1. 抗心律失常作用 沙棘总黄酮（TFH）50 ~ 200 mg/L 时，可显著延长大鼠离体心脏缺氧性心律失常出现时间，1.2 mg 可提高大鼠离体心脏室颤阈值（VFT），延缓房室传导，减慢心率，减弱心肌收缩力，延长豚鼠离体心脏左心房功能不应

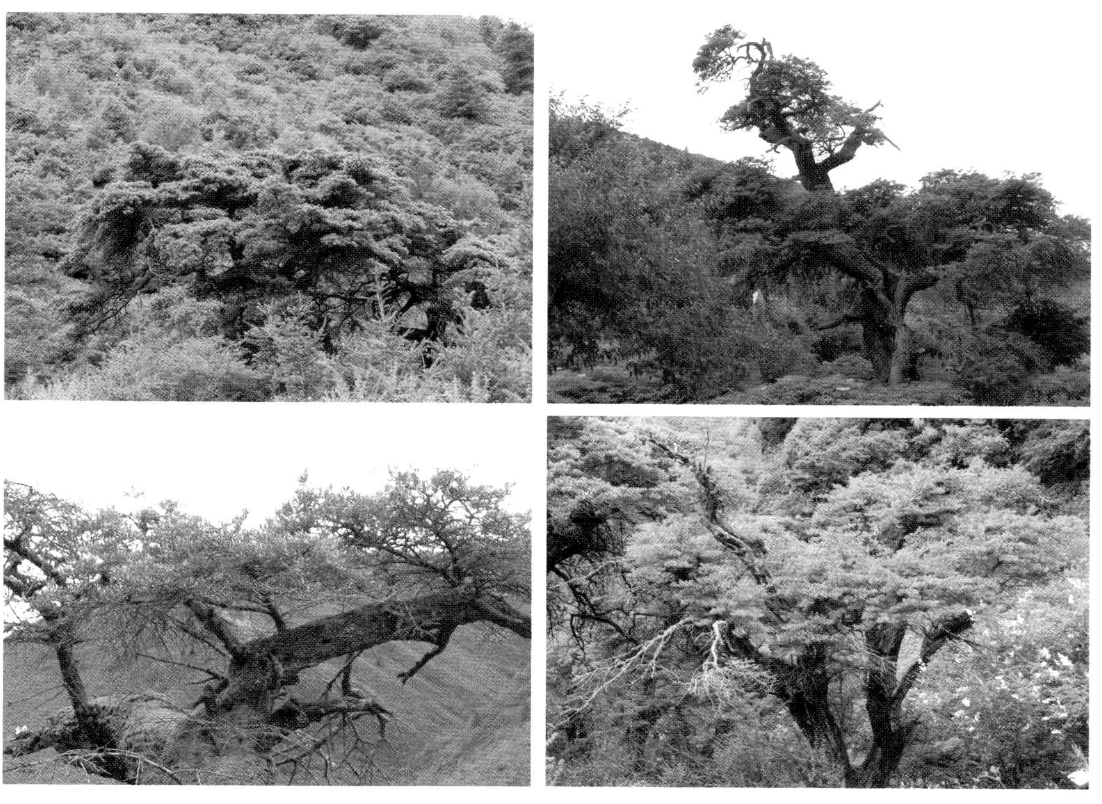

沙棘

期，50 mg/L 对抗乌头碱诱发豚鼠离体心脏右心房节律失常。TFH 100 mg/L 终浓度，明显对抗培养大鼠幼鼠心肌细胞团自发性搏动节律失常。TFH 明显抑制盐酸异丙肾上腺素正性频率效应。并可抑制 $CaCl_2$ 正性频率效应，平均降低 22.4%，200 mg/mL 时平均降低 39.4%。TFH 100 mg/mL 时，分别使缺血和未缺血心肌 cAMP 水平平均降低 37.8% 及 22.2%。TFH 100 μg/mL、400 μg/mL 时，使腺苷酸环化酶活力平均降低 14.3%。沙棘油 5% 乳剂灌胃（1 mL/只）10 日，显著增加大鼠心肌 SOD 和 GSH-Px 活性，使 LPO 含量明显下降。

2. 抑制血小板聚集作用 沙棘油 0.25 mg/mL、0.5 mg/mL 和 1.0 mg/mL（终浓度）时，在体外抑制胶原诱导的人血小板聚集百分数为 50%、79.3%、79.2%。并能抑制动脉条收缩，明显促进 PGE2 从动脉环中的释放。

3. 降血脂作用 灌胃沙棘油 5 mL/kg 1 ~ 4 周，使实验性高脂血症大鼠血清总胆固醇的含量降低 68.63%。增高血清中高密度脂蛋白（HDLC）含量。

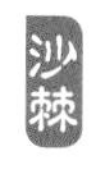

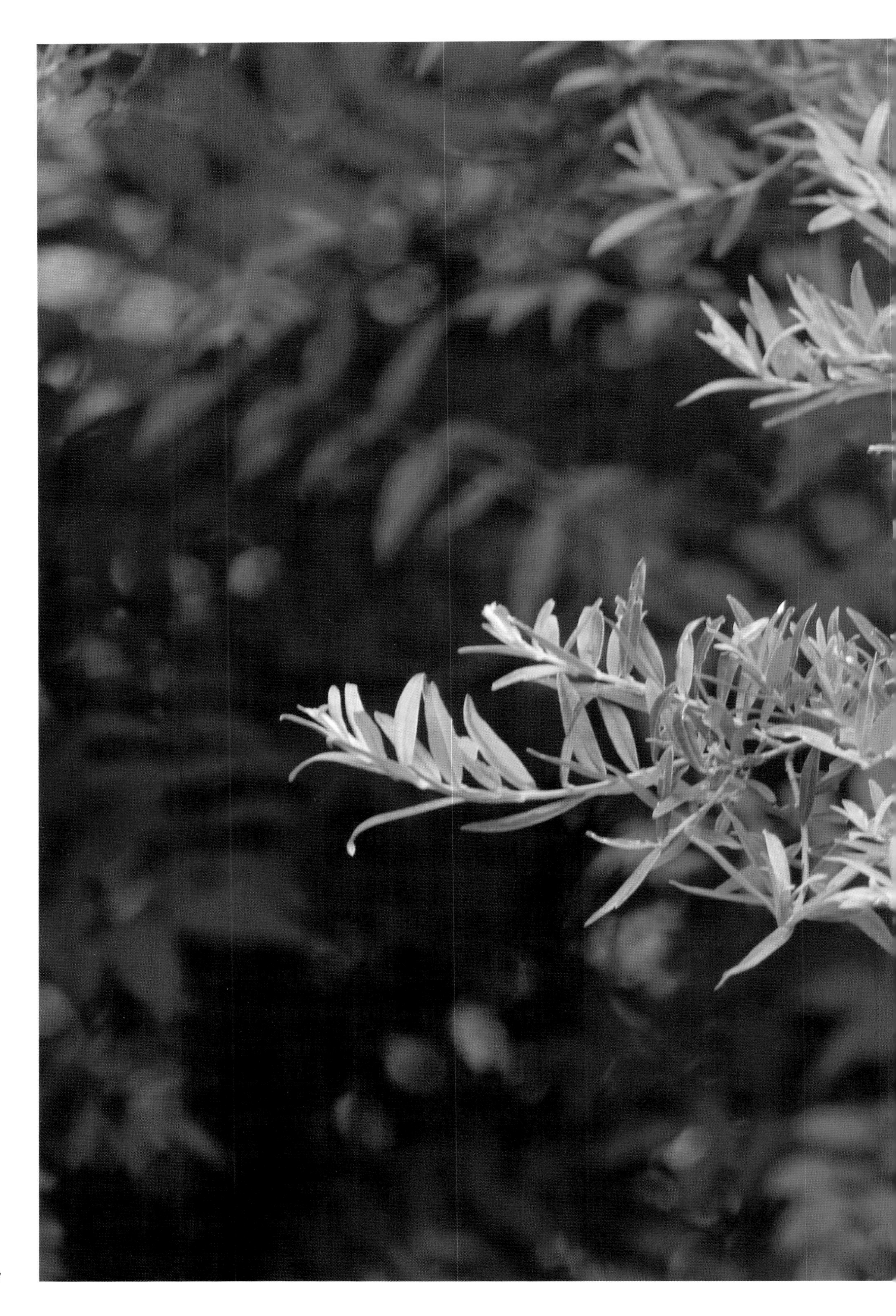

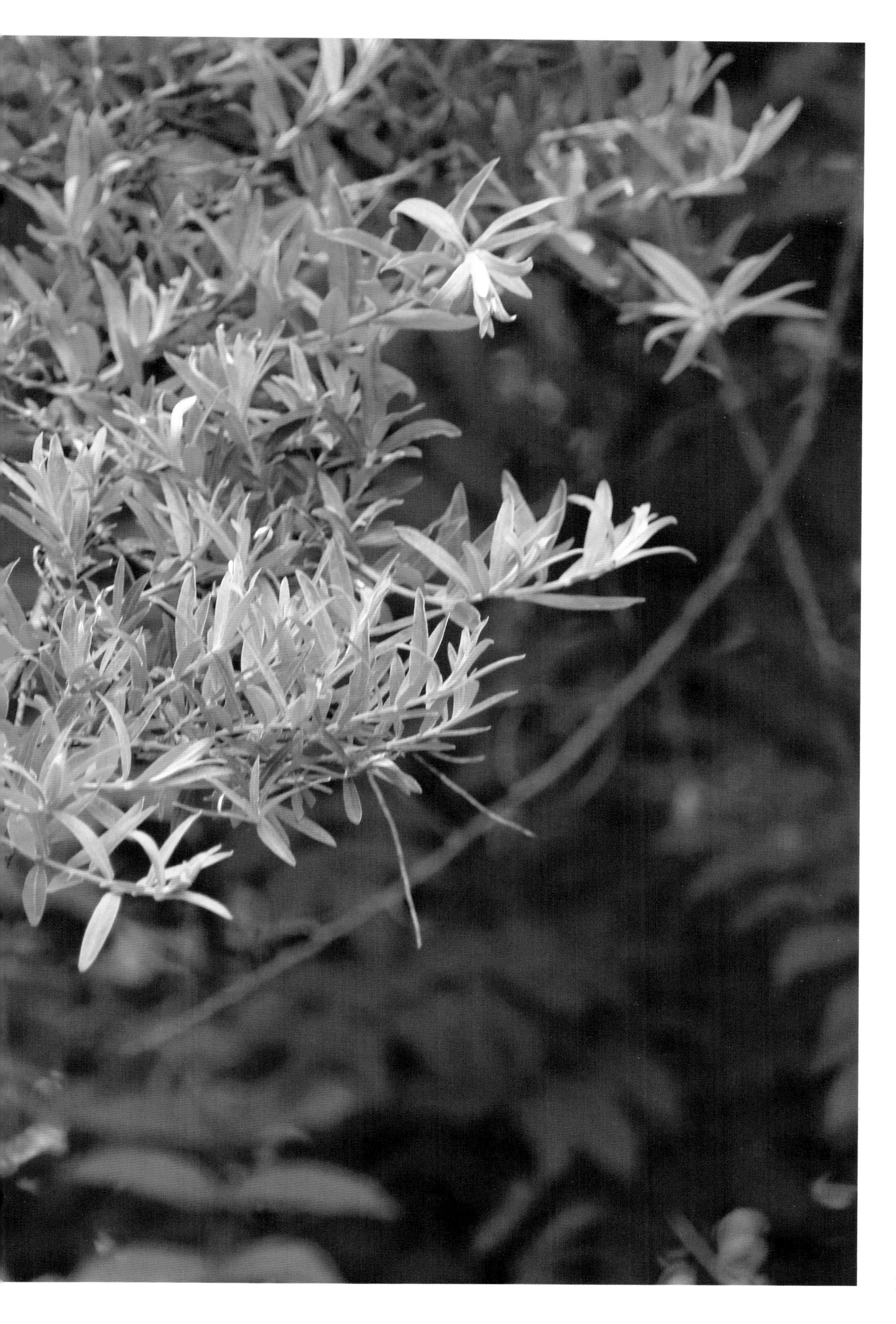

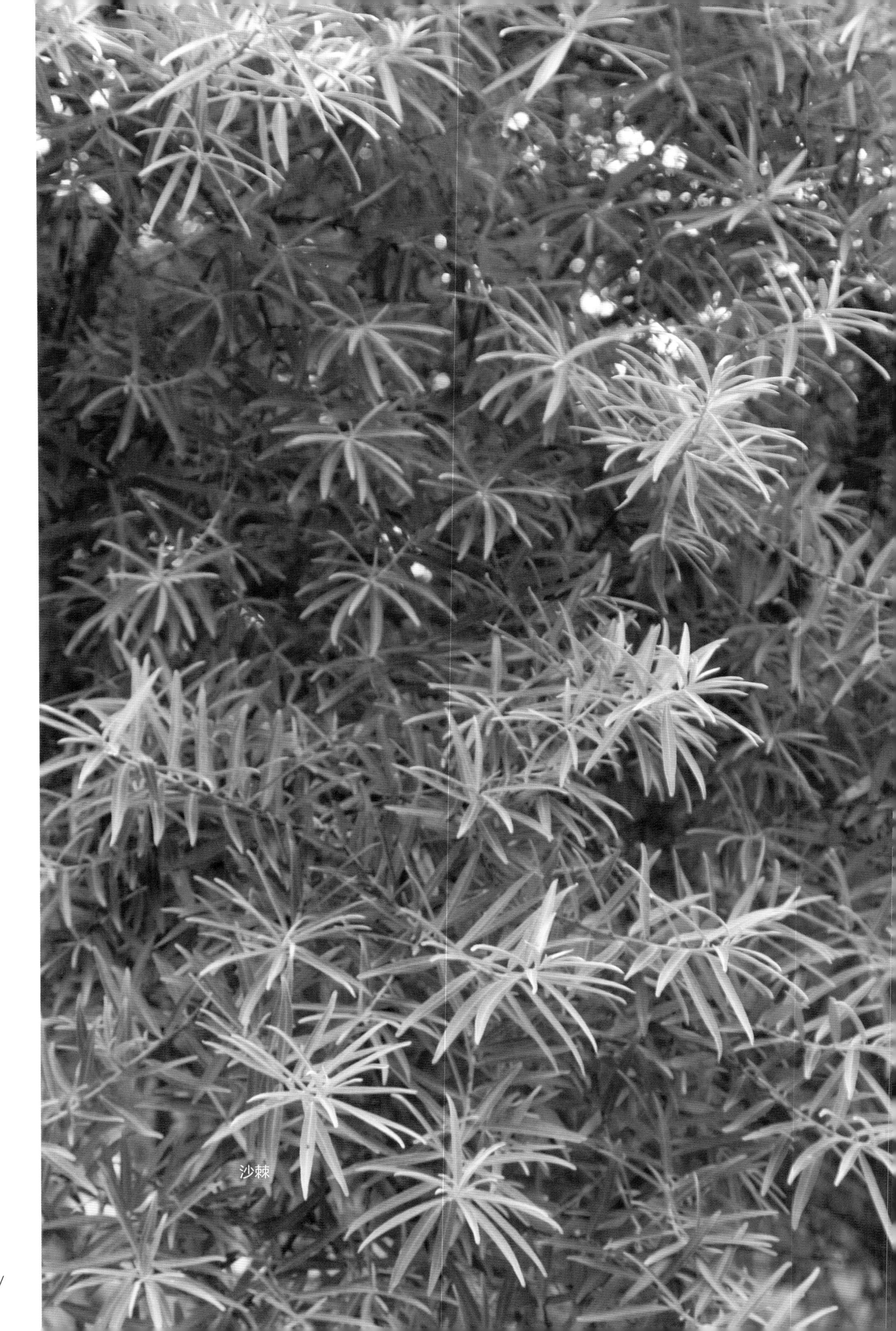

沙棘

4. 保肝作用 给小鼠胃饲沙棘籽油 0.5 g/kg，对 CCl_4 造成的肝损伤有明显的保护作用，肝细胞内嗜碱性物质增加，坏死灶减少。灌胃给药沙棘果油 2.25 ~ 4.5 g/kg，于 2 日内每日 2 次，对 CCl_4 所致小鼠肝损伤的 ALT 及丙二醛含量升高均有明显抑制作用，抑制扑热息痛所致肝损伤小鼠肝中丙二醛升高，增加谷胱甘肽含量。

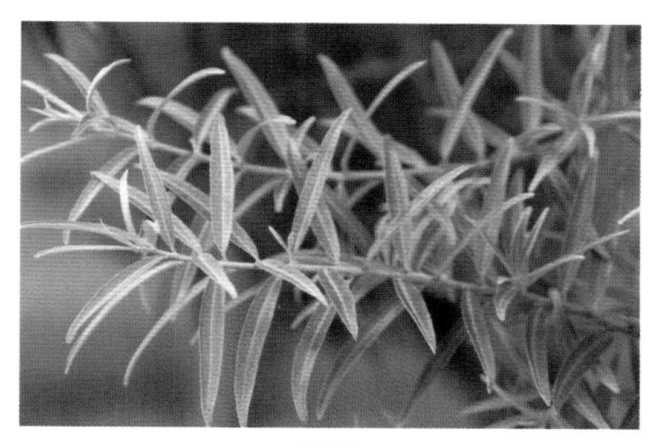

沙棘

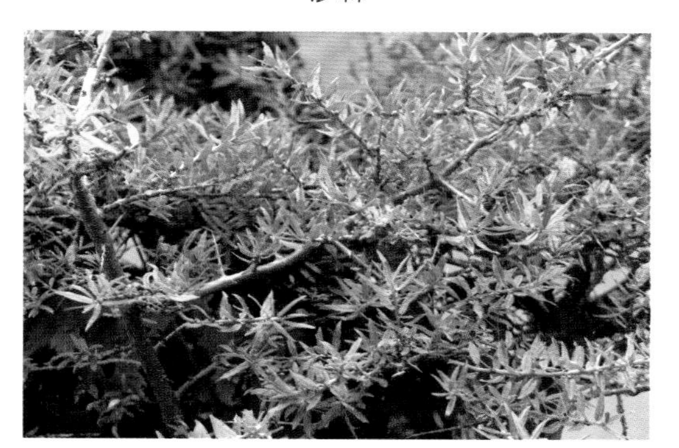

沙棘

5. 对代谢的影响 沙棘浓缩果汁中维生素 C 与结晶体维生素 C 能促进豚鼠生长发育，治维生素 C 缺乏症。给母鸡喂每份含 0.5% ~ 1.0% 沙棘油，可以提高蛋白和鸡体的色素。沙棘油中的类胡萝卜素，叶黄素大部分被有效地吸收。小鼠腹腔注射沙棘总黄酮每日 2 mg/kg，共 6 日，体重净增加明显高于对照组。大鼠每日口服 3,4- 二氯 -1- 丁烯 200 μg/kg，持续 5 个月，血清中蛋白氮及非蛋白氮浓度均低于正常组，α 氨基氮浓度高于正常值，在造模 3.5 个月后同时服用沙棘油和半胱氨酸，可使氮代谢恢复正常。服用“沙棘精”20 日后，马拉松运动员肺活量及血红蛋白明显提高，对尽快消除疲劳、增强运动能力有良好的影响。

6. 抗衰老作用 沙棘液喂饲果蝇 10 日，能提高果蝇的交配率，延长交配持续时间及平均寿命（$P<0.05$ 或 $P<0.01$）。38 例中老年病人服用沙棘口服液 10 mL，每日 3 次，共 60 日，与治疗前比较，SOD 活力提高（$P<0.01$），LPO 含量下降（$P<0.01$）NK 细胞活性提高（$P<0.05$），未发现不良反应。提示有延缓衰老作用。

7. 抗肿瘤作用 沙棘汁在体外模拟人胃液条件下阻断致癌物 N- 亚硝基吗啉的合成。在 60 分钟及 120 分钟内，其阻断率分别达 95.8%、91.1% 和 72.7%。于 1 周内每日灌胃沙棘汁 10 mL/kg，可阻断亚硝酸钠和氨基比林在大鼠体内合成二甲基亚硝胺。

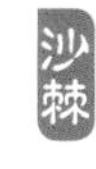

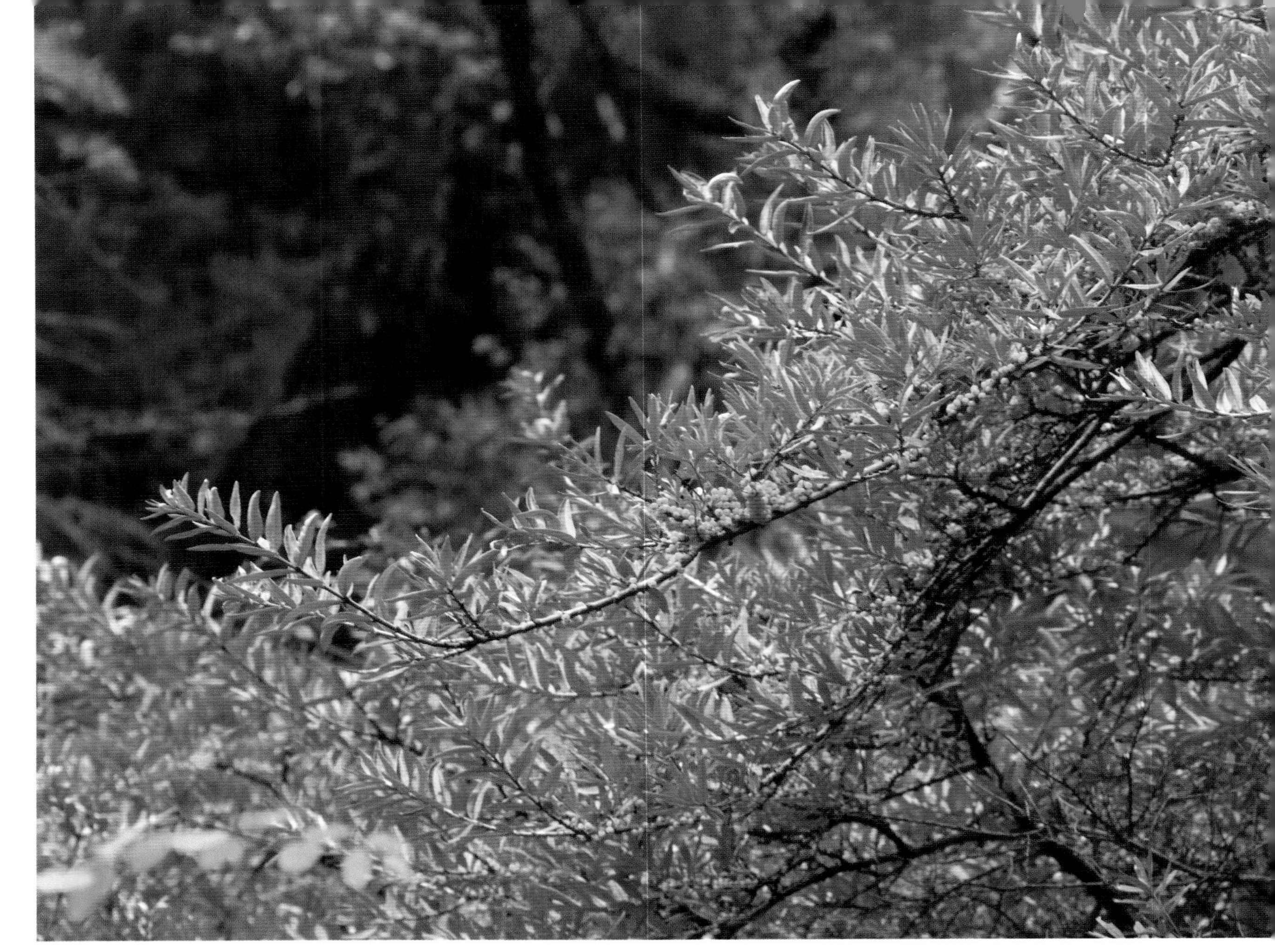

沙棘

性味归经

酸、涩，温。归脾、胃、肺、心经。

功效主治

健脾消食，止咳祛痰，活血散瘀。用于脾虚食少，食积腹痛，咳嗽痰多，胸痹心痛，瘀血经闭，跌仆瘀肿。

临床应用

1. 慢性气管炎 沙棘精。口服，每日 3 次，每次 15 mL，3 周为 1 个疗程。有较好疗效，有效率近 80%。

2. 慢性肝炎 沙棘糖浆，口服，每日 3 次，每次 30 mL；冲剂，温开水冲服，每日 3 次，每次 15 g，小儿剂量酌减。结果：用沙棘糖浆治疗 81 例，治愈 72 例，占 88.9%，好转 8 例，占 9.9%；无效 1 例，总有效率为 98.9%。用沙棘冲剂治疗 75 例，治愈 65 例，占 86.7%；好转 8 例，占 10.7%；无效 2 例，总有效率为 97.3%。

3. 反流性食管炎 沙棘籽油适量。每日 3 次，每次 3 ~ 5 mL，饭前 30 分钟口服，夜晚入睡前加服 1 次。治疗 40 例，有效率为 92.5%。沙棘油适量。口服，每日 3 次，每次 10 mL，28 日为 1 个疗程。治疗 100 例，痊愈 19 例，显效 38 例，有效 35 例，无效 8 例，总有效率为 92%。疗效显著优于气滞胃痛冲剂组。

4. 造血功能障碍 沙棘油 10 mL。口服，每日 3 次，3 ~ 6 个月为 1 个疗程。治疗 31 例，其中慢性再生障碍性贫血 5 例，骨髓增生异常综合征（RA 型）4 例，有效率为 88.9%；巨核细胞减少型血小板减少性紫癜 8 例，有效率为 87.5%；不明原因的细胞减少症 14 例，有效率为 78.6%。

5. 白血病口腔溃疡 棉片浸沙棘油平贴溃疡表面，4 ~ 6 小时更换 1 次，对照组用氯己定口腔溃疡贴膜，均同时服维生素 B_{12}。结果沙棘组总有效率为 100%，氯己定组总有效率为 73.33%。

用法用量

内服：煎汤，3 ~ 10 g；或入丸、散。外用：捣敷或研末撒。

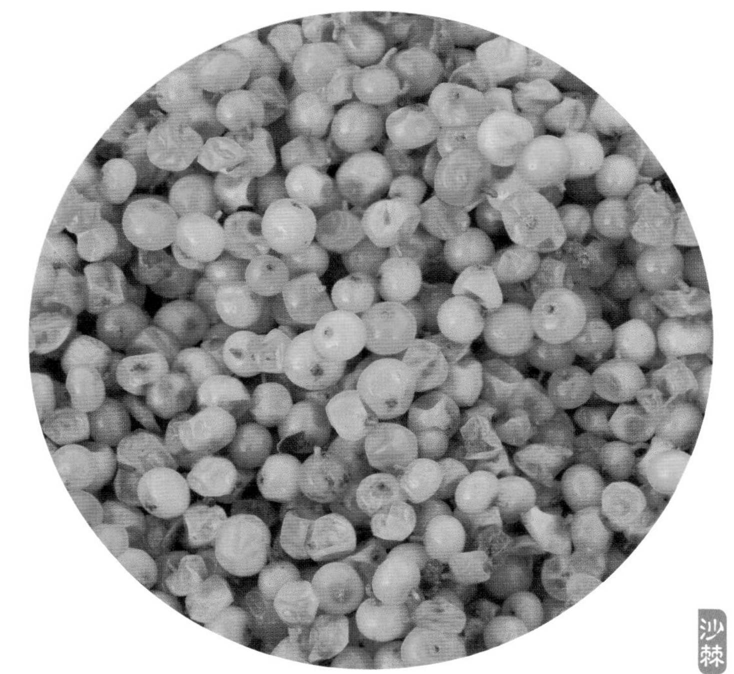

沙棘药材

独蒜兰

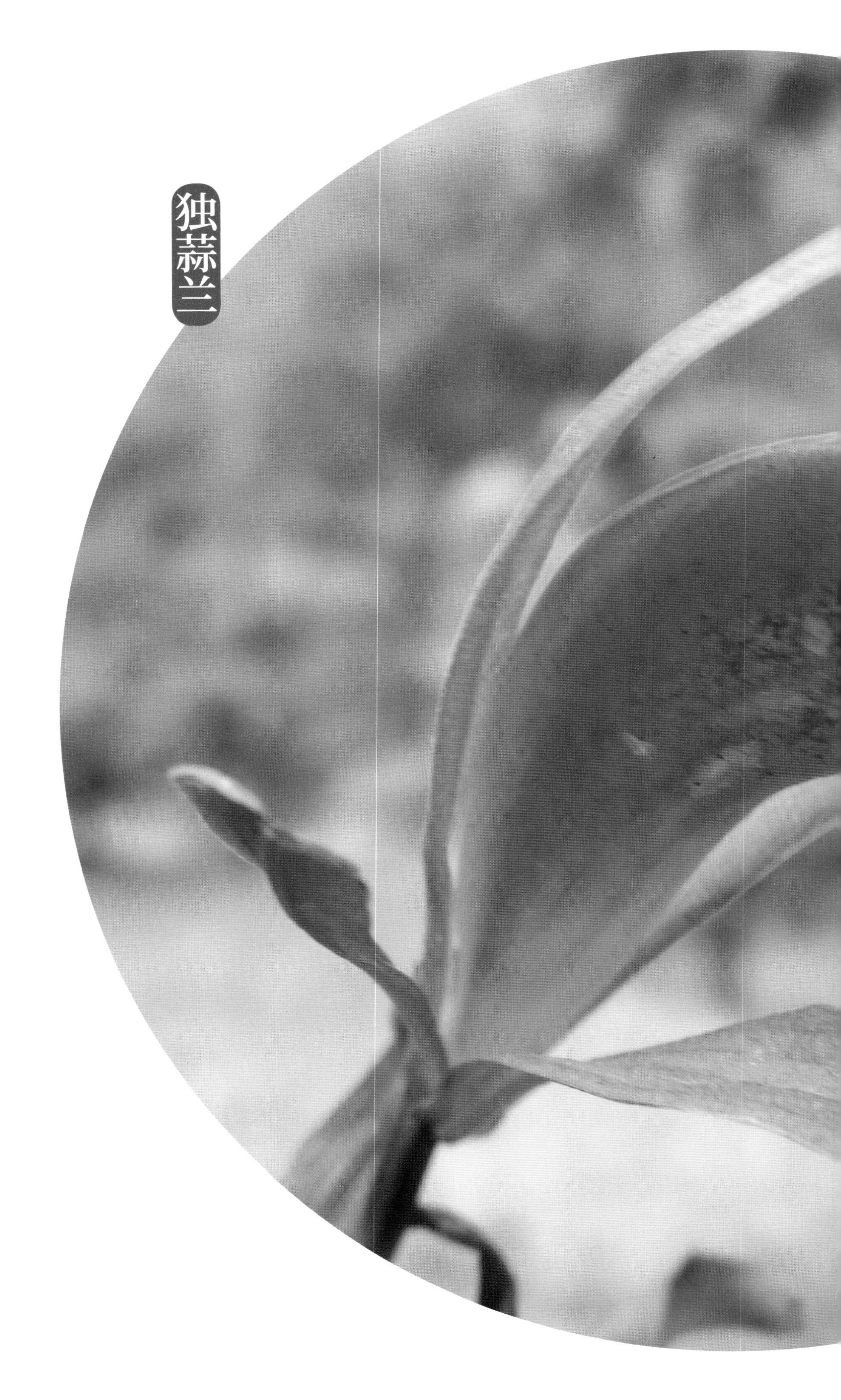

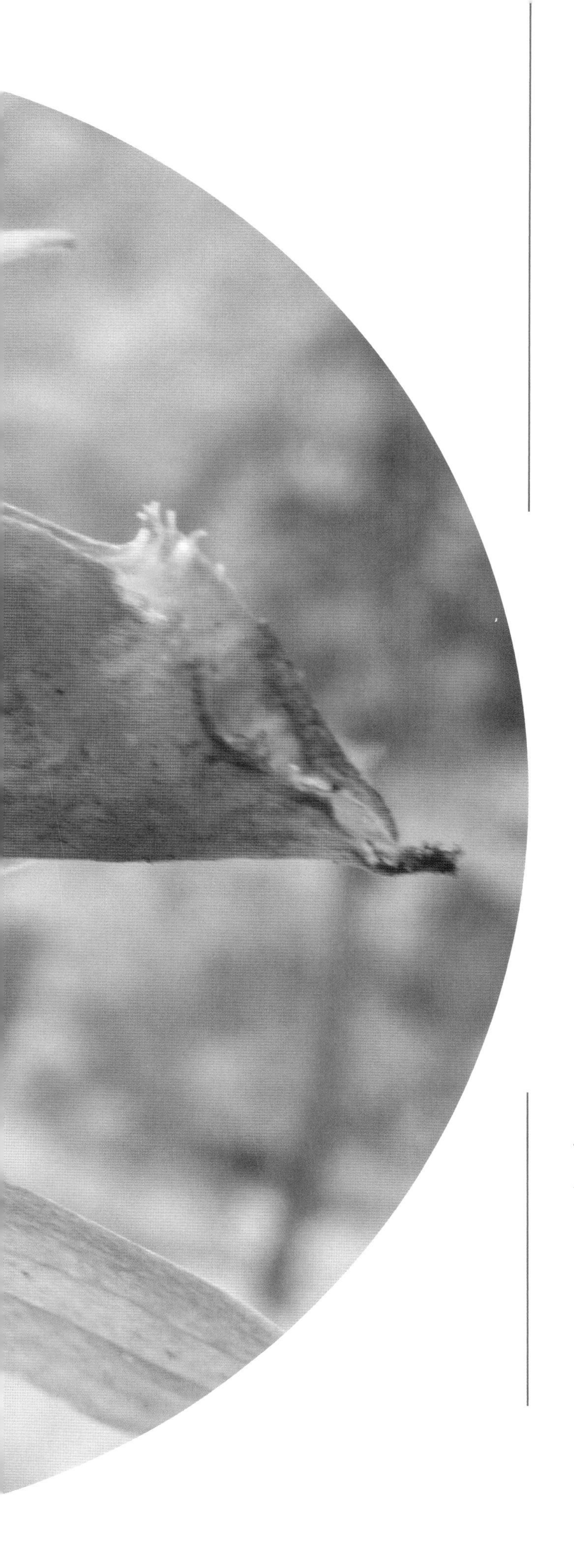

山慈菇

SHANCIGU

基　原

本品为兰科植物杜鹃兰 *Cremastra appendiculata* (D. Don) Makino、独蒜兰 *Pleione bulbocodioides* (Franch.) Rolfe 或云南独蒜兰 *Pleione yunnanensis* Rolfe 的干燥假鳞茎。前者习称"毛慈菇"，后两者习称"冰球子"。

形态特征

杜鹃兰：陆生植物。假鳞茎聚生，近球形，粗 1 ~ 3 cm。顶生 1 叶，很少具 2 叶；叶片椭圆形，先端急尖，基部收窄为柄。花葶侧生长于假鳞茎顶端，直立，粗壮，通常高出叶外，疏生 2 枚筒状鞘；总状花序疏生多数花；花偏向一侧，紫红色；花苞片狭披针形，等长于或短于花梗（连子房）；花被片呈筒状，先端略开展；萼片和花瓣近相等，倒披针形，长 3.5 cm 左右，中上部宽约 4 mm，先端急尖；唇瓣近匙形，与萼片近等长，基部浅囊状，两侧边缘略向上反折，前端扩大并为 3 裂，侧裂片狭小，中裂片长圆形，基部具 1 个紧贴或多少分离的附属物；合蕊柱纤细，略短于萼片。花期 5 ~ 6 月，果期 9 ~ 12 月。

独蒜兰：陆生植物，高 15 ~ 25 cm；假鳞茎狭卵形或长颈瓶状，长 1 ~ 2 cm。顶生 1 枚叶，叶落后 1 杯状齿环；叶和花同时出现，椭圆状披针形，长 10 ~ 25 cm，宽 2 ~ 5 cm，先端稍钝或渐尖，基部收狭成柄抱花葶。花葶顶生 1 朵花；花苞片长圆形，近急尖，等于或长于子房；花淡紫色或粉红色；萼片直立，狭披针形，长达 4 cm，宽 5 ~ 7 mm，先端急尖；唇瓣基部楔形，先端凹缺或几乎不凹缺，边缘具不整齐的锯齿，内面有 3 ~ 5 条波状或近直立的褶片。花期 4 ~ 5 月，果期 9 月。

云南独蒜兰：与前两种的区别点在于花、叶不同期（花先叶开放）。叶 1 片，成熟叶片宽不及 3 cm。花的唇瓣三角状倒卵形，中间有 4 ~ 5 条呈波状或平直的褶片，子房等长或较长于花。

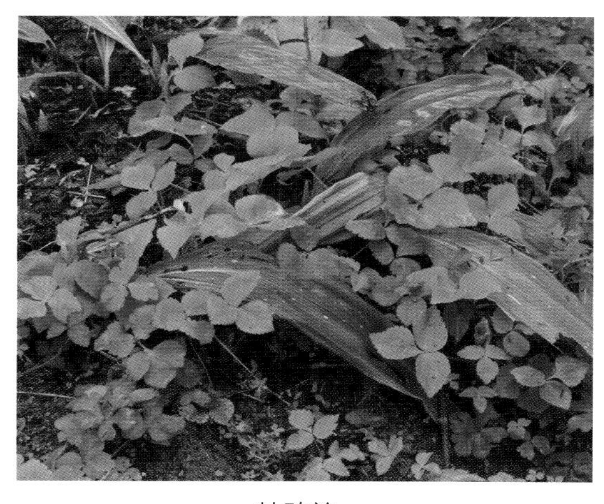

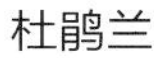

杜鹃兰

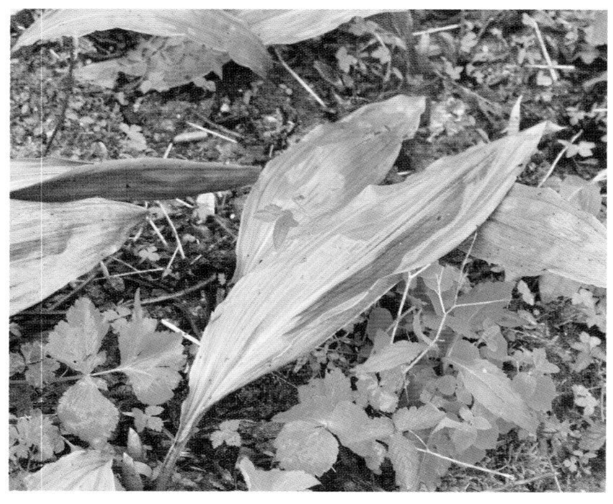

杜鹃兰

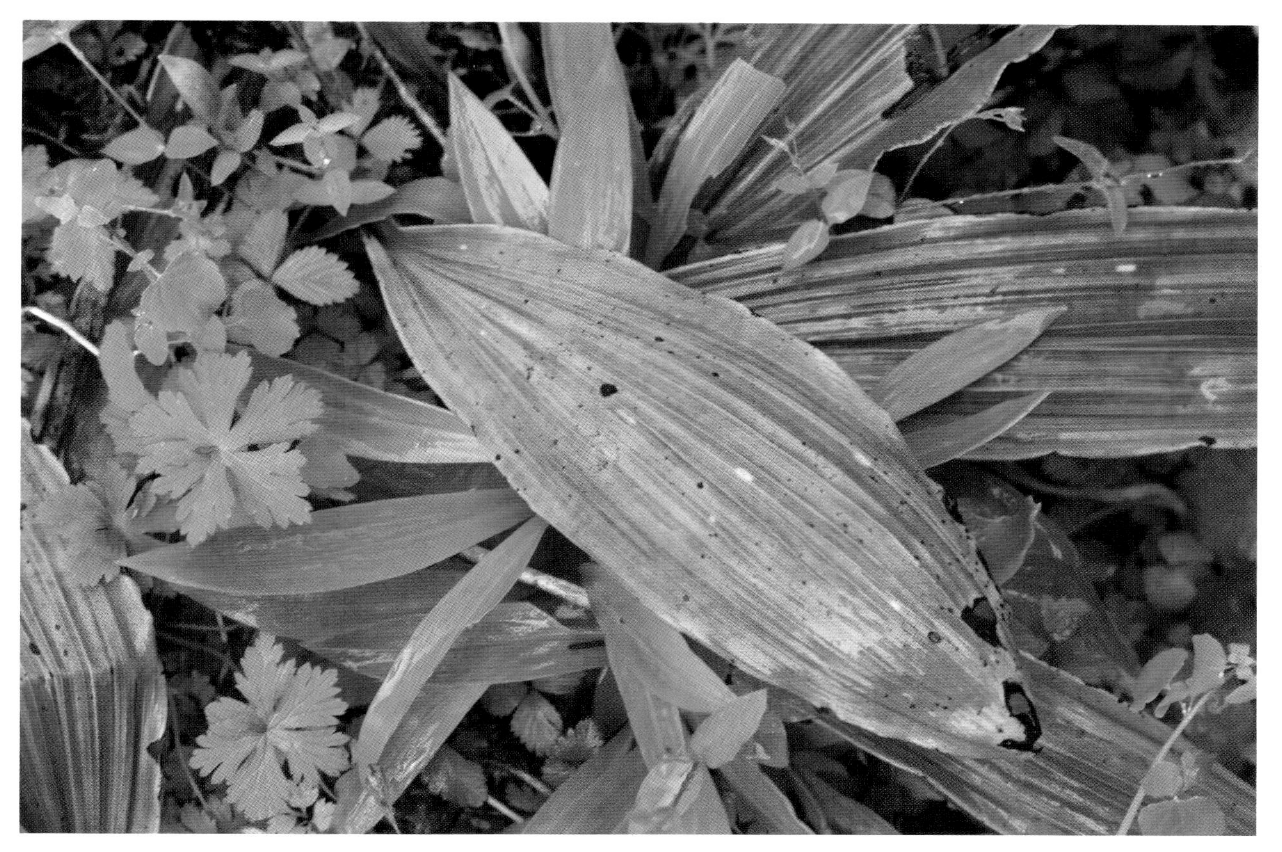

杜鹃兰

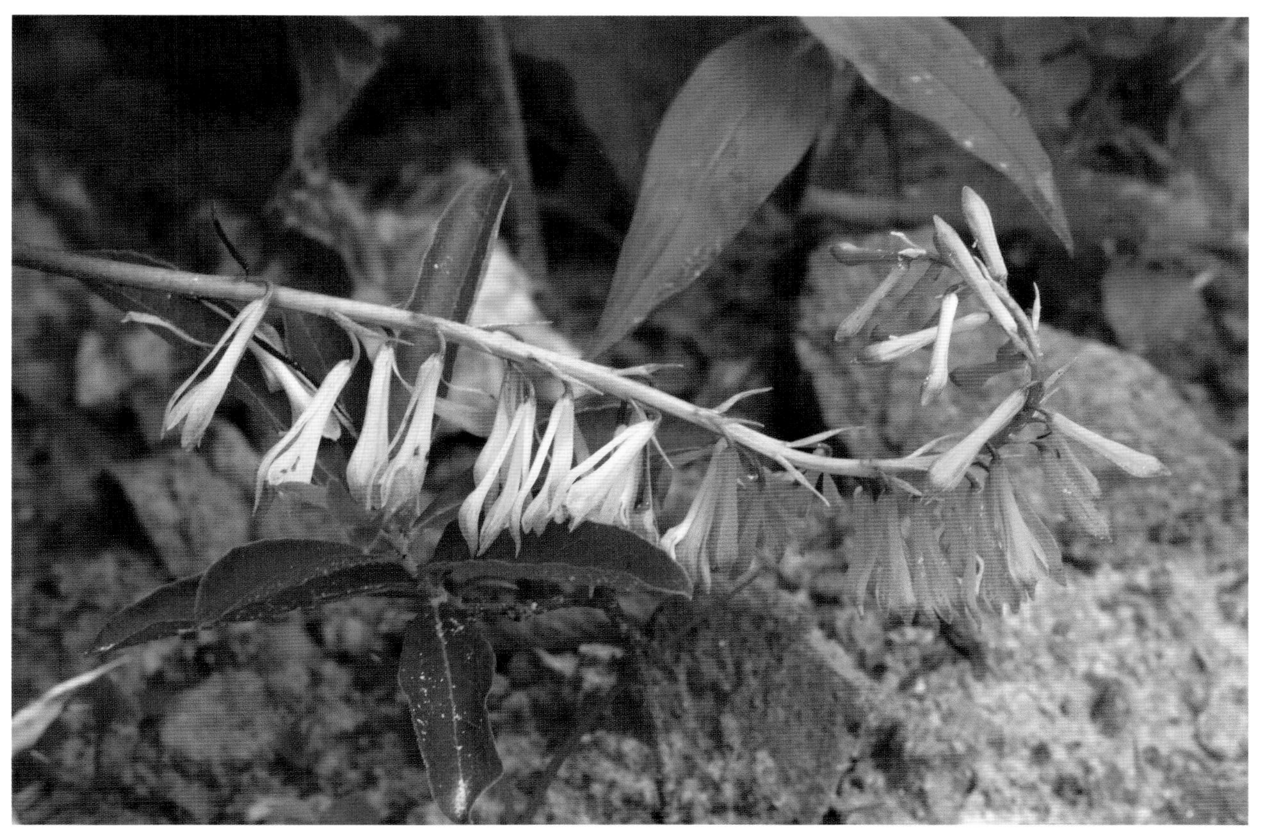

杜鹃兰

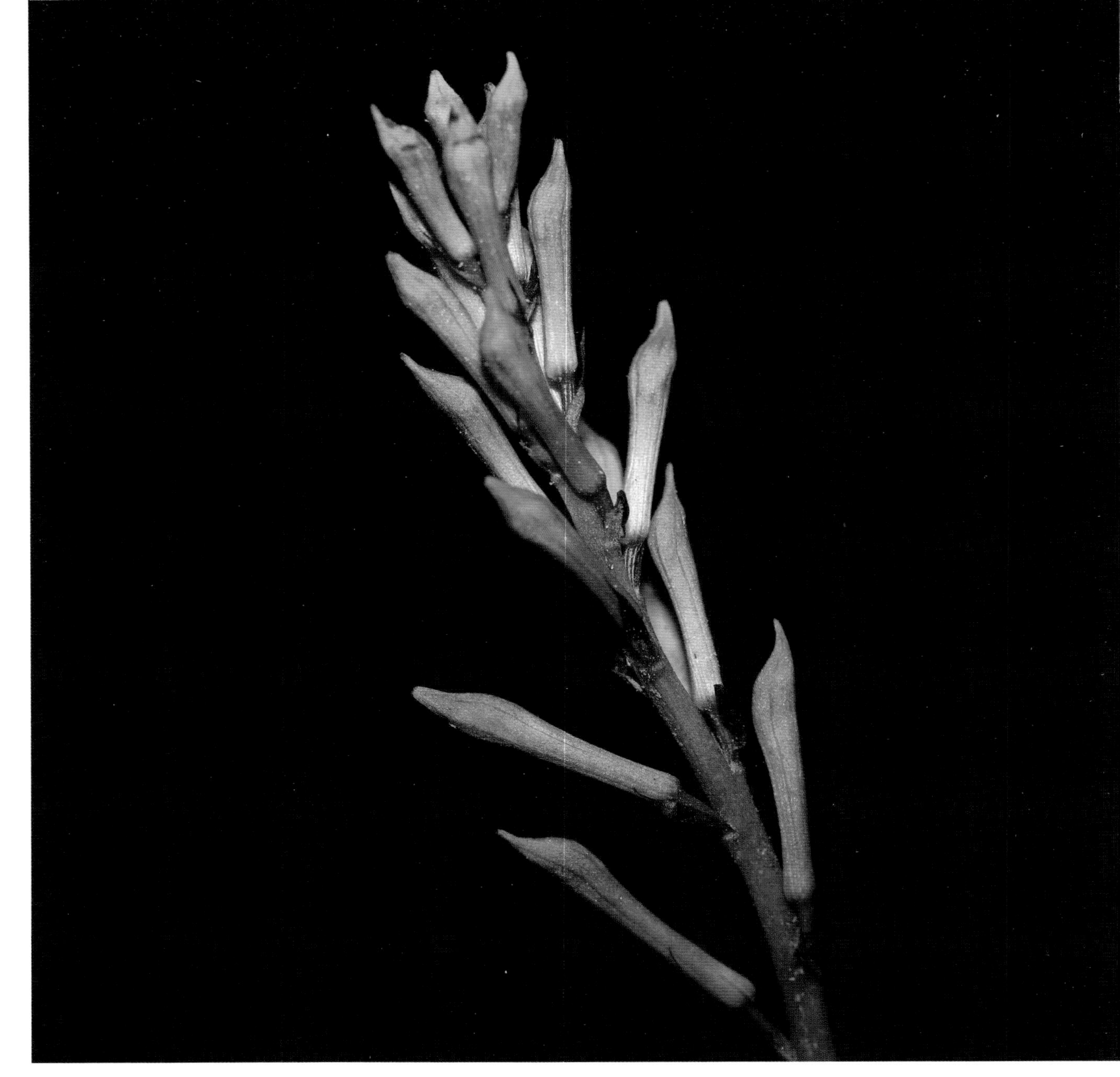

杜鹃兰

生境分布

生长于山坡及林下阴湿处。分布于长江流域以南地区及山西、陕西、甘肃等地。

采收加工

夏、秋两季采挖，除去地上部分及泥沙，分开大小置沸水锅内蒸煮至透心，干燥。

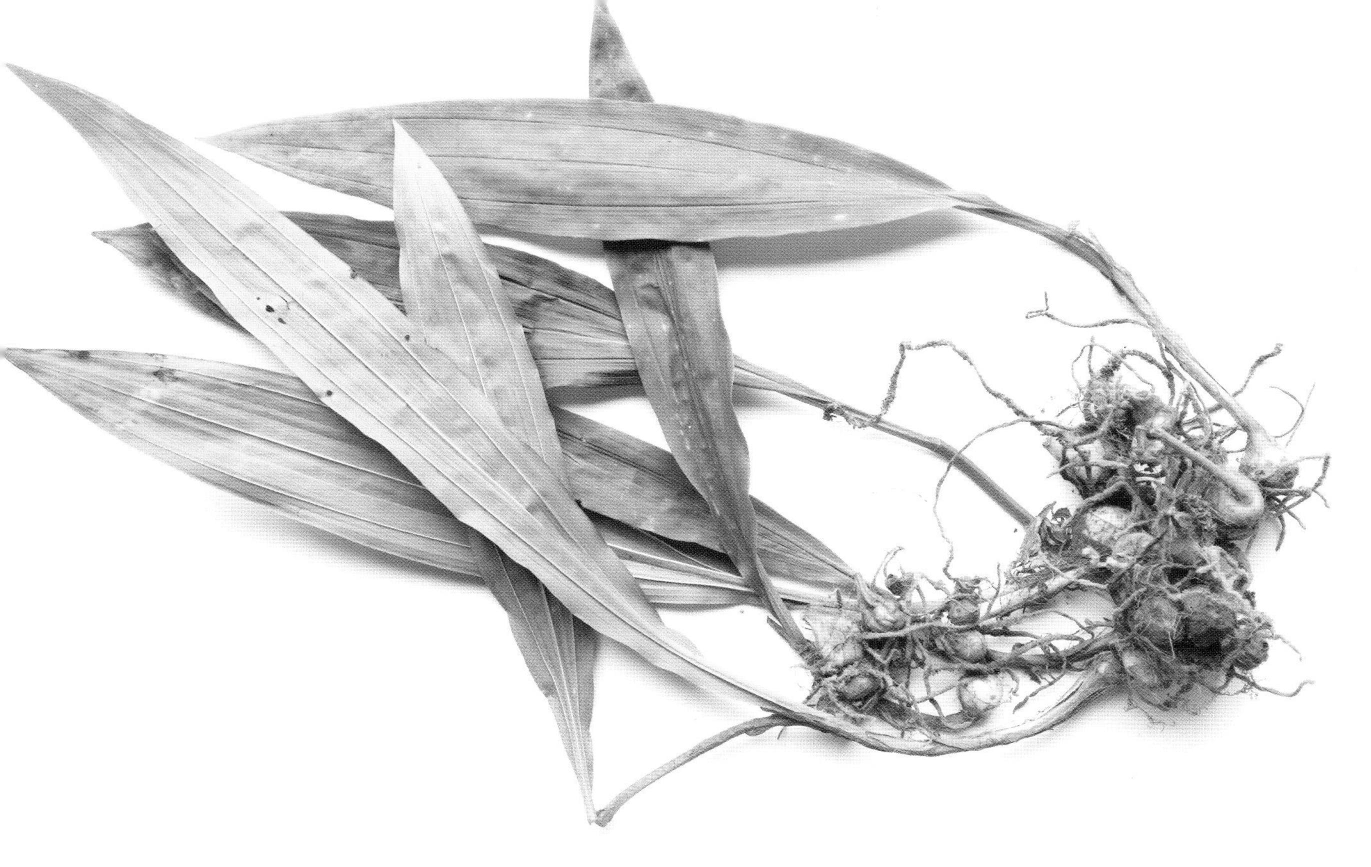

山慈菇药材

药材性状

毛慈菇： 呈不规则扁球形或圆锥形，顶端渐突起，基部有须根痕。长 1.8 ~ 3 cm，膨大部直径 1 ~ 2 cm。表面黄棕色或棕褐色，有纵皱纹或纵沟，中部有 2 ~ 3 条微突起的环节，节上有鳞片叶干枯腐烂后留下的丝状纤维。质坚硬，难折断，断面灰白色或黄白色，略呈角质。气微，味淡，带黏性。以个大、饱满、断面黄白色、质坚而体重者为佳。

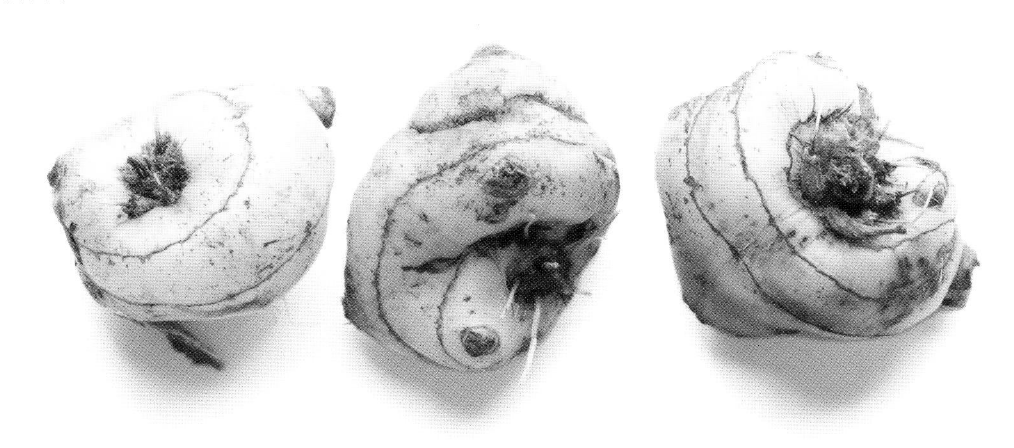

山慈菇（杜鹃兰）药材

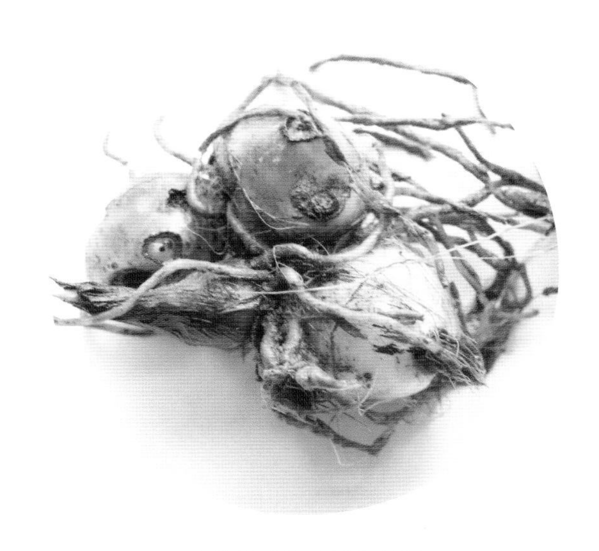

山慈菇（杜鹃兰）药材

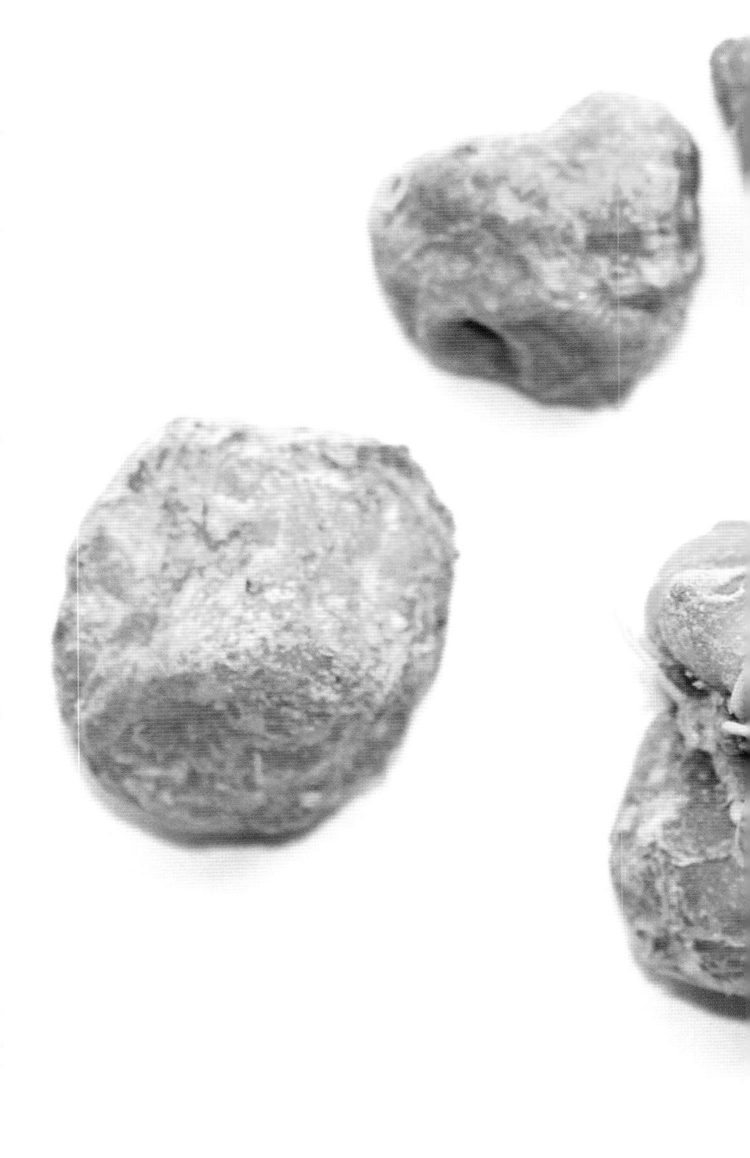

冰球子：呈圆锥形，瓶颈状或不规则团块，直径 1 ～ 2 cm，高 1.5 ～ 2.5 cm。顶端渐尖，尖端断头处呈盘状，基部膨大且圆平，中央凹入，有 1 ～ 2 条环节，多偏向一侧。撞去外皮者表面黄白色，带表皮者浅棕色，光滑，有不规则皱纹。断面浅黄色，角质半透明。以质坚、断面角质状、粒大、均匀、饱满者为佳。

化学成分

杜鹃兰根茎含黏液及葡配甘露聚糖（甘露糖：葡萄糖为 2:1）。

药理作用

1. 抗肿瘤作用 山慈菇所含秋水仙碱（0.4 ～ 0.6 mg/kg），连续腹腔注射 10 日对多种动物移植性肿瘤有效。

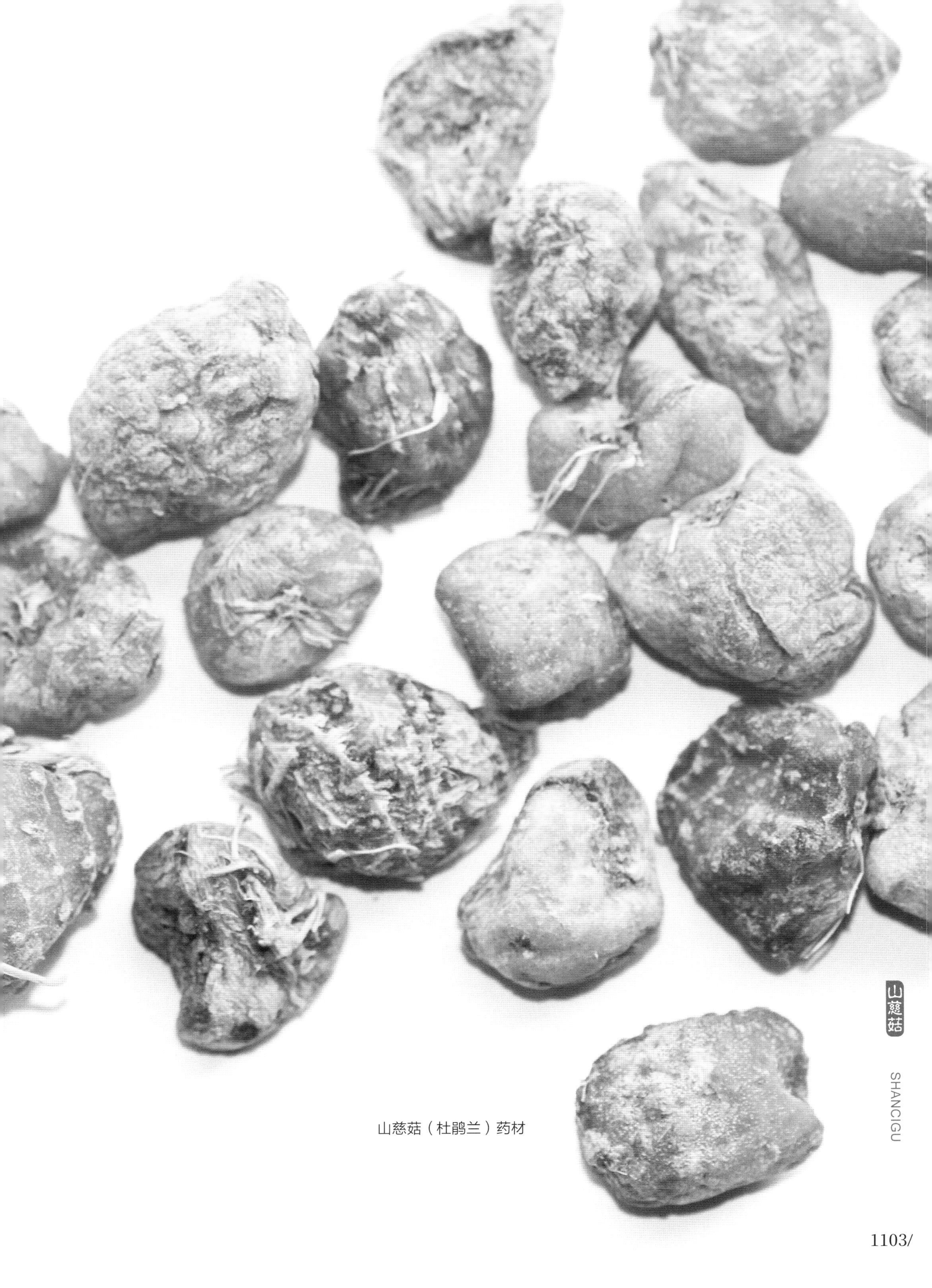

山慈菇（杜鹃兰）药材

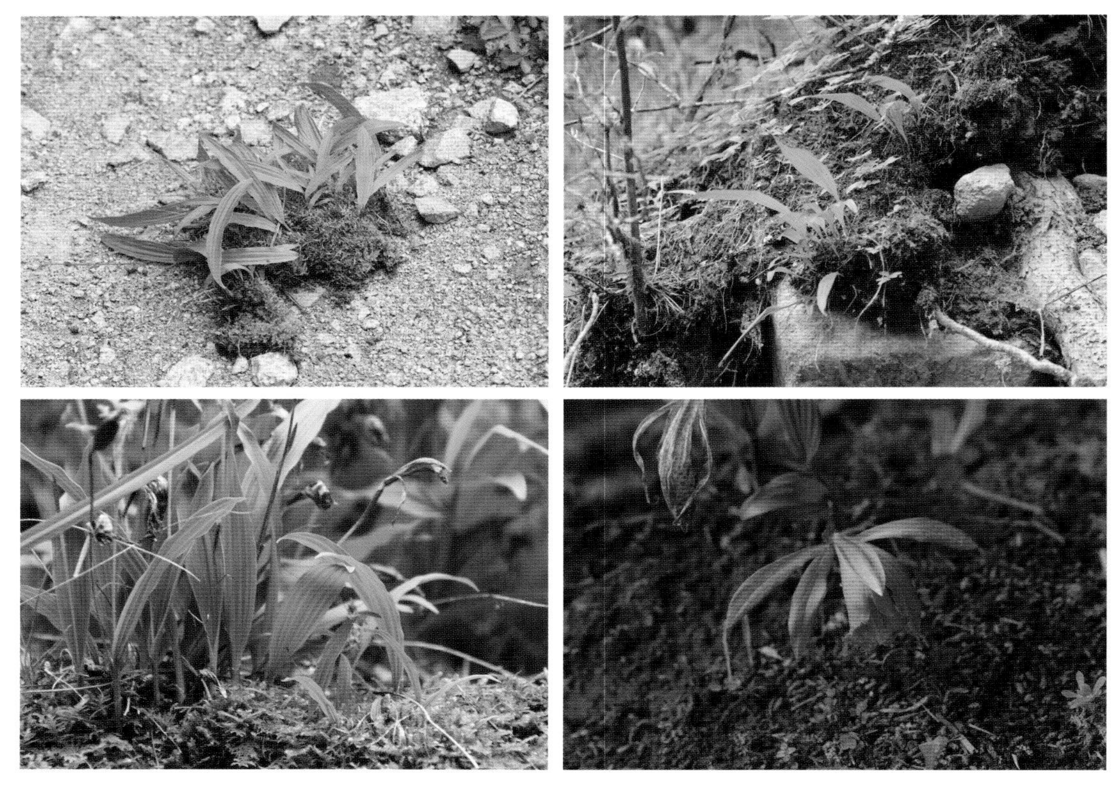

独蒜兰

2. 对组织代谢的影响 大鼠淋巴结细胞体外培养，秋水仙碱 104 mol/L 经保温 48 小时，细胞死亡 94.6%。正常大鼠肌注秋水仙碱后 24 小时能选择性地抑制淋巴组织（脾、胸腺）的呼吸，但切除肾上腺后，这种抑制作用便减弱，由此认为本品可能影响肾上腺皮质功能从而发挥作用。秋水仙碱能选择性降低苯丙芘诱发肿瘤的碱性磷酸酶活性，而不影响正常组织的碱性磷酸酶；而体外培养对两者皆无影响。秋水仙碱在接近中毒剂量时，可以引起移植性肿瘤出血，并伴有肿瘤组织的维生素 C 含量及代谢的降低。秋水仙碱亦能降低大鼠、小鼠肝和小肠的维生素 C 含量，但不抑制肝脏的代谢。体外试验证明秋水仙碱 0.001 mol/L 可轻度抑制精氨酸酶，因而抑制了尿素的形成；0.01 mol/L 也能抑制氨甲酰谷氨酸的形成。

3. 致应激反应 小鼠皮下注射秋水仙碱 25 mg/kg 引起胸腺、淋巴结、骨髓、肾上腺和毛发的细胞有丝分裂，并可引起淋巴组织和胸腺组织退化，嗜伊红白细胞减少，肾上腺素释放。这些现象均系秋水仙碱所致的典型急性应激反应的特征。

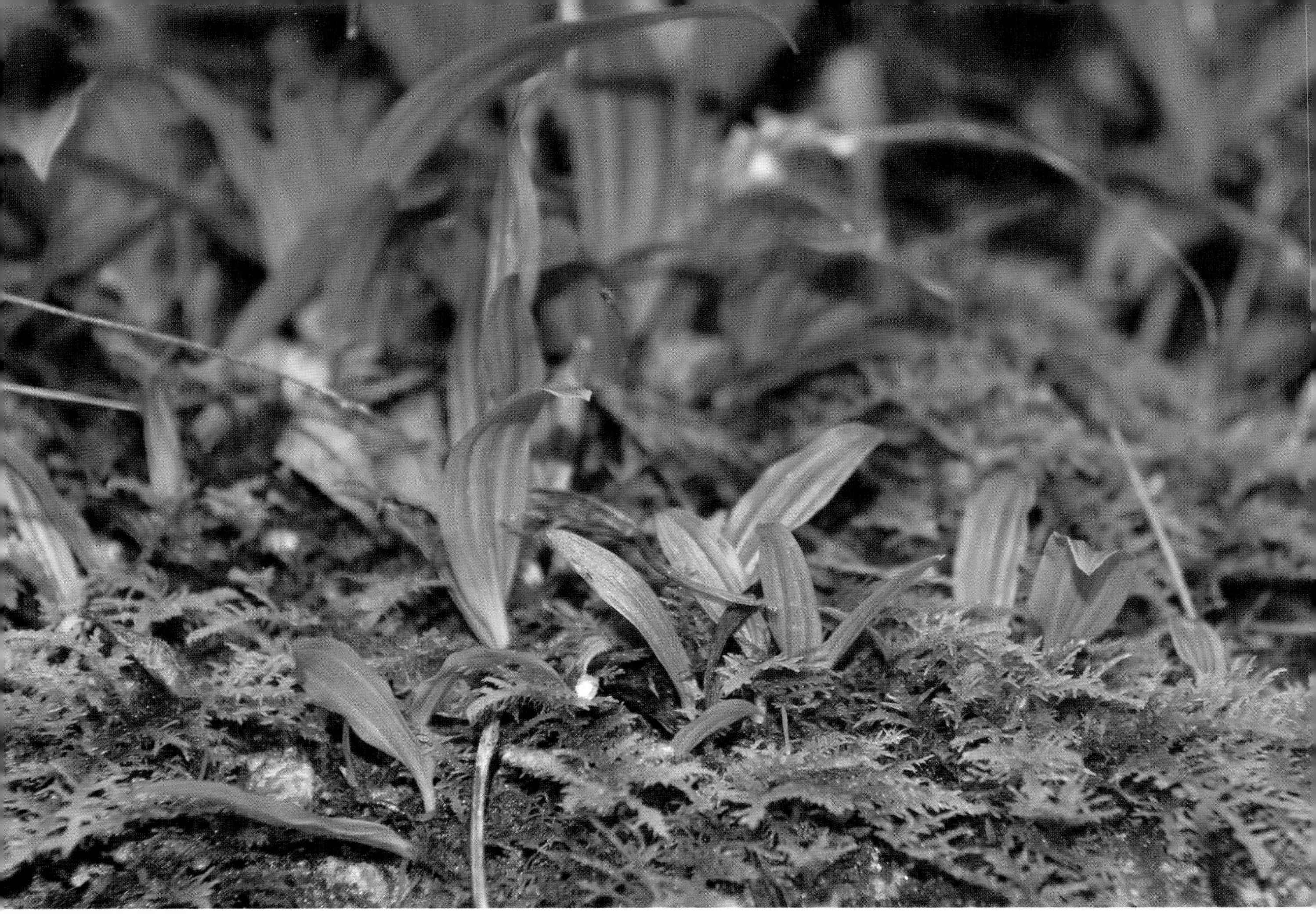

独蒜兰

4．对白细胞的影响 家兔皮下注射秋水仙碱 3 mg/kg，使白细胞总数下降，持续 1 小时、2 ~ 6 小时后，白细胞数显著增加，10 ~ 24 小时最大值可为正常的 2 ~ 5 倍；静滴后，外周血嗜伊红白细胞下降 70%，切除垂体后下降 50%，故认为是外周的作用。反复给药可产生蓄积作用，持续 8 日。在白细胞下降阶段，血凝加速；随之白细胞数增加而血凝延迟。

5．其他作用 秋水仙碱有增强或延长催眠药的作用，能降低体温，增加对中枢抑制药的敏感性。抑制呼吸中枢，增加拟交感神经药物反应，收缩血管，并能通过对血管运动中枢的兴奋作用引起高血压，由于神经末端小体与秋水仙碱结合，干扰了神经递质的转运，从而改变神经肌肉的功能，增加胃肠活动。

性味归经

甘、微辛，凉。归肝、脾经。

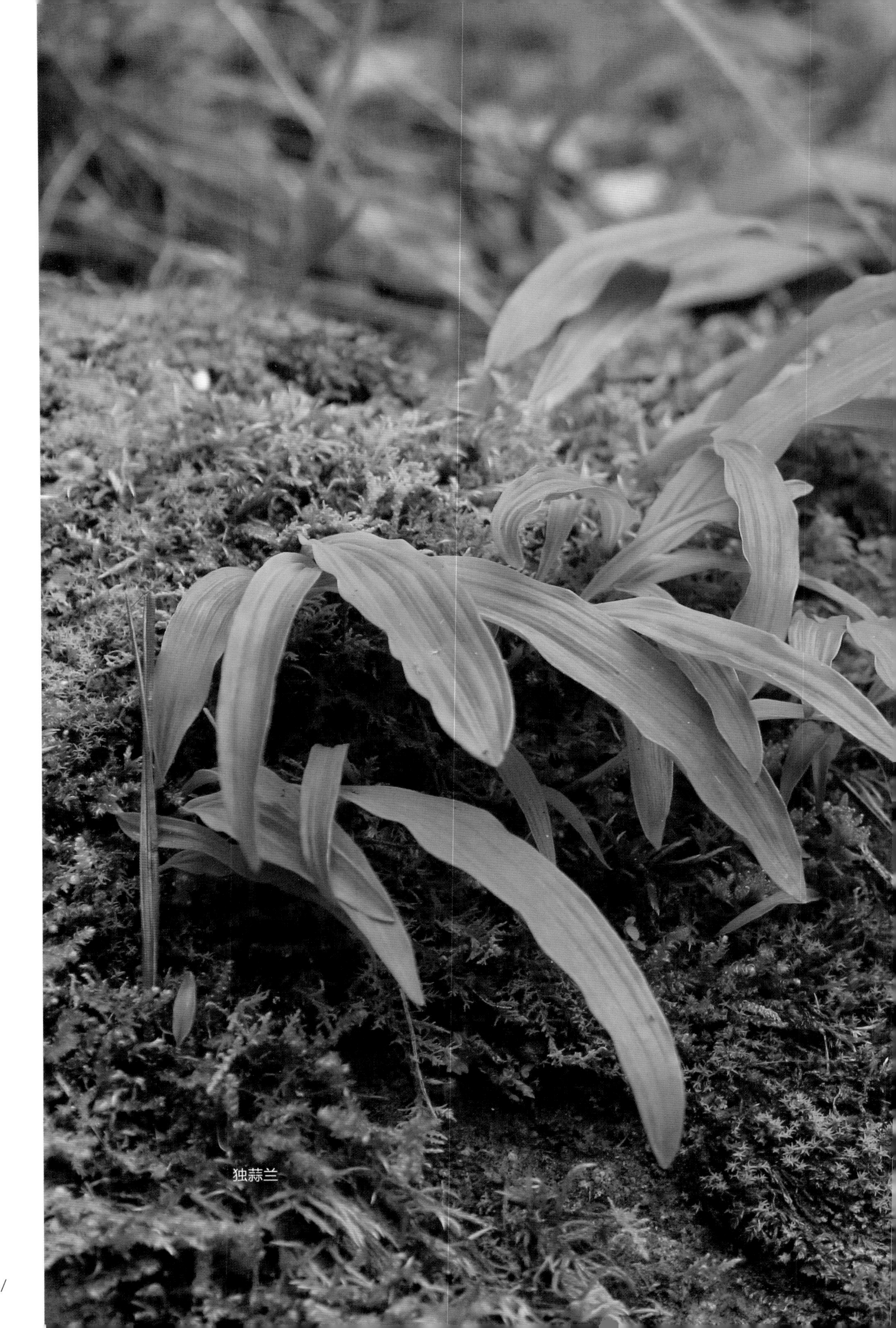

独蒜兰

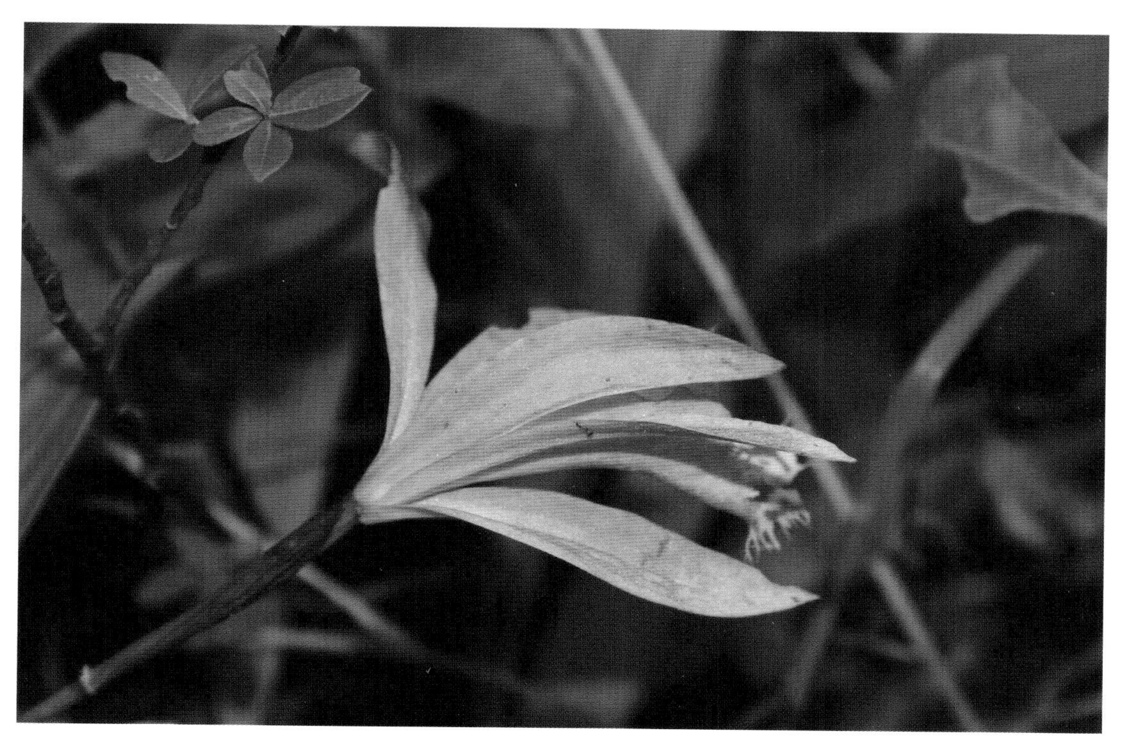

独蒜兰

功效主治

清热解毒，化痰散结。用于痈肿疔毒，瘰疬痰核，癥瘕痞块，蛇虫咬伤。

临床应用

1. 恶性肿瘤（对乳腺癌疗效显著，对宫颈癌、食管癌、肺癌、胃癌等亦有一定疗效） 据报道，用复方秋水仙碱治疗 20 余种肿瘤 327 例，其中 265 例临床分析认为，对乳腺癌疗效较好，宫颈癌次之。秋水仙胺软膏外敷可治疗转移的皮肤癌。

2. 慢性肝炎 秋水仙碱用于治疗慢性肝炎尤其是慢性迁延性肝炎有一定疗效。秋水仙碱片，口服，每日 3 次，每次 1 片，至症状消失为止。

3. 急性痛风 多用药后几小时内关节的红肿、痛疼及发热消失。秋水仙碱片，口服，第 1 次 1 mg，以每 2 小时服 0.5 mg，直至剧痛缓解为止。24 小时以内总量不得超过 2 mg。

4. 急性扁桃体炎、口腔炎 山慈菇、硼砂、冰片、黄柏各 30 g，青黛 60 g，黄连 120 g，猪苦胆 12 g。研为细末，吹入患处，每次 0.5g。结果：病人 48 例，痊愈 43 例，好转 4 例，无效 1 例。

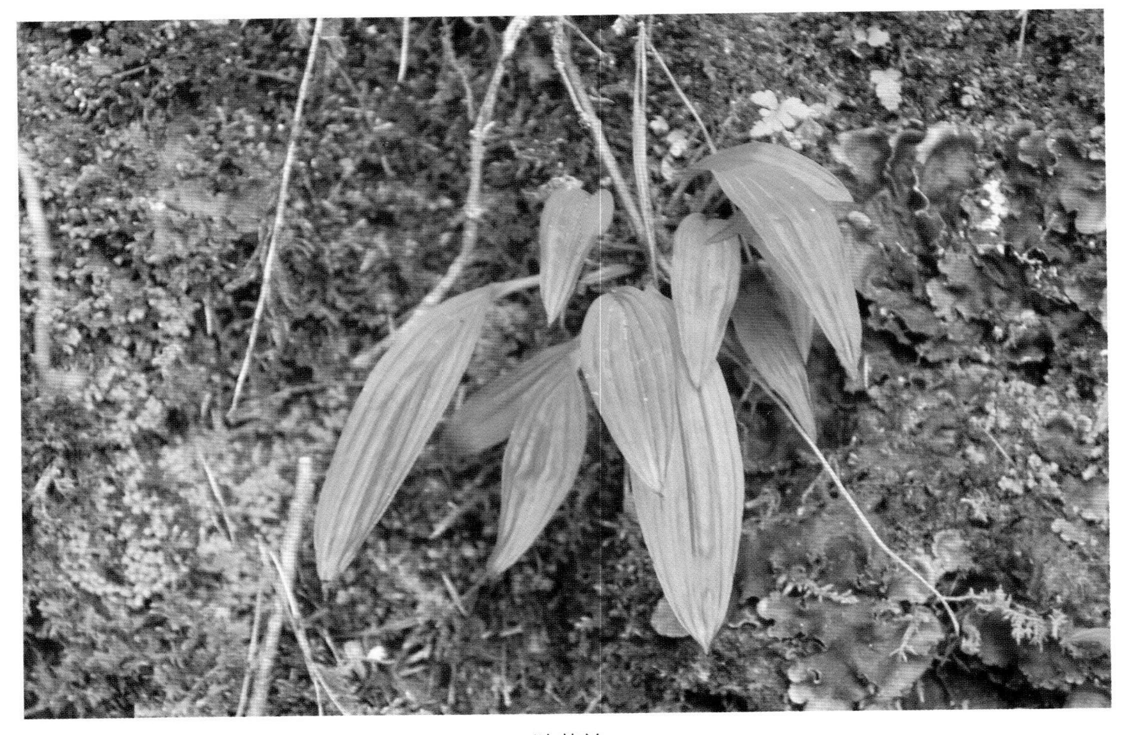

独蒜兰

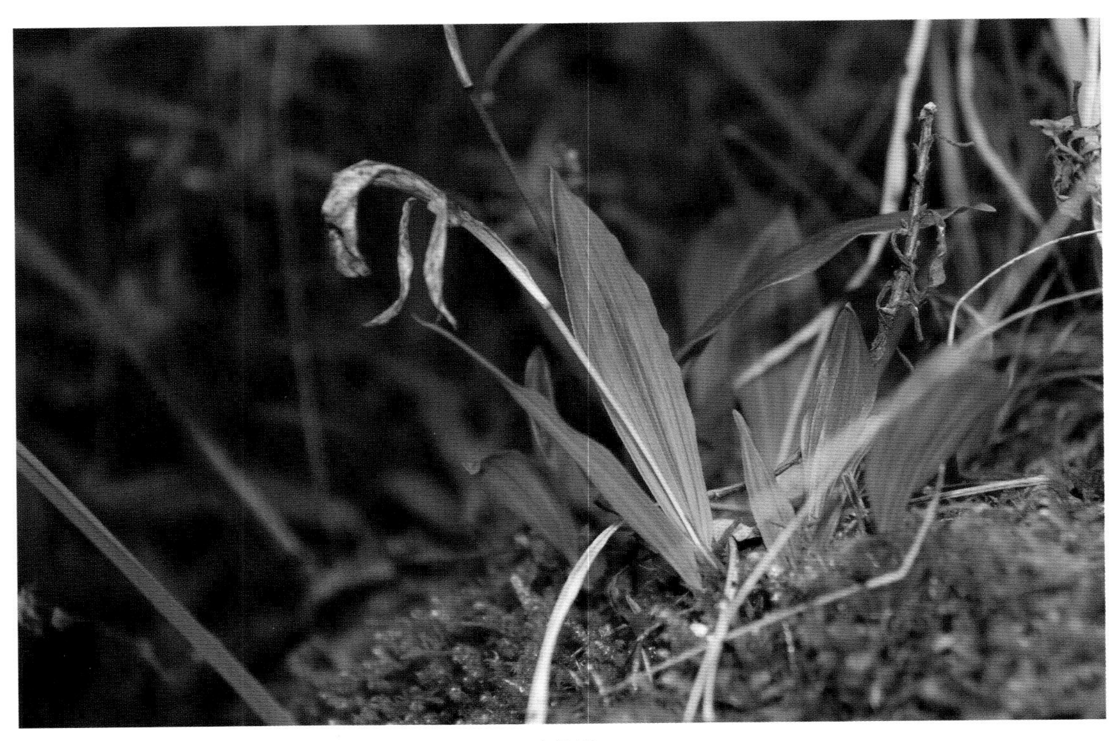

独蒜兰

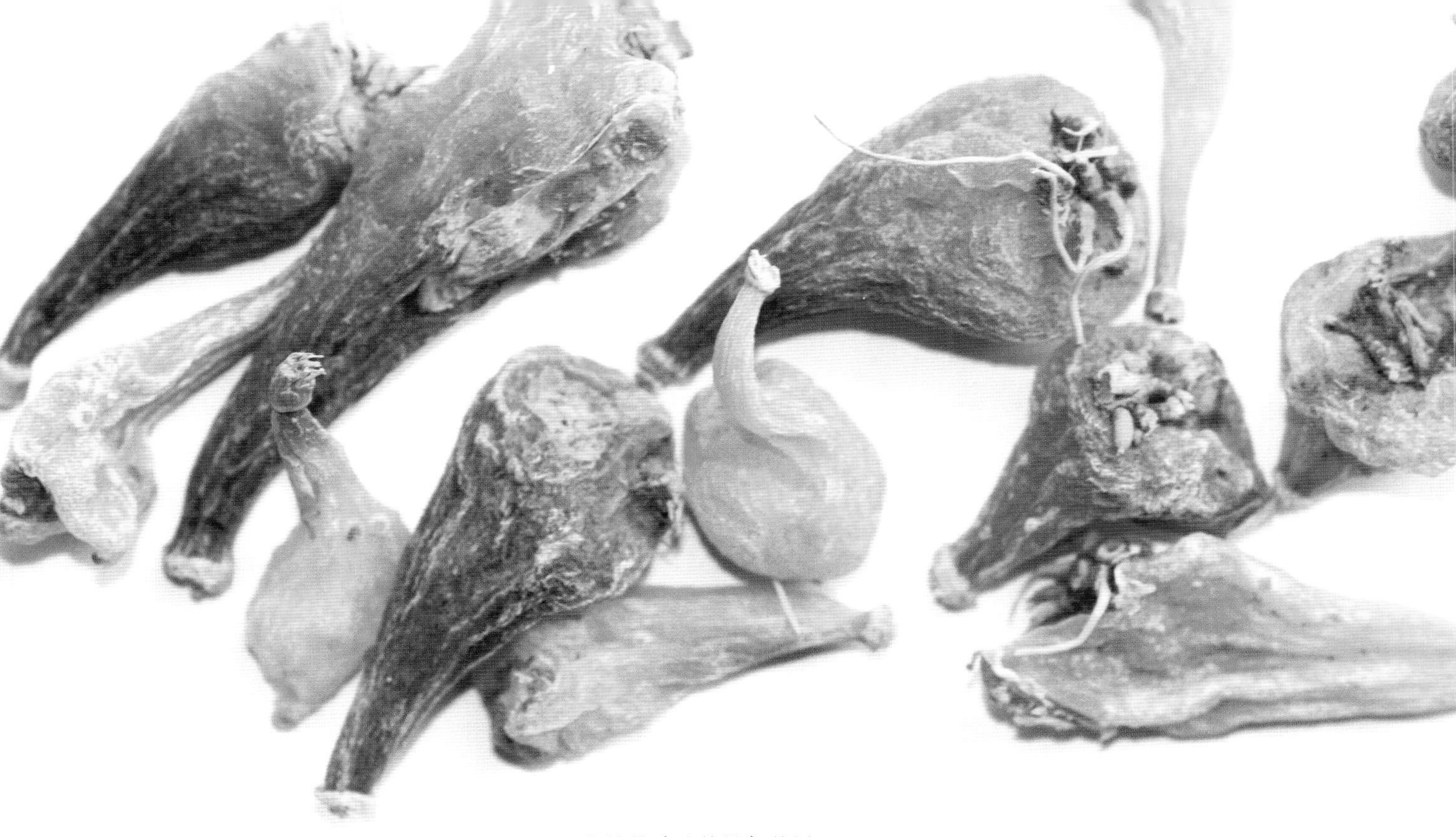

山慈菇（独蒜兰）药材

5. 白塞症 秋水仙碱 1 mg。每日上午口服，用药为 1 周至 2 个月。结果：病人 7 例，痊愈 1 例，显效 4 例，好转 1 例，无效 1 例。

6. 瘰疬 山慈菇 12 g，炙穿山甲、炒大黄各 20 g，草木鳖 18 g（去壳），全蝎 15 g，红花 6 g，蜈蚣 6 条。诸药焙干研为细末，装胶囊吞服，温水冲服（或将上药分为 16 等份，每份分别装入 2 只倒出蛋清的鸡蛋内搅匀，用面粉包裹，煨熟食用，每日 2 次，每次 1 只）。每次 6 粒，此为 1 个疗程之药量，儿童酌减。治疗 46 例，疗效满意。

7. 血栓性浅静脉炎 山慈菇假球茎 90 g。碾碎浸泡在 500 mL 的 75% 乙醇中，7 日后滤出浸液即为山慈菇酊。用时将药酊少许倒入手掌，在患处来回搓擦，直至皮肤发热，每日 3 ~ 5 次，7 日为 1 个疗程。结果：病人 50 例，治愈 42 例，显效 6 例，无效 2 例。经 1 ~ 3 年随访，均未复发。

8. 脓性指头炎 鲜山慈菇 25 g。洗净捣烂，加醋 3 mL，和匀稍蒸温，用塑料薄膜包敷患指，每日换药 1 次。治疗 7 例，全部于 3 ~ 4 日内痛除肿消而愈。

9. 乳腺增生 山慈菇、鹿角霜、半枝莲各等份。共研细末，蜜制为丸，如梧桐子大，温开水送服，每日 2 次，每次 4 g，2 周为 1 个疗程。结果：病人 100 例，痊愈 34 例，显效 32 例，好转 27 例，无效 7 例，总有效率为 93%。

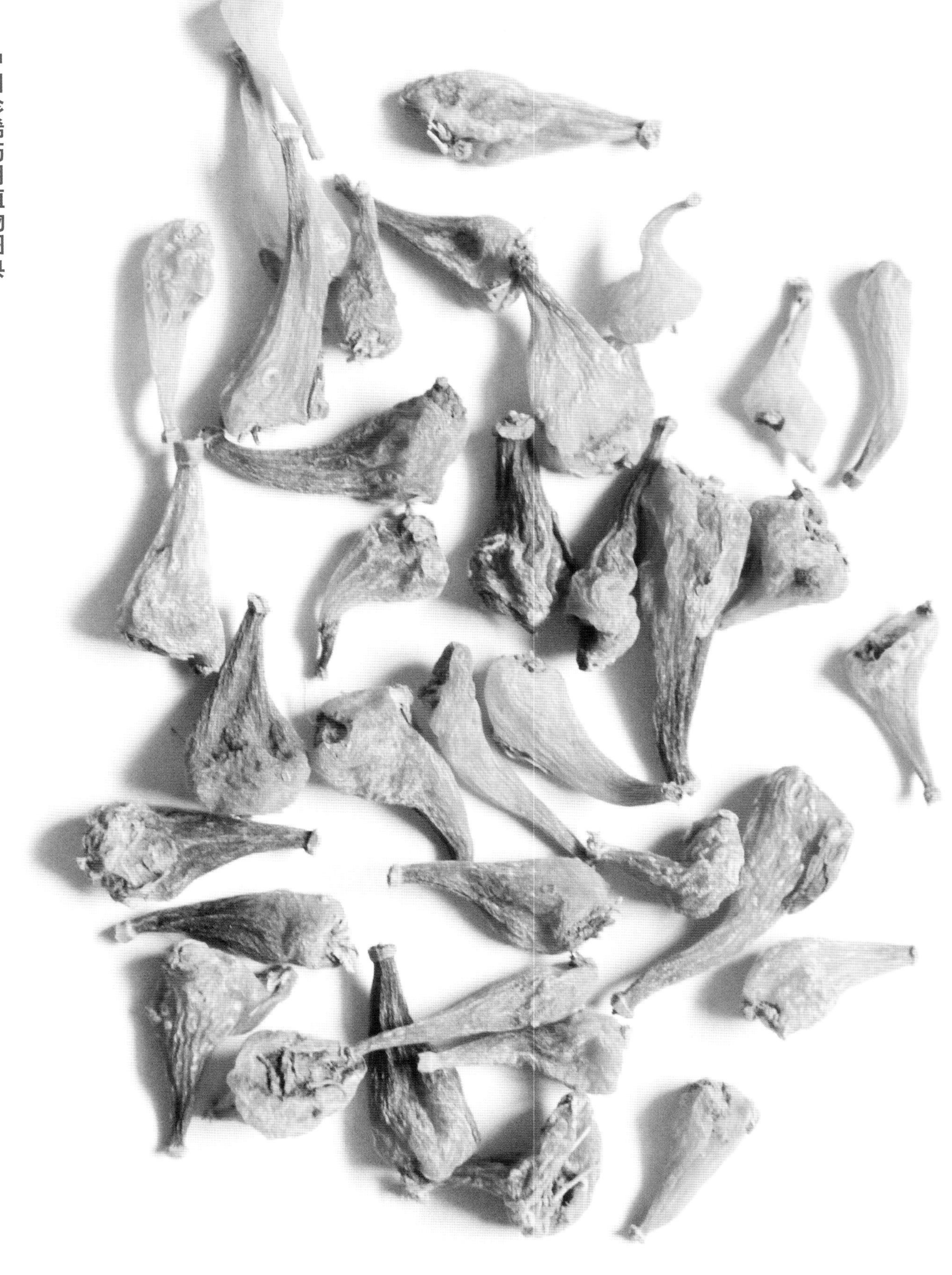

山慈菇（独蒜兰）饮片

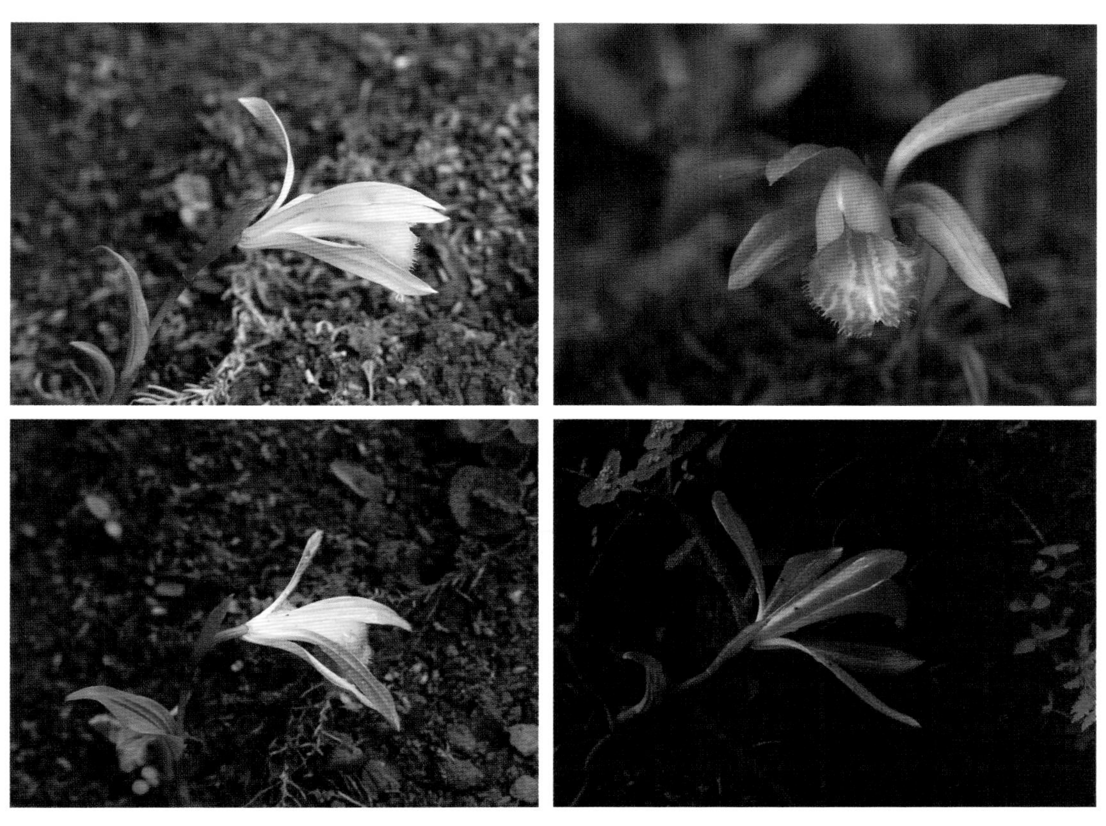

云南独蒜兰

10. 宫颈糜烂 山慈菇、硇砂、五倍子、苦参、黄柏、蛇床子各15 g，儿茶、黄连各6 g，鸡苦胆3个（焙干）。上药混匀共研成细末，每10 g用单层纱布包成1包，于月经干净后3～4日，放入阴道内子宫颈口旁，7日为1个疗程。一般需要连续用3个疗程，效果满意。

用法用量

内服：煎汤，3～9 g。外用：适量。

使用注意

气虚体弱者慎用。

越南槐

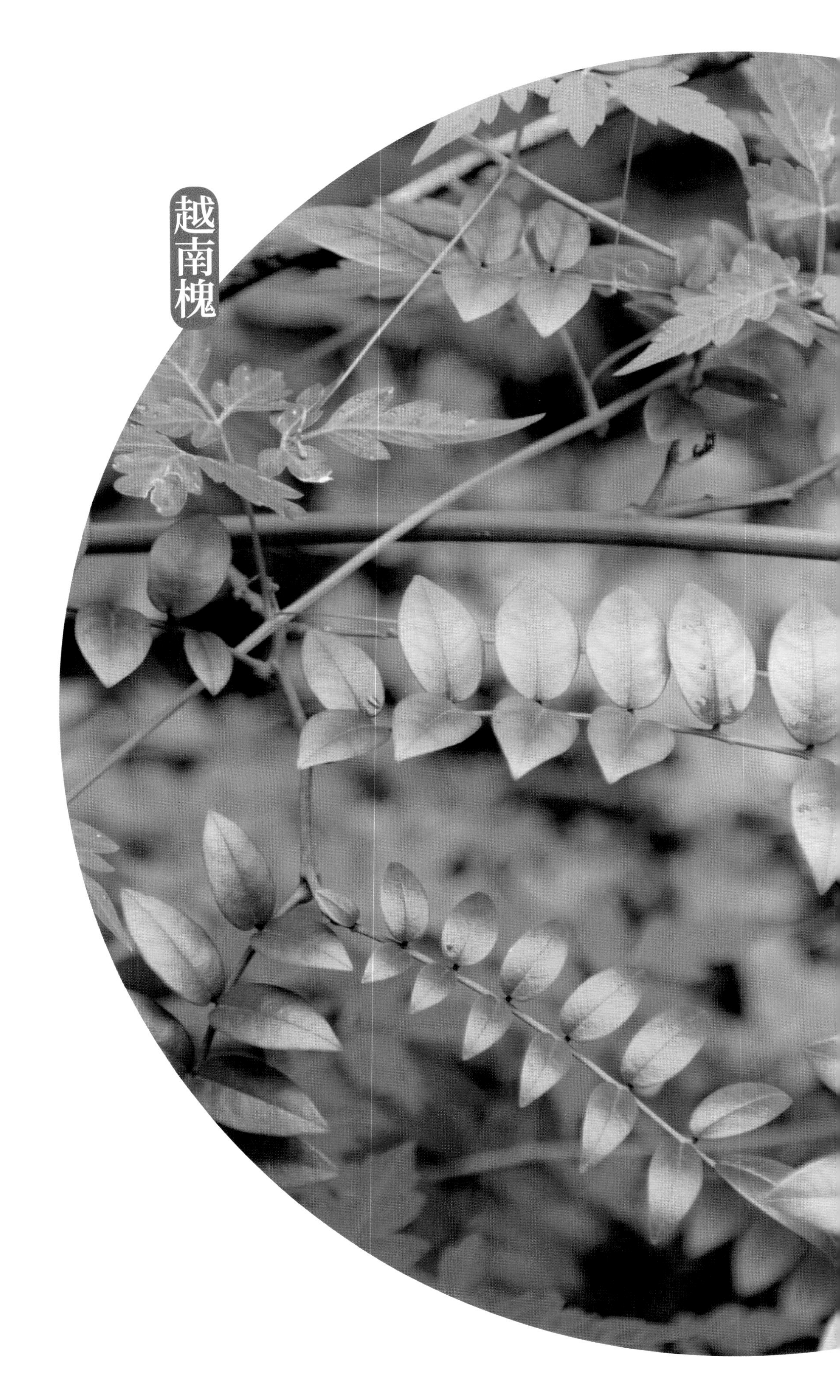

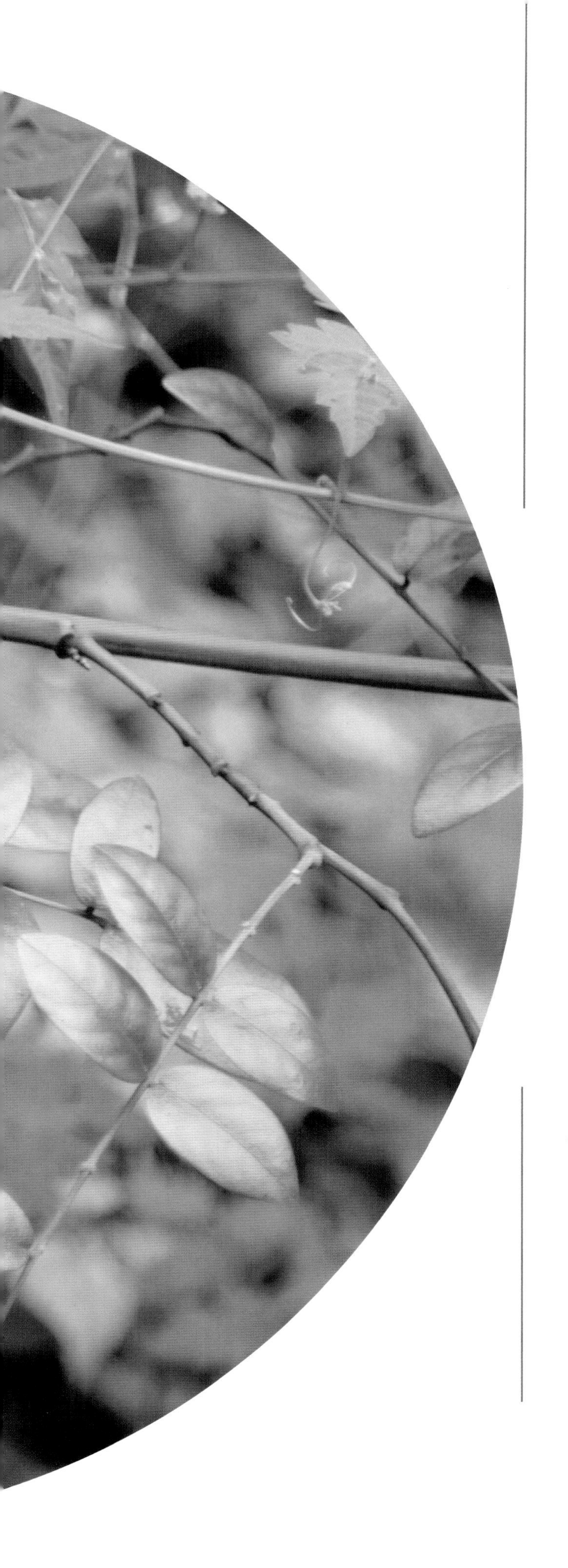

山豆根

SHANDOUGEN

基　原

本品为豆科植物越南槐 *Sophora tonkinensis* Gagnep. 的干燥根和根茎。

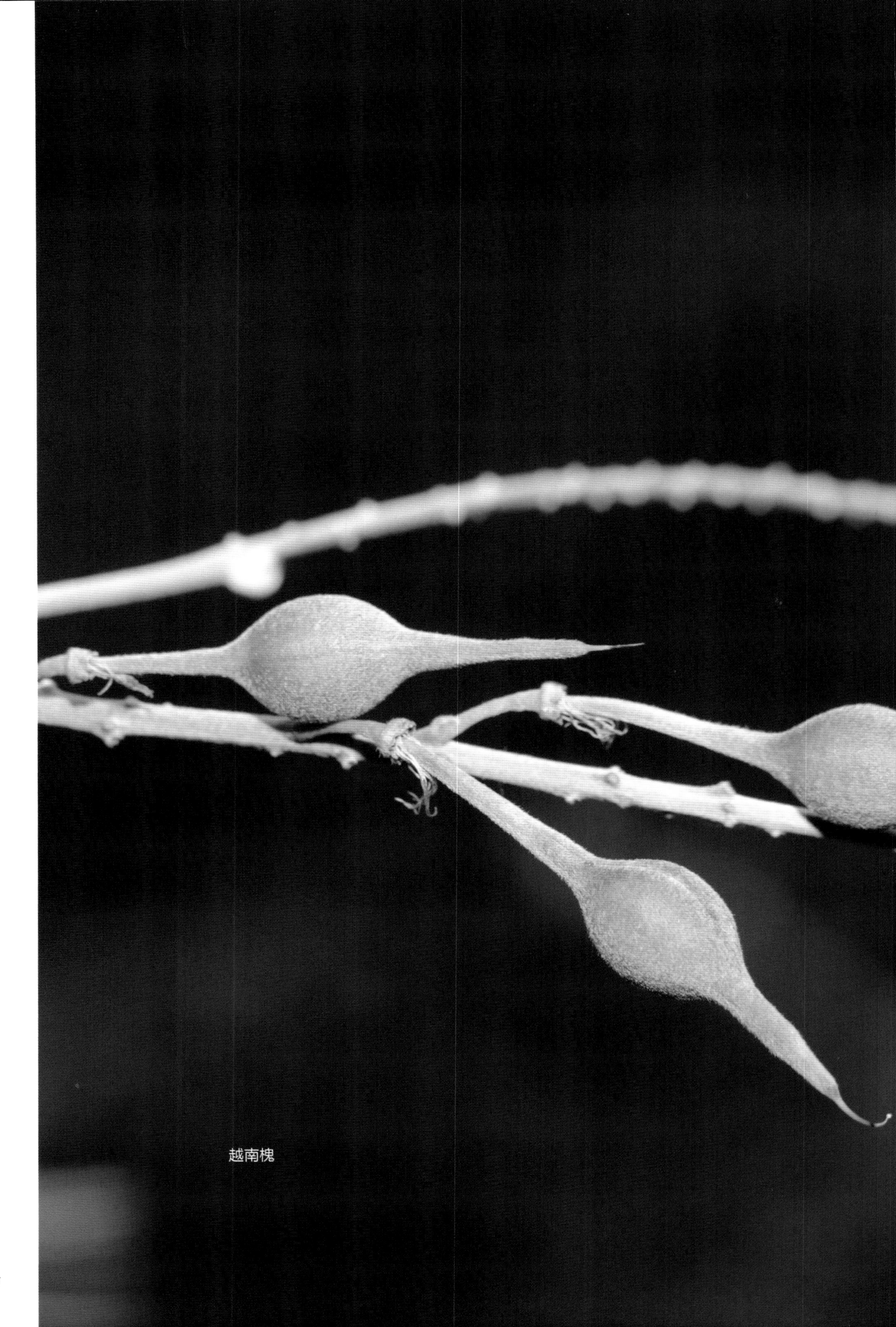

越南槐

形态特征

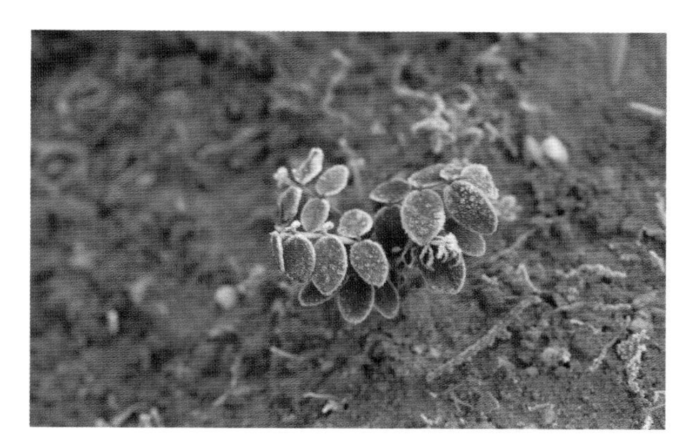

越南槐

灌木，高 1 ~ 2 m。羽状复叶互生，小叶 11 ~ 17，卵形或长圆状卵形，长 1 ~ 2.5 cm，宽 0.5 ~ 1.5 cm，顶端一小叶较大，上面疏生短柔毛，下面密生灰棕色短柔毛；小叶柄短，被毛。总状花序顶生及腋生，有毛；花萼阔钟形；花冠蝶形，黄白色；雄蕊 10；子房密生柔毛，花柱弯曲，柱头上簇生长柔毛。荚果连珠状。花期 5 ~ 7 月，果期 8 ~ 12 月。

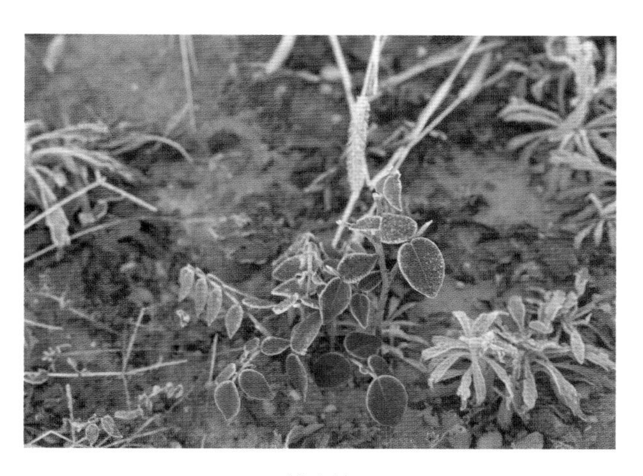

越南槐

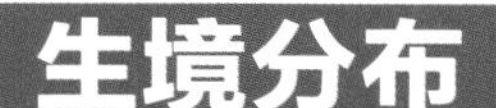

生境分布

生长于坡地、平原等地。分布于广西、广东、江西、贵州等地。

采收加工

秋季采挖，除去杂质，洗净，干燥。

药材性状

本品根茎呈不规则的结节状，顶端带残存茎基，其下着生根数条。根呈长圆柱形，常有分枝，长短不等，直径 0.7 ~ 1.5 cm；表面棕色至棕褐色，有不规则的纵皱纹及突起的横向皮孔。质坚硬，难折断，断面皮部浅棕色，木部淡黄色。有豆腥气，味极苦。以粗肥、无须根、条匀无杂者为佳。

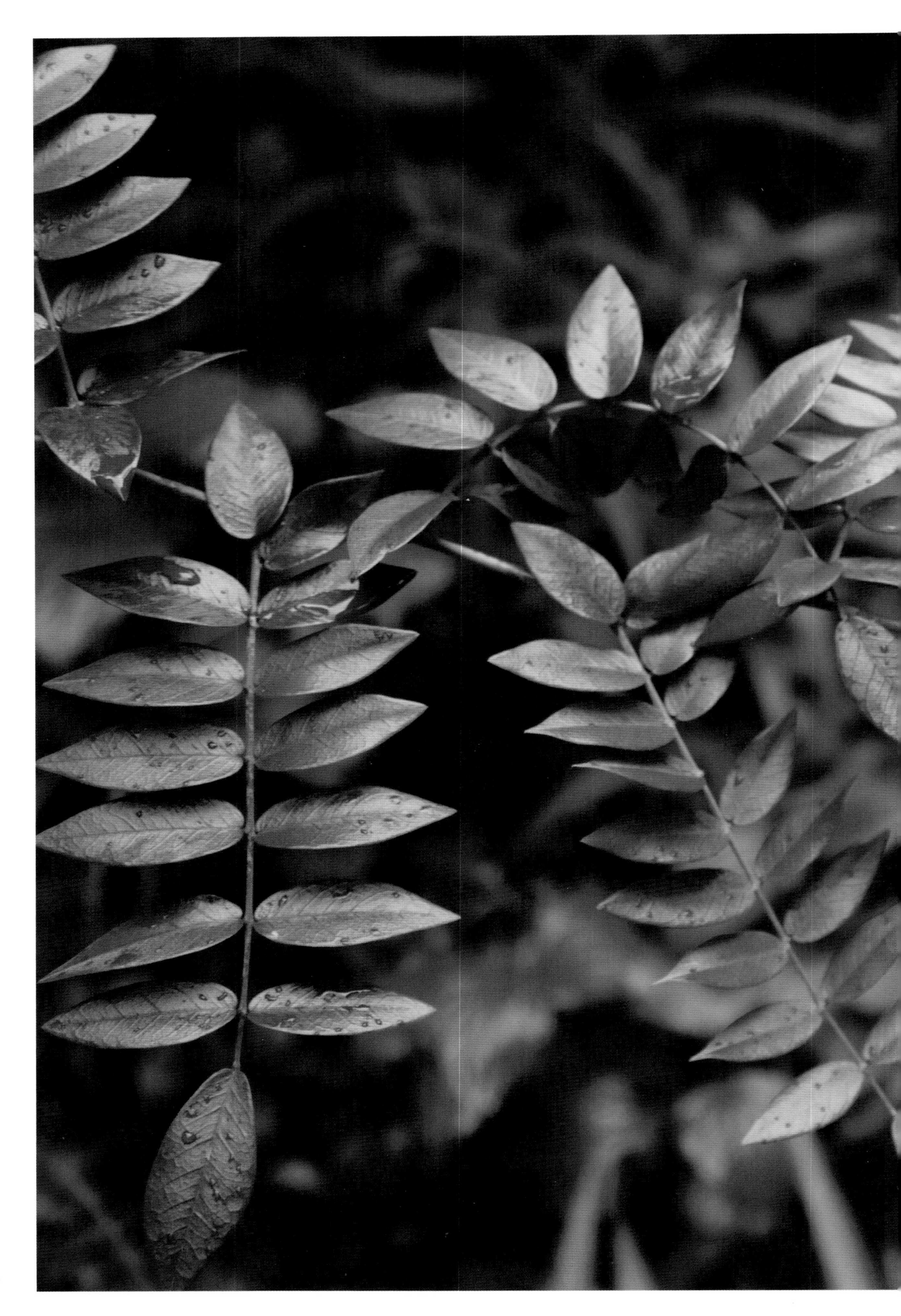

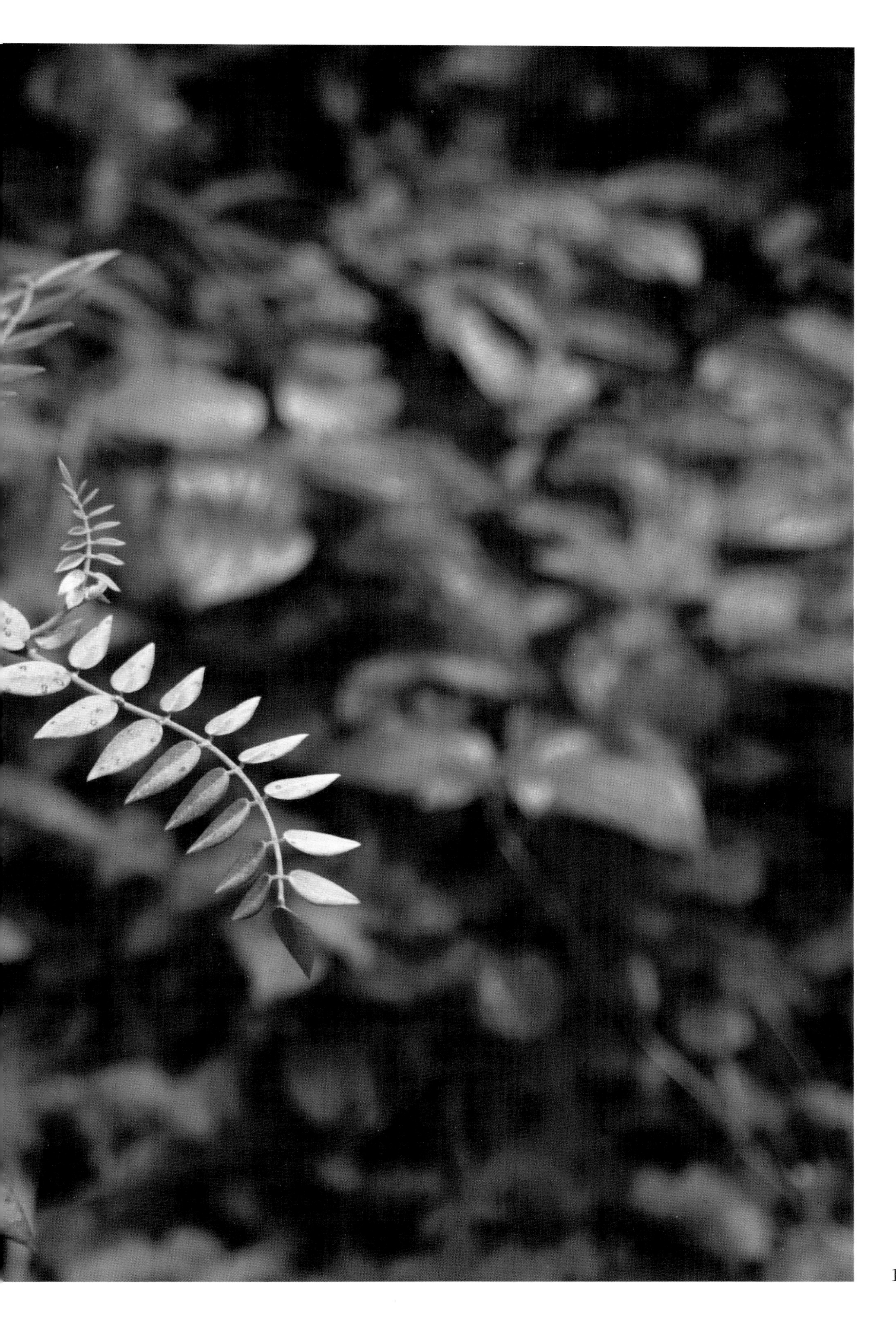

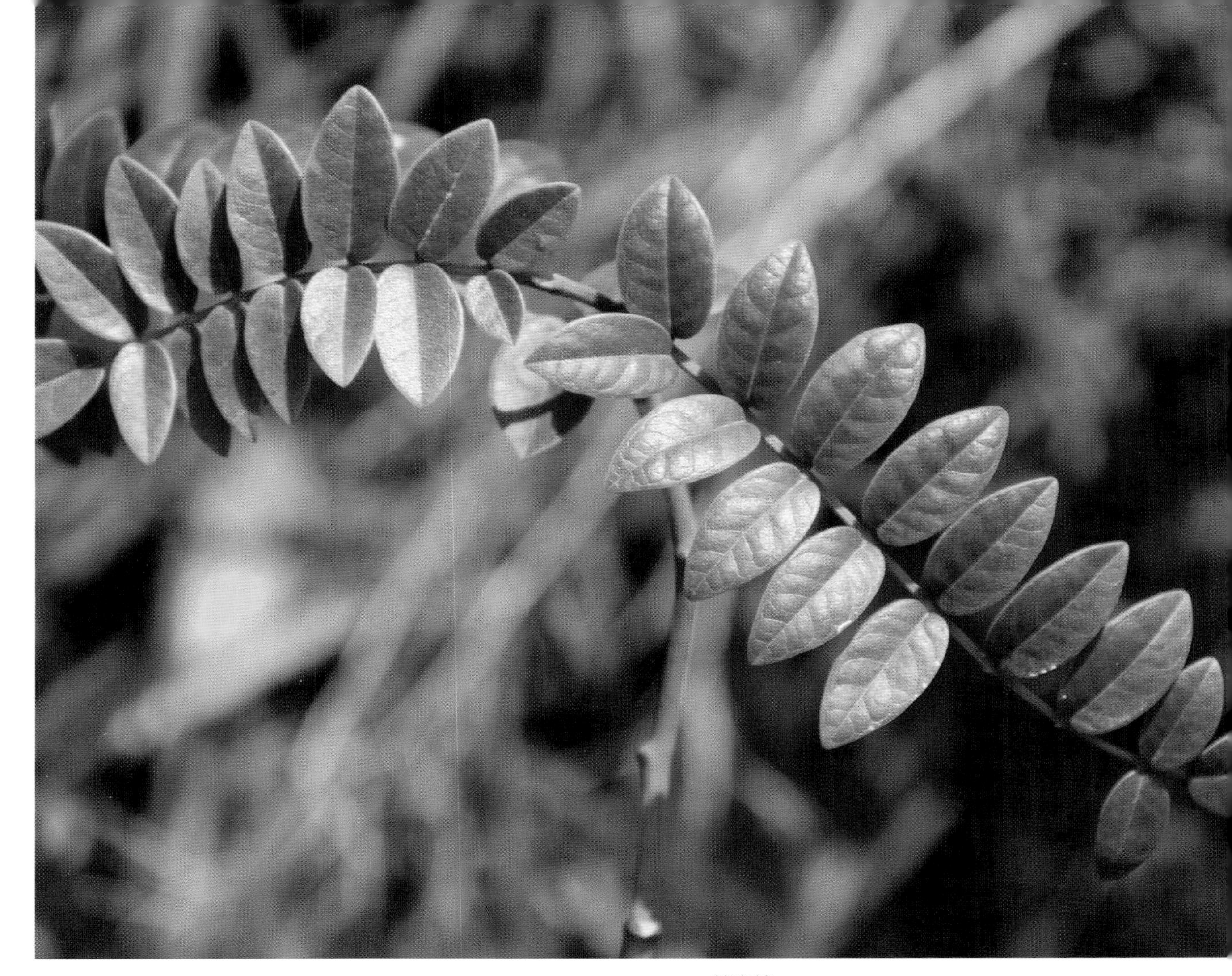
越南槐

化学成分

山豆根中主要含有生物碱和黄酮类化合物。生物碱类约占0.93％，它们是：苦参碱（matrine）、氧化苦参碱（oxymatrine）、槐果碱（sophocarpine）、臭豆碱（anagyrine）、甲基金雀花碱（methvl ctisine）、金雀花碱［（－）-cyfisine］、氧化槐果碱［（+）-sophocarpine N-oxide］、槐胺［（+）-sophoralnlne］、槐醇［（+）-sophoranol］、山豆根碱（dauricine）和山豆根二醇（dauraicoline）。黄酮类化合物有柔枝槐酮（sophoranone）、柔枝槐素（sophoraclin）、柔枝槐酮色烯（sophoranochromene）、柔枝槐素色烯（sophoradoqhromene）、染料木素（genistein）等。其他尚含山槐素（maackian）、紫檀素（pterocarpine）、红车轴草根苷（trifolirhizin）、蛇麻脂醇（lupeol）及咖啡酸的高级脂肪醇酯。

药理作用

1. 抗感染作用 0.3%的苦参碱溶液对乙型溶血性链球菌有抑制作用，当其浓度增大到1%时，对志贺菌属（F2）、变形杆菌、大肠埃希菌、金黄色葡萄球菌均出现较强的抑菌效果，对铜绿假单胞菌也有较强的抑菌效果。7.5% ~ 10%的氧化苦参碱对志贺菌属、大肠埃希菌、乙型溶血性链球菌、金黄色葡萄球菌有抑制作用。另报道，苦参碱对结核分枝杆菌、霍乱弧菌、麻风分枝杆菌、皮肤致病真菌及钩端螺旋体均有一定抑制作用。红车轴草根苷、紫檀素、山槐素均有抗真菌作用，以山槐素抗真菌作用较强。广豆根所含氧化苦参碱肌注与氢化可的松相似，能明显对抗巴豆油、角叉菜胶（大鼠）和冰醋酸（小鼠）诱发的渗出性炎症。其抗急性炎症与垂体－肾上腺系统无关，管内试验证明是直接抑制炎症反应。

2. 抗肿瘤作用 小鼠口服本品水浸及温浸剂，每日60 g/kg，共16 ~ 21日，对移植的宫颈癌U14有明显抑制作用，对肉瘤S-180的抑制率在25%以上。给大鼠腹腔注射日本山豆根（euchresta japonica bauth）粉水提取物50 mg/kg，对腹水型吉田肉瘤和实体型腹水肝癌治愈率在60%以上。山豆根2 g/mL对急性淋巴细胞白血病和

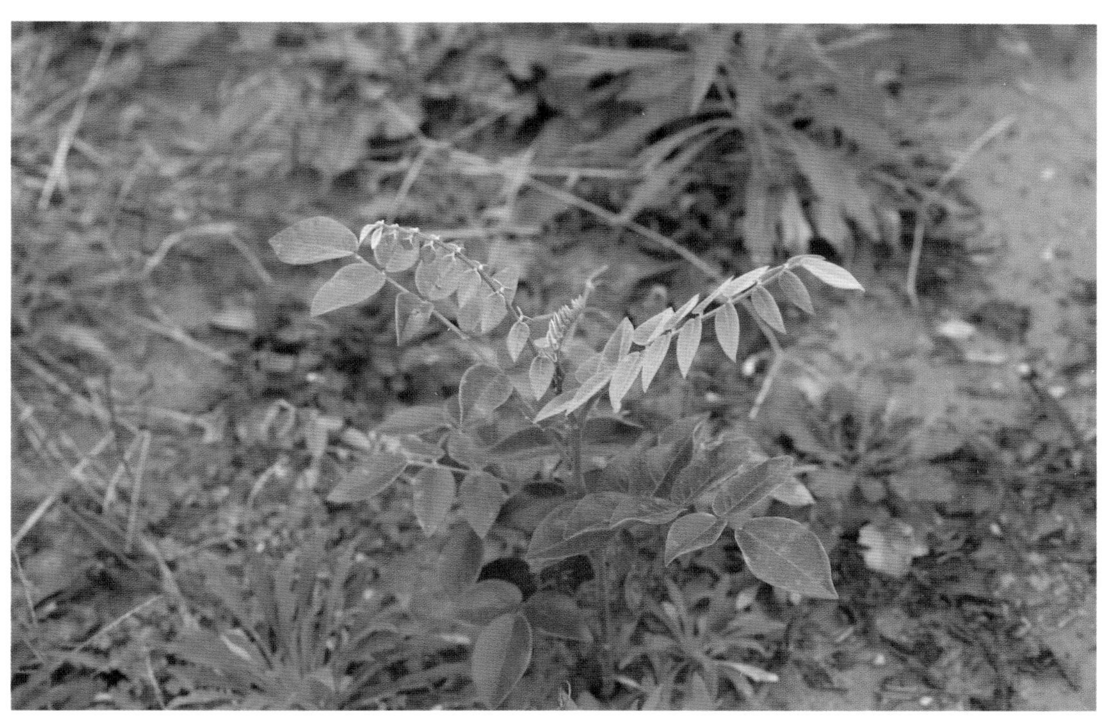

越南槐

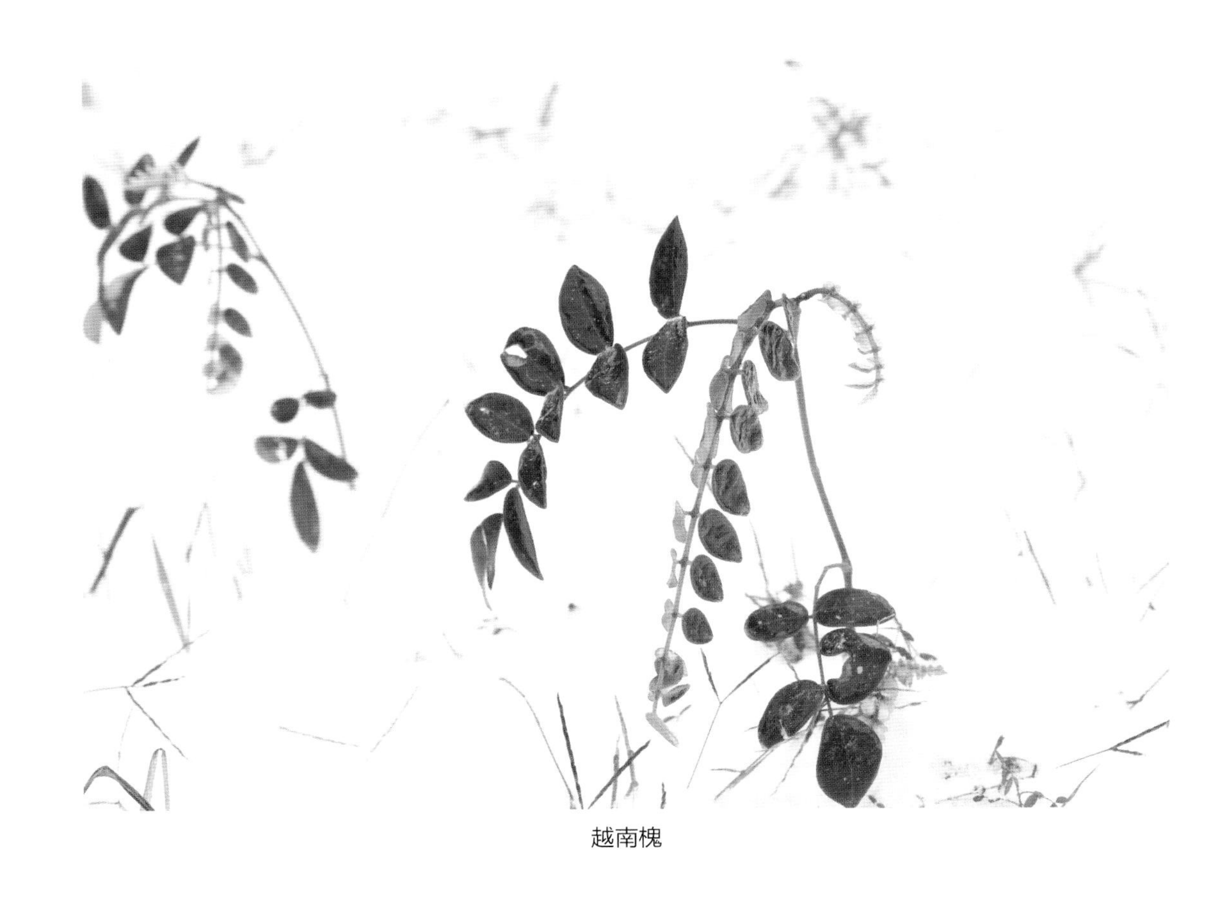

越南槐

急性粒细胞白血病病人的白细胞脱氢酶均有抑制作用，提示其对白血病细胞有抑制作用。

3. 抗心律失常作用 腹腔注射或肌注山豆根总碱 1 ~ 1.5 g/kg，对由乌头碱、洋地黄毒苷、氯仿、肾上腺素、氯化钾等所致的心律失常动物模型均有抑制作用，其有效成分可能为苦参碱或氧化苦参碱。

4. 抗溃疡作用 从本品分离出的广豆根素（sophomdin）和广豆根酮（sophomnone）均按 30 ~ 60 mg/kg 腹腔注射时，对大鼠的实验性胃溃疡有抑制作用。

5. 对免疫系统的影响 山豆根所含氧化苦参碱对天花粉所致大鼠被动皮肤过敏有明显抑制作用，对皮内注射天花粉引起的大鼠主动皮肤过敏反应也有明显的抑制作用。实验证明这一作用主要是抑制了血清抗体的效价升高。用碳清除率法和离体碳吞噬试验证明，山豆根对网状内皮系统功能具有兴奋作用。给小鼠灌服山豆根提取液 250 mg/kg，可增加 Meth A 肿瘤细胞中和活性（摘取脾脏进行 Winn 试验），并抑制迟发型超敏反应（Meth A-DTH）。高浓度山豆根（10^{-5} ~ 10^{-4} g/mL 可抑制 LPS 诱导反应。给羊红细胞免疫的小鼠灌服山豆根水提取液 250 mg/kg，可使脾 IgM-PFC 数明显增加（ELBA 法），同时血清 IgM 及 IgG 抗体价也呈增加趋向。

6．升高白细胞作用 山豆根总碱中所含的苦参总碱 60 mg/kg 肌注或氧化苦参碱 100 mg/kg 肌注对正常家兔外周血白细胞有升高作用，并对经 X 线 154.8×10^{-4}C/kg 全身照射或钴 -60 γ 射线 1290×10^{-4}C/kg 一次全身照射，白细胞计数降至 4×10^{9}/L 以下家兔，有明显治疗作用。

7．保肝作用 氧化苦参碱对四氯化碳引起的肝损伤有一定保护作用，对 D-氨基牛乳糖引起的小鼠肝损伤亦有保护作用。表现在 ALT 降低（$P<0.01$），肝糖保存较多，肝细胞坏死较少，其他如嗜酸性变、炎细胞浸润等均较病理组为轻。

8．对呼吸系统的作用 山豆根所含成分臭豆碱、金雀花碱对呼吸作用类似烟碱，能反射性地兴奋呼吸。股静脉滴注 0.02 mg/kg 或 1.5 mg/ 只金雀花碱时，对麻醉猫均具有强烈的兴奋呼吸作用，其后随着呼吸兴奋作用的消失而很快恢复正常。0.06 mg/kg 剂量的金雀花碱，其兴奋呼吸的作用较 5 倍剂量的山梗菜碱还强。氧化苦参碱灌胃后，对豚鼠组胺哮喘有明显平喘作用。槐果碱及其氢溴酸盐有较强的平喘作用，且较氨茶碱强。此外还有轻度镇咳作用，其平喘机制可能是通过兴奋中枢 β 受体而起作用。

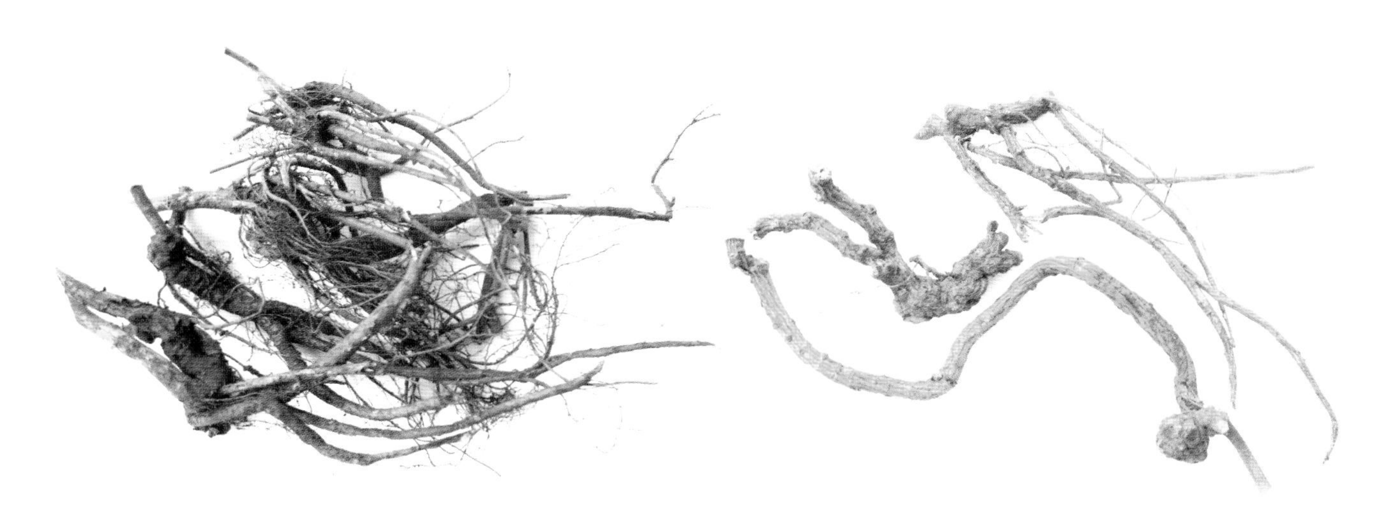

山豆根药材　　山豆根药材

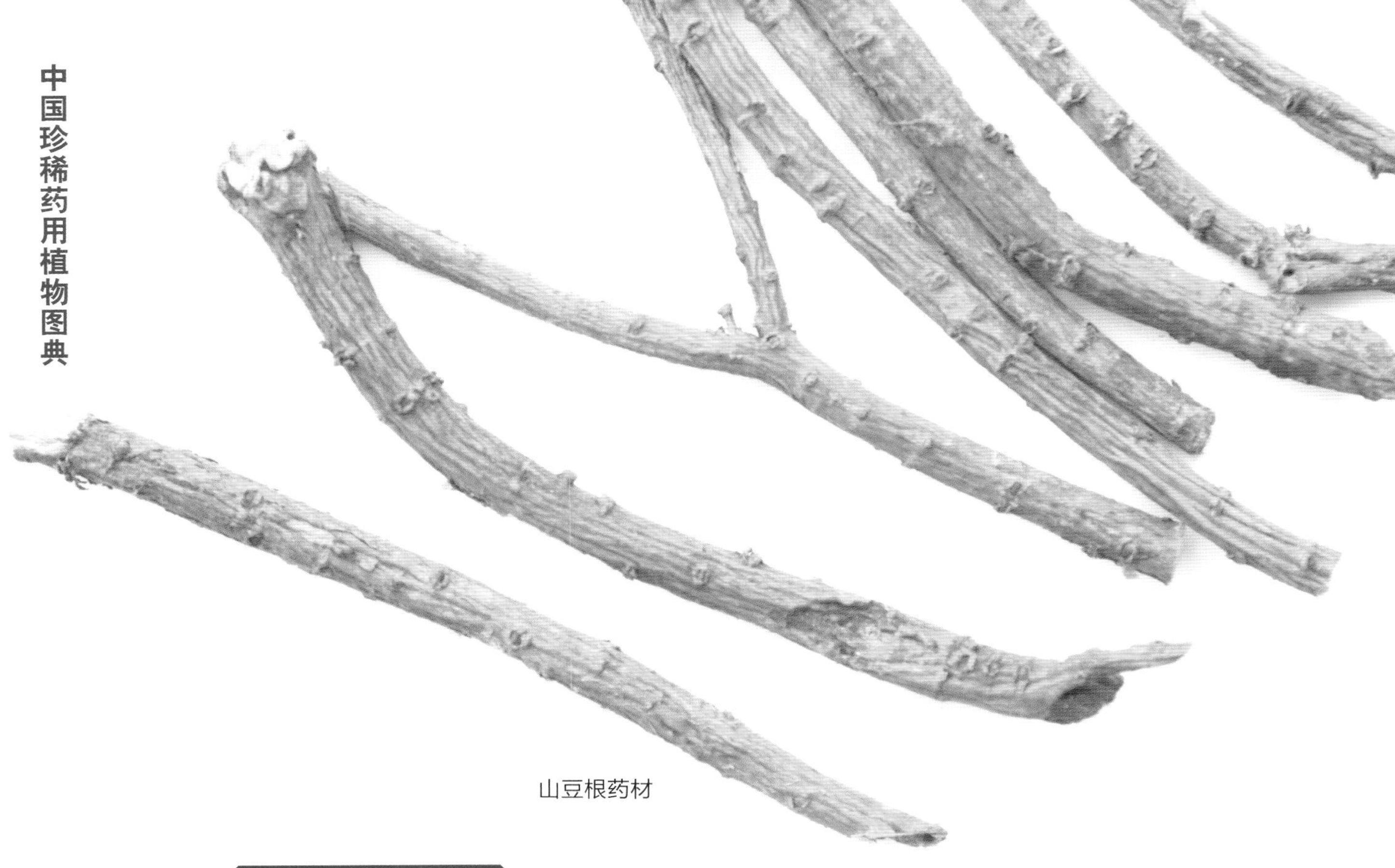

山豆根药材

性味归经

苦，寒；有毒。归肺、胃经。

功效主治

清热解毒，消肿利咽。用于火毒蕴结，喘满热咳，乳蛾喉痹，咽喉肿痛，牙龈肿痛，口舌生疮。

临床应用

1. 宫颈糜烂 将山豆根研成细粉，高压消毒。先以 1∶1000 苯扎溴铵消毒子宫颈，后用棉球蘸山豆根粉涂子宫颈糜烂处，每 1 ~ 3 日 1 次，10 日为 1 个疗程。

2. 钩端螺旋体病 山豆根、生甘草各 15 g，大青叶 100 g。加 4 倍量的水浸渍半日，煎 2 次，滤液合并，每日 4 次分服。

3. 急性扁桃体炎、咽炎 山豆根 12 g，玄参 9 g，桔梗、薄荷（后下）、生甘草各 6 g。水煎服，每日 1 剂。

4. 支气管哮喘、喘息性慢性气管炎 分别用含苦参碱和氢化苦参碱为主的胶囊剂口服、气雾剂喷雾。

5. 细菌性痢疾、肠炎 鞣酸苦参碱片（每片 300 mg）。成人每日 3 次，每次 2 片，首剂加倍。治疗细菌性痢疾 40 例，治愈 37 例（占 92.5%）。

6. 慢性活动性肝炎 山豆根注射液。肌注，每日 1 ~ 2 次，每次 2 mL（含苦参碱 35 mg），2 个月为 1 个疗程。本品降酶效果迅速，一般 2 ~ 4 周 ALT 即可恢复正常，并能提高血清清蛋白、降低球蛋白，对 HBsAg 和 HBeAg 也有一定的转阴作用，副作用少而轻。

7. 肿瘤 山豆根浸膏片。口服，每日 3 次，每次 4 片（每片相当于生药 2 g）。或山豆根注射液 4 mL（每 1 mL 含生药 2 g）。肌注，每日 2 次，配合喜树碱 10 ~ 15 mg 加生理盐水 20 ~ 30 mL，每周 3 次，膀胱灌注。注后经常改换体位，保留 2 ~ 4 小时以上。25 次为 1 个疗程。治疗膀胱肿瘤 53 例。结果：治愈 2 例，显效 33 例，进步 11 例，无效 7 例。

8. 鼻咽癌放射治疗后毒副反应 山豆根、半枝莲、白花蛇舌草、麦冬、石上柏等各适量。研粉制丸，口服，每日 4 次，每次 5 丸，15 日为 1 个疗程。观察 226 例，总有效率为 87.38%。

9. 白细胞减少症 本品所含苦生物碱结晶或 10% 苦参素结晶碱 200 ~ 400 mg。肌注，每日 1 次，一般用药 1 ~ 2 周即可见到明显升白效果。临床观察对放射治疗引起的白细胞减少，其升白作用明显优于化学治疗引起者，前者有效率为 82% ~ 95%，后者有效率为 65% 左右。

10. 乙型病毒性肝炎 山豆根注射液。肌注，每日 1 ~ 2 次，每次 2 mL，2 个月为 1 个疗程。观察 402 例。结果：有效 369 例（其中显效 218 例），ALT 多在 2 ~ 4 周恢复正常。可升高血清清蛋白、降低球蛋白，对 HBsAg 和 HBeAg 也有一定的转阴作用。山豆根片。口服，每日 2 次，每次 5 片（2.5 g），13 个月为 1 个疗程。治疗无症状 HBsAg 携带者 40 例。结果：1 个疗程后，阴转 15 例，滴度下降 50% 以上者 12 例，总有效率为 67.5%。

11. 心律失常 山豆根煎剂：山豆根 40 g，龟甲胶 20 g，桂枝尖、五味子各 12 g，随证加减。水煎服，每日 1 剂。结果：病人 11 例，痊愈 7 例，好转 3 例，无效 1 例。

12. 内痔 山豆根9 g，马勃、朱砂莲、牡蛎各150 g。先将牡蛎洗净，晒干装入铁罐内，置武火上煅烧至红透时，取出晾冷，碾碎过筛。加水先煎煮1小时，再加入预先洗泡30分钟的山豆根、朱砂莲，共煮沸1.5小时，煎2次。滤液合并浓缩，冷后加入马勃粉，混匀，水泛为丸，或制成片剂。口服，每日3次，每次6丸（片）。治疗187例。结果：近期痊愈及显效率为76.4%，好转为23.6%。

13. 带状疱疹 山豆根、黄连、雄黄、密陀僧各30 g，煅龙骨、煅炉甘石各20 g，蟾酥2 g，冰片5 g，呋喃西林粉10 g。先将山豆根、黄连烘干研极细末，再将雄黄、密陀僧、龙骨、炉甘石、蟾酥、冰片分别用乳钵研为细末，诸药和匀过筛，高压灭菌。患处先以碘酊消毒，再用针头刺破水疱，取药末少许，加75%乙醇调匀外涂，每日3次，必要时可包扎。治疗14例，均于3 ~ 5日内痊愈。

14. 跖疣 山豆根、板蓝根各60 g。加水3000 mL，煮沸10分钟，待稍凉浸泡足部30分钟，每日1次。对较大之疣体且疼痛显著者可加用艾灸，每次10分钟。结果：病人54例，治愈43例，无效11例。

15. 痈肿 山豆根、白芷各9 g，大黄15 g，甘草5 g。分别研为细末，混匀。外用治疗痈肿、跌打损伤及水、火烫伤均有效。

16. 银屑病 山豆根、山慈菇、紫草、马齿苋、莪术、红花、淫羊藿各100 g，蜈蚣20条，丹参200 g，何首乌120 g，苦丁香5 g，制南星30 g，薏苡仁、黄精各150 g。制成合剂，每日25 mL，分2次口服，外涂消癣灵软膏。24 ~ 70日为1个疗程。结果：病人160例，治愈130例，显效8例，进步8例，无效14例，总有效率为91.2%。

用法用量

内服：煎汤，3 ~ 6 g；或磨汁；或入丸、散；或研末。外用：含漱或捣敷。

使用注意

本品大苦大寒，过量服用易引起呕吐、腹泻、胸闷、心悸等副作用，故用量不宜过大。脾胃虚寒者慎用。

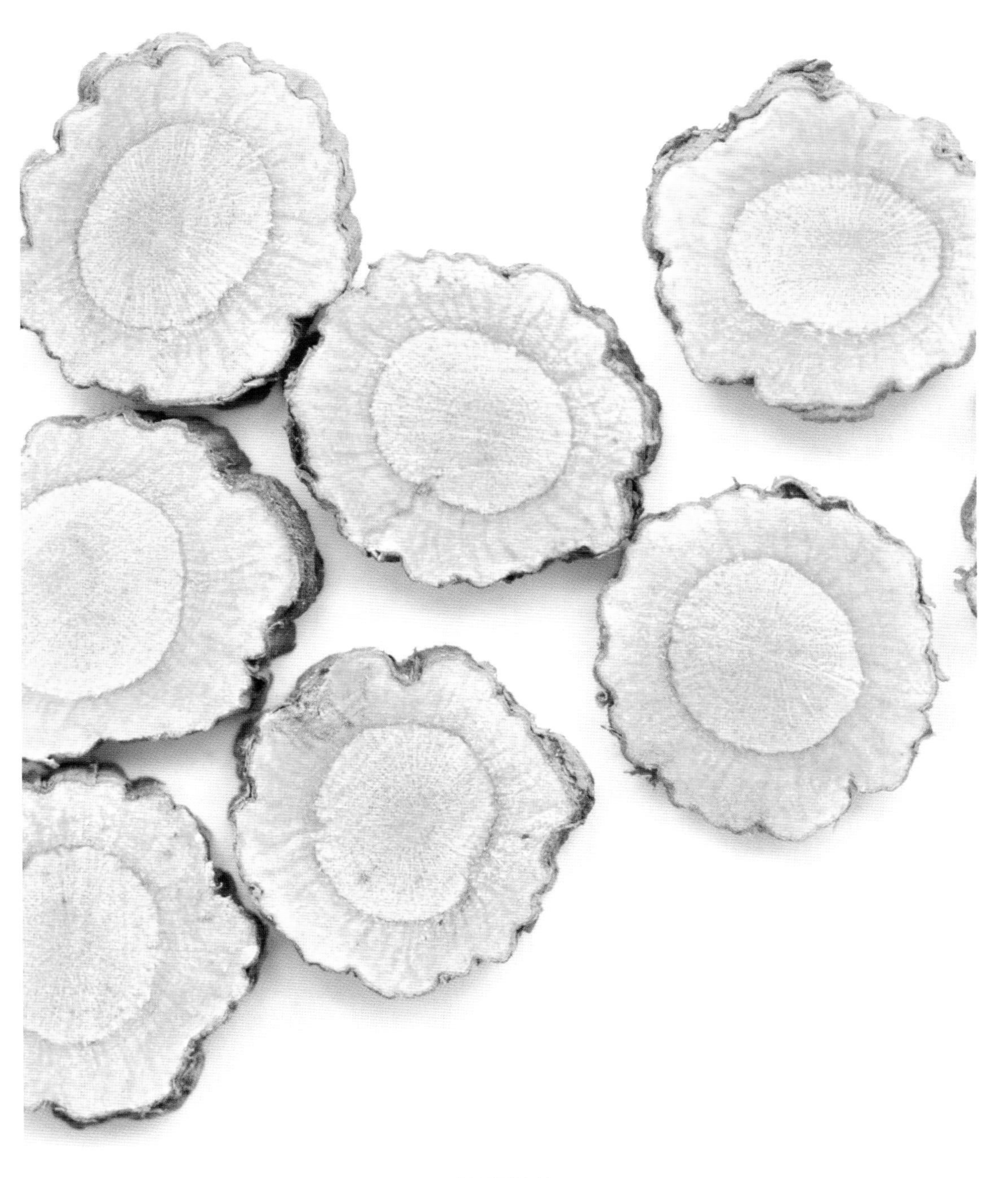

山豆根饮片

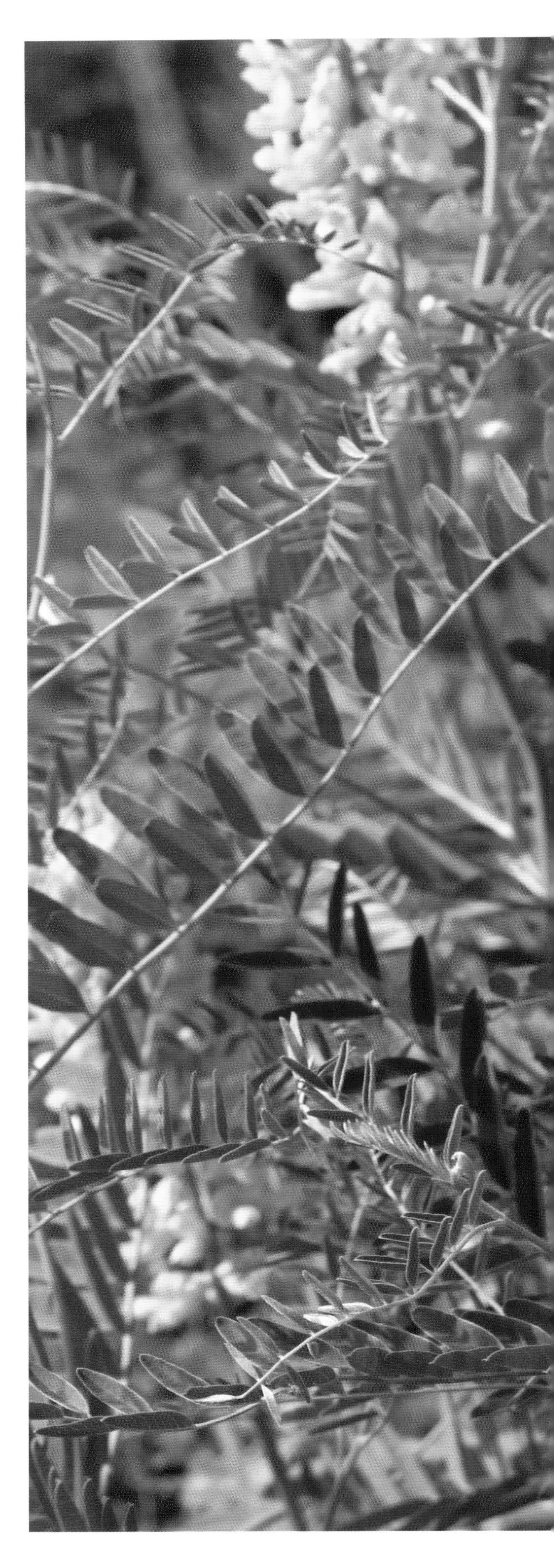

混伪品鉴别

苦甘草

本品为豆科植物苦豆子 *Sophora alopecuroides* L. 的根。干燥根呈长圆柱形，稍弯曲，一般切成长 15 ~ 20 cm 的小段，径 0.8 ~ 2 cm。表面棕黄色至褐色，粗糙，有明显的纵皱纹及裂纹，具横向皮孔，有时有支根痕。质坚硬，不易折断。断面纤维性，淡黄色。平整的切面木质部作放射状排列，有裂隙。气微弱，味苦。

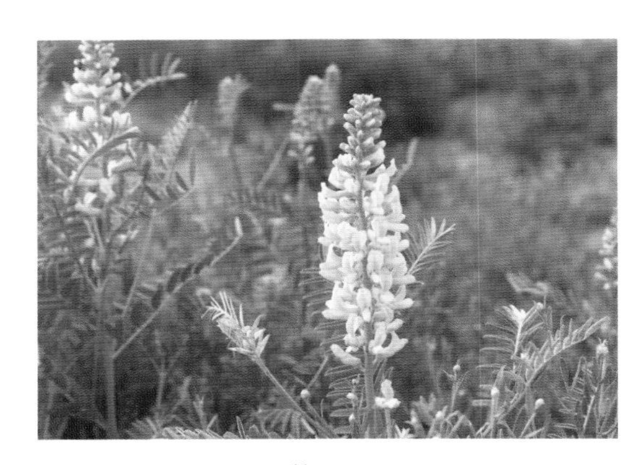

苦豆子

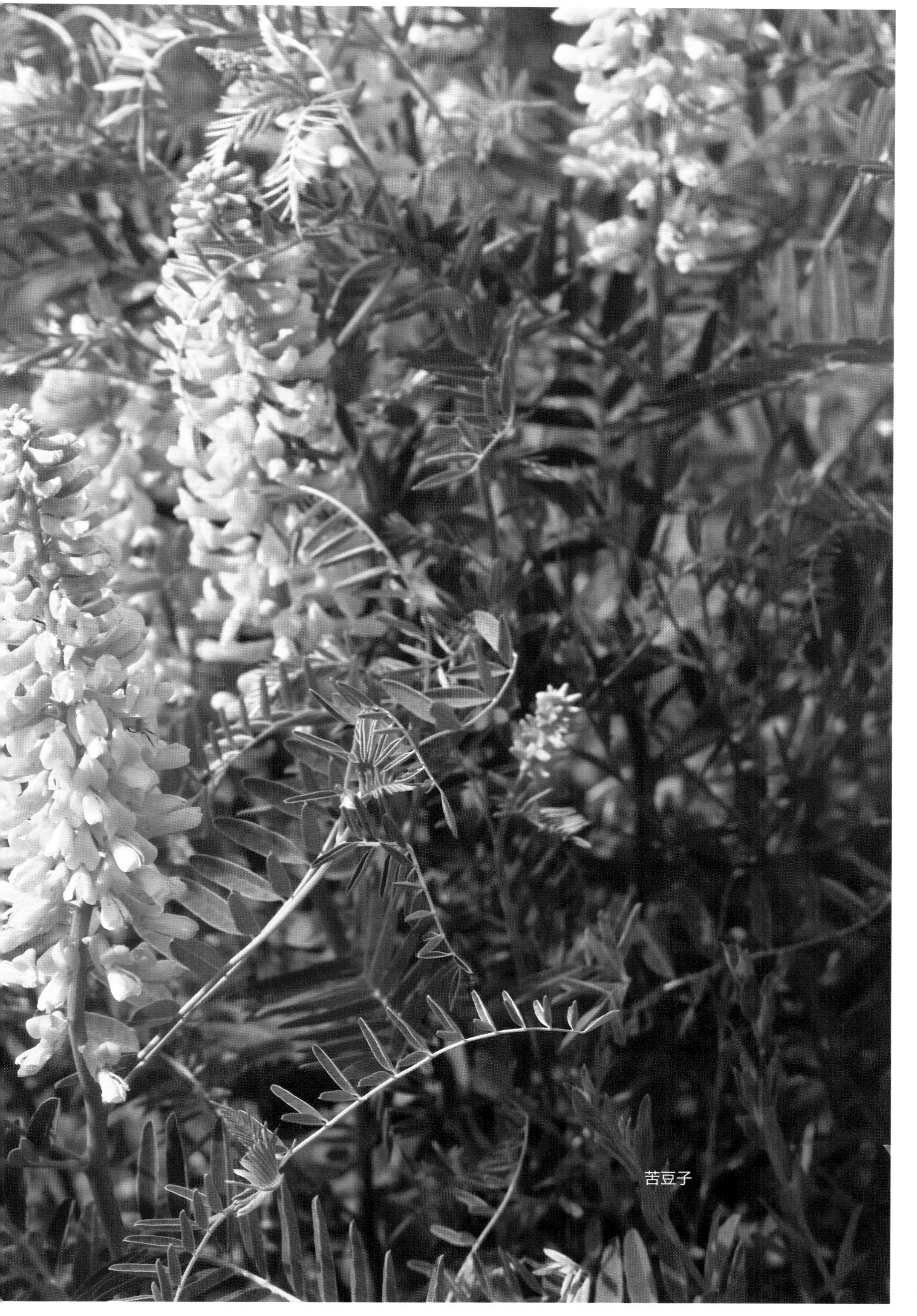
苦豆子

北豆根

本品为防己科植物蝙蝠葛 *Menispermum dahuricum* DC. 的干燥根茎。根茎呈细长圆柱形，常弯曲或有分枝，长可达 50 cm，直径 3 ~ 8 mm。表面灰棕色，外皮易成片脱落，有细纵条纹及多数弯曲的细根，并可见突起的根痕。质坚韧，难折断，断面纤维性，黄白色，中央髓不明显。气微弱，味苦。

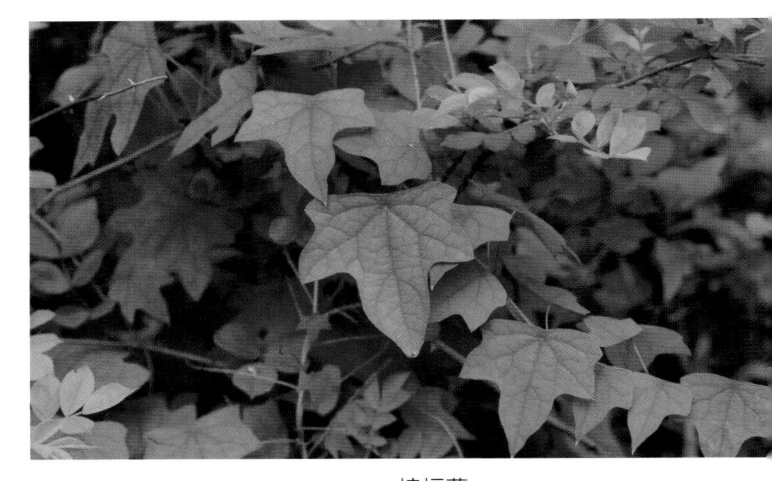

蝙蝠葛

胡枝子根

本品为豆科植物胡枝子 *Lespedeza bicolor* Turcz. 的根。根呈圆柱形，稍弯曲，长短不等，直径 0.8 ~ 1.4 cm。表面灰棕色，有支根痕，横向突起及纵皱纹。质坚硬，难折断。断面中央无髓，木部灰黄色，皮部棕褐色。气微弱，味微苦涩。

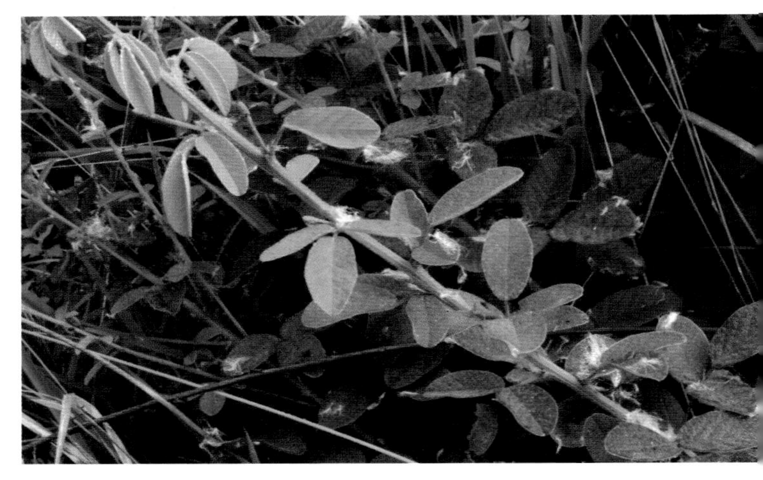

胡枝子

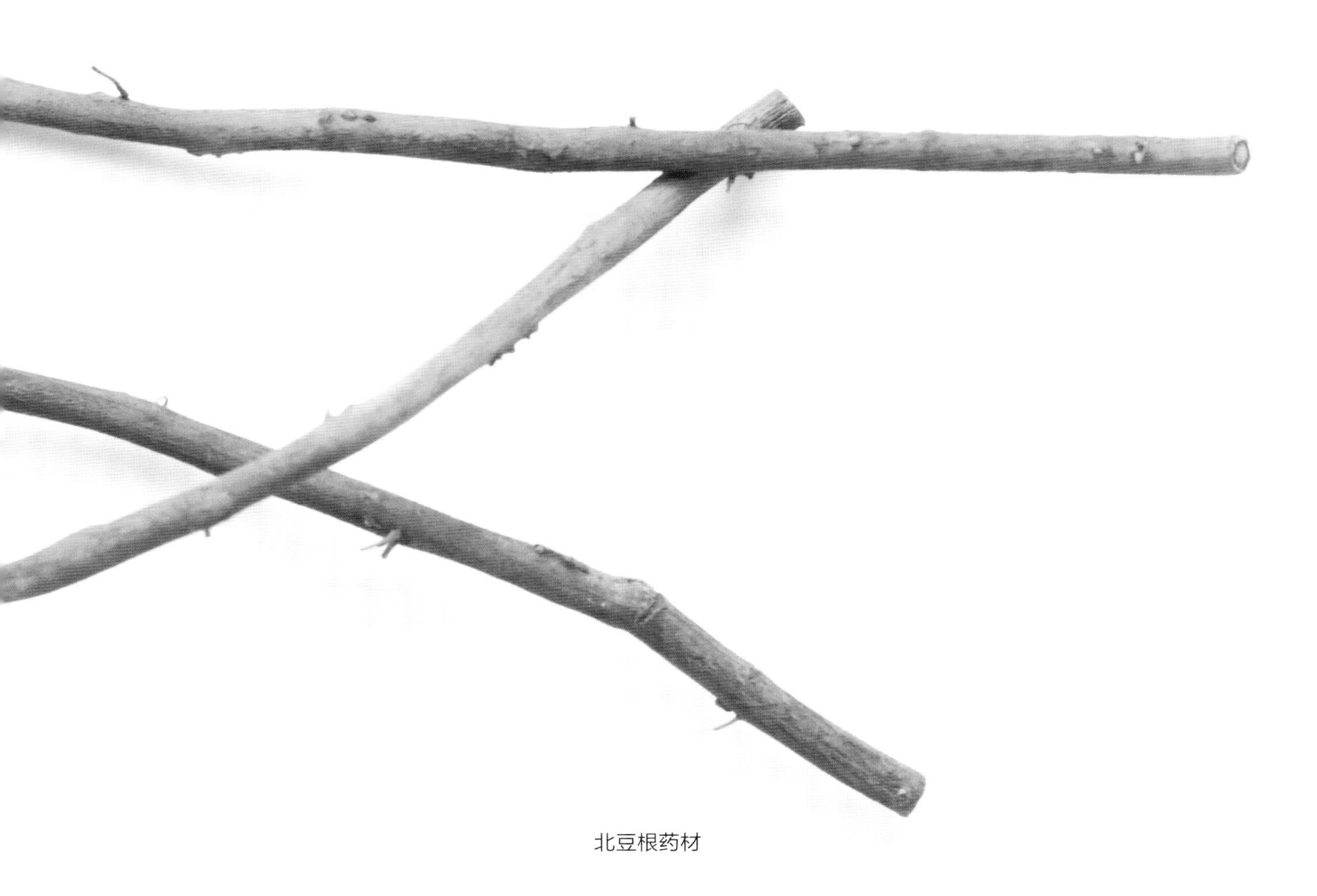

北豆根药材

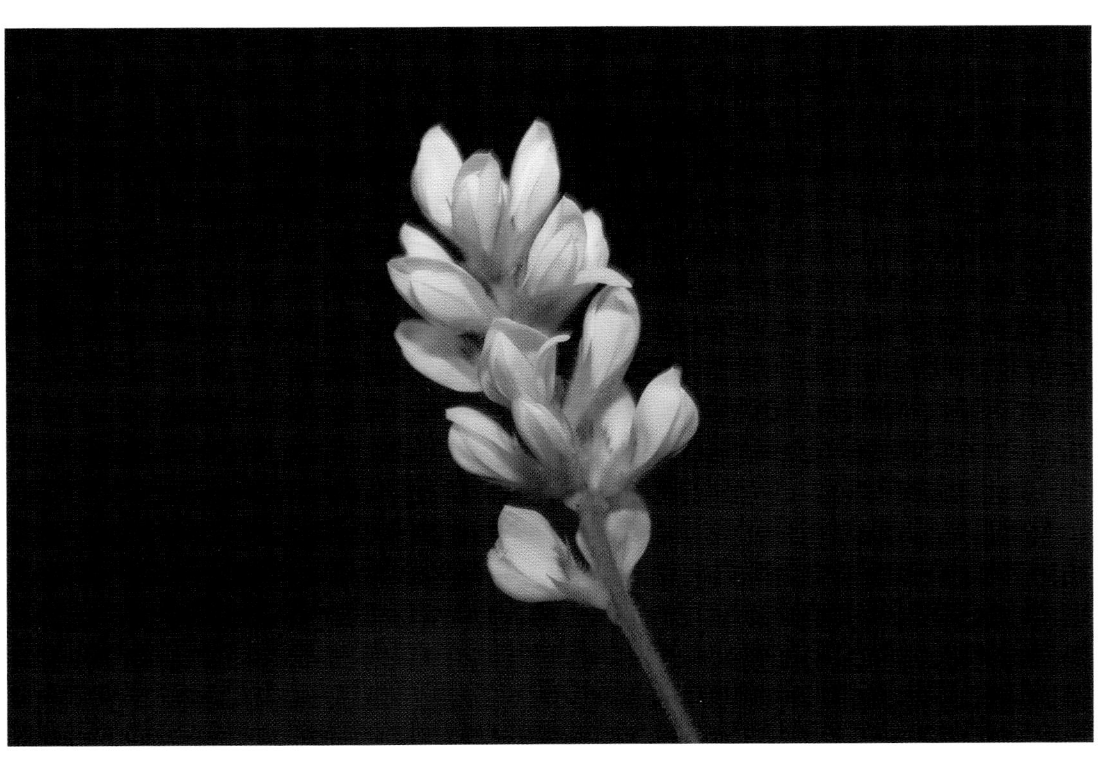

胡枝子花

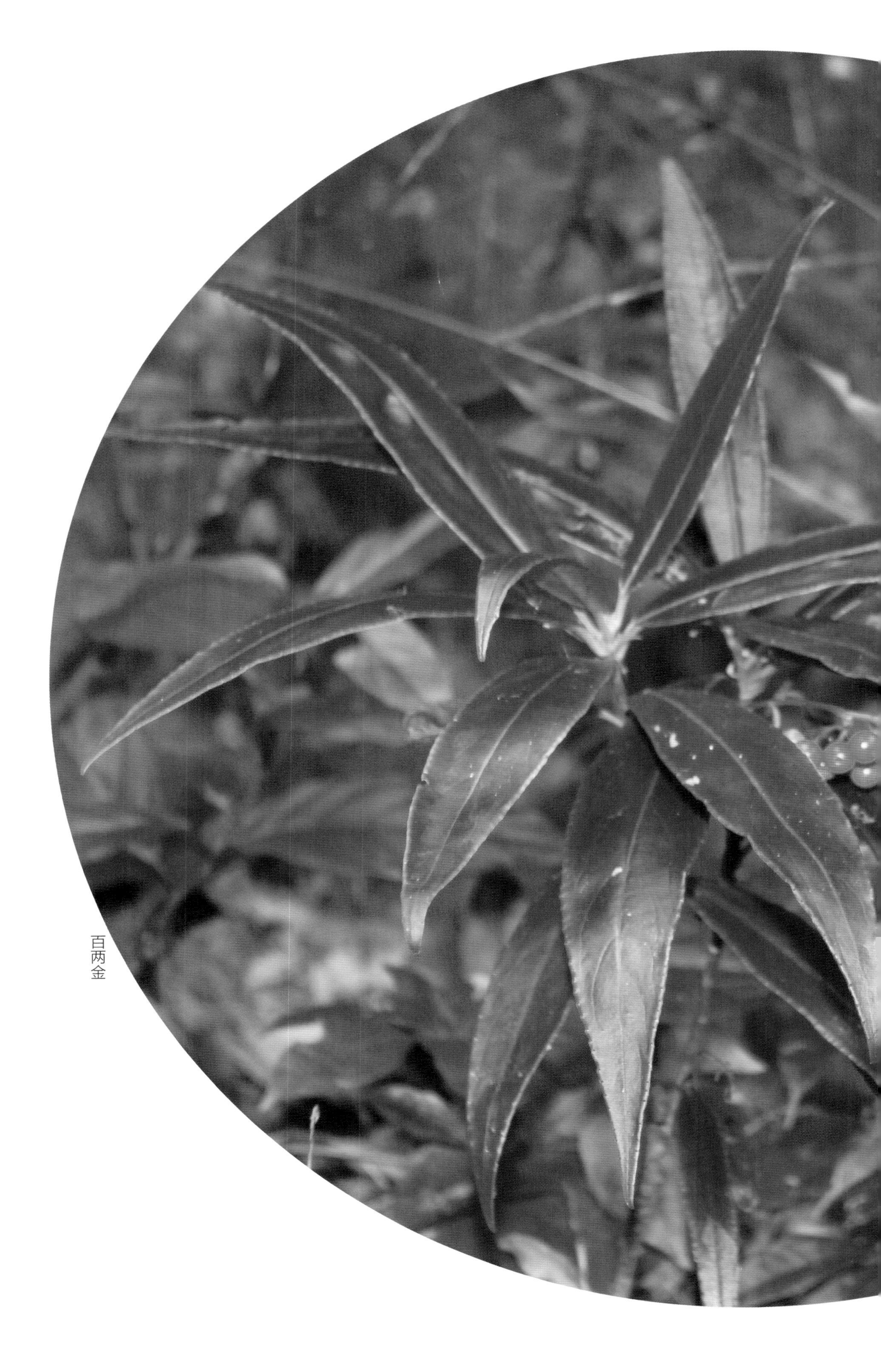

百两金

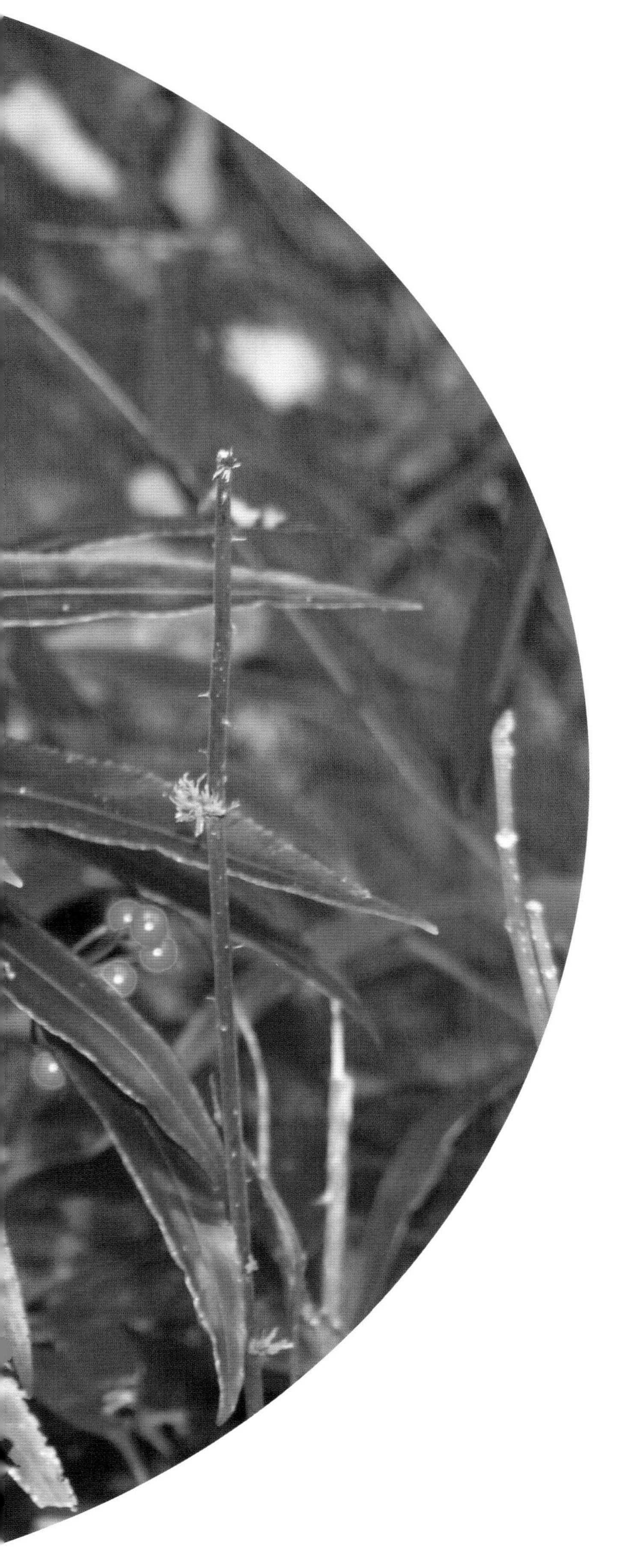

百两金

本品为紫金牛科植物百两金 *Ardisia crispa*（Thunb.）A. DC. 的根和根茎。根茎略膨大。根圆柱形，略弯曲，长 5 ~ 20 cm，直径 2 ~ 10 mm，表面灰棕色或暗褐色，具纵皱纹及横向环状断裂痕，木部与皮部易分离。质坚脆，断面皮部厚，类白色或浅棕色，木部灰黄色。气微，味微苦、辛。

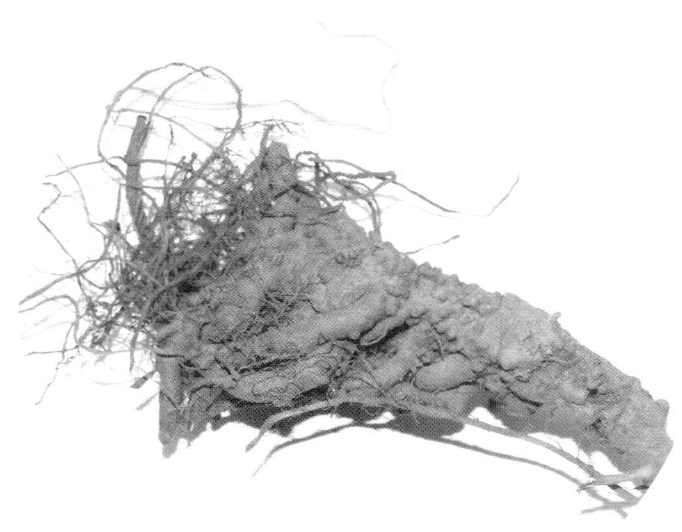

百两金药材

山茱萸

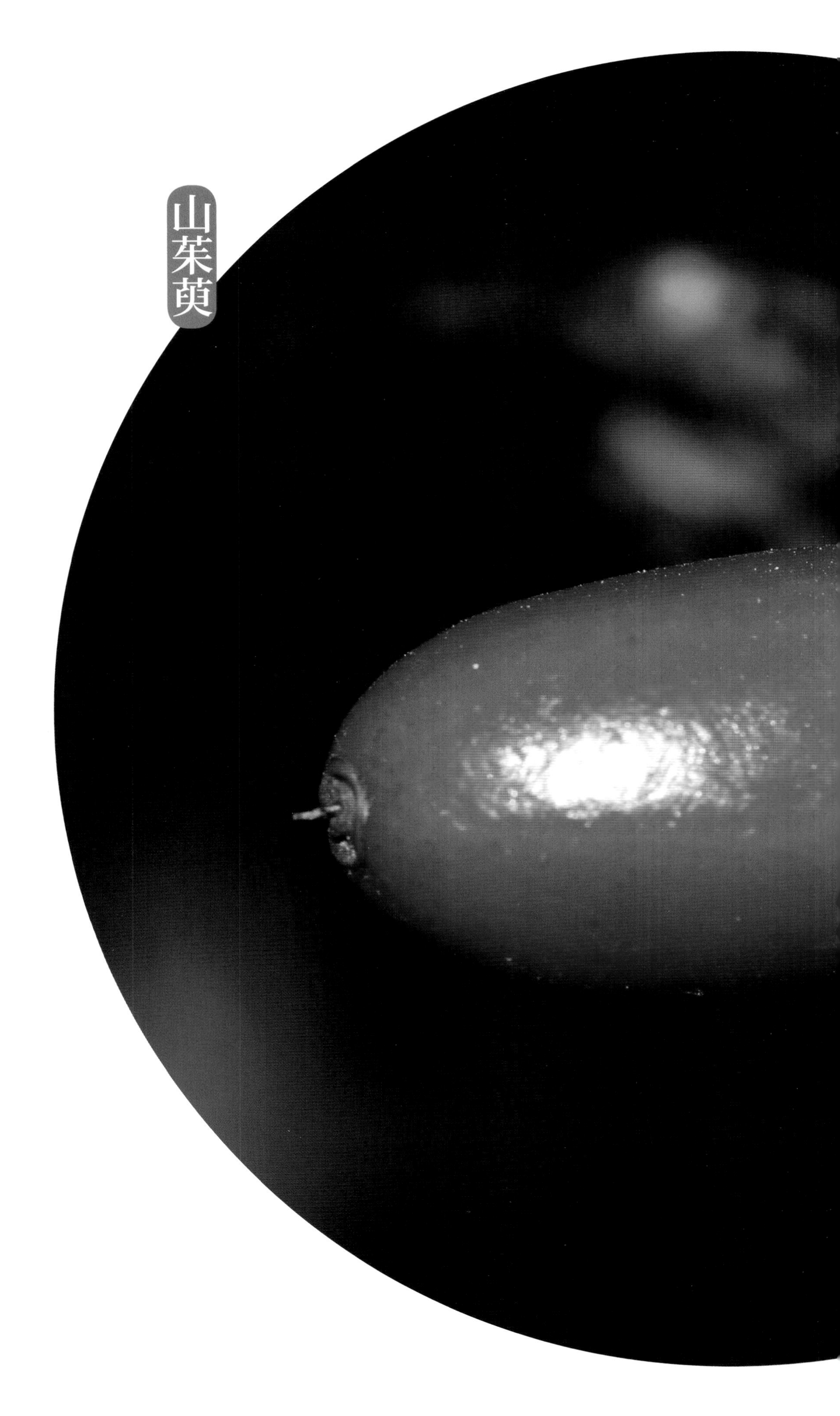

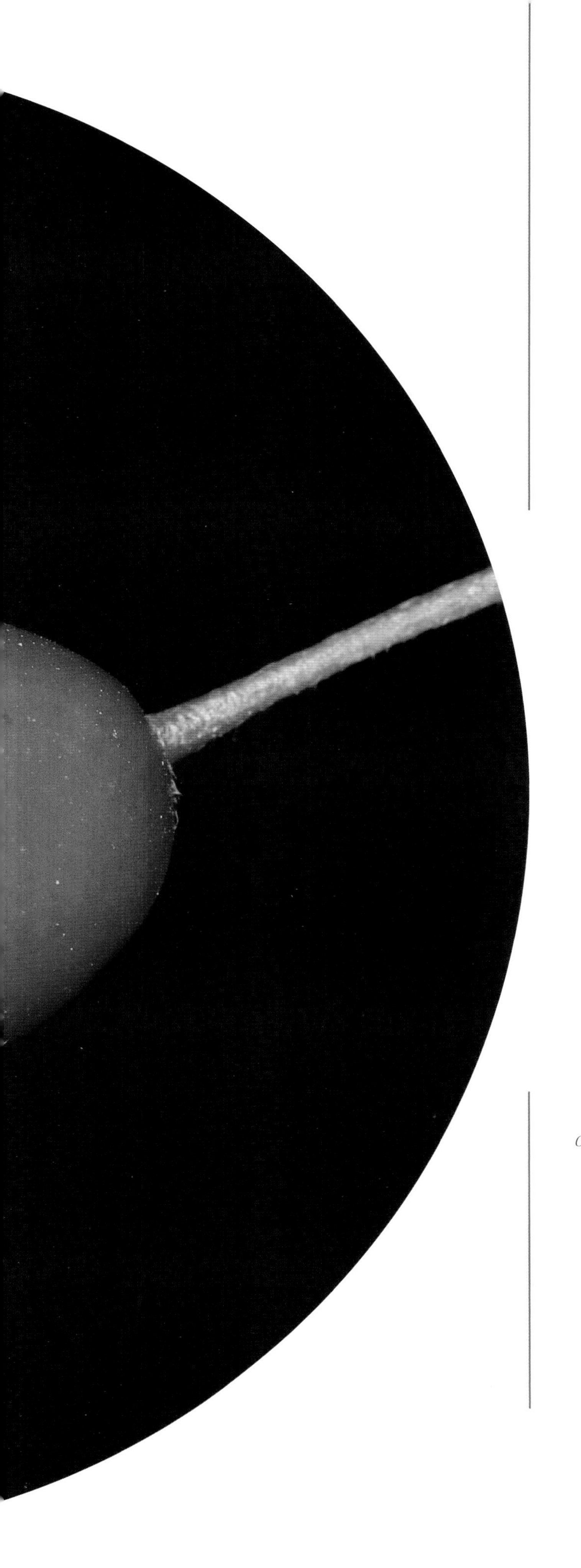

山茱萸

SHANZHUYU

基　原

本品为山茱萸科植物山茱萸 *Cornus officinalis* Sieb. et Zucc.的干燥成熟果肉。

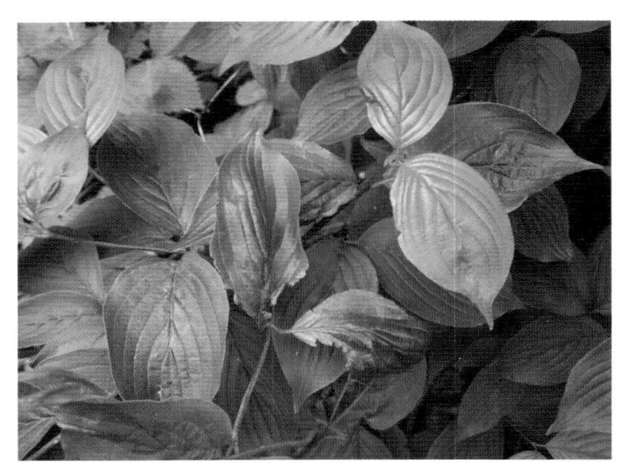

山茱萸

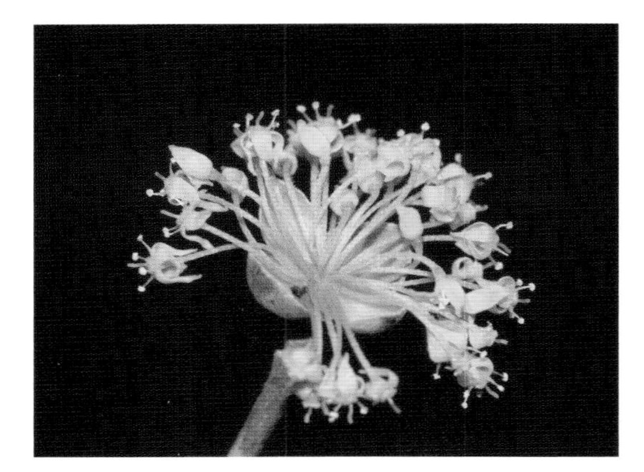

山茱萸花序

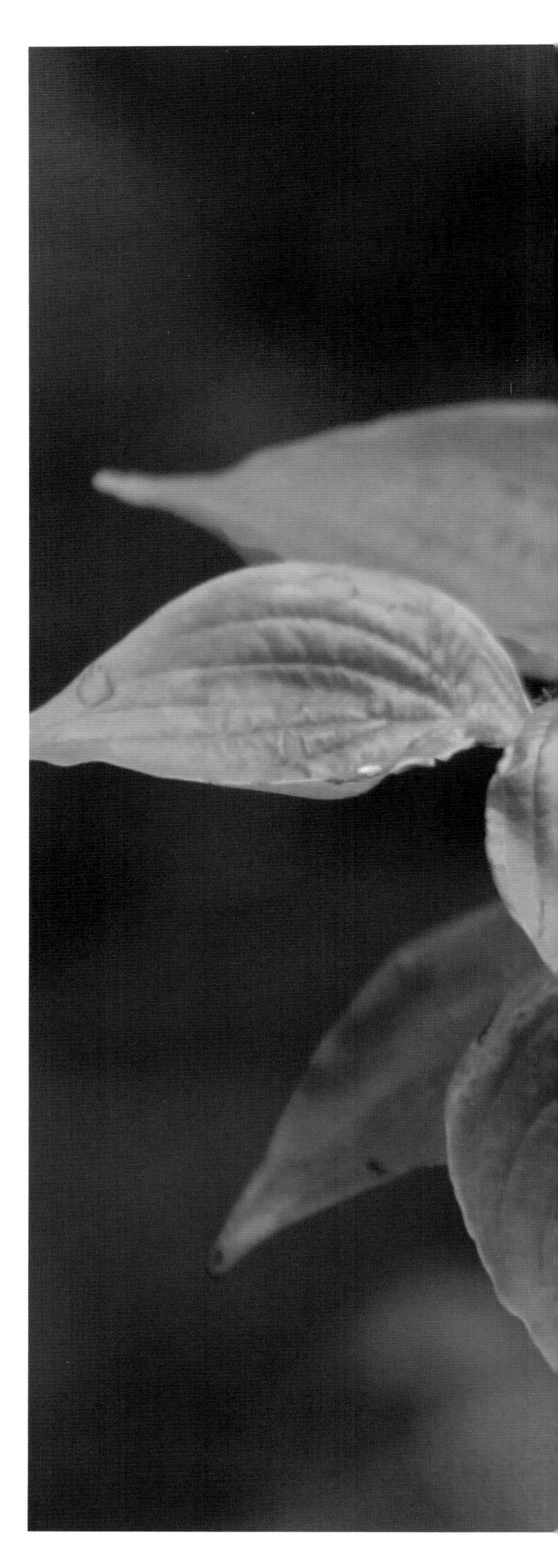

形态特征

落叶小乔木。单叶对生，卵形至椭圆形，稀卵状披针形叶，长 5 ~ 7 cm，全缘，脉腋间有黄褐色毛丛，侧脉 5 ~ 8 对，弧形平行排列。伞形花序，具卵状苞片 4，花先叶开放，黄色。核果长椭圆形，熟时樱红色。花期 3 ~ 4 月，果期 9 ~ 10 月。

生境分布

生长于山沟、溪旁或较湿润的山坡。分布于浙江、安徽、河南、陕西等地。

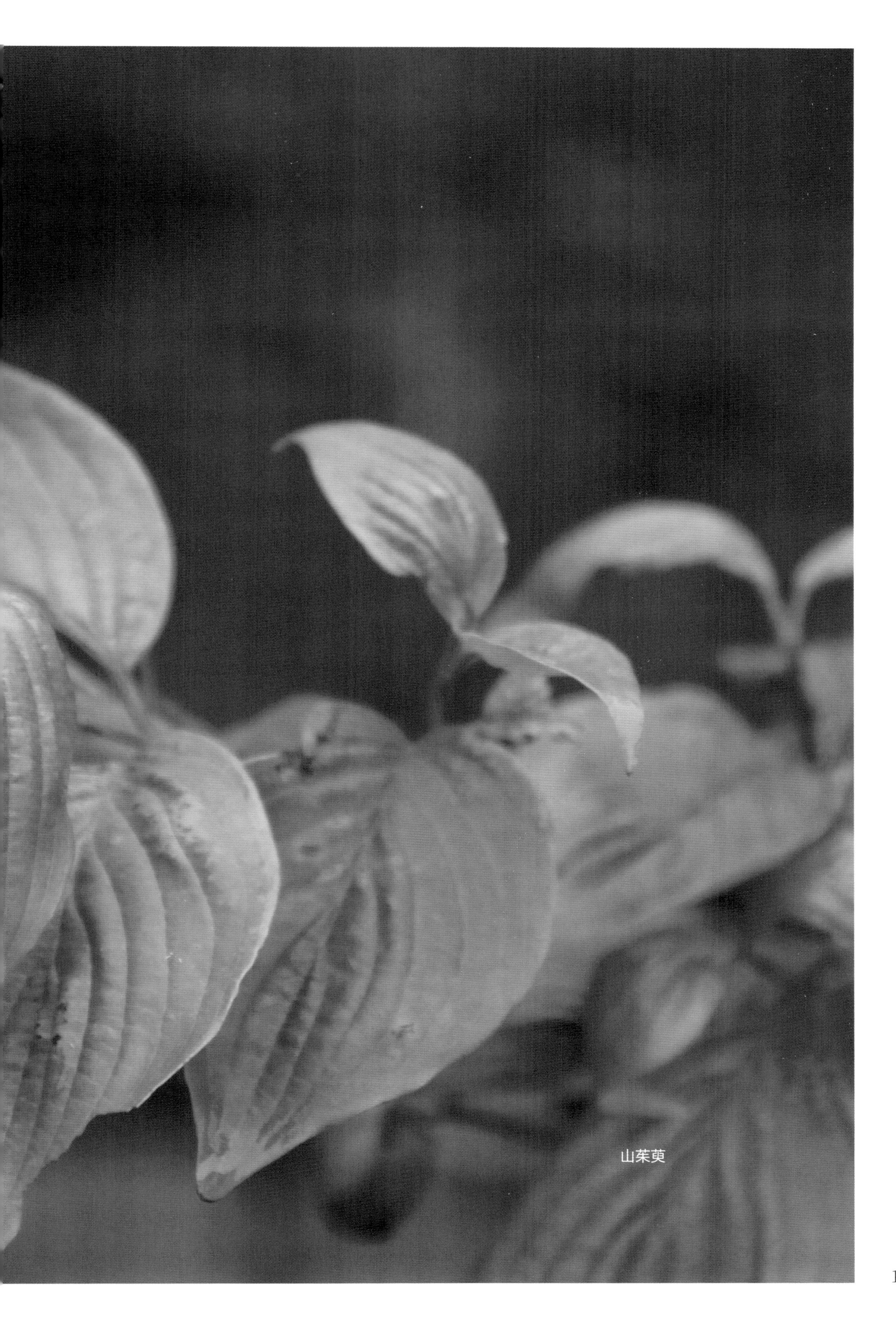

山茱萸

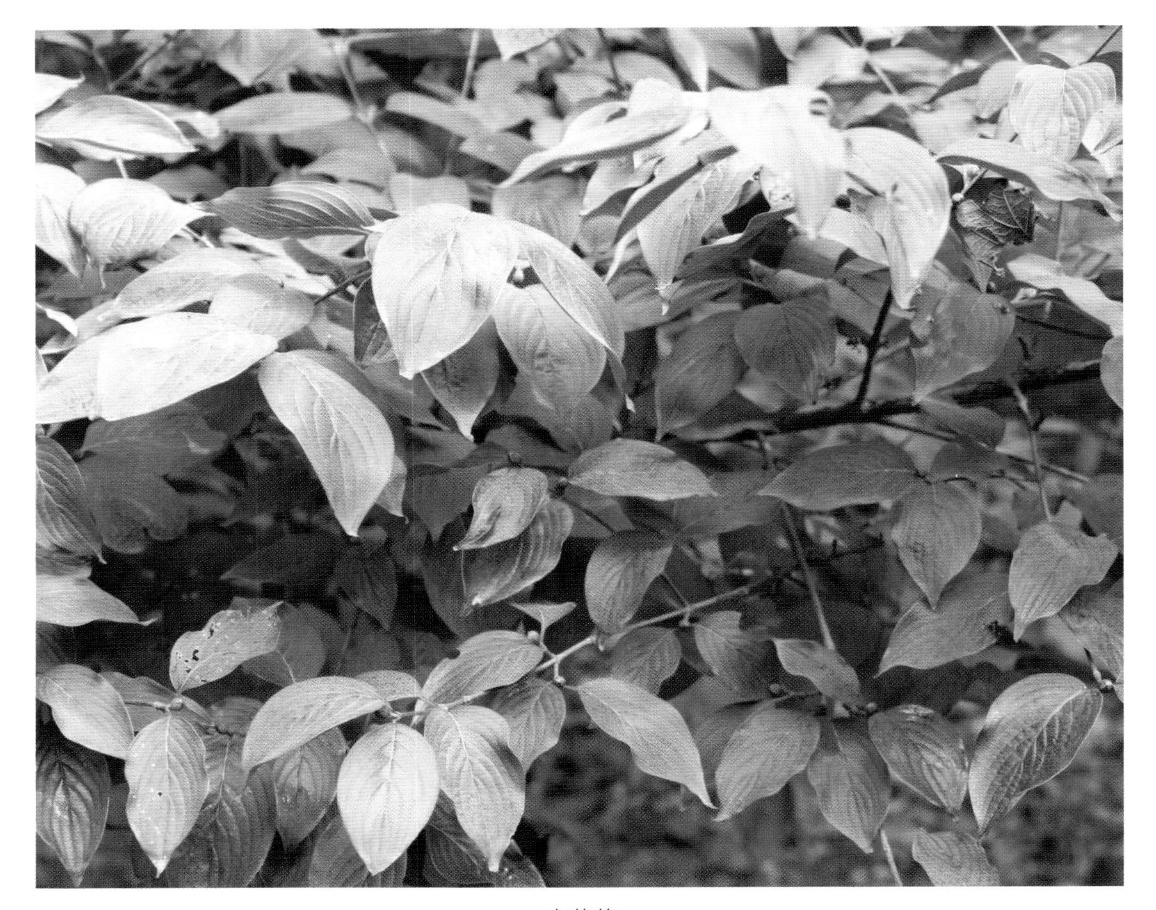

山茱萸

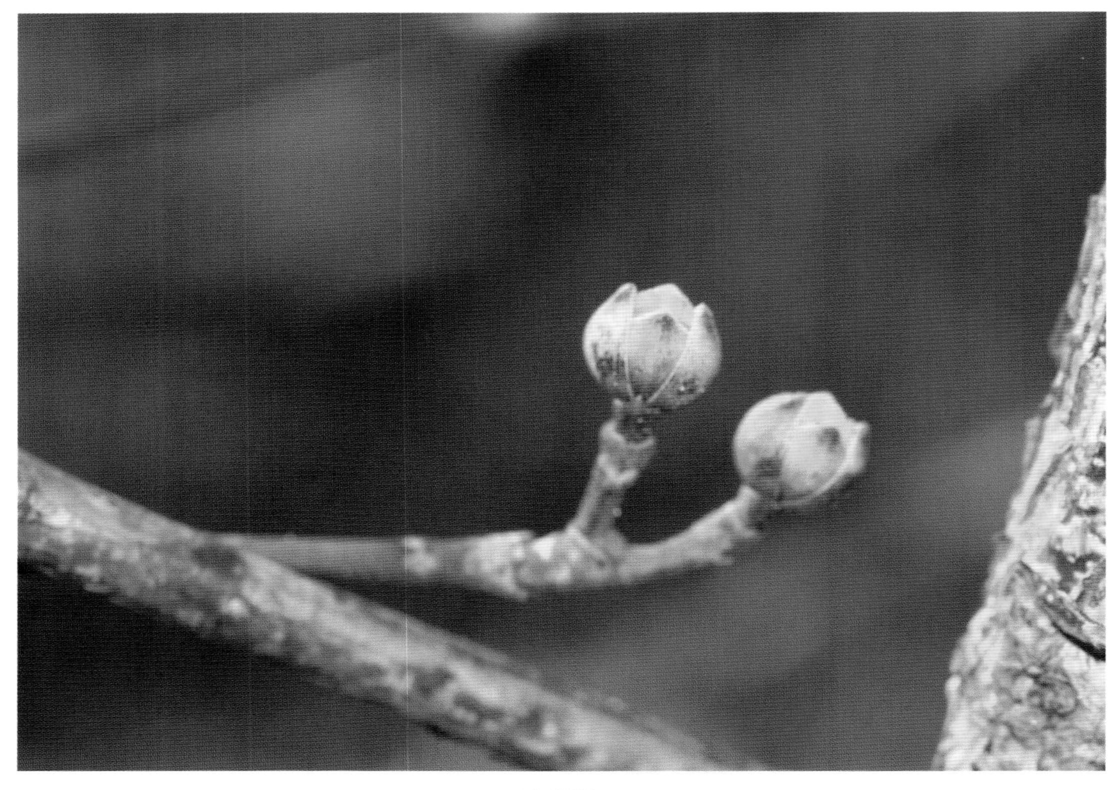

山茱萸

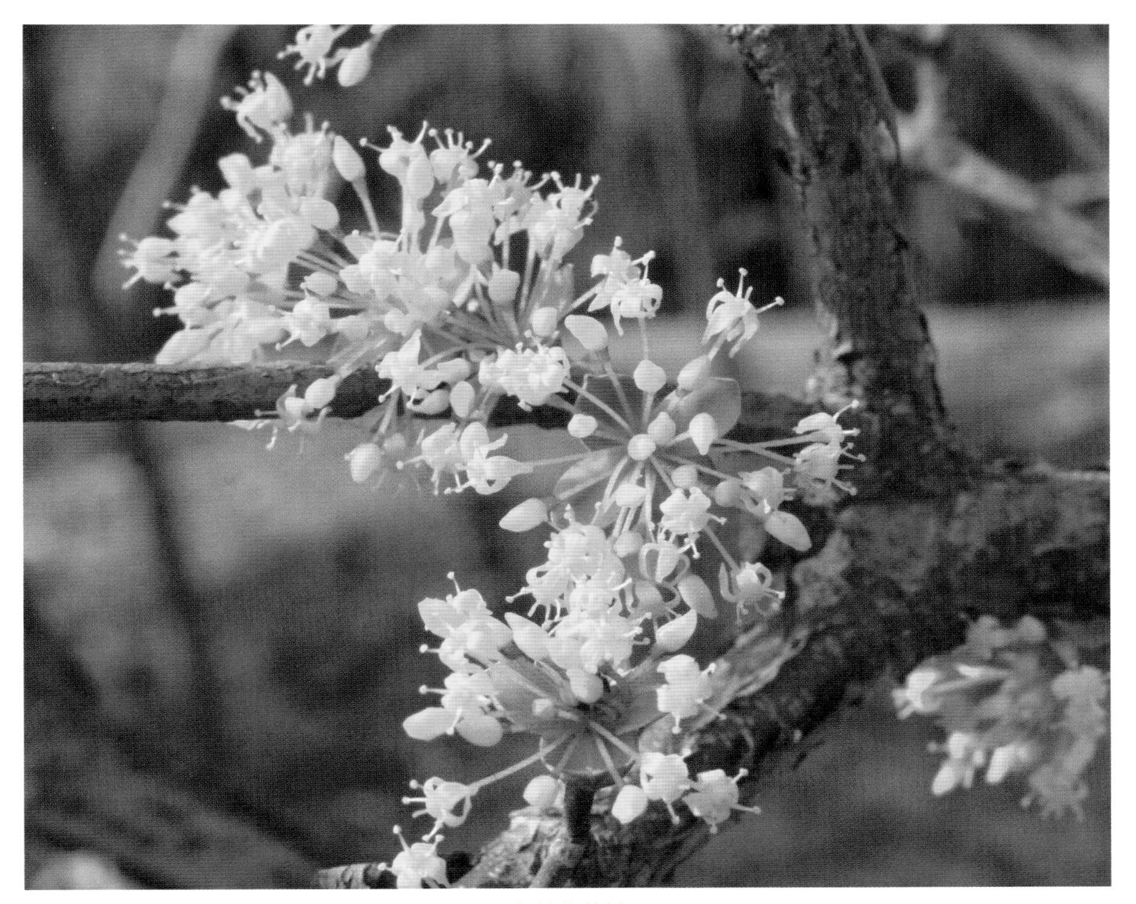

山茱萸花枝

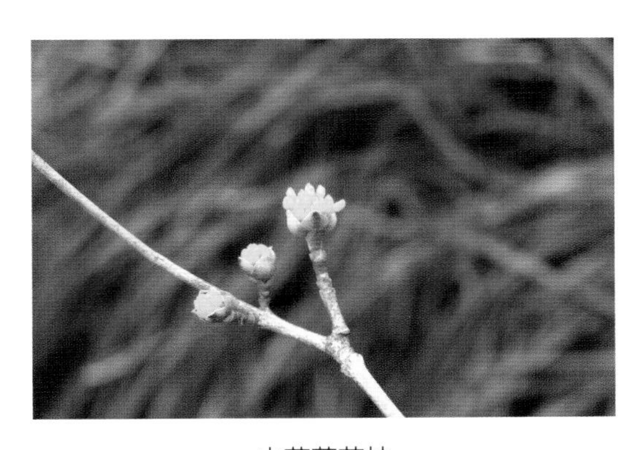

山茱萸花枝

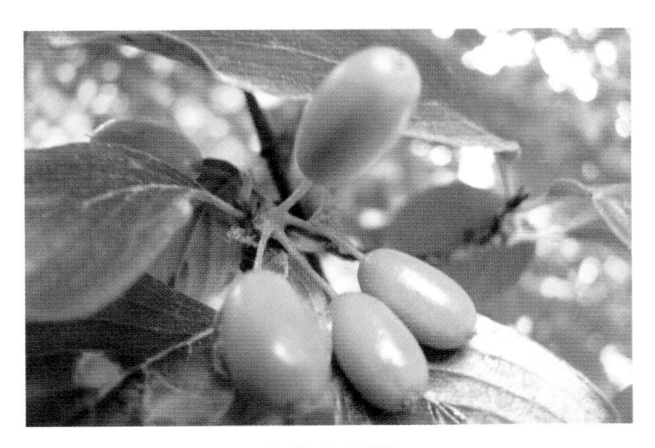

山茱萸果枝

采收加工

秋末冬初果实成熟变红后采摘，用文火焙烘或置沸水中略烫后，及时除去果核，干燥。

药材性状

本品呈不规则的片状或囊状，长约1.5 cm，宽约0.5 cm。新货表面为紫红色，陈久者则多为紫黑色，有光泽，基部有时可见果柄痕，顶端有一圆形宿萼痕迹。质柔润不易碎。无臭，味酸而涩苦。以无核、皮肉肥厚、色红油润者佳。

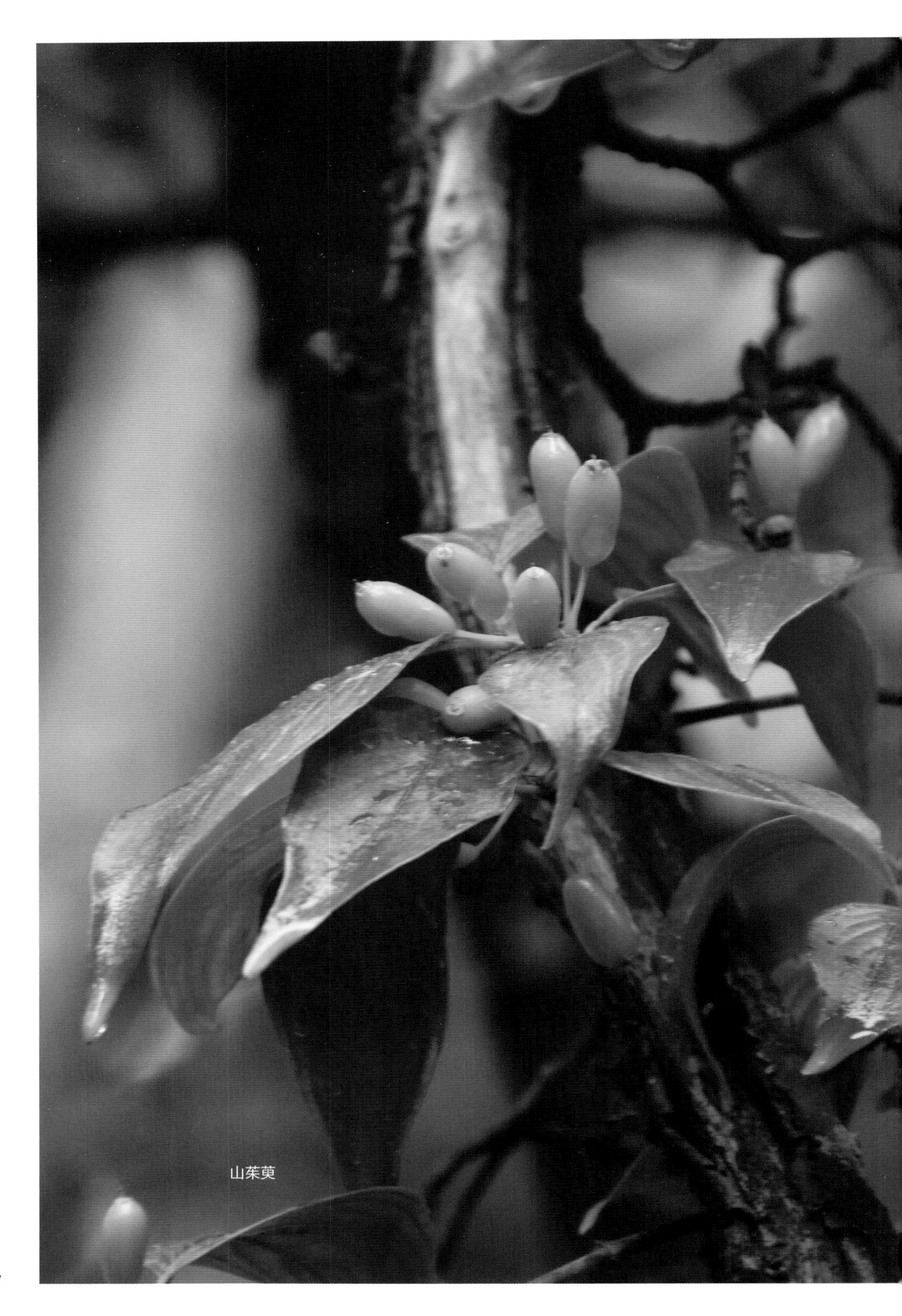

山茱萸

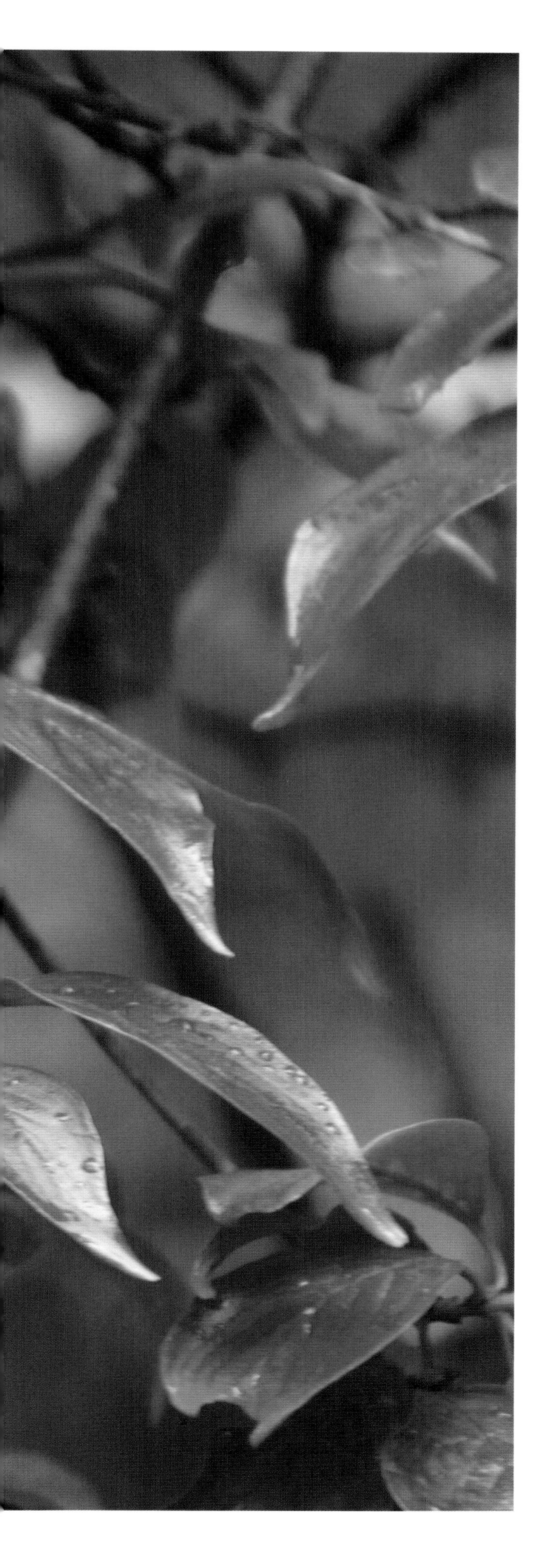

化学成分

果实含山茱萸苷（crrnin）即马鞭草苷（verbenlin）、乌索酸（ursolicacid）、莫罗忍冬苷（morroniside）、7-O-甲基莫忍冬苷（7-O-methylmorroniside）、獐牙菜苷（sweroside）、番木鳖苷（loganin）。此外，还有没食子酸、苹果酸、酒石酸、原维生素A以及皂苷（约13%）、鞣质等。种子含脂肪油，油中主要成分为棕榈酸、油酸及亚油酸等。

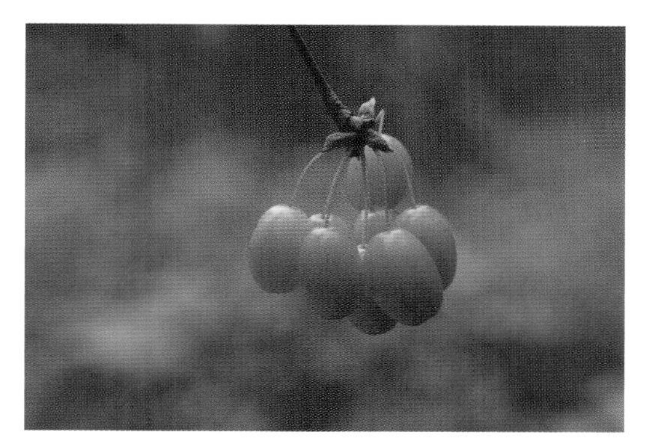

山茱萸

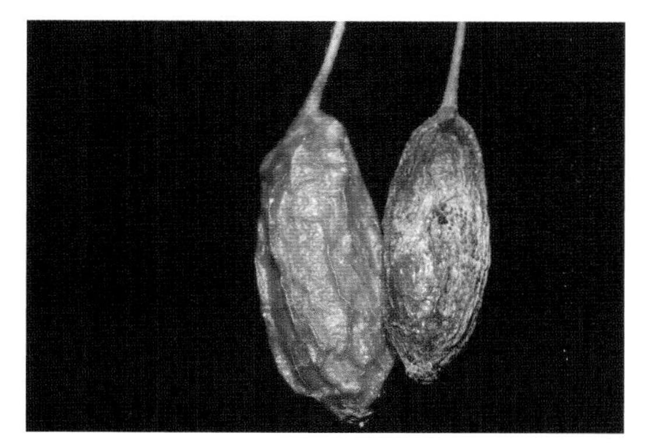

山茱萸（枣皮）

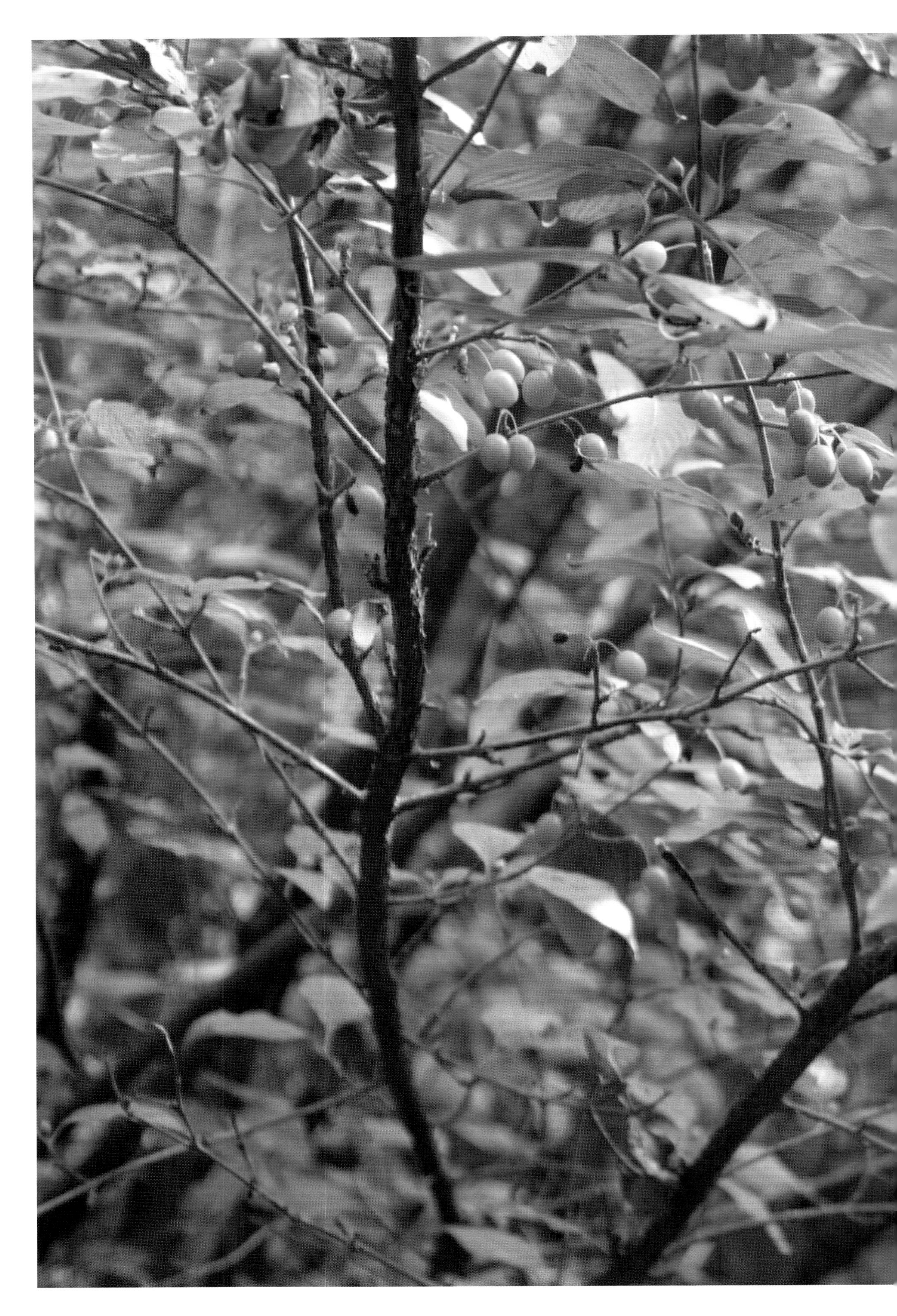

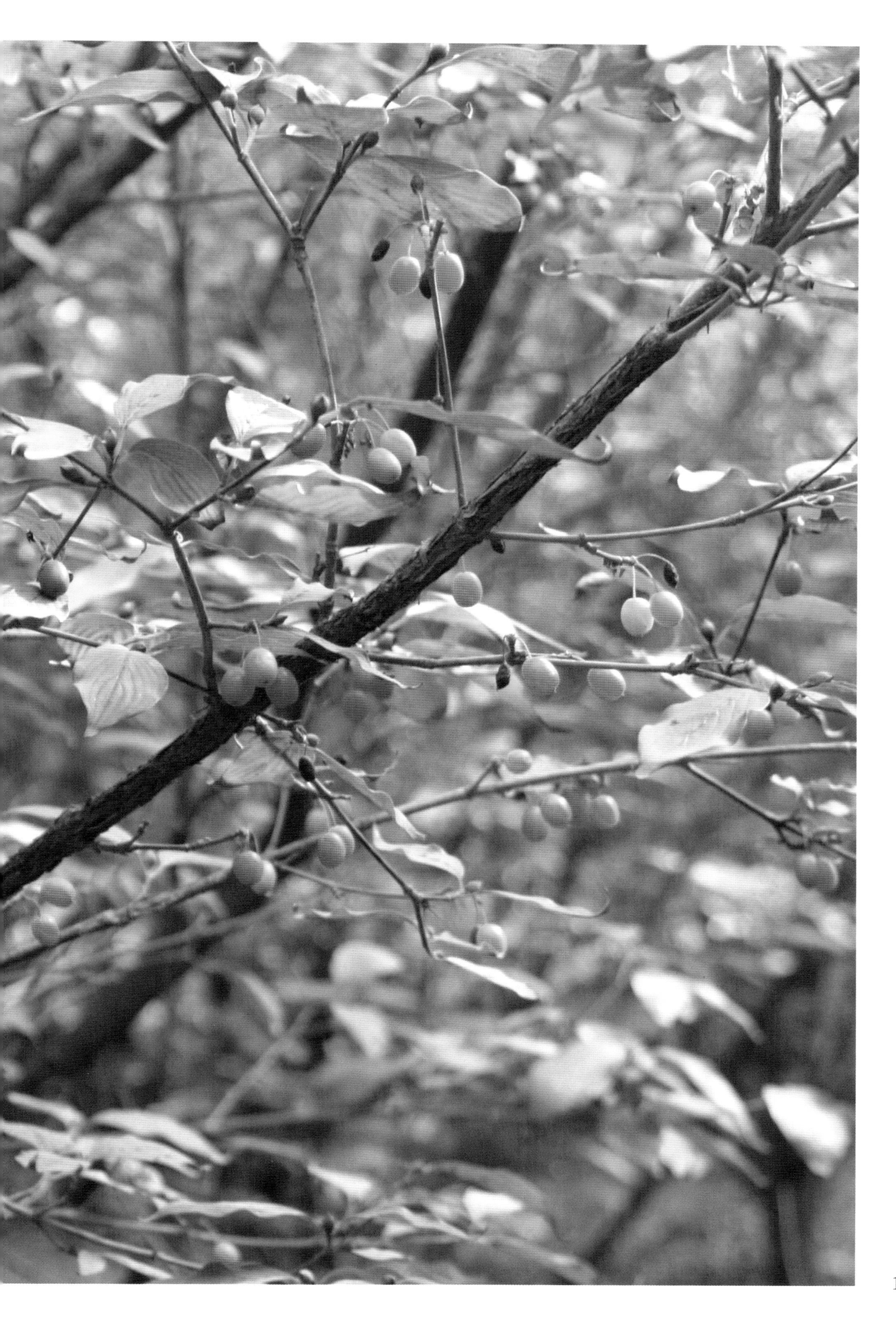

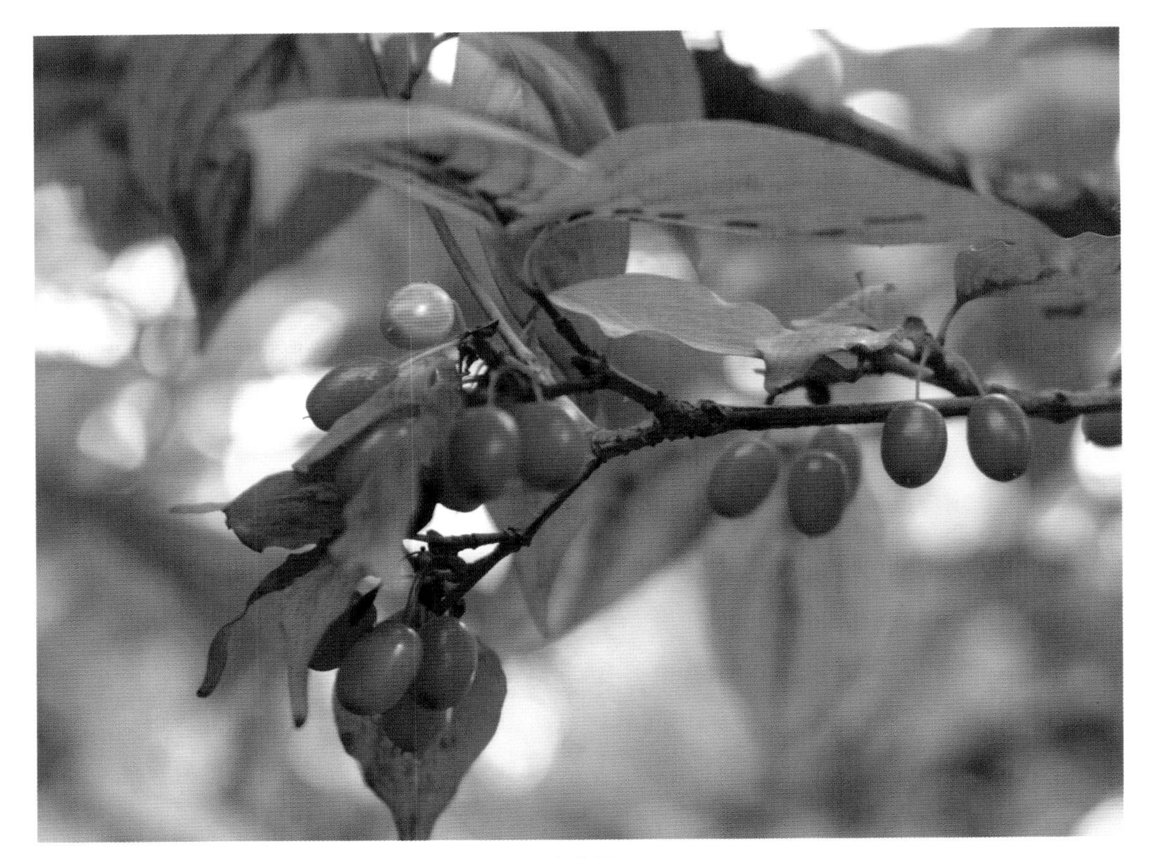

山茱萸

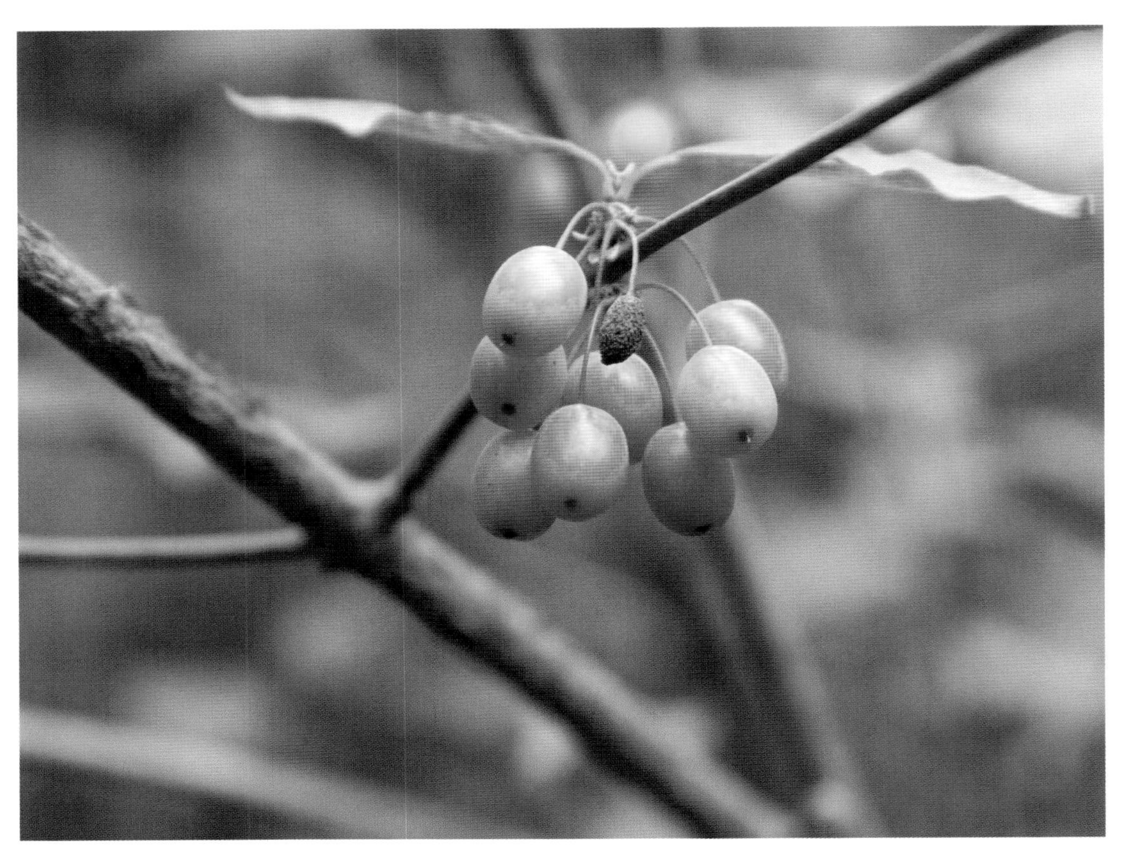

山茱萸

药理作用

1. 抗失血性休克作用 用水煮醇沉法将山茱萸制成静脉滴注液，给失血性休克的家兔静脉注入，结果实验组动物血压均迅速回升。有实验研究表明，山茱萸注射液静滴有迅速明显升高血压的作用，对临床抢救有肯定意义。

2. 抑制血小板聚集作用 山茱萸注射液还能抑制鼠颈总动脉－颈外静脉旁路循环的血栓形成。抑制血小板聚集，抗血栓形成，对缓解 DIC 形成有一定意义，有利于休克治疗。

3. 对心功能的作用 给猫静滴山茱萸注射液，能增强心肌收缩，提高心脏效率，扩张外周血管，明显增强心脏泵血功能，使血压升高。

4. 降血糖作用 山茱萸醇提取物不仅对四氧嘧啶和肾上腺素性糖尿病大鼠有明显的降血糖作用，而且对链脲佐菌素（STZ）所形成的糖尿病大鼠也有类似作用。

5. 抗感染作用 山茱萸果实煎剂在体外能抑制金黄色葡萄球菌的生长，对痢疾志贺菌有抑制作用。水浸剂在试管内对堇色毛癣菌等 10 种真菌有不同程度的抑制作用。从鲜果肉中得到一黑红色酸味液体，实验表明其对伤寒沙门菌、志贺菌属有抑制作用。

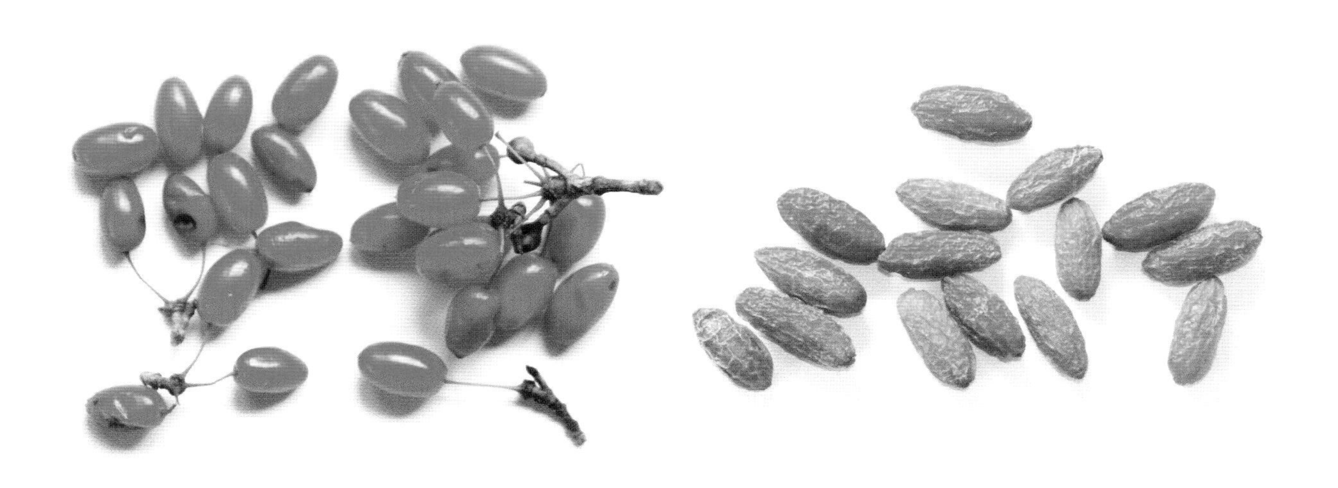

山茱萸药材（鲜）　　山茱萸药材

6．对免疫系统的作用 山茱萸总苷部分可抑制 LAK 细胞诱导及白细胞介素 -2 的产生。山茱萸总苷部分可体外抑制小鼠和人的混合淋巴细胞反应，抑制细胞毒性 T 细胞的诱导和增殖。山茱萸总苷和环孢素 A 对 TPA 刺激白细胞介素 -2 推动的淋巴细胞增殖、PHA 或 PWM 与 TPA 联合刺激的反应以及淋巴细胞及 CTL 细胞的增殖出现明显差异。此外，两者对 MIR 和 CTL 增殖有协同抑制作用。

7．抗肿瘤作用 山茱萸体外实验能杀死腹水癌细胞。

8．其他作用 流浸膏对麻醉犬有降压和利尿作用。对副交感神经有较弱的兴奋作用。

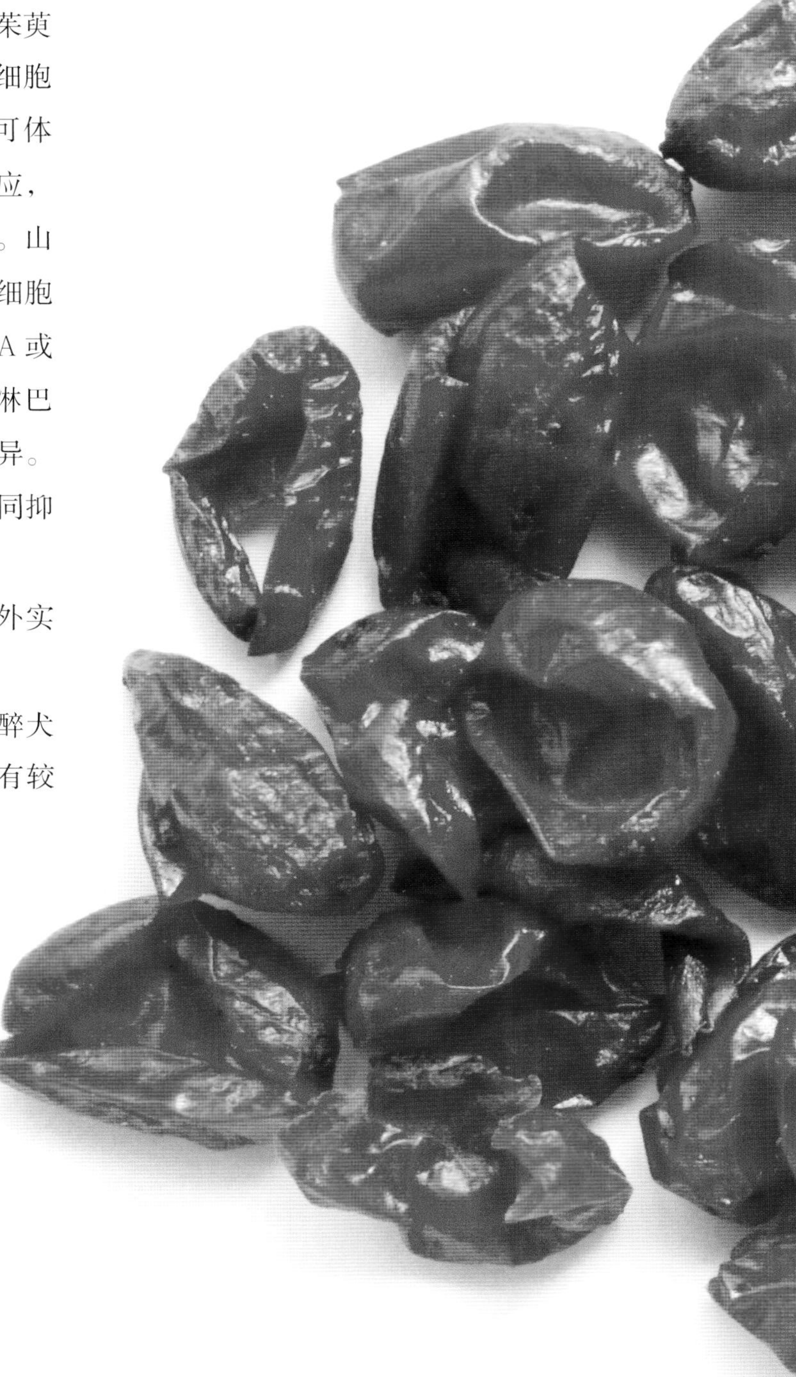

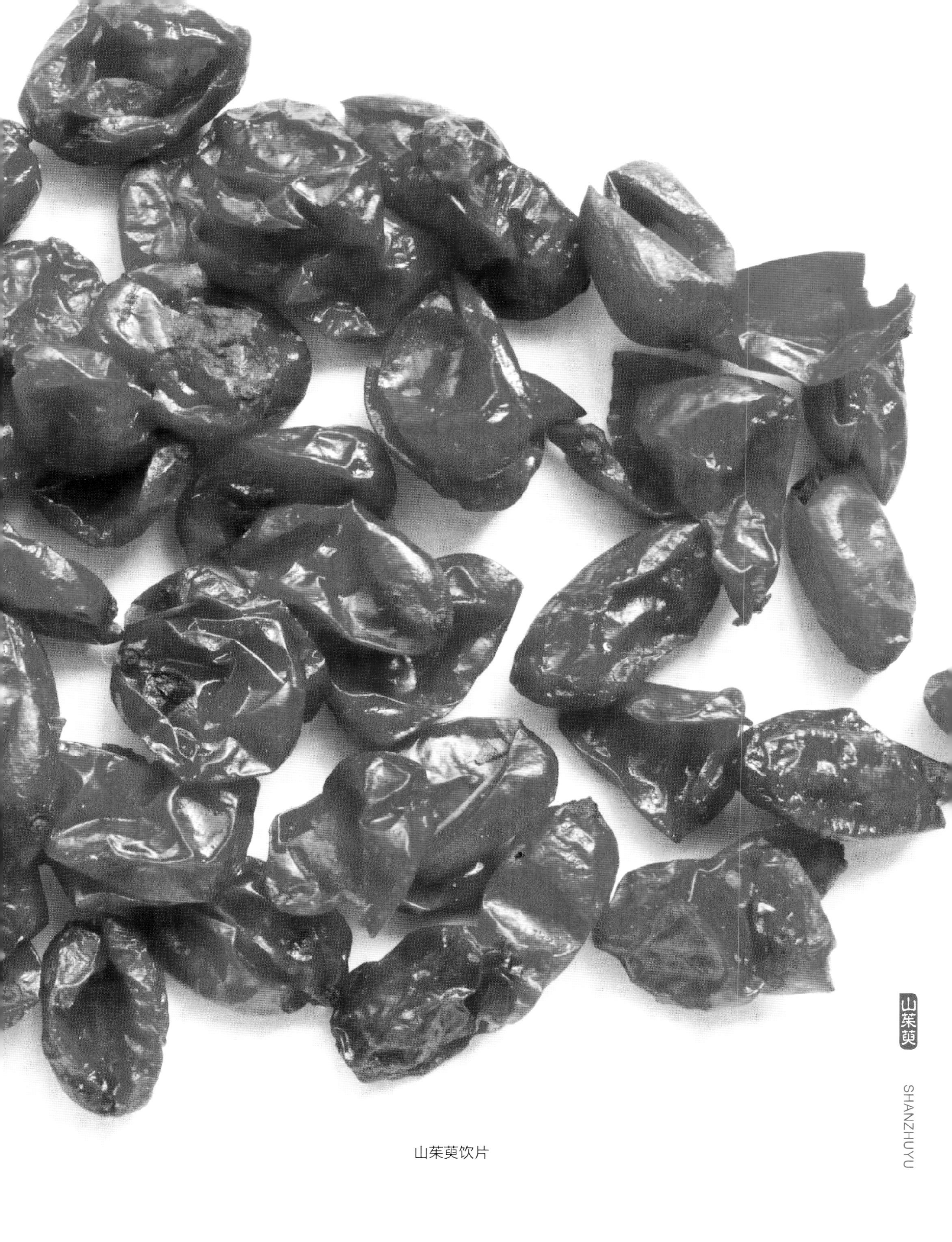

山茱萸饮片

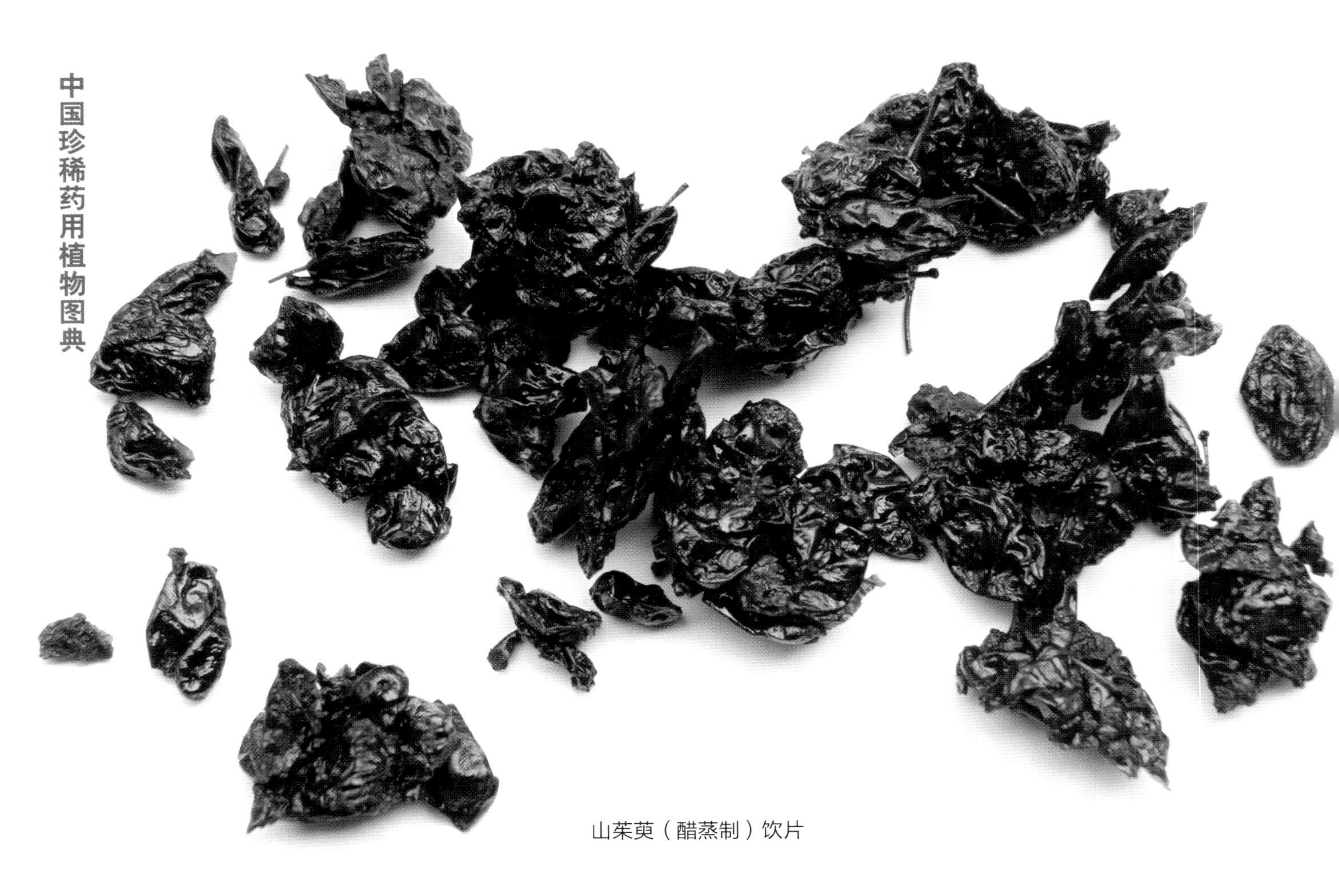

山茱萸（醋蒸制）饮片

性味归经

酸、涩，微温。归肝、肾经。

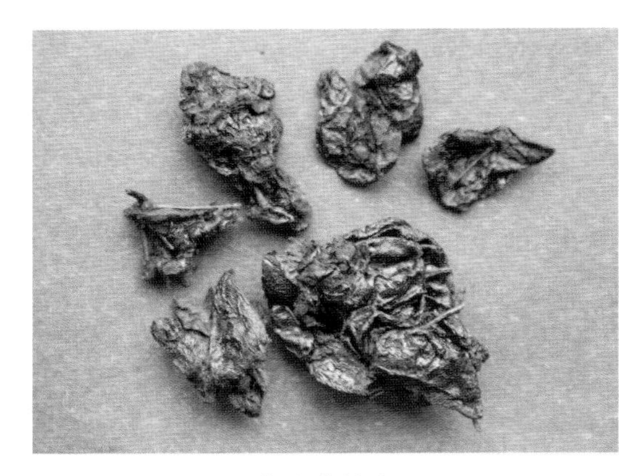

炙山茱萸肉

功效主治

补益肝肾，收涩固脱。用于眩晕耳鸣，腰膝酸痛，阳痿遗精，遗尿尿频，崩漏带下，大汗虚脱，内热消渴。

临床应用

1. 骨质疏松 补肾密骨丸由山茱萸、杜仲、淫羊藿等12味中药组成，按工艺要求制成水泛丸。口服，每日3次，每次9g，3个月为1个疗程，共2个疗程。结果：患者54例，显效14例，有效25例，无效15例。

2. 术后自汗 山茱萸 30 g。分 3 日水煎服。3 日后予山茱萸 15 g，龙骨、牡蛎、太子参各 20 g，麦冬 10 g，五味子 6 g。共服 4 剂，而自汗愈，夜寐安。

3. 房室阻滞 升陷汤加味（山茱萸 15 g，黄芪 30 g，升麻、柴胡、桔梗各 6 g，知母 10 g）。服 3 剂后心率即由每分钟 30 次升到每分钟 35 次。共服本方 1 个月余，病人心率升到每分钟 60 ~ 65 次未再下降。

4. 口腔溃疡 山茱萸 400 g。碾碎成末，陈醋 200 mL 备用。每晚入睡前取山茱萸粉末 10 g，用陈醋调成糊状，分别置于 2 块 3 cm×3 cm 干净纱布中央，敷贴于双足涌泉穴，次日晨起揭开洗净，10 日为 1 个疗程，湿敷 4 个疗程，每个疗程间隔时间为 10 日。治疗复发性口腔溃疡 92 例。结果：显效 26 例，有效 54 例，无效 12 例。

用法用量

内服：煎汤，6 ~ 12 g；或入丸、散。

使用注意

本品酸涩收敛，实邪、湿热证病人不宜用。

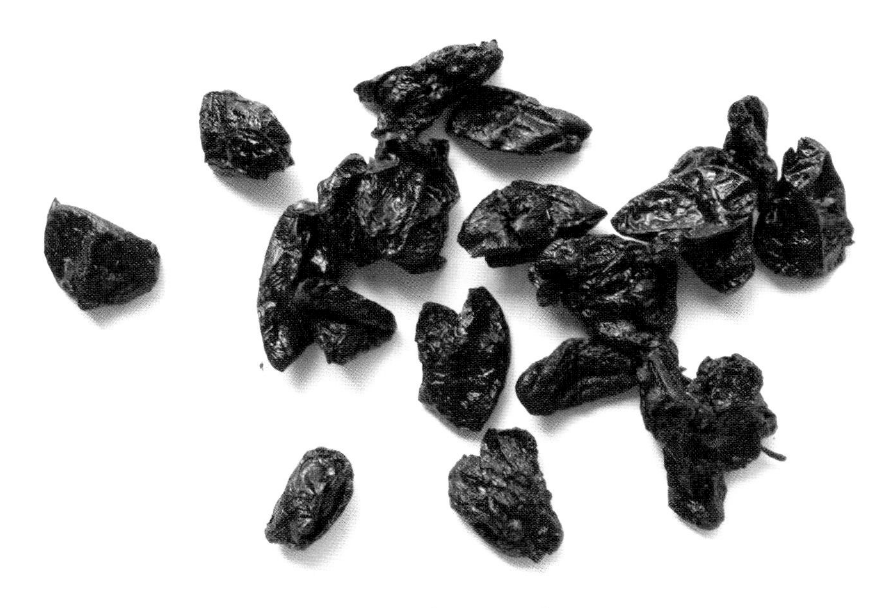

山茱萸（黄酒蒸制）药材

射干

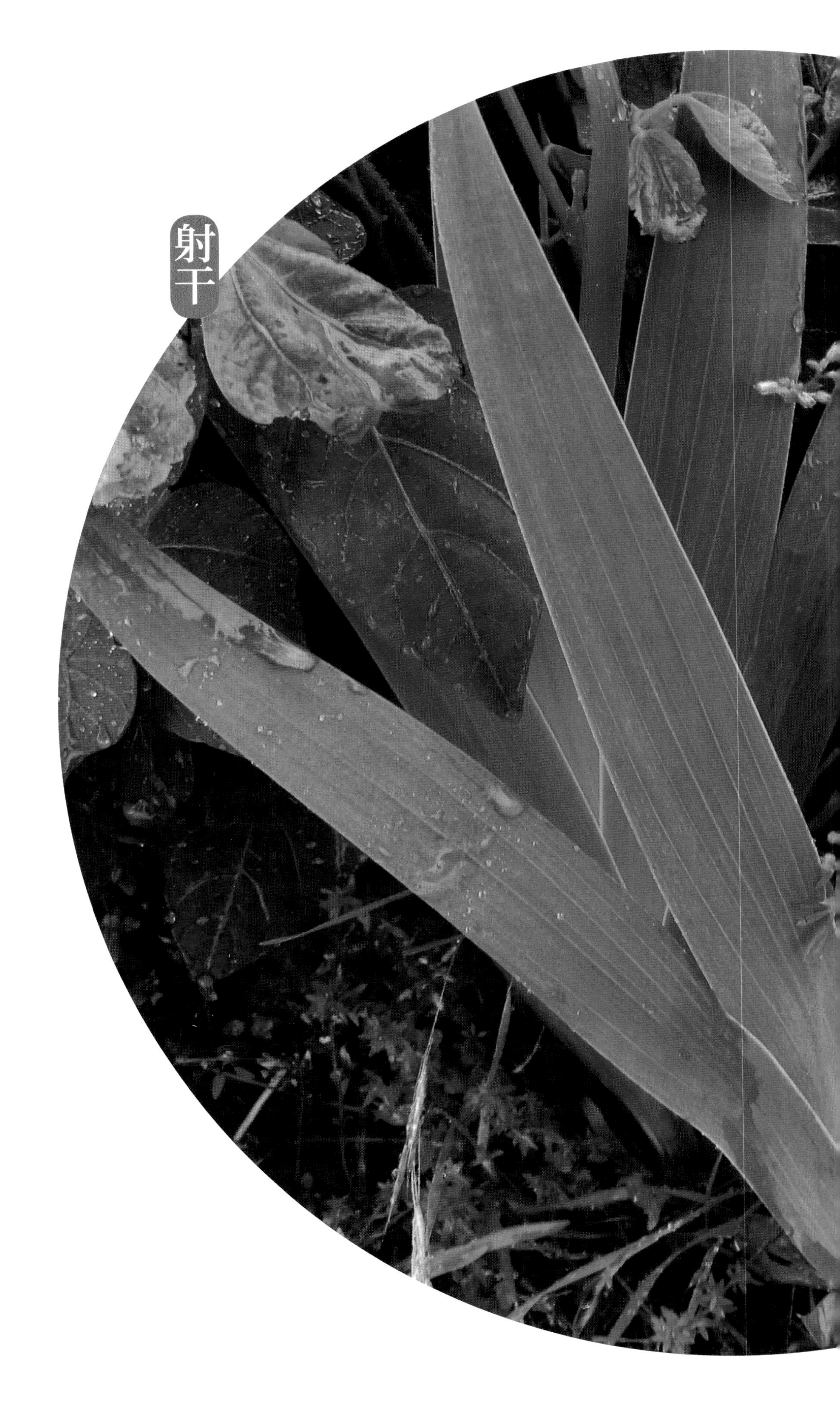

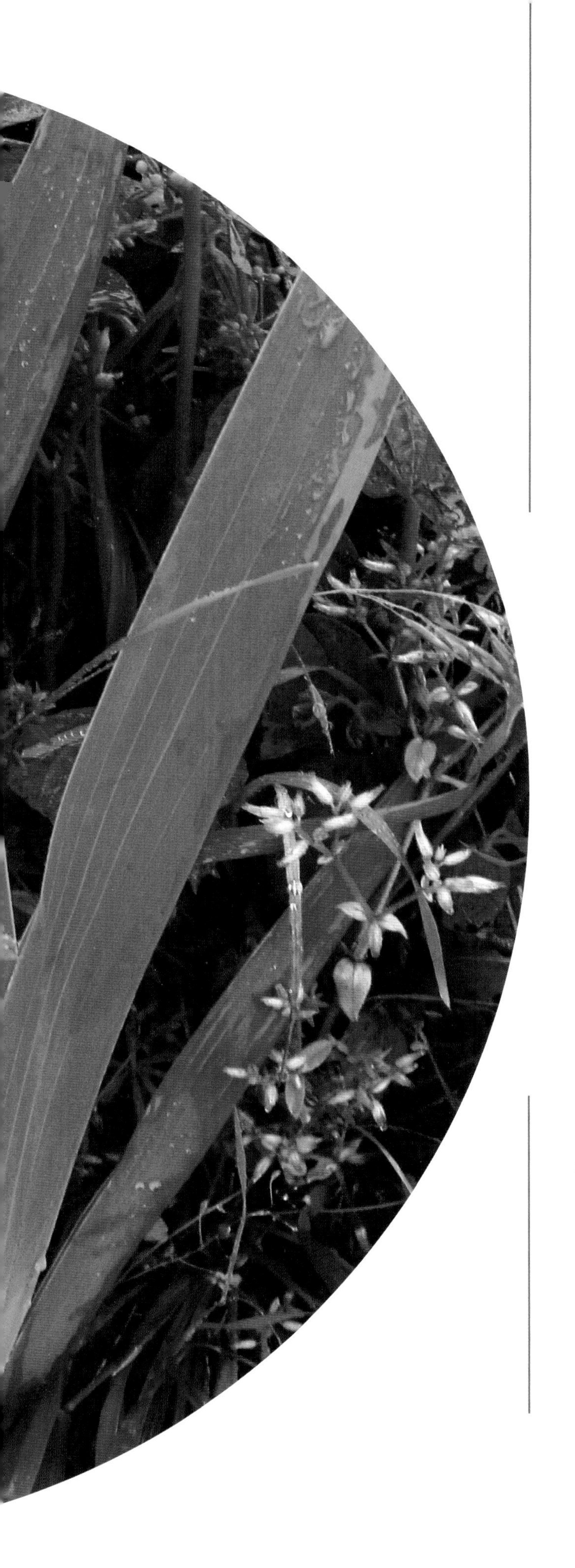

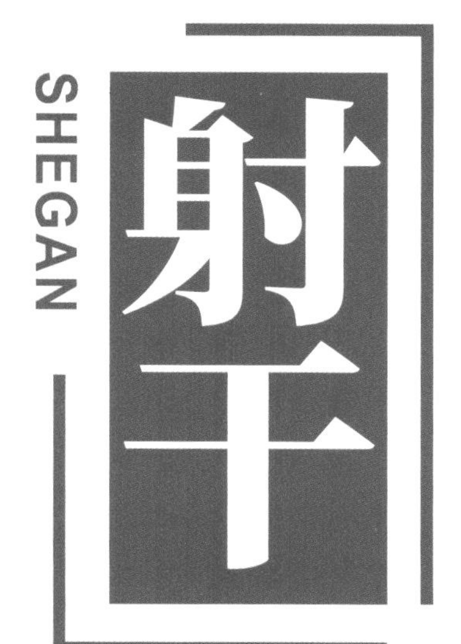

基 原

本品为鸢尾科植物射干 *Belamcanda chinensis*（L.）DC. 的干燥根茎。

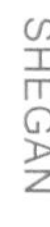

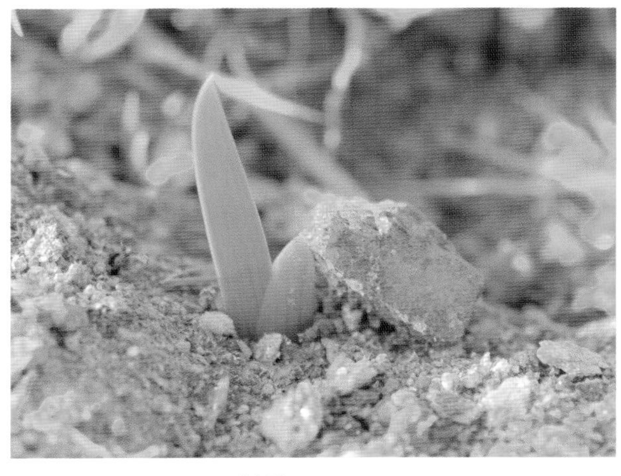

射干

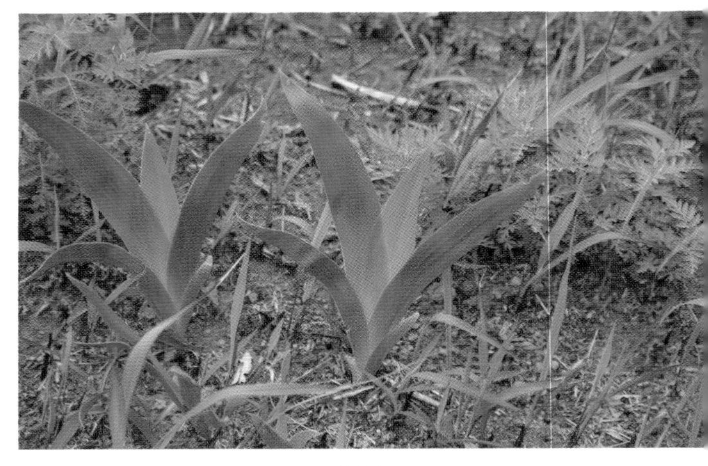

射干

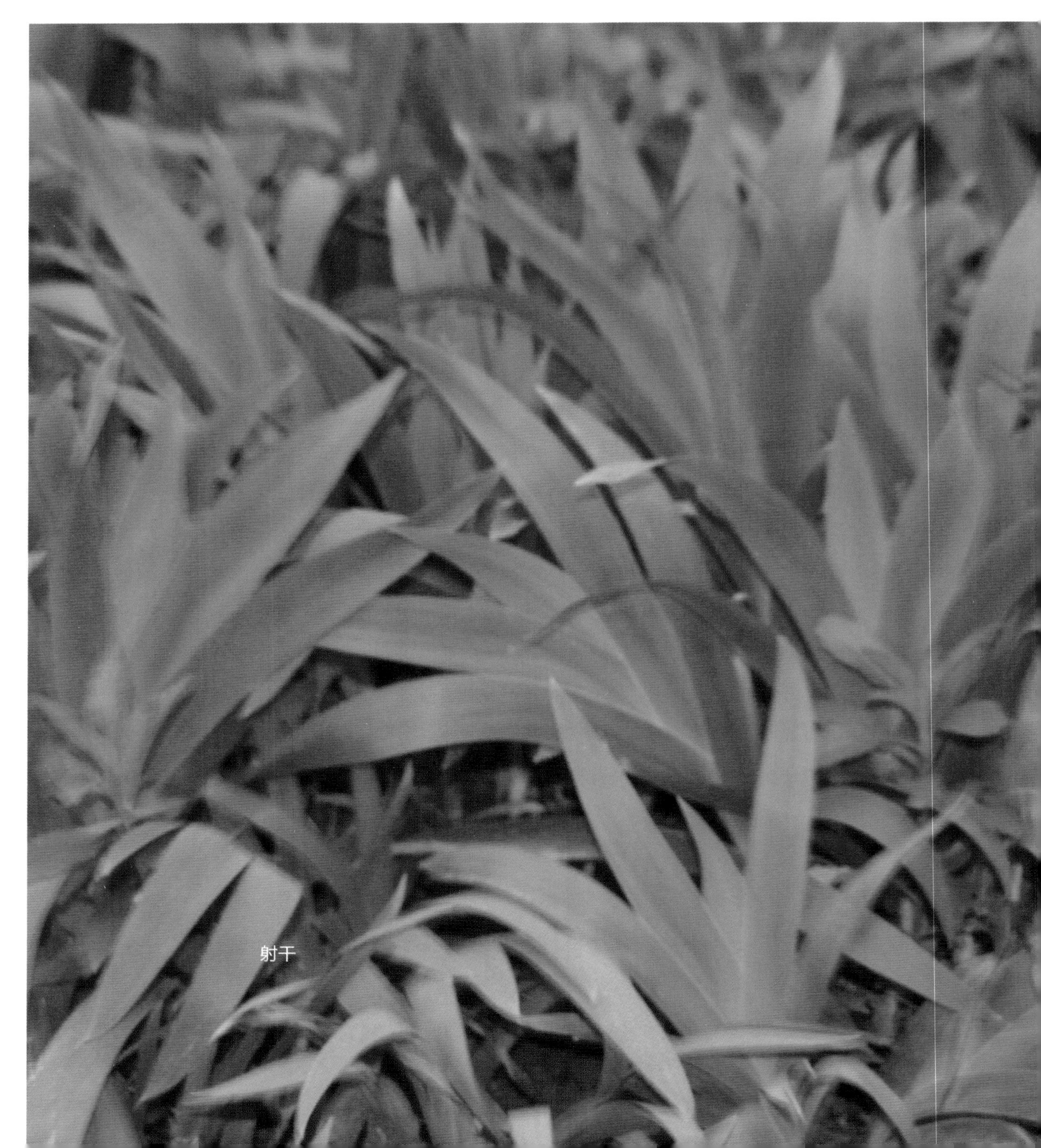

射干

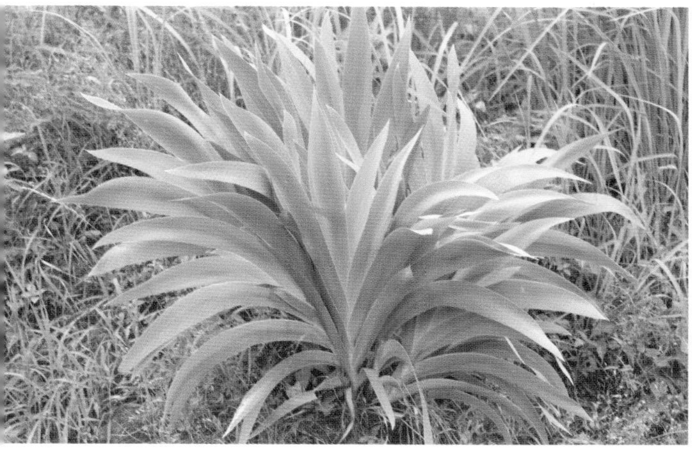

射干

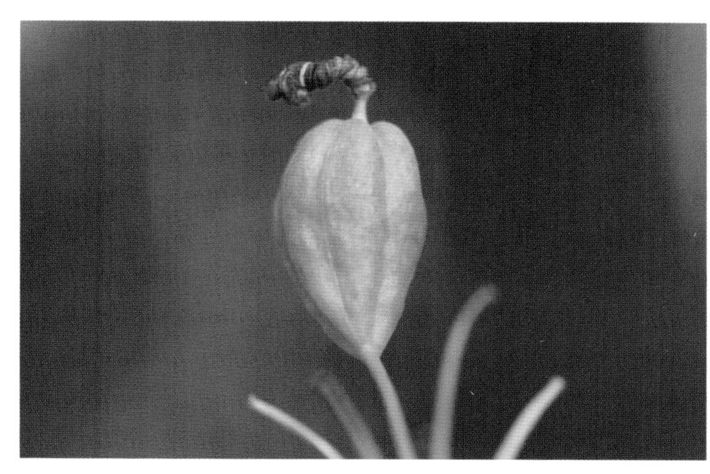

射干

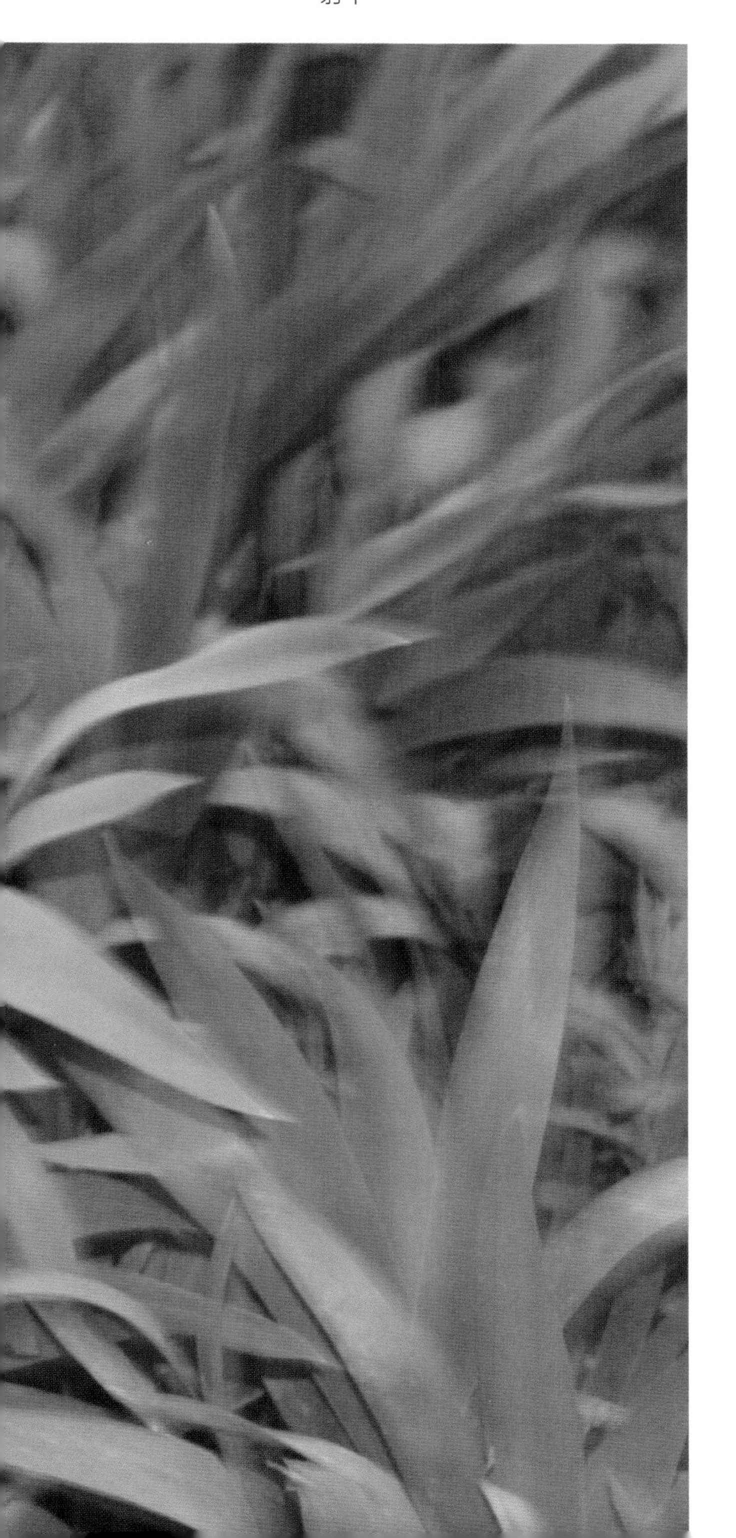

形态特征

多年生草本，高 50 ~ 120 cm；根茎横走，呈结节状。叶剑形，扁平，嵌叠状排成 2 列，叶长 25 ~ 60 cm，宽 2 ~ 4 cm。伞房花序，顶生，总花梗和小花梗基部具膜质苞片，花橘红色，散生暗色斑点，花被片 6，雄蕊 3，子房下位，柱头 3 浅裂。蒴果倒卵圆形，种子黑色。花期 6 ~ 8 月，果期 7 ~ 9 月。

生境分布

生长于林下或山坡。分布于湖北、河南、江苏、安徽等地。

采收加工

春初刚发芽或秋末茎叶枯萎时采挖，除去须根及泥沙，干燥。

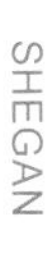

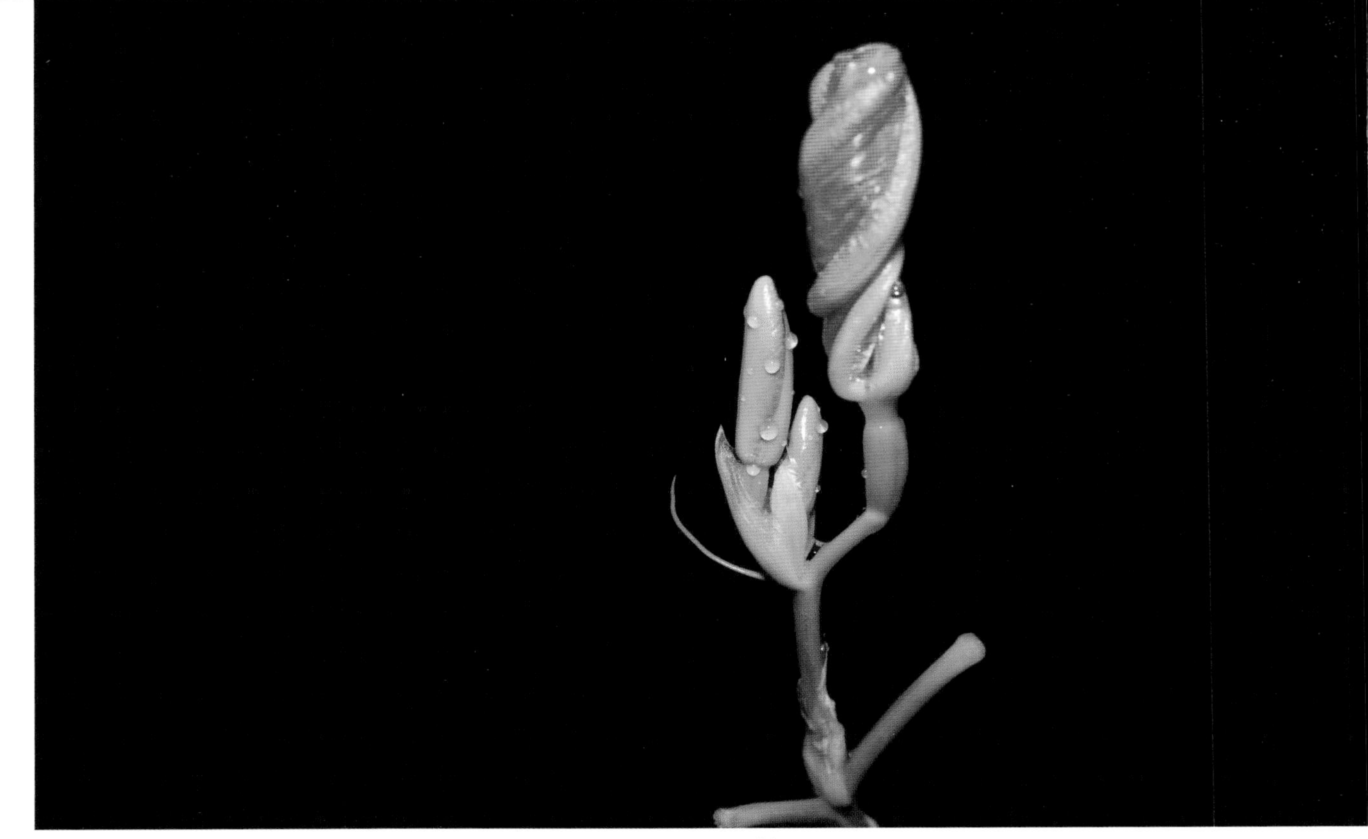

射干

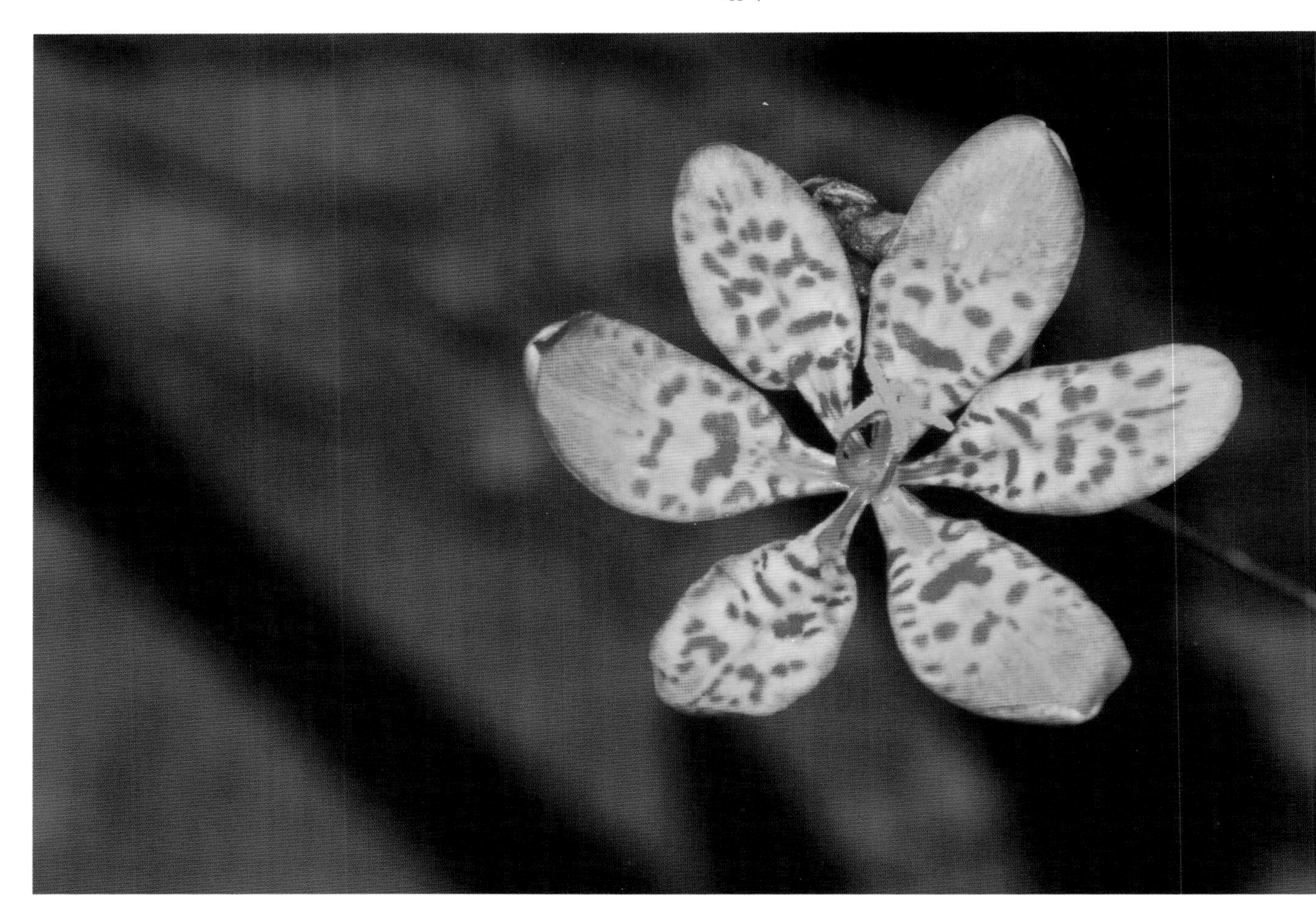

射干

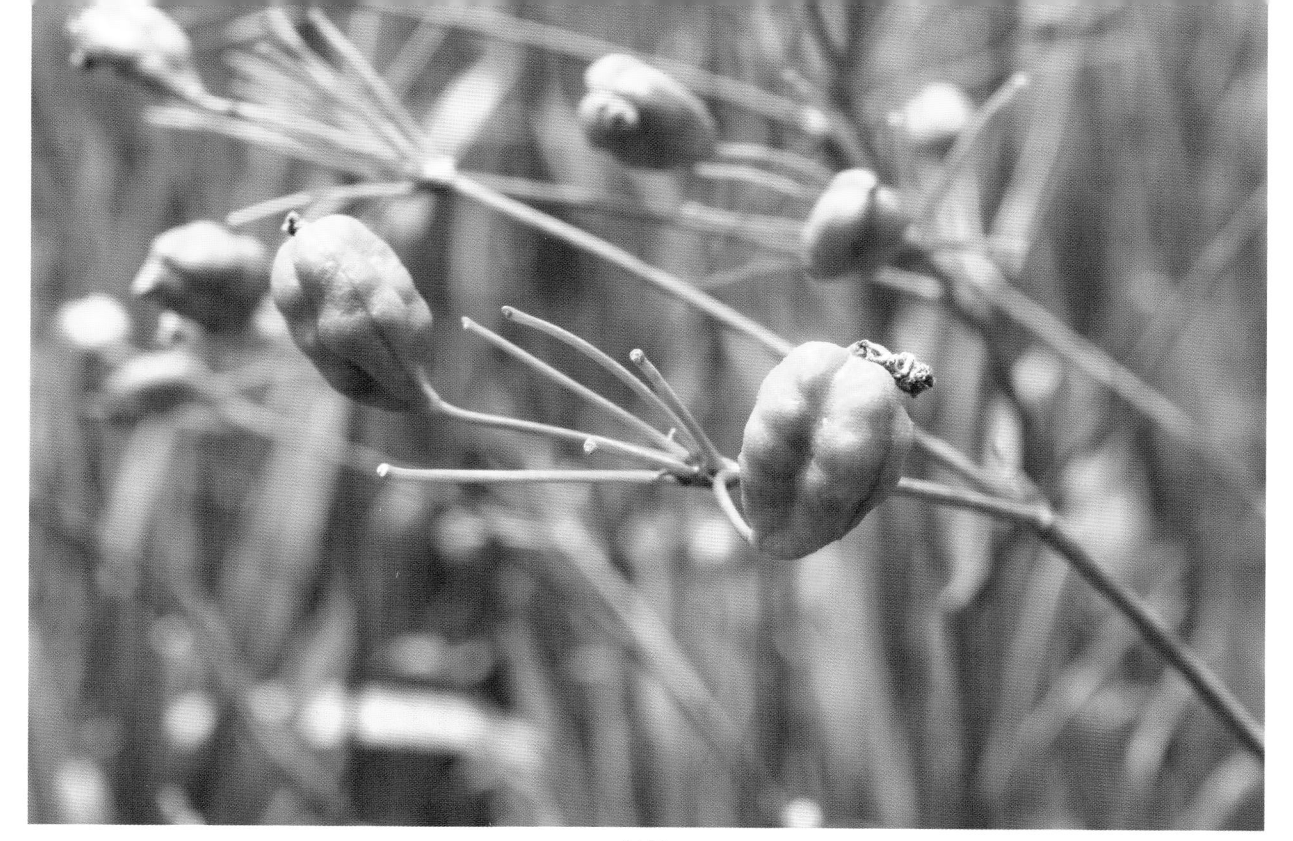
射干

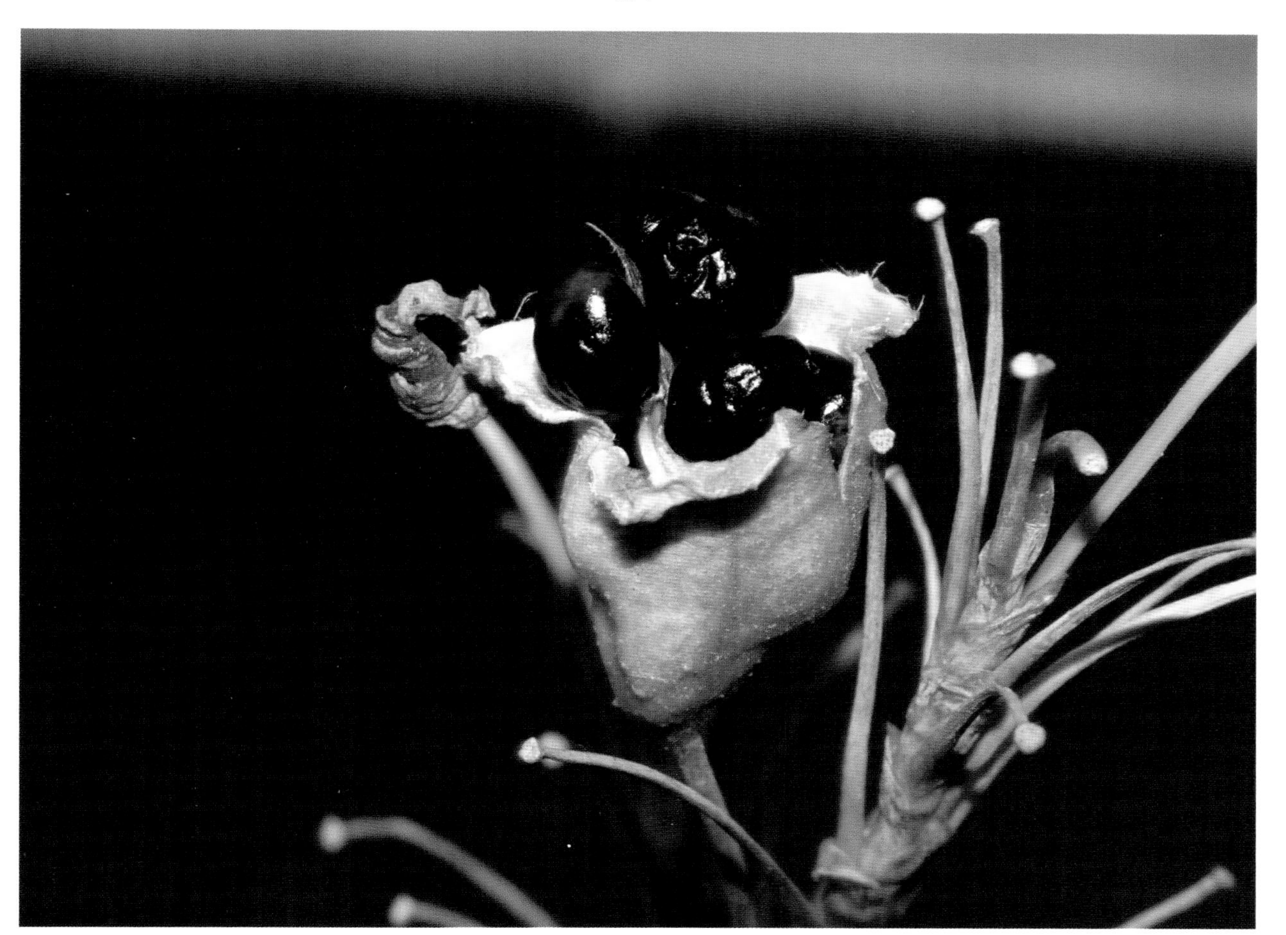
射干

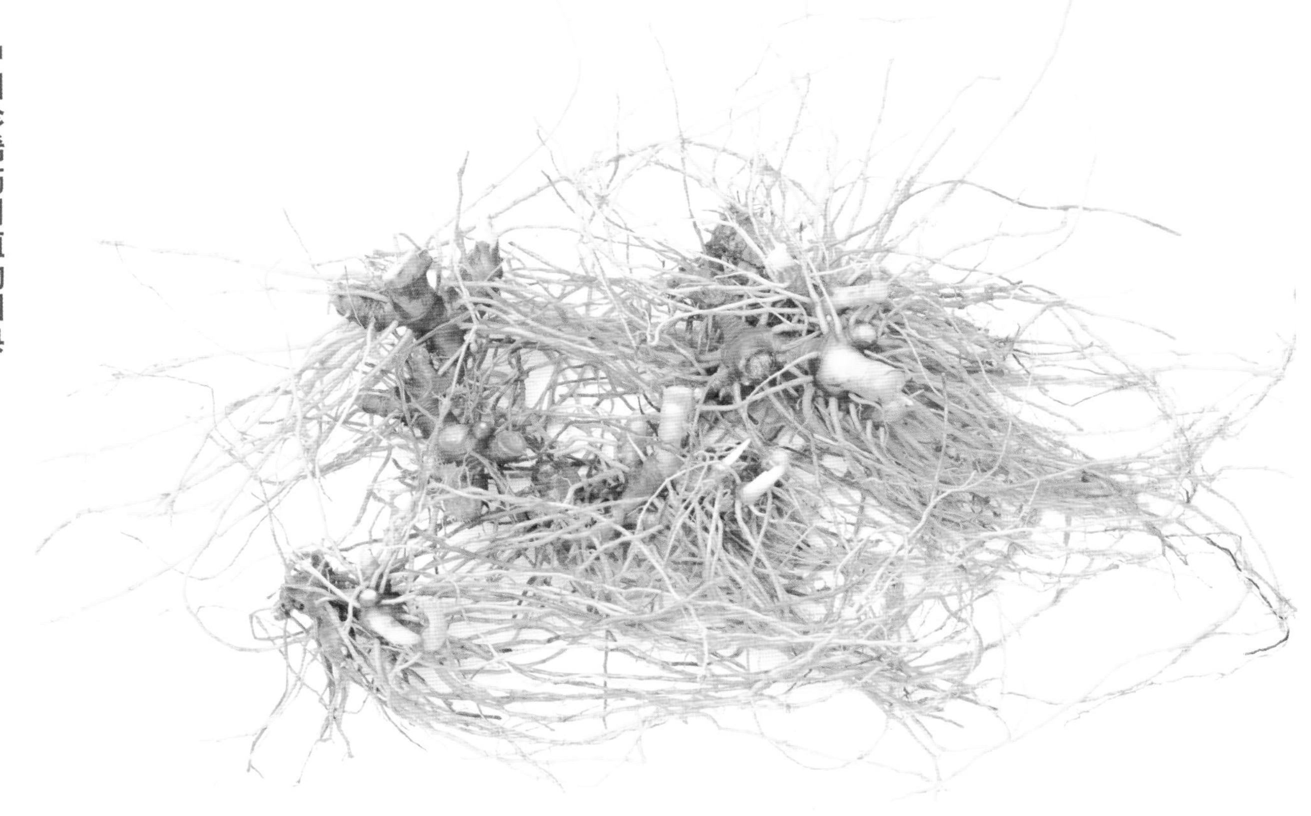

射干药材

药材性状

本品呈不规则结节状，长 3 ~ 10 cm，直径 1 ~ 2 cm。表面黄褐色、棕褐色或黑褐色，皱缩，有排列较密的环纹。上面有数个圆盘状凹陷的茎痕，偶有茎基残存；下面有残苗细根及根痕。质硬，断面黄色，颗粒性，气微，味苦、微辛。以肥满、肉色黄白、无须根者为佳。

化学成分

根茎含鸢尾苷（irigenin）、鸢尾黄酮苷（tectoridin）、鸢尾黄酮（tectorigenin）、茶叶花宁（apocynin）和射干酮（sheganone）等，花、叶含芒果苷（mangiferin）。

药理作用

1. 抗病原微生物作用 1∶10 射干煎剂或浸剂对常见致病的皮肤癣菌有抑制作用；1∶20 对腺病毒 3 型和 ECHO11 病毒有抑制和延缓细胞受病毒侵害的作用。

射干药材

2. 抗感染作用 射干混悬液小鼠灌服 25 g/kg，能明显抑制醋酸刺激小鼠腹腔毛细血管通透性升高的作用。大鼠灌服 15 g/kg，能明显抑制组胺引起的毛细血管通透性升高的作用。大鼠灌服 15 g/kg，每日 1 次，共 6 ~ 7 日，能明显抑制棉球肉芽肿及巴豆油所致的炎性渗出和增生。对大鼠透明质酸酶性浮肿也有明显抑制作用。

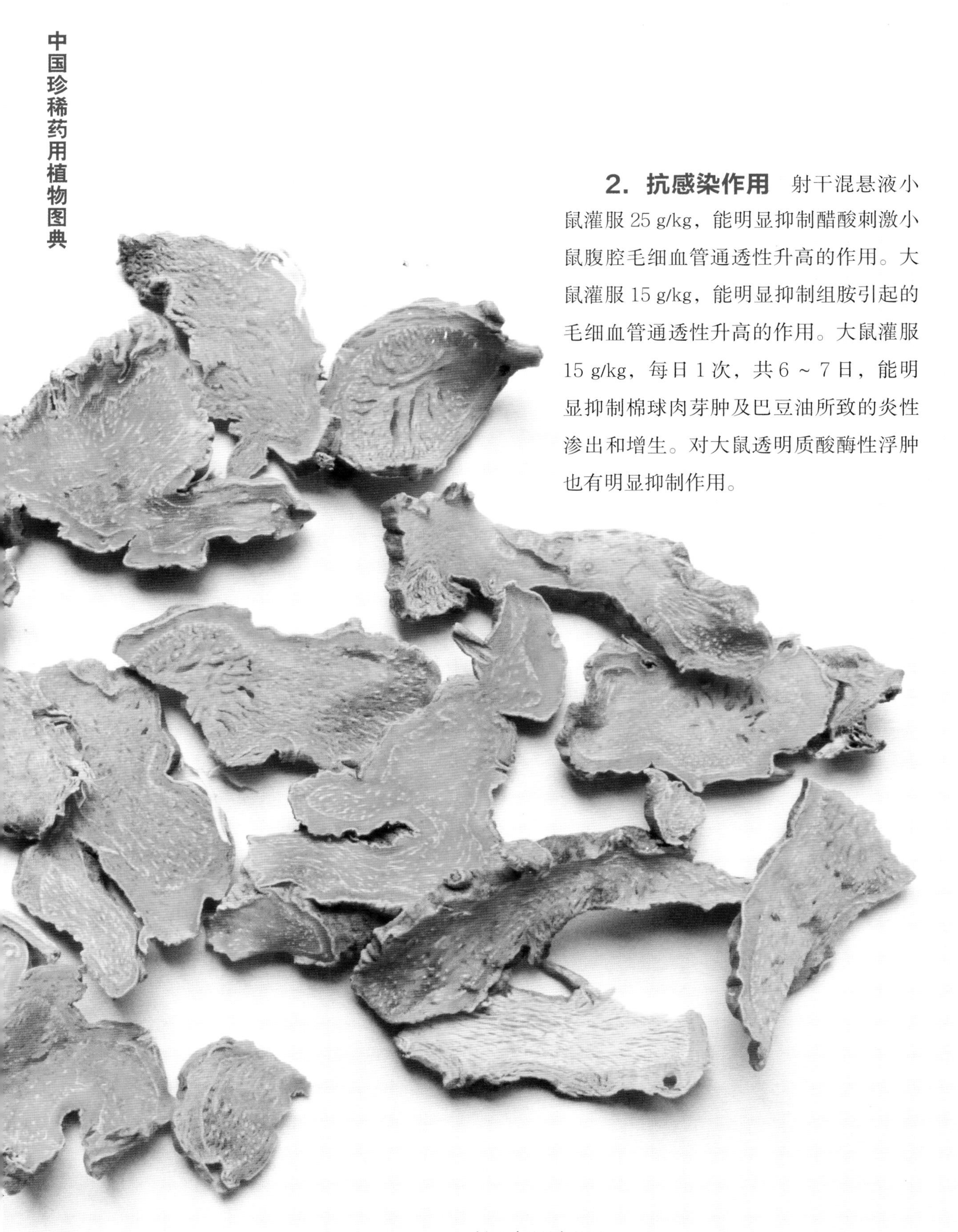

射干（种植）饮片

性味归经

苦，寒。归肺经。

功效主治

清热解毒，消痰，利咽。用于热毒痰火郁结，咽喉肿痛，痰涎壅盛，咳嗽气喘。

临床应用

1. 乳糜尿 射干 15 g。水煎，加入白糖适量，口服，每日分 3 次；或制成水丸，每日 3 次，每次 4 g，饭后服，10 日为 1 个疗程。治疗 104 例乳糜尿，除个别病例外，多经 1 个疗程治疗。结果：痊愈者 94 例，占 90.4%，但其中 9 例为临床治愈，16 个月又发现乳糜尿，继续服药 1 个疗程后未再复发；无效者 10 例，占 9.6%。

2. 慢性支气管炎 以射干麻黄汤为主方，随症加减治疗 106 例慢性支气管炎急性发作病人，其中痊愈 68 例，有效 31 例，总有效率为 96.66%。

3. 急性气管、支气管炎 单纯应用射干麻黄汤加减治疗小儿支气管炎 38 例，其中治愈 34 例，好转 2 例，无效 2 例，总有效率为 94.7%。治愈 34 例患儿，咳嗽、喘息消失时间最短为 3 日，最长 9 日，平均 5.5 日；肺部啰音消失时间最短 4 日，最长 9 日，平均 63 日。

用法用量

内服：煎汤，3 ~ 10 g；或入丸、散。或鲜品捣汁；或浸酒。外用：煎水洗；或捣烂敷。

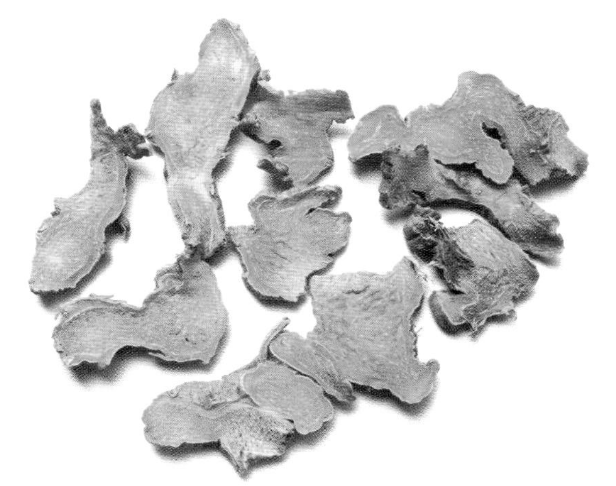

射干饮片

使用注意

孕妇忌用或慎用。

升麻

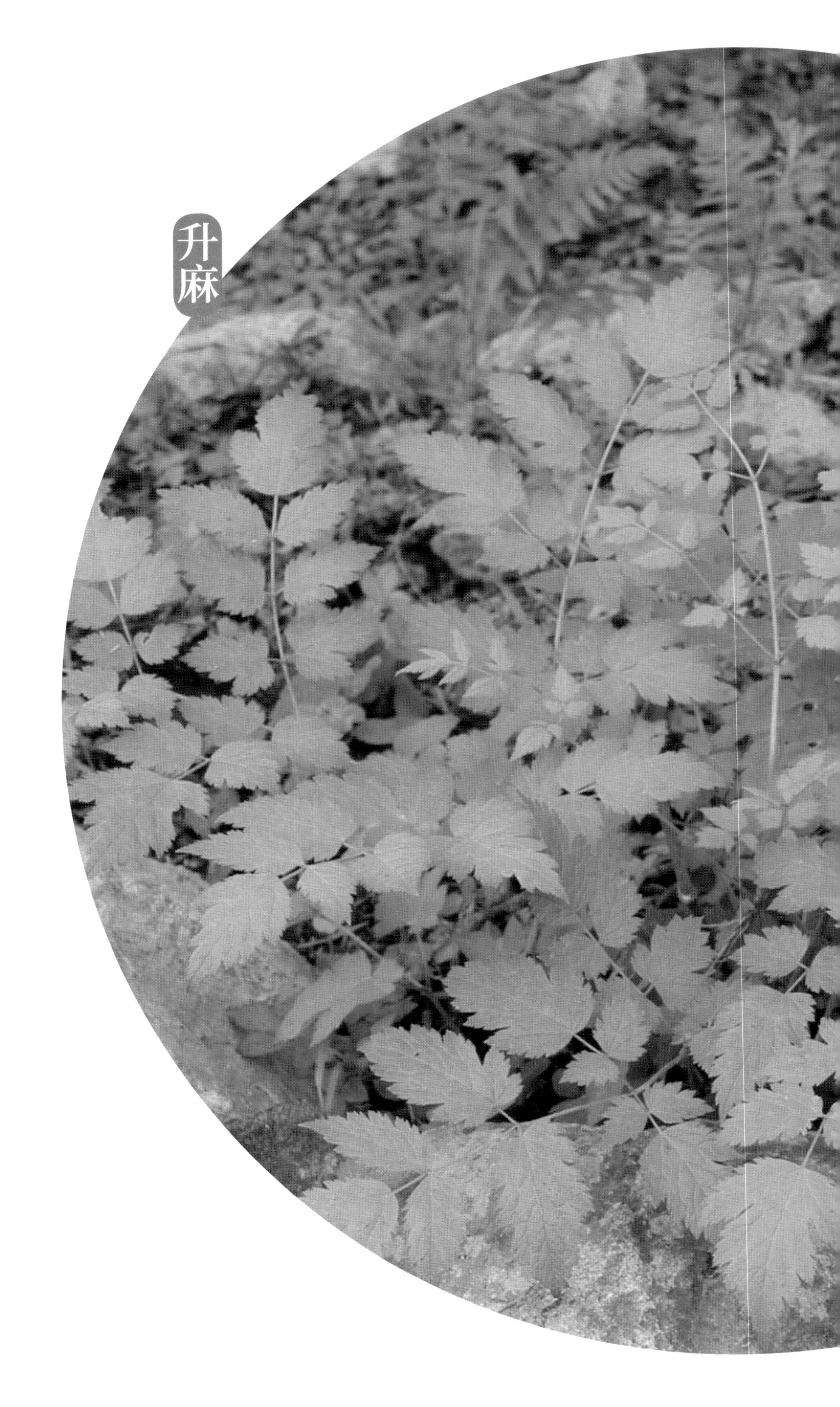

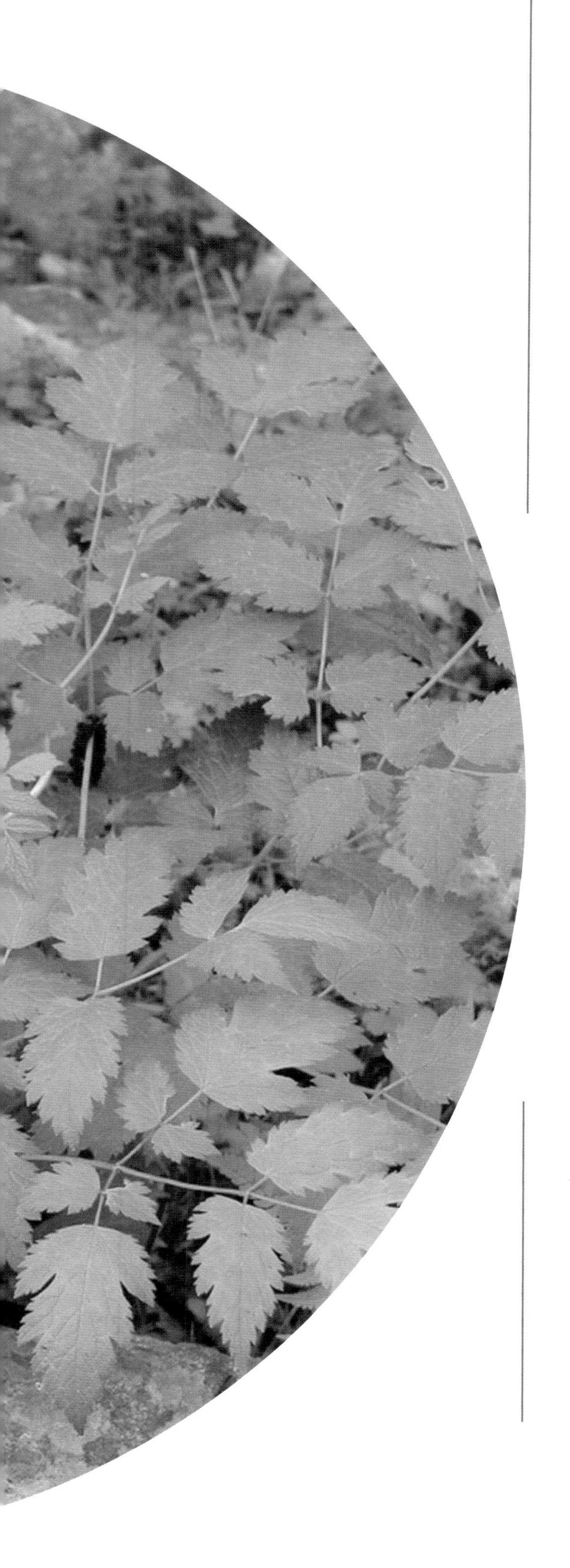

升麻

SHENGMA

基　原

本品为毛茛科植物升麻 *Cimicifuga foetida* L.、大三叶升麻 *Cimicifuga heracleifolia* Kom. 或兴安升麻 *Cimicifuga dahurica* (Turcz.) Maxim. 的干燥根茎。

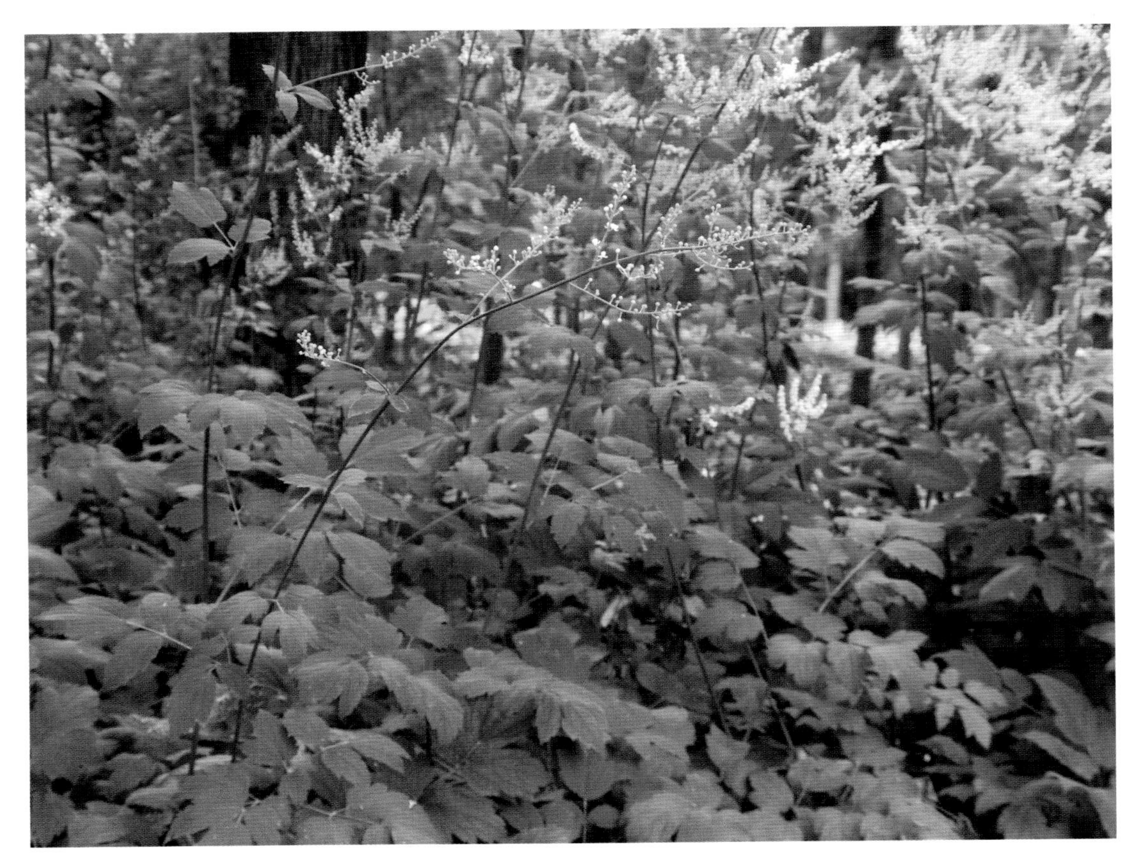

升麻

形态特征

升麻： 多年生草本。根茎呈不规则块状，有洞状的茎痕，须根多而长。茎直立，分枝，高 1 ~ 2 m，被疏柔毛。数回羽状复叶，叶柄密被柔毛；小叶片卵形或披针形，长 2 ~ 4 cm，宽 1 ~ 2.5 cm，边缘有深锯齿，上面绿色，下面灰绿色，两面被短柔毛。复总状花序着生于叶腋或枝顶，狭窄或有时扩大呈大形的圆锥花序，花两性，萼片 5，卵形，覆瓦状排列，有 3 脉，白色，具睫毛；蜜叶（退化雄蕊）2 枚，先端 2 裂，白色；雄蕊多数，花丝长短不一，比萼片长；心皮 2 ~ 5 枚，被腺毛，胚珠多数。蓇葖果长矩圆形，略扁，先端有短小宿存花柱，略弯曲。种子 6 ~ 8 枚。花期 7 ~ 8 月，果期 9 月。

大三叶升麻： 多年生草本；根茎上生有多数内陷圆洞状的老茎残基。叶互生，2 回 3 出复叶小叶卵形至广卵形，上部 3 浅裂，边缘有锯齿。圆锥花序具分枝 3 ~ 20 条，花序轴和花梗密被灰色或锈色的腺毛及柔毛。花两性，退化雄蕊长卵形，先端不裂；能育雄蕊多数，花丝长短不一，心皮 3 ~ 5，光滑无毛。蓇葖果无毛。花期 8 ~ 9 月，果期 9 ~ 10 月。

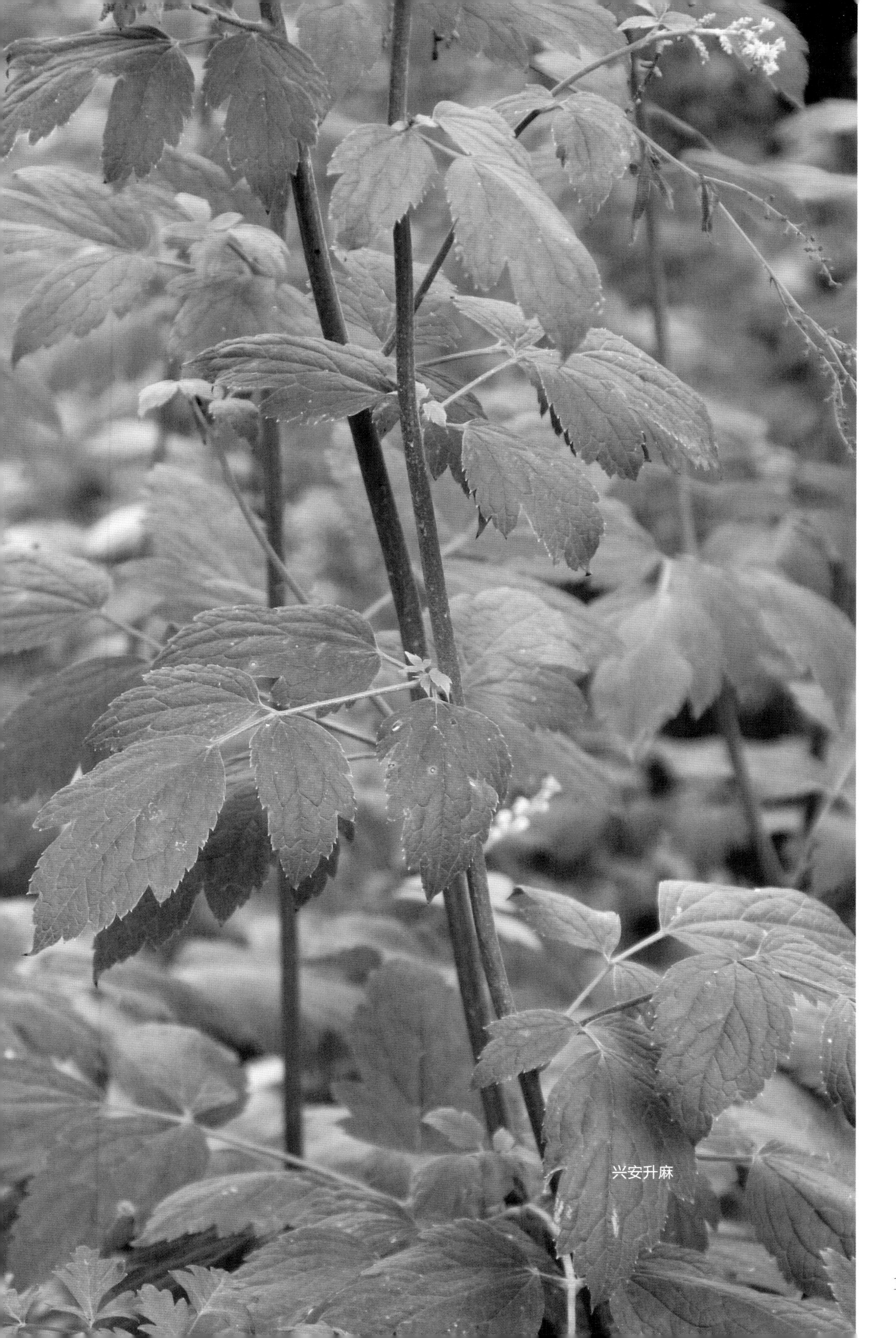
兴安升麻

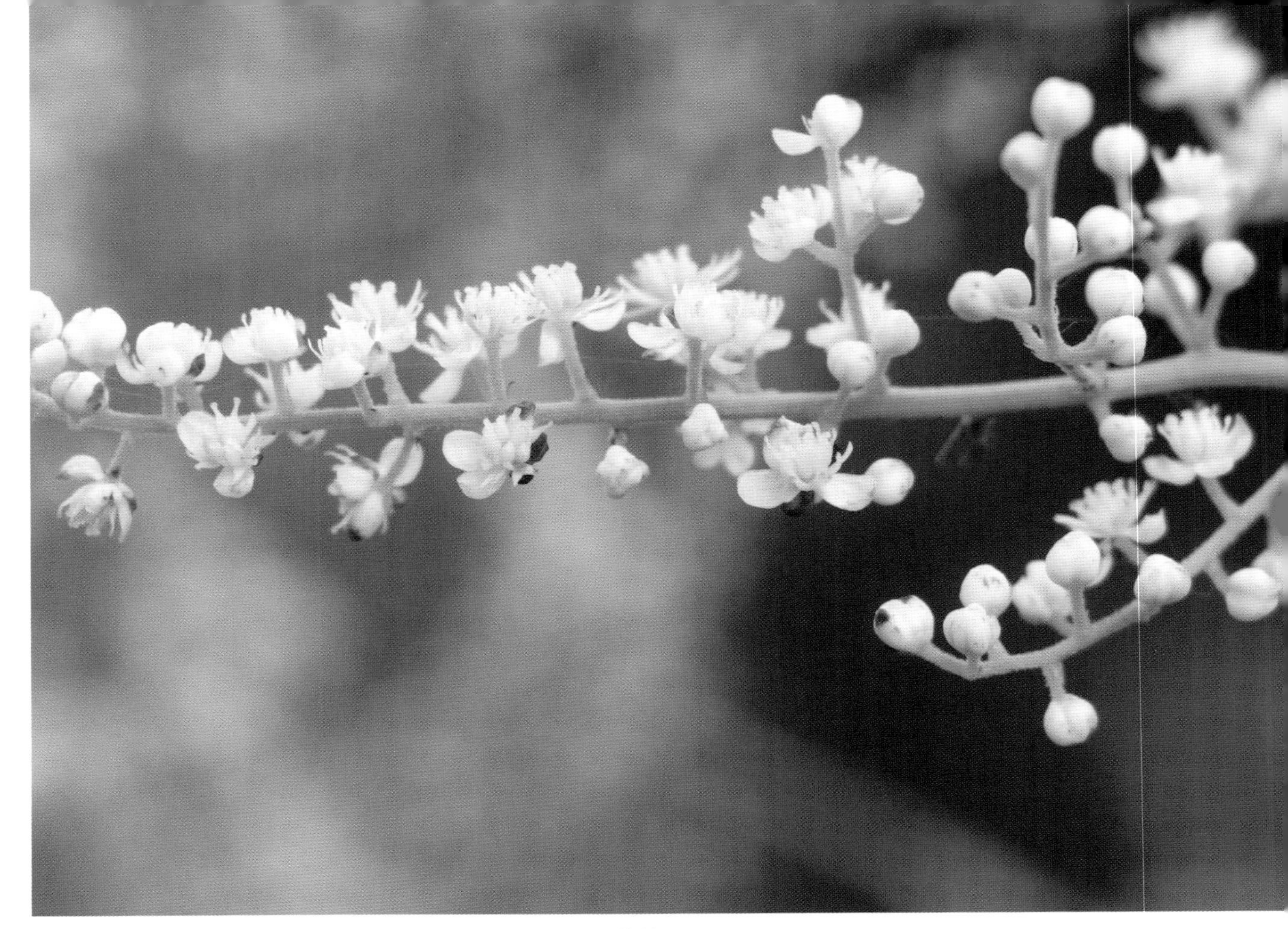

升麻花枝

兴安升麻：多年生草本。根茎粗大，有明显的洞状茎痕及多数须根。茎直立。单一，高达 1 m，密被柔毛。二回三出复叶；在茎下部者有长柄，柄上被柔毛，中央小叶有柄，两侧小叶通常无柄；小叶片卵形至卵圆形，长 5 ~ 11.5 cm，中央小叶片再 3 深裂或浅裂，边缘有深锯齿，两面均被柔毛。圆锥状复总状花序；总花梗甚长，侧生花梗较短，小花梗长 2 ~ 4 mm，均密生灰色柔毛；花单性，雌雄异株，罕为两性；每花下有一小型苞片；雄花萼片 5，倒卵形，有 3 脉；蜜叶 2 枚，先端 2 深裂，各裂片顶端常具一明显花药；雄蕊多数，花丝长短不等，微扁，花药卵形；子房退化；雌花心皮 5，无柄。蓇葖果 5。种子多数。花期 7 ~ 8 月，果期 9 月。

生境分布

生长于山坡、沙地。升麻的根茎为药材西升麻或称川升麻，分布于陕西、四川；大三叶升麻的根茎为药材关升麻，分布于辽宁、吉林、黑龙江；兴安升麻的根茎为药材北升麻，分布于辽宁、黑龙江、河北、山西。

采收加工

秋季采挖，除去泥沙，晒至须根干时，燎去或除去须根，晒干。

药材性状

本品为不规则长块状，分枝多，呈结节状，长 10 ~ 20 cm，直径 2 ~ 4 cm。表面黑褐色或棕褐色，粗糙不平，有坚硬的细须根残留，上面有数个圆形空洞的茎基痕，洞内壁显网状沟纹；下面凹凸不平，具须根痕。体轻，质坚硬，不易折断，断面不平坦，有裂隙，纤维性，黄绿色或淡黄白色。气微，味微苦而涩。以个大、色黑、无细根者佳。

化学成分

升麻根茎含升麻碱（cimicifugine）、水杨酸、鞣质、树脂、咖啡酸、阿魏酸。新近又从中分得了异阿魏酸、3- 乙酰氧基咖啡酸、咖啡酸葡萄糖酯苷、升麻素葡萄糖苷（cimidahurineglucoside）、6- 异次黄嘌呤核苷（6-isoinosine）、北升麻宁（simidahurihine）、D- 葡萄糖、蔗糖，以及升麻醇 -3-0- β -D- 吡喃葡萄糖苷、升麻酰胺、khellol- β -D- 吡喃葡萄糖苷。兴安升麻根茎含升麻素、生物碱、糖类、有机酸、树脂苷、异阿魏酸、阿魏酸、咖啡酸，以及升麻醇、升麻醇木糖苷（cimigenoside）、北升麻醇（dahurincl）、异北升麻醇、去羟基北麻醇、25-O- 甲基异升麻醇等多种甾萜类成分。大三叶升麻中含有生物碱。

药理作用

1. 解热作用 北升麻提取物 1 g/kg 或异阿魏酸 1 ~ 2 g/kg 灌胃，对伤寒、副伤寒混合疫苗所致大鼠发热有解热作用且可使正常大鼠体温下降，单穗升麻提取物 2 g/kg 和升麻苷也有降温作用。

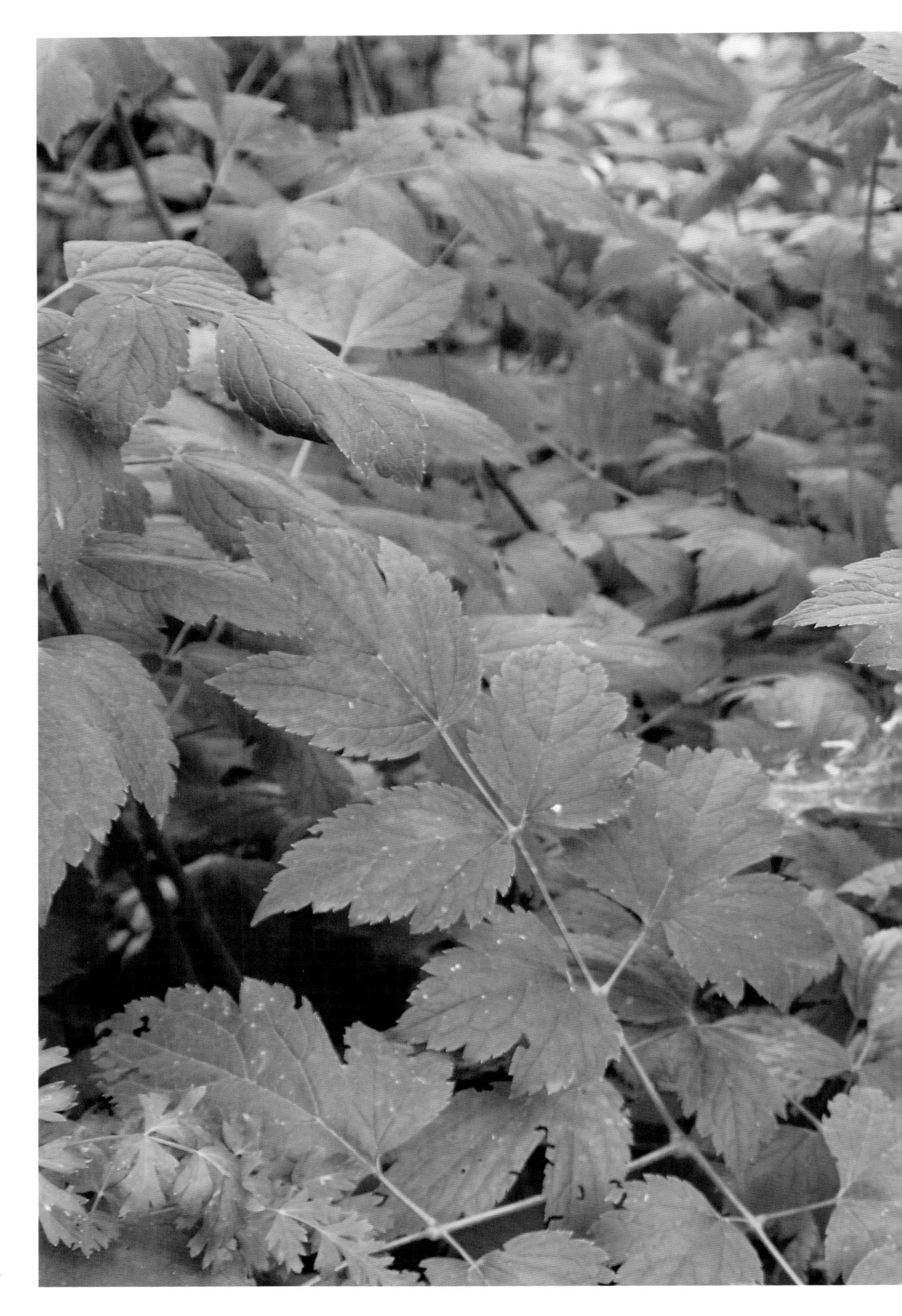

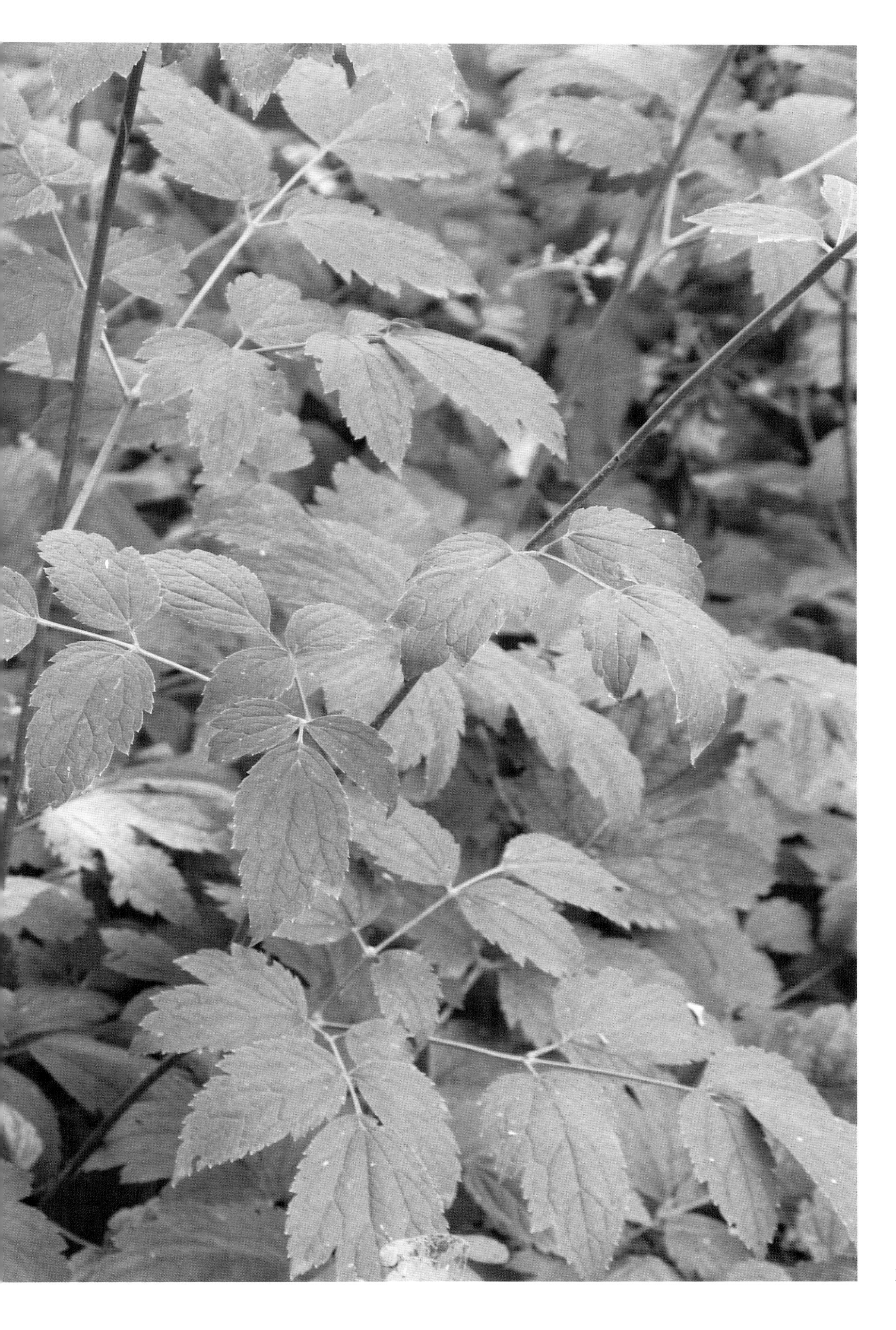

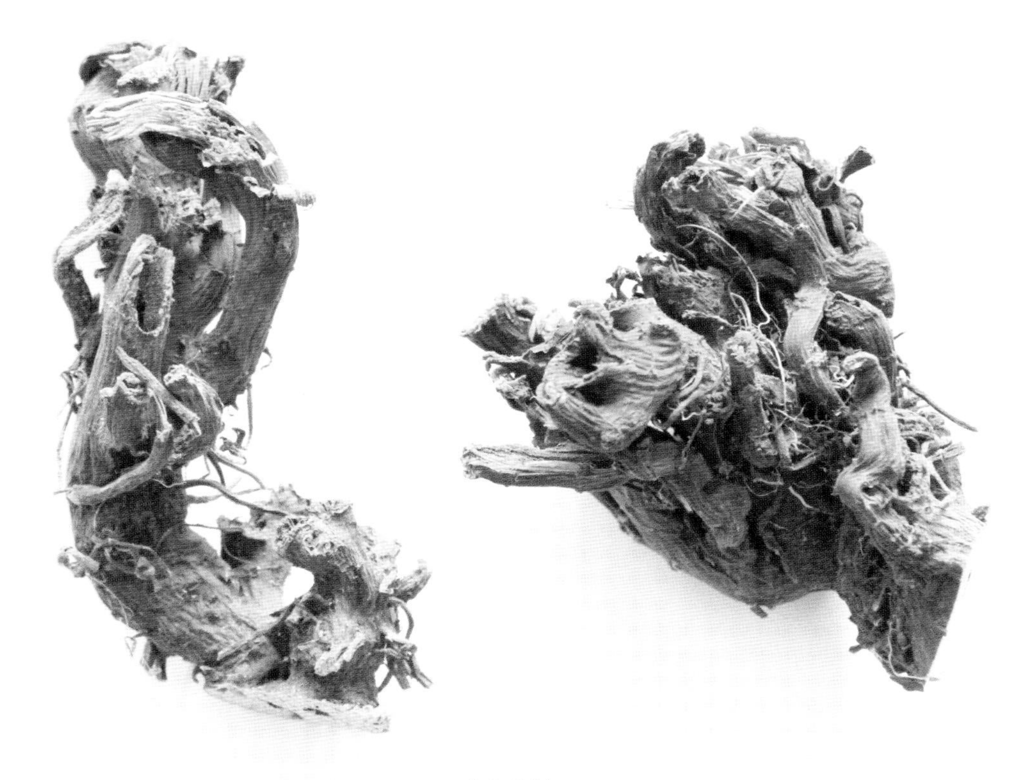

升麻药材

2. 镇痛、抗惊厥作用 北升麻提取物 1 g/kg 或 5 g/kg 给小鼠灌胃，能明显抑制醋酸所致扭体反应，但对压尾刺激无镇痛作用。单穗升麻提取物 2 g/kg 给小鼠灌胃对上述两项实验均能呈现镇痛作用。北升麻醉提取物可抑制樟脑或士的宁所致小鼠惊厥。北升麻酊剂及升麻素（cimifugin）均有镇静作用。

3. 抗感染作用 升麻在试管内浓度 1∶128 时对金黄色葡萄球菌，有抗感染作用。30% ~ 40% 单穗升麻水浸液体外试验对黄癣菌、奥杜盎小芽孢菌、铁锈色小芽孢癣菌和红色表皮癣菌等均有抑制作用。北升麻提取物或单穗升麻提取物 2 g/kg 给大鼠灌胃、对角叉菜胶或右旋糖酐所致足肿胀均有抑制作用；对乳酸或醋酸引起的肛门溃疡，有使溃疡面积缩小的趋势。

4. 对心血管系统的影响 升麻有抑制心脏、减慢心率和降压作用。

5. 对平滑肌的影响 升麻能抑制离体肠管及妊娠子宫；对未孕子宫及膀胱则呈兴奋作用。

6. 其他作用 升麻水提取物体外试验对人工宫颈癌细胞 JTC-26 株抑制率在90%以上。升麻生药或炒炭均能明显缩短小鼠凝血时间。野升麻有性激素样作用，雌性大鼠长期注射野升麻提取物，可使子宫质量增加，能使幼鼠或围绝经期的雌性大鼠建立性周期，能使雌性幼鼠的卵巢质量增加，黄体数目增多。

性味归经

辛、微甘，微寒。归肺、脾、胃、大肠经。

功效主治

发表透疹，清热解毒，升举阳气。用于风热感冒，头痛，齿痛，口舌生疮，咽喉肿痛，麻疹不透，阳毒发斑，脱肛，子宫脱垂。

临床应用

1. 麻疹（初期） 升麻、牛蒡子各 3 g，桔梗 1.5 g。水煎服有较好的效果。对于麻疹发而不透，发热恶风、头痛身痛、喷嚏、咳嗽、目赤流泪、口渴、舌红苔干、脉浮者，常与葛根、赤芍、炙甘草各适量配伍，如升麻葛根汤。麻疹并发肺炎者，可在辨证施治的基础上重用升麻。

2. 带状疮疹、单纯性疱疹（瘙痒疼痛，时有渗液，伴有发冷发热、不能安眠者） 升麻配葛根、赤芍、紫草、甘草等各适量。效果良好。

3. 腮腺炎 可在辨证施治的基础上重用升麻。

4. 直肠脱垂、子宫脱垂、胃下垂，兼见气短、倦怠、久泻证属中气下陷者 升麻、柴胡、党参、黄芪、白术、当归、陈皮、炙甘草各适量。如补中益气汤。治疗胃下垂，也可用升麻配枳壳各 15 g，脾胃虚寒加理中汤；气虚明显者加四君子汤；气滞明显者加香附、陈皮各适量；阴虚明显者加玉竹、石斛各适量；胃有郁热者加左金丸；纳呆者加焦楂曲；湿阻者加苍术、川厚朴各适量；便秘者加瓜蒌、火麻仁各适量；便溏者加白术、煨葛根各适量。每日 1 剂，3 个月为 1 个疗程。治疗子宫脱垂，也可用升麻 6 g，牡蛎 12 g。每日分 2 次服，3 个月为 1 个疗程。或将升麻 4 g，放入鸡蛋内，用纸贴口蒸熟食之，早、晚各 1 次，10 日为 1 个疗程，连用 3 个疗程。

5. 口腔感染（牙龈肿痛溃烂、急性牙周炎、急性咽炎、口舌生疮、牙痛头痛证属阳明胃热者） 升麻、生地黄、当归、黄连、牡丹皮各适量。如《脾胃论》清胃散。治疗口臭、口腔炎、扁桃体炎，单用升麻煎剂漱口有效。

6. 血小板减少症、肾炎血尿 升麻、鳖甲等各适量。如升麻鳖甲汤。水煎服，每日 1 剂。

7. 慢性风湿病 升麻与其他药物配伍使用。水煎服，每日 1 剂。

8. 风湿头痛、热病身发斑疹、久泻、久痢 升麻适量。水煎服。治疗梅毒，可重用本品。

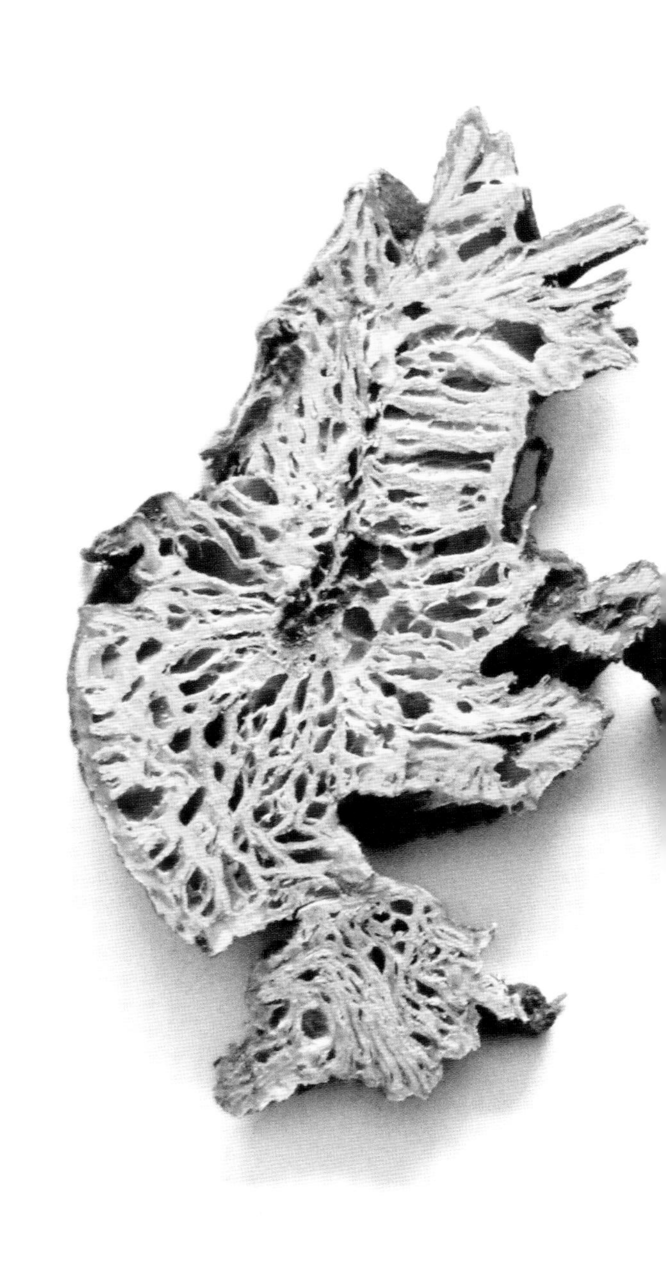

用法用量

内服：煎汤，3 ~ 10 g；或入丸、散。外用：研末调敷；或煎汤含漱。

使用注意

麻疹疹出已透，阴虚火旺，肝阳上亢，上盛下虚者忌用。

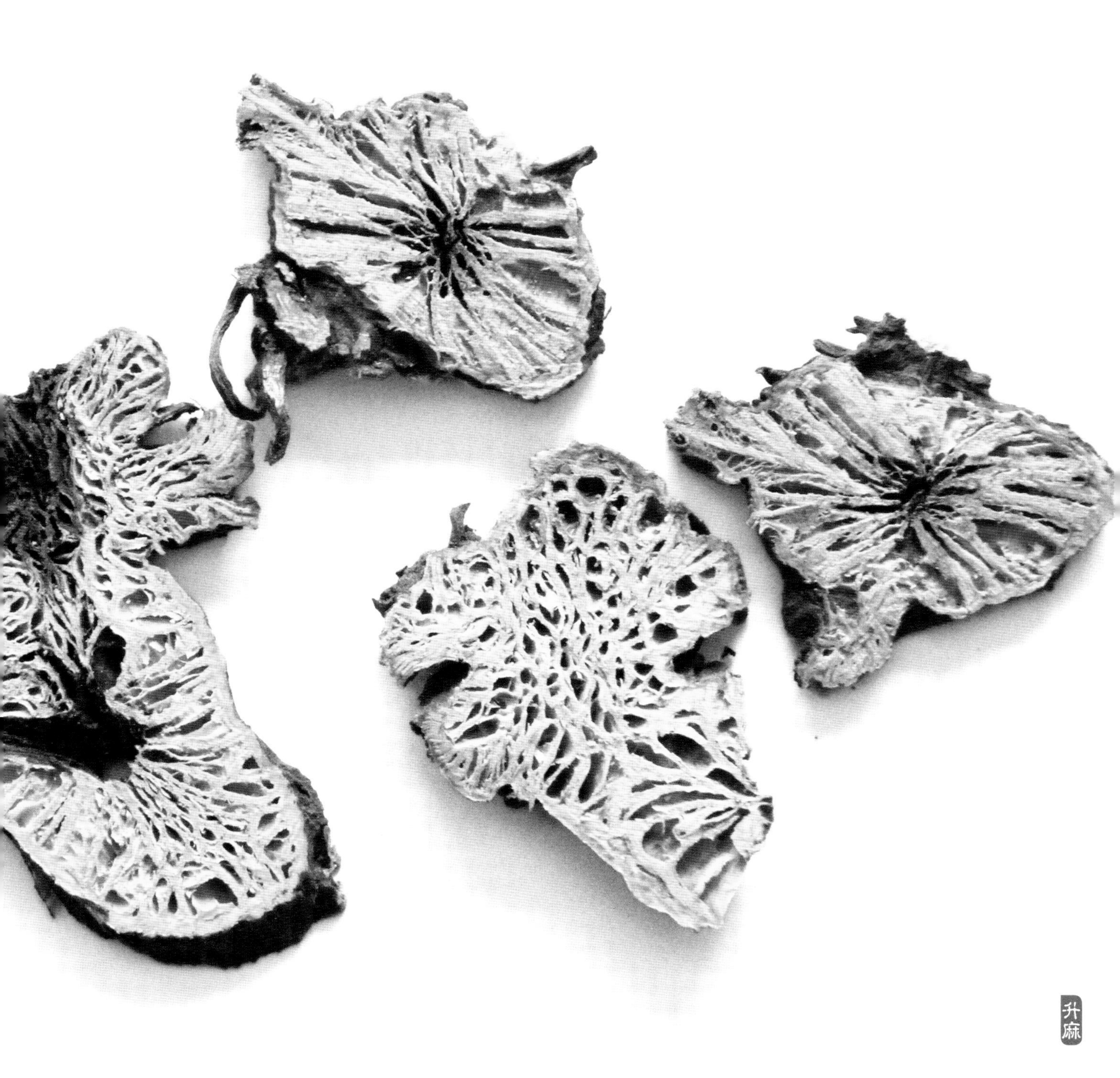

升麻饮片

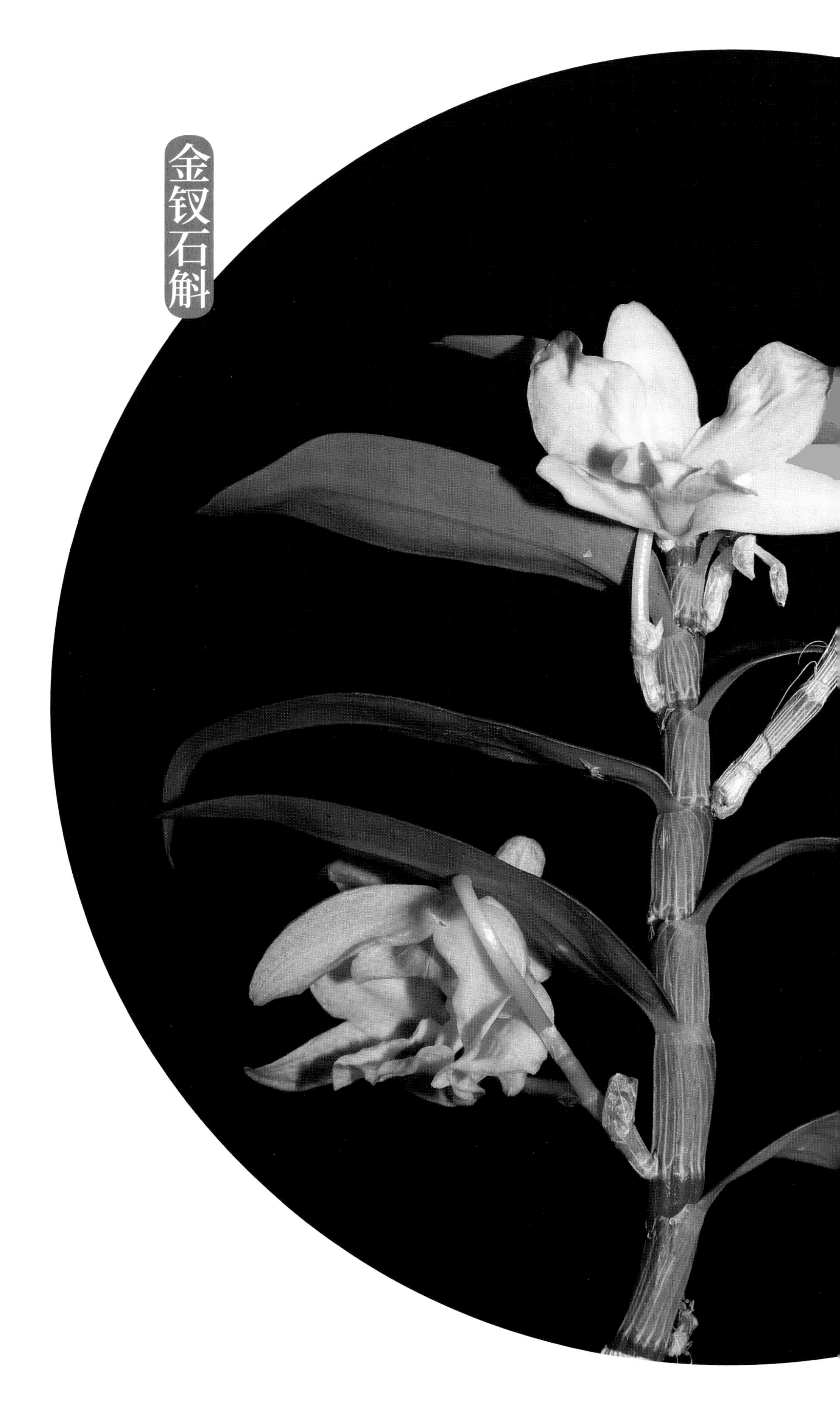
金钗石斛

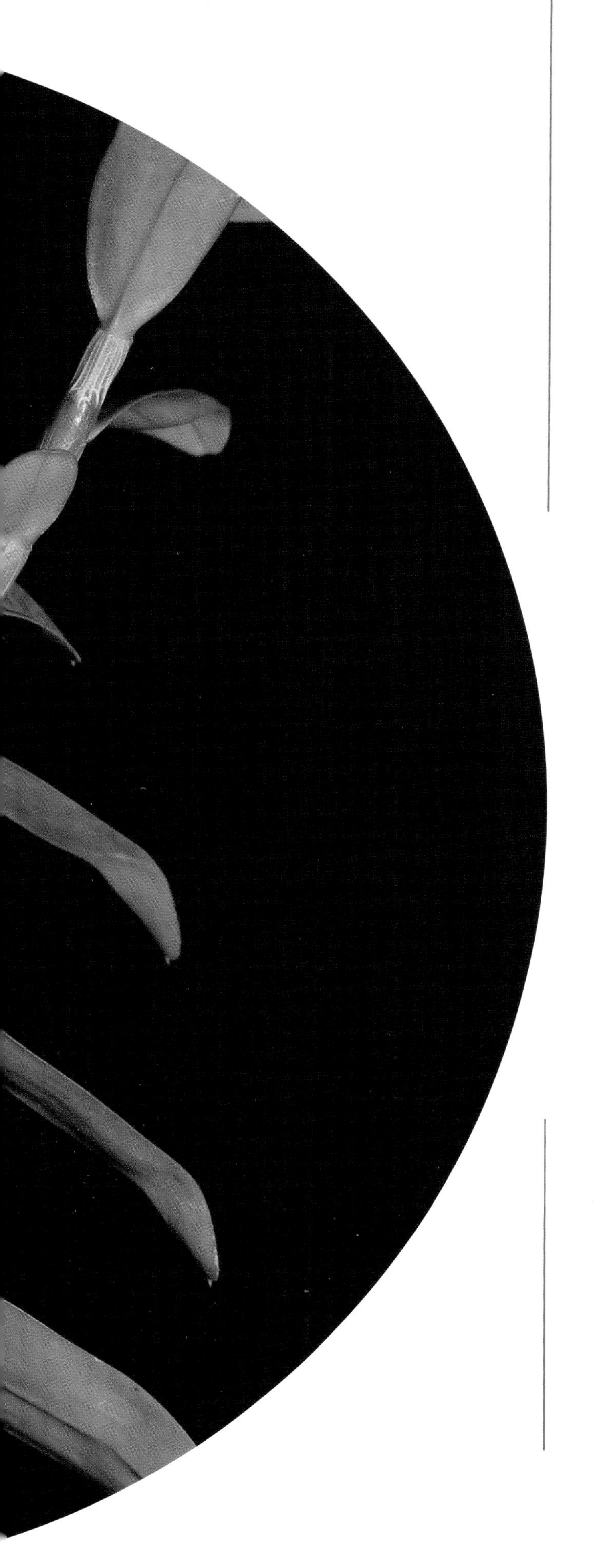

石斛

SHIHU

基　原

本品为兰科植物金钗石斛 *Dendrobium nobile* Lindl.、鼓槌石斛 *Dendrobium chrysotoxum* Lindl. 或流苏石斛 *Dendrobium fimbriatum* Hook. 的栽培品及其同属植物近似种的新鲜或干燥茎。

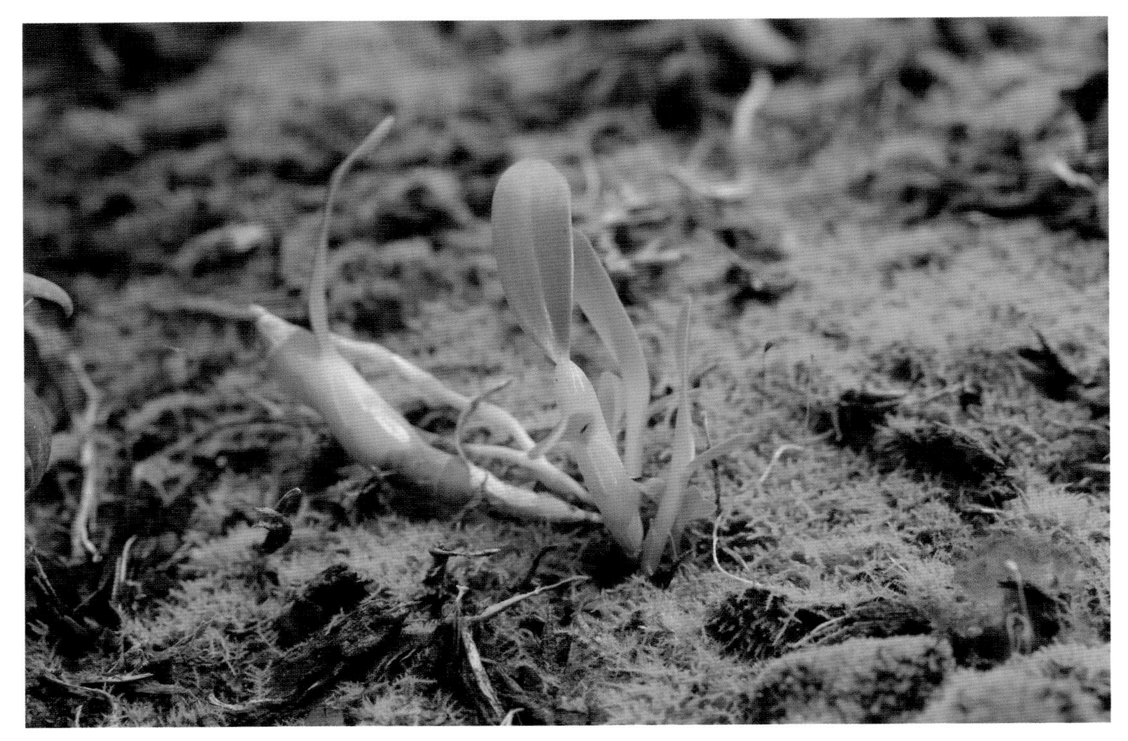

金钗石斛

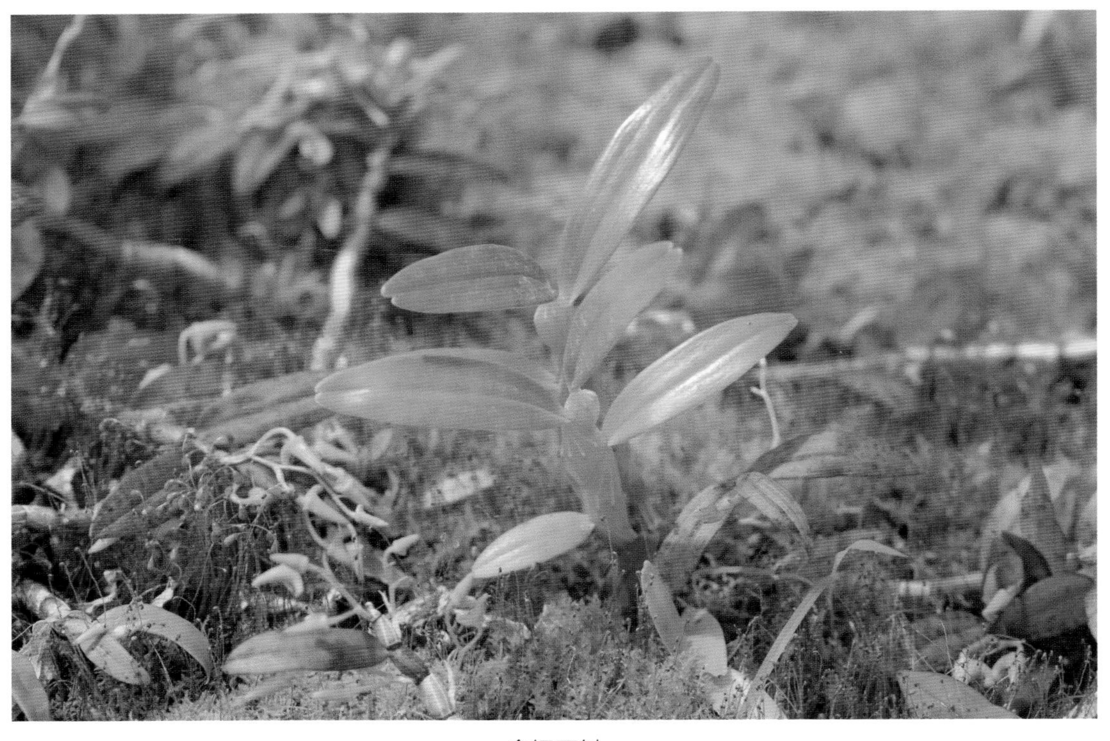

金钗石斛

形态特征

金钗石斛：多年生附生草本，高 30 ~ 50 cm；茎丛生，直立，直径 1 ~ 1.3 cm，黄绿色，多节，节间长 2.5 ~ 3.5 cm。叶无柄，近革质，常 3 ~ 5 片生于茎的上端；叶片长圆形或长圆状披针形，长 6 ~ 12 cm，宽 1.5 ~ 2.5 cm，先端钝，有偏斜状凹缺，叶脉平行，通常 9 条，叶鞘紧抱于节间。花期 5 ~ 6 月。

鼓槌石斛：草本植物，茎直立，肉质，纺锤形，具多数圆钝的条棱，干后金黄色，近顶端具 2 ~ 5 枚叶。叶革质，长圆形，长达 19 cm，宽 2 ~ 3.5 cm 或更宽，先端急尖而钩转，基部收狭，但不下延为抱茎的鞘。总状花序近茎顶端发出，斜出或稍下垂，长达 20 cm；花序轴粗壮，疏生多数花；花序柄基部具 4 ~ 5 枚鞘；花苞片小，膜质，卵状披针形，长 2 ~ 3 mm，先端急尖。花期 3 ~ 5 月。

流苏石斛：茎粗壮，斜立或下垂，质地硬，圆柱形或有时基部上方稍呈纺锤形，长 50 ~ 100 cm，粗 8 ~ 12（~ 20）mm，不分枝，具多数节，干后淡黄色或淡黄褐色，节间长 3.5 ~ 4.8 cm，具多数纵槽。叶二列，革质，长圆形或长圆状披针形，先端急尖，有时稍 2 裂，基部具紧抱于茎的革质鞘。总状花序长 5 ~ 15 cm，疏生 6 ~ 12 朵花；花序轴较细，多少弯曲；花序柄长 2 ~ 4 cm，基部被数枚套叠的鞘；鞘膜质，筒状，位于基部的最短，长约 3 mm，顶端的最长，达 1 cm；花苞片膜质，卵状三角形，长 3 ~ 5 mm，先端锐尖；花梗和子房浅绿色，长 2.5 ~ 3 cm；花金黄色，质地薄，开展，稍具香气；中萼片长圆形，长 1.3 ~ 1.8 cm，宽 6 ~ 8 mm，先端钝，边缘全缘，具 5 条脉；侧萼片卵状披针形，与中萼片等长而稍较狭，先端钝，基部歪斜，全缘，具 5 条脉；萼囊近圆形，长约 3 mm。花期 4 ~ 6 月。

生境分布

生长于海拔 100 ~ 3000 m，常附生于树上或岩石上。分布于四川、云南、贵州、广东、广西、湖北等地；陕西、河南、江西等地也产。

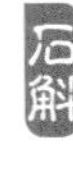

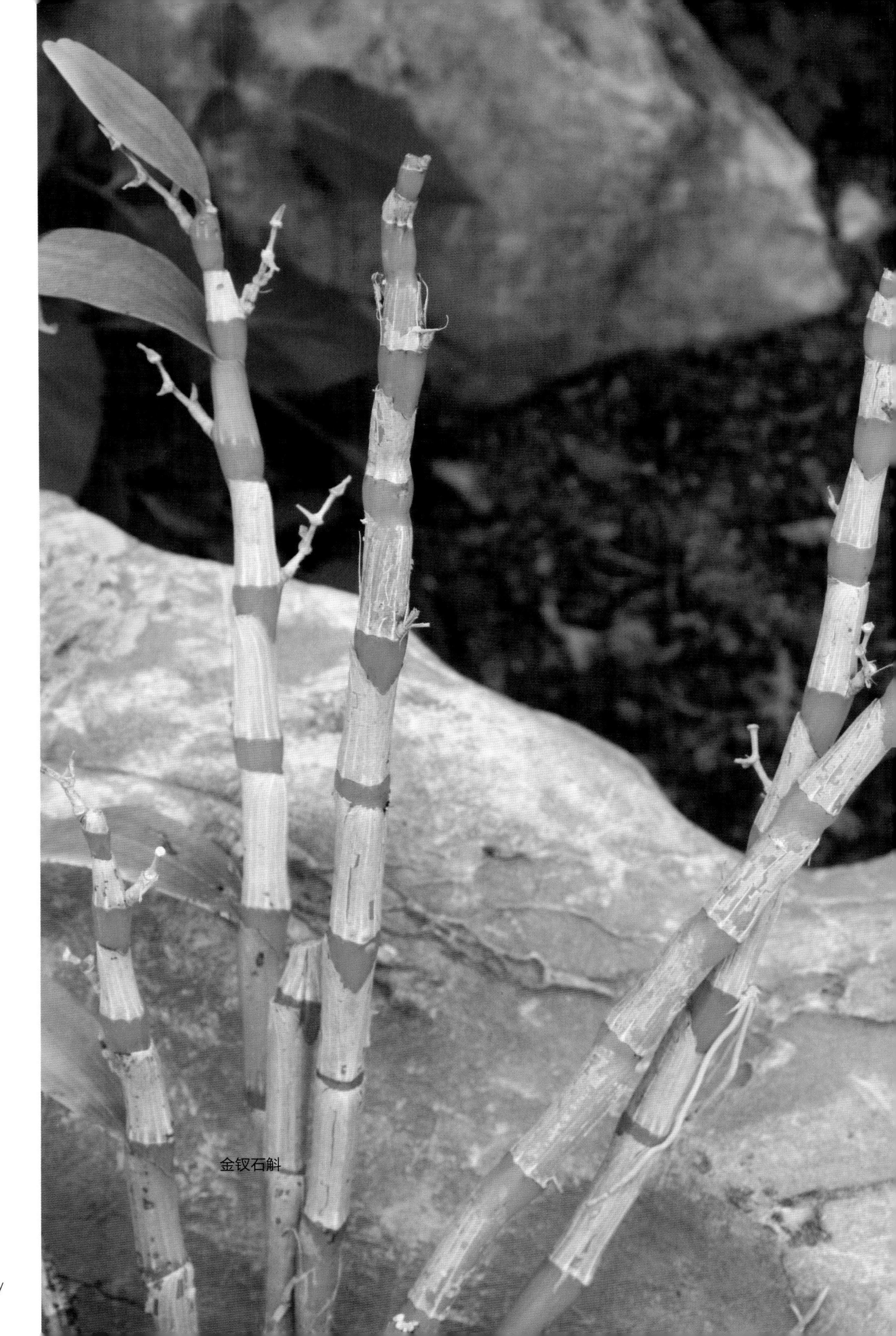

金钗石斛

采收加工

全年均可采收，鲜用者除去根及泥沙；干用者采收后，除去杂质，用开水略烫或烘软，再边搓边烘晒，至叶鞘搓净，干燥。

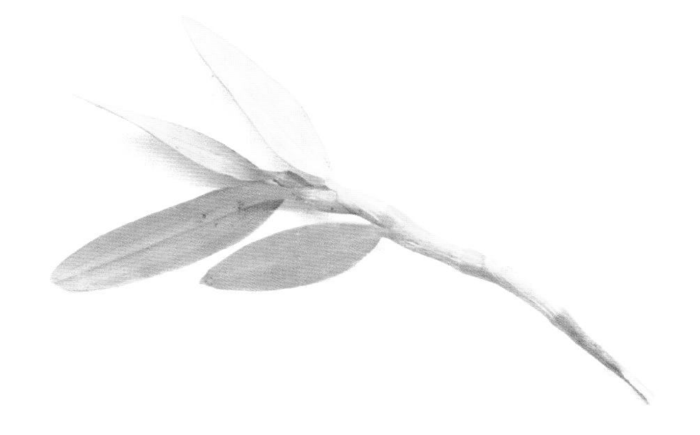

金钗石斛

药材性状

金钗石斛呈扁圆柱形，长 20 ~ 40 cm，直径 0.4 ~ 0.6 cm，节间长 2.5 ~ 3 cm。表面金黄色或黄中带绿色，有深纵沟，质硬而脆，断面较平坦。味苦。

化学成分

石斛中主要含有生物碱，包括石斛碱、石斛次碱、石斛星碱、石斛因碱、6- 羟基石斛星碱、石斛宁碱、石斛宁定以及季铵盐 N- 甲基石斛碱等。此外，尚有黏液质、淀粉和石斛酚等。

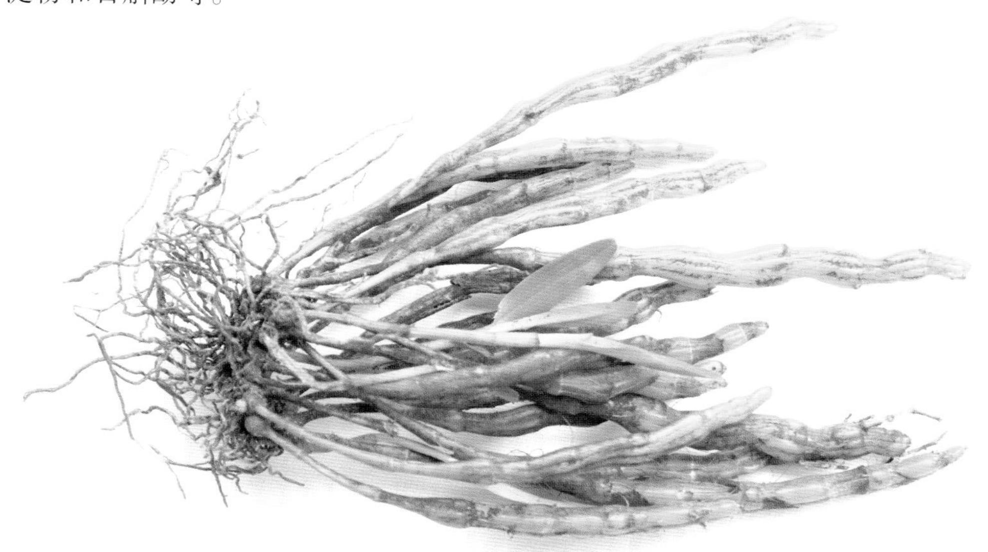

金钗石斛药材

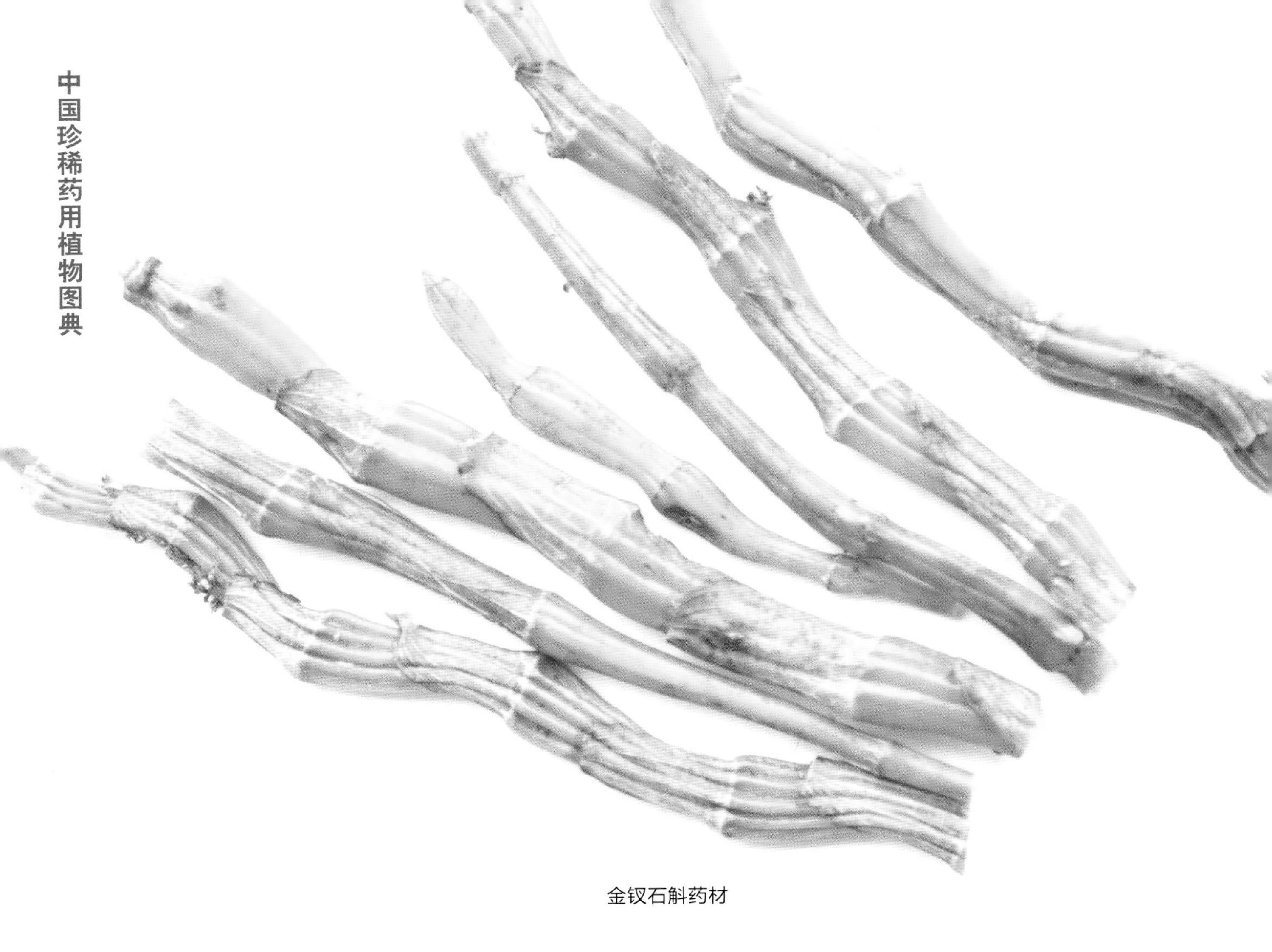

金钗石斛药材

药理作用

1. 对消化系统的影响 石斛浸膏剂能刺激实验动物小肠平滑肌收缩，提高其紧张性，大剂量可抑制；促进胃液分泌，帮助消化。

2. 对免疫系统的影响 石斛煎剂可提高小鼠巨噬细胞吞噬功能。以金钗石斛水煎液及氢化可的松作为一对刺激因子，观察石斛对腹腔巨噬细胞的影响，结果表明，每百个巨噬细胞中，吞噬鸡红细胞的巨噬细胞数以金钗石斛组为最高；且吞噬鸡红细胞的数值，也以金钗石斛组最高，氢化可的松组最低，有非常显著差异。提示金钗石斛对小白鼠腹腔巨噬细胞的吞噬功能有明显的促进作用。

3. 解热作用 金钗石斛流浸膏对人工发热之家兔无解热作用。石斛碱有一定的止痛退热作用，与非那西汀相似而较弱。

性味归经

甘，微寒。归胃、肾经。

功效主治

益胃生津，滋阴清热。用于热病津伤，口干烦渴，胃阴不足，食少干呕，病后虚热，虚劳消瘦，阴虚火旺，骨蒸劳热，目暗不明，筋骨痿软。

临床应用

1. 慢性咽炎 生石斛、熟地黄、天冬、枳壳、枇杷叶、甘草、黄芩各 10 g，麦冬 24 g，茵陈 6 g，生地黄 15 g。水煎服。

2. 小儿厌食症 石斛清胃饮治疗小儿厌食症 200 例，效果满意。石斛 10 ~ 15 g，豆蔻、厚朴、陈皮各 6 ~ 10 g，山药 15 ~ 30 g，白芍 15 ~ 20 g，薏苡仁 10 ~ 20 g，山楂、茯苓各 10 g，白扁豆 6 ~ 15 g，大枣 6 g，甘草 3 g。胃热明显者加连翘 10 ~ 15 g；腹胀明显者加枳壳 6 ~ 10 g；脾虚明显者加党参 10 g；胃阴虚明显者加麦冬 6 ~ 10 g，北沙参 10 ~ 15 g；大便干结者加生大黄 3 ~ 10 g 或火麻仁 6 ~ 15 g；汗多者加煅龙骨、煅牡蛎各 10 ~ 20 g。水煎服，每 2 日 1 剂，10 日为 1 个疗程。

用法用量

6 ~ 12 g；鲜品 15 ~ 30 g。

金钗石斛药材

使用注意

本品有敛邪之弊，故温热病初期不宜用，又味甘除湿，湿温未化燥者忌用。

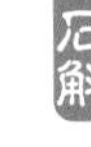

混伪品鉴别

霍山石斛

本品为兰科植物铁皮石斛 *Dendrobium candidum* Wall. ex Lindl. 的新鲜或干燥茎。呈螺旋形或弹簧状，一般为 2 ～ 4 个旋纹，茎拉直后长 3.5 ～ 8 cm，直径 0.2 ～ 0.3 cm。表面黄绿色，有细纵皱纹，一端可见茎基部留下的短须根。质坚实，易折断，断面平坦。嚼之有黏性。

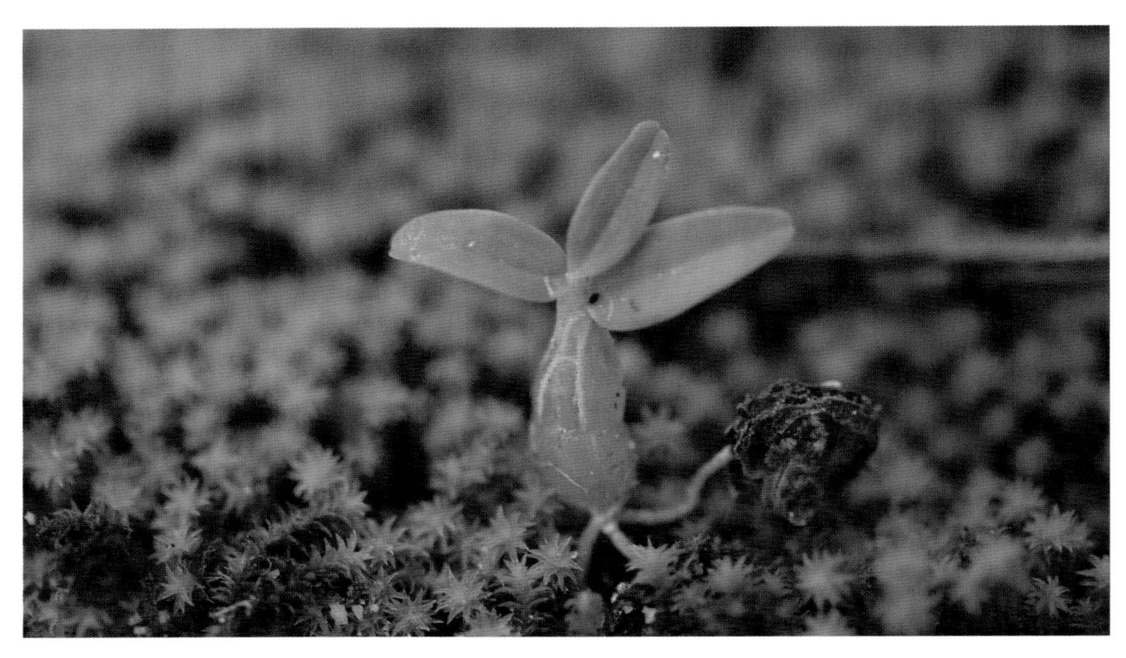

霍山石斛

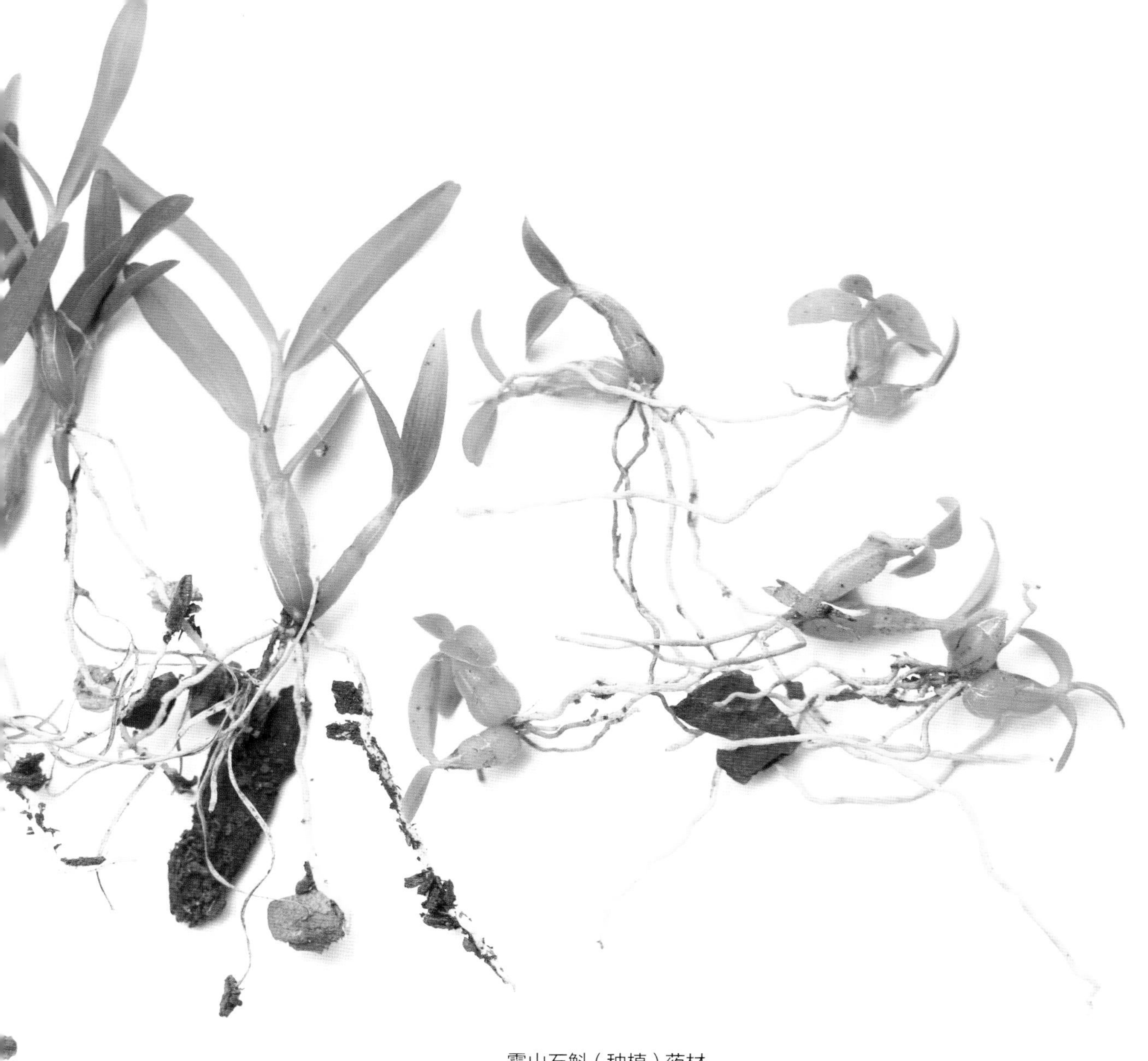

霍山石斛（种植）药材

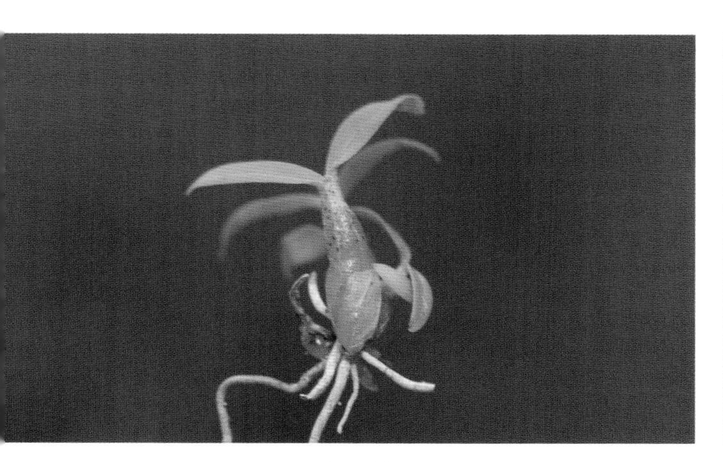

霍山石斛

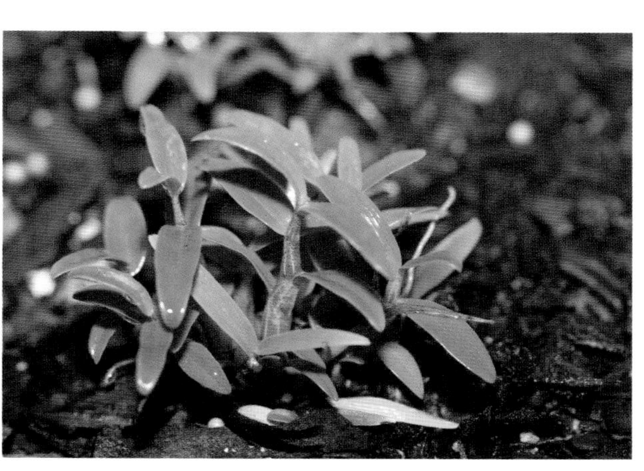

霍山石斛

石韦

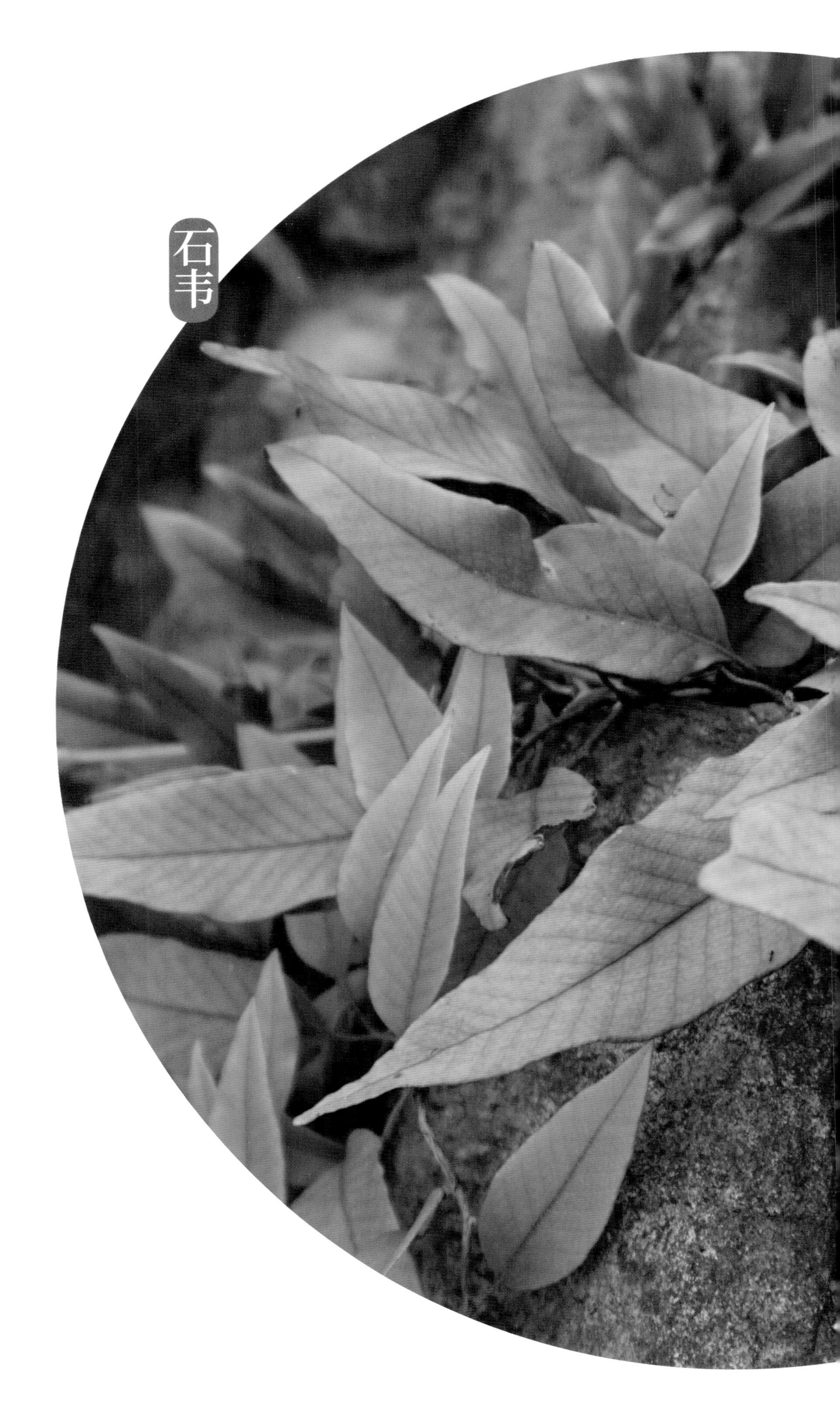

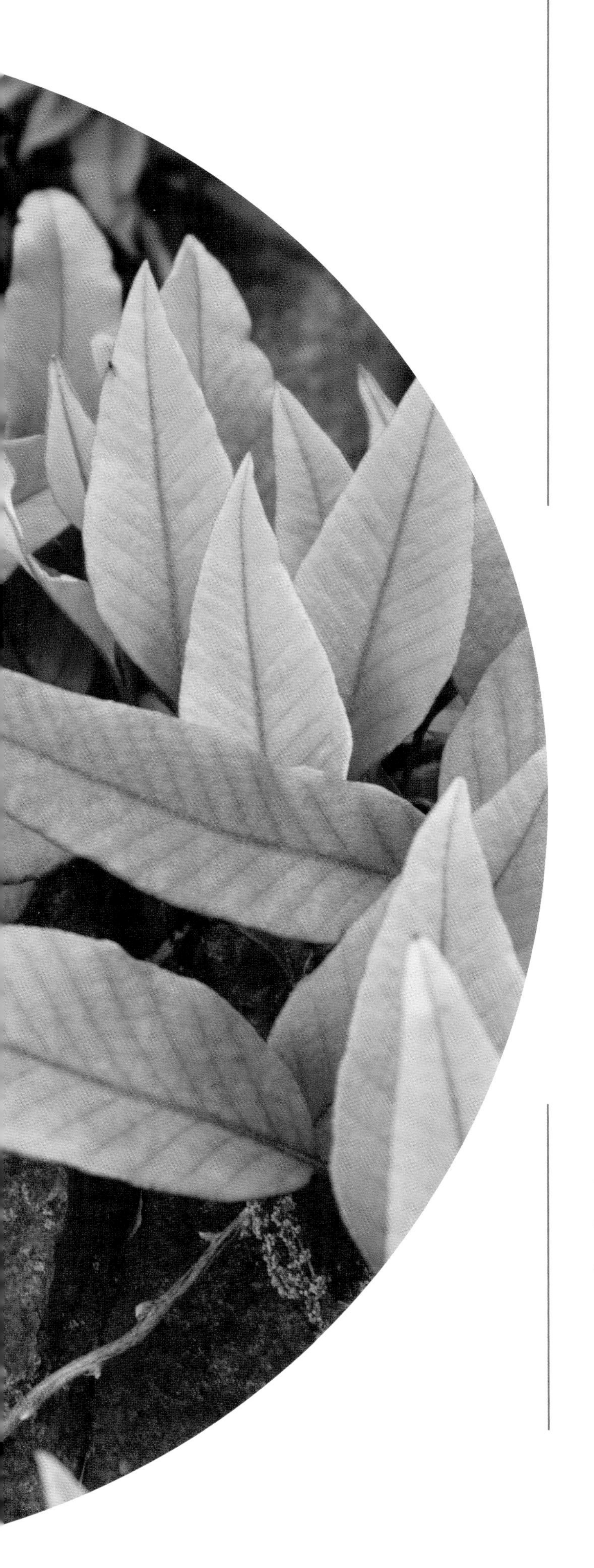

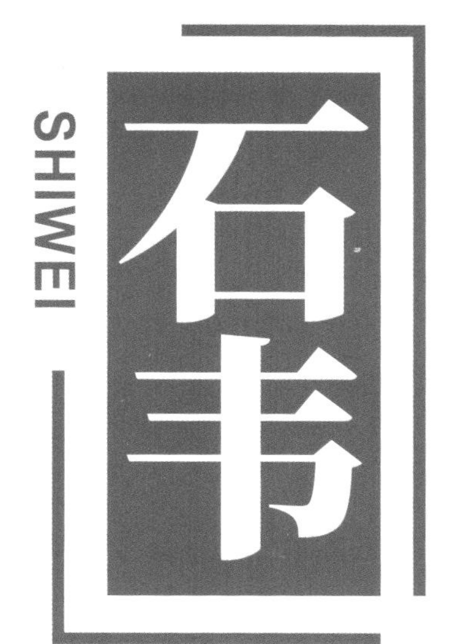

石韦

SHIWEI

基原

本品为水龙骨科植物石韦 *Pyrrosia lingua* (Thunb.) Farwell、庐山石韦 *Pyrrosia sheareri* (Bak.) Ching 或有柄石韦 *Pyrrosia petiolosa* (Christ) Ching 的干燥叶。

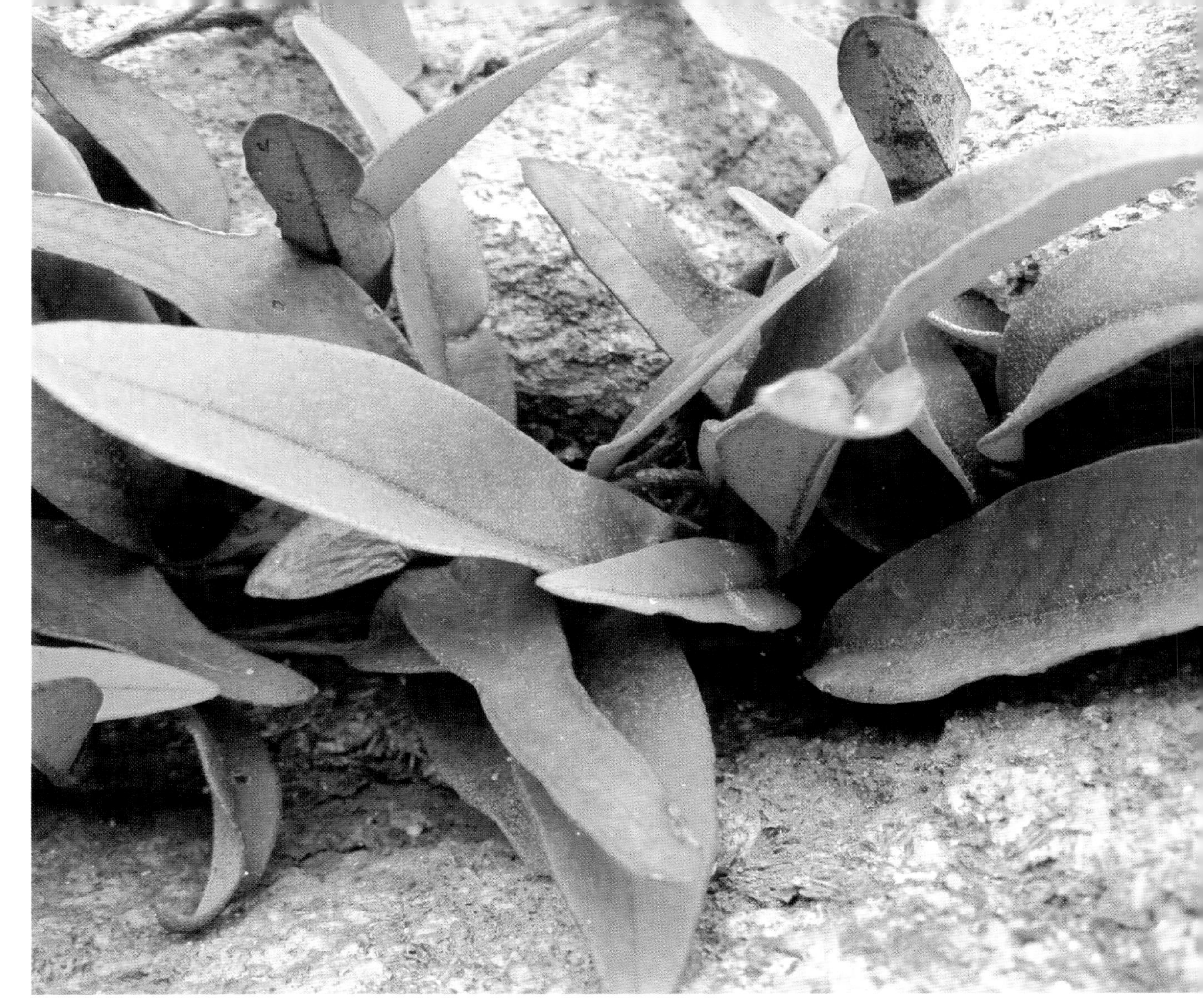

石韦

形态特征

株高 10 ~ 30 cm，根茎如粗铁丝，横走，密生鳞片。叶近两型，不育叶和能育叶同形，叶片披针形或长圆披针形，基部楔形，对称。孢子囊群在侧脉间紧密而整齐的排列，初为星状毛包被，成熟时露出，无盖。

生境分布

生长于山野的岩石上或树上。主要分布于长江以南各地。

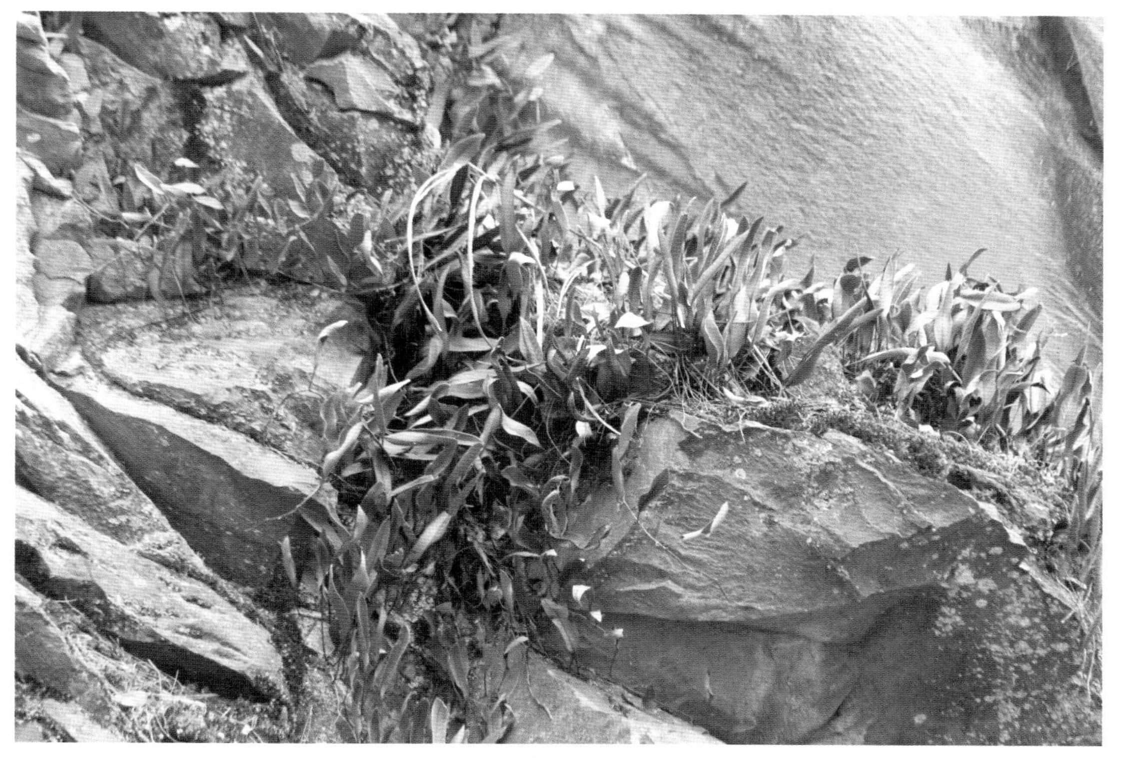

石韦

采收加工

全年均可采收，除去根茎及根，晒干或阴干。

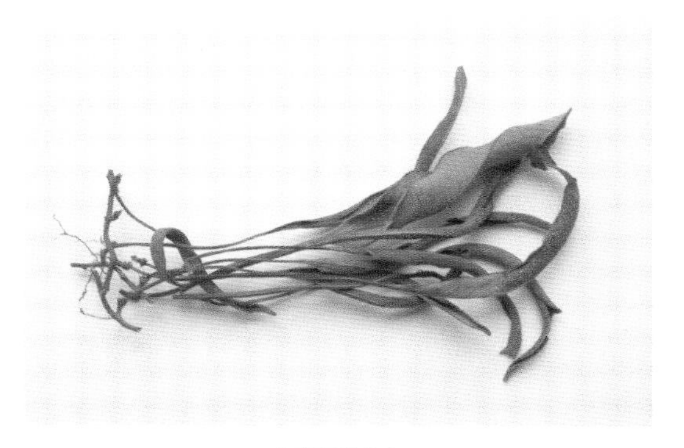

石韦药材

药材性状

石韦：叶片披针形或长圆披针形，长 8 ~ 12 cm，宽 1 ~ 3 cm。基部楔形，对称。孢子囊群在侧脉间，排列紧密而整齐。叶柄长 5 ~ 10 cm，直径约 1.5 mm。

庐山石韦：叶片略皱缩，展平后呈披针形，长 10 ~ 25 cm，宽 3 ~ 5 cm。先端渐尖，基部耳状偏斜，全缘，边缘常向内卷曲。上表面黄绿色或灰绿色，散布有黑色圆形小凹点；下表面密生红棕色星状毛，有的侧脉间布满棕色圆点状的孢子囊群。叶柄具 4 棱，长 10 ~ 20 cm，直径 1.5 ~ 3cm，略扭曲，有纵槽。叶片革质。气微，味微涩苦。

有柄石韦：叶片多卷曲呈筒状，展平后呈长圆形或卵状长圆形，长 3 ~ 8 cm，宽 1 ~ 2.5 cm。基部楔形，对称。下表面侧脉不明显，布满孢子囊群。叶柄长 3 ~ 12 cm，径约 1 mm。

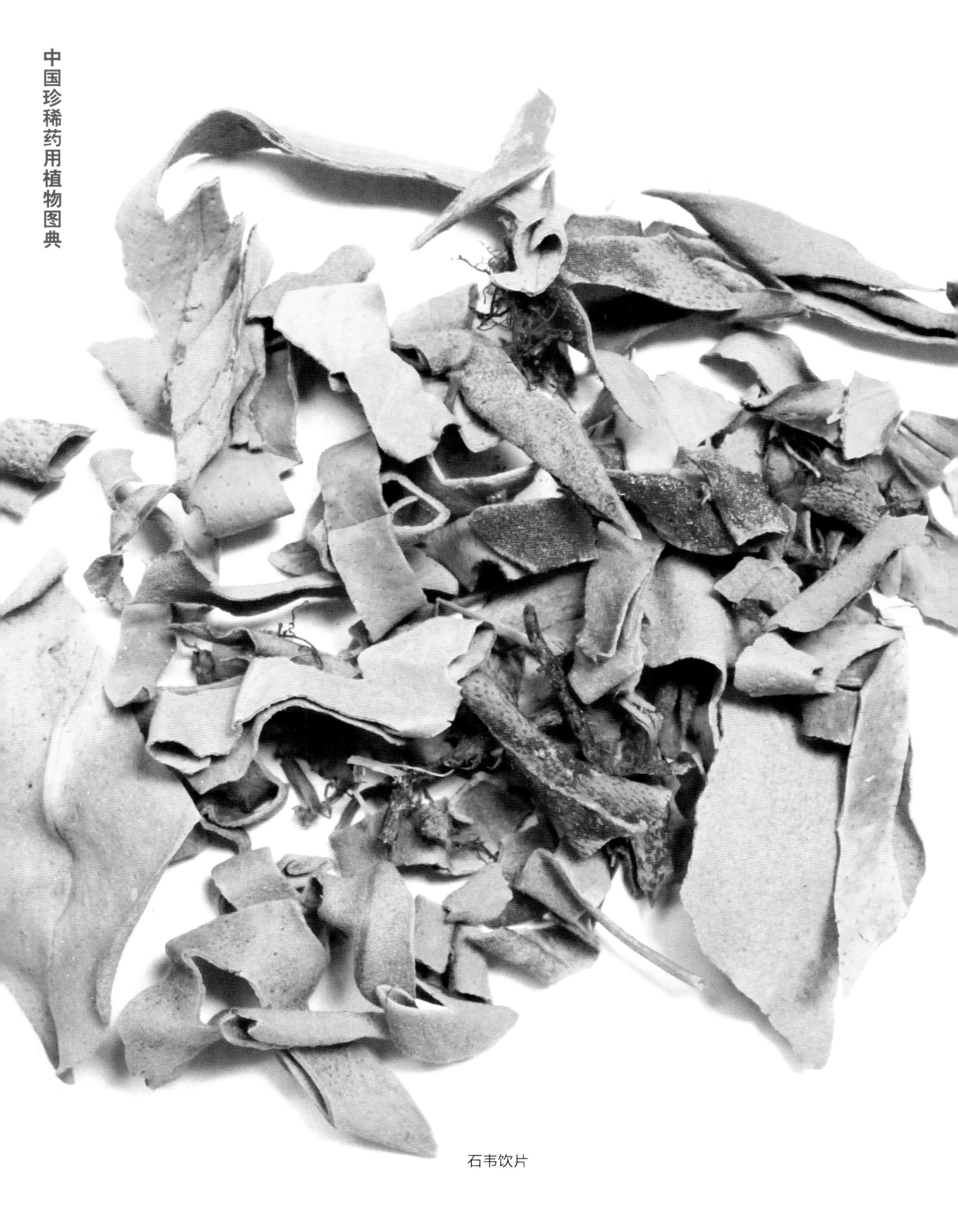

石韦饮片

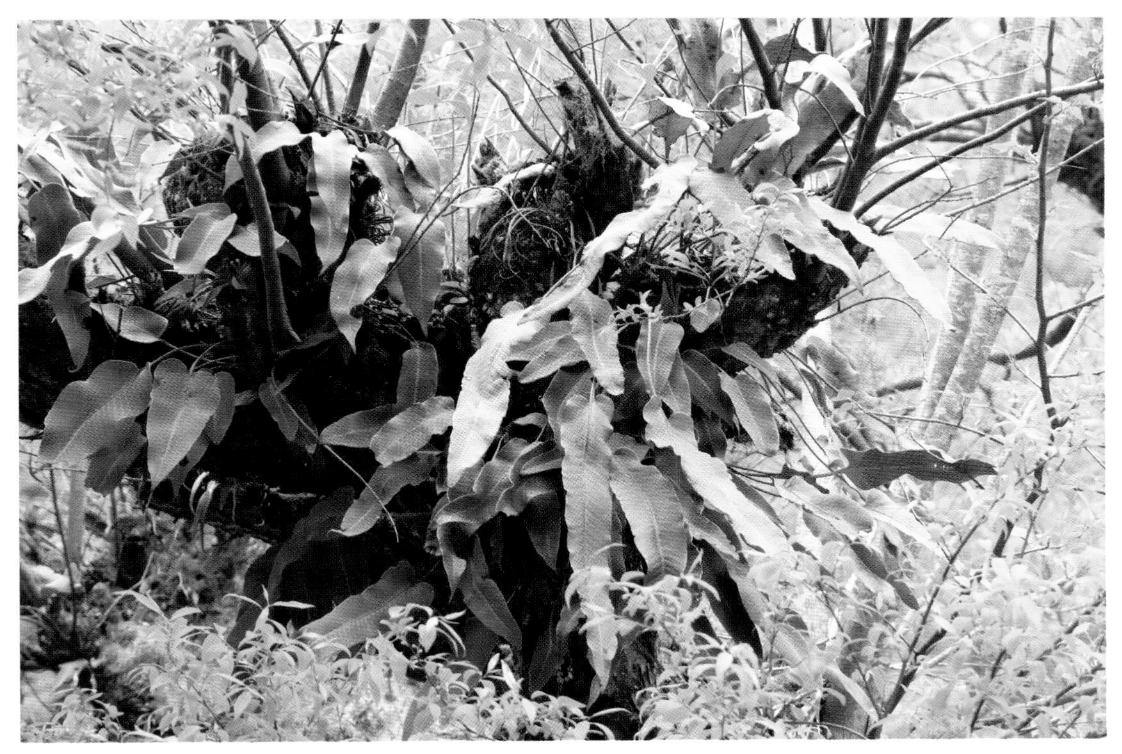

庐山石韦

化学成分

石韦含黄酮类、皂苷、蒽醌类、鞣质、苯烯 -b（diploloptenne）、β－谷甾醇及绵马三萜（diploptene）。庐山石韦中也含有黄酮类、果糖、葡萄糖、有机酸、延胡索酸、异芒果素（isomangiforin）。有柄石韦中含有黄酮类、酚性物质、树脂、皂苷。另有报道，从石韦叶中分离得到山柰酚、槲皮素、异槲皮素、三叶豆苷（trifolin）、绿原酸（chlorogenic acid）。

药理作用

1. 止咳、祛痰、平喘作用 大鼠用二氧化硫刺激产生慢性气管炎后，每日口服，10 日为 1 个疗程，共 2 个疗程，发现用药组浆液腺和黏液腺腺泡的体积都比对照组小，大、小支气管的杯状细胞均比对照组少，尤以小支气管中的减少较为明显，与临床上用药后痰液减少的现象相符。此外，用药组的炎症及上皮细胞的病变也比对照组轻，这可能与支气管内黏液的分泌、积聚减少，改善了局部及全身情况有关。

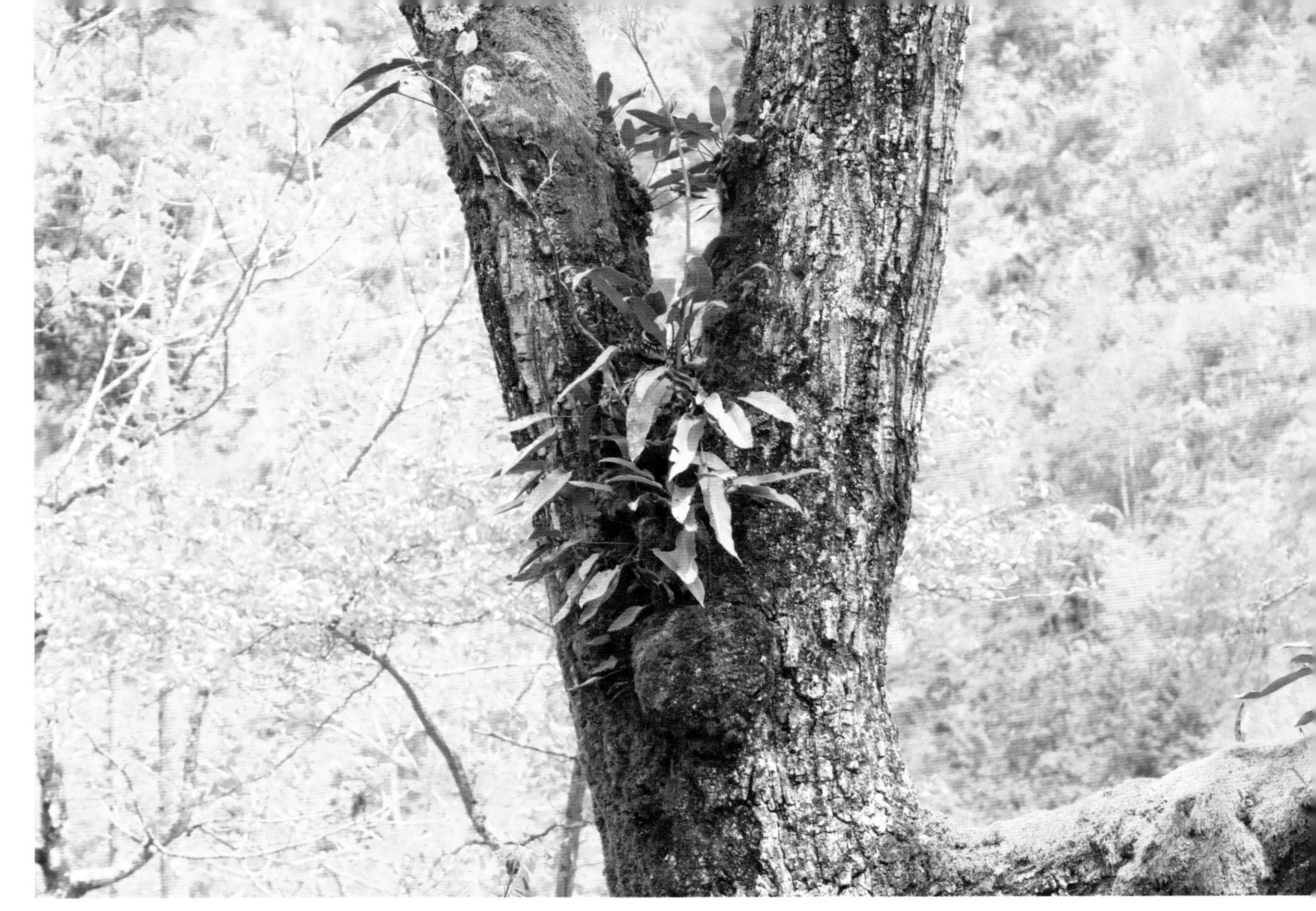

庐山石韦

2. 抗病原微生物作用 100% 石韦煎剂体外对金黄色葡萄球菌、变形杆菌有抑制作用。异芒果苷有显著的抗单纯疱疹病毒作用，在原代人胚肌皮单层细胞培养上 25 ~ 250 μg/mL 的异芒果苷与 1 型单纯疱疹病毒（HSV-1）直接作用，药物在病毒感染的同时以及先感染病毒后给药或先给药后感染均能显著抑制 HSV-1 引起的细胞病变，在同样病变时其作用较碘苷、无环鸟苷、芒果苷、环胞苷强，异芒果苷及芒果苷还可阻止 HSV-1 在细胞内的复制。

性味归经

甘、苦，微寒。归肺、膀胱经。

功效主治

利尿通淋，清肺止咳，凉血止血。用于热淋，血淋，石淋，小便不通，淋沥涩痛，肺热喘咳，吐血，衄血，尿血，崩漏。

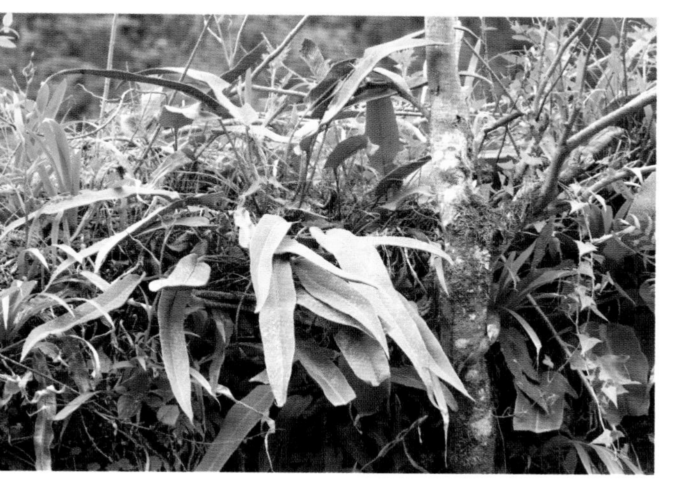

庐山石韦

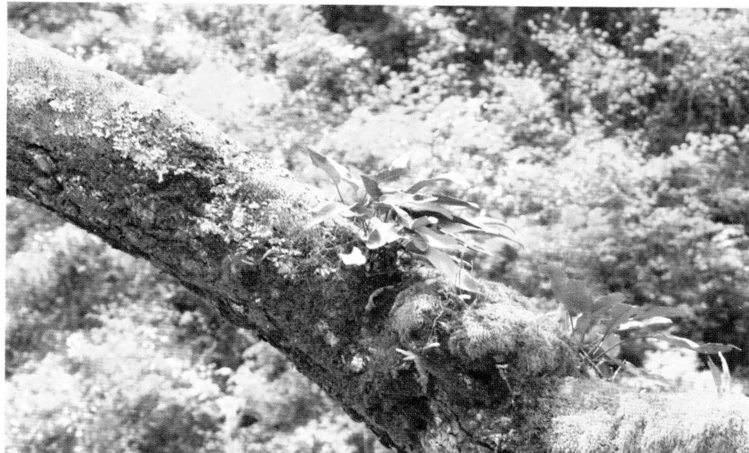

庐山石韦

临床应用

1. 白细胞减少 石韦 30 g，大枣 10 枚。对原因不明的慢性特发性中性粒细胞减少症有较明显的疗效，多数病人在服用 8 剂后白细胞有明显的升高，同时伴随症状好转。

2. 泌尿系结石 石韦汤治疗泌尿系结石 62 例，疗效满意。石韦 30 g，瞿麦 15 g，金钱草 30 ~ 60 g，冬葵子 20 g，车前草 15 ~ 30 g，鸡内金 12 ~ 15 g，滑石 20 g，甘草梢 10 g，硝石 3 g（研末冲服）。加水 1000 mL 浸泡 30 分钟，武火煎至沸后文火煎 25 分钟。连煎 2 次，分早、晚 2 次服，10 日为 1 个疗程。治疗 2 个疗程。结果：总有效率为 87.10%。

用法用量

内服：煎汤，6 ~ 12 g；或研末。外用：研末涂敷。

使用注意

阴虚及无湿热者忌服。

混伪品鉴别

光石韦

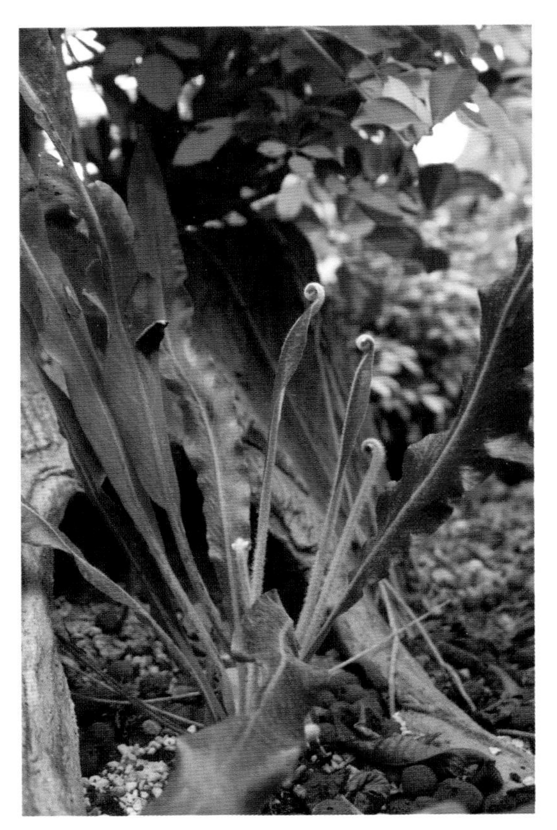
光石韦

本品为水龙骨科植物光石韦 *Pyrrosia calvata* (Bak.) Ching 的全草。叶多卷成压扁的管状或平展，革质。叶片长披针形，先端渐尖，基部渐狭而不下延，全缘，长 20 ~ 50 cm，宽约 3 cm。上表面黄绿色或黄棕色，有小凹点；用放大镜观察，可见叶下表面有星状毛或细茸毛，孢子囊群密布于叶下表面的中部以上。叶柄长 4 ~ 8 cm，宽 3 ~ 4 mm，有纵棱。气微，味淡。

江南星蕨

本品为水龙骨科植物江南星蕨 *Microsorium fortunei*（Moore）Ching 的干燥叶。稍皱缩，完整叶片呈条状披针形，长 20 ~ 45 cm，宽 3 ~ 5 cm，顶端渐尖，基部渐狭而下延成狭翅；上面浅棕色或暗棕色，下面浅黄棕色，两面均无毛；中脉在上面平坦，下面凸起，侧脉细而曲折，不甚明显，小脉分叉。叶柄长约 10cm。孢子囊群圆形而大，直径 2.5 ~ 3.5 mm，无盖，橙黄或浅棕黄色，在近中脉两侧各有 1 行或有不规则的 2 行。厚纸质。气微，味微苦。

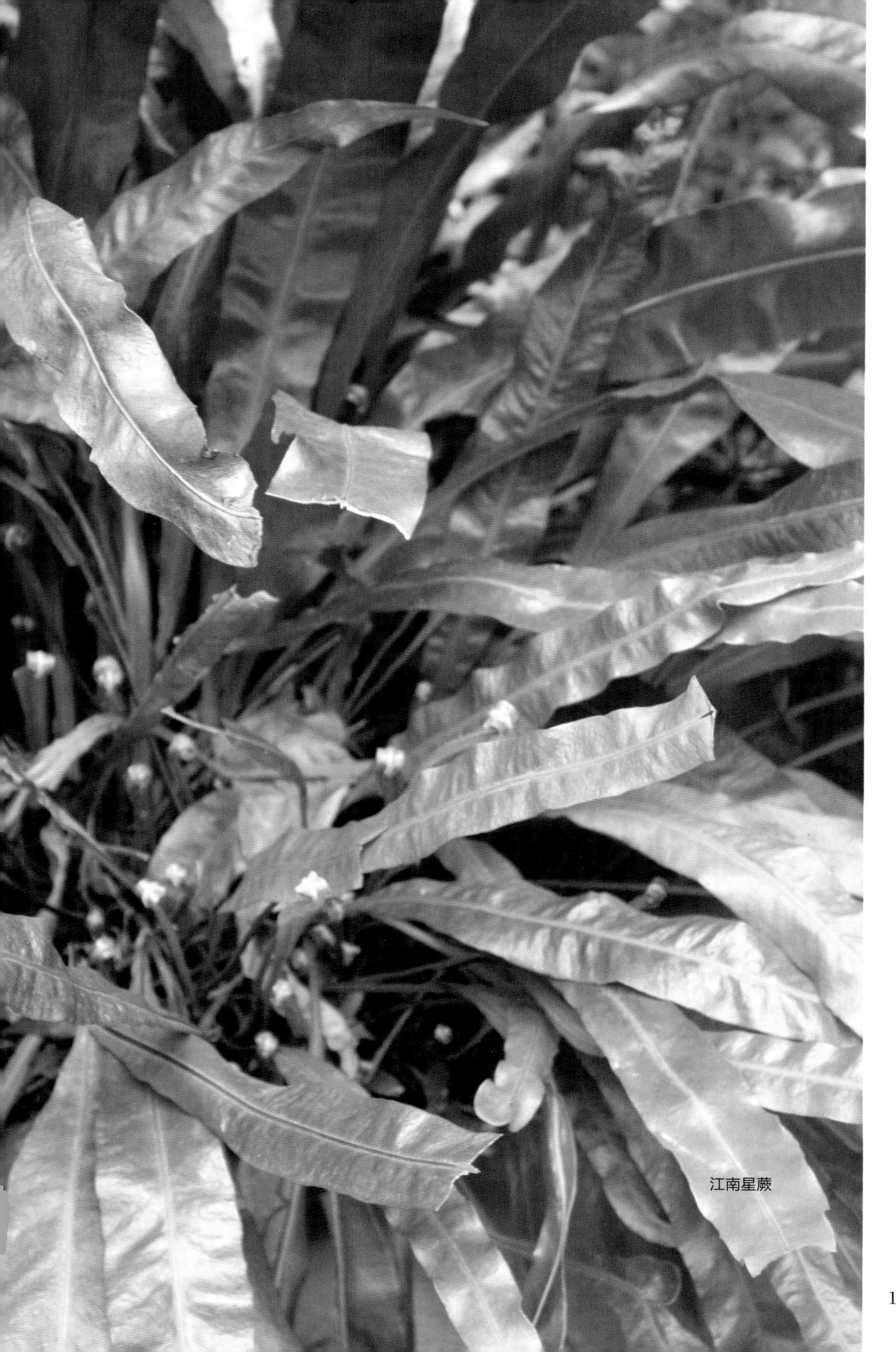
江南星蕨

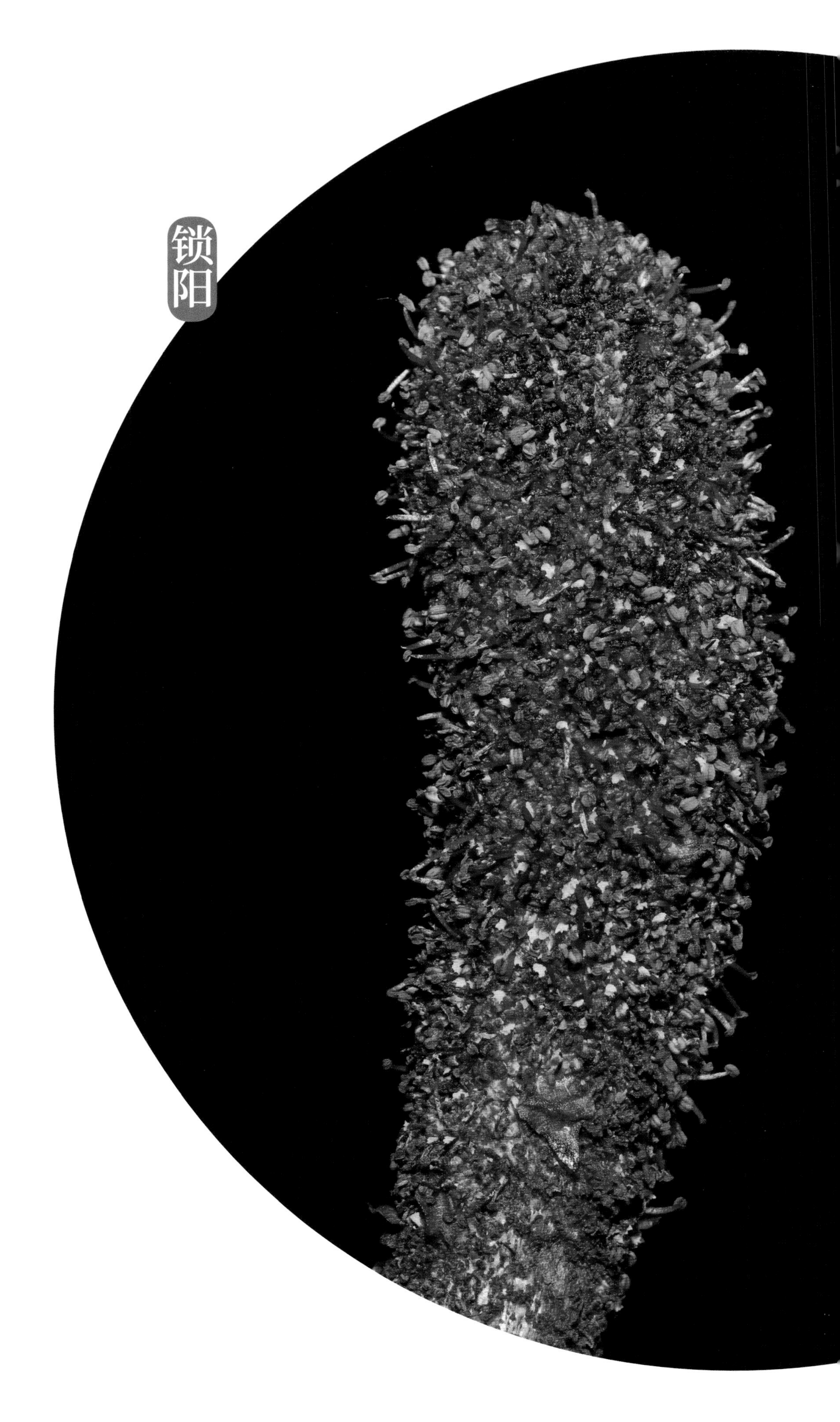
锁阳

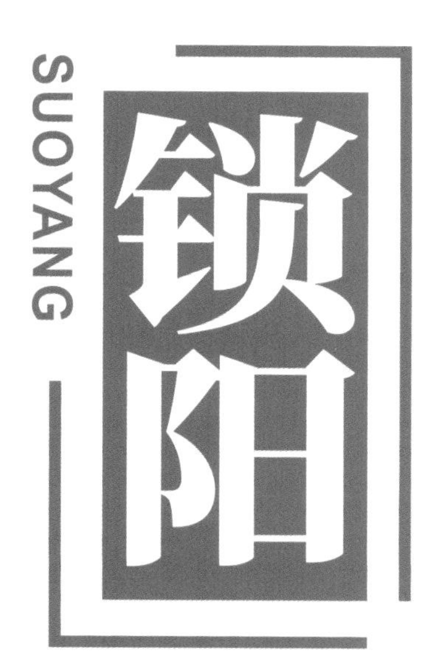

基　原

本品为锁阳科植物锁阳 *Cynomorium songaricum* Rupr. 的干燥肉质茎。

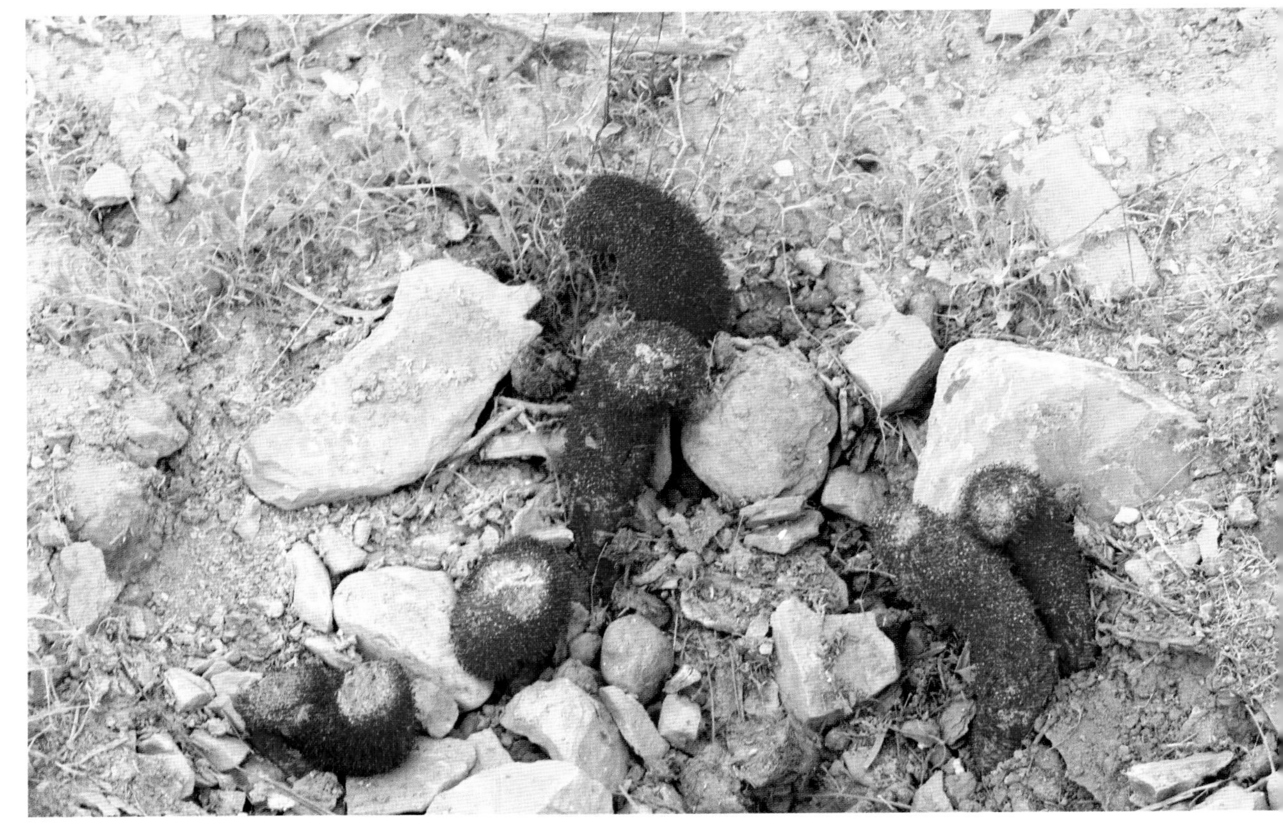

锁阳

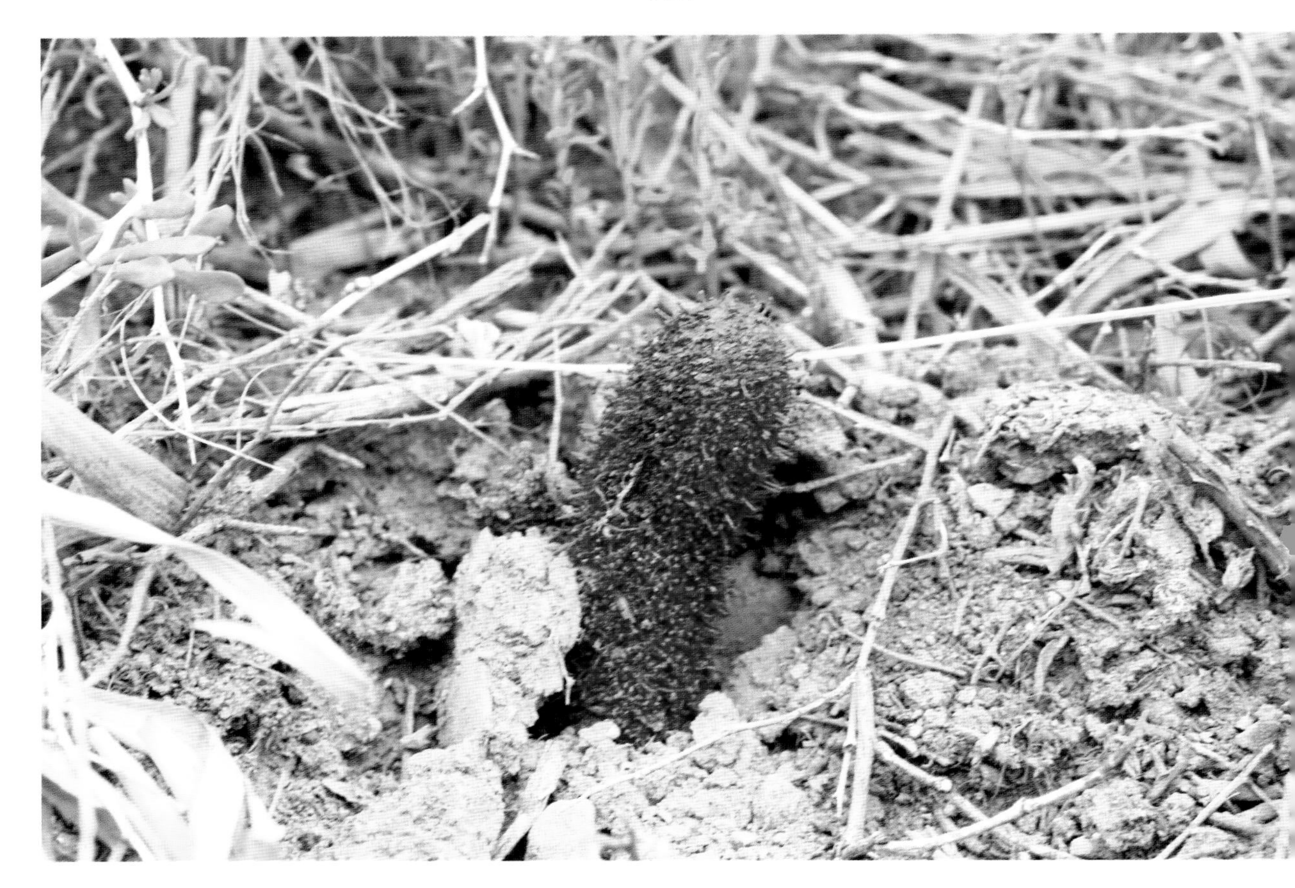

锁阳

形态特征

多年生肉质寄生草本；地下茎粗短，具有多数瘤突吸收根；茎圆柱形，暗紫红色，高 20 ~ 100 cm，直径 3 ~ 6 cm，大部埋于沙中，基部粗壮，具鳞片状叶。鳞片状叶卵圆形、三角形或三角状卵形，长 0.5 ~ 1 cm，宽不及 1 cm，先端尖。穗状花序顶生，棒状矩圆形，长 5 ~ 15 cm，直径 2.5 ~ 6 cm；生密集的花和鳞状苞片，花杂性，暗紫色，有香气；雄花有 2 种：一种具肉质花被 5 枚，长卵状楔形，雄蕊 1，花丝短，退化子房棒状；另一种雄花具数枚线形、肉质总苞片，无花被，雄蕊 1，花丝较长，无退化子房；雌花具数枚线状、肉质总苞片；其中有 1 枚常较宽大，雌蕊 1，子房近圆形，上部着生棒状退化雄蕊数枚，花柱棒状；两性花多先于雄花开放，具雄蕊雌蕊各 1，雄蕊着生子房中部。小坚果，球形，有深色硬壳状果皮。花期 5 ~ 6 月，果期 8 ~ 9 月。

生境分布

生长于干燥多沙地带，多寄生于白刺的根上。分布于内蒙古、甘肃、青海等地。

采收加工

春季采挖，除去花序，切段，晒干。

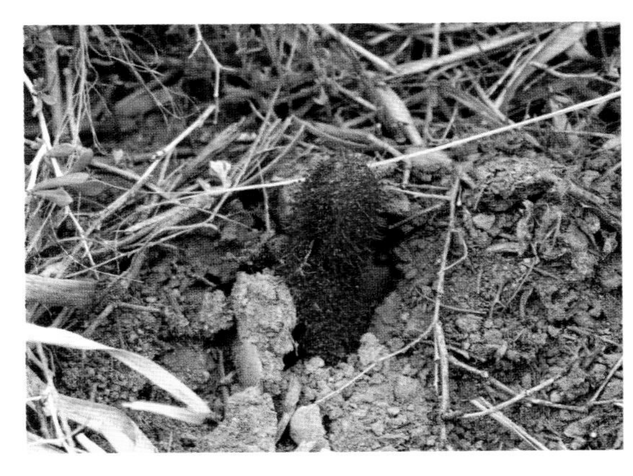

锁阳

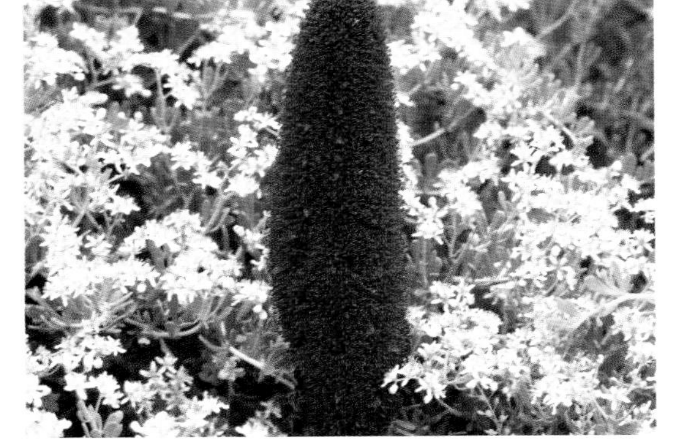

锁阳

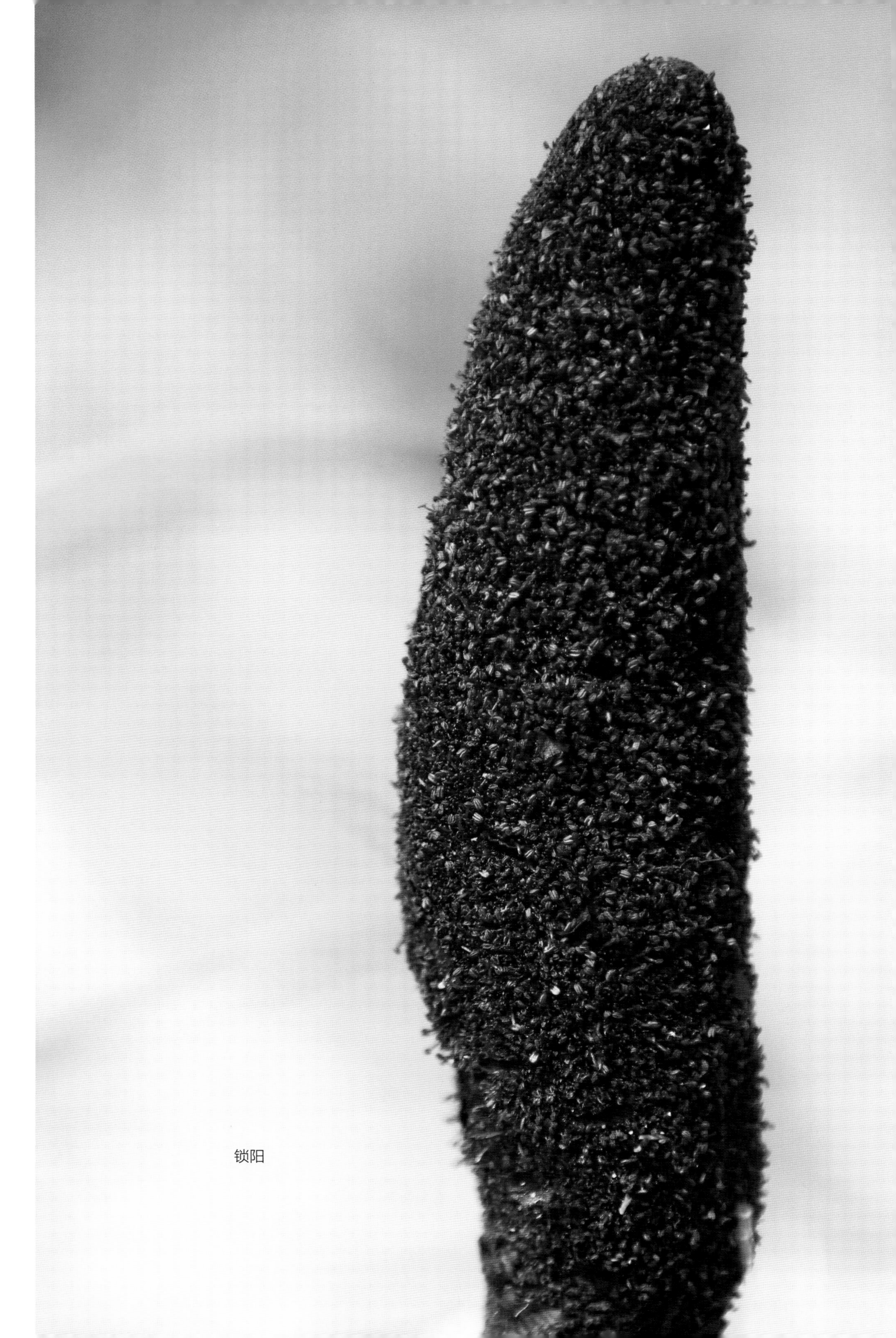

锁阳

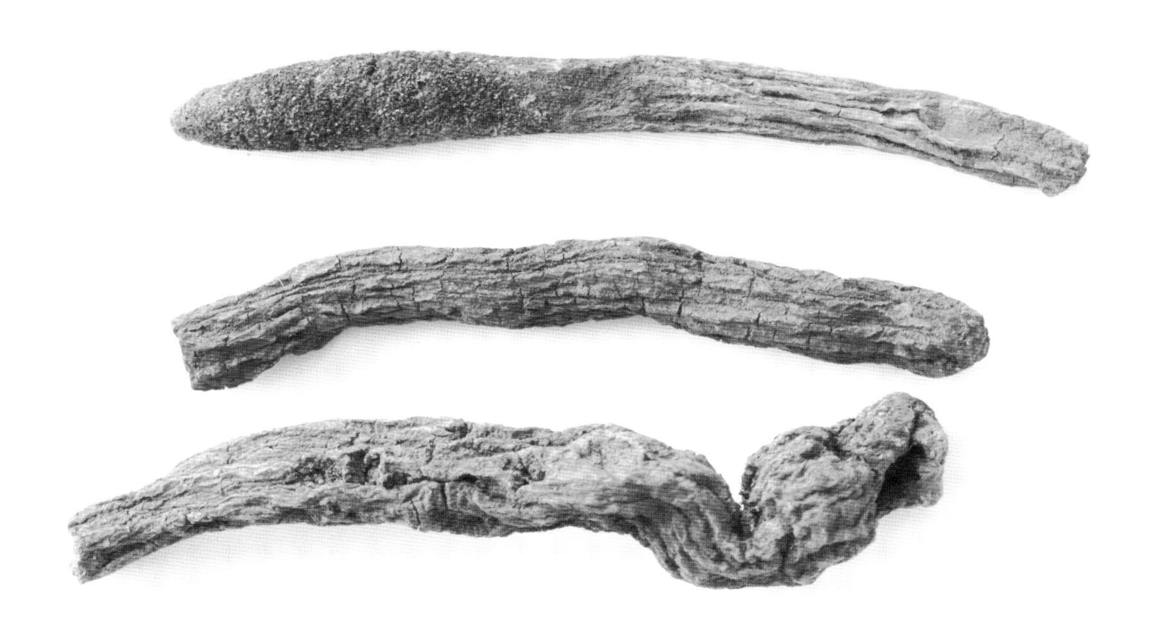

锁阳药材

药材性状

本品呈扁圆柱形，微弯曲，长 5 ~ 15 cm，直径 1.5 ~ 5 cm。表面棕色或棕褐色，粗糙，具明显纵沟及不规则凹陷，有的残存三角形黑棕色鳞片，体重，质硬，难折断，断面浅棕色或棕褐色，有黄色三角状维管束。气微，味甘而涩。以肥大、色红、坚实、断面粉性、不显筋脉者佳。

化学成分

黄酮类主要有花色苷（anthosyanin）、儿茶素（catechin）、柑橘素 4'-O- 吡喃葡萄糖苷。萜类有熊果酸、乙酰熊果酸（acetylursolic acid）、乌苏烷 -12- 烯 -28- 酸（ursa-12-CBC-28-oic acid）、3β-丙二酸单酯（3β-propanedioicacid）。甾醇类有 β-谷甾醇、β-甾醇棕榈酸酯（β-sitosterol palmltate）、β-谷甾醇的糖苷、菜油甾醇等。有机酸酯类有棕榈酸、油酸、亚麻酸、乙酸乙酯、醋酸、辛酸乙酯、壬酸甲酯、十四烷酸、十六烷酯甲酯、邻苯二甲酸二丁酸、棕榈酸乙酯、十八磷烯酸等。吡嗪类有 2,3,5- 三甲基吡嗪、4- 甲基吡嗪等。氨基酸类有含天冬氨酸、脯氨酸、丝氨酸、丙氨酸、谷氨酸、甘氨酸等。无机元素含有 K、Na、Mg、Fe、Zn、Co、Cr、Mn、Mo、Mb、V 等。其他有蔗糖、吡啶、正己醛、正壬醛、糖醛、呋喃甲醛、2- 庚酮、2- 乙基己醇、鞣质等。

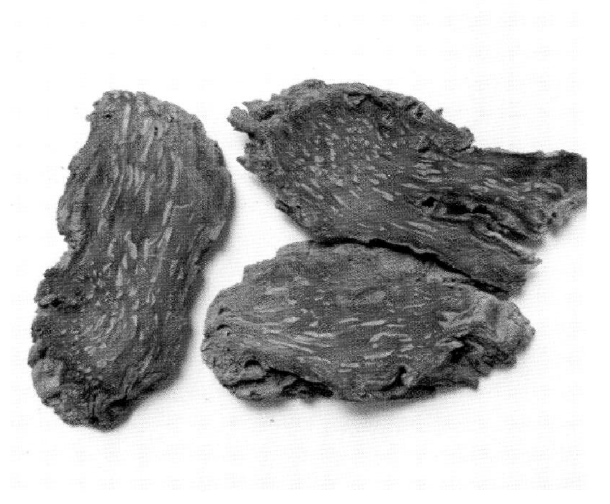
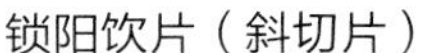
锁阳饮片（斜切片）

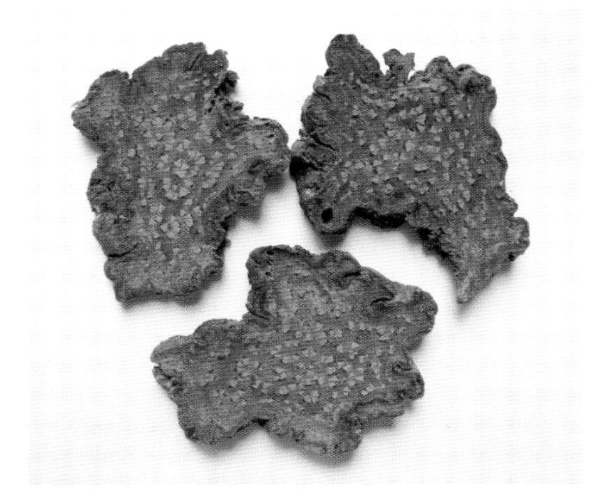
锁阳饮片（横切片）

药理作用

1. 对内分泌功能的影响 给雄性正常和阳虚小鼠（0.5％氢化可的松肌注0.2 mL/只，每日1次，连续9日），灌胃锁阳水煎剂10 g/kg，每日1次，连续9日。结果：锁阳水提物对正常小鼠血清皮质醇浓度无影响，但可提高阳虚小鼠血液中糖皮质激素的浓度，且恢复至正常水平。锁阳水提物也可以显著降低正常和阳虚雄性小鼠睾丸湿重和血浆睾酮的含量。给雄性45～50 g幼年大鼠灌胃锁阳醇提物2 g/kg，每日1次，连续15日，可显著增加幼年雄性大鼠的血浆睾酮含量。

2. 对免疫功能的影响 给阳虚小鼠灌胃锁阳醇提取物0.5 g/kg，每日1次，连续7日，可以恢复阳虚小鼠吞噬鸡红细胞的能力；给阳虚小鼠灌胃锁阳醇提取物2 g/kg，每日1次，连续7日，可以提高阳虚小鼠的脾淋巴细胞转化功能，可以增加正常雄性小鼠脾脏溶血空斑形成细胞数。

3. 对肠道功能的影响 家兔离体回肠运动实验及小鼠小肠推进功能实验表明，锁阳溶液在一定浓度下能兴奋肠管，增加肠蠕动，具有润肠通便的作用。但更高的浓度下或直接食用锁阳时，可能引起肠管运动功能紊乱，导致排便次数减少，甚至出现便秘。研究认为，锁阳所含大量无机元素及负离子，可形成已知的盐类泻药，如硫酸镁、硫酸钠、磷酸钠等，这些盐类与锁阳的“润肠”作用有一定关系。另有实验证实，锁阳能显著增加老龄小鼠的肠蠕动、缩短排便时间，抑制药物浓度，可避免稀水便的发生。

4. 抗肿瘤作用 锁阳水提物或95%醇提物对逆转录酶（reversetra-criptase，RT）及人的DNA聚合酶 α（humam oxyribonucleic acid polymemse，HDAp）均有抑制作用。

5. 对生殖功能的影响 锁阳有促进动物性成熟作用。还可对抗长期紧张等因素引起的小鼠性行为减少。

性味归经

甘，温。归肝、肾、大肠经。

功效主治

补肾阳，益精血，润肠通便。用于肾阳不足，精血亏虚，腰膝痿软，阳痿滑精，肠燥便秘。

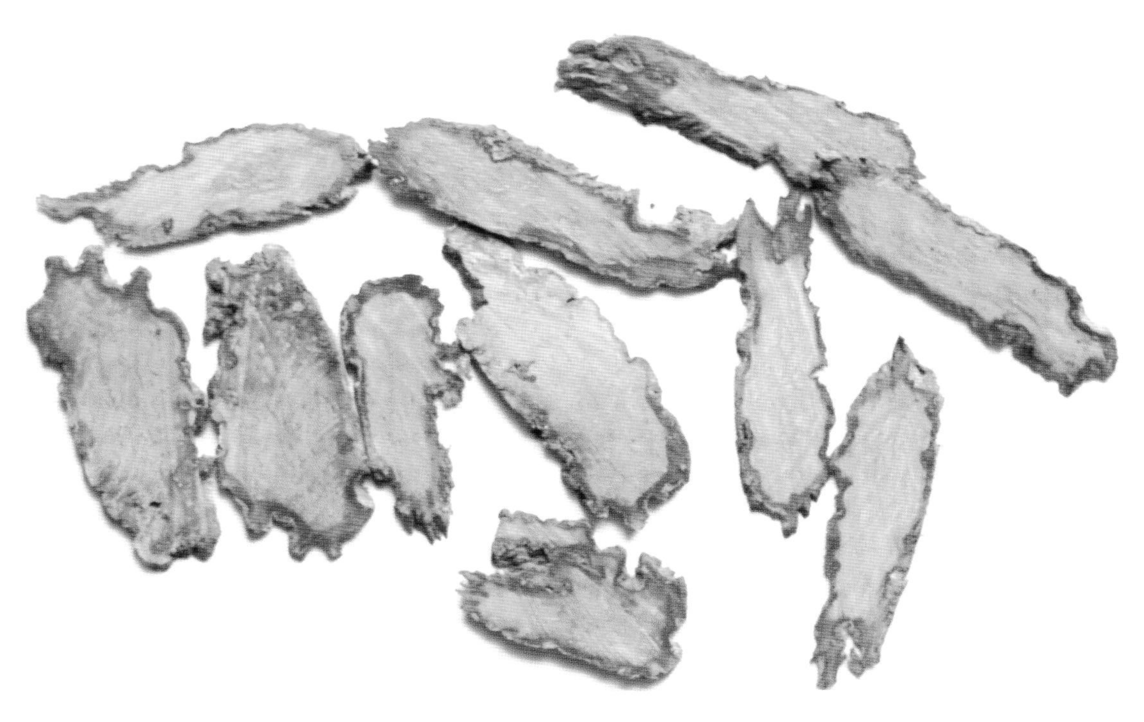

锁阳饮片

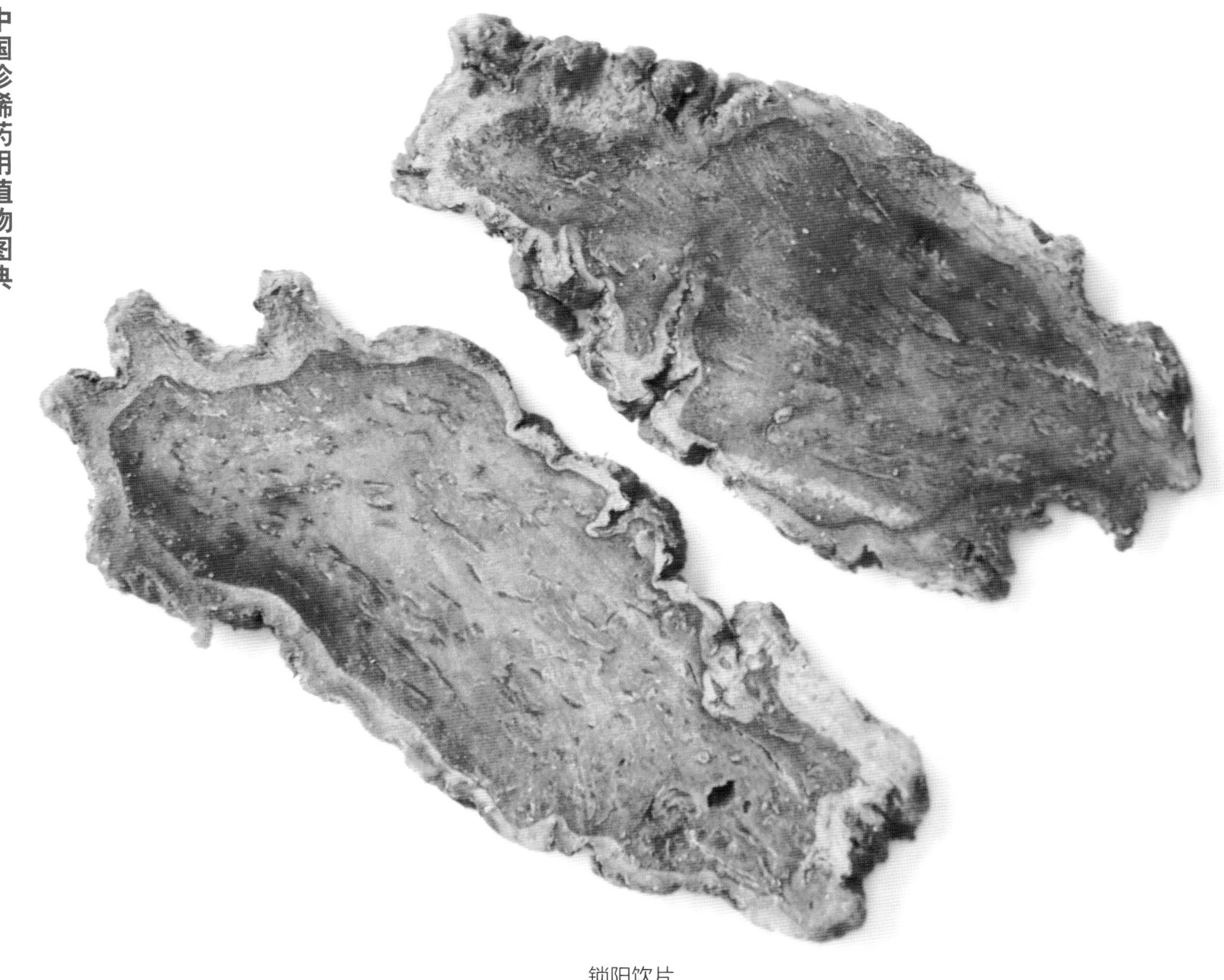

锁阳饮片

临床应用

1. 脑垂体功能减退 锁阳10 g，人参、制附子、菟丝子、草石斛各15 g，黄芪、熟地黄、麦冬、生甘草各20 g。伴高血压、疮者加仙茅、淫羊藿各15 g；有神经兴奋表现者加山茱萸15 g。对14例有分娩大出血史、持续口服泼尼松、甲状腺片的女性病人，每日服复方煎剂1剂，在服煎剂第15～第25日激素减半，第25～第35日减激素用量至1/3，第35日后激素全部撤下，单用煎剂治疗。结果：12例达到激素全部停用，成功率为85.7%。

2. 慢性原发性血小板减少性紫癜 锁阳、黄芪、肉桂各20 g。水煎服，每日1剂，儿童减半。

3. 阳痿、早泄 锁阳15 g，党参、山药各12 g，覆盆子9 g。水煎服，每日1剂。

4. 胃和十二指肠溃疡 锁阳适量，蝎子、锁阳各 2 份，凤凰衣 1 份。锁阳煎成浸膏，干燥研粉，凤凰衣焙黄研粉，蝎子直接研粉，过 100 目筛，压片含蝎子、锁阳各 0.3 g，凤凰衣 0.15 g。口服，每日 3 次，每次 6 片。

5. 慢性肾小球肾炎 锁阳、丹参、茯苓各 10 g，黄芪 12 g，益母草 15 g，附子、泽泻各 6 g。制成合剂 60 mL，为 1 日量，分 3 次服，3 个月为 1 个疗程。

6. 青少年遗精 锁阳、金樱子、沙苑蒺藜、莲须各 31 g，煅龙牡各 21 g，知母、黄柏各 15 g。水煎服，每日 1 剂。

用法用量

内服：煎汤，5 ~ 10 g；或入丸、散。

使用注意

阴虚阳旺，脾虚泄泻，实热便秘者忌服。

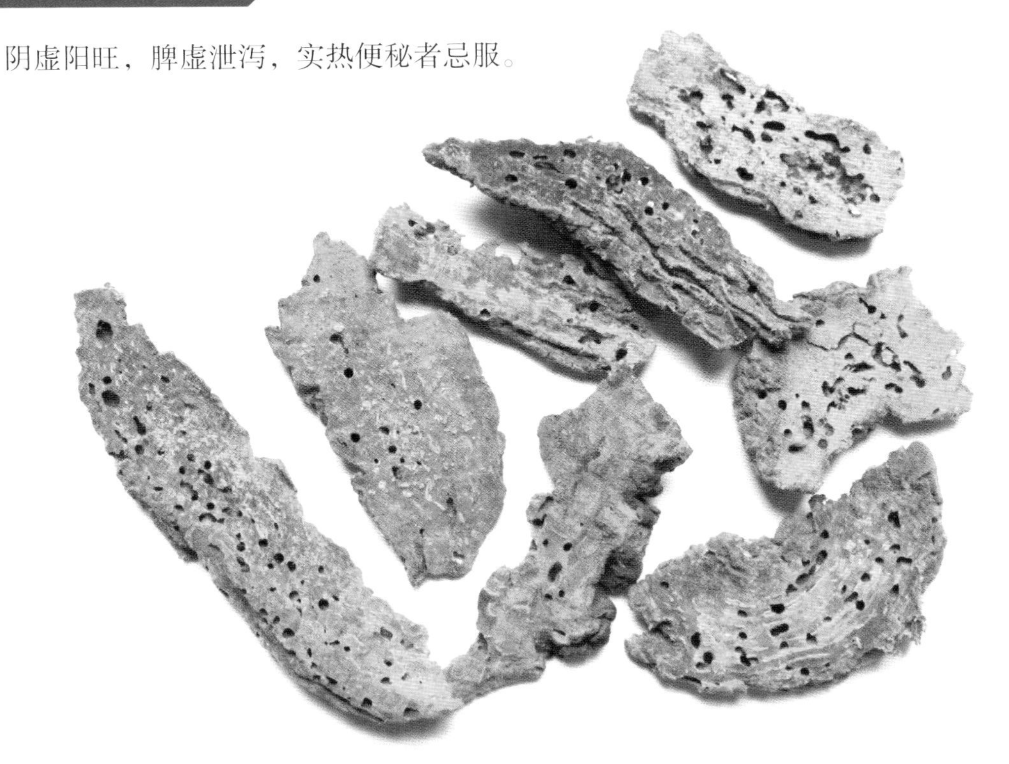

锁阳（虫蛀）饮片

孩儿参

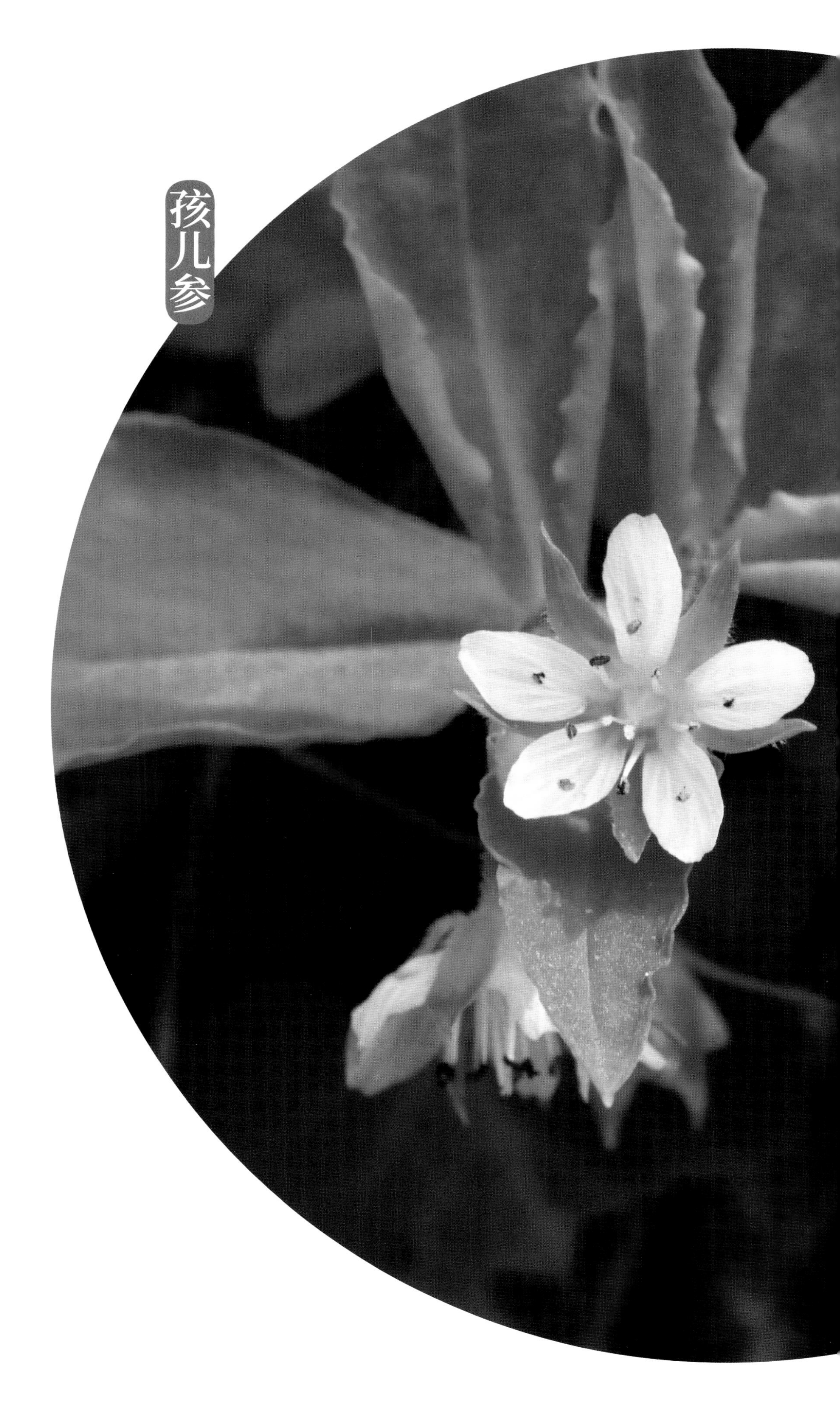

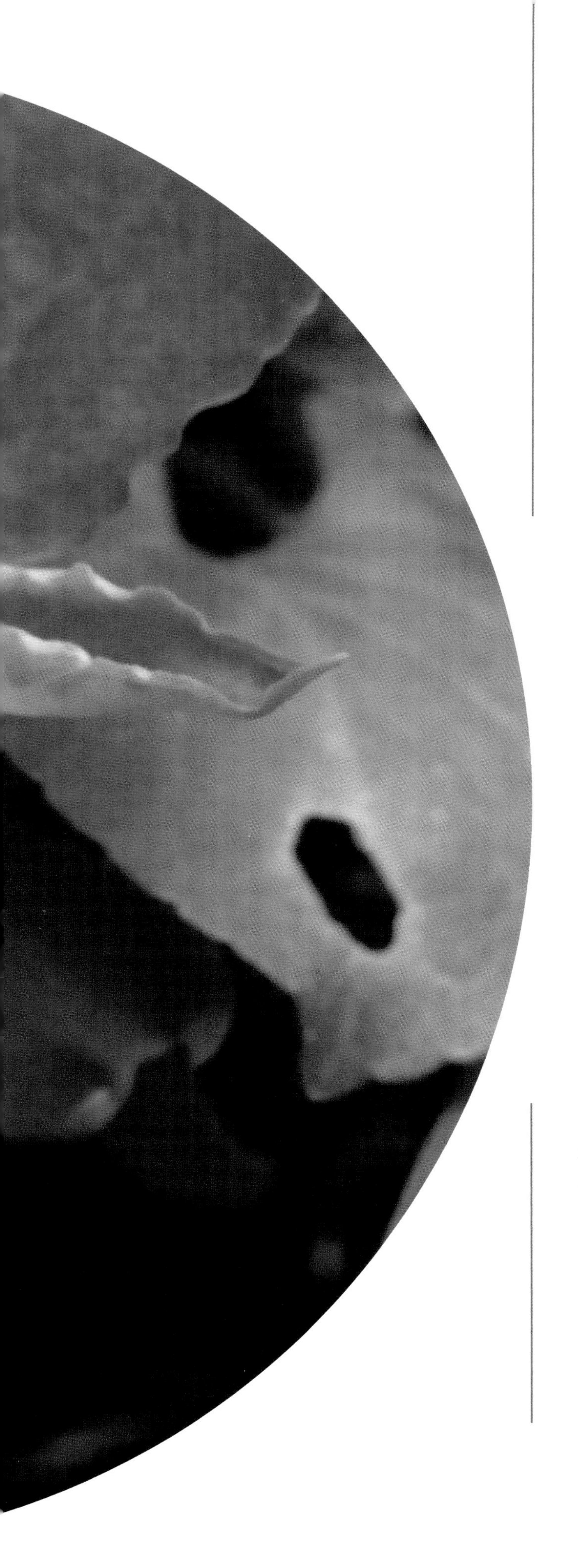

太子参

TAIZISHEN

基　原

本品为石竹科植物孩儿参 *Pseudostellaria heterophylla* (Miq.) Pax ex Pax et Hoffm. 的干燥块根。

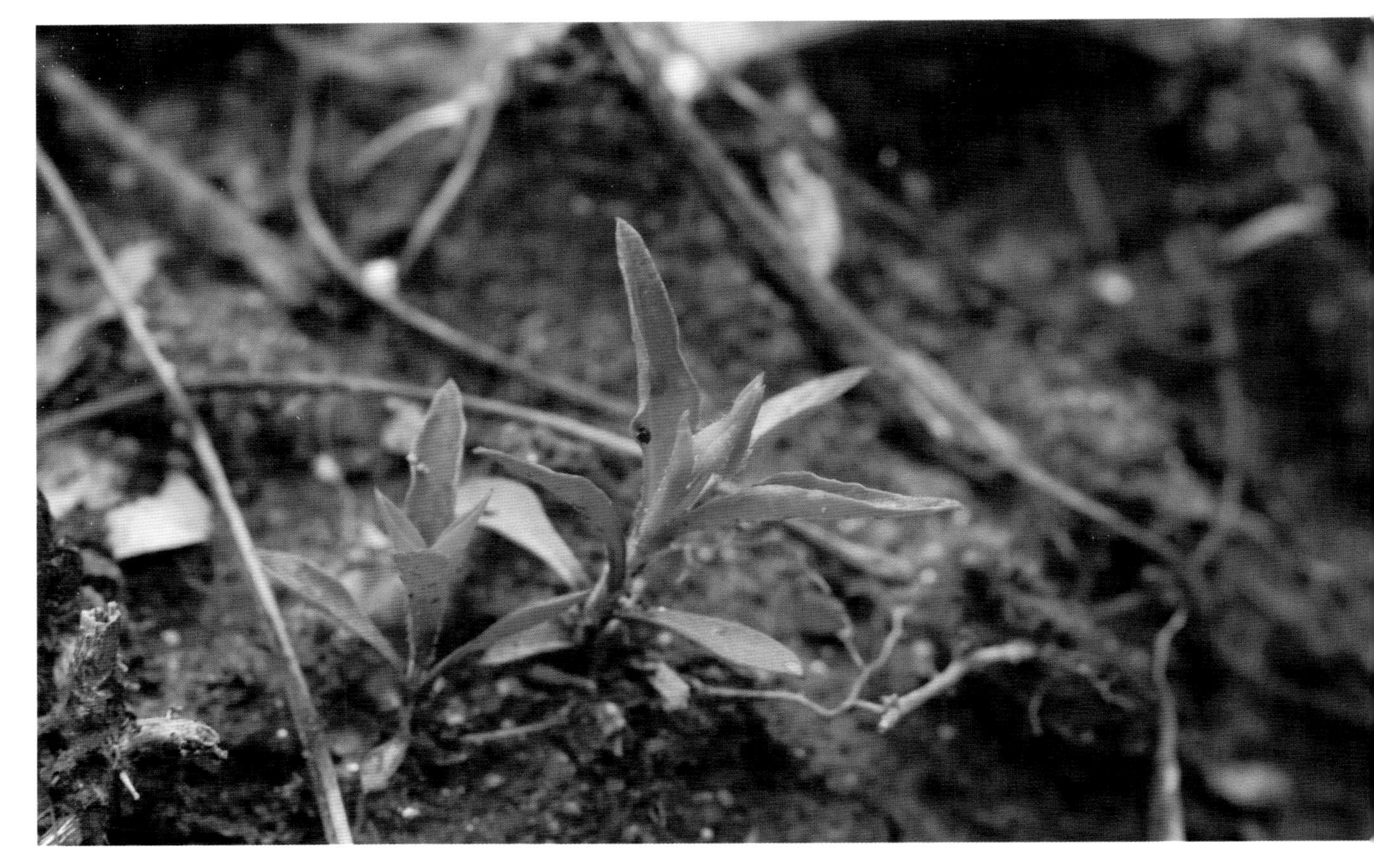

孩儿参

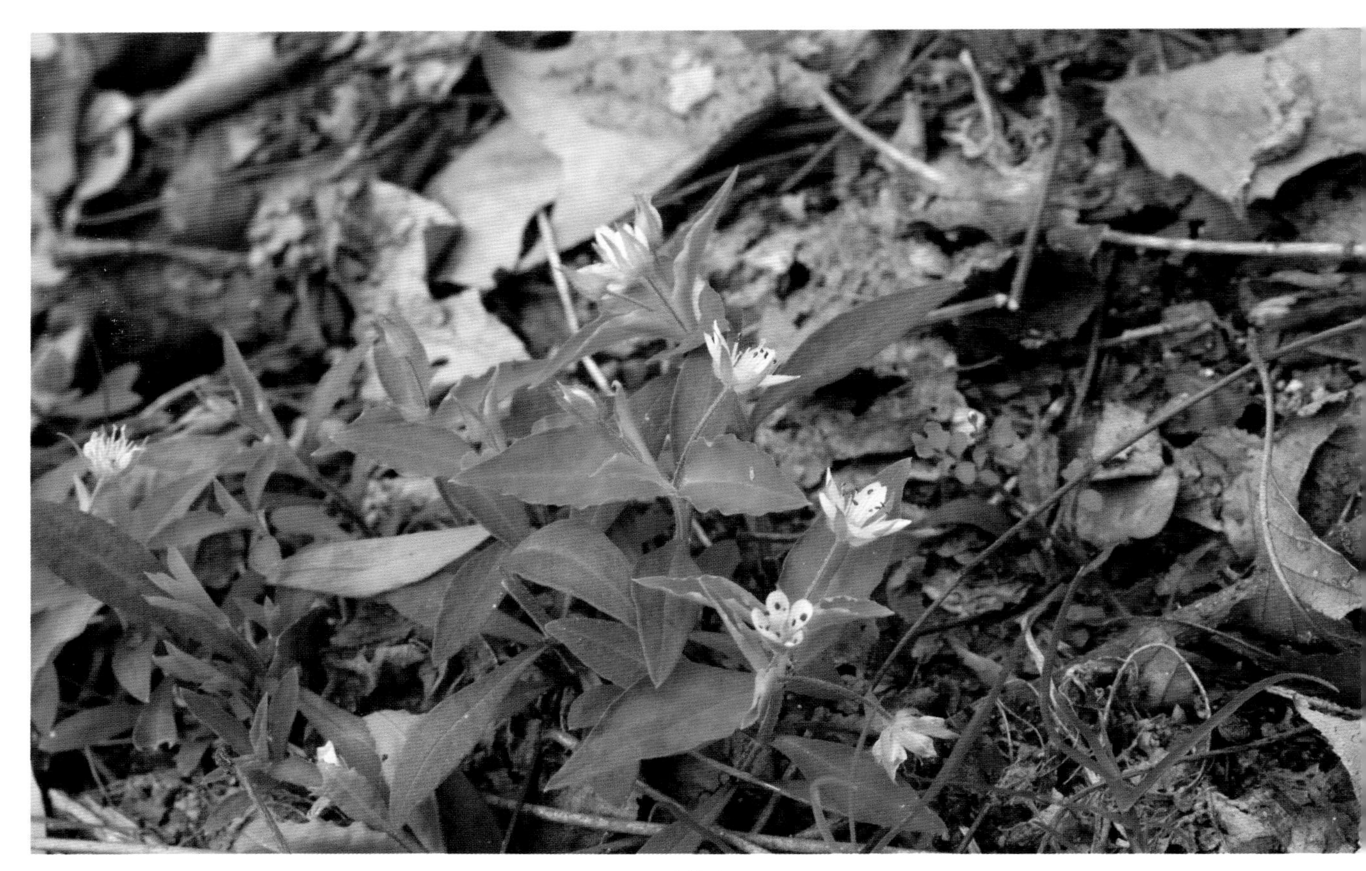

孩儿参

形态特征

多年生草本，块根纺锤形，茎多单生直立，节部膨大。叶对生，下部的叶片窄小，长倒披针形，叶基渐狭，全缘；上部的叶片较大，卵状披针形或菱状卵形，叶基渐狭呈楔形，叶缘微波状，茎顶端 2 对叶稍密集，叶大，呈十字形排列。花两型，茎下部腋生小的闭锁花，5 花瓣；茎端的花大型，披针形。蒴果近球形。花期 4 月，果期 5 ~ 6 月。

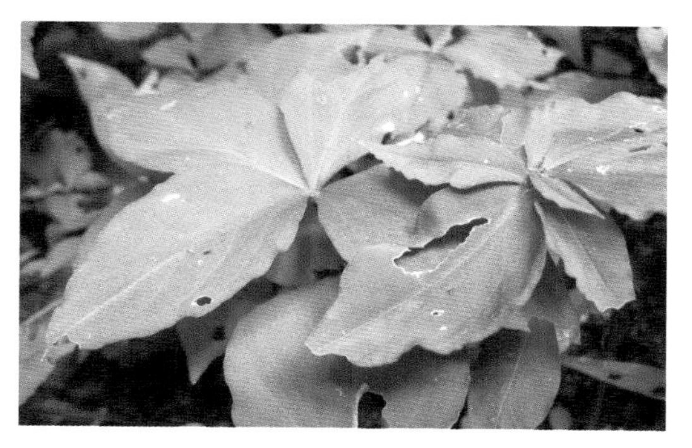

孩儿参（野生）

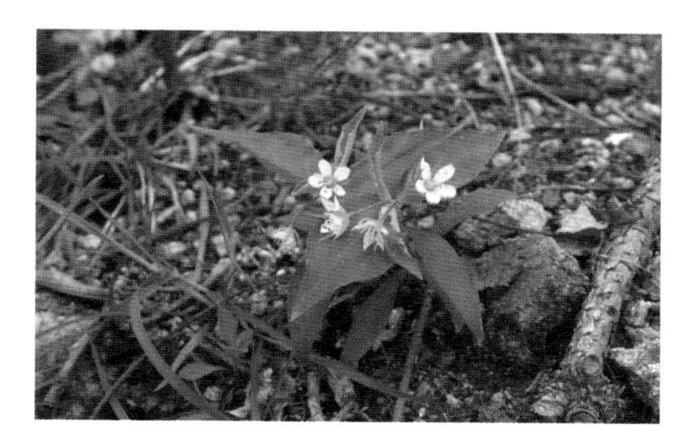

孩儿参

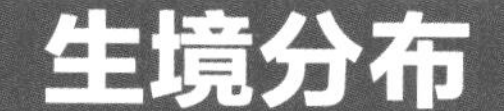

生境分布

生长于林下富腐殖质的深厚土壤中。分布于江苏、安徽、山东等地。

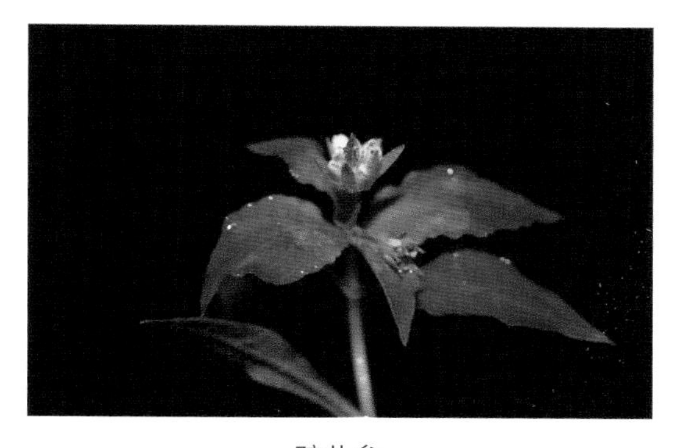

孩儿参

采收加工

夏季茎叶大部分枯萎时采挖，洗净，除去须根，置沸水中略烫后晒干或直接晒干。

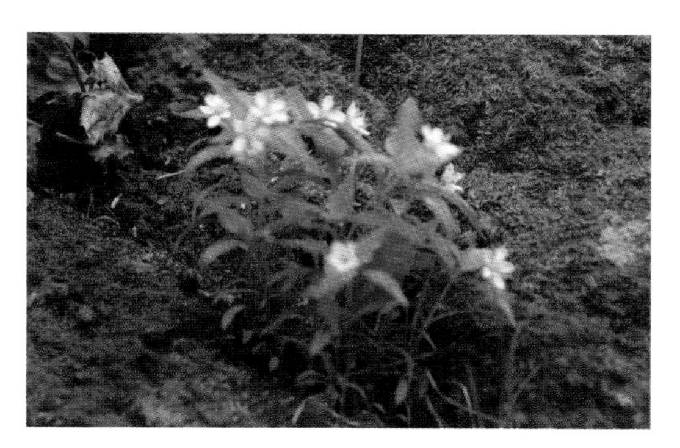

孩儿参

药材性状

本品根呈细长纺锤形或细长条形。稍弯曲，长 3 ~ 10 cm，直径 0.2 ~ 0.6 cm。顶端有茎痕，表面黄白色，较光滑，微有纵皱纹，凹陷处有须根痕。质硬而脆，断面平坦，淡黄白色。

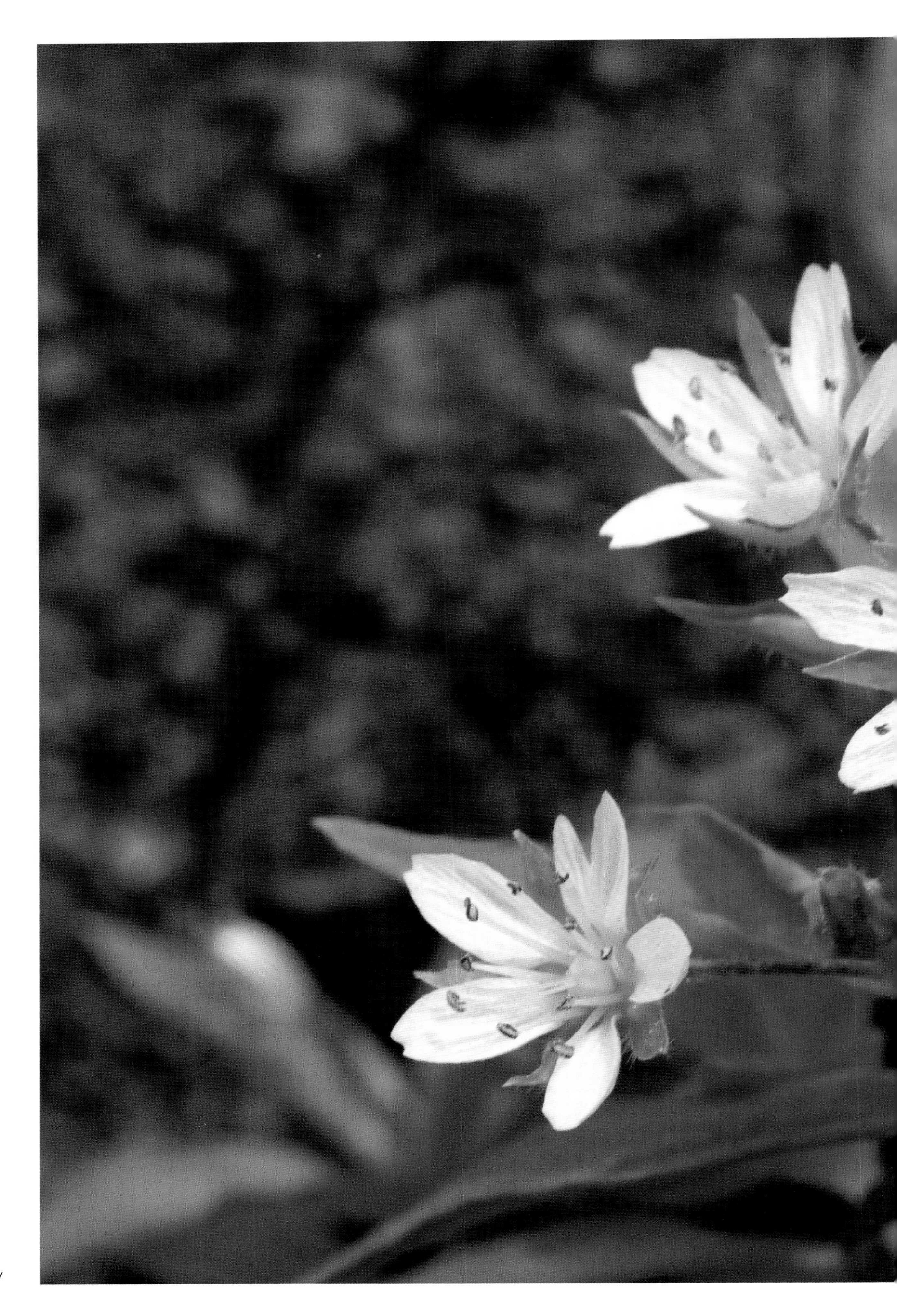

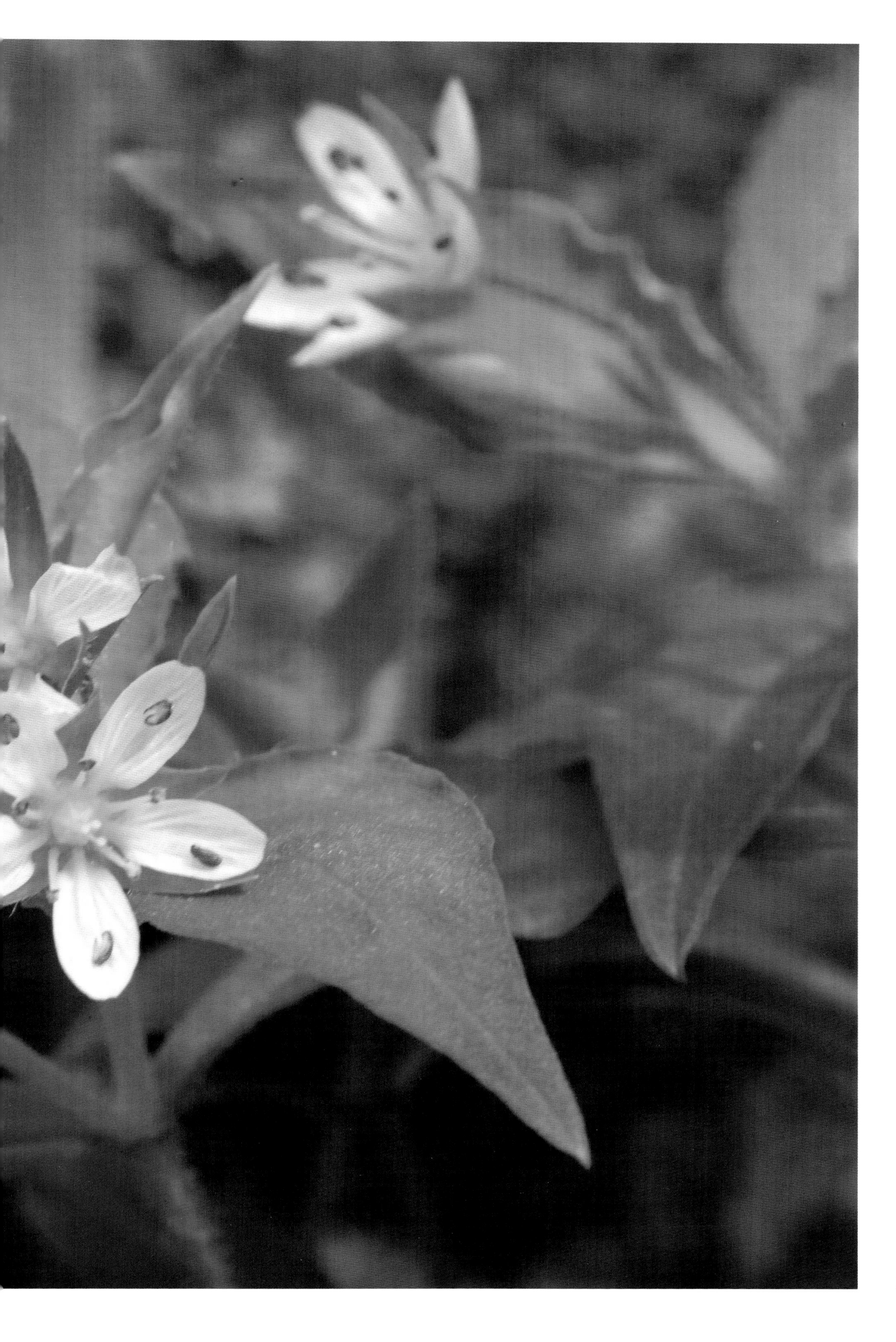

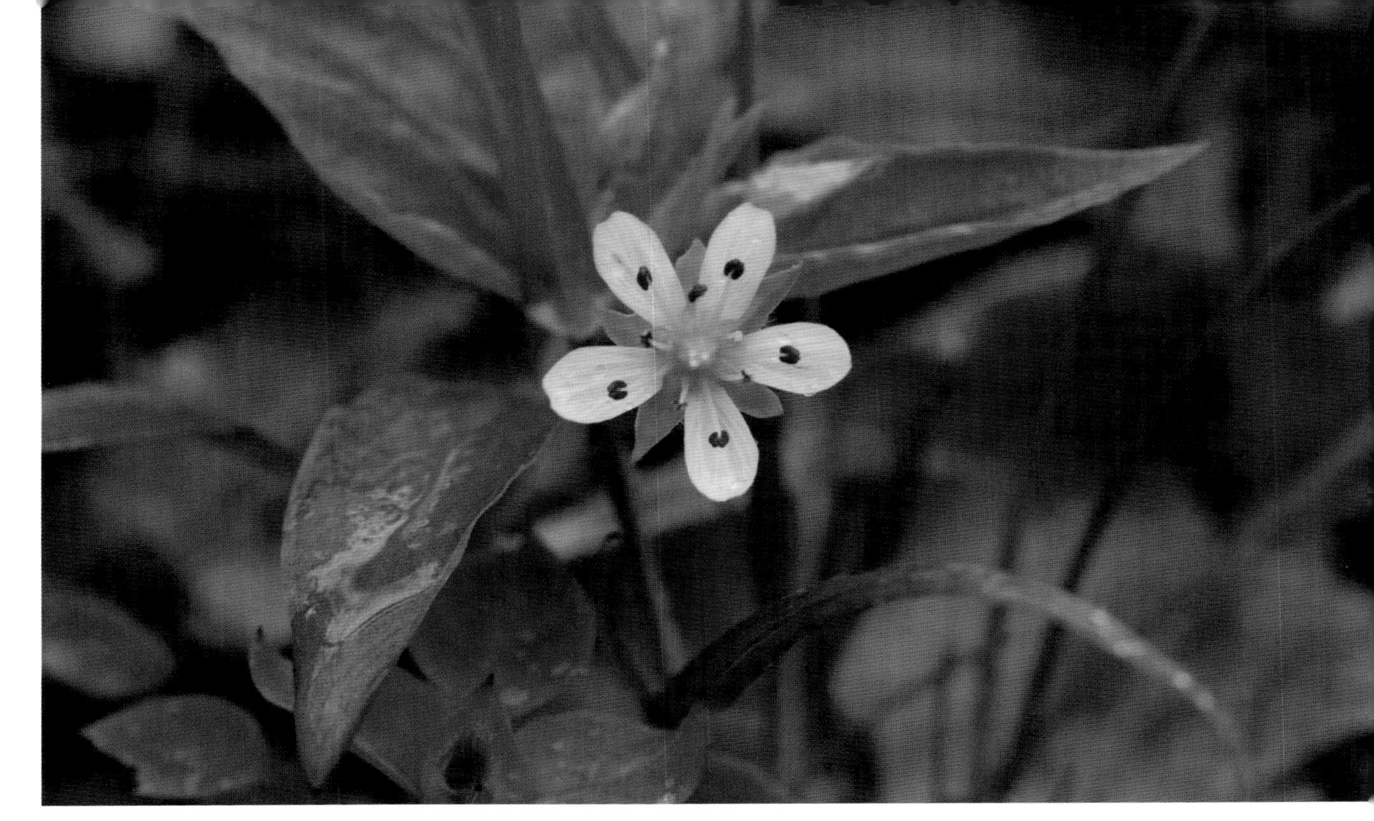

孩儿参

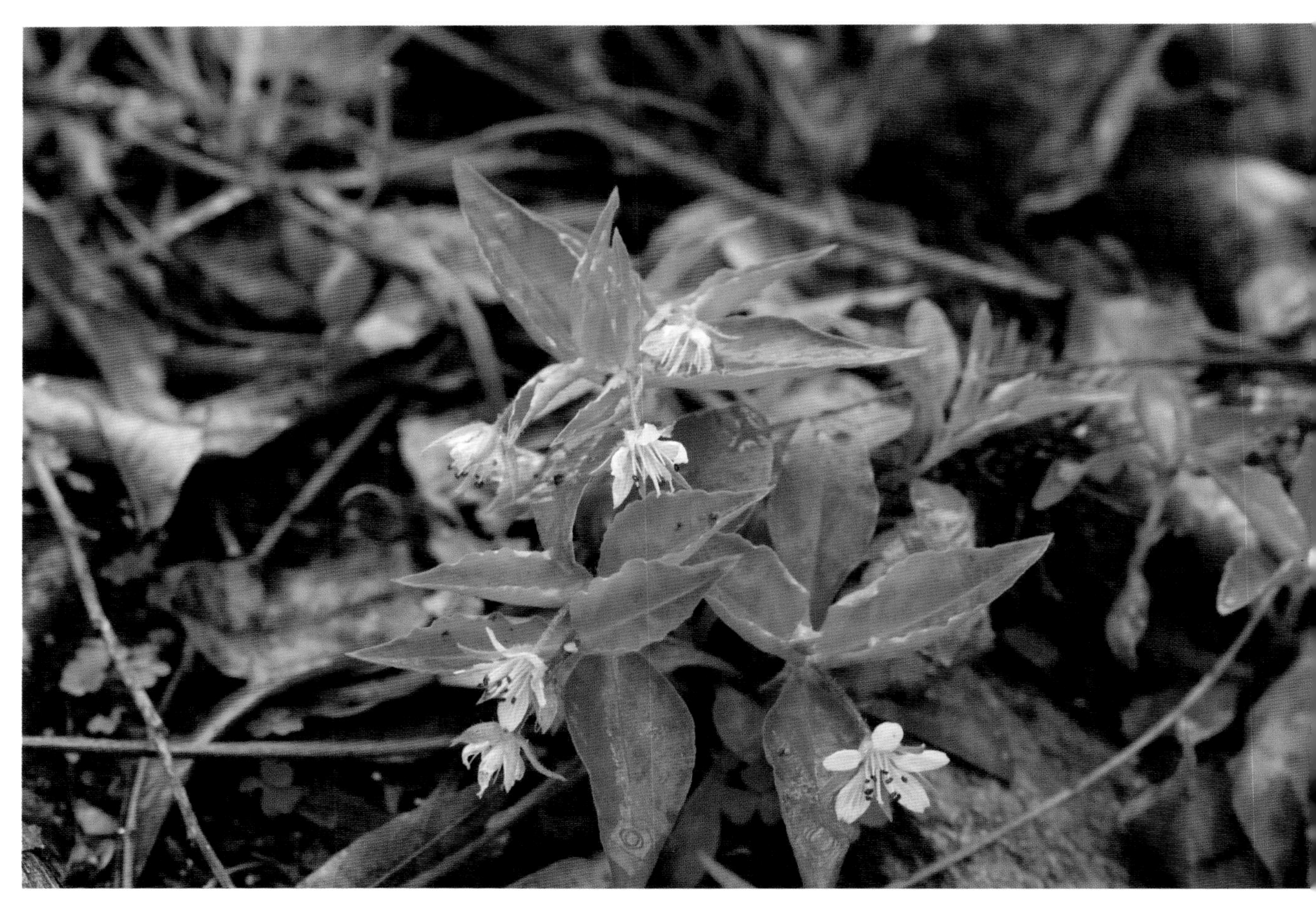

孩儿参

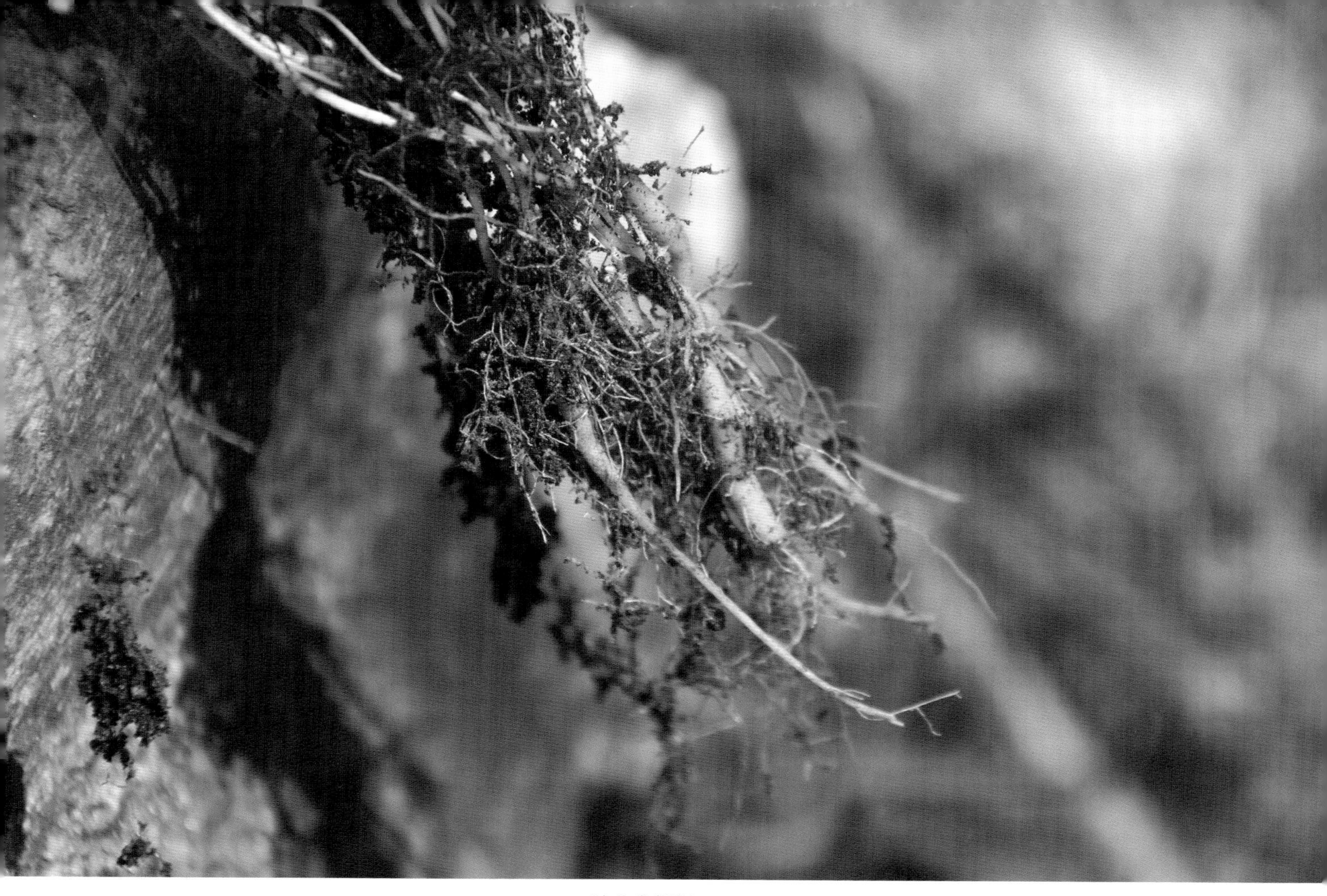

孩儿参鲜根

化学成分

本品含有氨基酸、多聚糖或糖苷、酚酸或鞣质、黄酮、香豆素和甾醇或二萜。但具体鉴定的化合物仅有棕榈酸（palmitic acid）、亚油酸（hnoleic acid）、亚油酸单甘油酯（linoly-lmono-glyceride）、3-糠醇-吡咯-2-甲酸酯（3-furfurylpyrrole-2-carboxylate）及微量元素铜、锌、锰、铁、镁和钙。此外，根中尚还含有果糖、淀粉和皂苷。最近从太子参中得到太子参环酞 A（heterophyllin A）、太子参环酞 B（heterophyllin B）。

药理作用

1. 具有补脾益肺的作用 太子参的水煎醇沉剂对淋巴细胞增殖有明显的刺激作用。

2. 抗应激作用 太子参能明显延长小鼠负重游泳时间；能明显延长小鼠在常

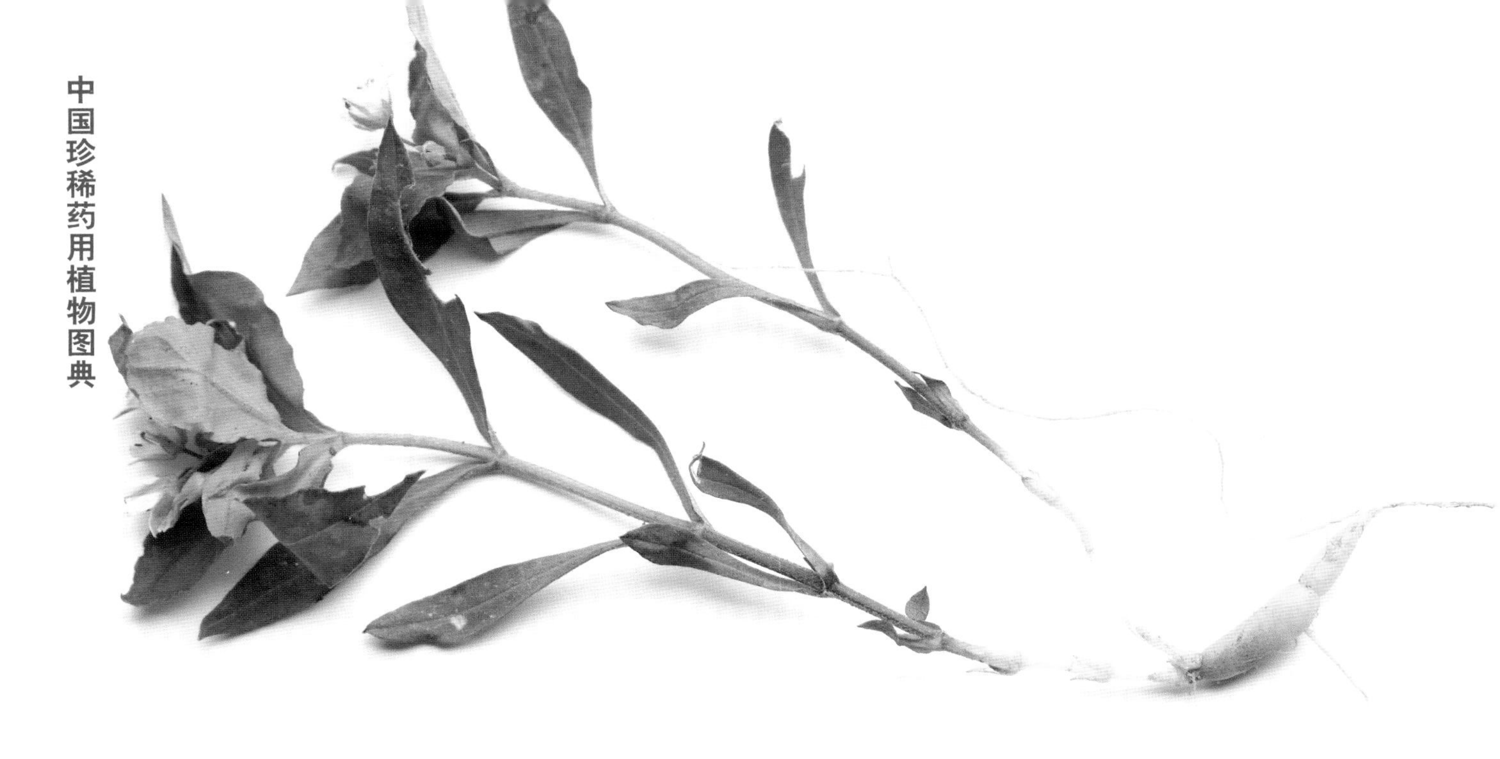

孩儿参

压缺氧情况下的存活时间；对慢性给小鼠皮下注射利舍平所致体重下降有一定保护作用，能明显抑制小鼠肠推动距离。

3. 益气生津润肺作用 太子参对吸烟引起的损害具有较强的保护作用。被动吸烟可导致小鼠耐缺氧时间缩短，气管内膜上皮可见光镜及扫描电镜下病理性改变。

4. 抗衰老作用 0.5% 太子参能使雌果蝇平均寿命延长 27.35%，雄果蝇延长 16.53%（$P<0.01$），最高寿命雌性延长 22.92%，雄性延长 31.82%。有一定的抗衰老作用。

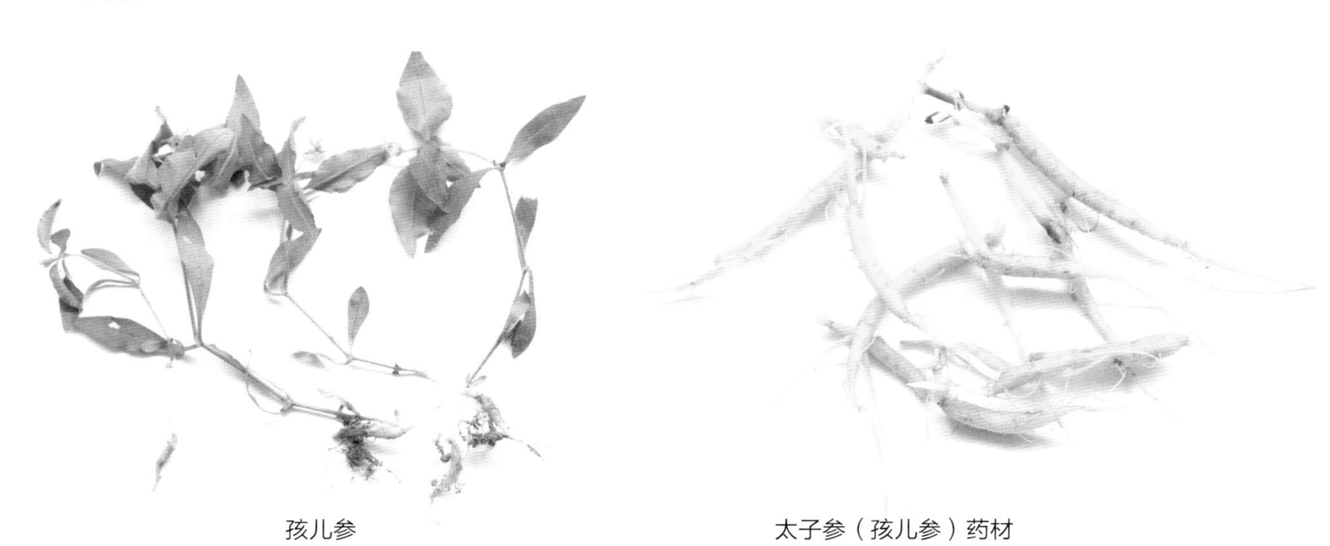

孩儿参　　太子参（孩儿参）药材

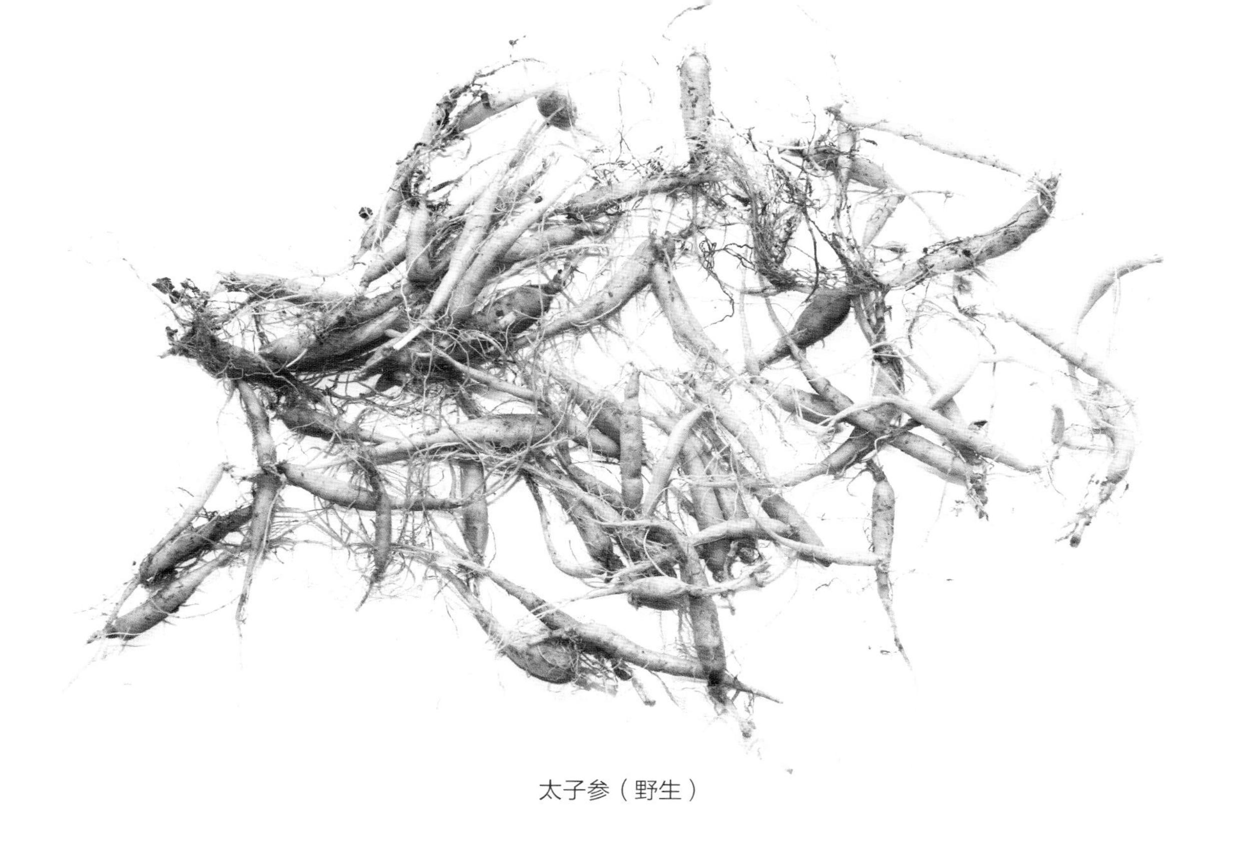

太子参（野生）

性味归经

甘、微苦，平。归脾、肺经。

功效主治

益气健脾，生津润肺。用于脾虚体倦，食欲不振，病后虚弱，气阴不足，自汗口渴，心悸怔忡，肺燥干咳。

临床应用

1. 慢性消耗性疾病（病后体弱、脾虚倦怠、胃阴不足、饮食减少者） 太子参、党参、玉竹、山药各适量。水煎服，每日 1 剂。

2. 糖尿病（气阴不足、乏力自汗、口渴少津者） 太子参、五味子、黄芪各适量。水煎服，每日 1 剂。

3. 肺结核（阴虚肺燥、咳嗽痰少者） 太子参、麦冬、沙参各适量。水煎服，每日 1 剂。

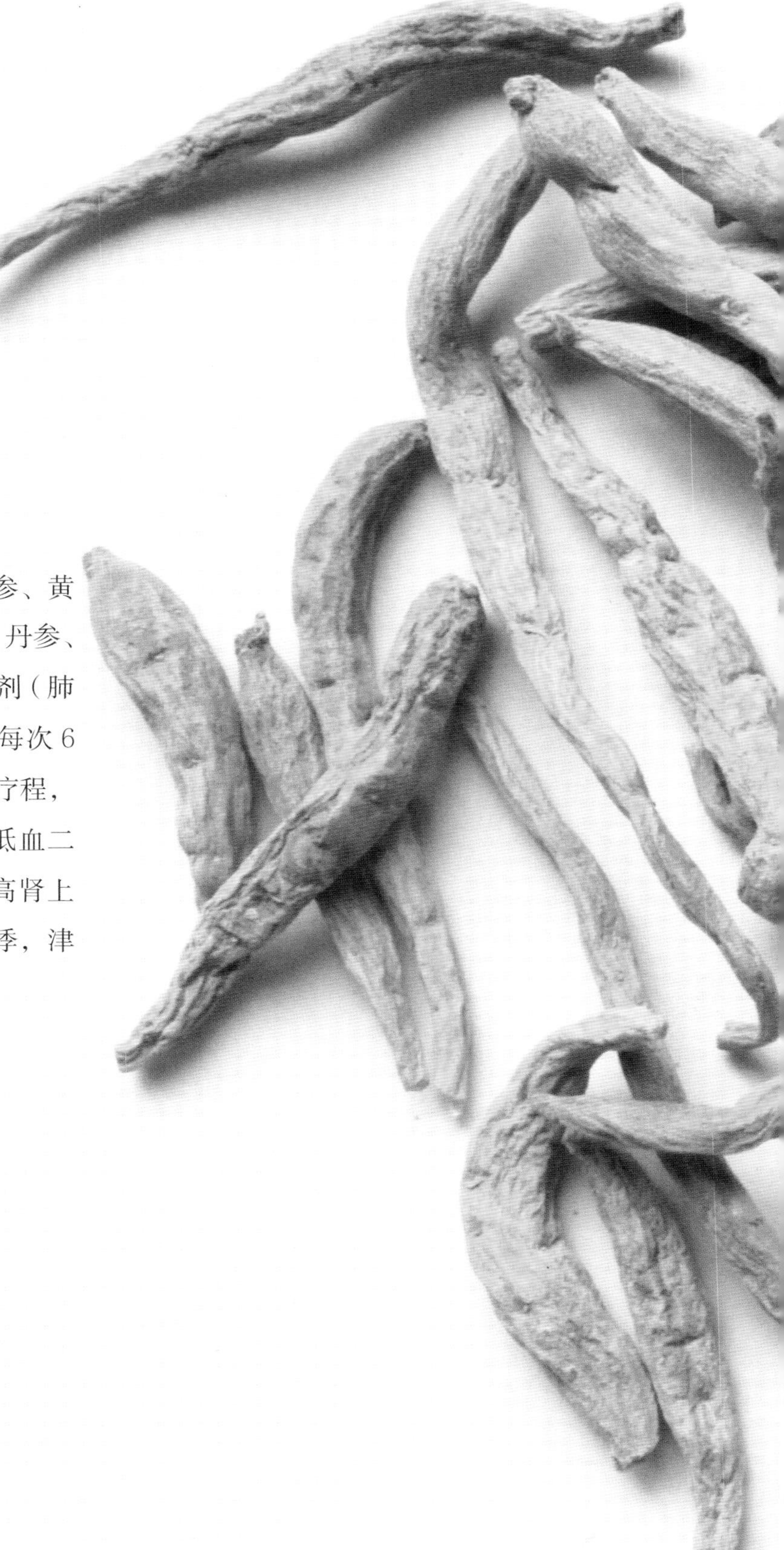

4. 肺源性心脏病 太子参、黄芪、玉竹、附片、淫羊藿、补骨脂、丹参、赤芍、红花、虎杖各适量。制成片剂（肺心片），每片 0.3 g，每日 3 次，每次 6 片，3 个月为 1 个疗程，连服 2 个疗程，能改善心肺功能，提高血氧，降低血二氧化碳含量，改善血液循环，提高肾上腺皮质功能。太子参尚可用于心悸，津伤口渴，急、慢性病毒性肝炎等。

用法用量

内服：煎汤，9 ~ 30 g。

使用注意

邪实之证患者慎用。

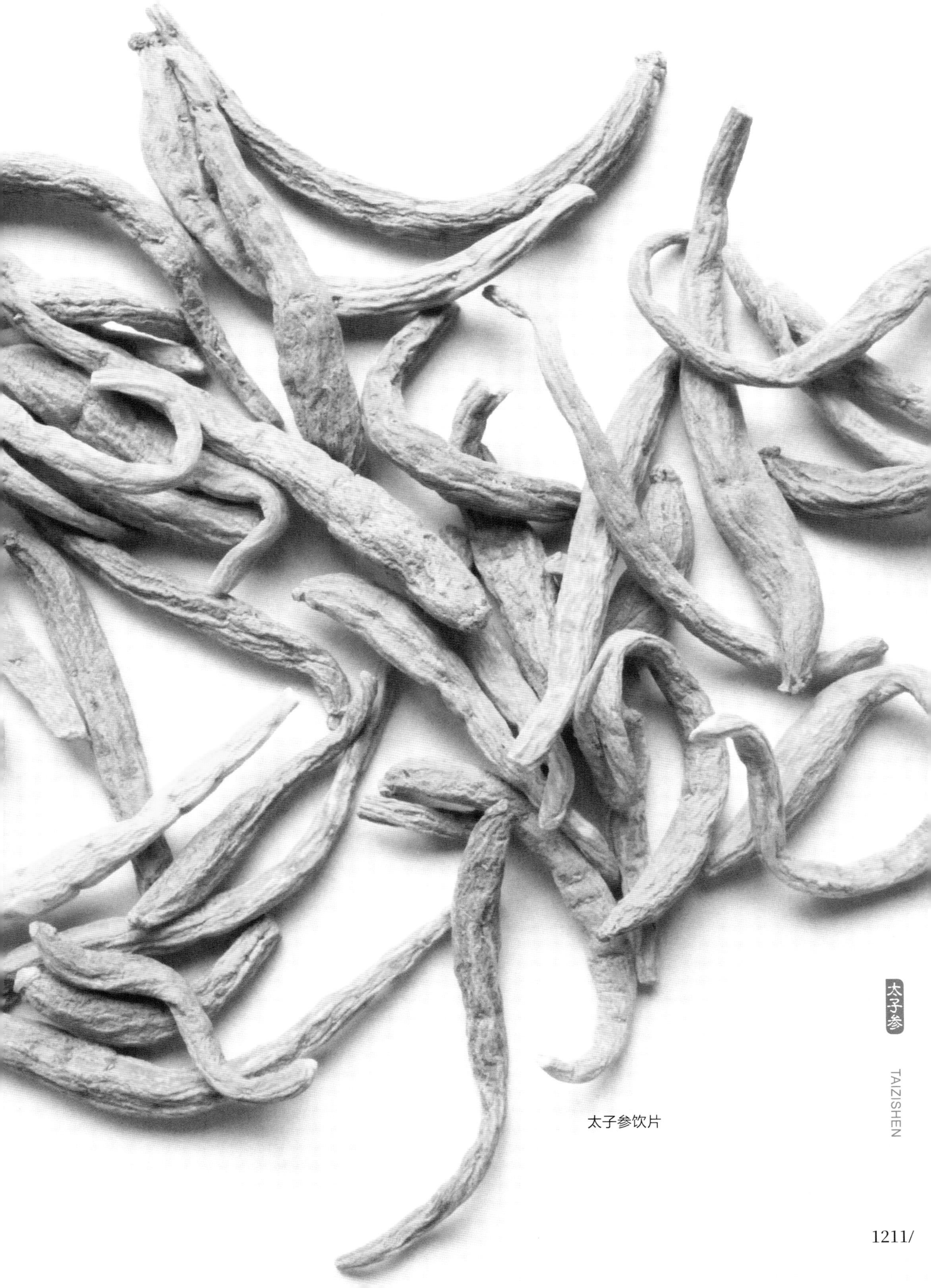

太子参饮片

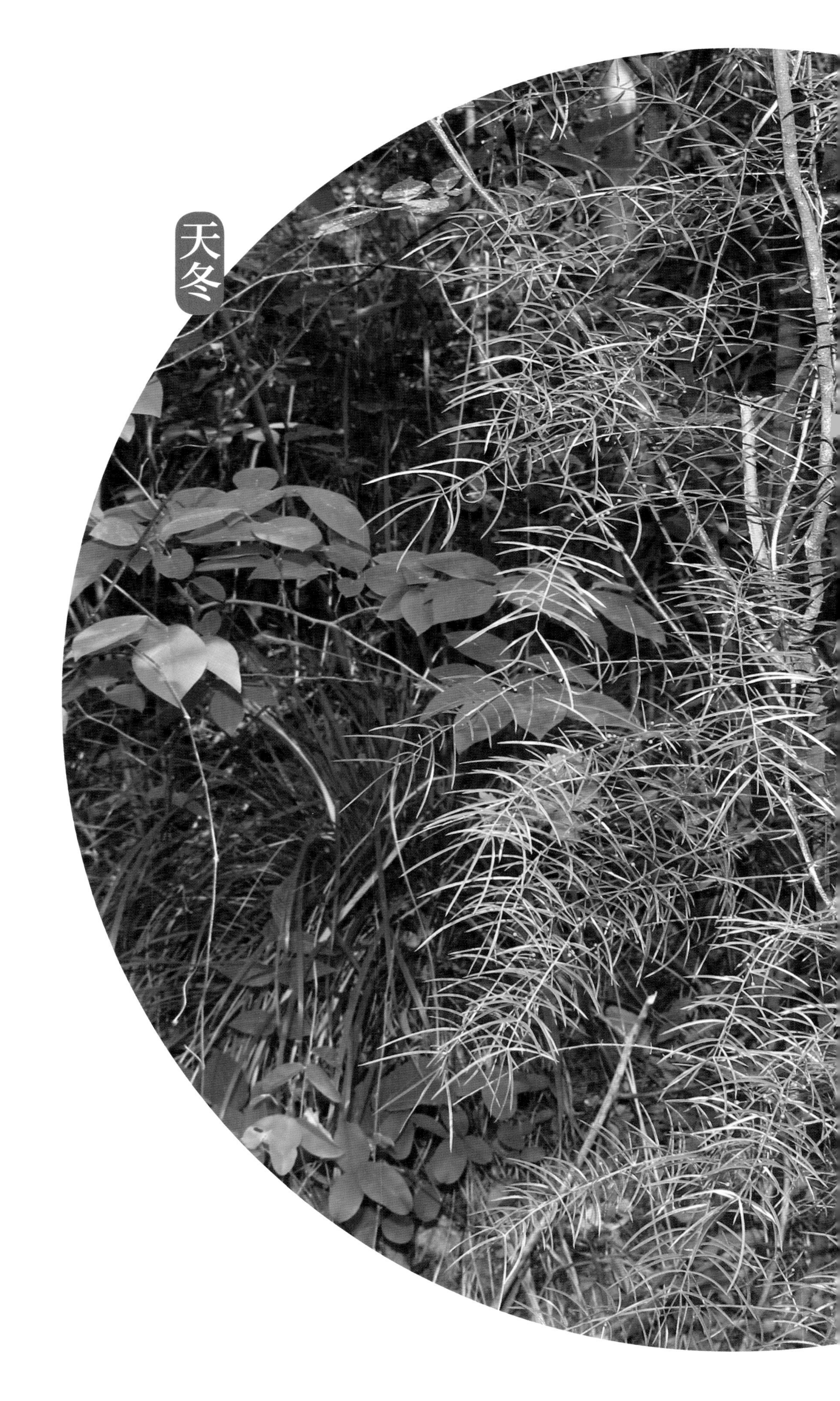
天冬

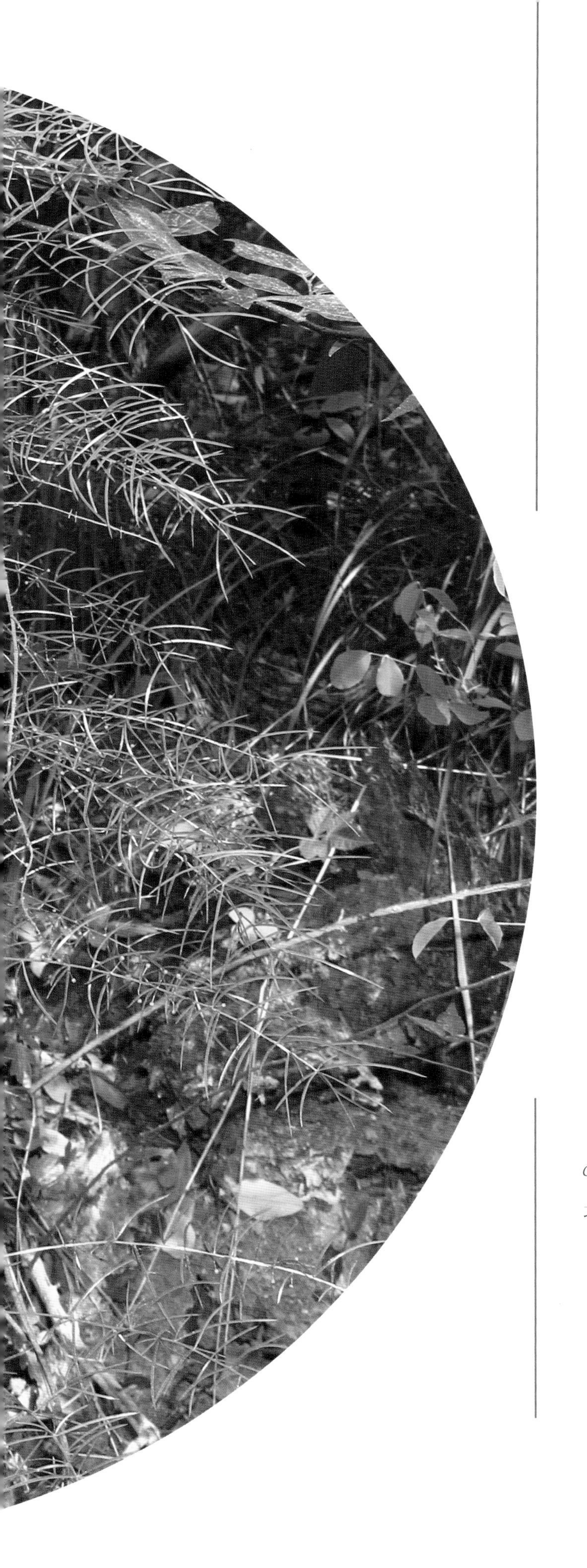

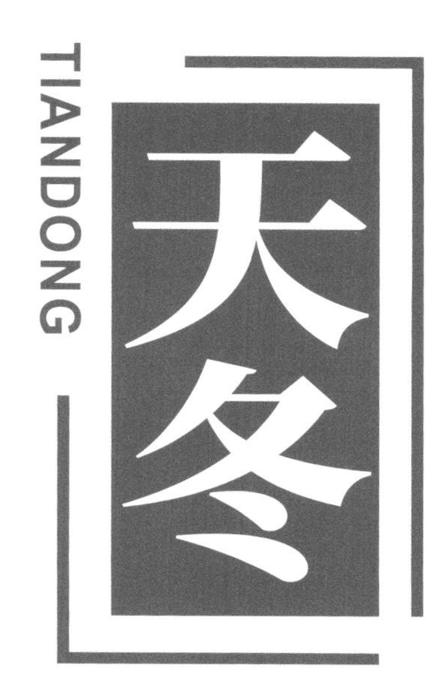

基原

本品为百合科植物天冬 *Asparagus cochinchinensis* (Lour.) Merr. 的干燥块根。

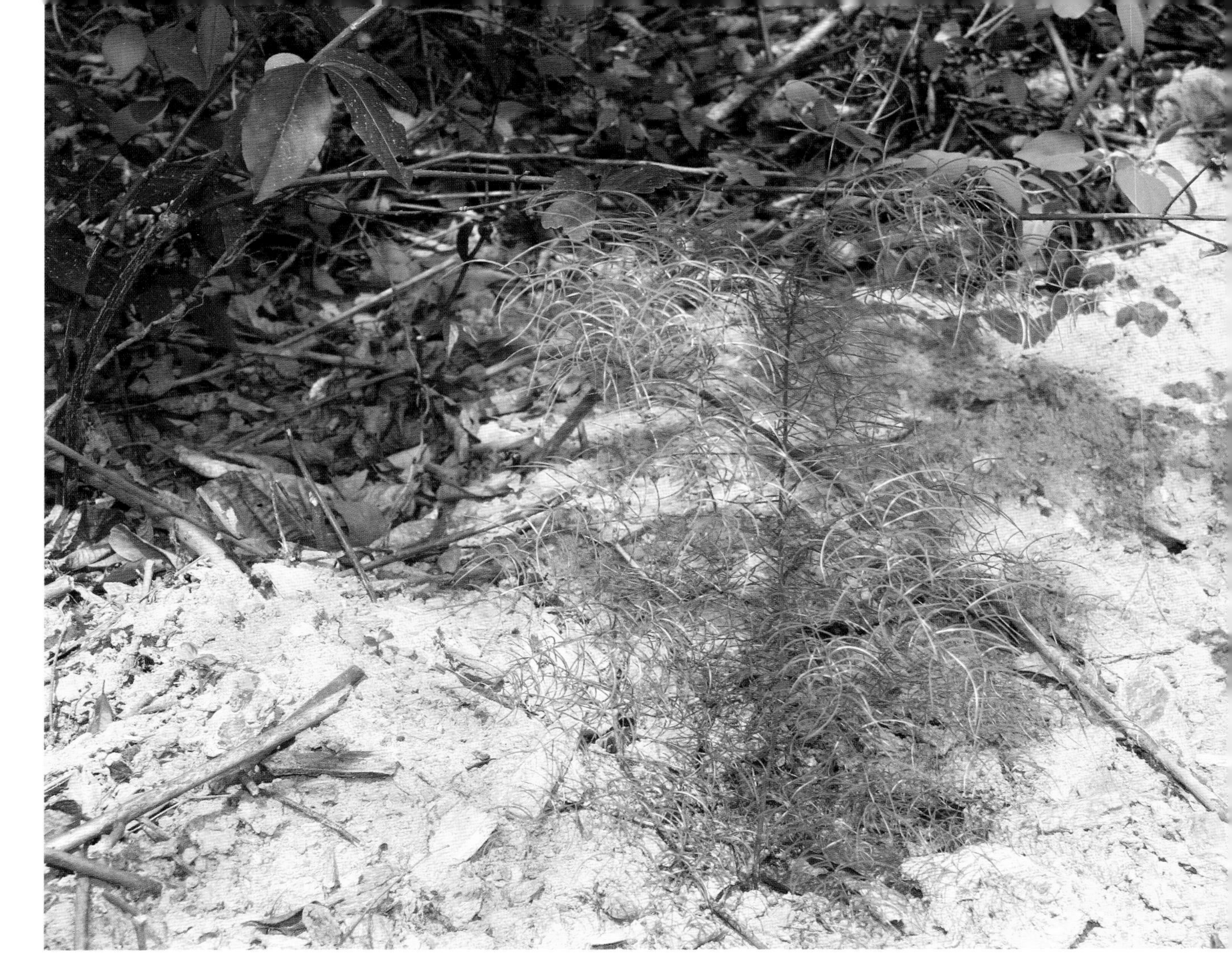

天冬

形态特征

攀缘状多年生草本，块根肉质，簇生，长椭圆形或纺锤形，灰黄色；茎细，常扭曲多分枝，有纵槽纹；主茎鳞片状叶，顶端尖长，叶基部伸长为 2.5 ~ 3 cm 的硬刺，在分支上的刺较短或不明显，叶状枝 2 ~ 3 枚簇生叶腋，扁平有棱，镰刀状。花通常 2 朵腋生，淡绿色，单性，雌雄异株，雄花花被 6，雄蕊 6 枚，雌花与雄花大小相似，具 6 枚退化雄蕊。浆果球形，熟时红色，有种子 1 粒。花期 5 ~ 7 月，果期 8 月。

生境分布

生长于阴湿的山野林边、山坡草丛或丘陵地带灌木丛中。分布于贵州、四川、广西、浙江、云南等地。陕西、甘肃、湖北、安徽、河南、江西也产。

采收加工

秋、冬两季采挖，洗净，除去茎基和须根，置沸水中煮或蒸至透心，趁热除去外皮，洗净干燥。

药材性状

本品呈长纺锤形，略弯曲，长 5 ~ 18 cm，直径 0.5 ~ 2 cm。表面黄白色至淡黄棕色，半透明，光滑或具深浅不等的纵皱纹，偶有残存的灰棕色外皮。质硬或柔润，有黏性，断面角质样，中柱黄白色。气微，味甜、微苦。

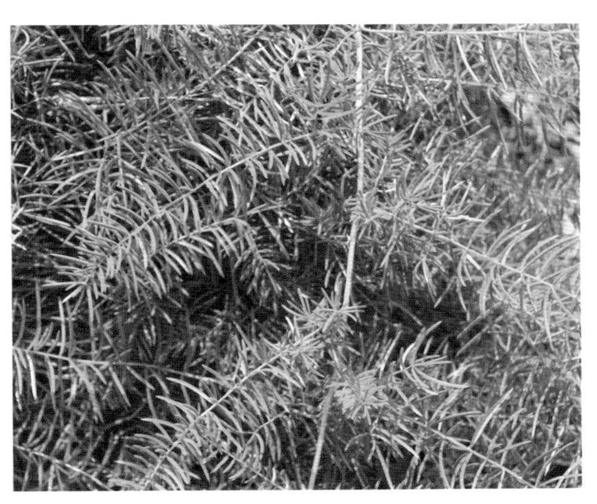
天冬

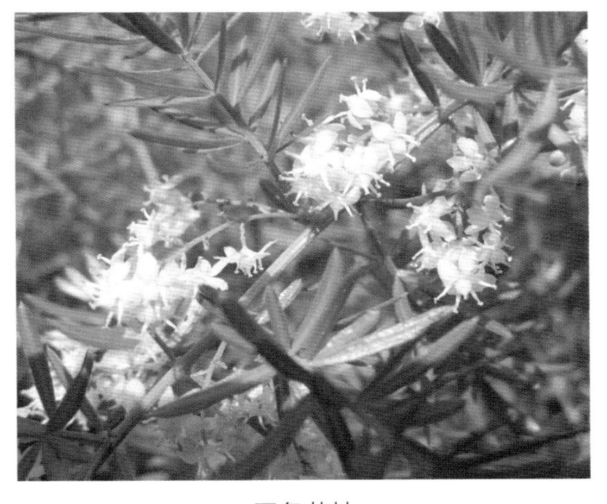
天冬花枝

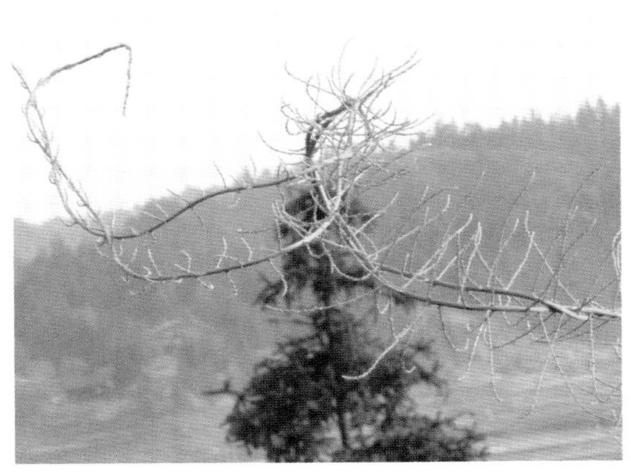
天冬

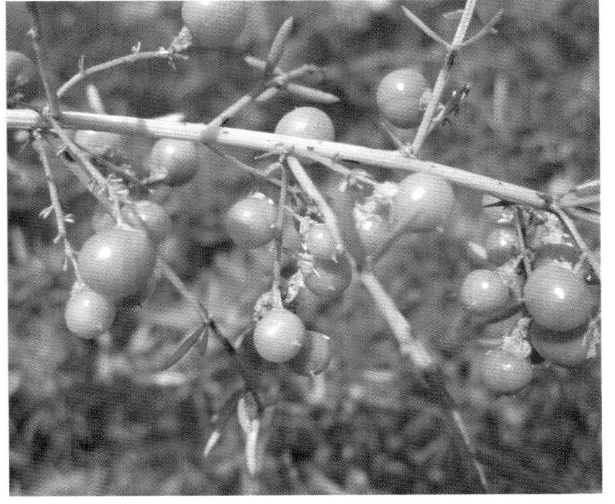
天冬果枝

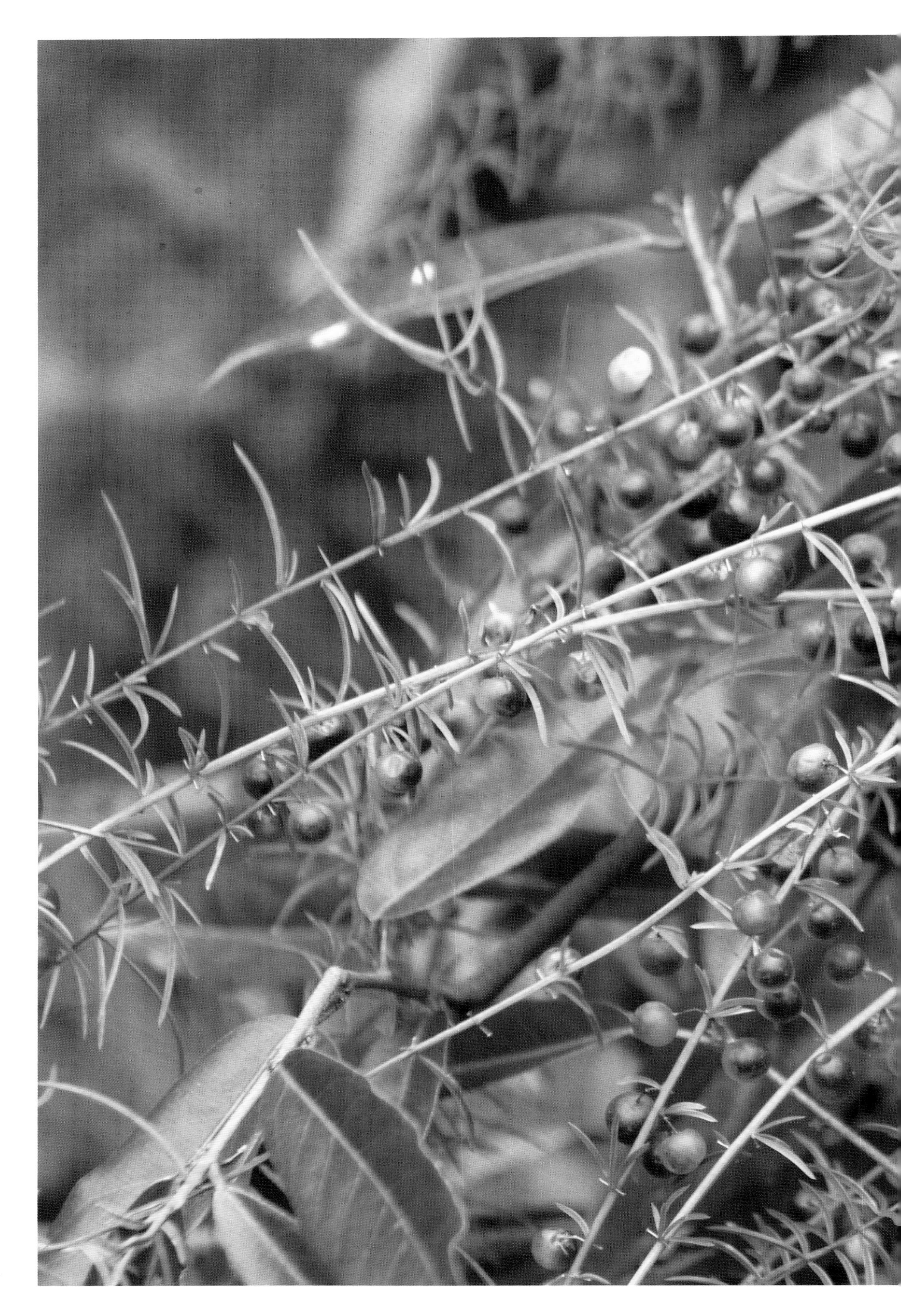

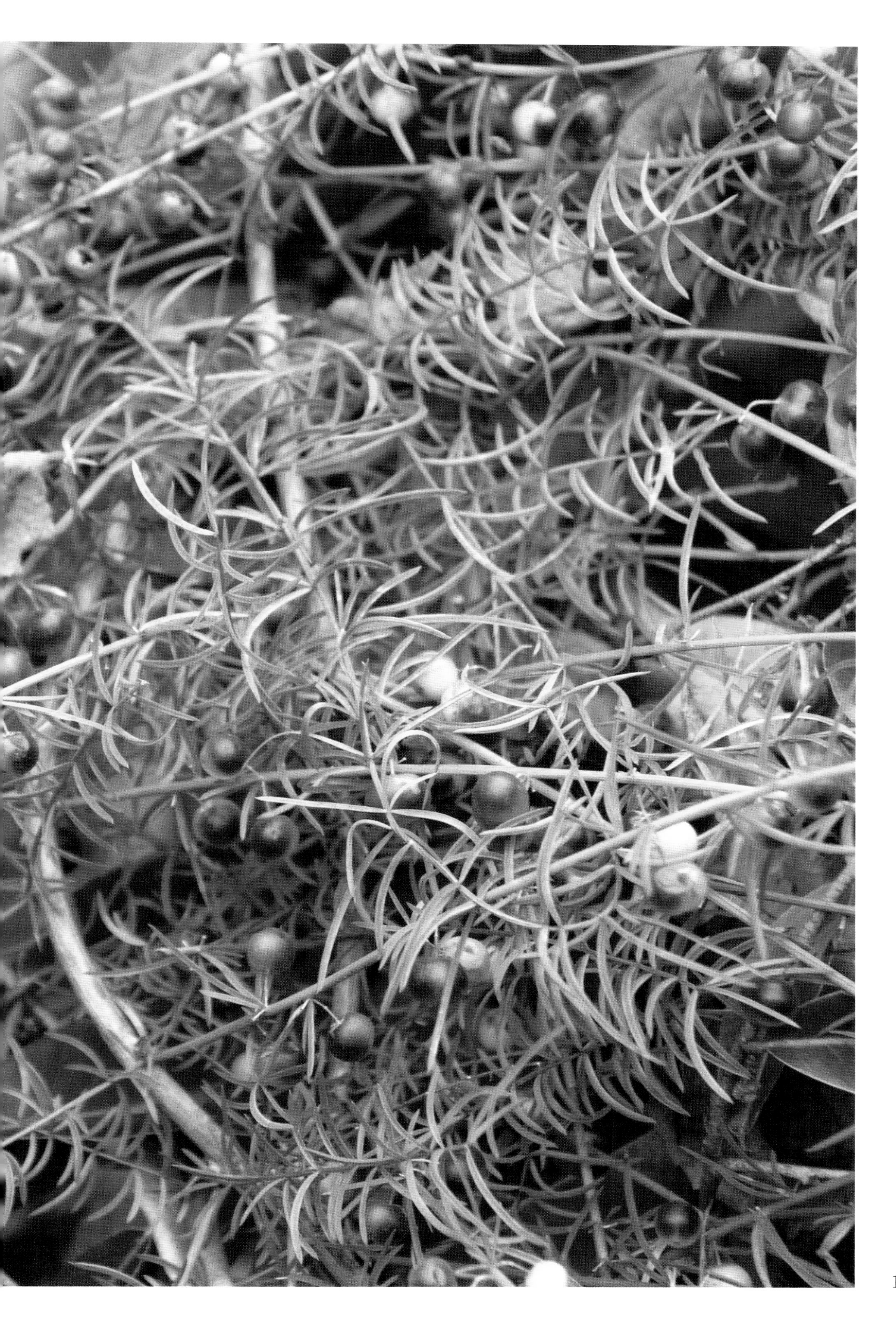

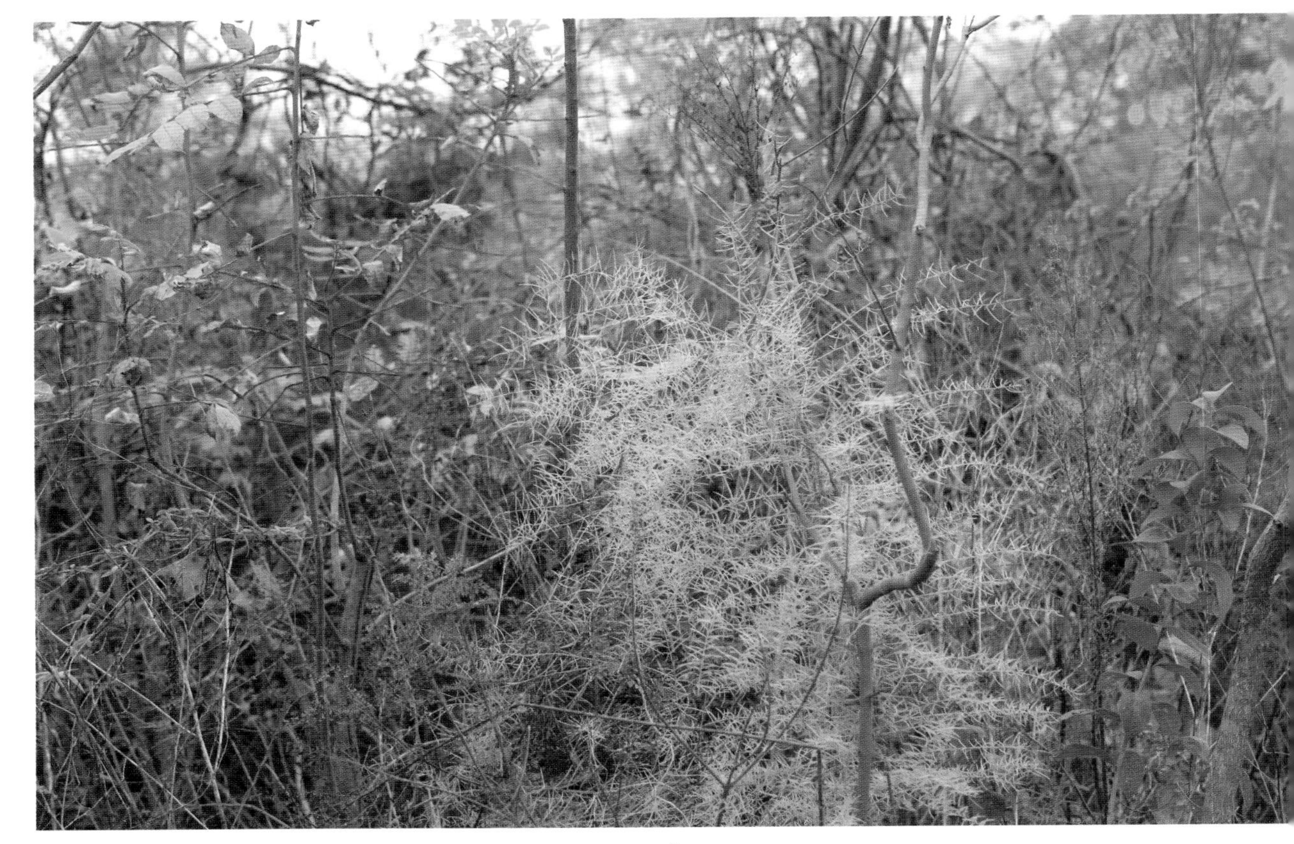

天冬

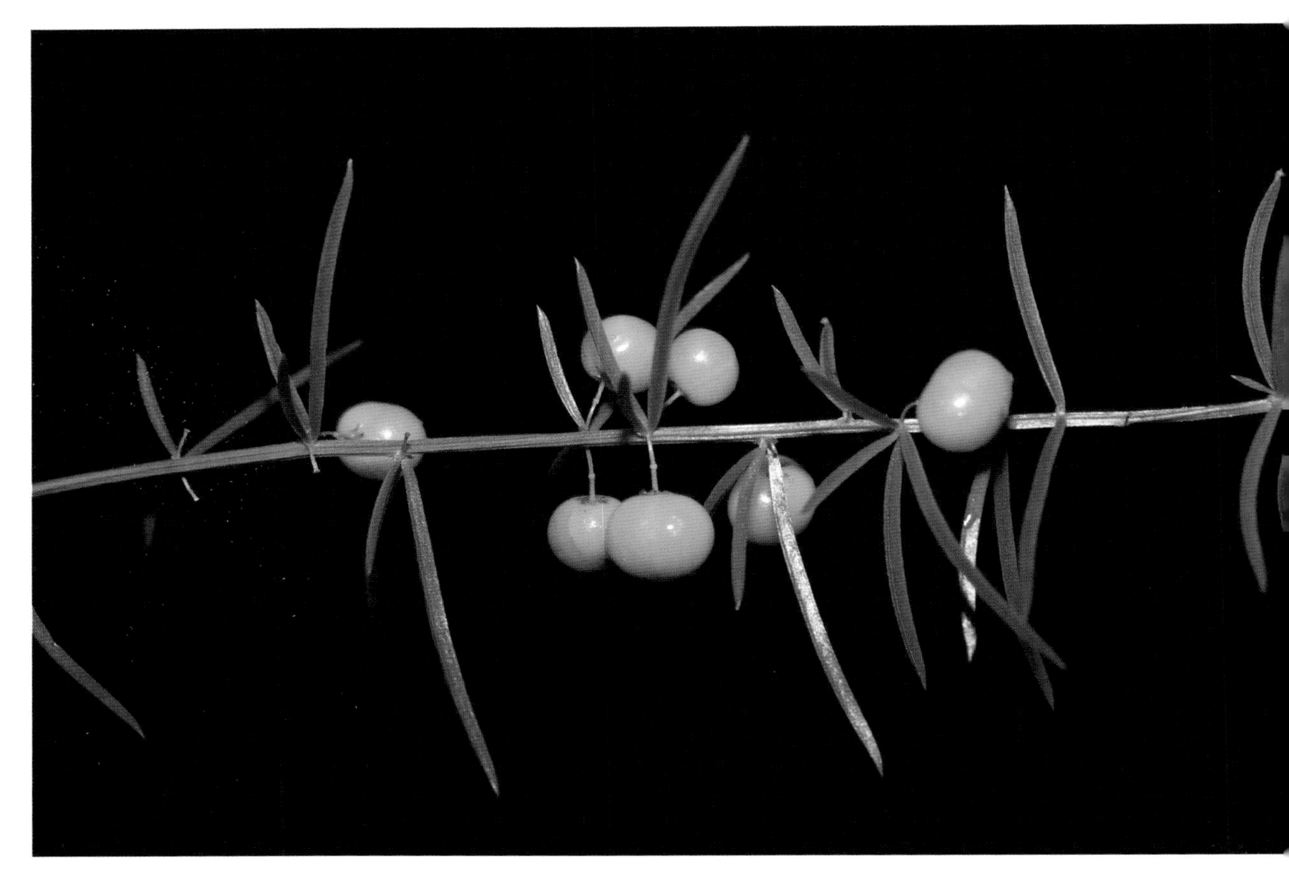

天冬果枝

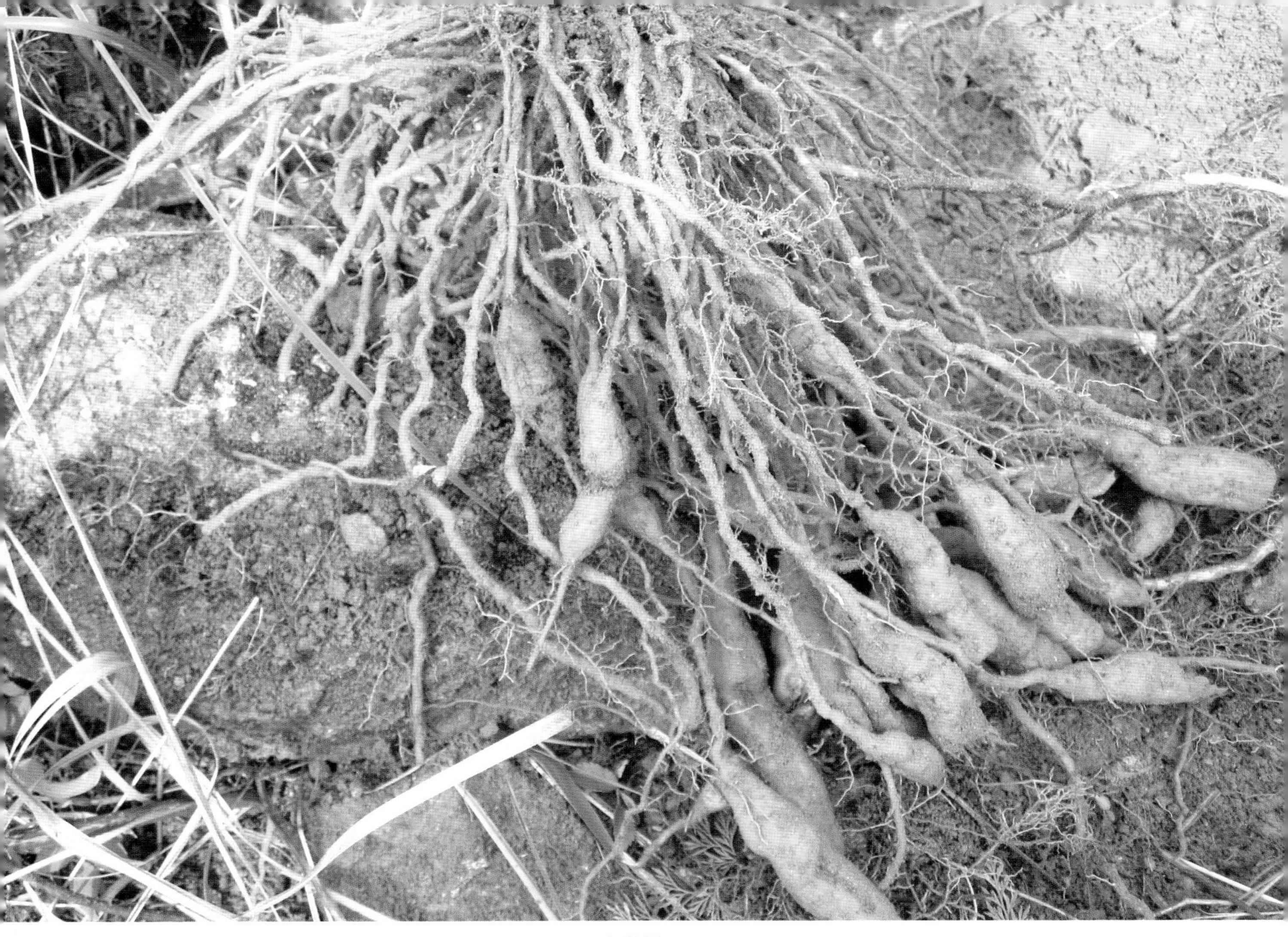

天冬药材

分学成分

块根中分得 7 种寡糖类成分，1 种新酮糖及 6 种寡糖。并含有天冬酰胺、瓜氨酸、丝氨酸、苏氨酸、脯氨酸、甘氨酸等 19 种氨基酸。另含 β－甾醇、5- 甲氧基甲基糖醛（5-methoxy-methylfural）、葡萄糖、果糖及多种低聚糖和 4 个呋喃甾醇类化合物。近年来又从天冬中提取发现了 4 种多糖，即天冬多糖 A、B、C、D。

药理作用

1. 抗感染作用 天冬的水煎剂体外实验对炭疽芽胞杆菌、甲型溶血性链球菌及乙型溶血性链球菌、白喉棒状杆菌、类白喉棒状杆菌、肺炎链球菌、金黄色葡萄球菌、柠檬色葡萄球菌、白色葡萄球菌及枯草杆菌有不同程度的抑制作用。

2. 降血糖作用 用于糖尿病，可改善口渴多饮等症状。

3. 镇咳、祛痰作用 天冬素有镇咳、祛痰作用。

4. 抗白血病作用 煎剂体外试验对急性淋巴细胞白血病、慢性粒细胞白血病及急性单核细胞白血病病人白细胞的脱氢酶有一定抑制作用，并能抑制急性淋巴细胞白血病病人白细胞的呼吸。

5. 其他作用 本品尚有增强免疫功能的作用。水浸液并能杀火蚊、蝇幼虫。

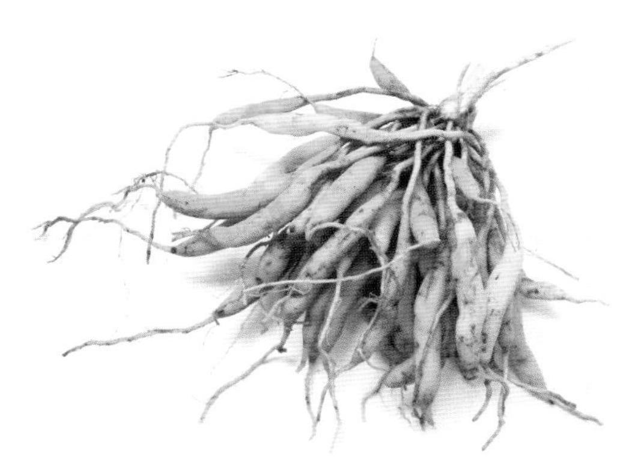

天冬药材

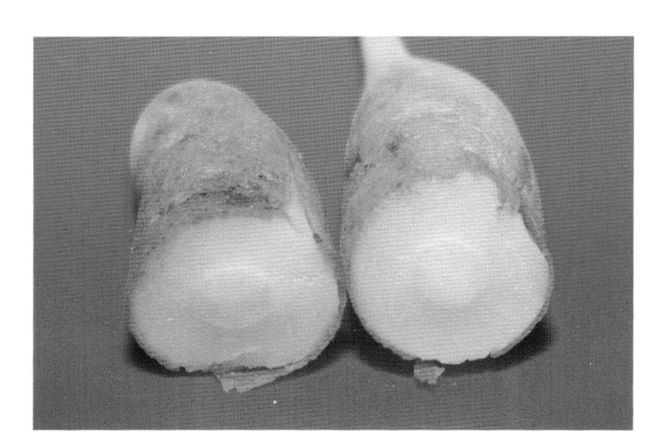

天冬药材

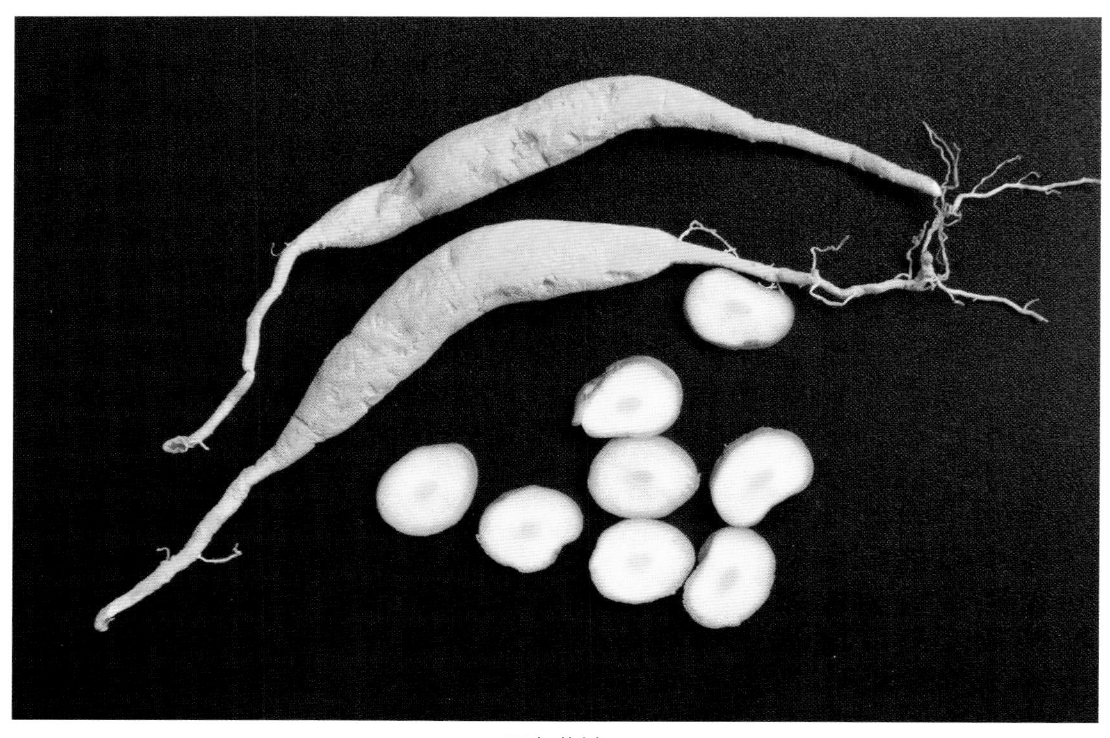

天冬药材

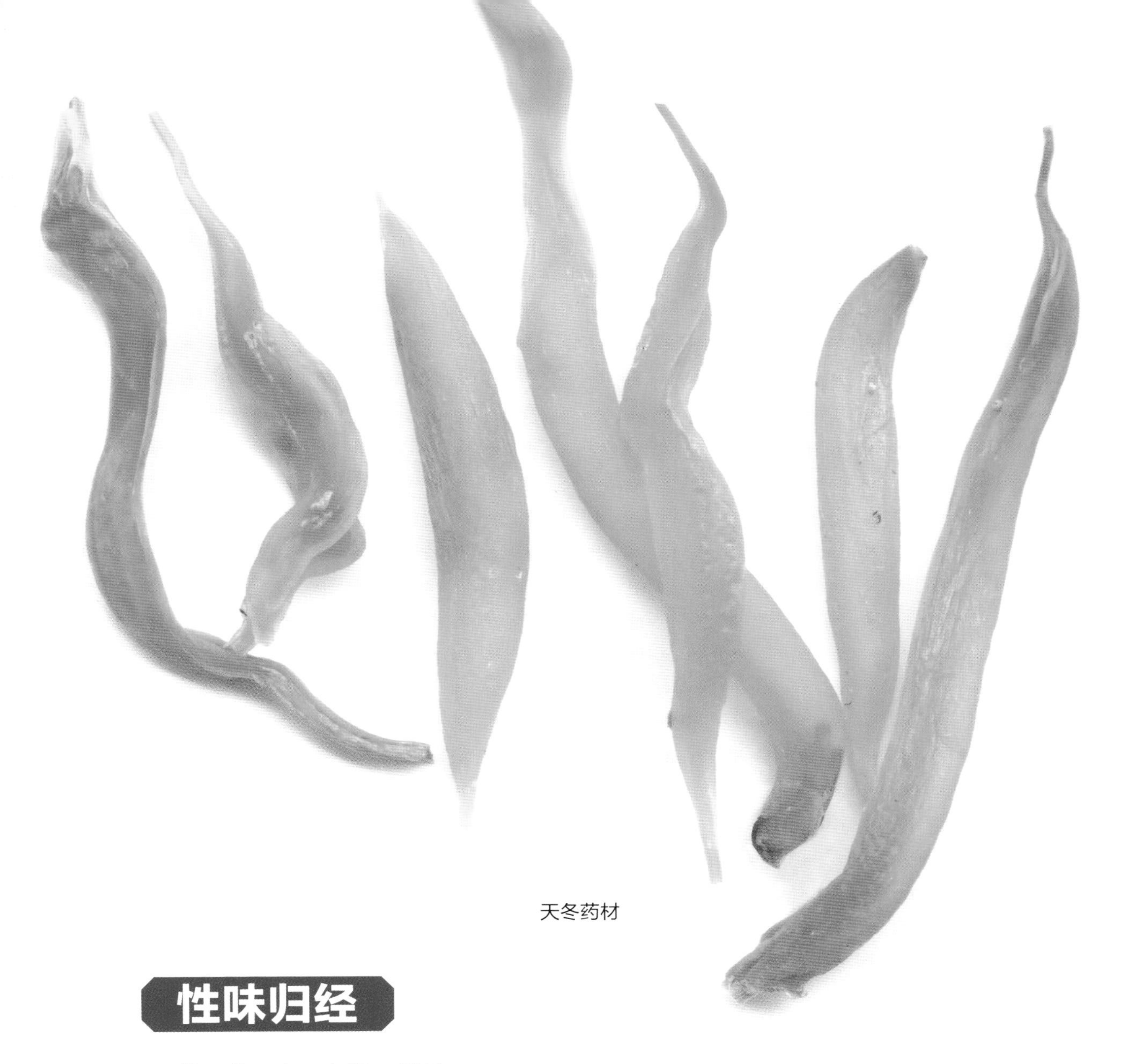

天冬药材

性味归经

甘、苦，寒。归肺、肾经。

功效主治

养阴润燥，清肺生津。用于肺燥干咳，顿咳痰黏，腰膝酸痛，骨蒸潮热，内热消渴，热病津伤，咽干口渴，肠燥便秘。

临床应用

1. 糖尿病 天冬与其他抗糖尿病药配伍，以滋阴止渴，降血糖。

2. 热性病恢复期（耗伤津液之口渴、咽干、舌燥唇裂、有脱水征象者） 可用天冬与其他滋阴生津药配伍。

3. 支气管炎 天冬、麦冬、川贝母各适量。如《张氏医通》二冬膏。痰中带血者，天冬 15 g，生地黄 12 g，沙参、藕节各 9 g，水煎服。

4. 百日咳 天冬、麦冬、百部、瓜蒌各 6 g，陈皮 3 g。水煎服。

5. 肺结核（阴虚肺热、咳嗽、咯血者） 天冬、生地黄、沙参、百部各适量。水煎服，每日 1 剂。

6. 肠燥便秘 天冬、玄参、生地黄、火麻仁等各适量。水煎服，每日 1 剂。

7. 性功能亢进（阴虚火亢、梦遗失精者） 天冬、熟地黄、黄柏、人参、肉苁蓉、砂仁、甘草各适量。如三才封髓丹。

8. 乳房肿瘤 鲜天冬 60 g（去皮），或鲜天冬 20 g（去皮）。置瓷碗内，加黄酒适量隔水蒸熟。口服黄酒，每日 1 剂，分 3 次服。对一般良性肿瘤，尤其是乳房小叶增生，不论肿块大小，奏效迅速，大多可获治愈。亦可制成片剂内服或做注射液肌内注射或静脉滴注。

9. 功能失调性子宫出血及其他子宫出血 生天冬 9 ~ 15 g（带皮，鲜品 30 g）。水煎兑红糖服，一般 1 ~ 3 剂可治愈。

10. 肺痈 鲜天冬适量。捣烂局部外敷，可治疮疡肿毒、蛇咬伤。

天冬饮片

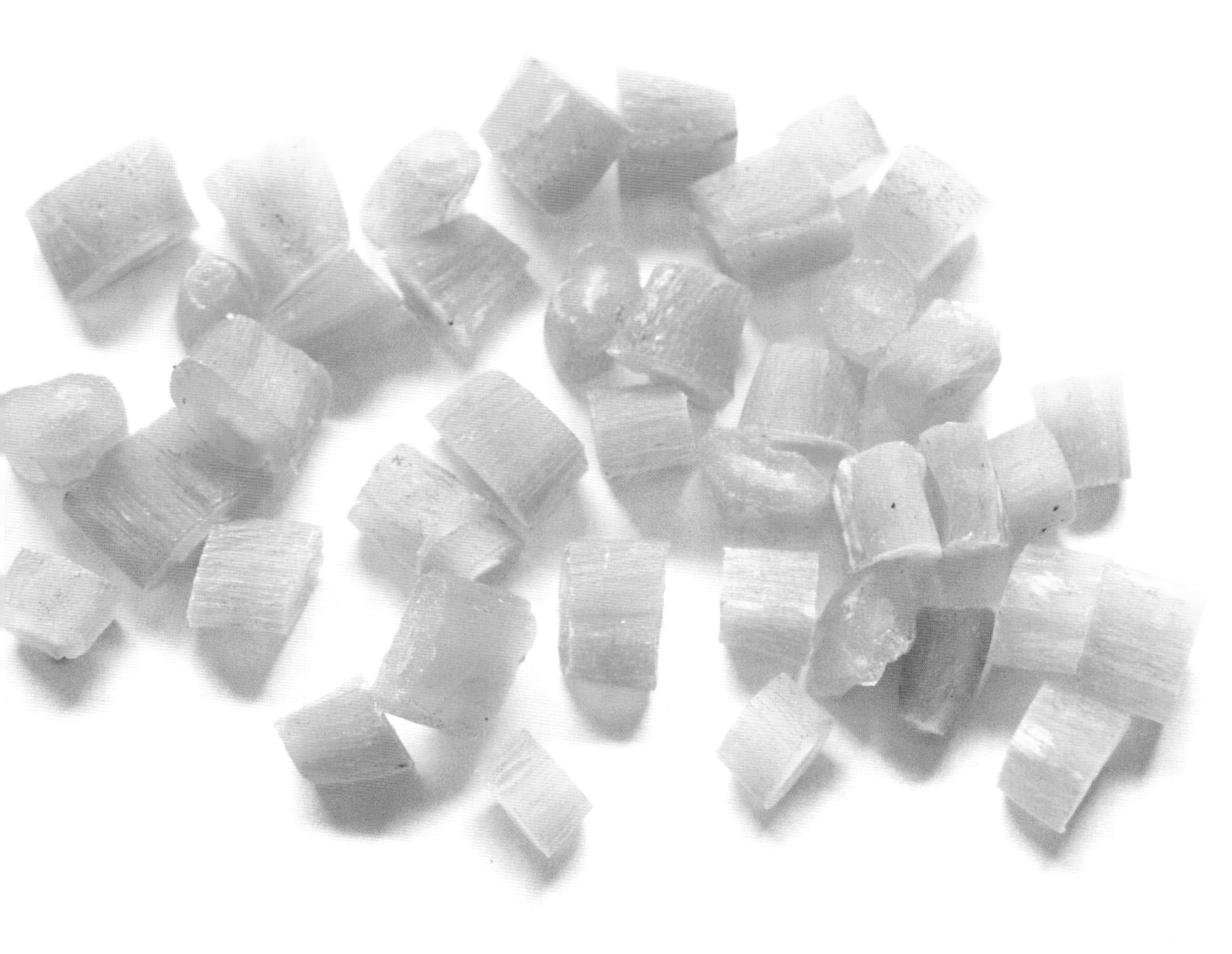

天冬饮片

用法用量

内服：煎汤，6 ~ 12 g；或入丸、散。外用：鲜品捣敷；或捣烂绞汁涂。

使用注意

脾胃虚寒，食少便溏者不宜。外感风寒咳嗽、虚寒泄泻者忌用。

栝楼

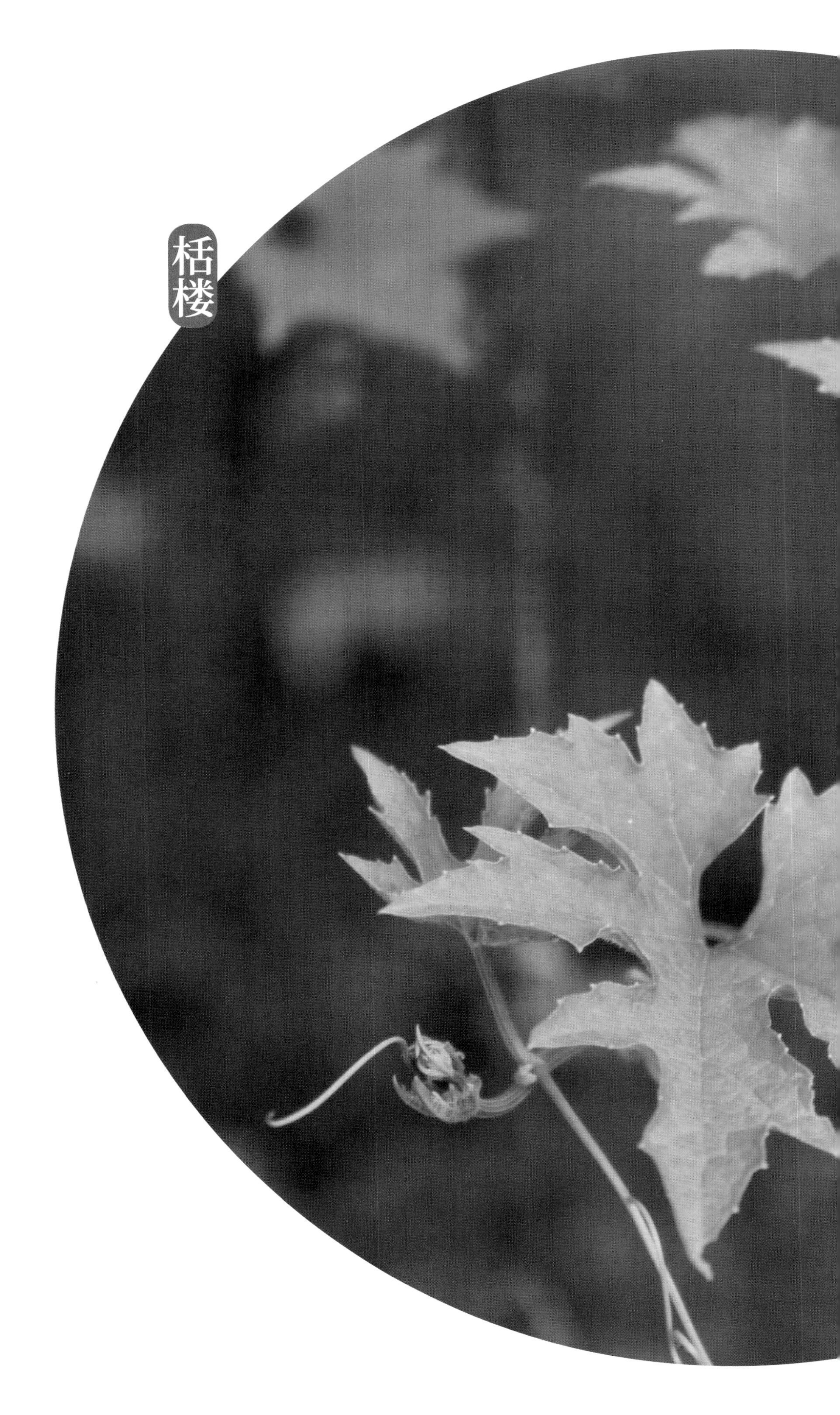

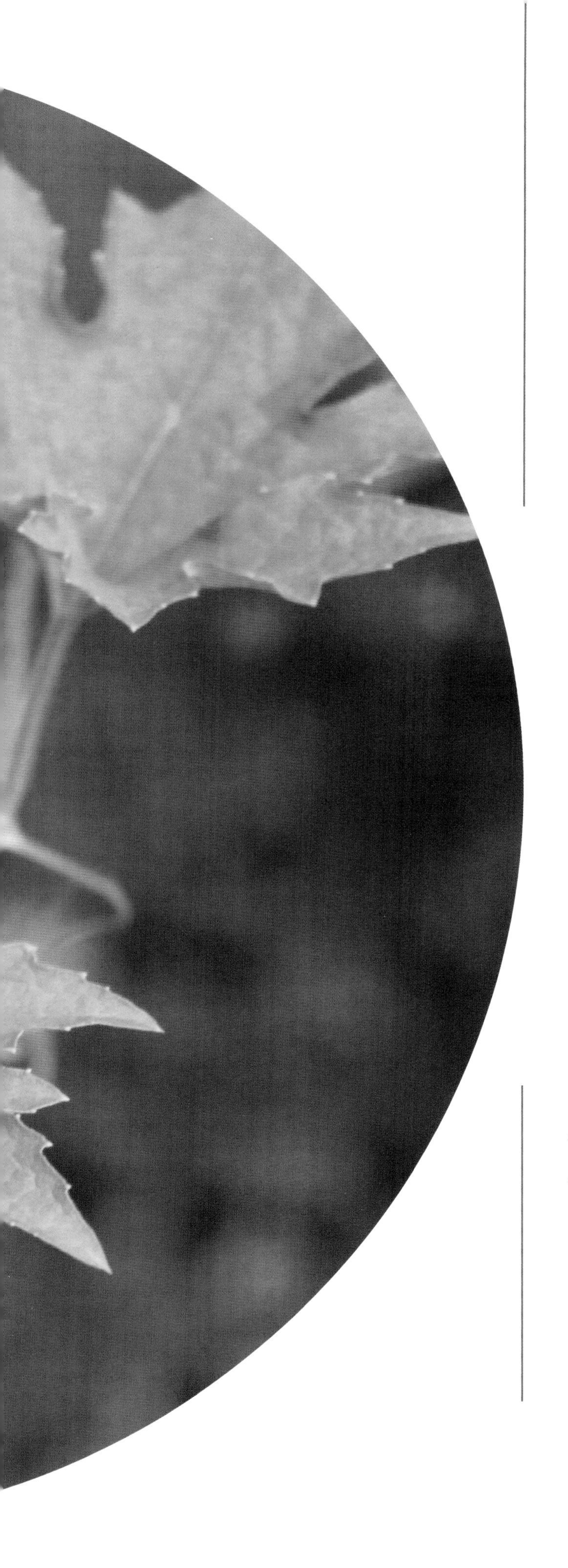

天花粉

TIANHUAFEN

基　原

本品为葫芦科植物栝楼 *Trichosanthes kirilowii* Maxim. 或双边栝楼 *Trichosanthes rosthornii* Harms 的干燥成熟果实。

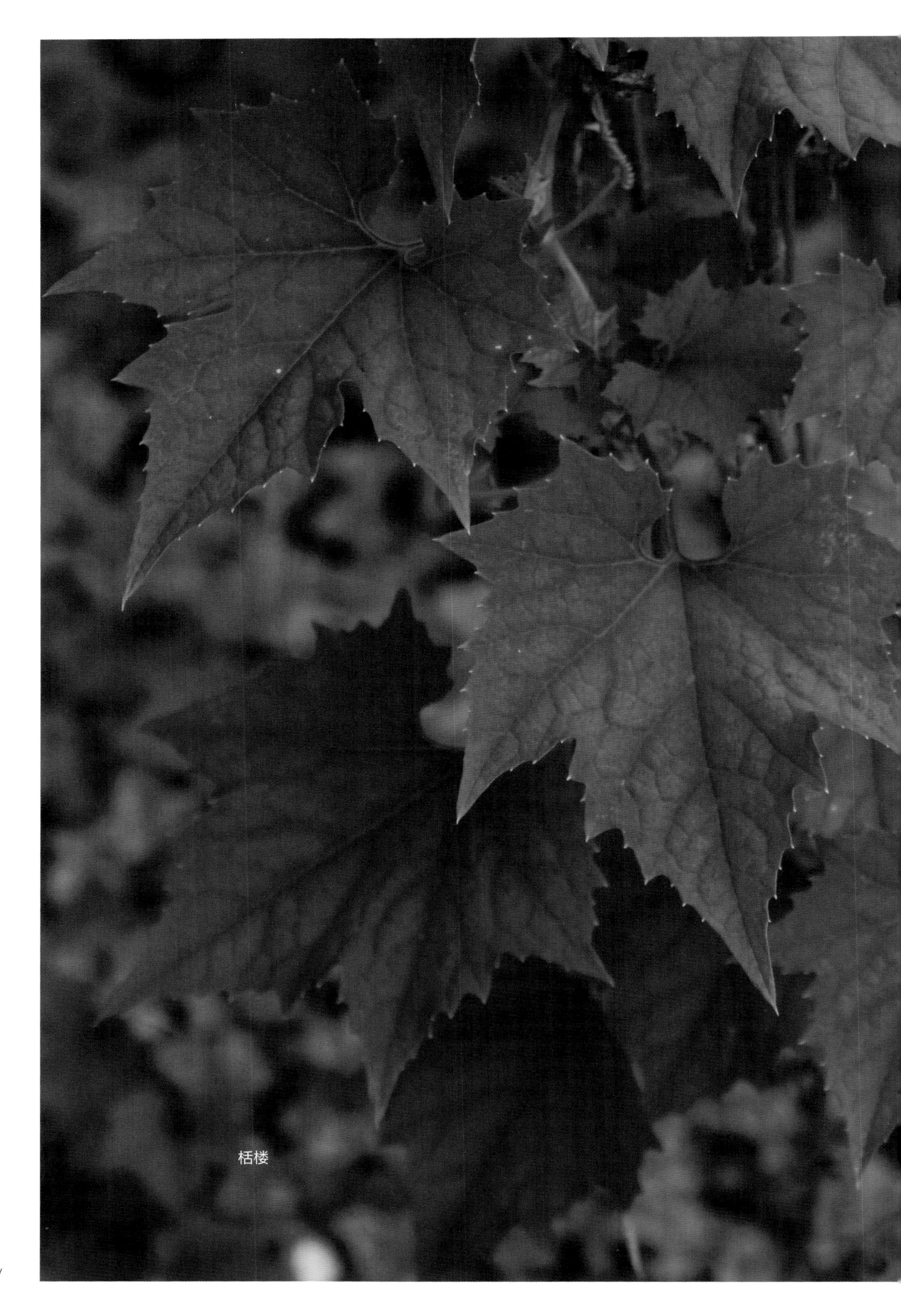

栝楼

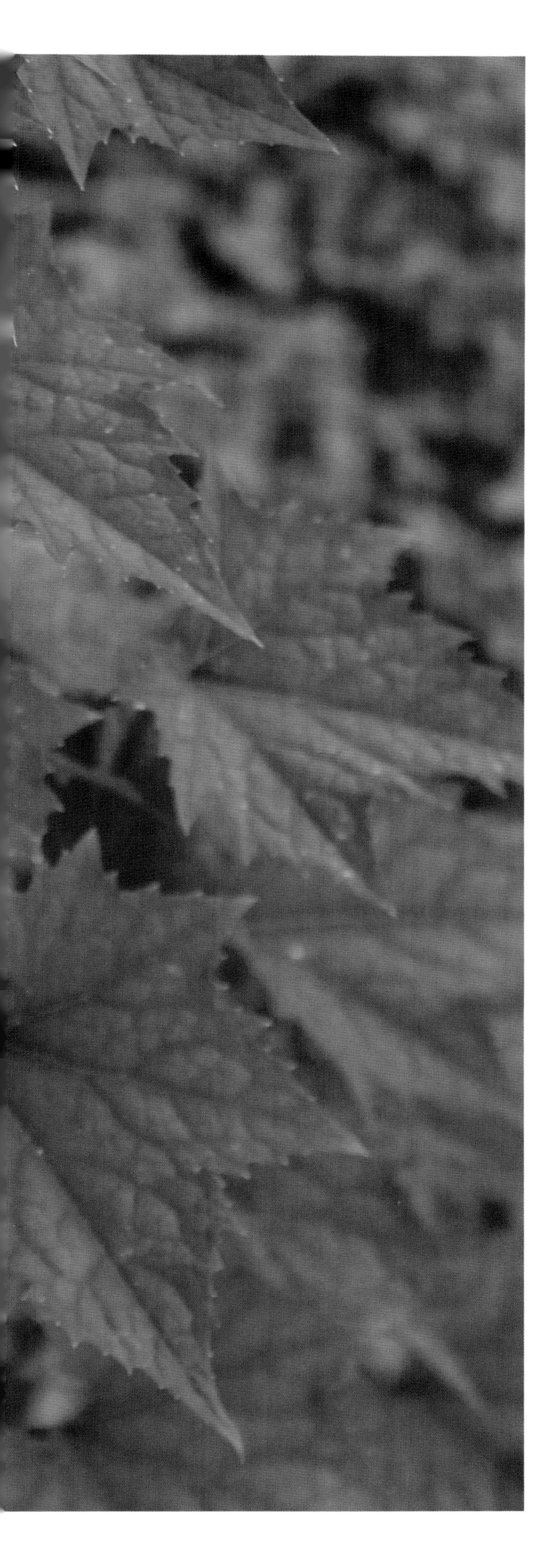

形态特征

多年生草质藤本；茎有棱线，卷须2 ~ 3歧。叶互生，叶片宽卵状心形，长宽相近，5 ~ 14 cm，3 ~ 5浅裂至深裂，边缘常再分裂，小裂片较圆，两面稍被毛。雄花生于上端1/3处，3 ~ 8朵成总状花序，有时单生，萼片线形，花冠白色，裂片扇状倒三角形，先端流苏长1.5 ~ 2 cm；雌花单生，花梗长约6 cm。果实椭圆形至球形，长7 ~ 11 cm，果瓤橙黄色。种子扁椭圆形。花期5 ~ 8月，果期8 ~ 10月。

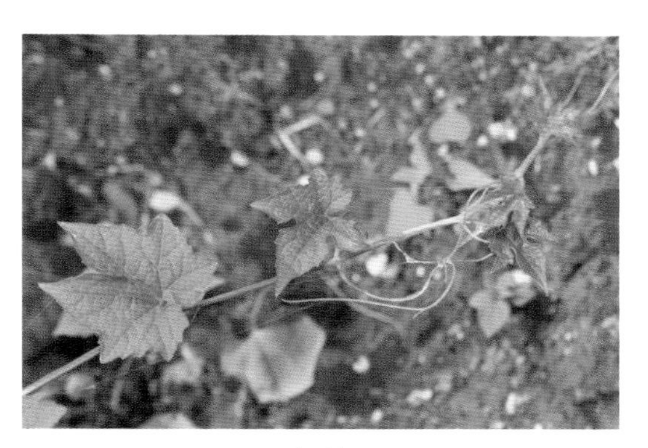

栝楼

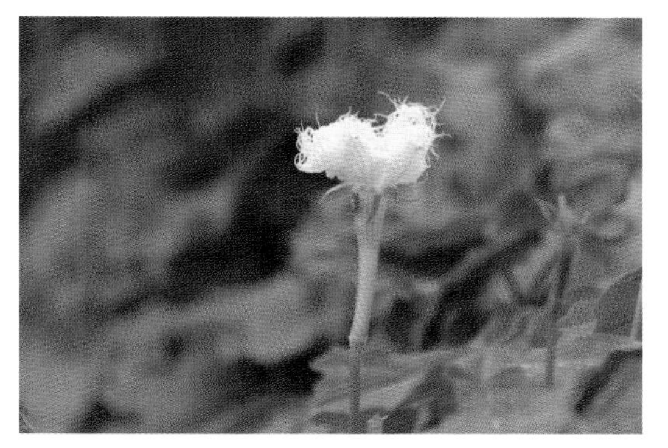

栝楼花序

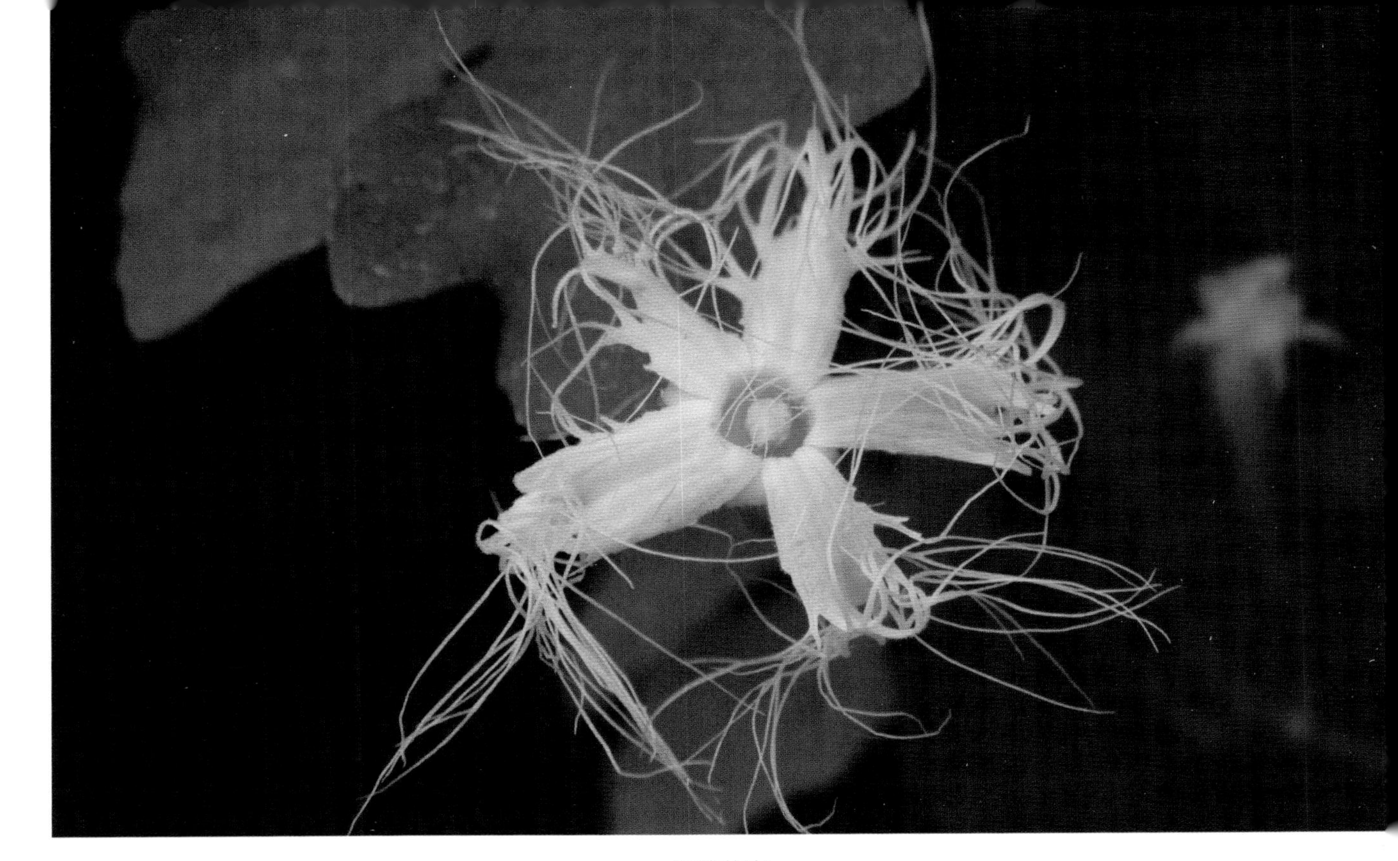

栝楼花序

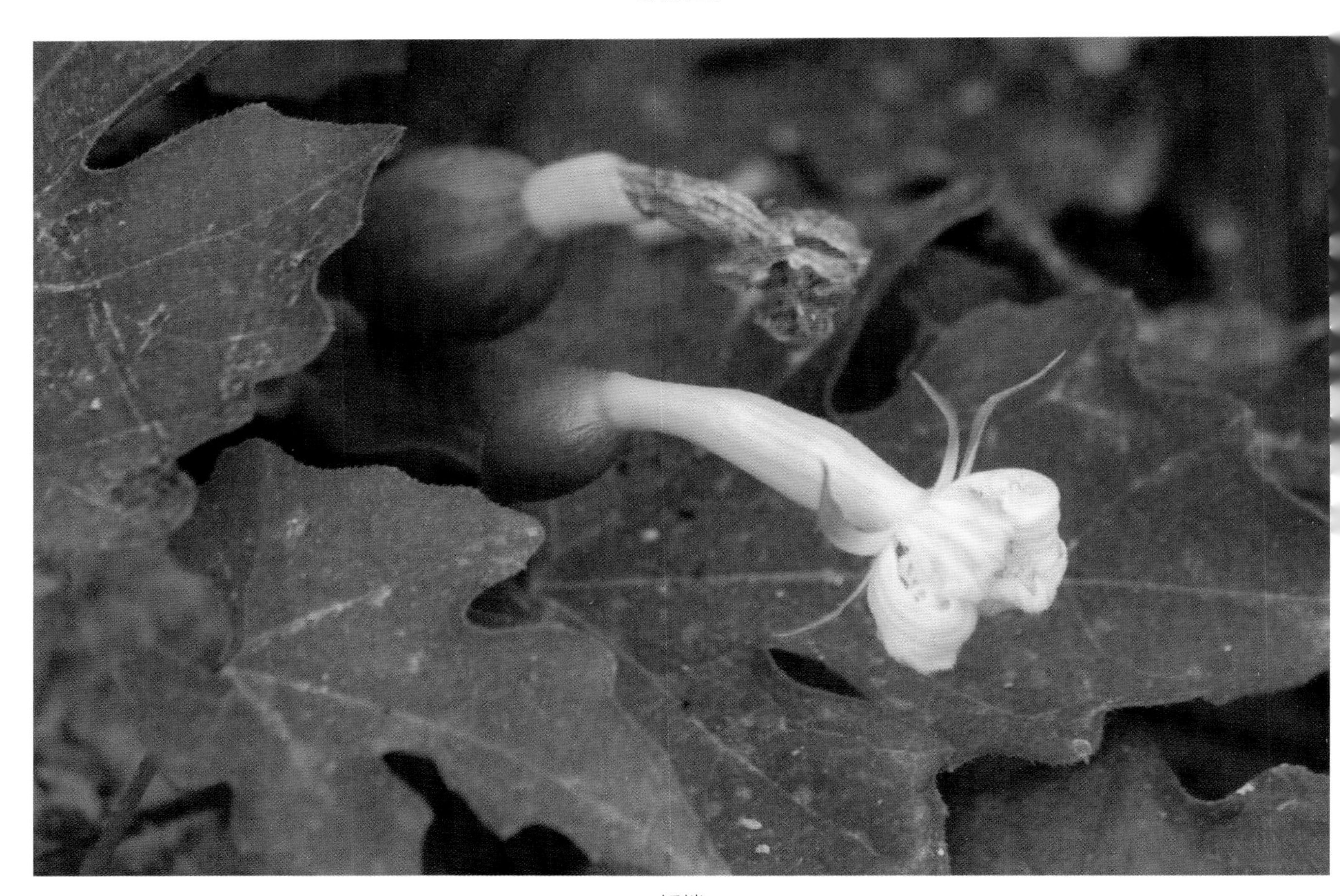

栝楼

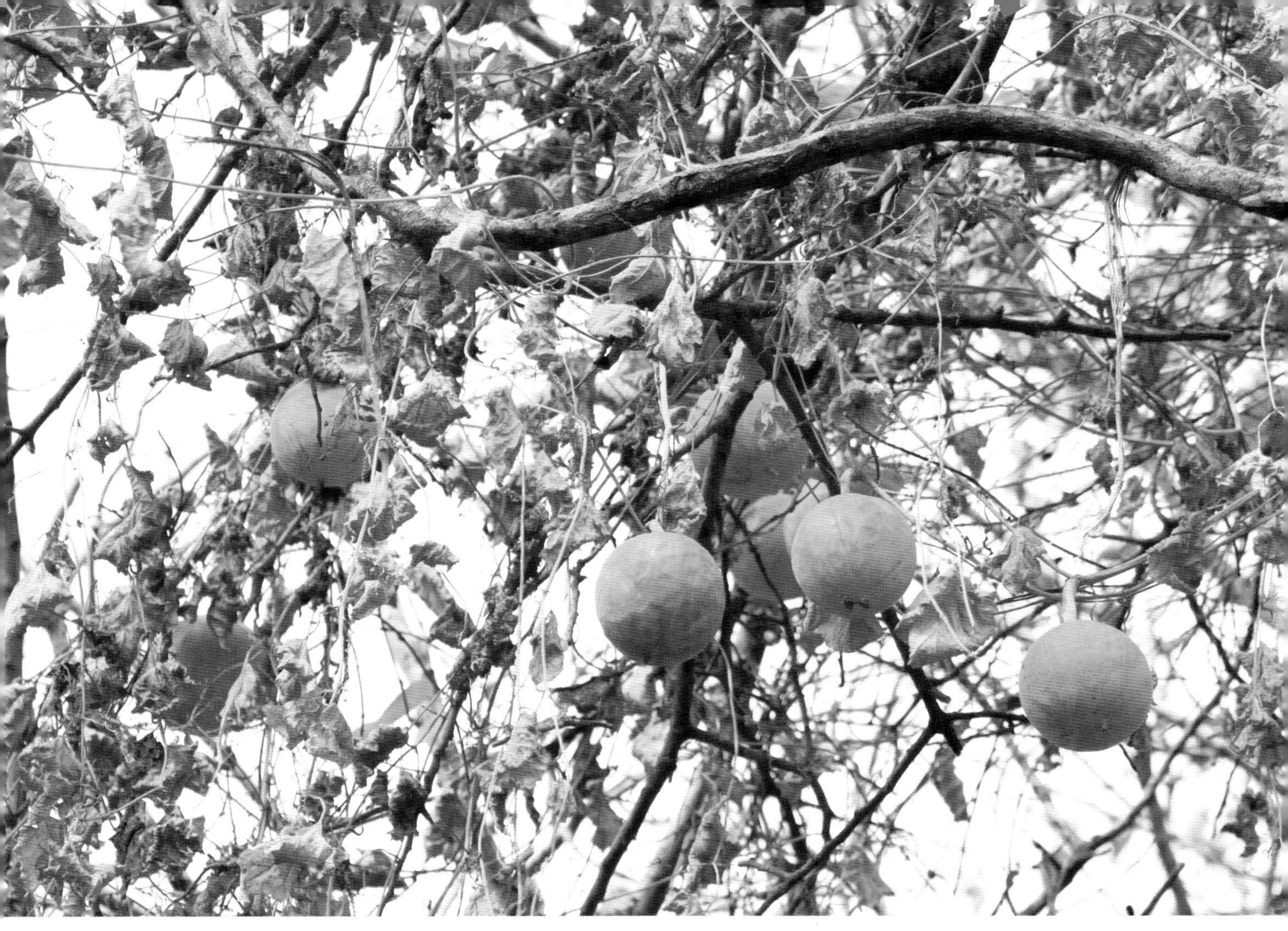

栝楼

生境分布

生长于山坡、草丛、林缘半阴处。全国均产，栽培或野生。分布于山东、河北、河南、安徽、浙江等地，以山东产者质量优。

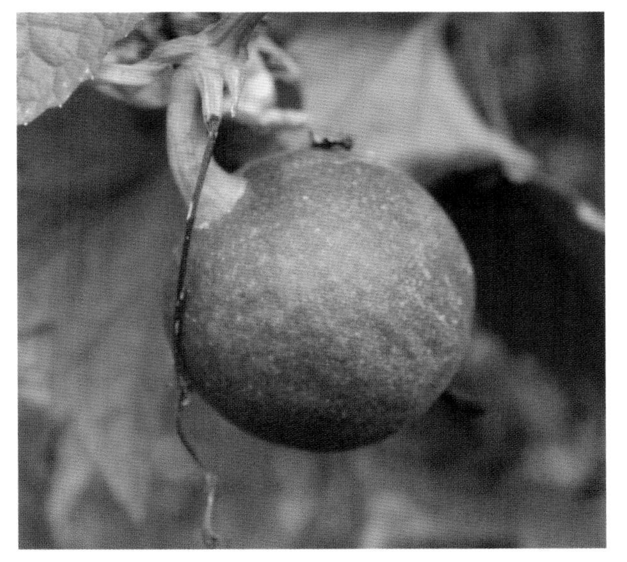

栝楼果实

采收加工

秋季果实成熟时，连果梗剪下，置通风处阴干。

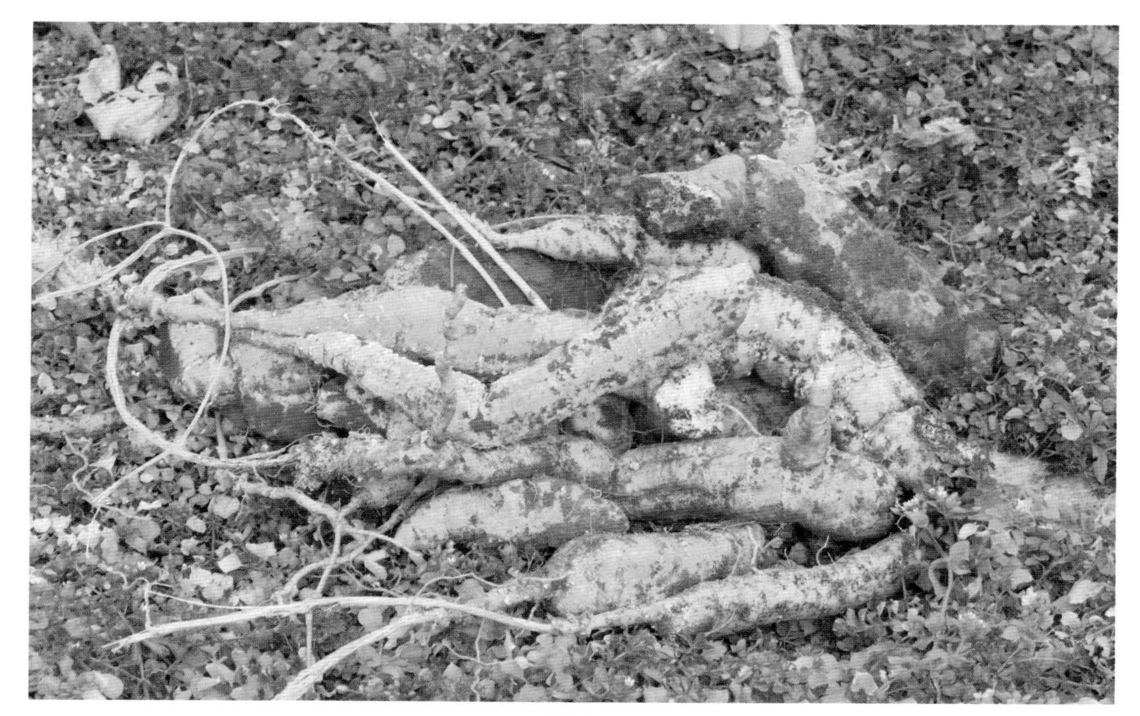

栝楼

药材性状

栝楼呈类球形或宽椭圆形，长 7 ~ 15 cm，直径 6 ~ 10 cm。表面橙红色或橙黄色，皱缩或较光滑，顶端有圆形的花柱残基，基部略尖，具残存的果梗，轻重不一。质脆，易破开，内表面黄白色，有红黄色丝络，果瓤橙黄色，黏稠，与多数种子黏结成团。具焦糖气，味微酸、甜。以个大、完整、皮厚、柔韧、皱缩、橘黄色或红黄色，种子多、呈棕色、糖性足者为佳。

化学成分

栝楼的果实含三萜皂苷、有机酸、树脂、糖类和色素。所含蛋白质与其块根“天花粉”中所含蛋白质（天花粉蛋白，trichosanthin）不同，无中期妊娠引产作用。从果肉中分到丝氨酸蛋白酶 A、B。去除果皮的部分含 17 种游离氨基酸和 11 种无机元素。栝楼皮含少量挥发油。其中酸性部分有壬酸（nonanoic acid）、癸酸（capric acid）、月桂酸（kauric acid）、肉豆蔻酸（myristic acid）、正十五烷酸（pentadecanoic acid）、棕榈油酸（palmitoleic acid）、棕榈酸（palmitic acid）、亚油酸（linoleic acid）、亚麻酸（linolenic acid）、硬脂酸（stearic acid）、歧链十四碳烷酸、3 种十五歧碳烷酸和歧链十六碳烷酸。以棕榈酸、亚油酸和亚麻酸的含量最高。

栝楼和双边栝楼的果皮中尚含有多种游离氨基酸和微量元素。并在栝楼皮中分离得到饱和脂肪醇混合物、饱和脂肪酸混合物、β－菠菜甾醇（β-spinasterol）等；在双边栝楼皮中分离得到棕榈酸、木蜡酸（lignoceric acid）、蜡酸（cerotic acid）、蒙坦尼酸（montanic acid）、蜂密酸（melissic acid）等，还有二十七烷（heptacosane）、二十九烷（nonacosane）和卅一烷（hentriacontane）的混合物以及硝酸钾、氯化钾的结晶和水合二氧化硅。栝楼种子富含油脂、甾醇、三萜及其苷。脂肪油含量为26%，其中饱和脂肪酸占30%，不饱和脂肪酸占66.5%，以栝楼酸（trichosanic acid）为主。从种子中得到两种有抗血栓形成作用的甘油酸酯。栝楼种子的油中含有菜油甾醇（campesterol）、7-菜油甾醇（7-campesteml）、谷甾醇（sitosterol）、5,25-豆甾双烯醇（5,25-stigmstadienol）、7-豆甾烯醇（7-stigmasteml）、α－菠菜甾醇（α-spinasterol）、7,24-豆甾双烯醇（7,24-stigmastadienol）、7,25-豆甾双烯醇（7,25-stig-mastadienol）、7,22,25-豆甾三烯醇（7,22,25-stigmastatrienol）。从仁油中分得豆甾烷醇（stigmastanol）。从栝楼子中分离得到一个命名为karounidiol的五环三萜化合物及其3-苯甲酸酯。栝楼种子蛋白质总含量为5.46%，无天花粉蛋白那样的中期妊娠引产作用，但含有一种能使核糖失去活性的蛋白质tfiehokifin。从双边栝楼种子中分离鉴定了香草酸（vanillic acid）、小麦黄素（tficin）、11-甲氧基－去甲－洋蒿宁（11-methoxy-nor-yangonin）等。栝楼和双边栝楼的种子均含有多种氨基酸成分。

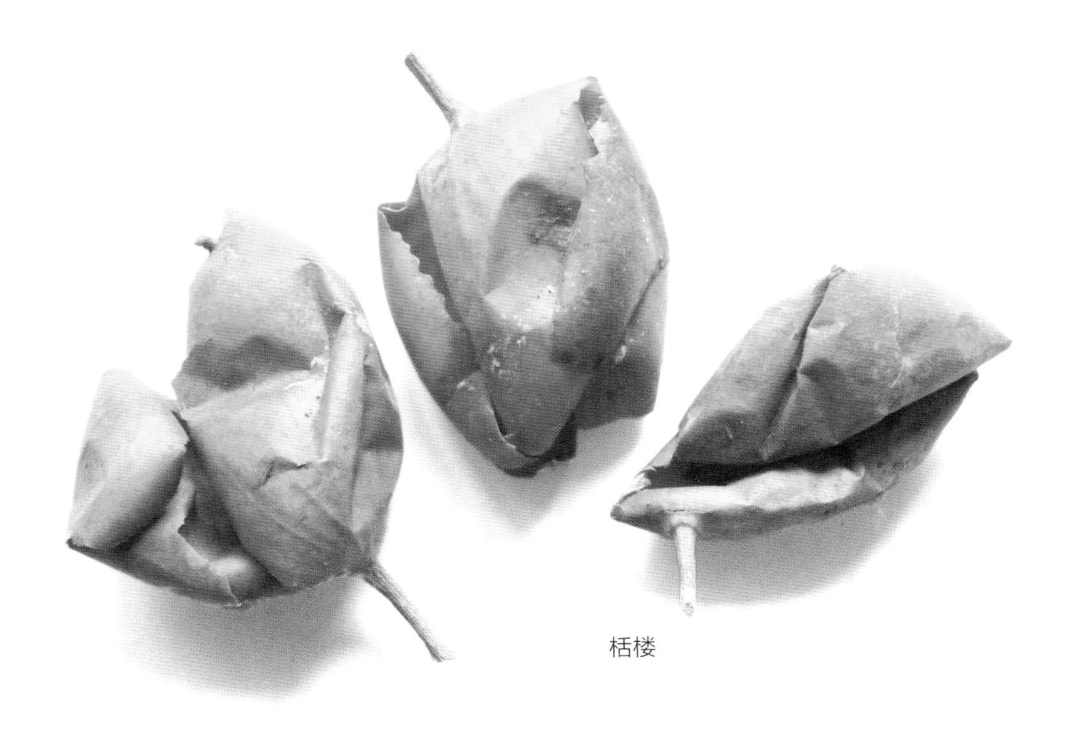

栝楼

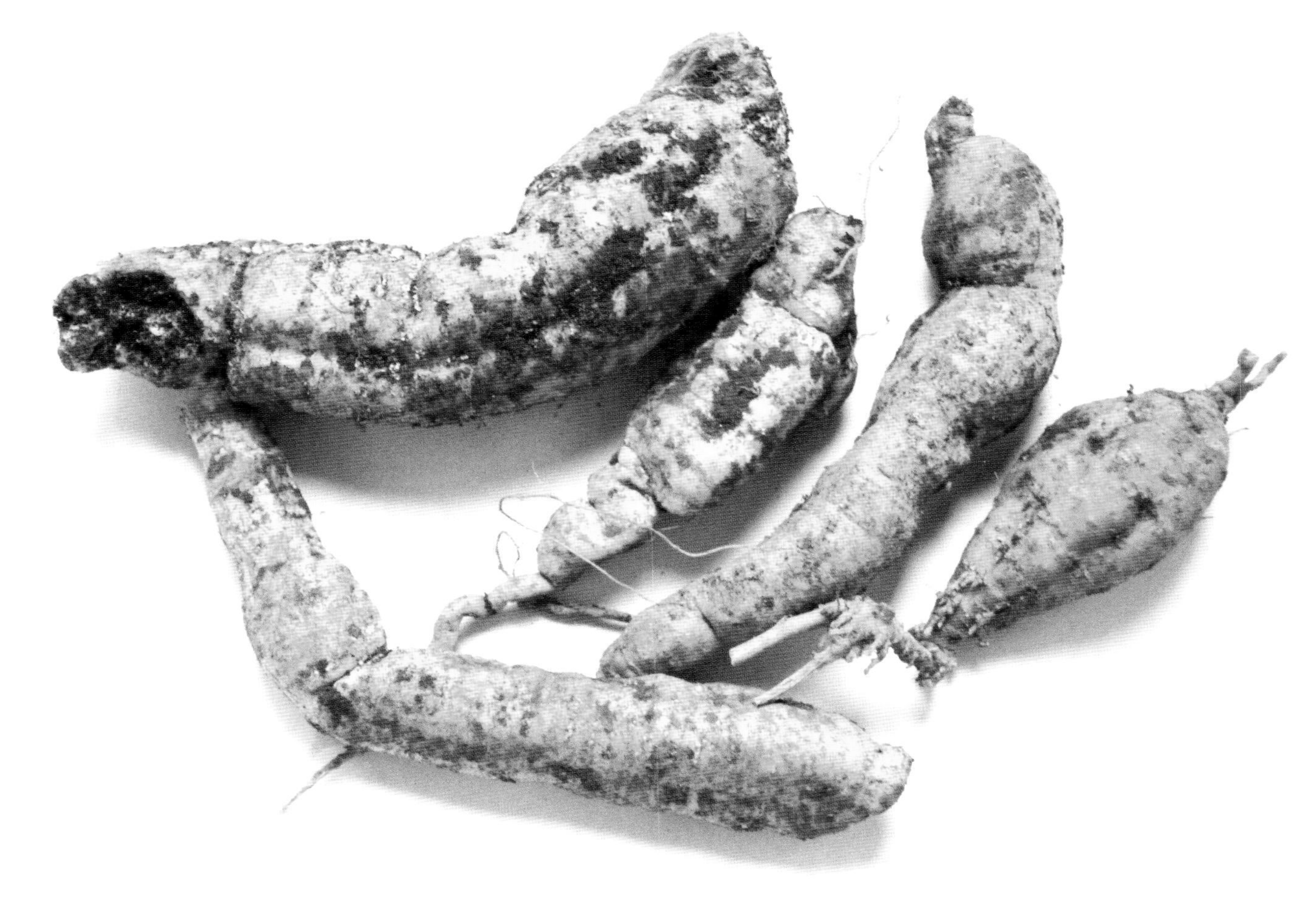

栝楼药材

药理作用

1. 对心血管系统的作用 瓜蒌皮及瓜蒌子的水煎醇沉浓缩剂，以及瓜蒌皮制成的瓜蒌注射液，对豚鼠离体心脏有扩张冠状动脉的作用，可使冠脉流量显著增加。瓜蒌注射液对垂体后叶素引起的大鼠急性心肌缺血有明显的保护作用；且能明显提高小鼠对常压、低压缺氧的耐受力；对预先皮下注射异丙肾上腺素的小鼠，在低压缺氧情况下亦能提高存活率。但此注射液并不延长司可巴比妥钠对小鼠的睡眠时间，提示其提高耐缺氧能力的作用与中枢神经系统无关。栝楼酸对胶原、二磷酸腺苷、肾上腺素刺激的血小板聚集有抑制作用。瓜蒌皮可对抗 $CaCl_2$ 和哇巴因所致的心律失常。

2. 祛痰作用 动物实验证明，自瓜蒌皮分离的总氨基酸有良好的祛痰效果。

3. 对消化系统的作用 瓜蒌含致泻物质，有泻下作用。瓜蒌皮的泻下作用较弱；瓜蒌子所含脂肪油致泻的作用较强；瓜蒌霜的致泻作用较为缓和。瓜蒌乙醇提取物对幽门结扎、5- 羟色胺、盐酸乙醇造成的胃黏膜损伤有抑制作用，瓜蒌乙醇提取物对乙酰胆碱造成的小鼠回肠收缩有明显的抑制作用。

4. 抗感染作用 体外试验证明，瓜蒌煎剂或浸剂对大肠埃希菌等革兰阴性肠内致病菌，对葡萄球菌、肺炎链球菌、甲型溶血性链球菌、流感嗜血杆菌等均有抑制作用。此外，对奥杜盎小芽孢癣菌及星形奴卡菌等皮肤致病性真菌亦有一定抑制作用。

5. 其他作用 瓜蒌还可增强果蝇的生殖力，延缓其随龄退化。

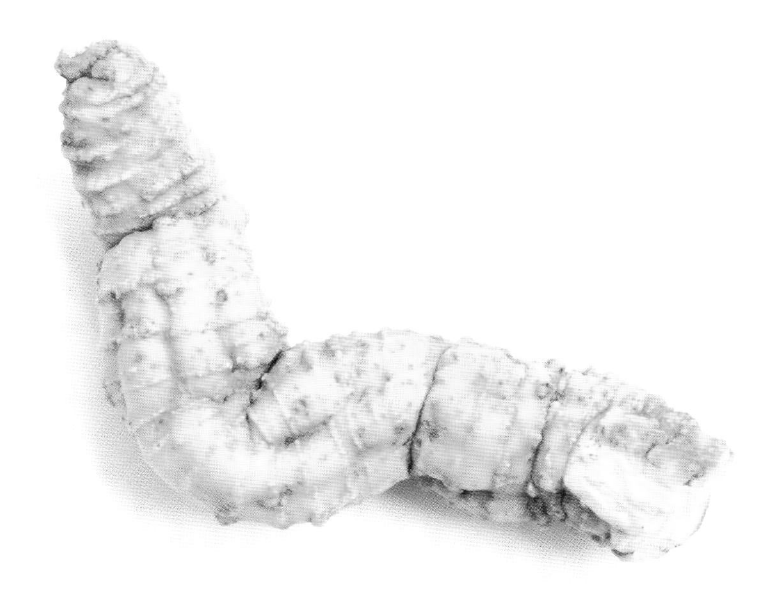

栝楼药材

性味归经

甘、微苦，寒。归肺、胃、大肠经。

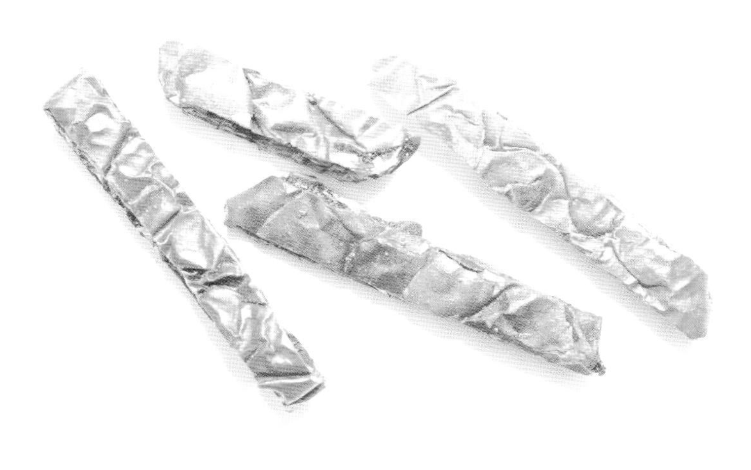

栝楼皮饮片

功效主治

清热涤痰，宽胸散结，润燥滑肠。用于肺热咳嗽，痰浊黄稠，胸痹心痛，结胸痞满，乳痈，肺痈，肠痈，大便秘结。

临床应用

1. 冠心病 瓜蒌子（65%）和瓜蒌皮（35%）水煎制成瓜蒌片，每片含 2.6 g 生药，口服，每日 3 次，每次 4 片，2 ~ 14 个月为 1 个疗程。治疗冠心病心绞痛 156 例，心绞痛症状显效 21 例，改善 102 例，总有效率为 79.8%。随访 65 例，81.5%的病人在用药 2 周内症状开始缓解。同时观察 133 例心电图疗效，显效 17 例，改善 51 例，不变 60 例，加重 5 例，总有效率为 51.1%。瓜蒌注射液，每日肌注 1 次，每次 4 mL（相当于生药 20 g）或每日静滴 1 次，每次 8 mL 加 50% 葡萄糖注射液 20 mL；或每日静滴 1 次，每次 12 mL 加 5%（或 10%）葡萄糖注射液 250 ~ 500 mL，半个月为 1 个疗程。对冠心病也有治疗作用。曾有报道用瓜蒌注射液治疗 25 例冠心病病人，显效

栝楼药材饮片

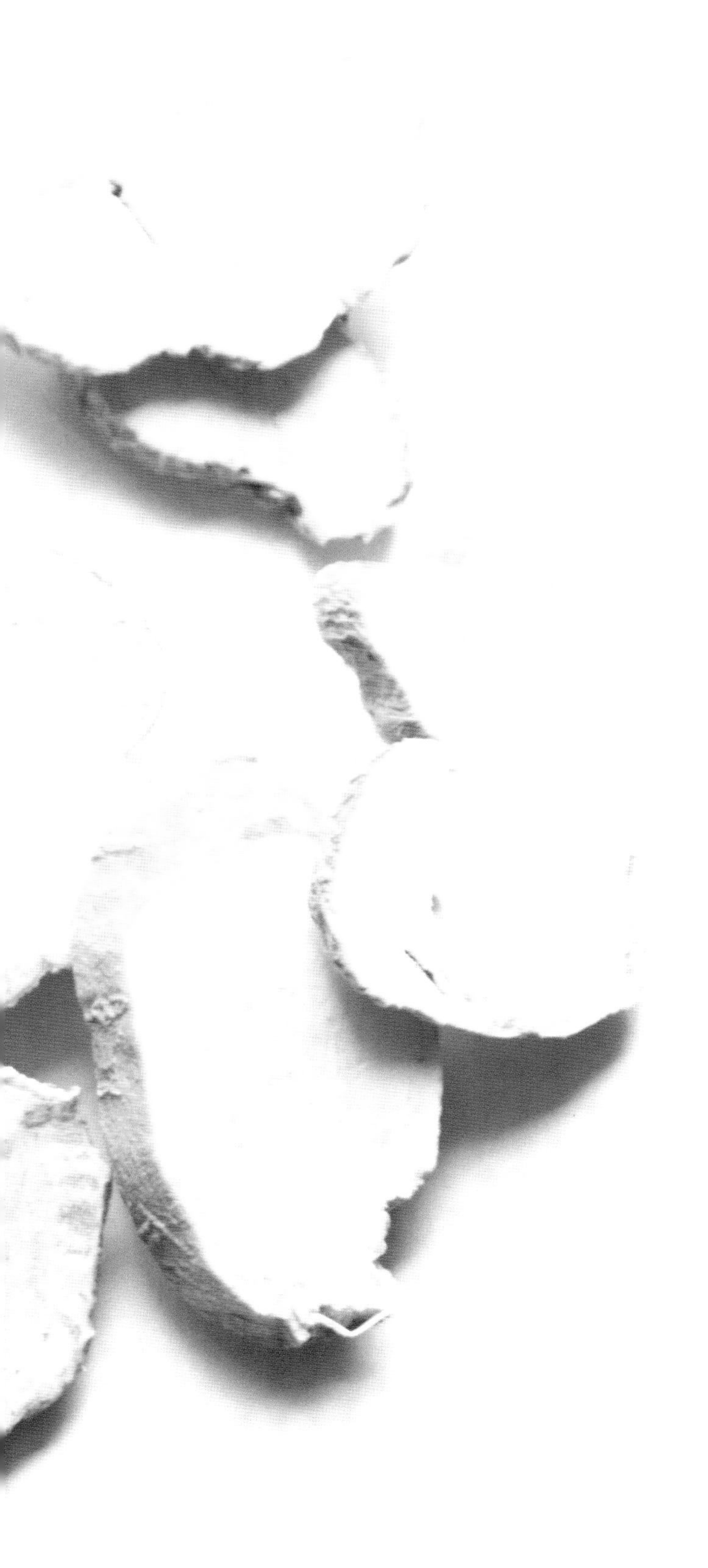

17例，改善3例，对中度和重度冠心病效果更佳。又有用瓜蒌注射液治疗397例心绞痛病人，总有效率为78.1%，心电图56%有效，运动试验转阴率70%。

2. 胃溃疡 鲜瓜蒌适量。把瓜蒌去子洗净，每日2个水煎服，治疗胃溃疡，一般需连续服用20 ~ 30日。

3. 乳腺纤维腺瘤 瓜蒌25个，全蝎160 g。将全蝎置瓜蒌内，焙存性，研细末，每日3次，每次3 g，温开水送服，连续服用1个月。治疗乳腺纤维腺瘤11例，痊愈10例，另治乳腺小叶增生243例均痊愈。

4. 胸腔肿瘤 瓜蒌180 ~ 190 g，生薏苡仁100 g。适当配伍加减，长期服用，治疗胸腔肿瘤2例，均取得较好疗效，且无便溏现象。

用法用量

内服：煎服，9 ~ 15 g；或入丸、散。外用：研末撒；或调敷。

使用注意

脾胃虚寒，大便不实，有寒痰、湿痰者不宜服用。

天麻

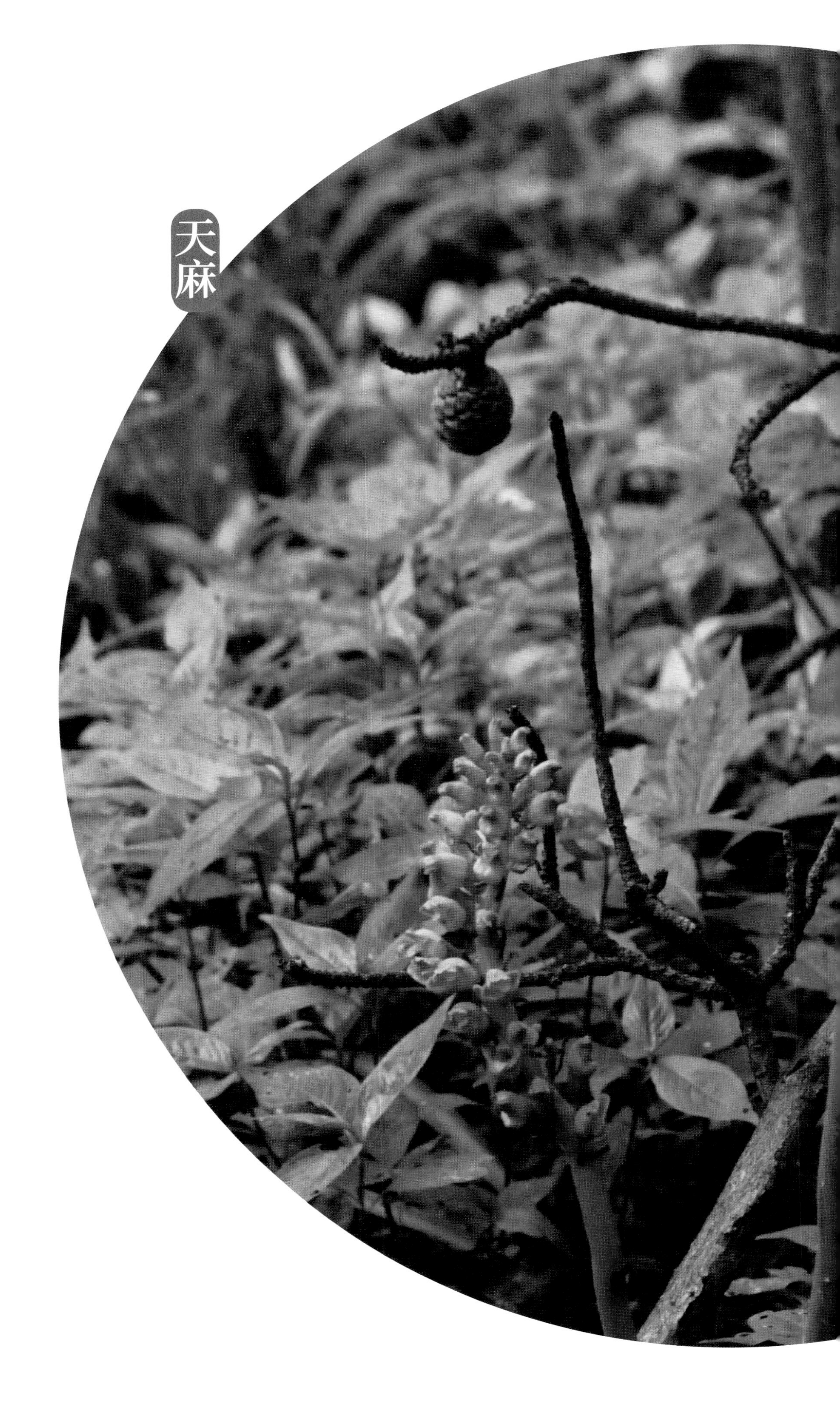

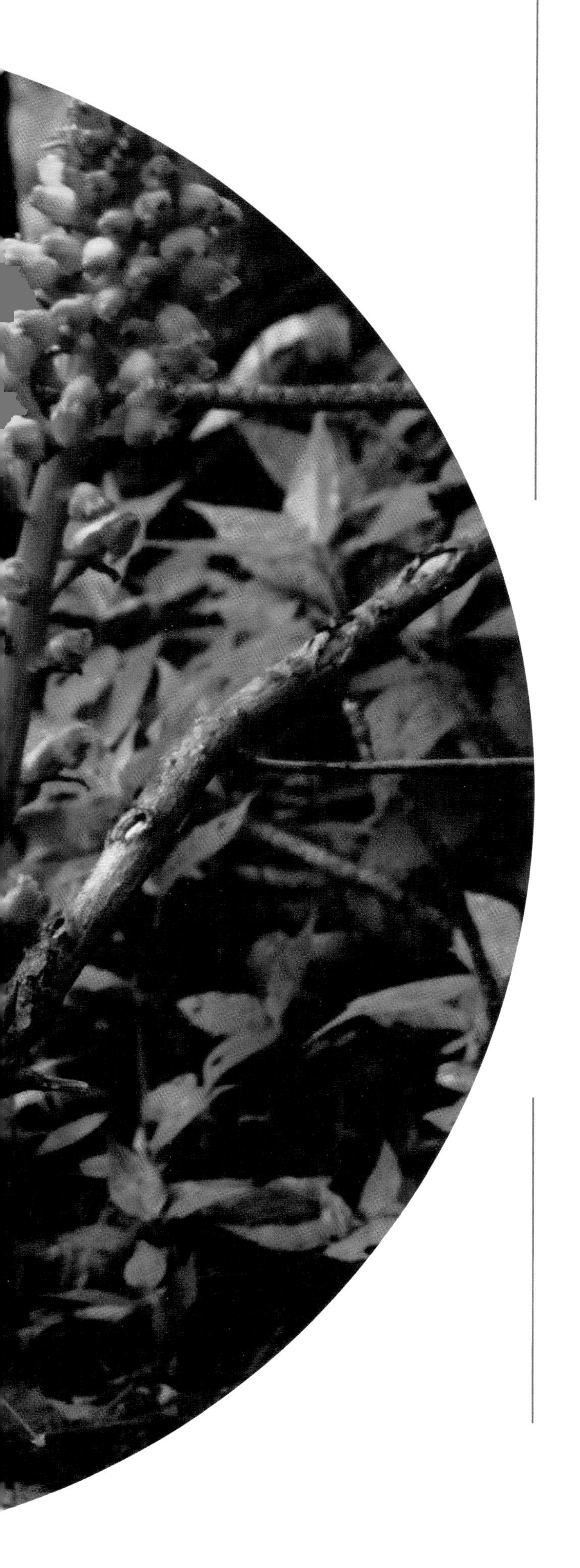

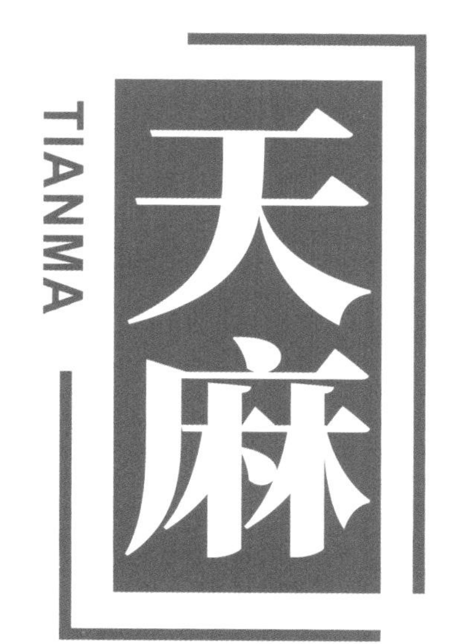

基　原

本品为兰科植物天麻 *Gastrodia elata* Bl. 的干燥块茎。

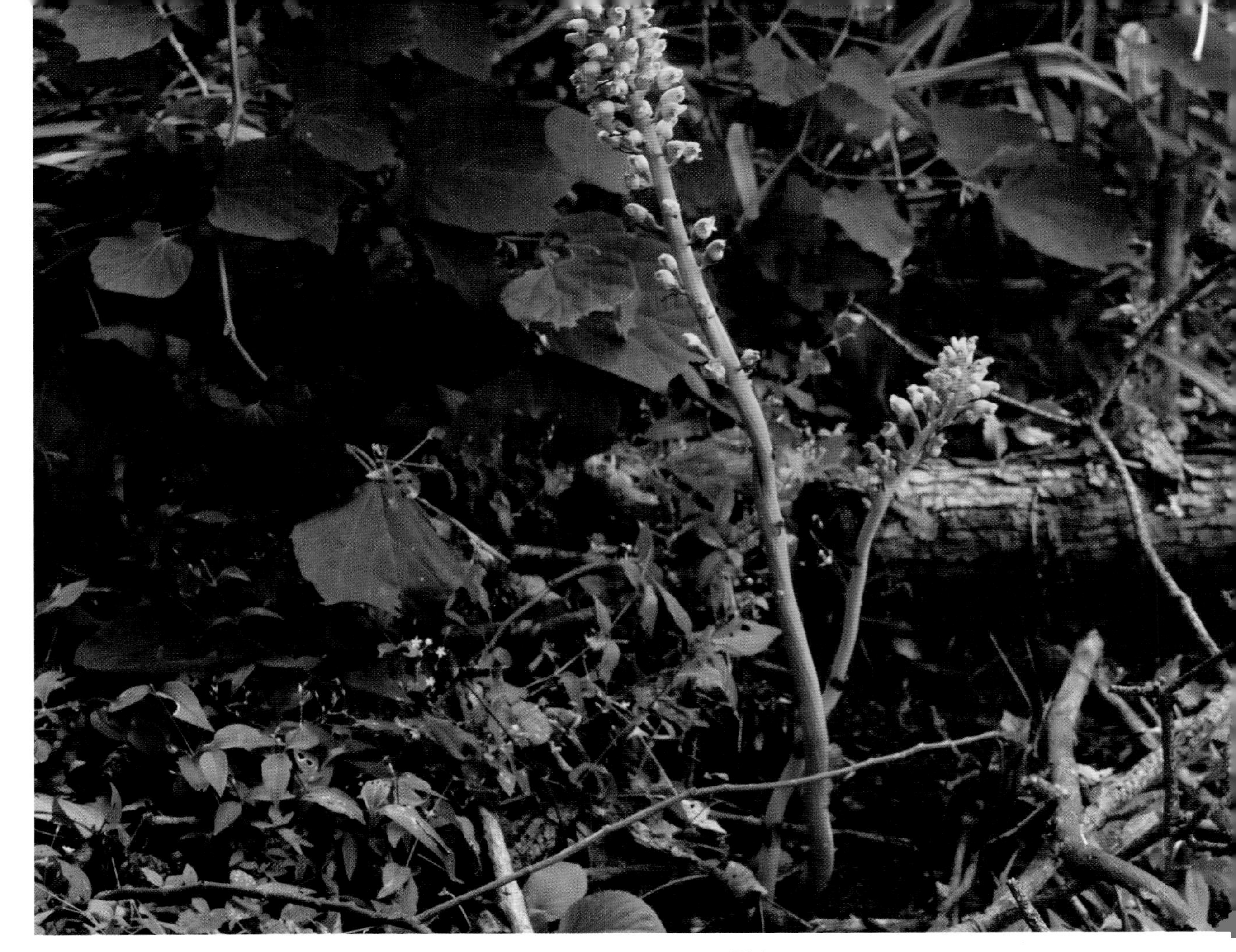

天麻

形态特征

多年生寄生植物，寄主为密环菌，以密环菌的菌丝或菌丝的分泌物为营养源；块茎横生，椭圆形或卵圆形，肉质；茎单一，直立，黄红色。叶退化成膜质鳞片状，互生，下部鞘状抱茎。总状花序顶生；苞片膜质，披针形或狭叶披针形，膜质，具细脉。花淡绿黄色或橙红色，花被下部合生呈歪壶状，顶端5裂；唇瓣高于花被管2/3，能育冠状雄蕊1枚，着生于雄蕊上端子房柄扭转。蒴果长圆形或倒卵形。种子多而极小，呈粉末状。花期6～7月，果期7～8月。

生境分布

生长于腐殖质较多而湿润的林下，向阳灌木丛及草坡也有。分布于四川、云南、贵州等地。

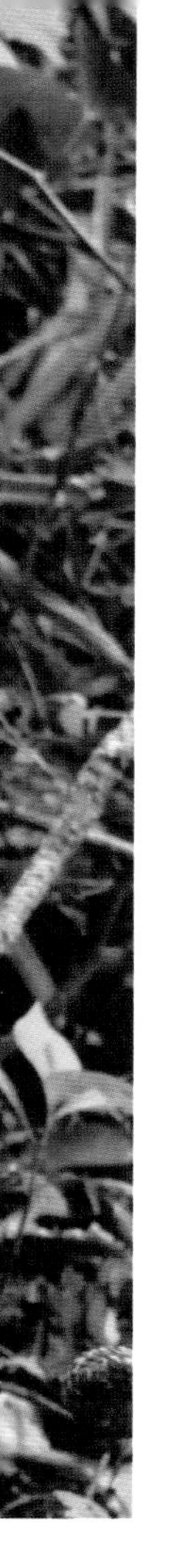

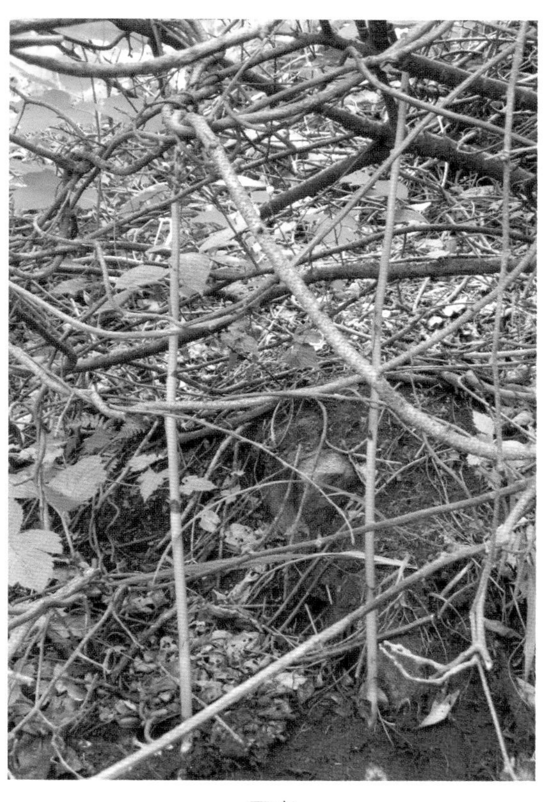

天麻

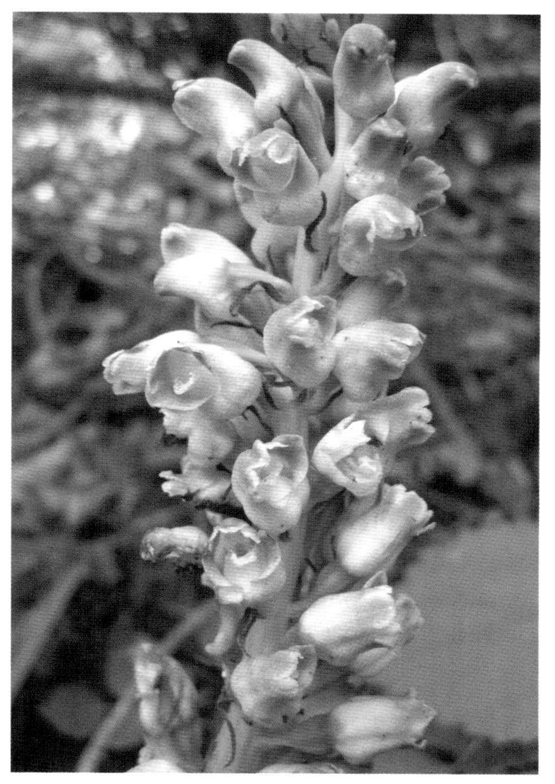

天麻

采收加工

立冬后至次年清明前采挖，立即洗净，蒸透，敞开低温干燥。

药材性状

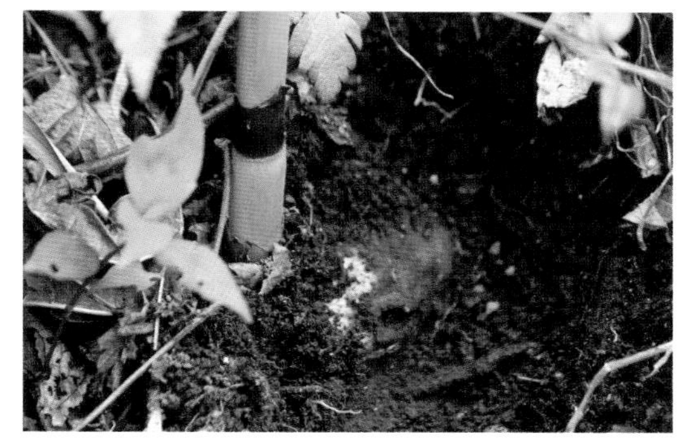

天麻

本品呈椭圆形或长条形，略扁，皱缩而稍弯曲，长 3 ~ 15 cm，宽 1.5 ~ 6 cm，厚 0.5 ~ 2 cm。表面黄白色至淡黄棕色，有纵皱纹及由潜伏芽排列而成的横环纹多轮，有时可见棕褐色菌索。顶端有红棕色至深棕色鹦嘴状的芽或残留茎基；另端有圆脐形疤痕。质坚硬，不易折断，断面较平坦，黄白色至淡棕色，角质样。气微，味甘。以色黄白、半透明、肥大坚实者为佳。

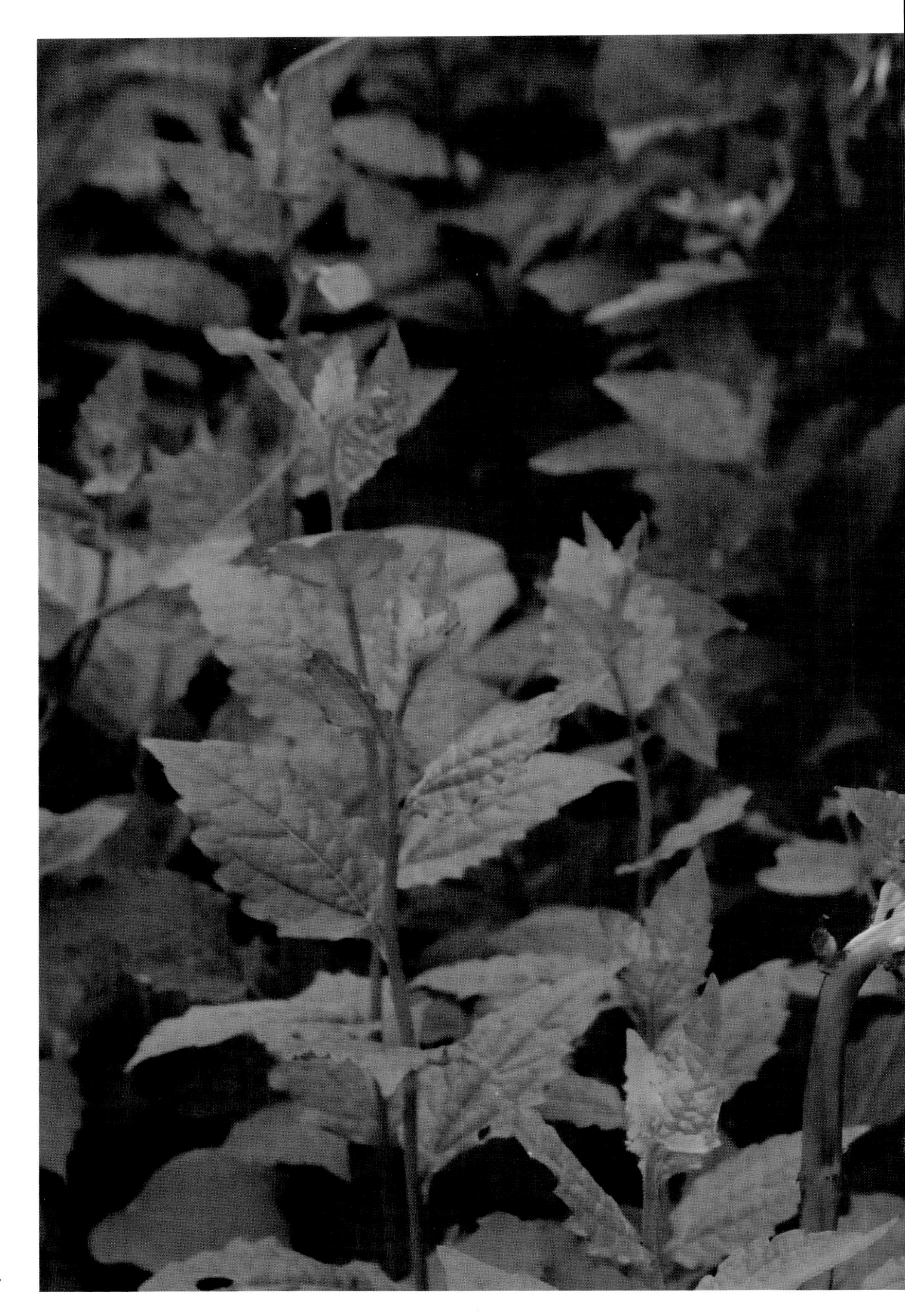

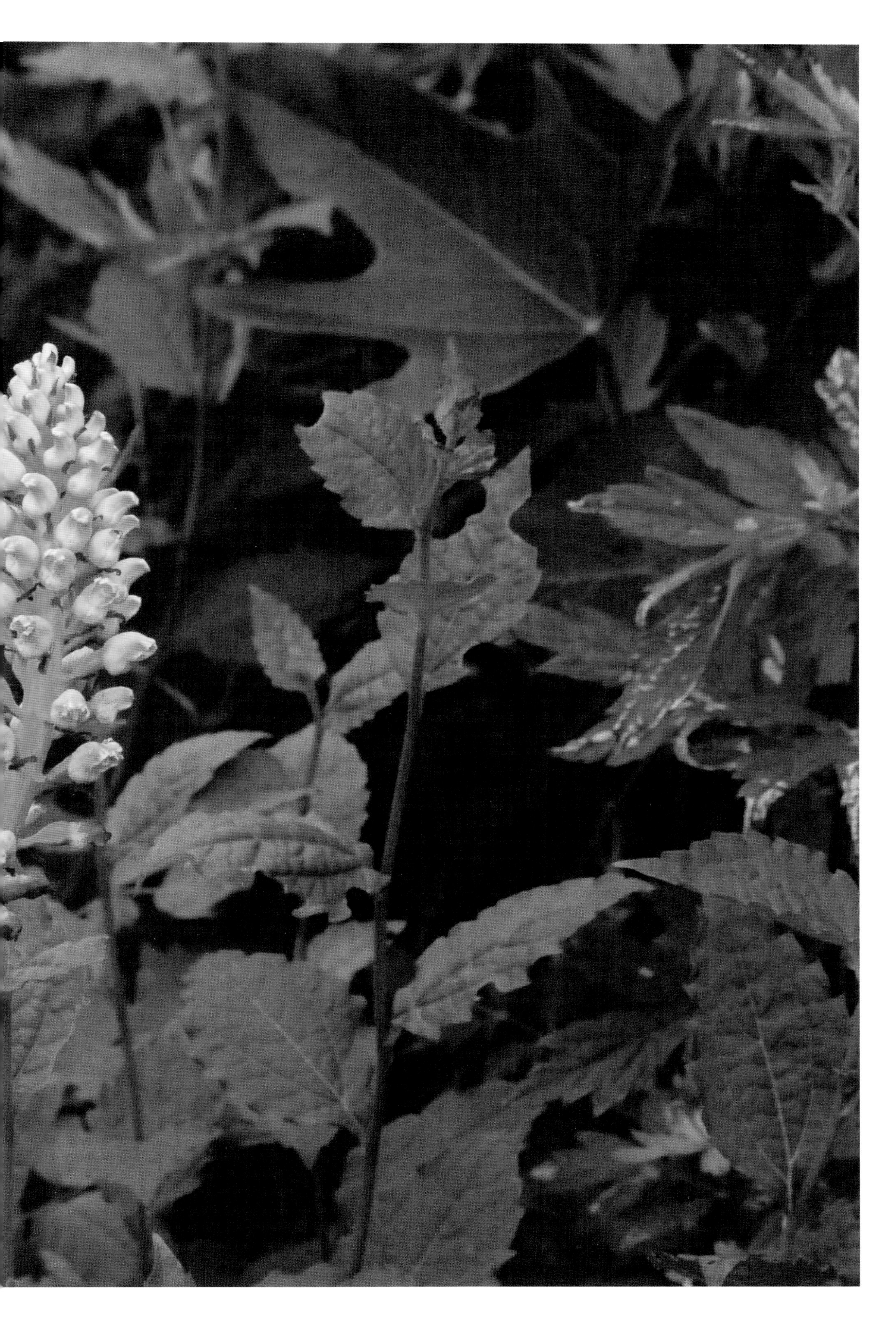

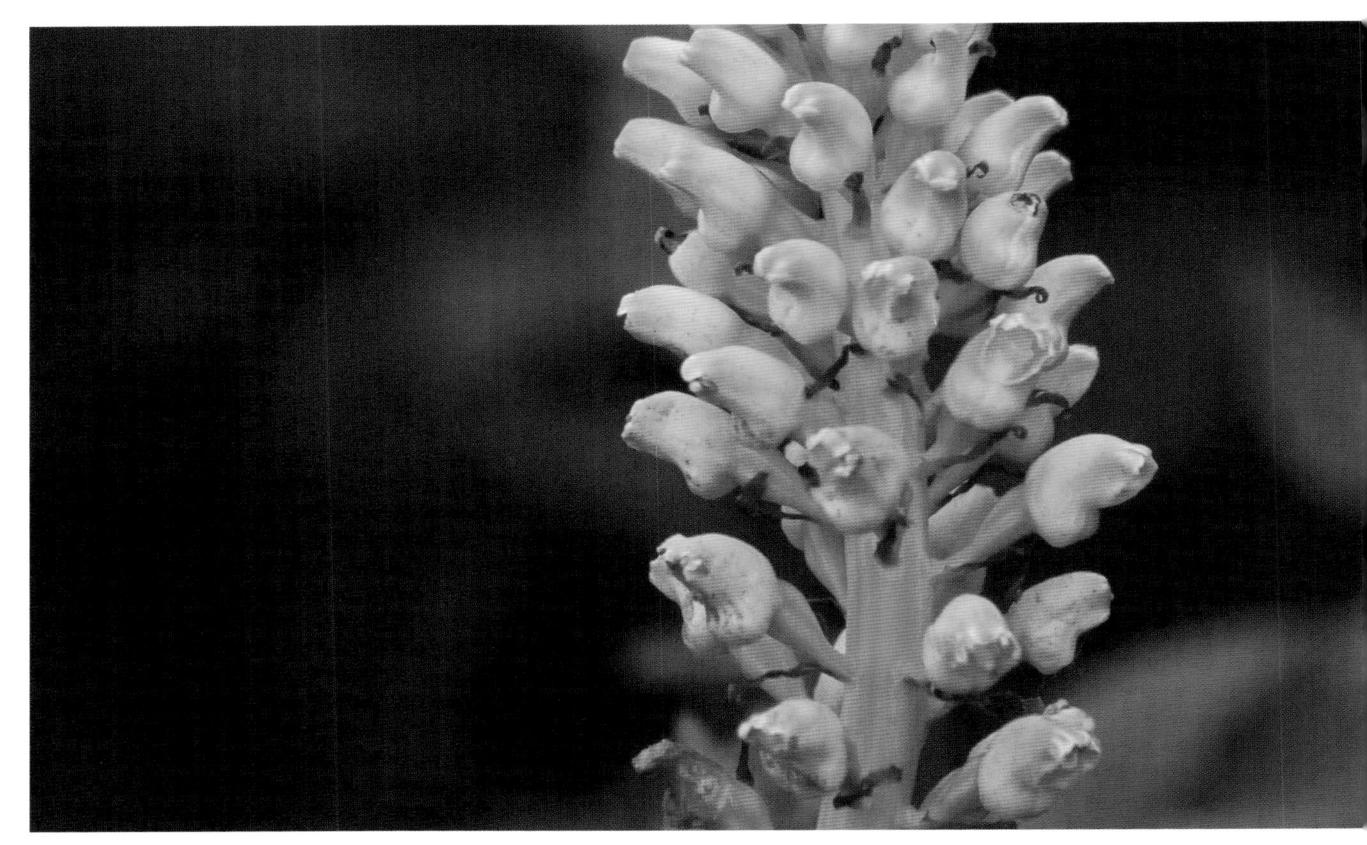

天麻

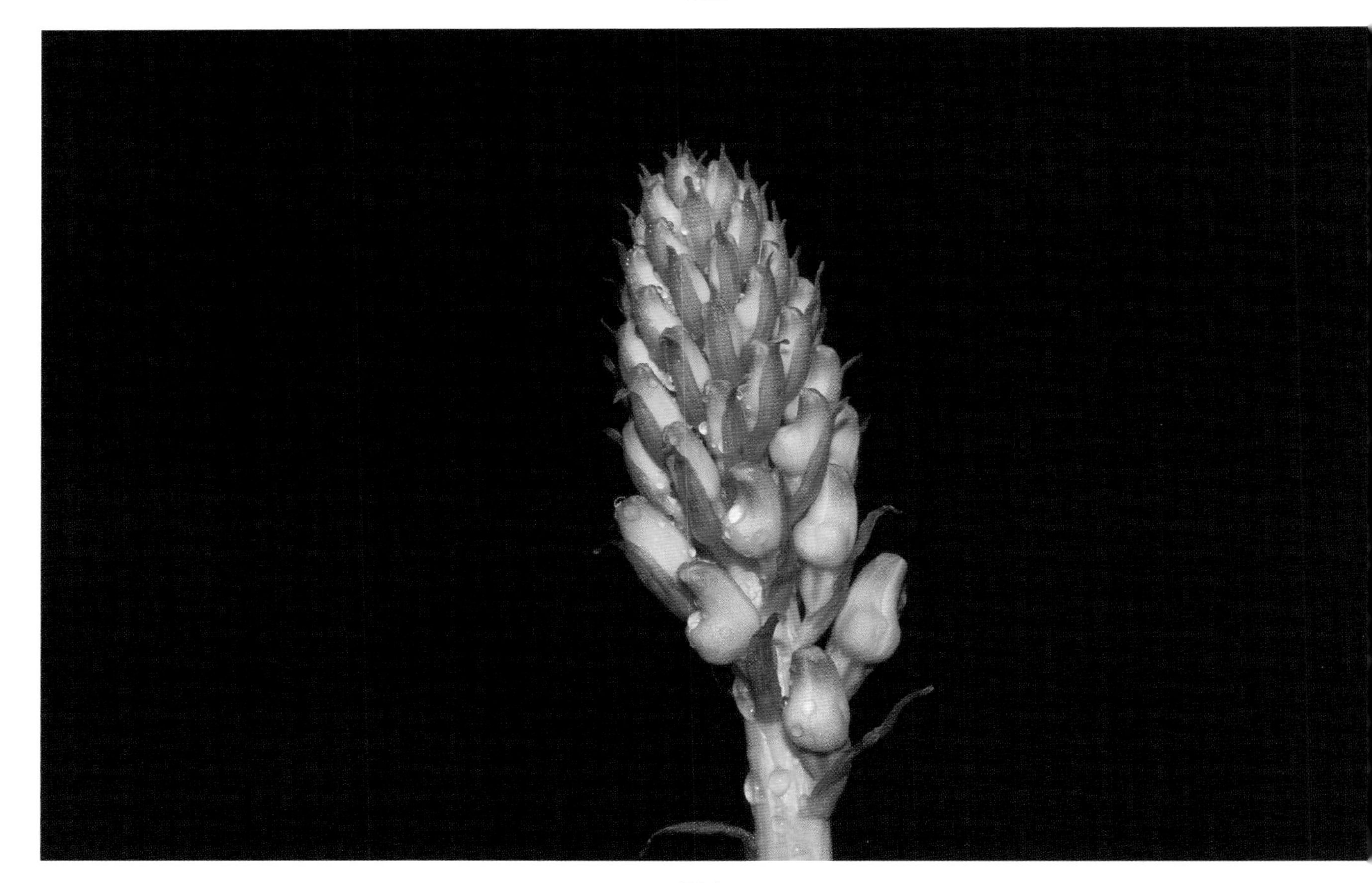

天麻

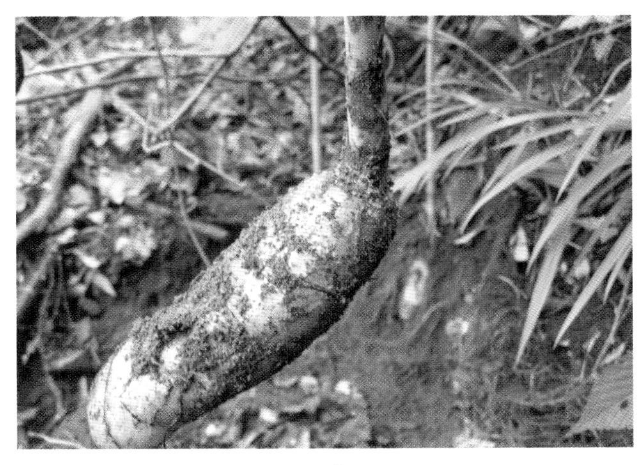

天麻

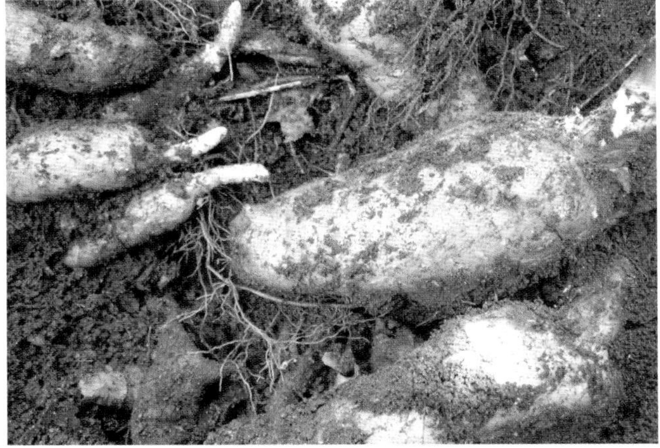

天麻

化学成分

本品含有天麻素（gastrodin）、对羟基苯甲醇（p-hydroxybenzylalcohol）、对羟基苯甲醛（p-hydroxybenzaldehyde）、3,4- 二羟基苯甲醛（3,4-dihydroxybenzaldehyde）、4,4'- 二羟基二苯基甲烷、4,4'- 二羟基二苄醚、对羟苄基乙基醚、4- 乙氯甲苯基 -4'- 羟苄基醚、4（4'- 羟苄基氧）苄基甲醚［4-（4'-Hydroxybenzyloxy）methylether］和双（4- 羟苄基）醚［bis（4-hydroxybenzyl）ether］、4- 羟基苄基甲醚（4-hydroxybenzyl methylether）、抗真菌蛋白 GAFP。除上述成分外，尚含 β - 谷甾醇、胡萝卜苷、柠檬酸、棕榈酸、琥珀酸等。

药理作用

1. 镇静作用 天麻水煎剂、天麻素及其苷元、香草醇等能减少小鼠自发活动，显著延长巴比妥钠或环己巴比妥钠引起的小鼠睡眠时间，能对抗咖啡因引起的中枢兴奋作用。天麻多糖可增强氯丙嗪的作用，并可对抗苯丙胺所致小鼠活动亢进。正常人口服天麻素或天麻苷元，脑电图出现嗜睡波型。天麻及天麻素静滴可观察到家兔脑皮质电图出现高幅慢波，进一步研究发现天麻苷元与脑内抑制性递质 γ - 氨基丁酸有相似的结构。推测天麻素可能在体内先分解成天麻苷元，后者与脑内苯二氮受体结合而发挥镇静、安神作用。天麻的镇静、安神作用还可能与其降低脑内多巴胺 (DA)、去甲肾上腺素 (NA) 含量有关。而脑内 DA、NA 含量的降低可能与天麻抑制中枢神经末梢对 DA、NA 的重摄取和储存有关。

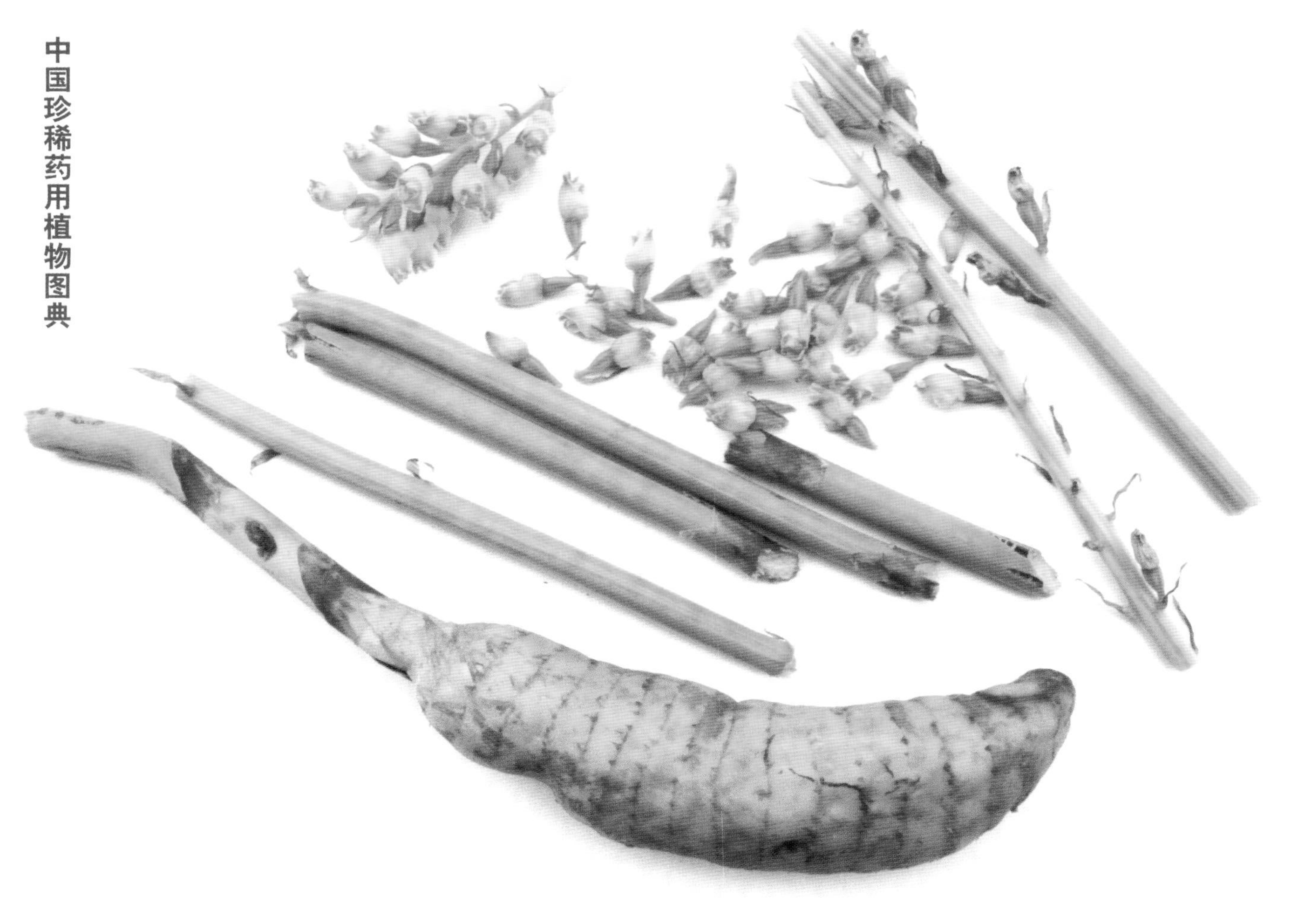

天麻药材

2. 抗惊厥作用 天麻注射液、天麻素及其苷元、香草醇物质等能显著拮抗戊四氮所致惊厥，延长惊厥潜伏期，降低死亡率或提高半数惊厥量。天麻多糖可抗戊四氮或士的宁所致惊厥。天麻醇提物皮下注射可抑制豚鼠实验性癫痫发作，作用较苯妥英钠缓慢，但有效时间持续较长。

3. 保护脑神经细胞作用 天麻素能降低小鼠在低压缺氧时的死亡率。新生大鼠大脑皮质神经细胞培养实验显示天麻素能明显降低谷氨酸（兴奋性氨基酸）的作用，减少谷氨酸引起的乳酸脱氢酶（LDH）的漏出及神经细胞死亡率。天麻素还能减少模拟"缺血再灌注损伤"脑神经细胞内 LDH 的漏出，维持细胞膜的流动性，并降低 LPO 的生成，明显减轻神经元损伤程度。天麻素对脑神经细胞的保护作用，对维持脑的正常生理功能起着重要作用。

4. 抗眩晕作用 口服天麻醇提物能改善旋转诱发的小鼠厌食症状，提高小鼠在水迷宫中空间辨别能力和达到安全区小鼠的百分率，能显著对抗旋转后小鼠自主活动的降低。

5. 降血压作用 天麻、天麻素对多种动物均有降低血压作用。家兔静滴天麻注射液，总外周阻力降低，血压迅速下降，持续 1 ~ 1.5 小时。大鼠腹腔注射或十二指肠给药，血压降低作用持续 3 小时以上。

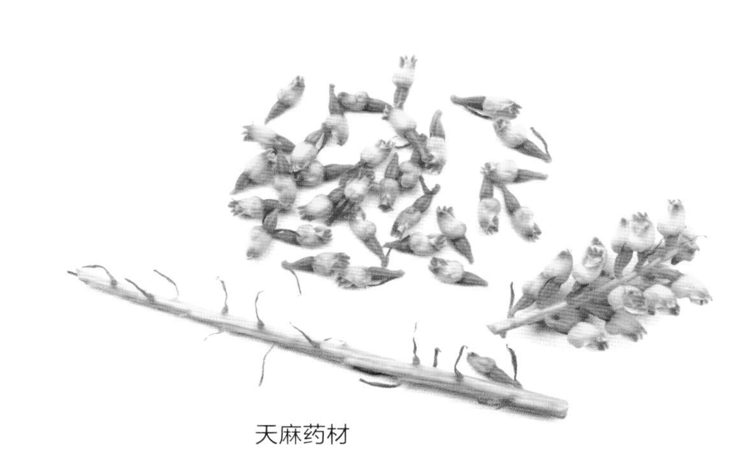
天麻药材

6. 抗血小板聚集、抗血栓作用 天麻体内外实验均显示有抗血小板聚集作用，能降低花生四烯酸诱发的急性肺血栓致小鼠死亡率。天麻素与天麻苷元也有相同的作用。天麻可扩张大鼠肠系膜动脉管径，使血流加快。

7. 对心脏的作用 天麻有抗心肌缺血作用。天麻水醇提取物静滴能对抗垂体后叶素所致大鼠心肌缺血。天麻注射液静滴能减轻家兔冠状动脉左心室支结扎后心电图的病理变化，降低血清丙二醛水平，缩小心肌梗死面积。对丝裂霉素 C 所致的心肌细胞变性、坏死，中毒性损伤有保护作用。

8. 改善记忆作用 天麻对衰老大鼠有改善学习记忆功能的作用。天麻提取物能明显改善东莨菪碱、亚硝酸钠、乙醇所致的小鼠记忆获得、巩固和再现障碍。天麻素及其苷元是改善记忆的主要有效成分。

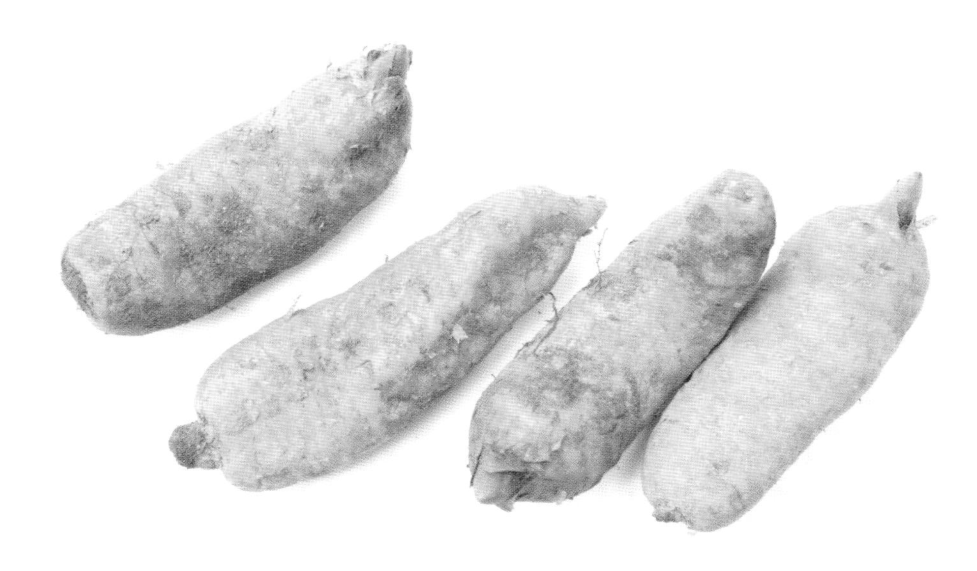
天麻（种植）药材

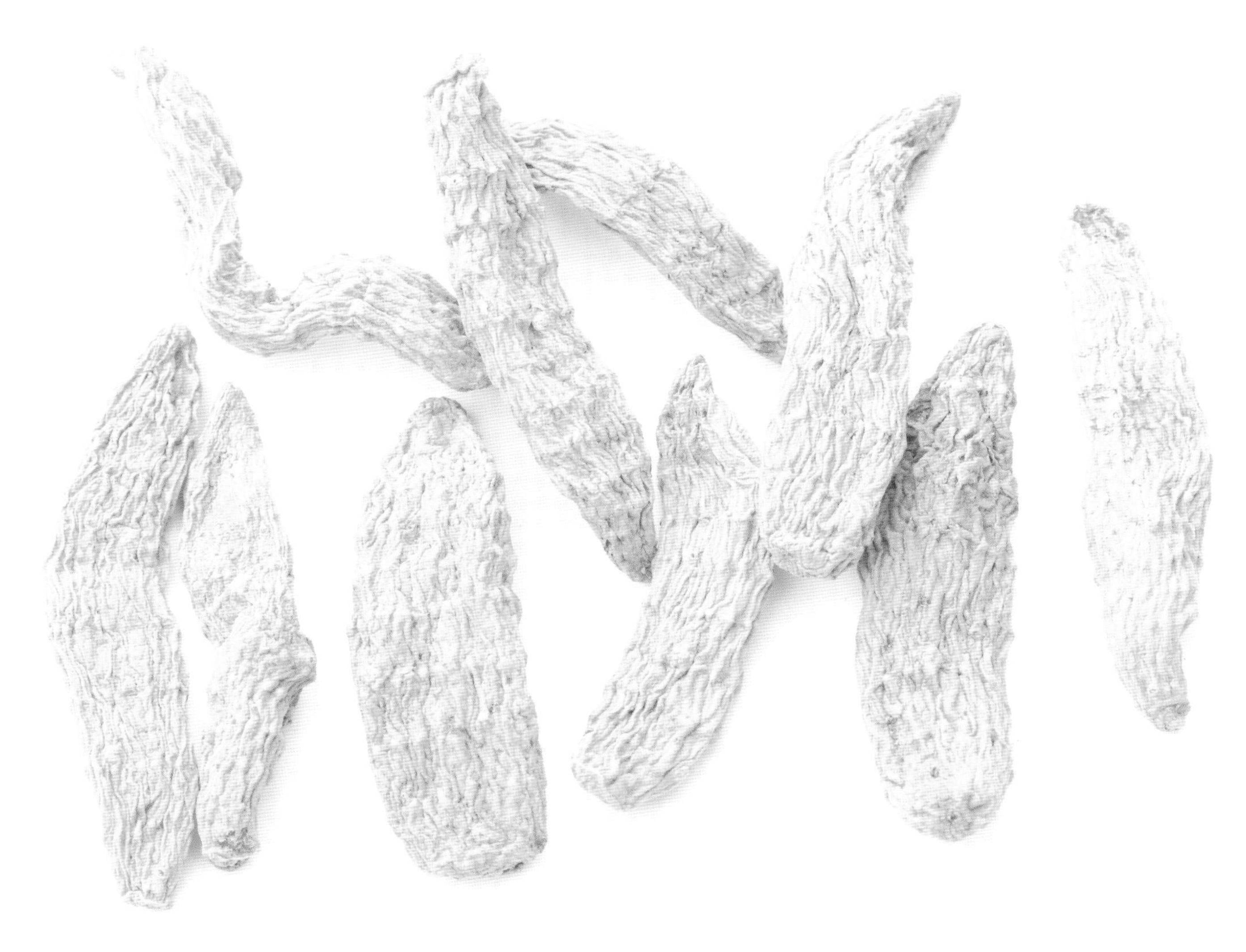

天麻（野生）药材

9. 抗感染作用 天麻注射液对多种炎症的渗出和肿胀均有抑制作用，能抑制醋酸所致小鼠腹腔毛细血管通透性增加，能抑制二甲苯所致小鼠耳部肿胀及通透性增加；并能抑制 5- 羟色胺、PCI 所致大鼠皮肤毛细血管通透性增加。另外，对小鼠琼脂性足肿胀，大鼠角叉菜胶性及 5- 羟色胺性足肿胀有抑制作用，但不能抑制巴豆油性囊肿。人工栽培天麻、一般天麻及增锌天麻对小鼠均有抗感染作用。

10. 对免疫功能的影响 人工栽培天麻、一般天麻和增锌天麻均能增加脾指数和增加由 Con A 诱导的体外脾淋巴细胞增殖反应。天麻注射液能显著增强小鼠巨噬细胞吞噬功能及血清溶菌酶活力；尚能提高小鼠迟发型超敏反应。天麻多糖能使小鼠胸腺明显增重，提高小鼠腹腔巨噬细胞的吞噬功能，增强小鼠移植物抗宿主反应的作用。提示天麻多糖具有增强机体非特异性免疫和细胞免疫的作用。天麻多糖还对小鼠有促诱生干扰素的作用。

11. 抗衰老作用 天麻有延缓衰老作用。给小鼠注射天麻液后，能使小鼠血中SOD活性与GSH-Px活性明显升高；还能缩短果蝇幼虫的发育时间，延长成虫的寿命。提示天麻通过提高SOD和GSH-Px的活性起到抗氧化作用，并抑制胶联剂的合成，增强机体免疫功能，起到延缓衰老作用；同时对老年心脑血管疾病病人血中SOD活性也有明显升高；天麻能降低衰老大鼠血清LPO含量，对老年心脑血管疾病病人血中LPO水平，用药后比用药前具显著性差异。提示天麻有抗脂质过氧化作用，而达到抗衰老及防治心脑血管疾病的效果。小鼠腹腔注射天麻注射液，小鼠血中羟脯氨酸含量比对照组低，表明天麻有促进生长发育作用。此外，天麻多糖有促进核酸蛋白代谢及抗脂质过氧化作用。

12. 其他作用 天麻有抗辐射作用，人工栽培天麻与野生天麻均有显著升高小鼠皮肤温度作用。天麻苷可增加家兔原位小肠平滑肌张力和收缩，显示天麻有轻度兴奋肠管作用。家兔腹腔注射天麻煎剂5 g/kg，有减慢呼吸的作用。此外，天麻多糖有促进皮肤角质层降解，延缓皮肤细胞老化，促进皮肤代谢的效果。

性味归经

甘，平。归肝经。

天麻（种植）药材

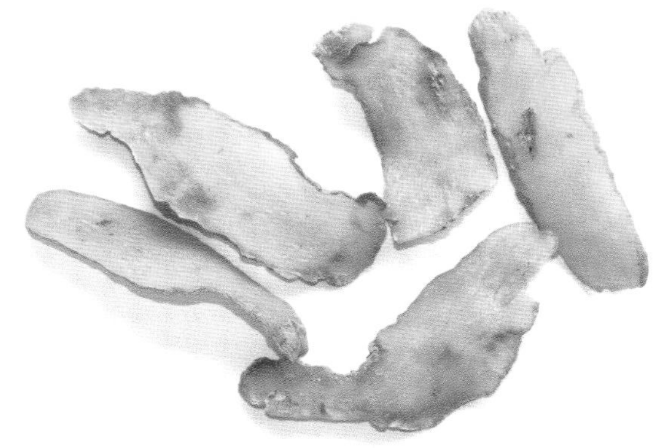

天麻（种植）饮片

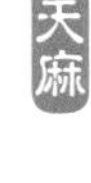

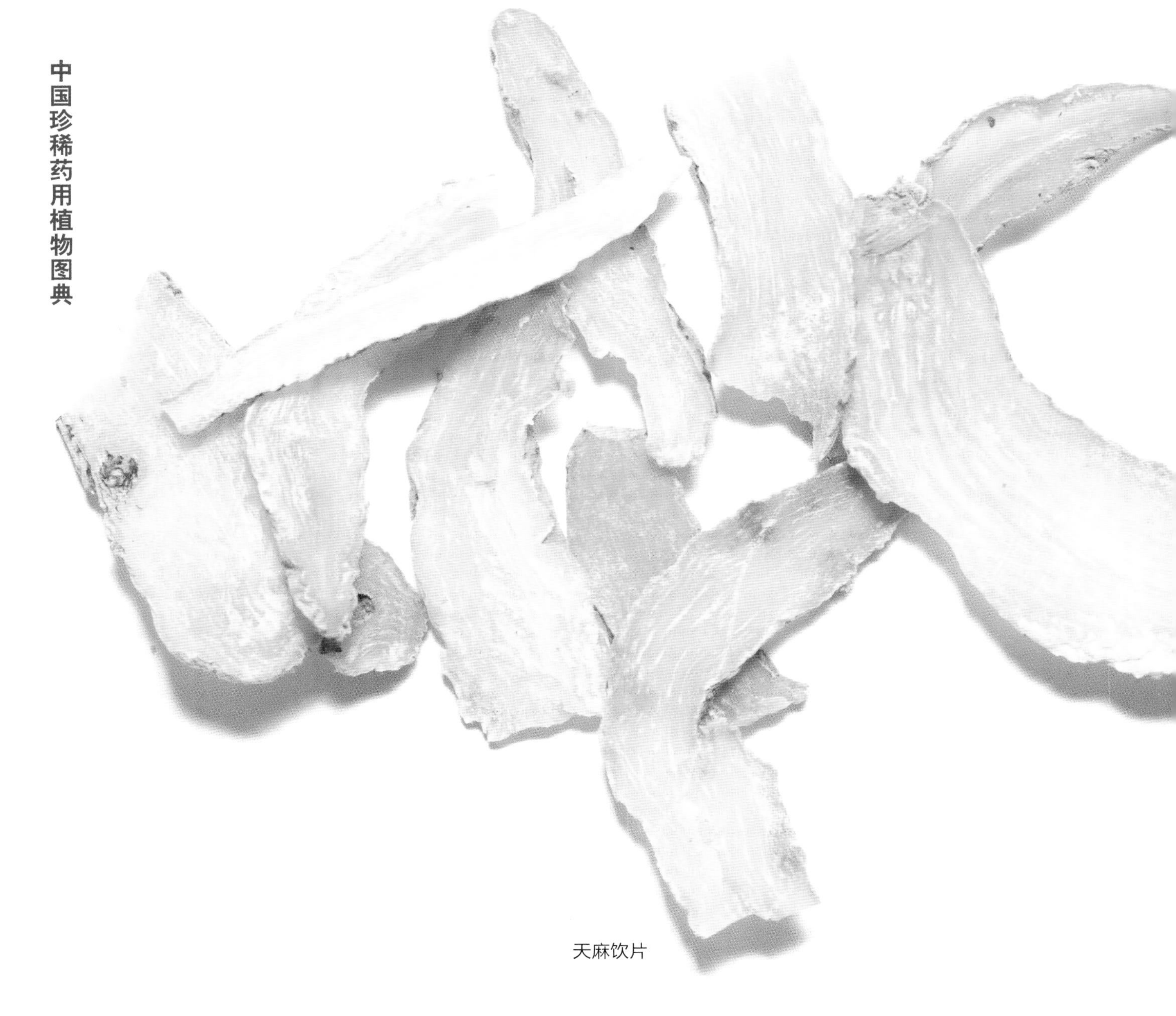

天麻饮片

功效主治

熄风止痉，平抑肝阳，祛风通络。用于小儿惊风，癫痫，破伤风，头痛头晕，眩晕耳鸣，手足不利，肢体麻木，风湿痹痛。

临床应用

1. 癫痫、惊厥（急惊风者） 天麻、钩藤、羚羊角、全蝎各适量。对小儿慢惊风，与人参、白术、僵蚕各适量。水煎服，每日 1 剂。

2. 破伤风（痉挛抽搐、角弓反张者） 天麻、制天南星、防风、白芷、羌活、制白附子各适量。共为细末，每次 6 g，热酒 5 mL 调服，或外敷伤处，亦可水煎服，如玉真散。

3. 高血压（头痛头晕证属阴虚阳亢者） 天麻、栀子、黄芩、钩藤、首乌藤、茯神、生石决明、桑寄生、杜仲、益母草各适量。如天麻钩藤饮。

4. 血管性头痛、三叉神经痛、偏头痛 天麻、川芎各适量。治疗神经衰弱、神衰综合征、脑外伤综合征所致头痛，可用天麻注射液。

5. 神经衰弱 用合成天麻素，对失眠疗效较好。

6. 坐骨神经痛、眶上神经痛 用 20% 天麻针剂 2 ~ 4 mL 肌注，每日 1 ~ 3 次，在疼痛发作期给药，一般 1 ~ 4 次显效。治疗三叉神经痛、枕大神经痛可用天麻素注射液。

7. 风湿性关节炎、半身不遂 天麻、秦艽、羌活、牛膝、桑寄生等各适量。亦可用天麻配当归、川牛膝各 9 g，羌活 3 g，木瓜 6 g。水、酒各半煎服。

8. 面肌痉挛 用天麻注射液。

9. 冠心病心绞痛 可用天麻与其他药物配伍。

10. 其他作用 煎服天麻尚可治肢体麻木、半身不遂等疾病。天麻素注射液治疗特发性耳聋，亦取得一定疗效。

用法用量

内服：煎汤，3 ~ 10 g；或入丸、散。

使用注意

津液衰少，血虚、阴虚者慎用天麻；不可与御风草根同用，否则有令人肠结的危险。

混伪品鉴别

洋姜

本品为菊科植物菊芋 *Helianthus tuberosus* L. 的块茎。根茎块状，茎上部分枝，被短糙毛或刚毛。基部叶对生，上部叶互生，长卵形至卵状椭圆形，长 10 ~ 15 cm，宽 3 ~ 9 cm，3 脉，上表面粗糙，下表面有柔毛，叶缘具锯齿，先端急尖或渐尖，基部宽楔形，叶柄上都具狭翅。

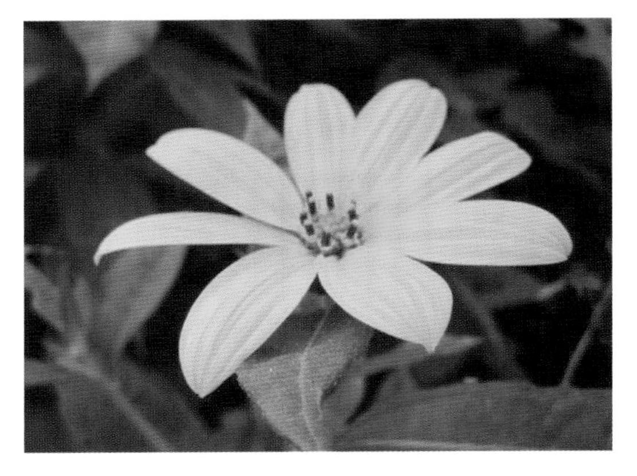

洋姜

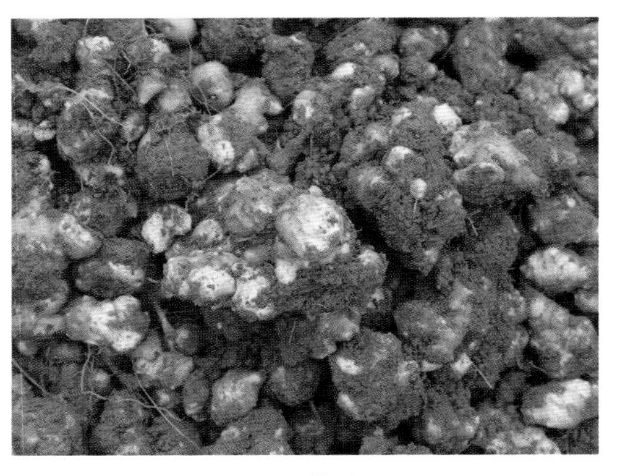

洋姜药材

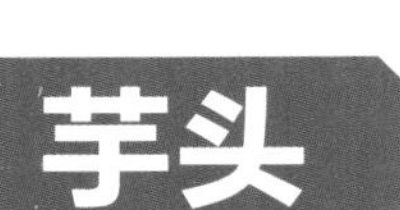

本品为天南星科植物芋 *Colocasia esculenta*（L.）Schott 的块茎。块茎呈椭圆形或圆锥形，常弯曲。外表淡黄色，半透明状，有不规则的纵向沟纹，少数可见点状环纹数圈。顶端留有粗短芽苞

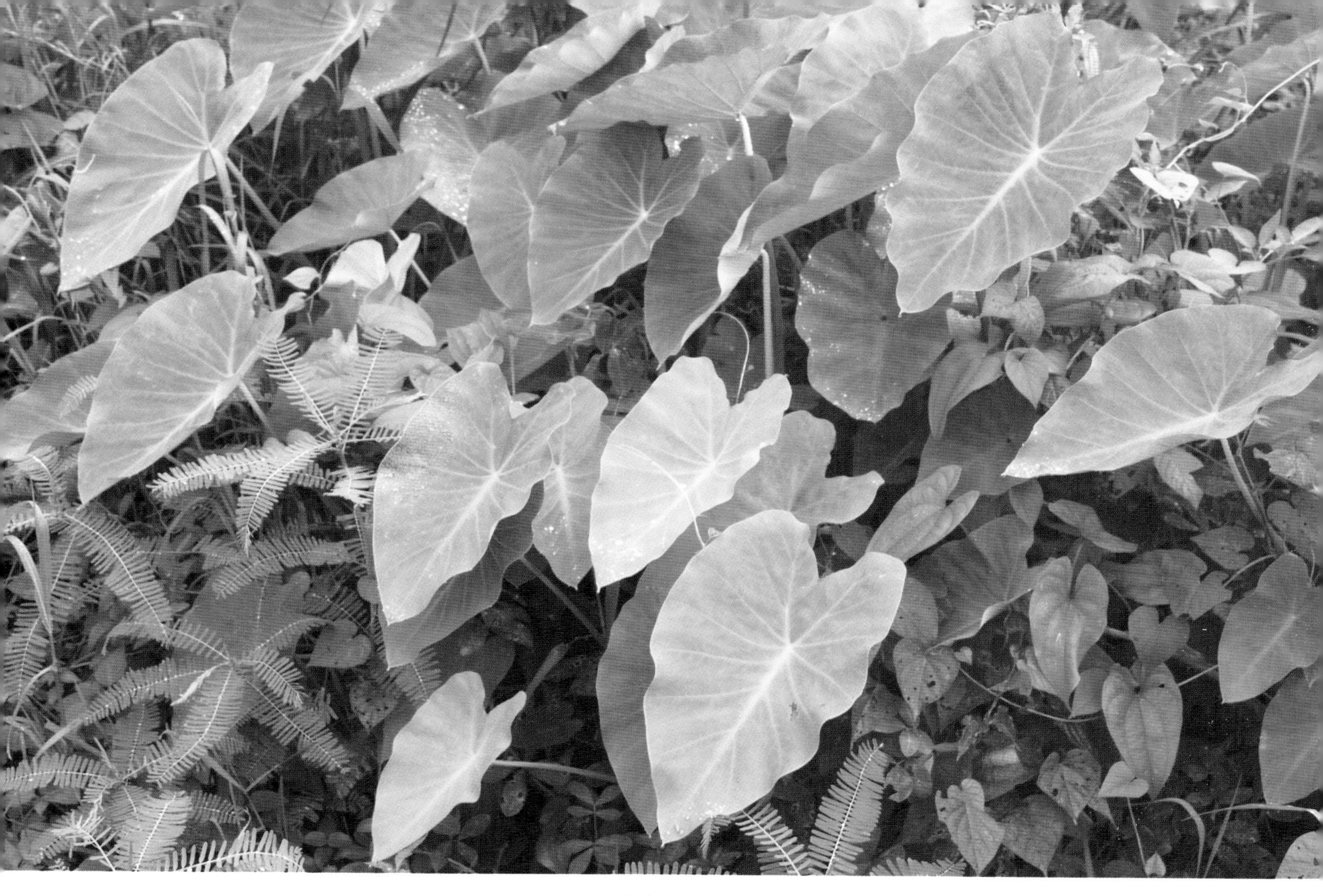

芋头

（伪制鹦哥嘴），刚加工不久的芽苞显棕红色，久后变暗，芽苞周围有时可见残留的鳞片状叶基。下端有棕色的圆脐形疤痕。质松脆，易敲碎，碎块断面角质样，棕褐色或黄白色，可见散在的纤维样维管束。以温水浸泡后有芋头特有气味，并有大量黏液。

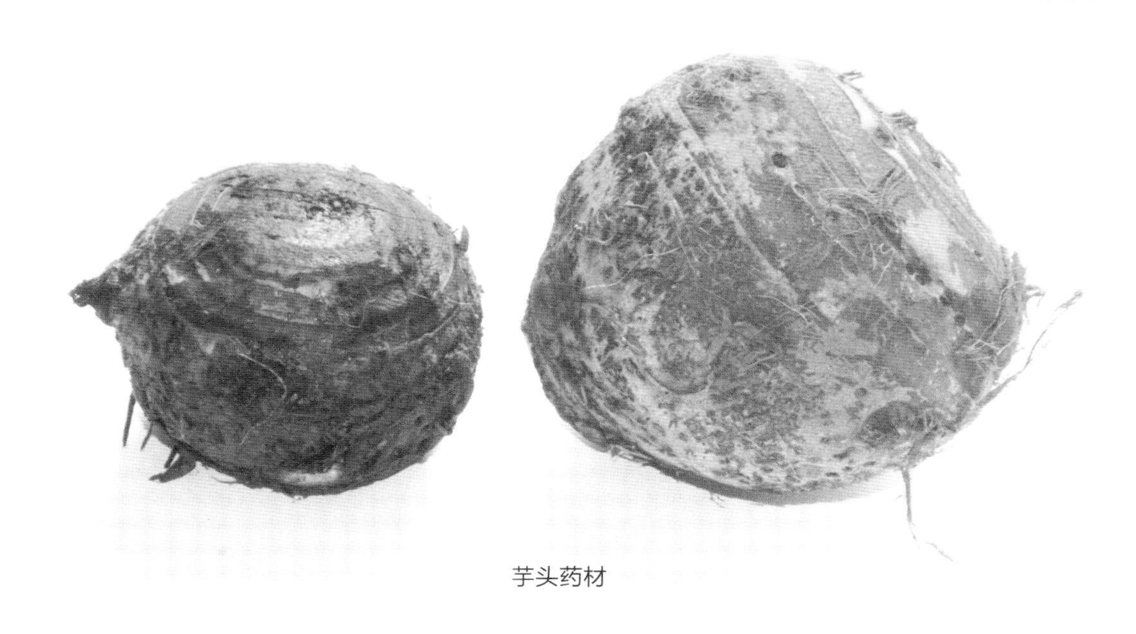

芋头药材

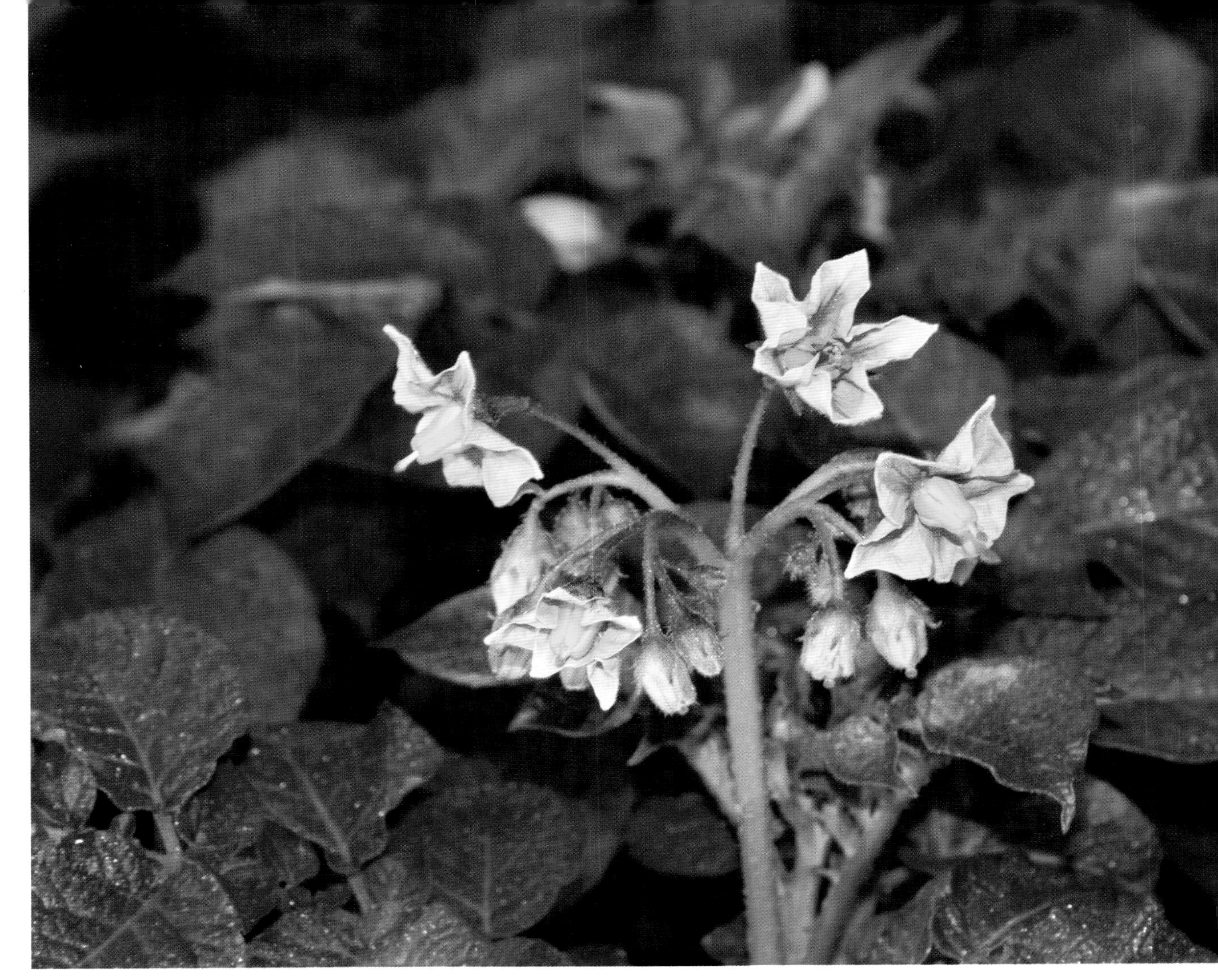

马铃薯

马铃薯

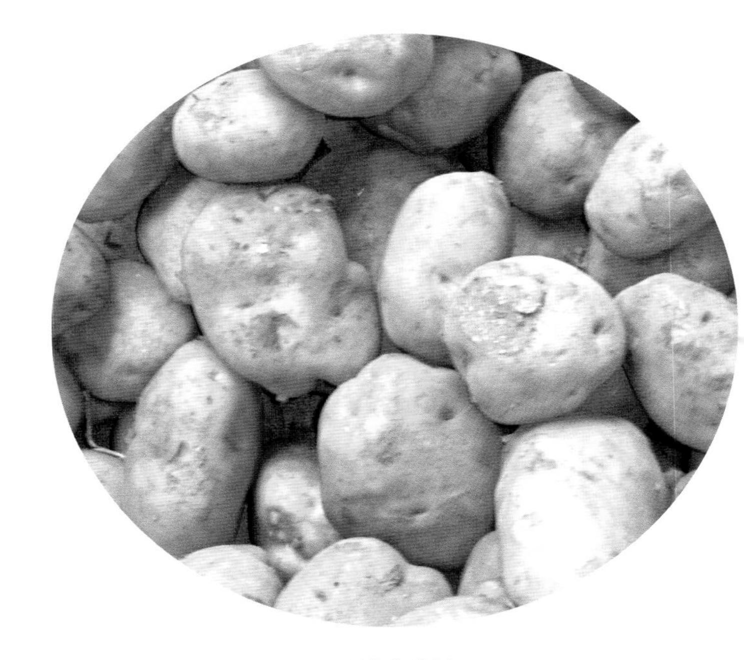

马铃薯药材

本品为茄科植物马铃薯 *Solanum tuberosum* L. 的块茎，经蒸后加工伪造而成。其块茎的加工品大小和形状似天麻，呈椭圆形，扁缩。顶端有茎的残迹经过人工扎成红小辫样。表面黄白色或浅黄棕色，较光滑，有纵皱纹及浅沟纹，环节样，底部无圆形疤痕。质坚硬，难折断，断面平坦，角质化。无臭，味淡。

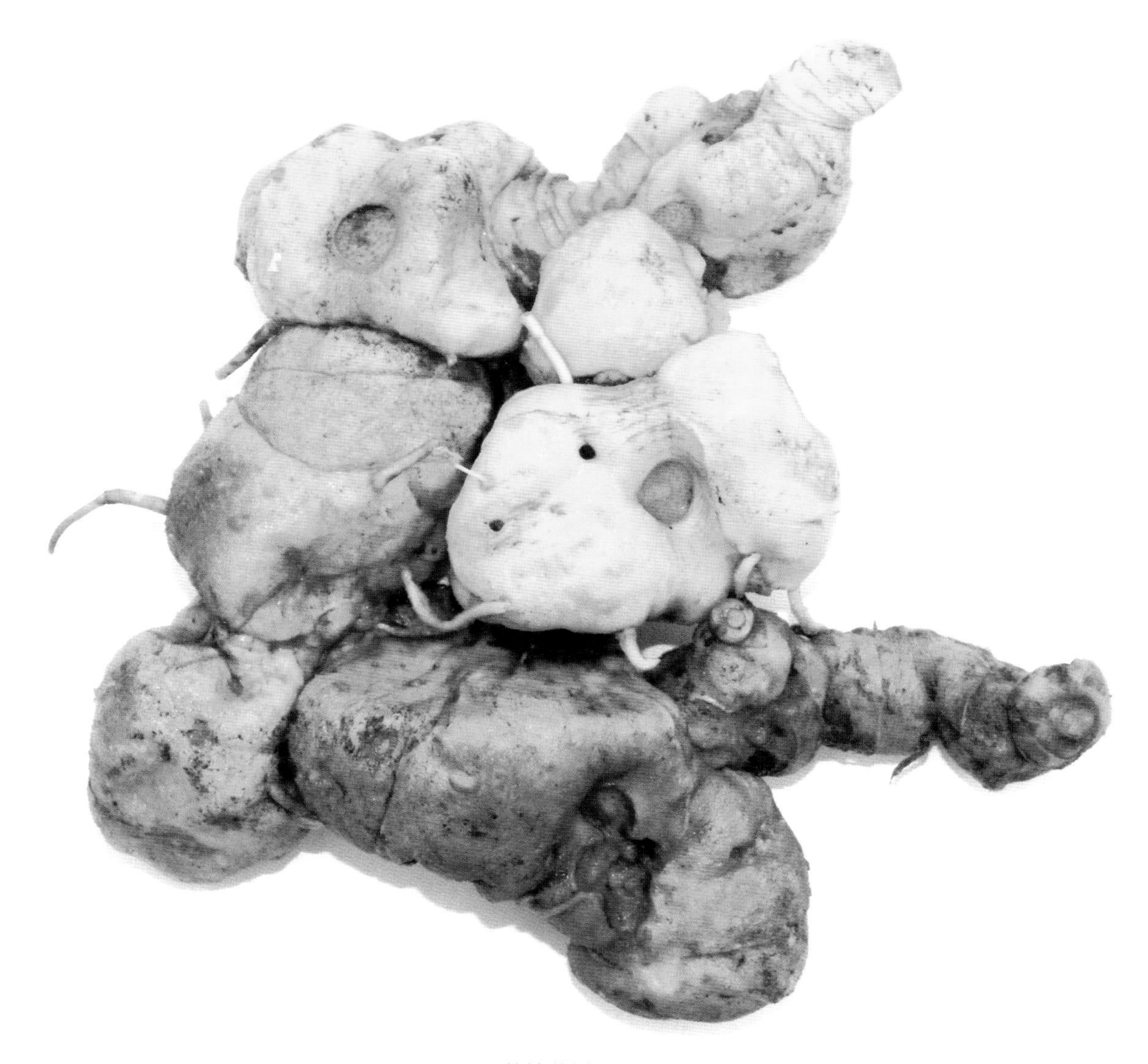

黄精药材

黄精

本品为百合科植物黄精 *Polygonatum kingianum* Coll et Hetemsl 的干燥根茎。呈肥厚肉质的结节块状。结节长在 10 cm 以上，宽 3 ~ 6 cm，表面淡黄色至黄棕色，具环节，有须根痕，每节上并有一圆盘状茎痕，习称“鸡眼”。质柔韧，断面淡黄色至黄棕色，半透明。味甜，嚼之有黏性。

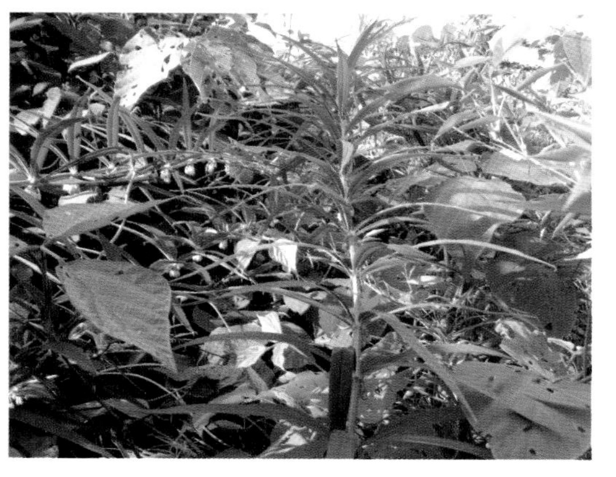

黄精

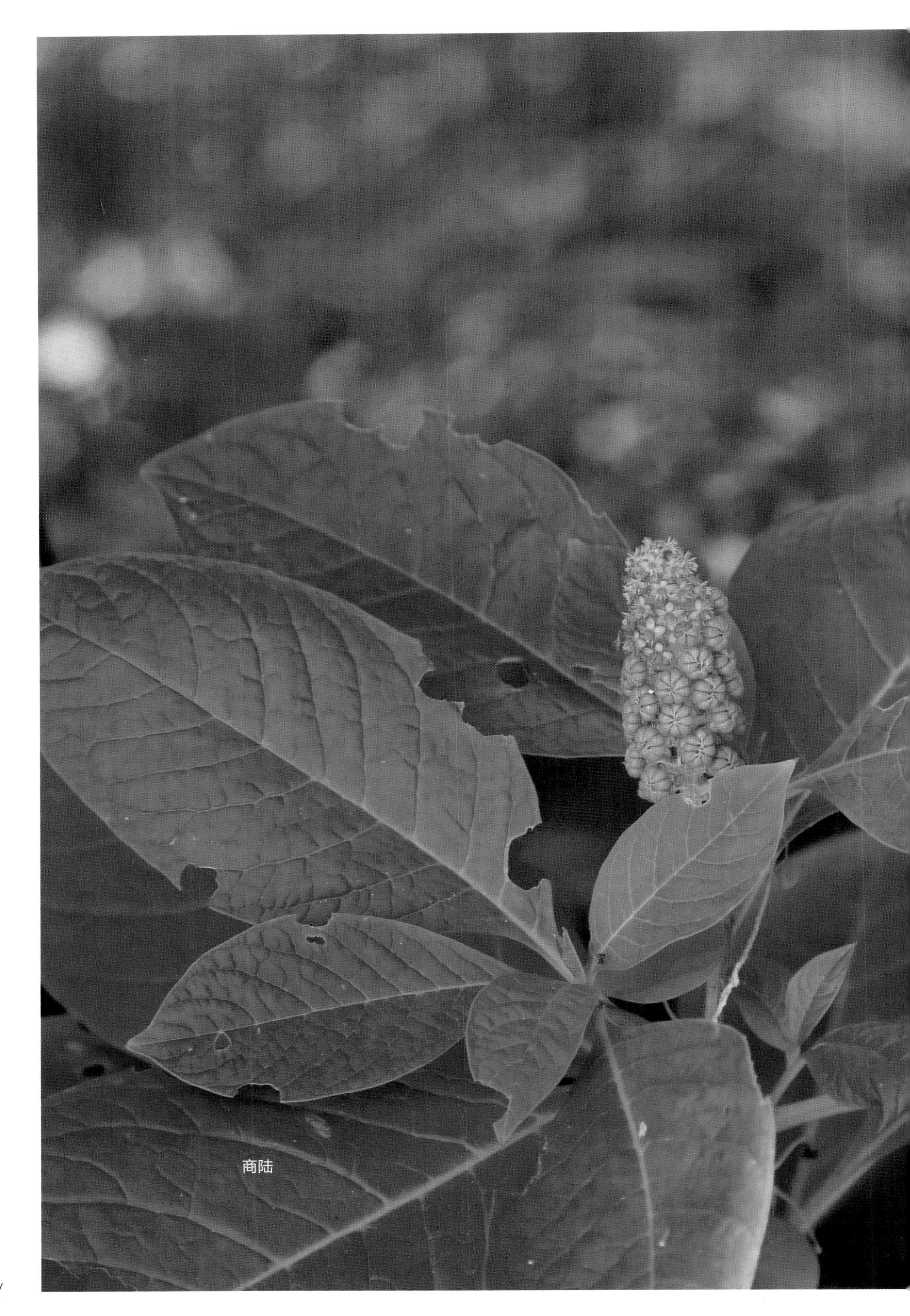

商陆

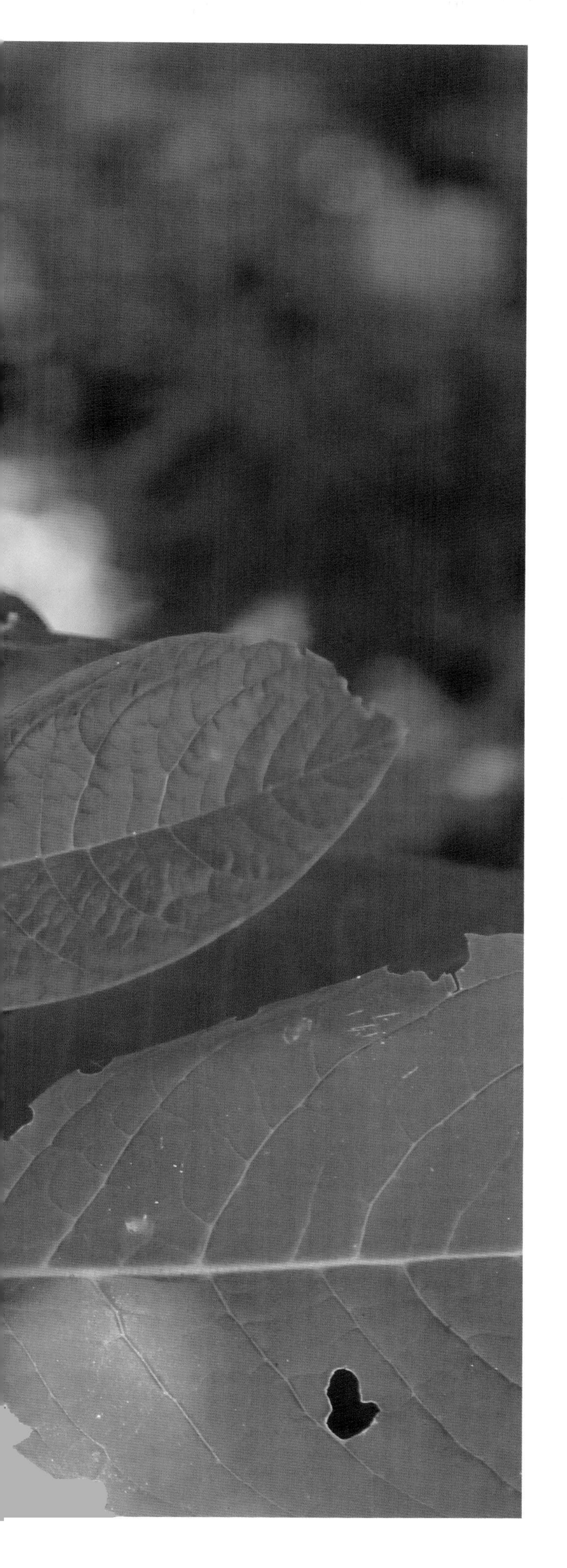

商陆

本品为商陆科植物商陆 *Phytolacca acinosa* Roxb. 的根。干燥根横切或纵切成不规则的块片，大小不等。横切片弯曲不平，边缘皱缩，直径 2.5 ~ 6 cm，厚 4 ~ 9 mm，外皮灰黄色或灰棕色。切面类白色或黄白色，粗糙，具多数同心环状突起。纵切片卷曲，长 4.5 ~ 10 cm，宽 1.5 ~ 3 cm，表面凹凸不平。木质部成多数突起的纵条纹。质坚硬，不易折断。气微弱，味先稍甜而后微苦，久嚼之麻舌。

商陆药材

天南星

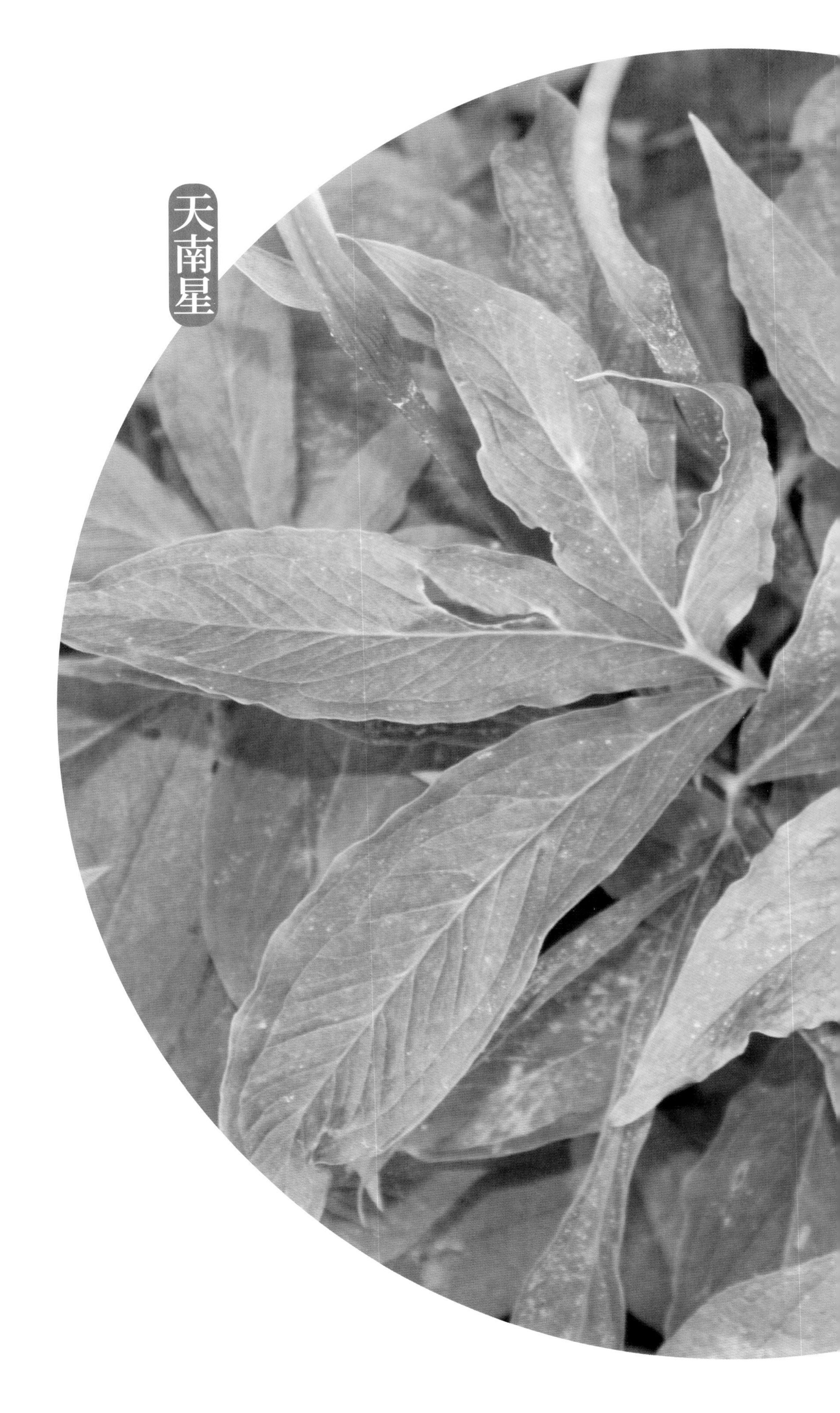

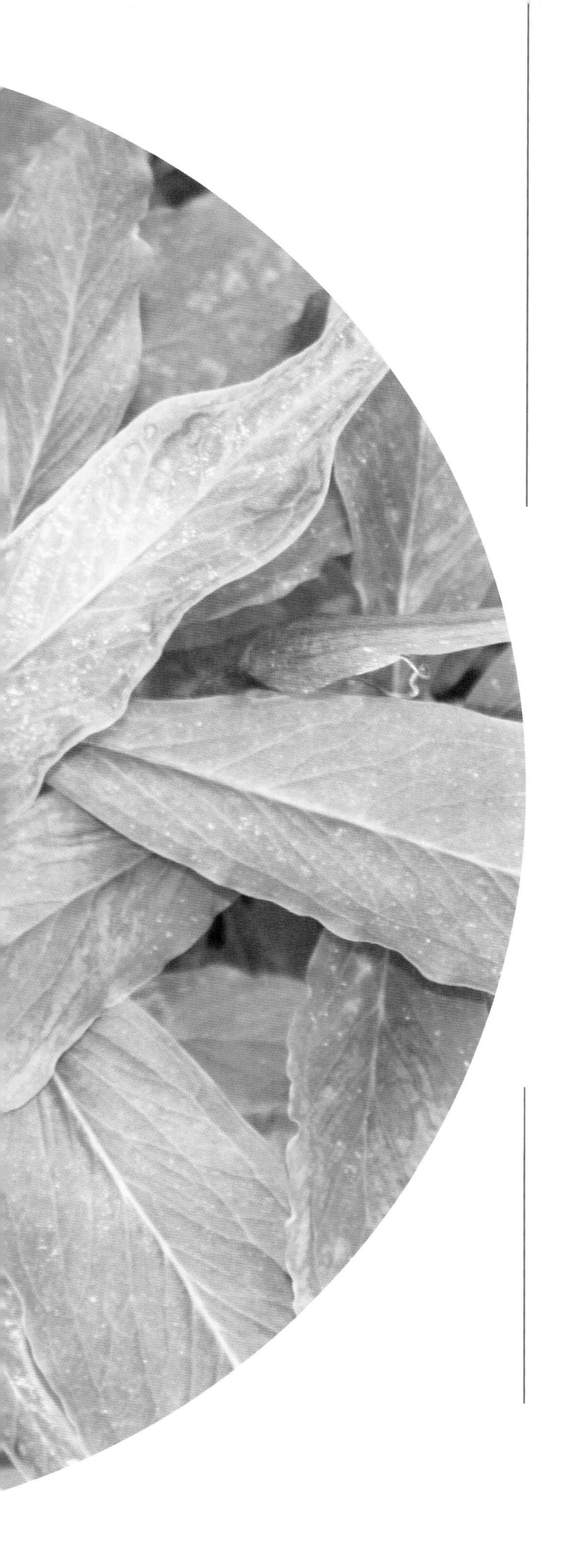

天南星

TIANNANXING

基　原

本品为天南星科植物天南星 *Arisaema erubescens* (Wall.) Schott、异叶天南星 *Arisaema heterophyllum* Bl. 或东北天南星 *Arisaema amurense* Maxim. 的干燥块茎。

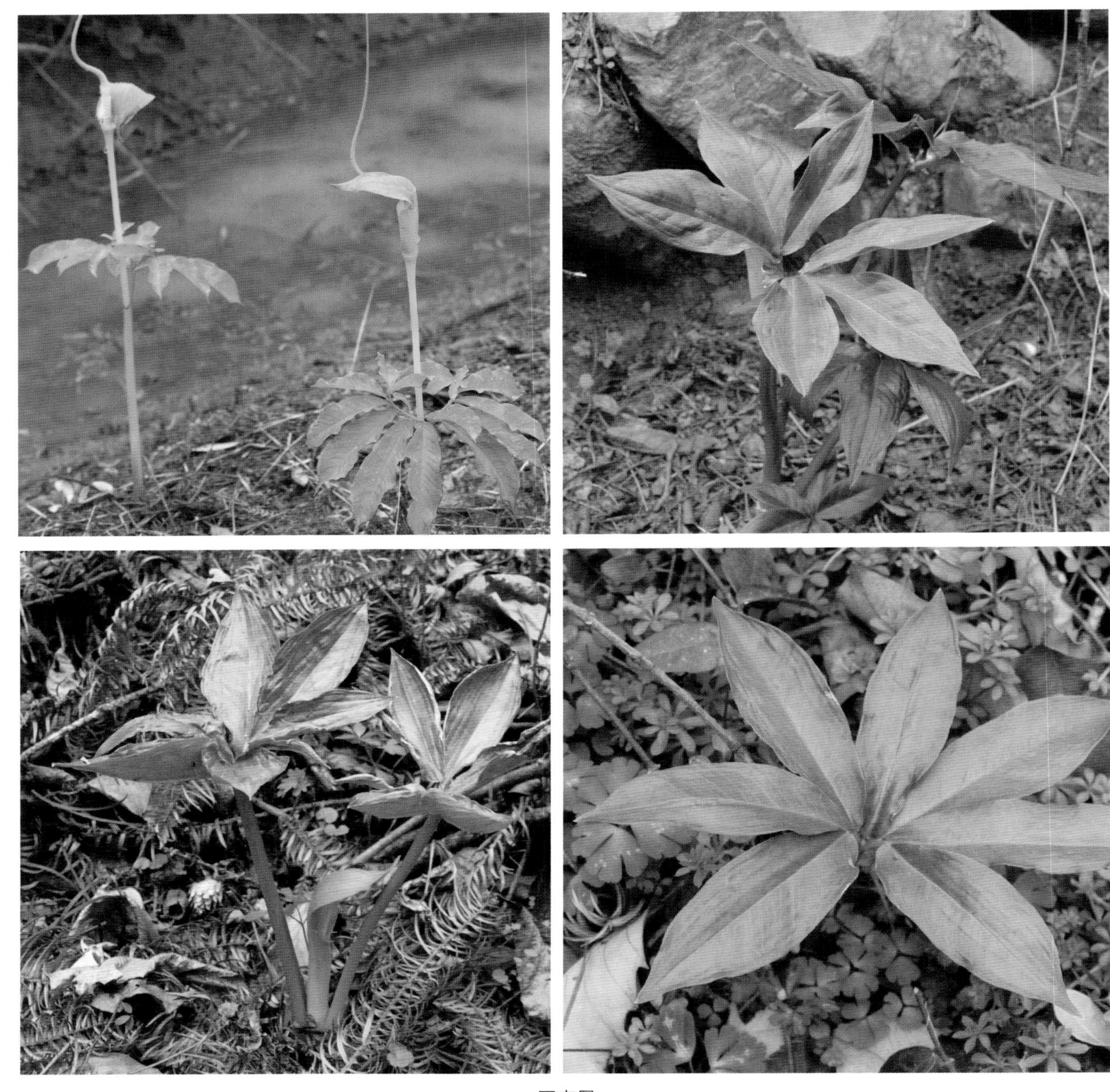

天南星

形态特征

株高 40 ～ 90 cm。叶 1 枚基生，叶片放射状分裂，披针形至椭圆形，顶端具线形长尾尖，全缘；叶柄长，圆柱形，肉质，具白色和散生紫色纹斑。总花梗比叶柄短，佛焰苞绿色和紫色，肉穗花序单性，雌雄异株，雌花序具棒状附属器、下具多数中性花，子房卵圆形，雄花序的附属器下部光滑和有少数中性花。浆果红色、球形。花期 4 ～ 5 月，果期 6 ～ 9 月。

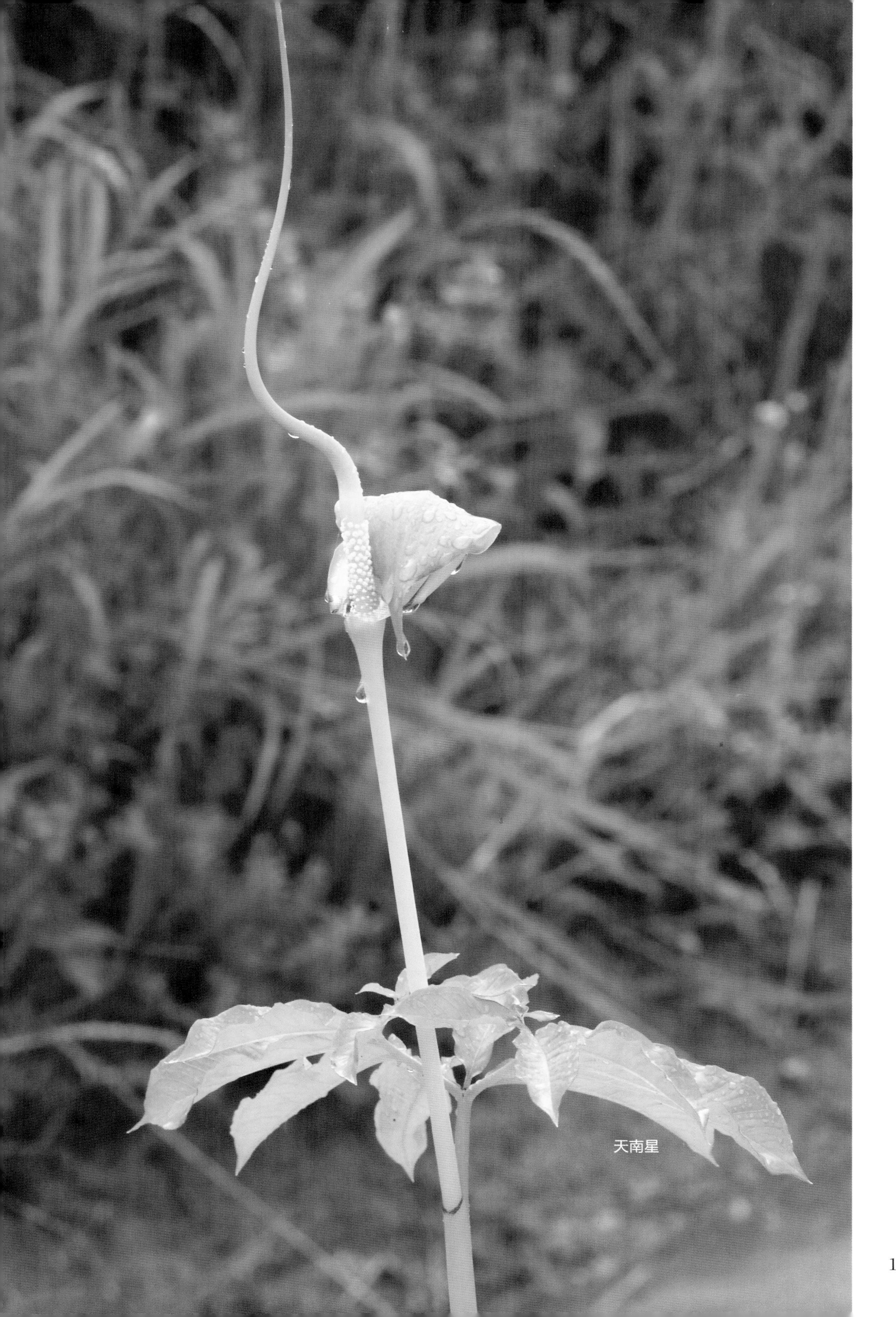

天南星

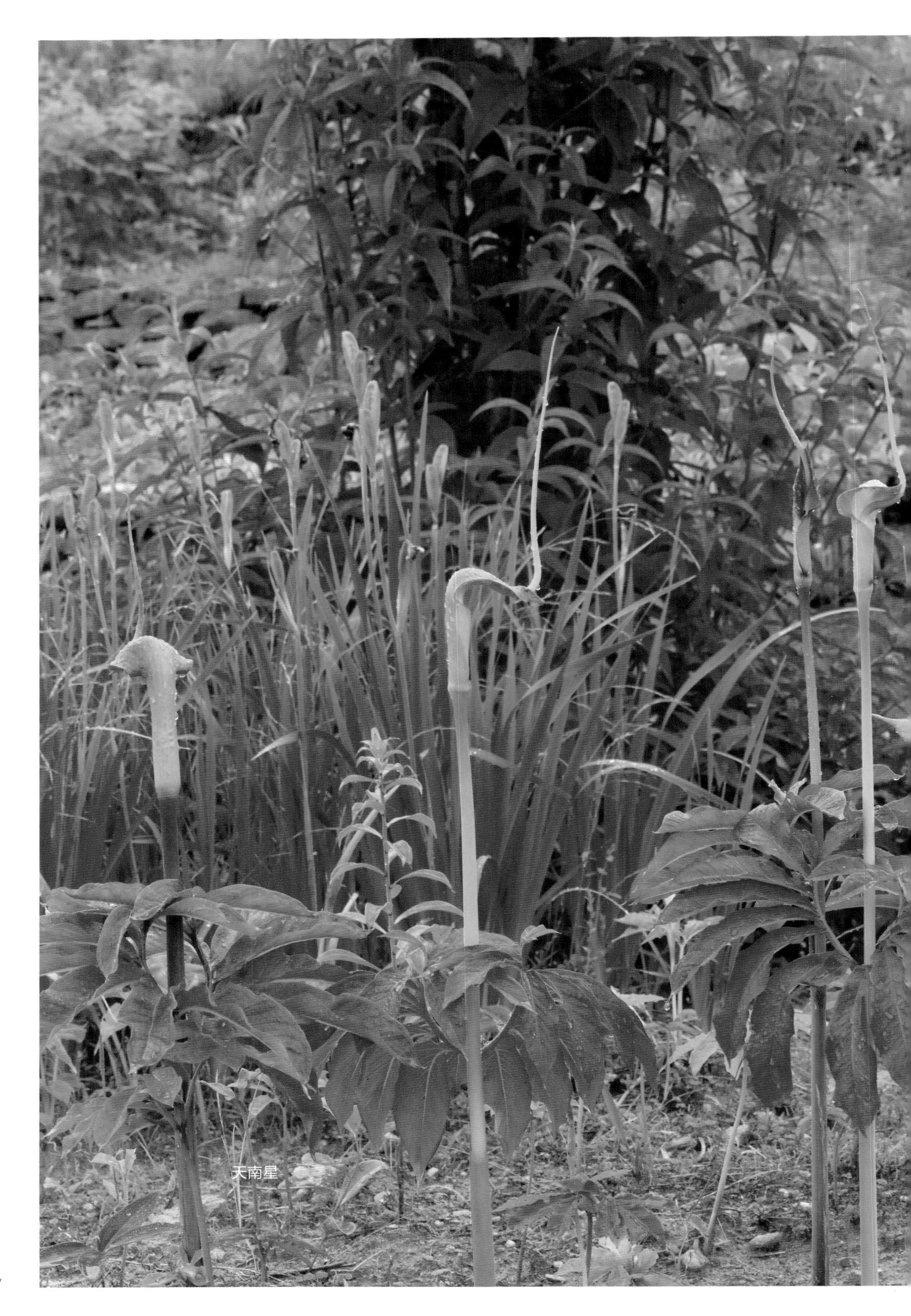
天南星

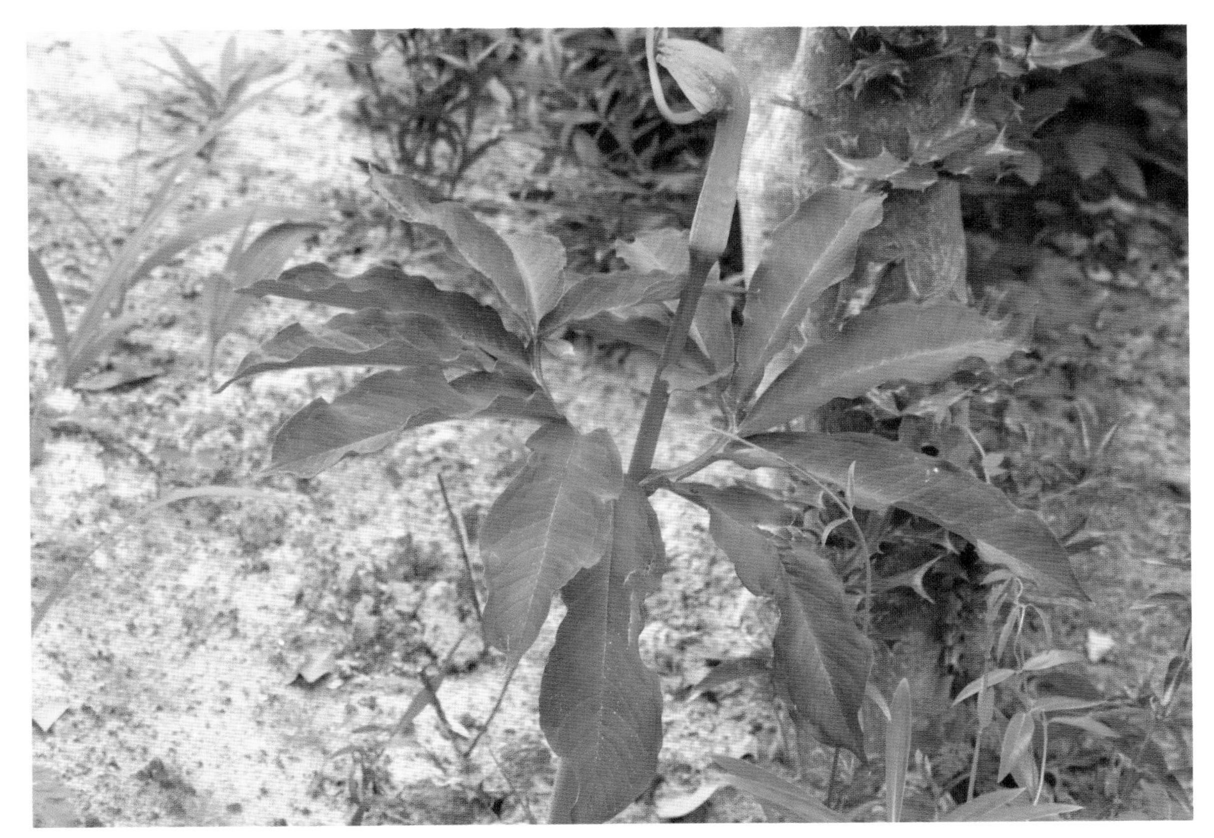

天南星

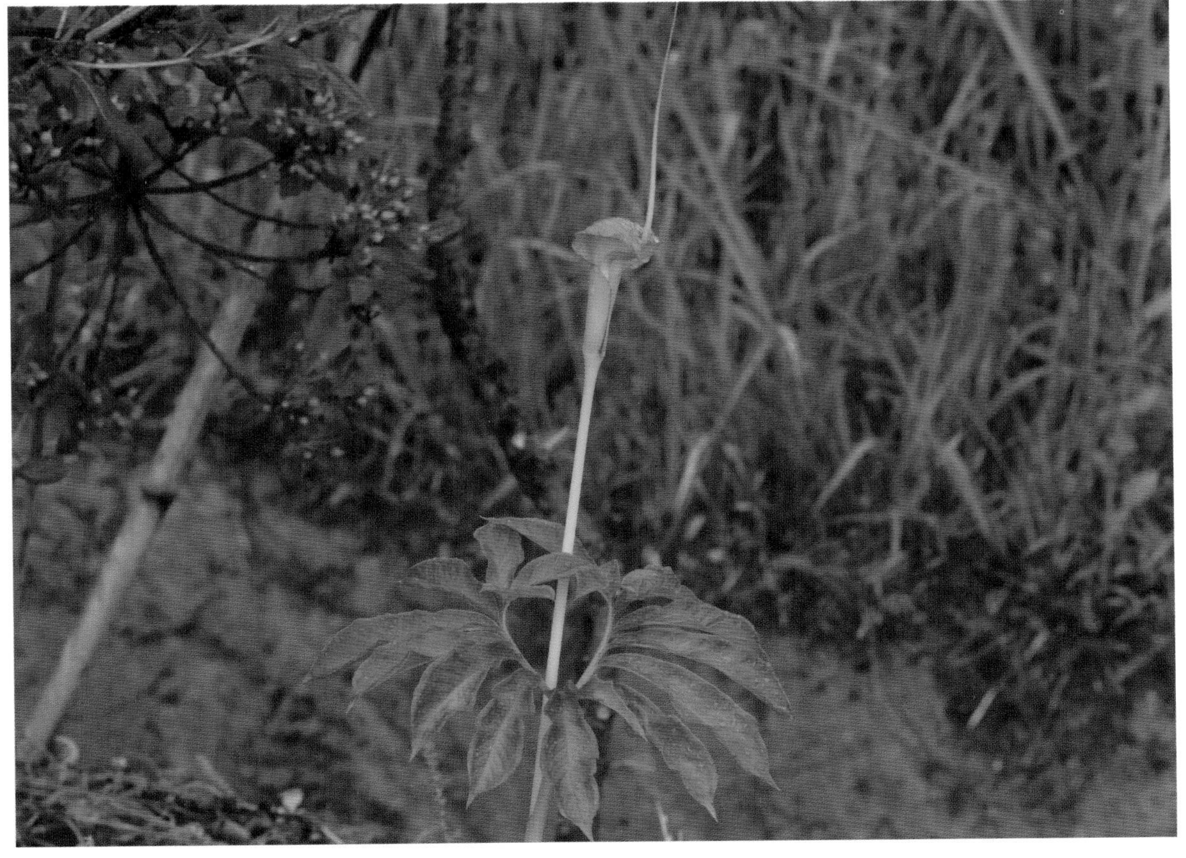

天南星

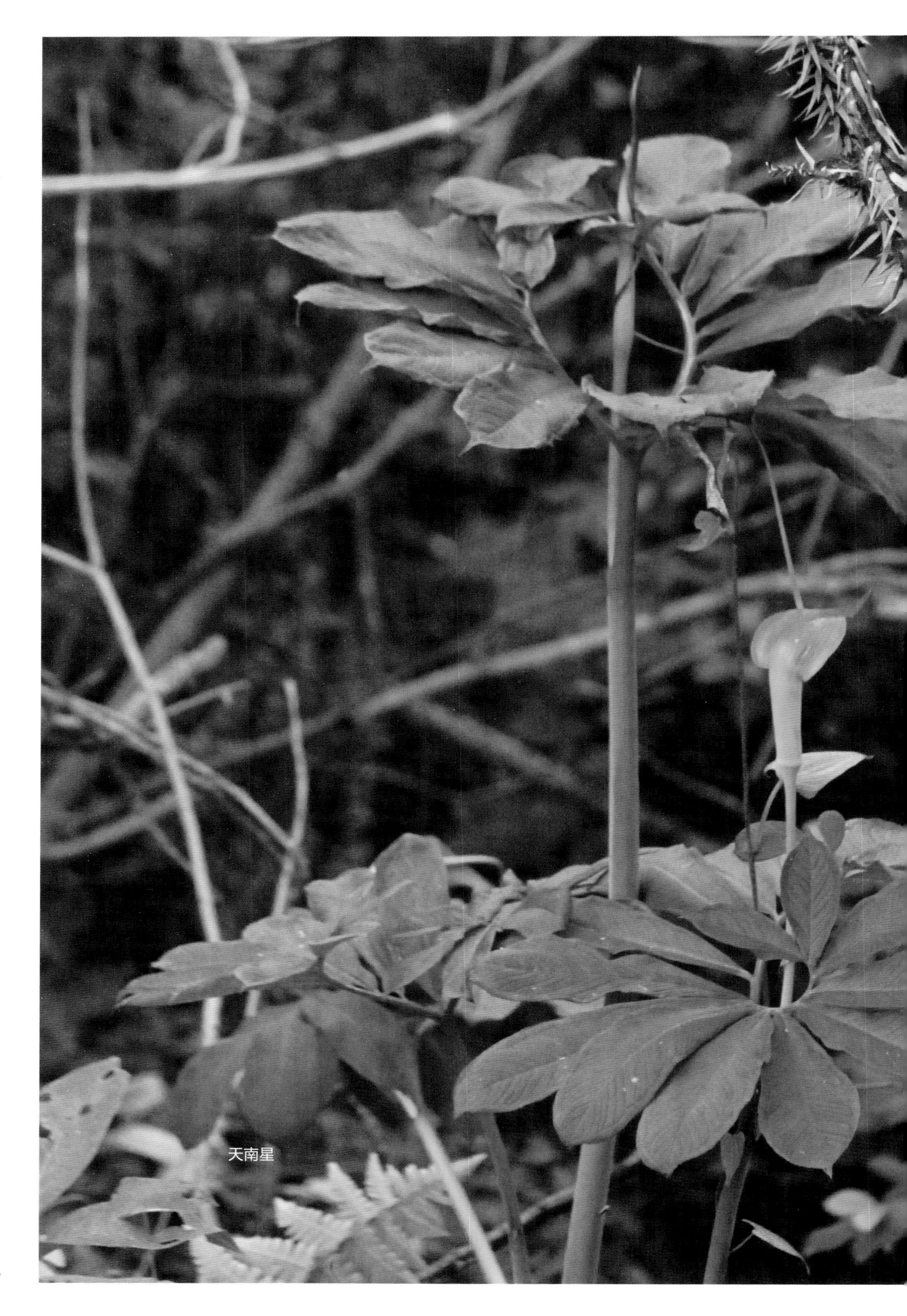
天南星

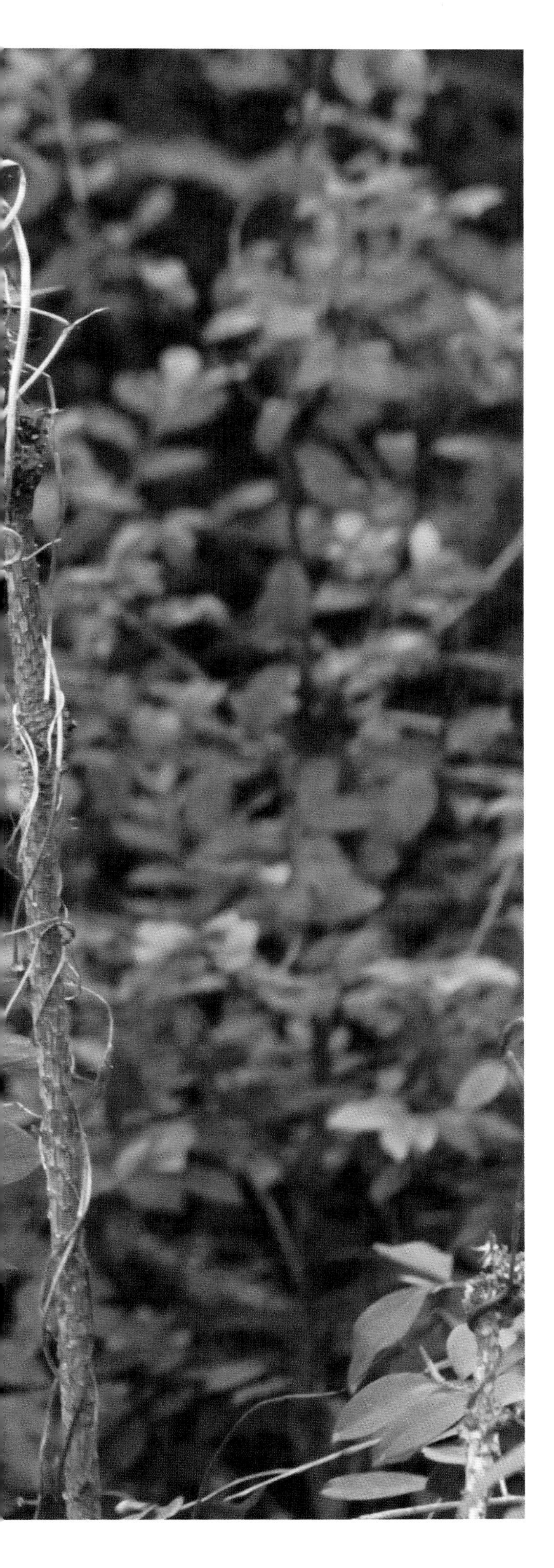

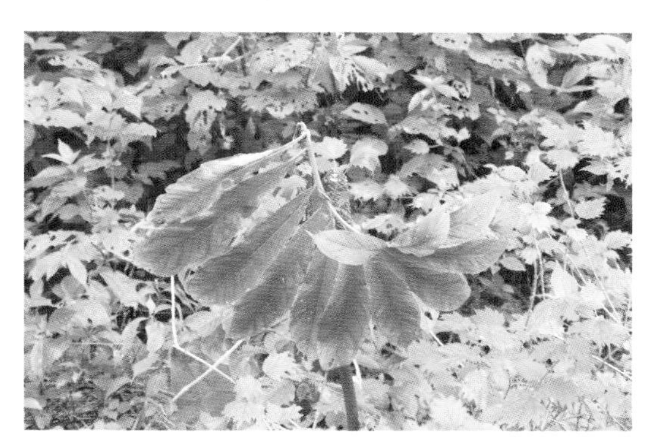

天南星

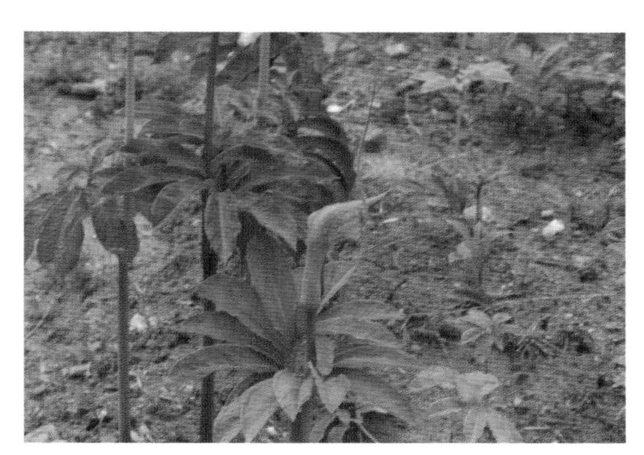

天南星

生境分布

生长于丛林之下或山野阴湿处。天南星分布于河南、河北、四川等地；异叶天南星分布于江苏、浙江等地；东北天南星分布于辽宁、吉林等地。

采收加工

秋、冬两季茎叶枯萎时采挖，除去须根及皮，干燥。

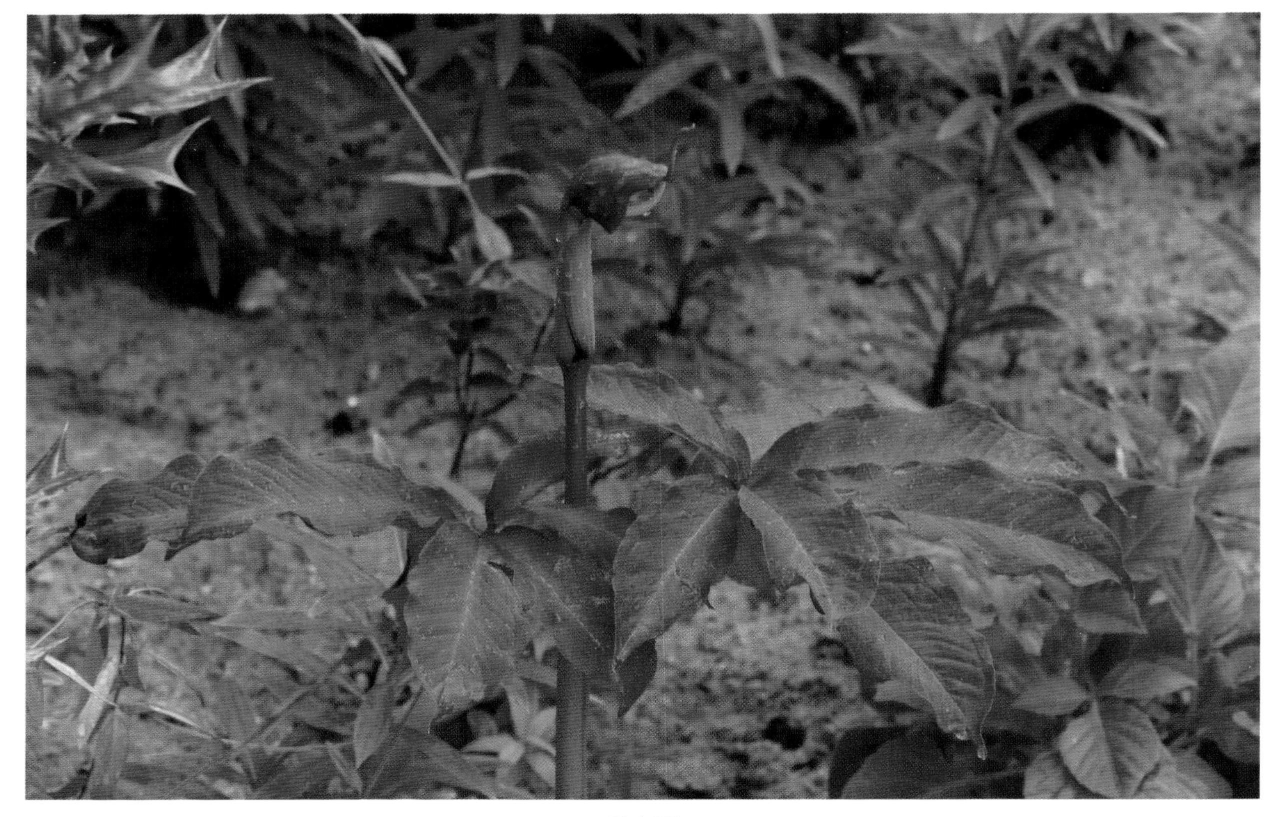

天南星

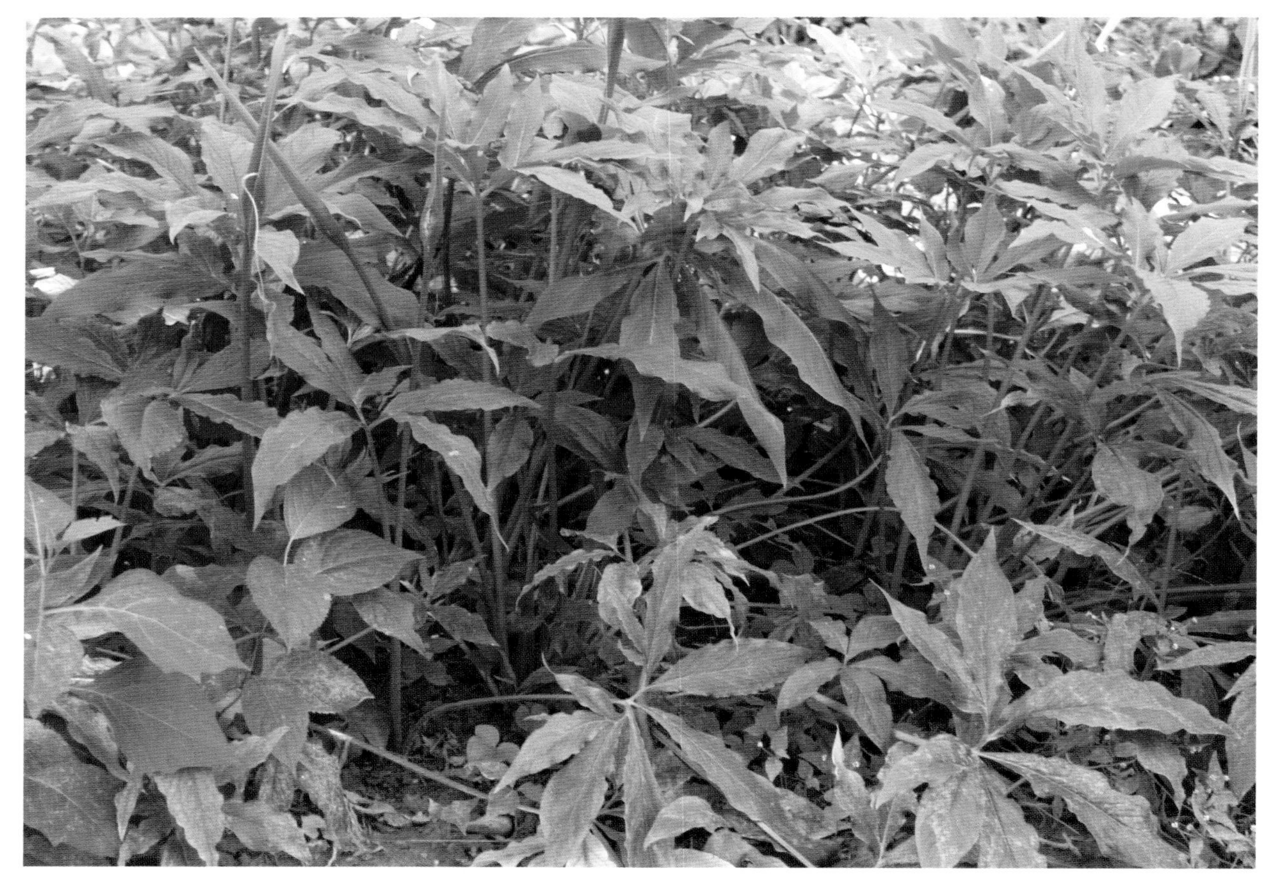

天南星

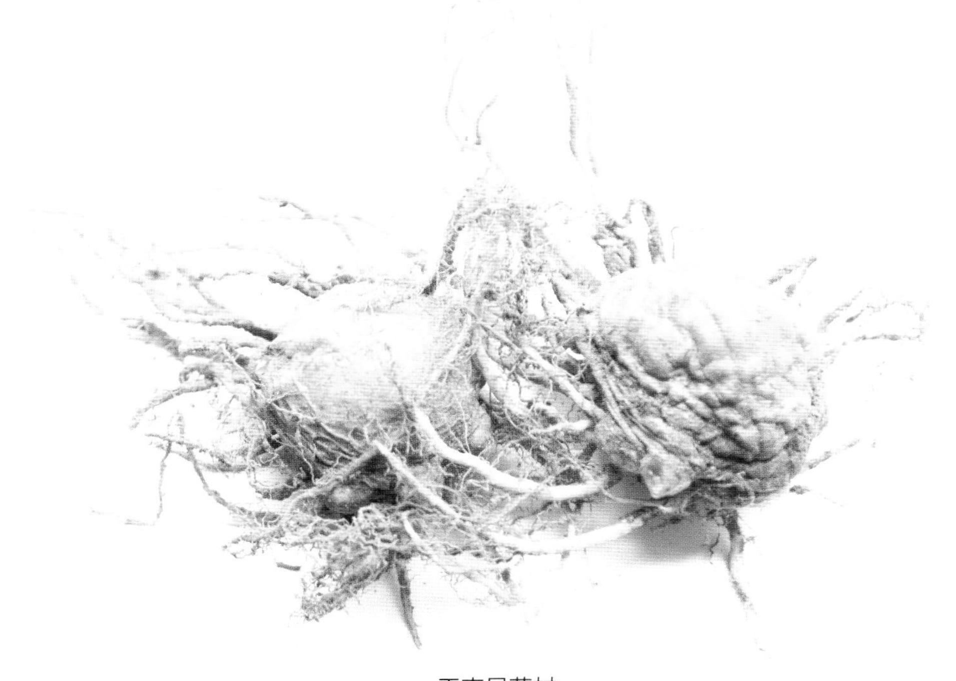

天南星药材

药材性状

本品呈扁球形，高 1 ～ 2 cm，直径 1.5 ～ 6.5 cm。表面类白色或淡棕色，较光滑，顶端有凹陷的茎痕，周围有麻点状根痕，有的块茎周边有小扁球状侧芽。质坚硬，不易破碎，断面不平坦，白色，粉性。气微辛，味麻辣，以个形肥大、色白、粉性足、不开裂、有侧子者为佳。

化学成分

从天南星块茎中提取氨基酸：鸟氨酸、瓜氨酸、精氨酸、谷氨酸、γ－氨基丁酸、天冬氨酸和壳氨酸。本品尚含有 β－谷甾醇 -D- 葡萄糖苷。掌叶半夏含有 3- 异丙基－吡咯骈［1,2α］-2,5- 二酮哌嗪、3,6- 二异丙基 -2,5- 二酮哌嗪、3- 异丙基 -6- 特丁基 -2,5- 二酮哌嗪、3- 异丙基 -6- 甲基 -2,5- 二酮哌嗪、掌叶半夏乙、β－咔啉、尿嘧啶、烟酰胺、5- 甲基脲嘧啶、2- 甲基 -3- 羟基吡啶、掌叶半夏碱甲。另外，尚含有环二肽类化合物：［1',2'α］－六氢吡嗪、3- 异丙基 -6- 异丁基 -2,5- 二酮哌嗪、3- 苄基 -6- 甲基 -2,5- 二酮哌嗪、吡咯骈［1,2α］1,4- 二酮六氢吡嗪、L-cis-3-［对羟基苄基］-6- 异丁基 -2,5- 二酮哌嗪、L-cis-3［对羟苄基］-6- 异丙基 -2,5- 二酮哌嗪、3- 甲基 -6- 异丁基 -2,5- 二哌嗪、3- 甲基 -6- 异丁基 -2,5- 二酮哌嗪。

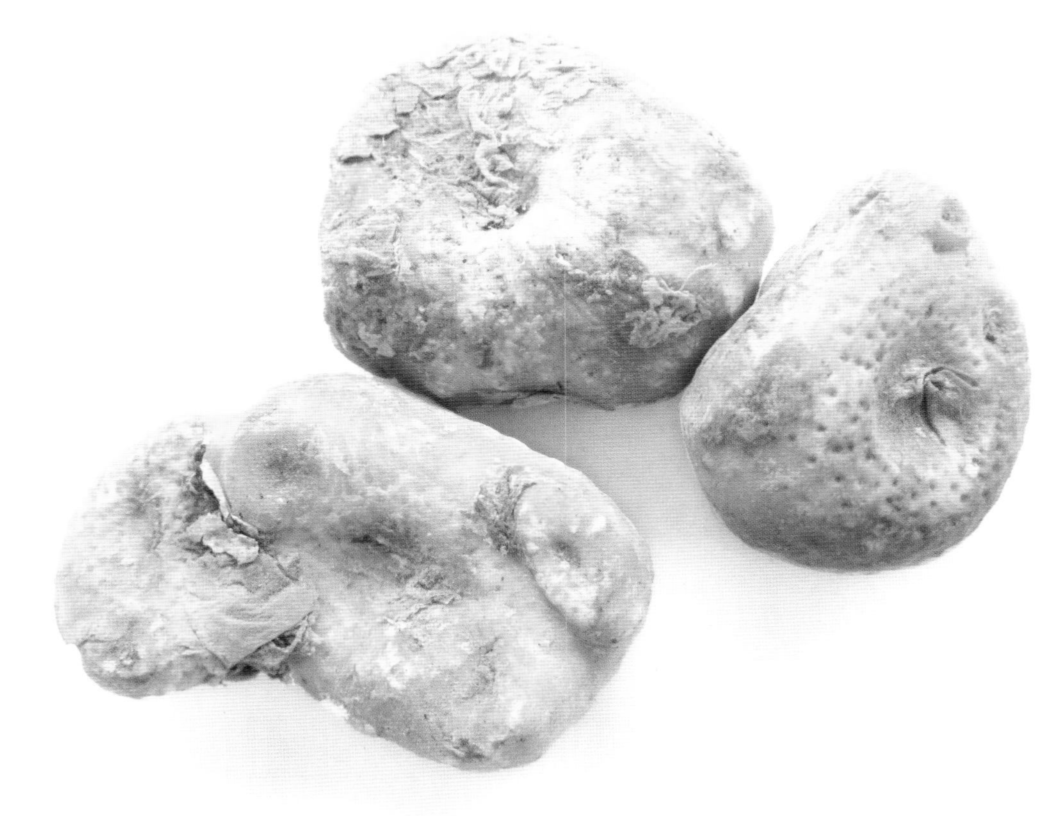

天南星药材

药理作用

1. 镇静、镇痛作用 兔、大鼠腹腔注射天南星煎剂，均呈现活动减少、安静、翻正反射迟钝并能延长小鼠戊巴比妥钠睡眠时间。小鼠热板法实验有明显镇痛作用。

2. 抗惊厥作用 腹腔注射日本天南星煎剂能提高兔电惊厥阈，但不能防止小鼠或大鼠最大电休克发作，小鼠腹腔注射日本天南星浸剂，可明显降低士的宁的惊厥率和死亡率，并可降低戊四氮和咖啡因对小鼠所致的惊厥率。但也有报告天南星不能对抗士的宁的惊厥和死亡，而能对抗烟碱所致的惊厥死亡；对小鼠肌注破伤风毒素所致的惊厥，天南星可推迟动物死亡时间。

3. 抗肿瘤作用 鲜天南星水煎醇沉制剂，体外对 Hela 细胞有抑制作用，对小鼠 S-180、U14、HCA 实体型均有一定抑制作用，D- 甘露醇可能是其抗肿瘤有效成分。

4. 祛痰作用 日本天南星煎剂 1 g/kg 灌胃，对麻醉兔有明显的祛痰作用。

5. 抗心律失常作用 虎掌南星的二酮哌嗪类生物碱能对抗乌头碱所致心律失常，能延长心肌细胞的动作电位的有效不应期。

6. 毒性作用 日本天南星浸剂小鼠腹腔注射的 LD50 为 13.5 g/kg。

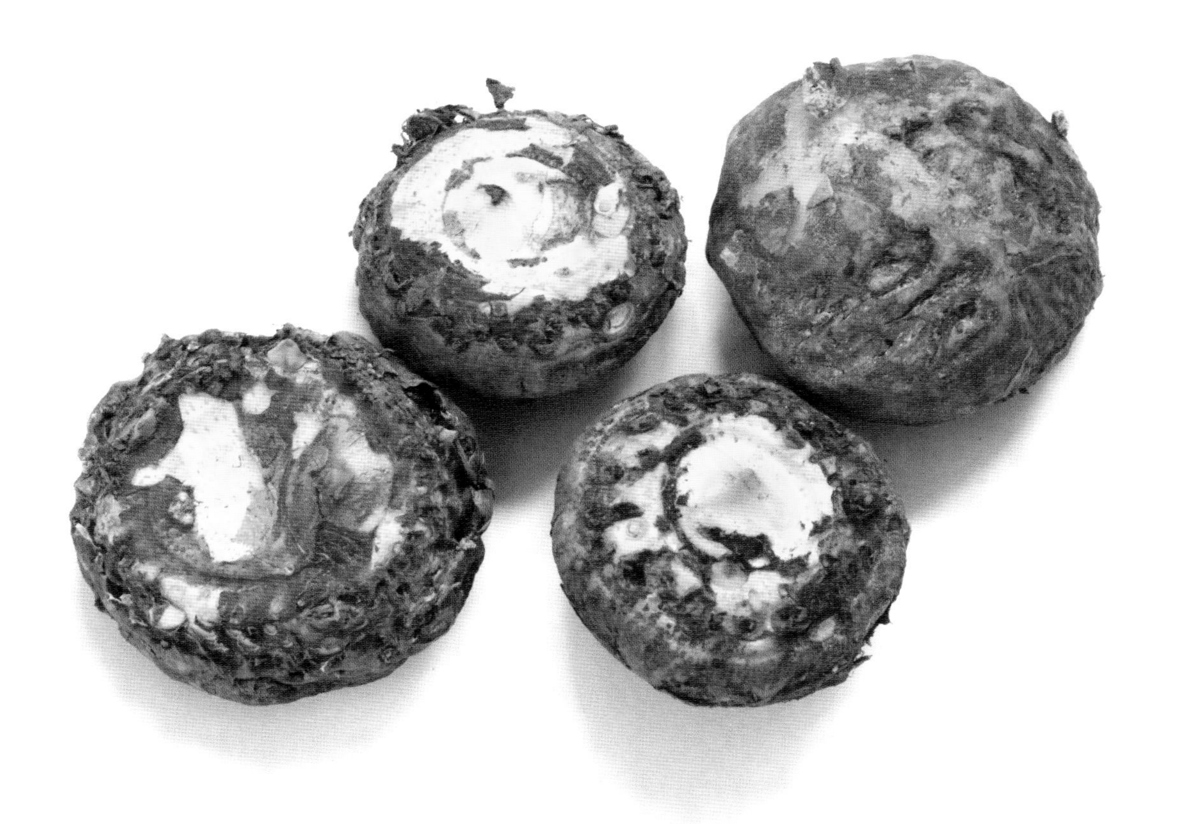

天南星药材

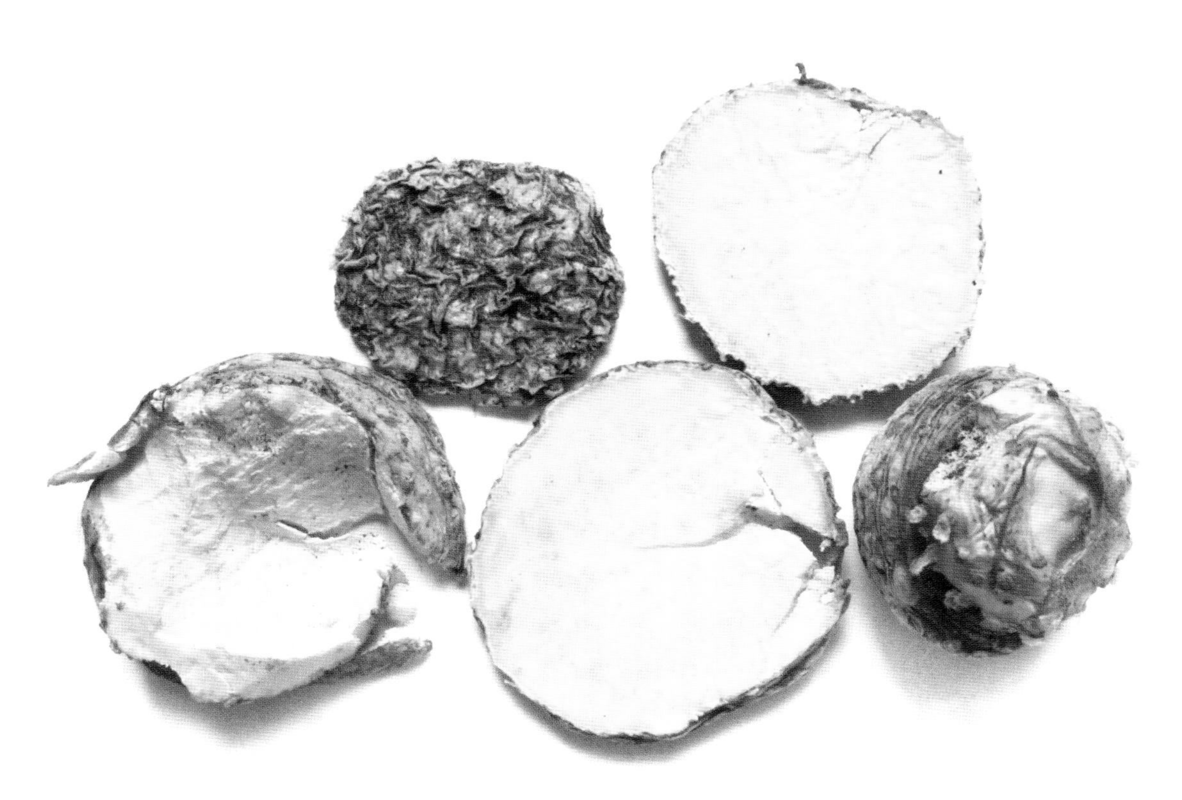

天南星药材

性味归经

苦、辛，温；有毒。归肺、肝、脾经。

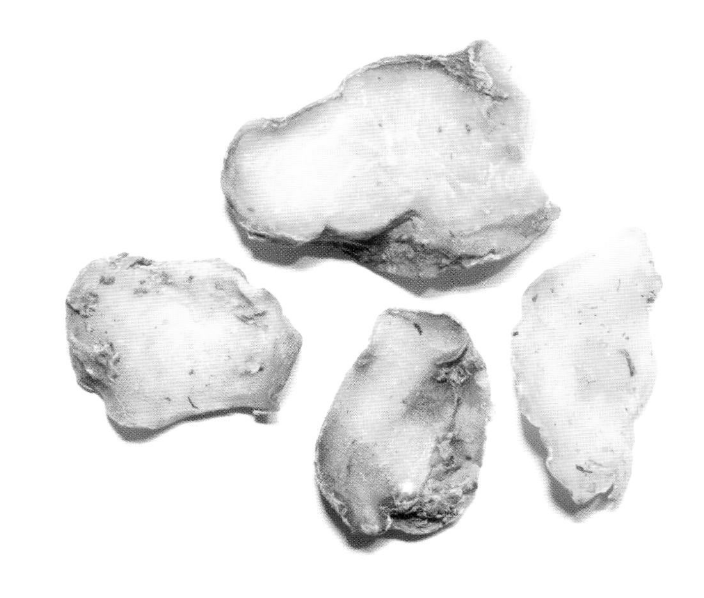

天南星（白矾生姜制）饮片

功效主治

散结消肿。外治痈疮肿毒，蛇虫咬伤。

临床应用

1. 肿瘤 采用口服汤剂与阴道局部用药相配合治疗宫颈癌。汤剂：每日用鲜天南星 15 g，并逐渐增至 45 g。煎汤，以汤代茶。局部用药：栓剂（相当于生药 5 g）或针剂 2 支（每支 2 mL 相当于生药 10 g）注入子宫颈及宫旁组织，每日 1 次或每 2 日 1 次，3 ~ 4 周为 1 个疗程。

2. 冠心病 生天南星、生半夏各适量。研粉，水泛为丸，每丸 35 g，口服，每日 3 次，每次 1 丸。治疗 50 例冠心病病人，心绞痛显效 38.7 %，总有效率为 71 %，心电图改善率 30.8 %。8 例不定期用硝酸甘油者，用药后停用硝酸甘油。4 例室性早搏，3 例显效。26 例伴有高血压者，用药后 11 例血压降至正常。

3. 神经性皮炎 天南星适量。研粉加煤油调成糊状，涂擦患处，每日 1 次。

4. 腮腺炎 生天南星适量。研粉浸入食醋中，5 日后用来外搽治疗腮腺炎，每日 3 ~ 4 次。用药当天退热，平均 3 ~ 4 日肿胀消失，治愈。

5. 乳痈 生天南星 1 g，葱白 1 根。共捣烂为葱星丸。用药棉包裹并浸入冷开水后，塞入患乳对侧鼻孔内，每日 2 次，2 日为 1 个疗程。

6. 足跟痛 生天南星、生半夏、草乌各等份。研末过筛，混合成“三生散”。同时，把凡士林摊于敷料上，再以三生散 5 ~ 6 份撒其上或撒于黑膏药上，贴患处。每 3 日换药 1 次。

7. 睑腺炎 天南星、生地黄各等份。共研细末，用蜜调成天南星膏，外敷患侧太阳穴。

8. 小儿流涎 天南星 30 g。研末醋调，晚间敷足心涌泉穴，每次敷 12 小时，一般敷 2 ~ 4 次。

9. 脑卒中 陈胆星、生大黄（后下）、郁金各 10 g，芒硝 10 ~ 20 g（冲），钩藤 30 g（后下），石菖蒲 6 g。水煎服，每日 1 剂。或天南星、秦艽、白芷、当归、天冬、瓜蒌各 15 g，白芍、天麻、僵蚕、芒硝、大黄各 10 g。随证加减。水煎服，每日 1 剂。

10. 癫痫 胆南星、粉葛、郁金、木香、香附、丹参各 30 g，白胡椒（7 岁以下不用）、白矾、朱砂各 15 g。上药共研细末，口服，每日 2 次，7 岁以下每次 1.5 g，7 ~ 15 岁每次 3 g，16 岁以上每次 7 g，30 日为 1 个疗程。服药期间忌茶及辛辣、生冷食品。

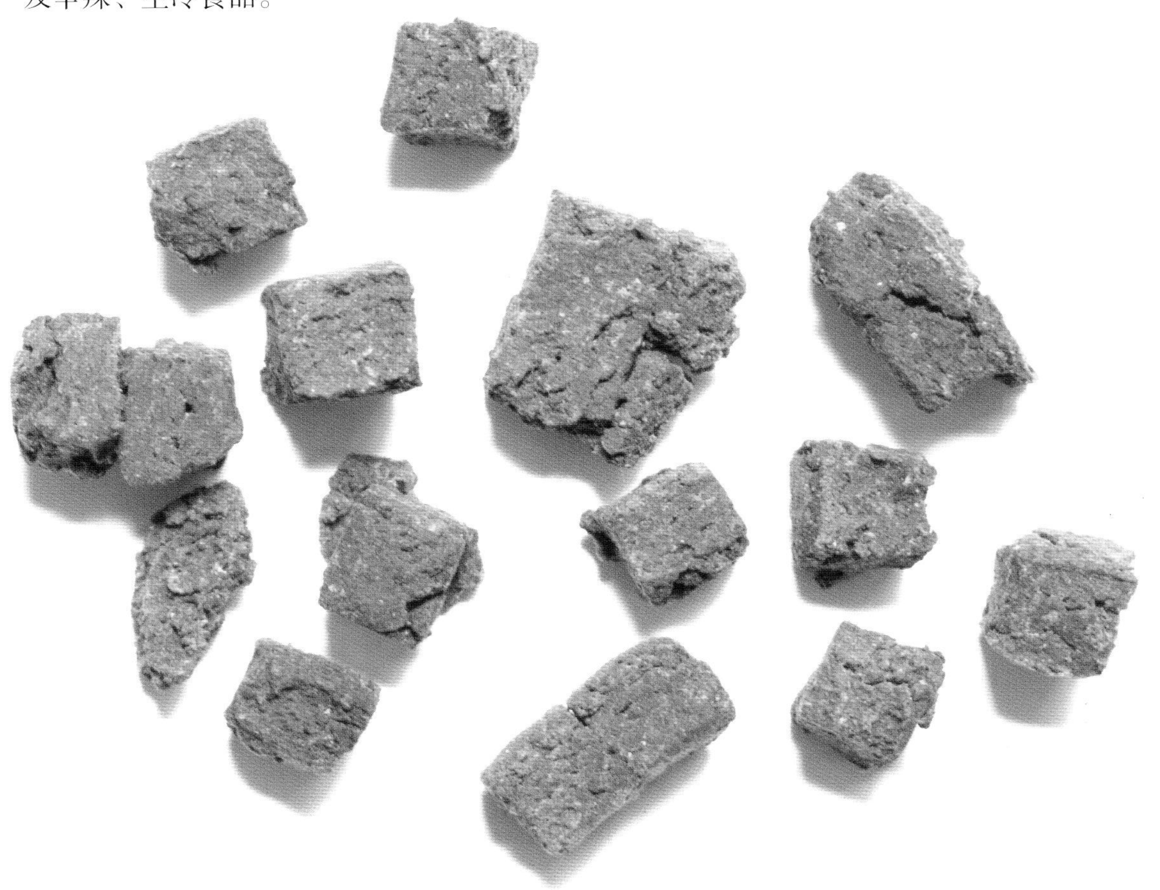

天南星（猪胆汁制）饮片

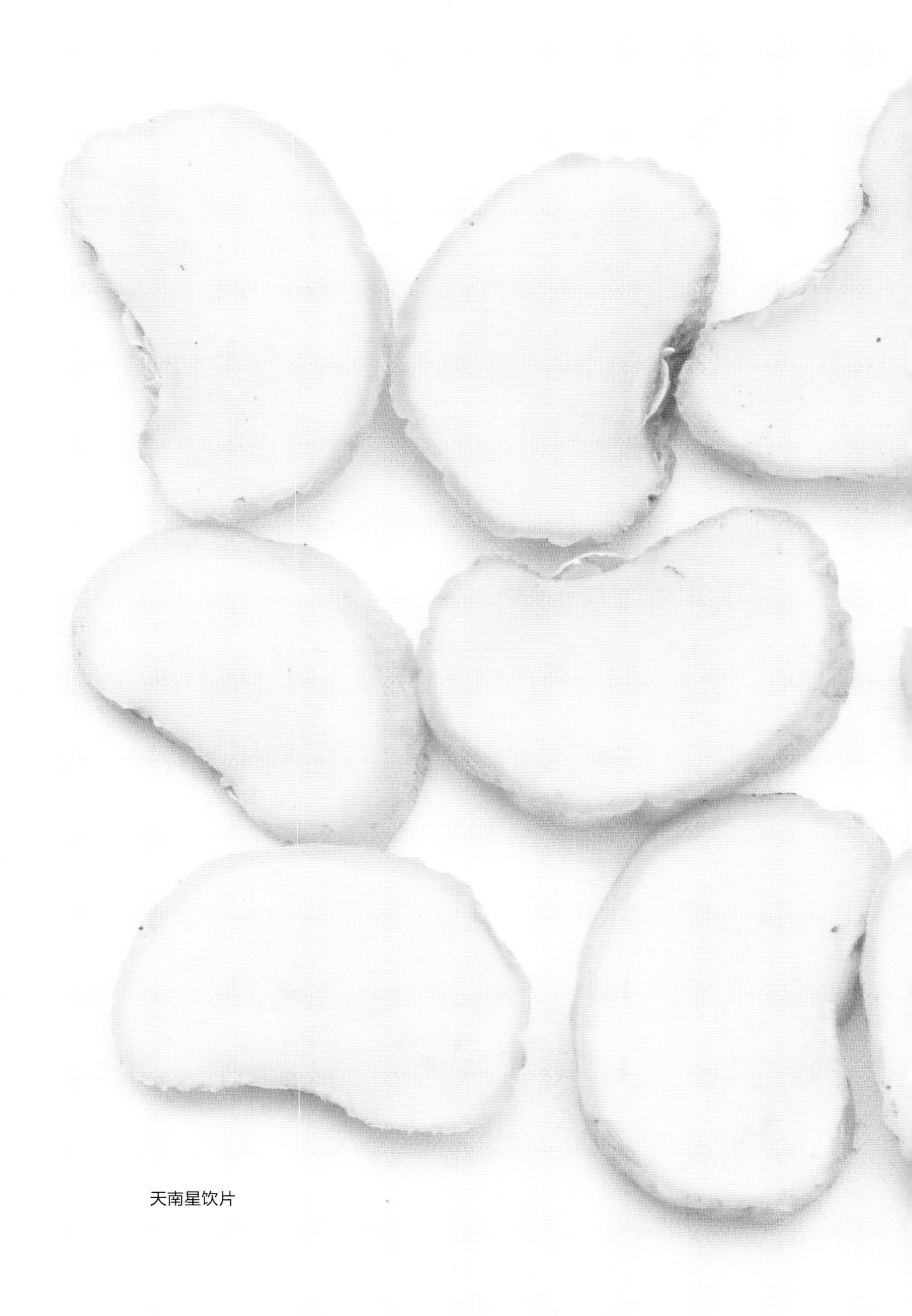

天南星饮片

用法用量

外用：生品适量，研末以醋或酒调敷患处。

使用注意

孕妇慎用；生品内服宜慎。

天山雪莲

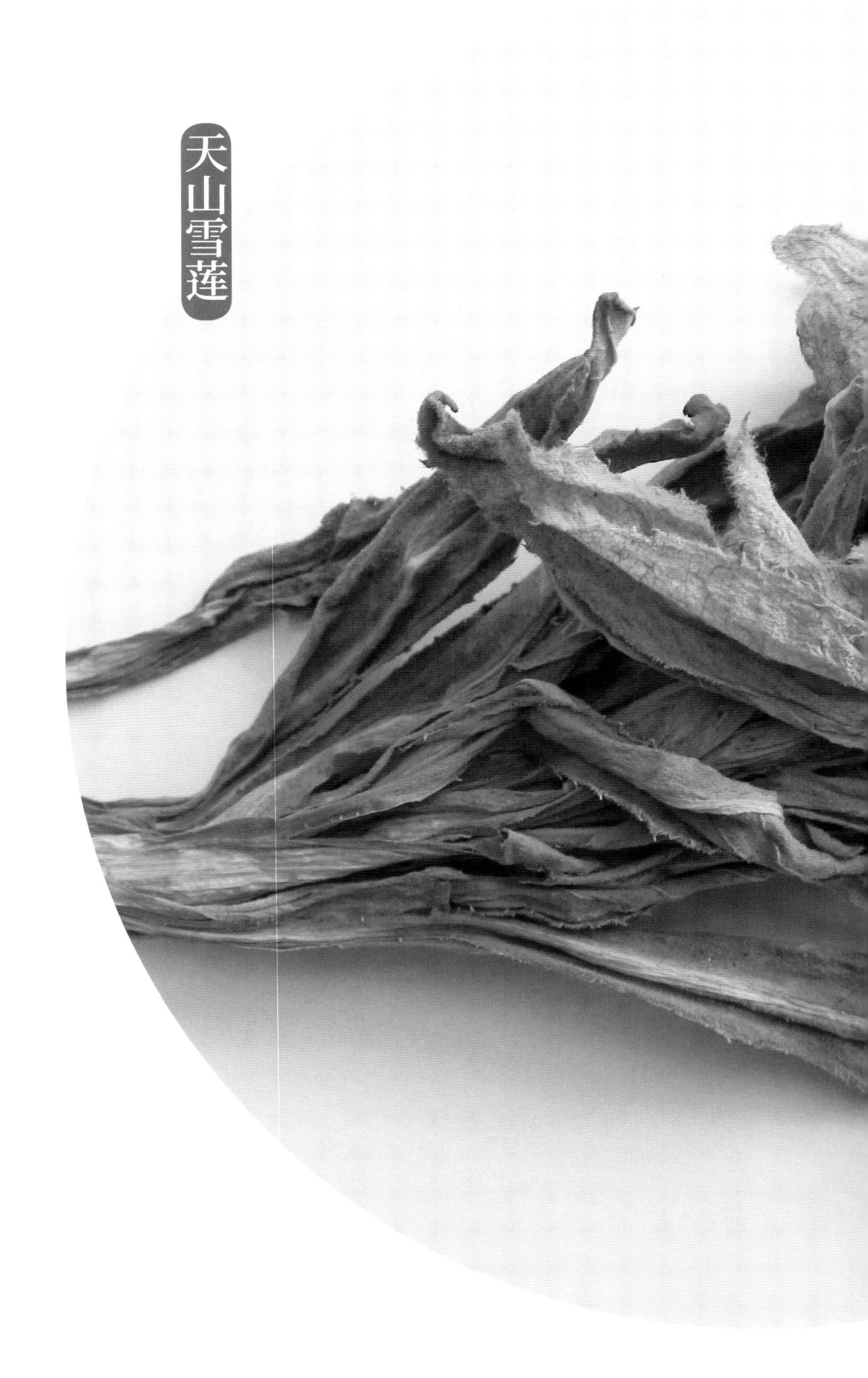

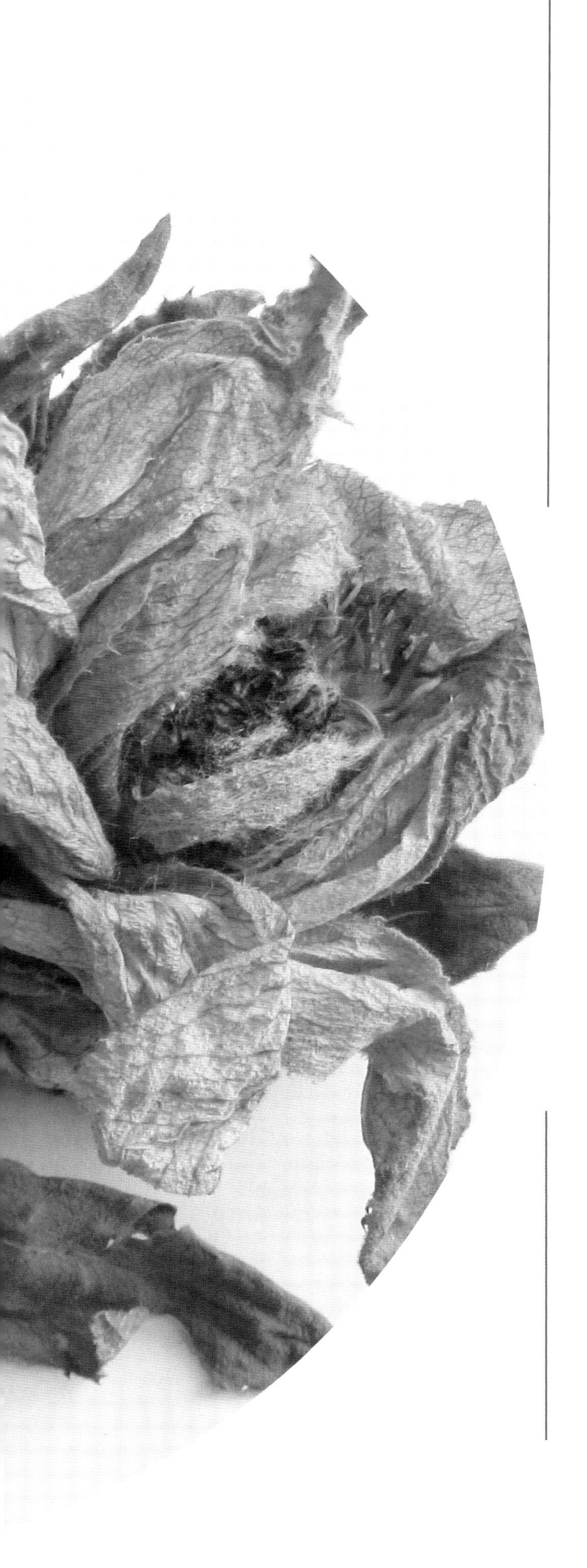

天山雪莲

TIANSHANXUELIAN

基　　原

本品系维吾尔族习用药材，为菊科植物天山雪莲*Saussurea involucrata*（Kar. et Kir.）Sch. -Bip. 的干燥地上部分。

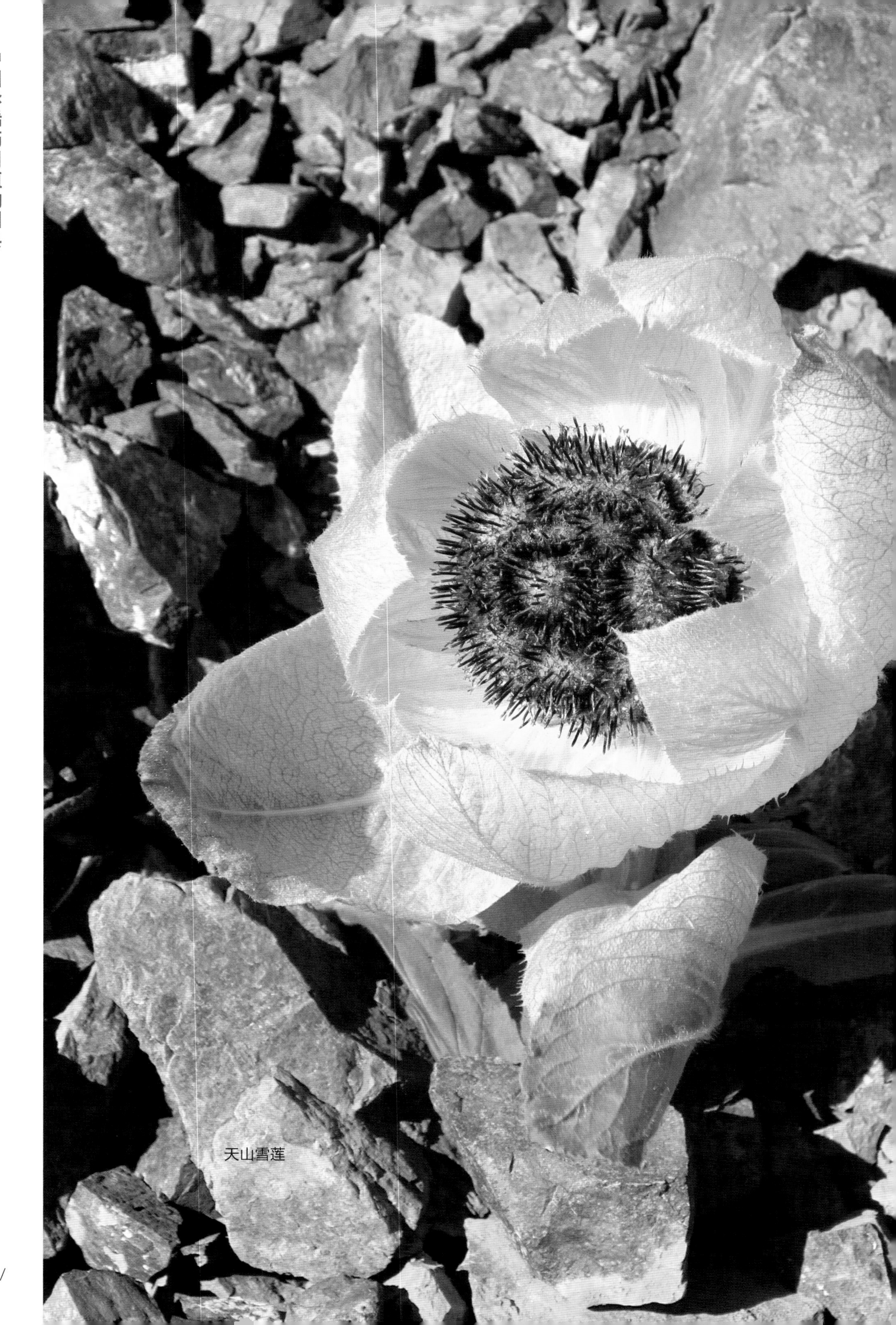

天山雪莲

形态特征

多年生草本，高 10 ~ 30 cm；茎粗壮，基部有许多棕褐色丝状残存叶片。叶密集，无柄，叶片倒披针形，长 10 ~ 13 cm，宽 2.5 ~ 4.5 cm，先端渐尖，基部抱茎，边缘有锯齿。头状花序顶生，密集，总苞片叶状，卵形，多层，近似膜质，白色或淡绿黄色；花棕紫色，全为管状花。瘦果，冠毛白色，刺毛状。花期 7 ~ 8 月，果期 9 月。

生境分布

生长于高山石缝、砾石和沙质河滩中。分布于新疆、青海、甘肃。

采收加工

夏、秋两季花开时采收，阴干。

药材性状

全株外形似棉球状或圆柱状。根单一，圆锥形，直径可达 2 cm，表面黑褐色或黄褐色，质脆、易折断，断面不平整，类白色或黄白色。茎长 7 ~ 25 cm，密被白色或灰白色长绵毛，茎基部有残存黑色叶基，呈覆瓦状密集排列，膜质。茎中部至顶部的叶片密集、皱缩卷曲，密被白色长绵毛。完整叶片长卵形，长椭圆形，线状匙形，边缘全缘或有条裂。头状花序集生茎顶，呈半圆球形；花冠管紫色、紫红花。稀见瘦果，具白色或灰白色长冠毛，密集呈毡状，形成灰白色绒球，直径 4 ~ 8 cm，可见紫红色或紫褐色花柱和柱头露于冠毛外，组成紫灰色相间的斑点。气淡，味微苦涩。

化学研究

本品含芸香苷、雪莲内酯、生物碱、挥发油、多糖。

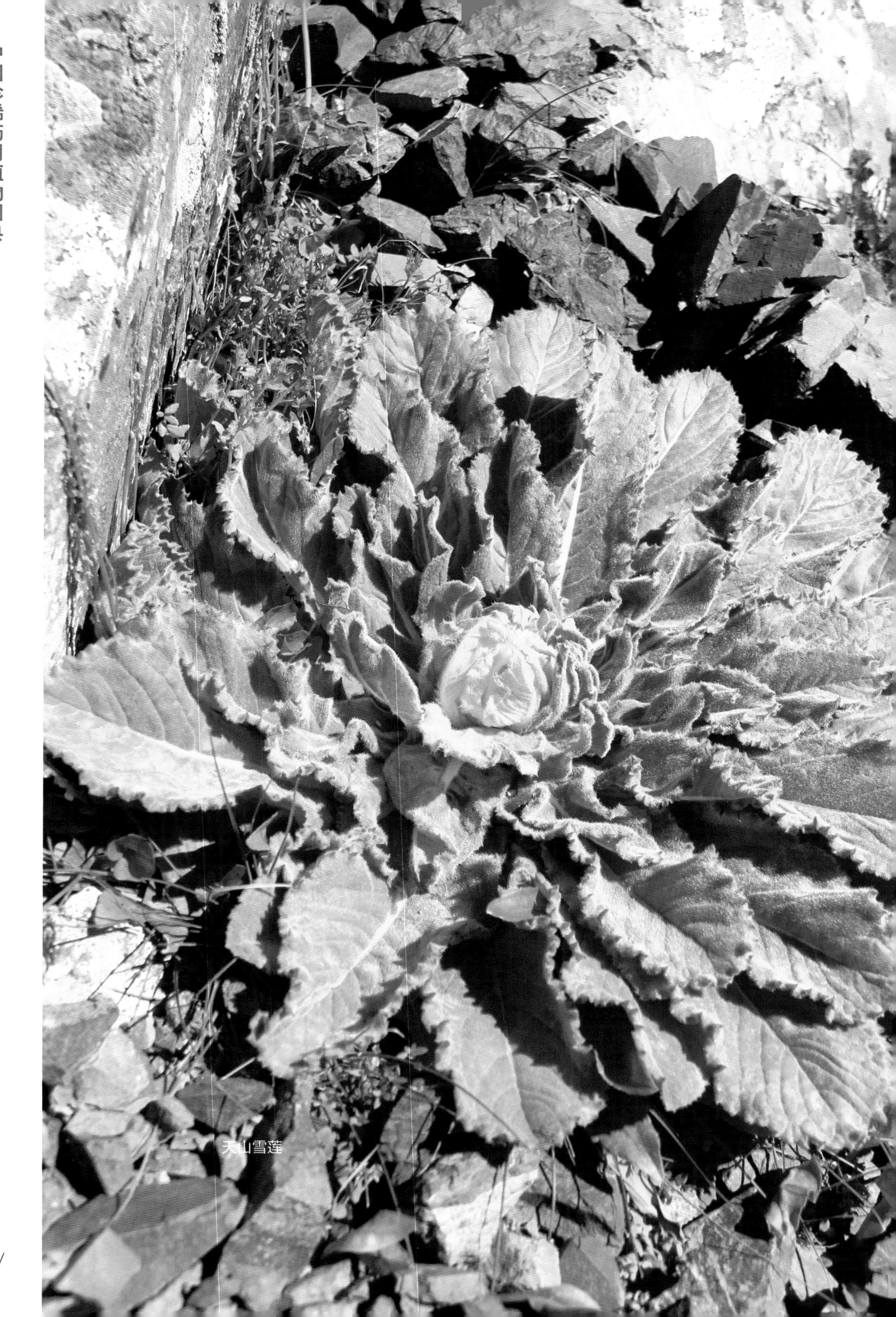

天山雪莲

药理作用

1. 抗癌作用 用体外培养[3H]TdR掺入法，培养12小时、24小时、36小时和48小时，观察到天山雪莲黄酮类化合物4',5,7-三羟基3',6-二甲氧基黄酮和粗毛豚草素，均可明显抑制腹水型肝癌和肉瘤S-180癌细胞的DNA合成。两者对腹水型肝癌细胞DNA合成的ID50为70.8 μg/mL和116 μg/mL，高于对肉瘤S-180的抑制。4',5,7-三羟基-3',6-二甲氧基黄酮对癌细胞DNA合成的抑制机制可能是DNA模板损伤型。天山雪莲花生物碱对L7712癌细胞DNA合成的ID50为51.7 g/mL。总生物碱80 g/mL对DNA、RNA和蛋白质都有显著的抑制作用。24小时作用的抑制率均在80%以上。对RNA合成的抑制方式可能是模板损伤型。

2. 对心血管系统的作用 雪莲总碱和雪莲乙醇提取物均可降低家兔皮肤血管的通透性，作用较强。雪莲总碱可使离体兔耳血管收缩，乙醇提取物对血管呈现扩张作用。雪莲总碱和总黄酮均能降低麻醉家兔和麻醉犬的血压。雪莲总碱对离体兔心有抑制作用，可使其收缩幅度变小，心率减慢，甚至停搏。雪莲总碱对家兔心电图表现为心率减慢、T波高尖，可持续10分钟。

3. 对平滑肌的作用 雪莲总碱对组胺、毛果芸香碱和乙酰胆碱引起的离体家兔平滑肌痉挛，有显著的解痉作用；雪莲总碱能部分地对抗组胺引起的离体气管环的收缩作用。

4. 抗感染作用 5%雪莲总碱2 mL/kg和雪莲乙醇提取物（生药）10 g/kg腹腔注射均对蛋清液引起的大鼠后踝关节急性炎症有显著的对抗作用，但以总碱作用最强，其作用强度与水杨酸钠相似。此外，总碱有降低家兔血管通透性的作用。

5. 抗自由基和抗疲劳作用 从天山雪莲花中首次提取多糖，用氮蓝四唑比色法测得该多糖清除超氧阴离子自由基的半清除浓度为22 μg/mL，95%可信限为19.9 ~ 24.1 μg/mL。多糖能明显抑制小鼠肝匀浆硫代巴比妥酸反应物的产生，IC50为2.3 mg/g鲜肝重，95%的可信限为2.05 ~ 2.55 mg/g鲜肝重。多糖腹腔注射25 mg/kg连用5日可降低小鼠耗氧量34.4%，腹腔注射同样剂量连用6日使小鼠游泳时间延长1.69倍。

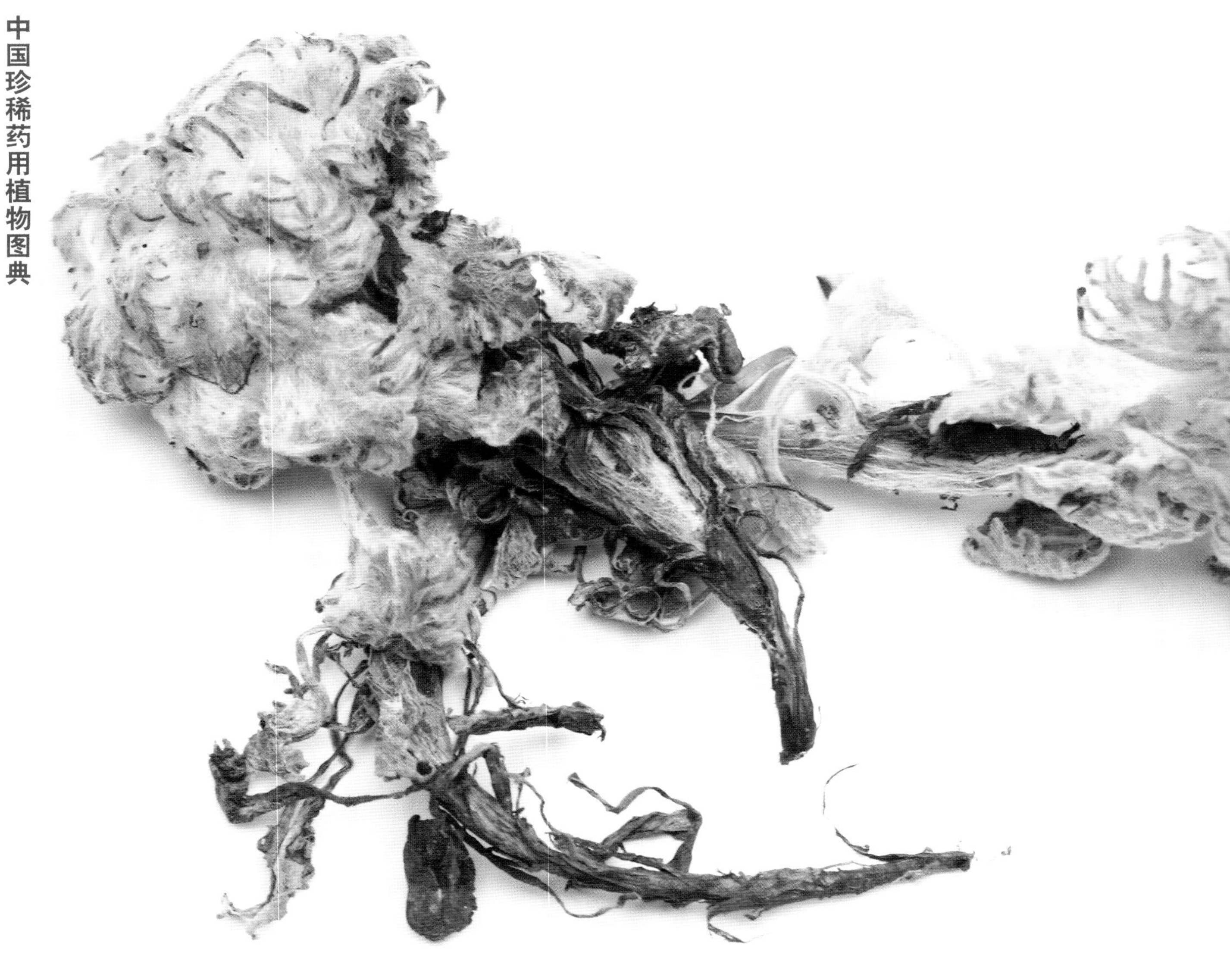

雪莲花饮片

性味归经

性质，二级湿热。微苦，温。

功效主治

补肾活血，强筋骨，营养神经，调节异常体液。用于风湿性关节炎，关节疼痛，肺寒咳嗽，肾与小腹冷痛，白带过多等。温肾助阳，祛风胜湿，通经活血。用于风寒湿痹痛，类风湿关节炎，小腹冷痛，月经不调。

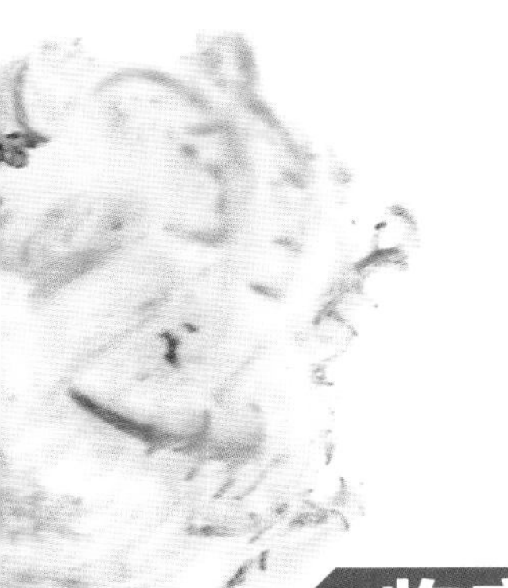

临床应用

1. 温肾壮阳（肾虚阳痿、腰膝酸软，女子月经不调、崩漏、带下） 前者用天山雪莲配伍冬虫夏草适量泡酒饮用；后者用天山雪莲配伍峨参、党参各适量，炖鸡食用。

2. 温经散寒（妇女少腹冷痛、闭经、胎衣不下等） 雪莲花 15 g。加白酒或黄酒 100 mL，浸泡 7 日，每日 2 次，每次 10 mL。

3. 祛寒化痰（肺寒咳嗽、痰多、色白） 雪莲花全草 1 ~ 1.5 g。研末冲服，每日 3 次。

4. 祛风除湿（风湿痹痛、关节曲伸不利） 雪莲花（切段）50 g，白酒 500 mL。浸泡 10 日。每日 2 次，每次 10 mL。或以雪莲花注射液肌注，每次 2 ~ 4 mL，对风湿性关节炎有一定疗效。

5. 雪盲、牙痛 雪莲花 6 ~ 12 g。生吃或水煎服。

6. 外伤出血 雪莲花适量。捣烂敷患处。

用法用量

3 ~ 6 g，水煎或酒浸服。外用：适量。

使用注意

孕妇忌用。

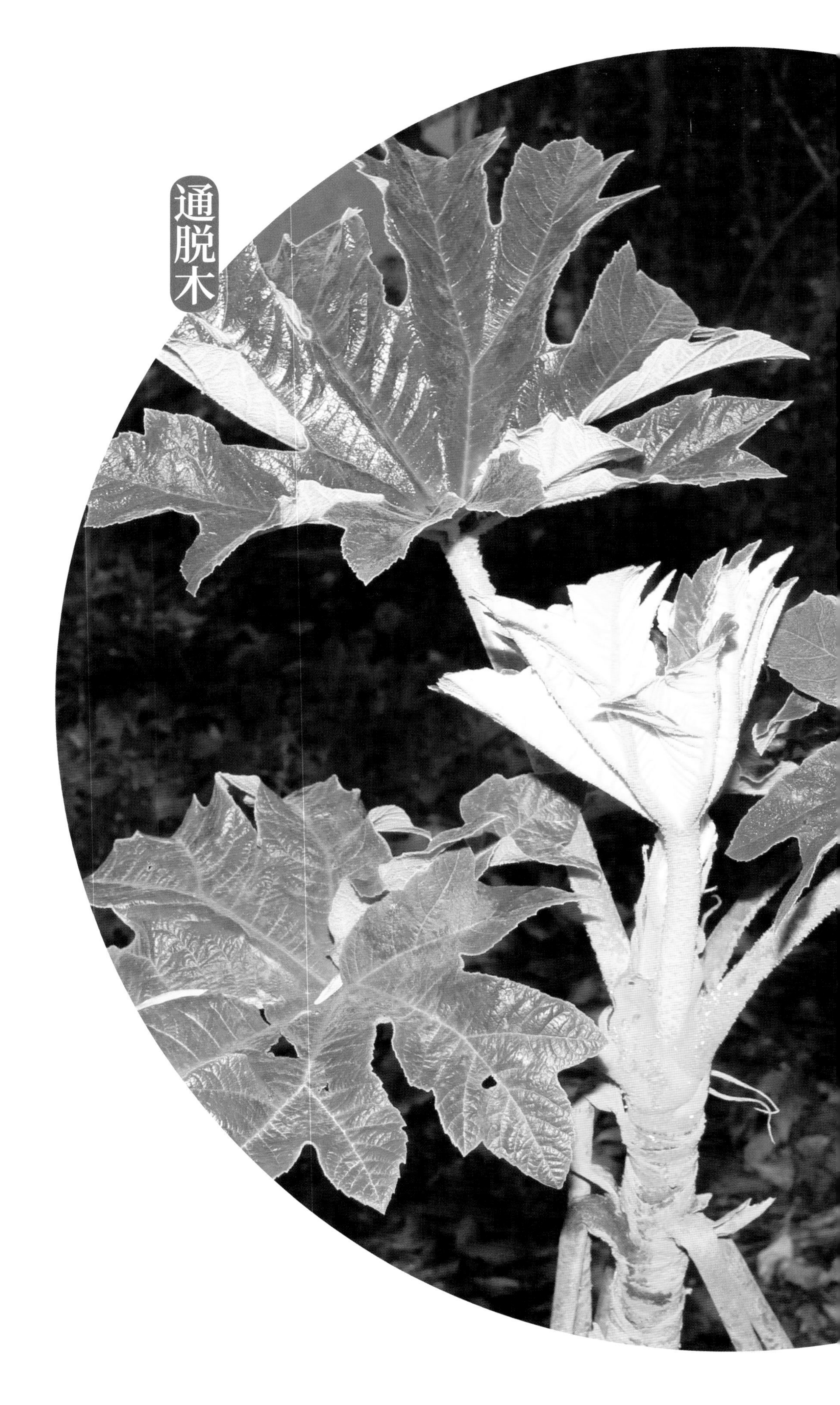
通脱木

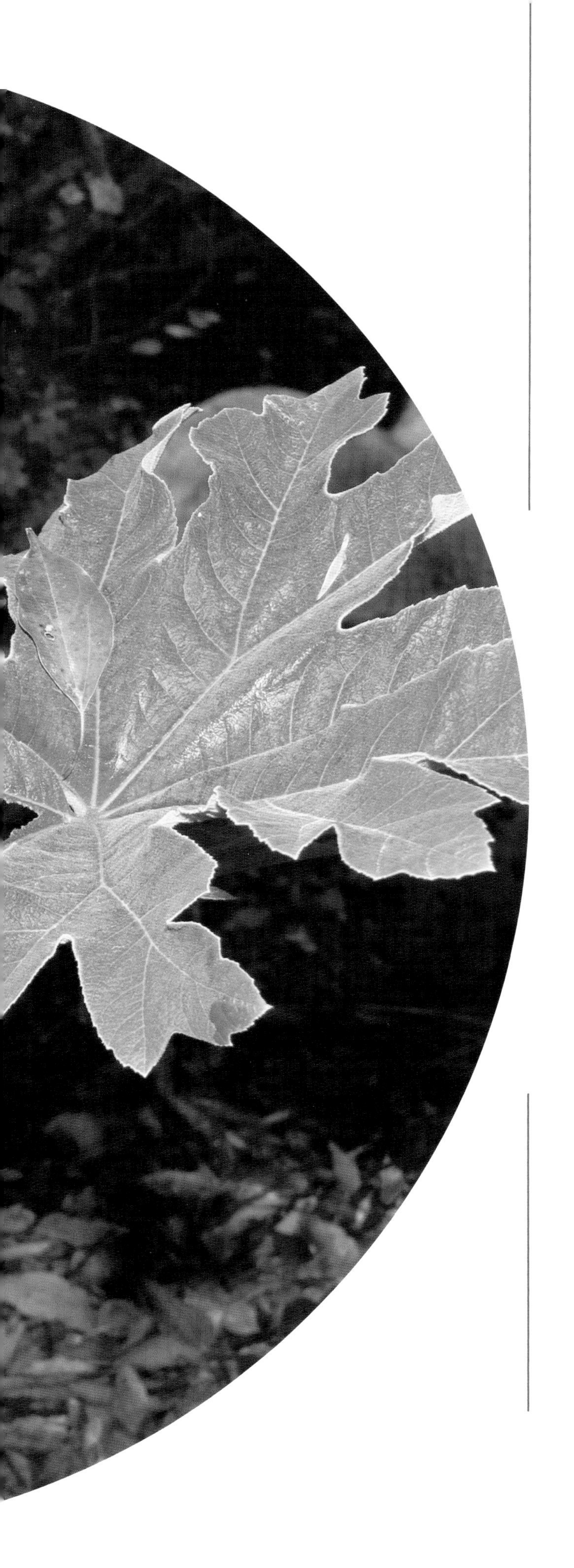

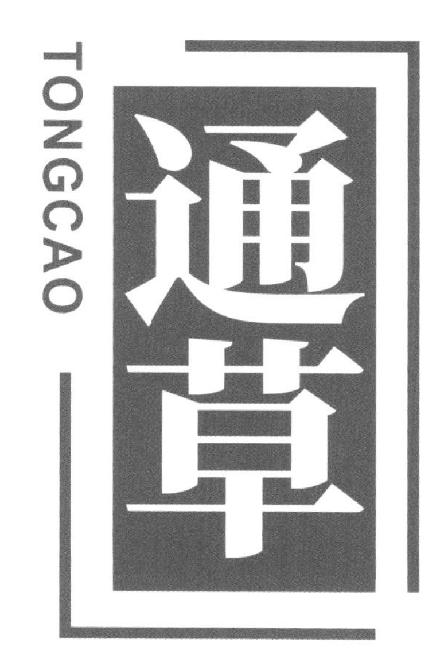

通草

TONGCAO

基　原

本品为五加科灌木植物通脱木 *Tetrapanax papyrifer* (Hook.) K. Koch 的干燥茎髓。

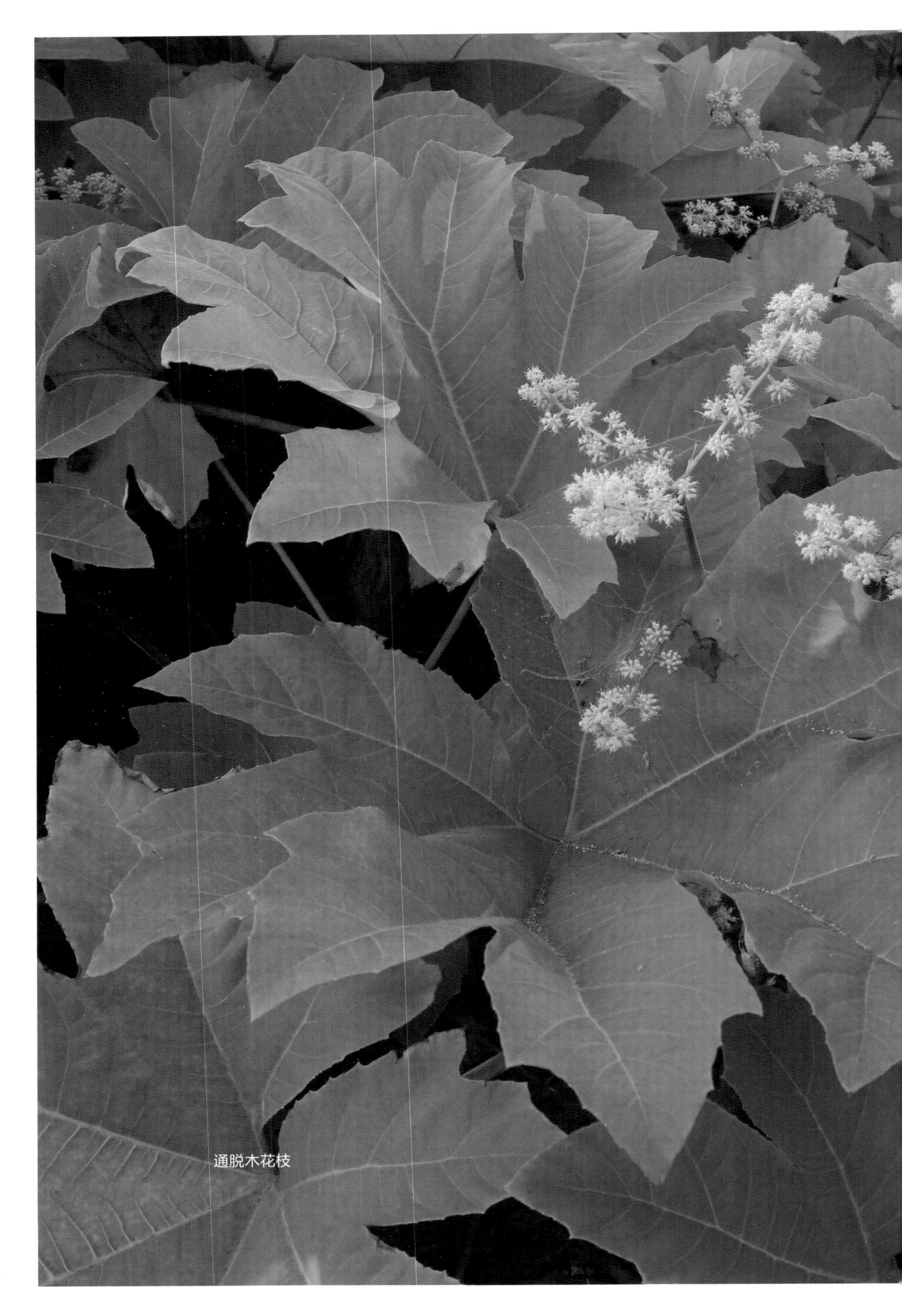

通脱木花枝

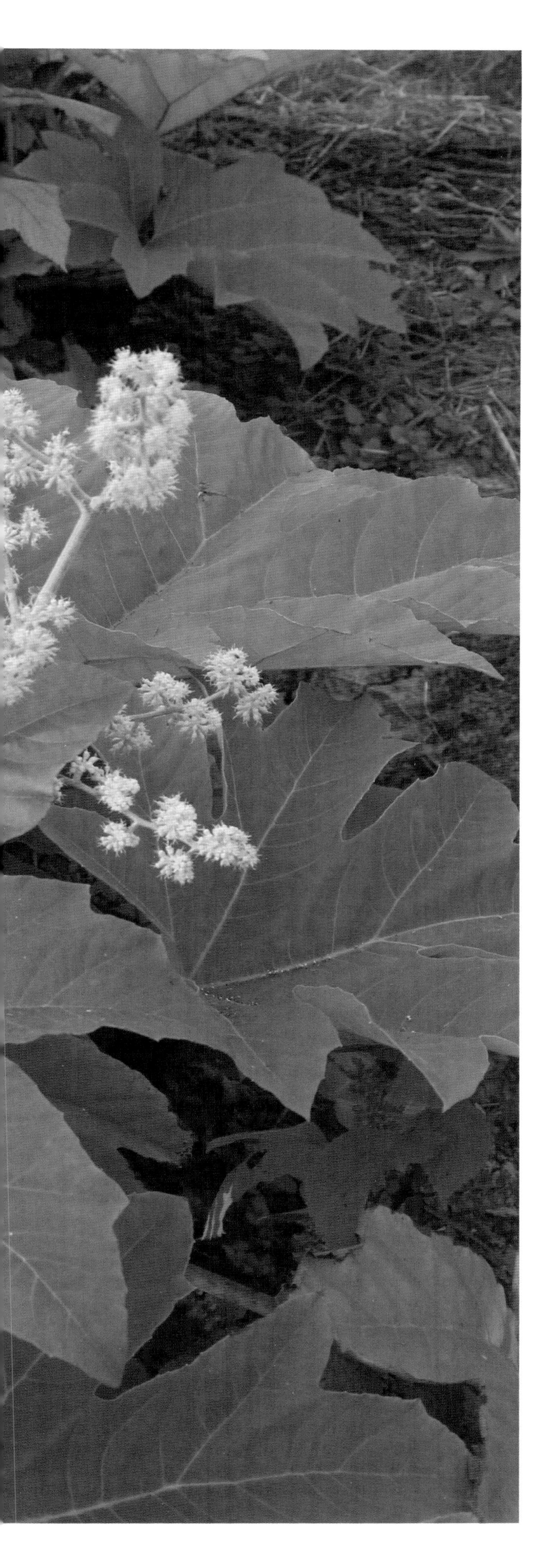

形态特征

灌木，高可达6 m。茎木质而不坚，中有白色的髓，幼时呈片状，老则渐次充实，幼枝密被星状毛，或稍具脱落性灰黄色茸毛。叶大，通常聚生于茎的上部，掌状分裂，长可达1 m，基部心脏形，叶片5 ~ 7裂，裂片达于中部或仅为边裂，头锐尖，边缘有细锯齿，上面无毛，下面有白色星状绒毛；叶柄粗壮，长30 ~ 50 cm；托叶2，大形，膜质，披针状凿形，基部鞘状抱茎。花小，有柄，多数球状伞形花序排列成大圆锥花丛，苞片披针形，萼不明显，花瓣4，白色，卵形，头锐尖，雄蕊4，花盘微凸。子房下位，2室，花柱2，离生，柱头头状。核果状浆果近球形而扁，外果皮肉质，硬而脆。花期8月，果期9月。

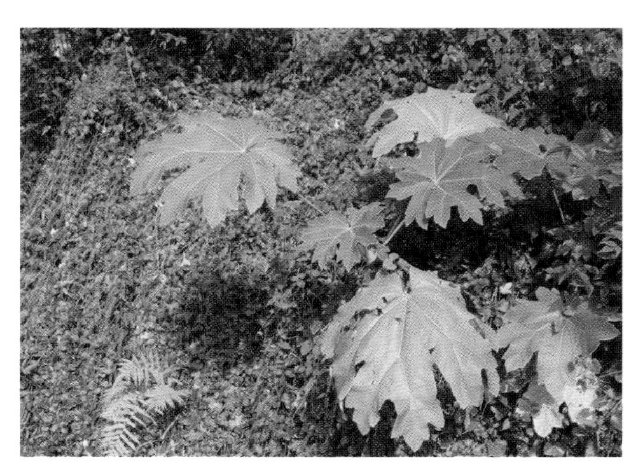

通脱木

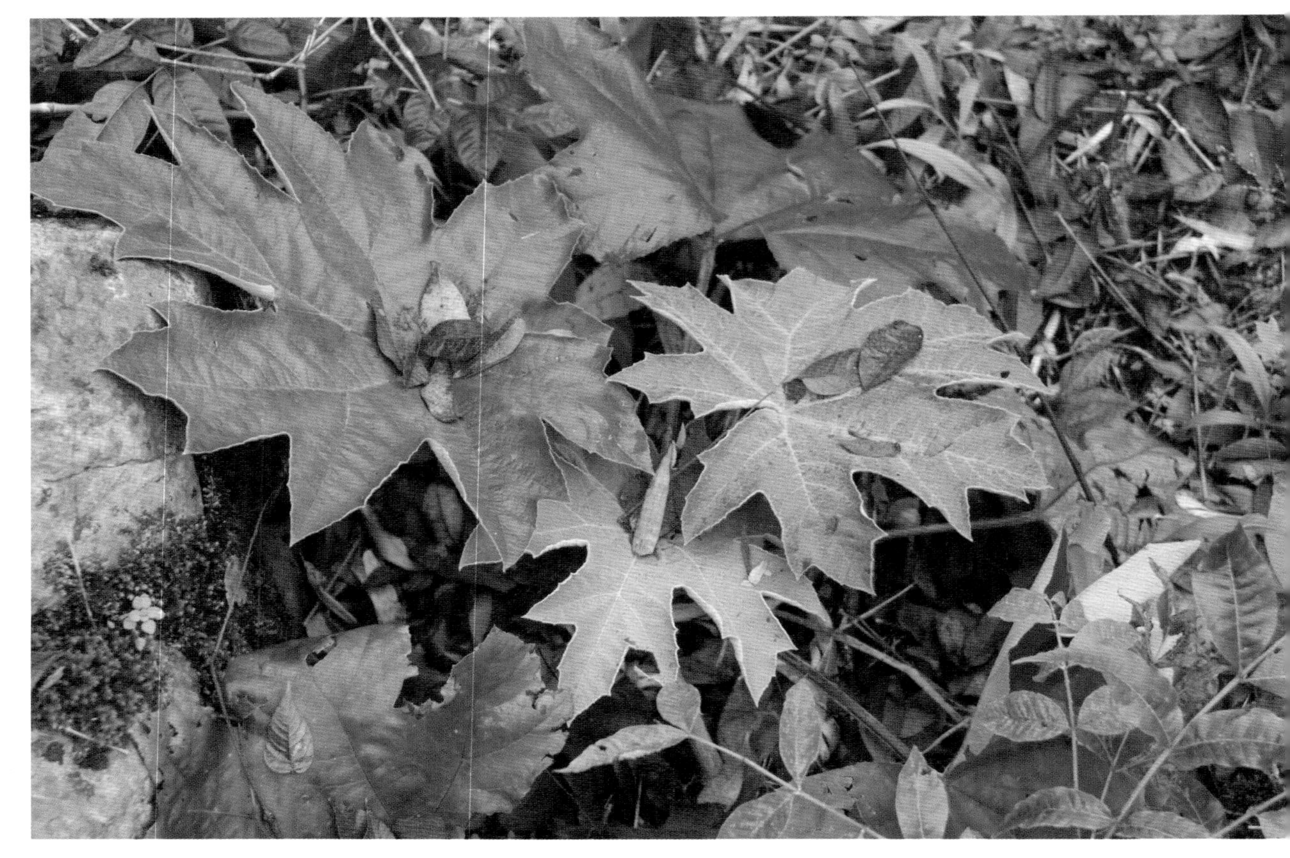

通脱木

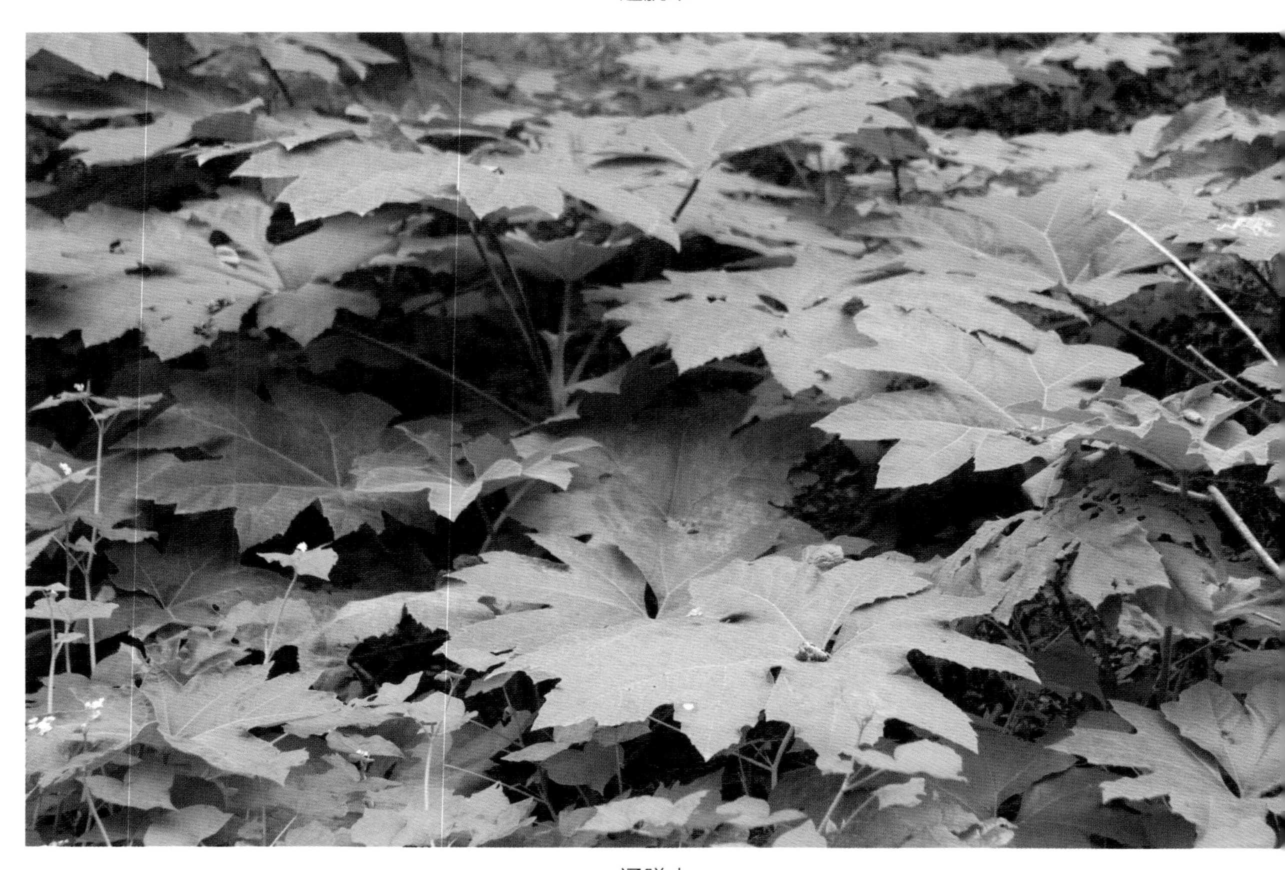

通脱木

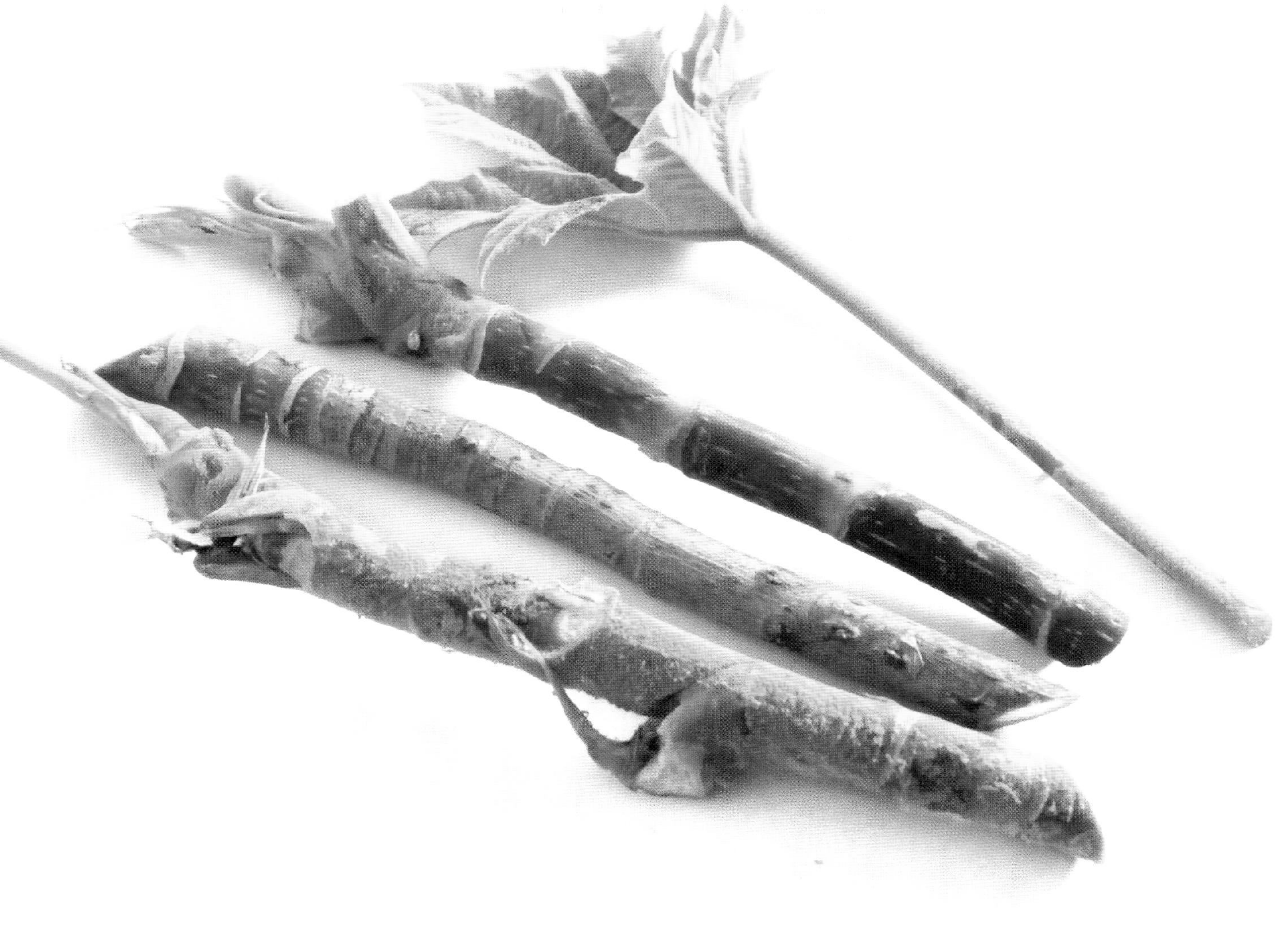

通草药材

生境分布

生长于向阳肥厚的土壤中，或栽培于庭园中。分布于贵州、云南、四川、台湾、广西等地。

采收加工

秋季采收，选择生长 2 ~ 3 年的植株，割取地上部分，截成段，趁鲜时取出茎髓，理直，晒干。

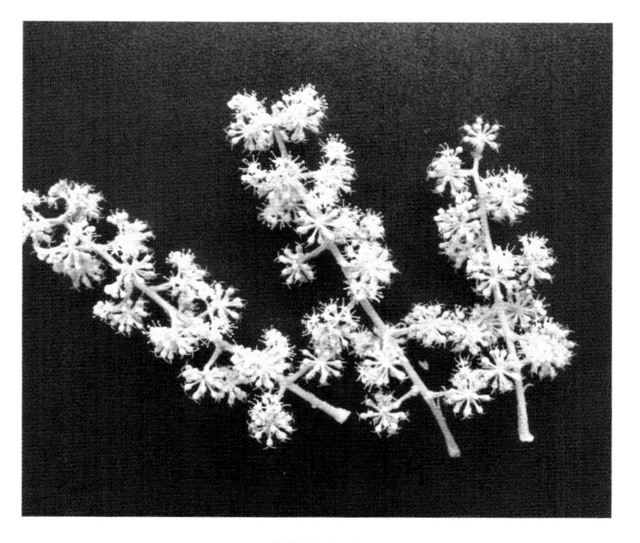

通脱木花

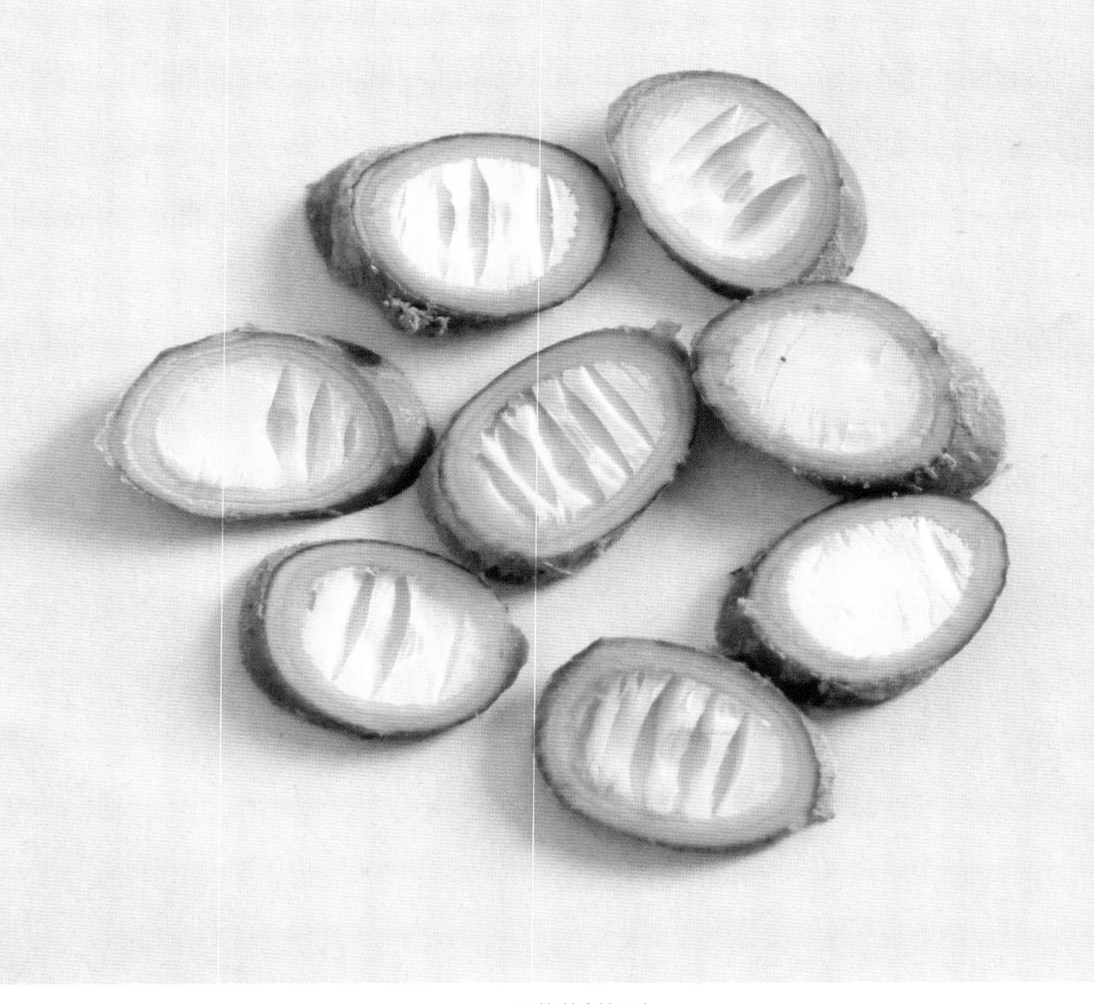

通草茎斜切片

药材性状

茎呈圆柱形，长 20 ~ 40 cm，直径 1 ~ 2.5cm。表面白色或淡黄色，有浅纵沟纹。体轻，质松软，稍有弹性，易折断，断面平坦，显银白色光泽，中内有直径 0.3 ~ 1.5 cm 的空心或半透明的薄膜，纵剖面呈梯状排列，实心者少见。无臭，无味。以条粗壮、色洁白、有弹性、空心有隔膜者为佳。

化学成分

木髓中含灰分 5.95%，脂肪 1.07%，蛋白质 1.11%，粗纤维 48.73%，戊聚糖 5% 及糖醛酸 28.04%，其多糖的氢氧化钠提取物经水解得到 α－半乳糖（galactose），葡萄糖（glucose) 与木糖（xylose)，而用草酸铵提取的提取物水解后则得到半乳糖醛酸；还含天冬氨酸、苏氨酸、佀氨酸、苯丙氨酸等 13 种氨基酸以及钙、钡、镁、铁

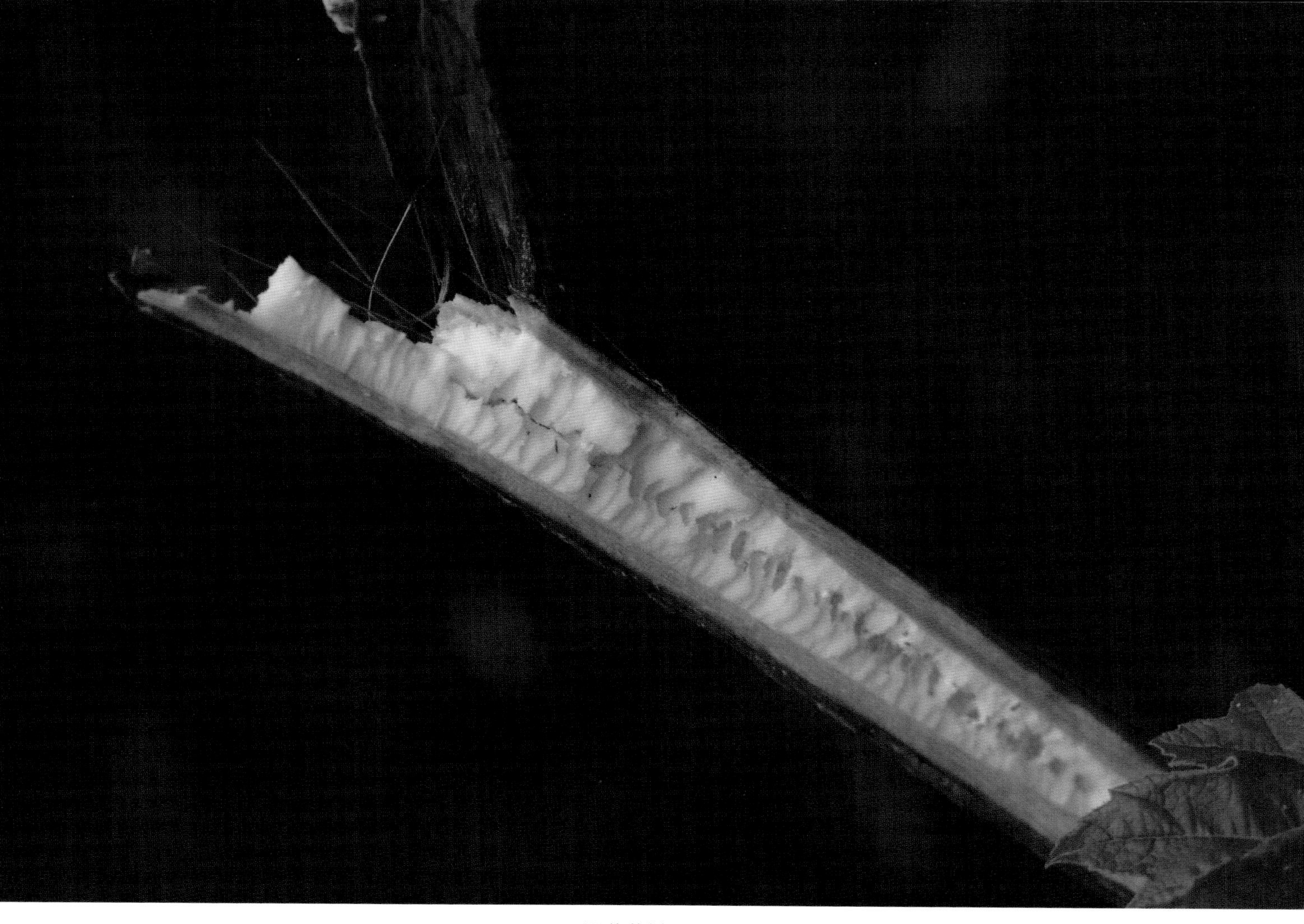

通草药材

等 18 种微量元素；木部含木质素。叶含通脱木皂苷 L- Ⅱ a、L- Ⅱ b、L- Ⅱ c、L- Ⅱ d（papyrioside L- Ⅱ a，L- Ⅱ b，L- Ⅱ c，L- Ⅱ d），其中 L- Ⅱ a 是 L- Ⅱ c 的后生产物，而 L- Ⅱ b 也可能是 L- Ⅱ d 的后生产物，还含通脱木皂苷元 A-J（paryriogenin A-J），及原通脱木皂苷元 A1、A2（propapyriogenin A1，A2）和槲皮苷（quercitrin）。

药理作用

给大鼠灌胃，给予药剂量均为 4 g/kg，观察 7 个品种通草对尿量及尿氮、尿钠、尿钾排出量的影响。结果：表明通脱木、盘叶柏那参、青荚叶、棣棠花有明显的利尿效果，其中通脱木作用最强，罗伞、云南乡球、喜马山旌节花利尿作用不明显。通脱木等 4 种通草能明显增加大鼠尿中钾离子的排出，而对尿钠、尿氯无明显影响，故认为通草利尿与排钾有关。

性味归经

味甘，淡，性微寒。归肺、胃经。

功效主治

清势利水，通乳。用于淋症涩痛，小便不利，水肿，黄疸，湿温病，小便短赤，产后乳少，经闭，带下。

临床应用

1. 急性肾炎 通草、猪苓各等份，地龙、麝香各少许。共研细末，每服 1 ~ 3 g，米饮调下。

2. 乳汁不下或乳少 通草 10 g，炮穿山甲、炒王不留行各 6 g。与猪蹄 1 对同煎服。

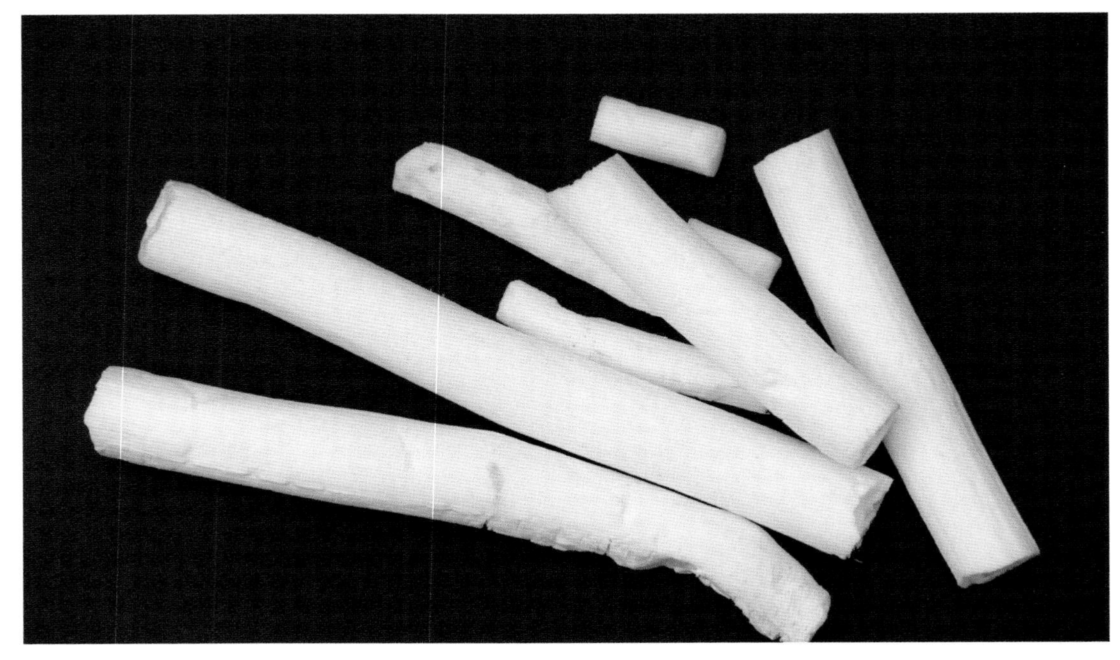

通草药材

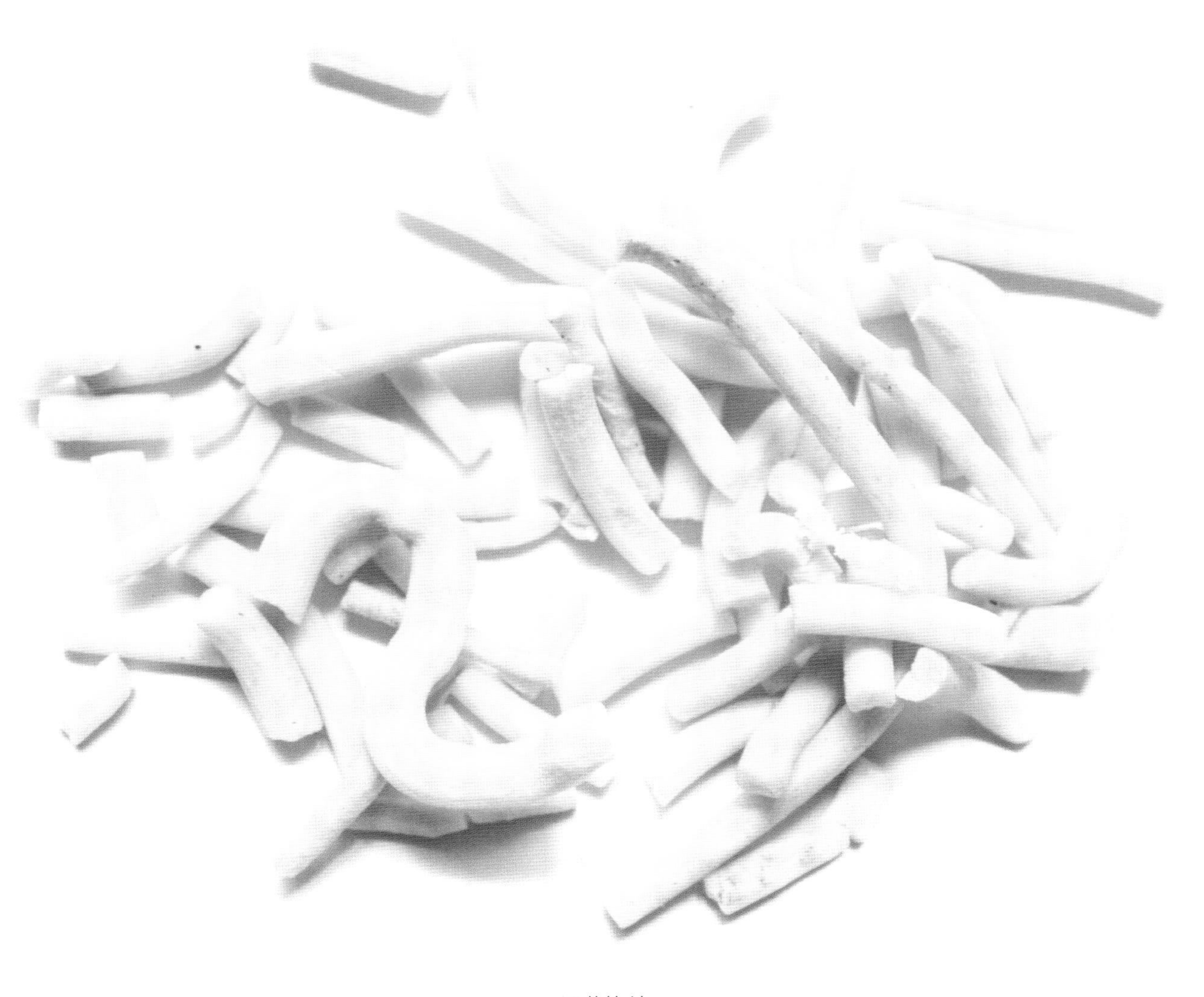

通草饮片

3. 尿路感染 通草 15 g，滑石 20 g，冬葵子、石韦各 10 g。水煎服，每日 1 剂。

4. 催乳 通脱木、小人参各适量。炖猪脚食。

用法用量

内服：煎汤，2 ~ 5 g。

使用注意

气阴两虚，内无湿热及孕妇慎服。

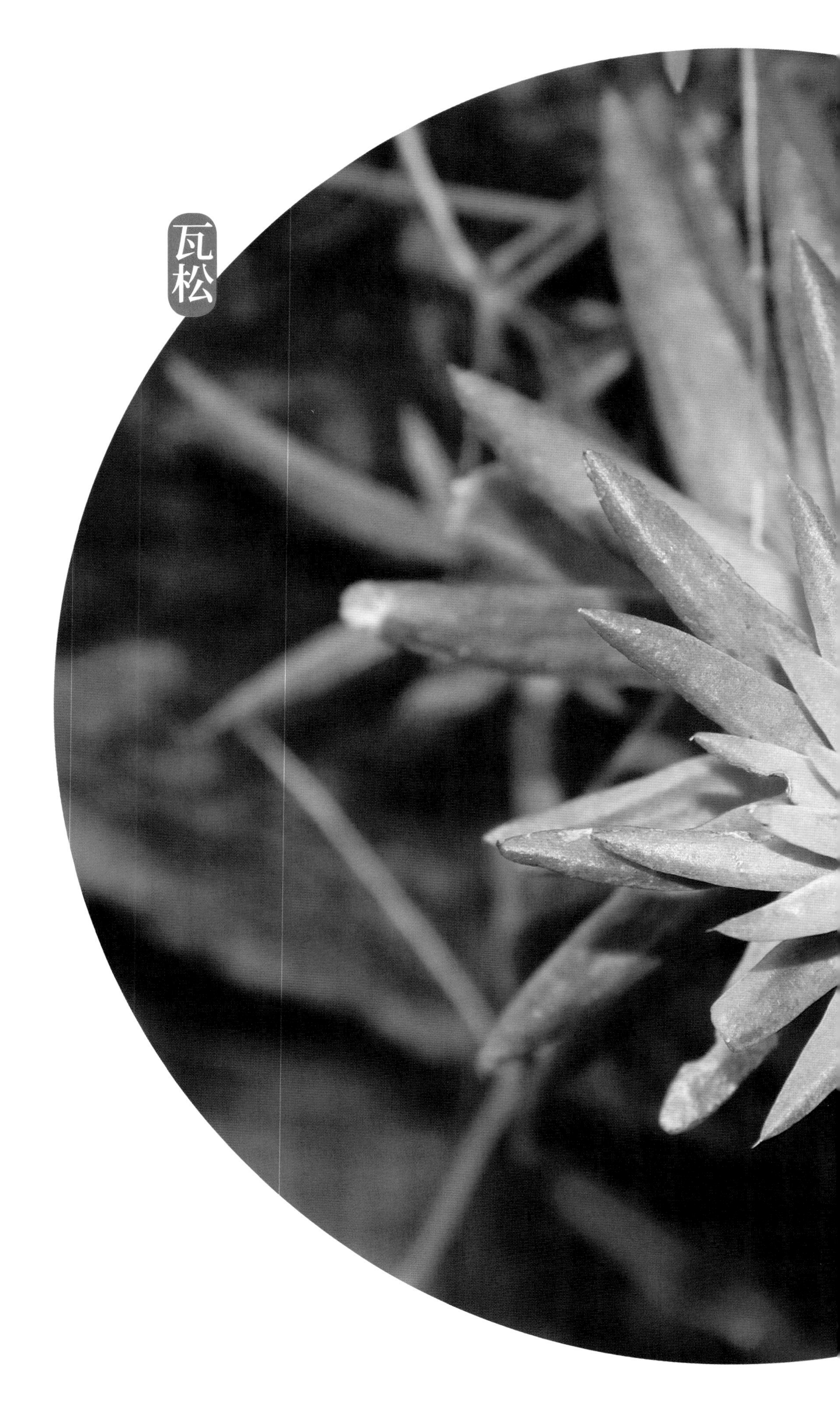

瓦松

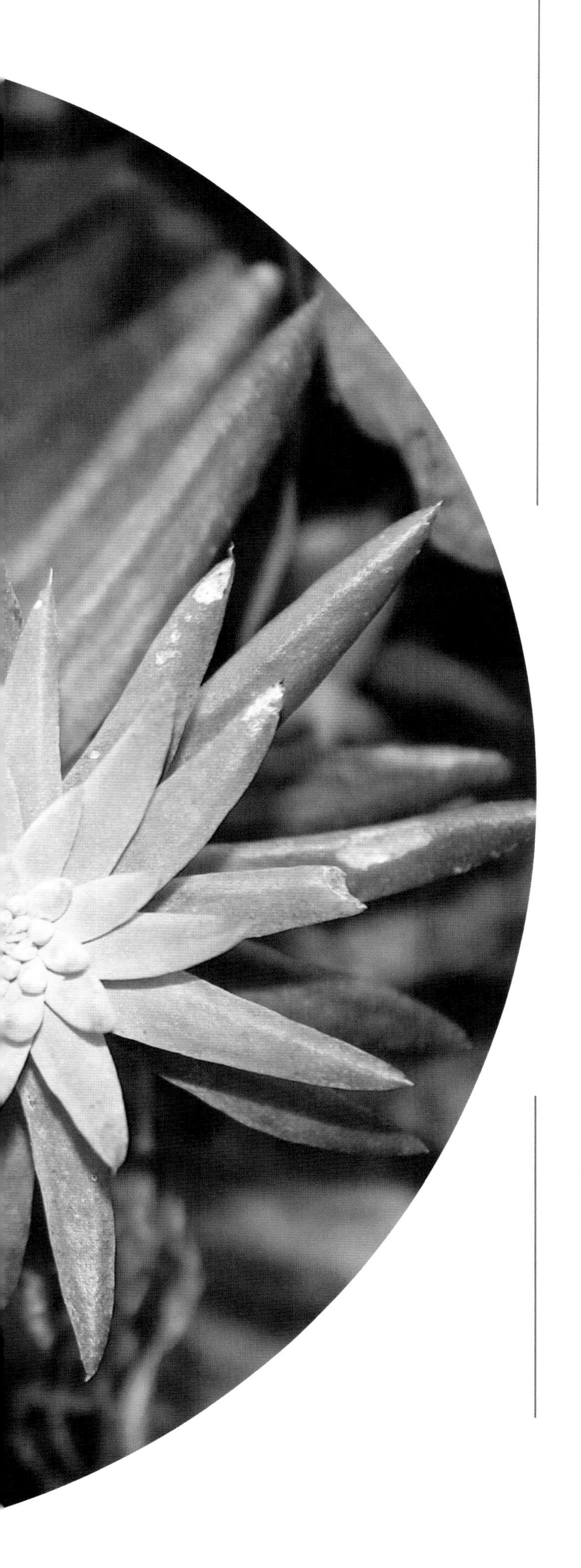

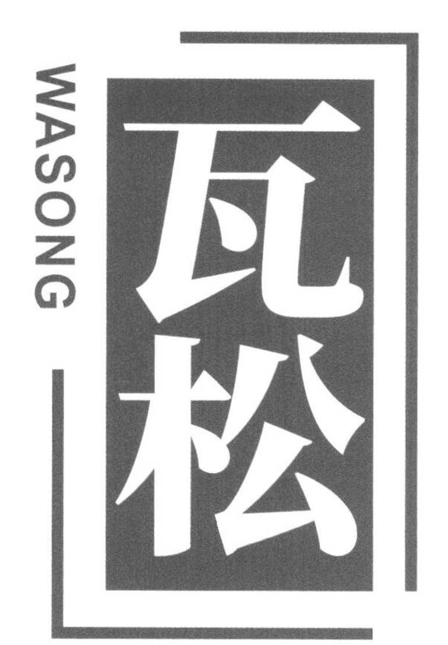

基　原

本品为景天科植物瓦松 *Orostachys fimbriata*（Turcz.）Berg. 的干燥地上部分。

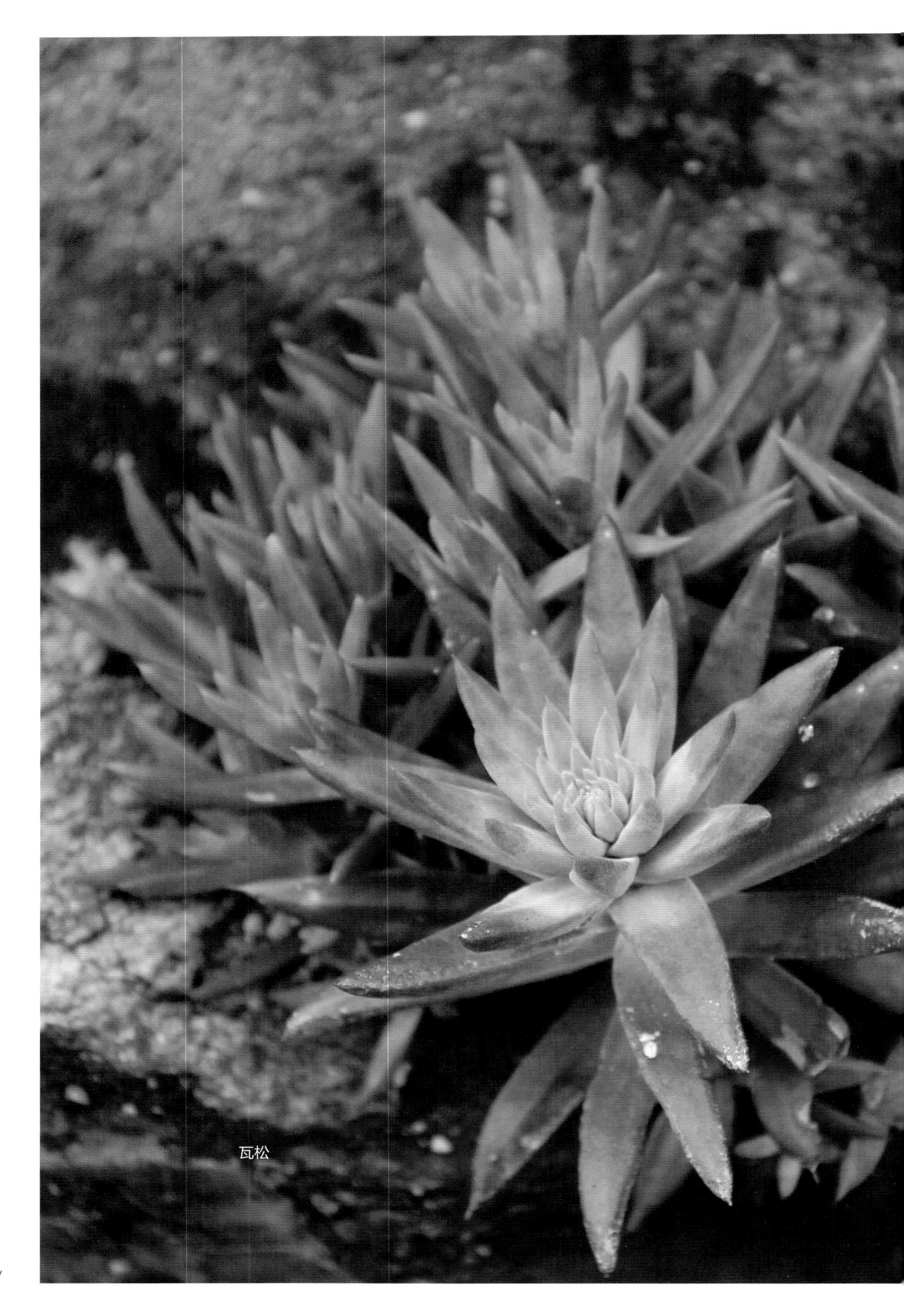

瓦松

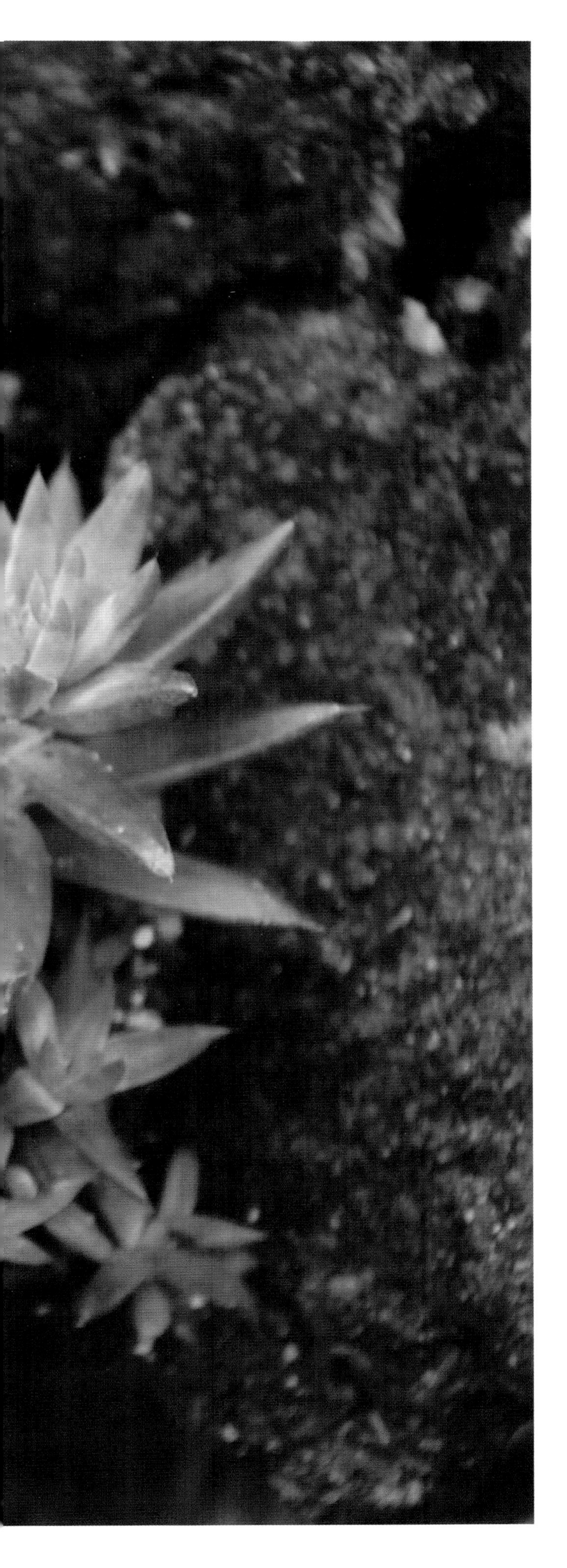

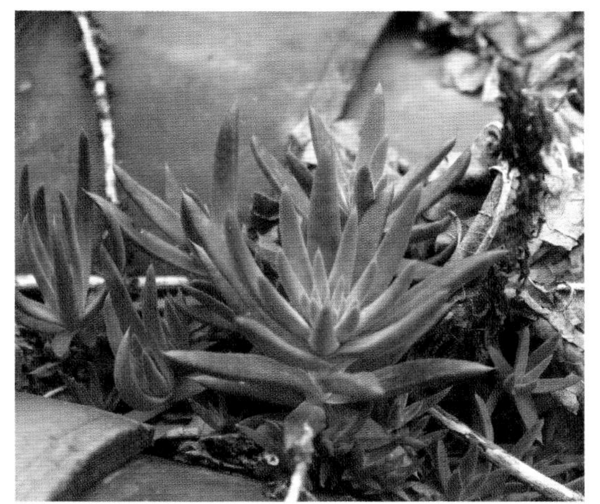

瓦松

形态特征

瓦松为多年生肉质草本，高10～40 cm。茎略斜伸，全体粉绿色。基部叶呈紧密的莲座状，线形至倒披针形，长2～3 cm，绿色带紫，或具白粉，边缘有流苏状的软骨片和一针状尖刺。茎上叶线形至倒卵形，长尖。花梗分枝，侧生于茎上，密被线形或为长倒披针形苞叶，花成顶生肥大穗状的圆锥花序，幼嫩植株上则排列疏散，呈伞房状圆锥花序；花萼与花瓣通常均为5片，罕为4片；萼片卵圆形或长圆形，基部稍合生；花瓣淡红色，膜质，长卵状披针形或长椭圆形；雄蕊10，几乎与花瓣等长；雌蕊为离生的5心皮组成，花柱与雄蕊等长。蓇葖果。花期7～9月，果期8～10月。

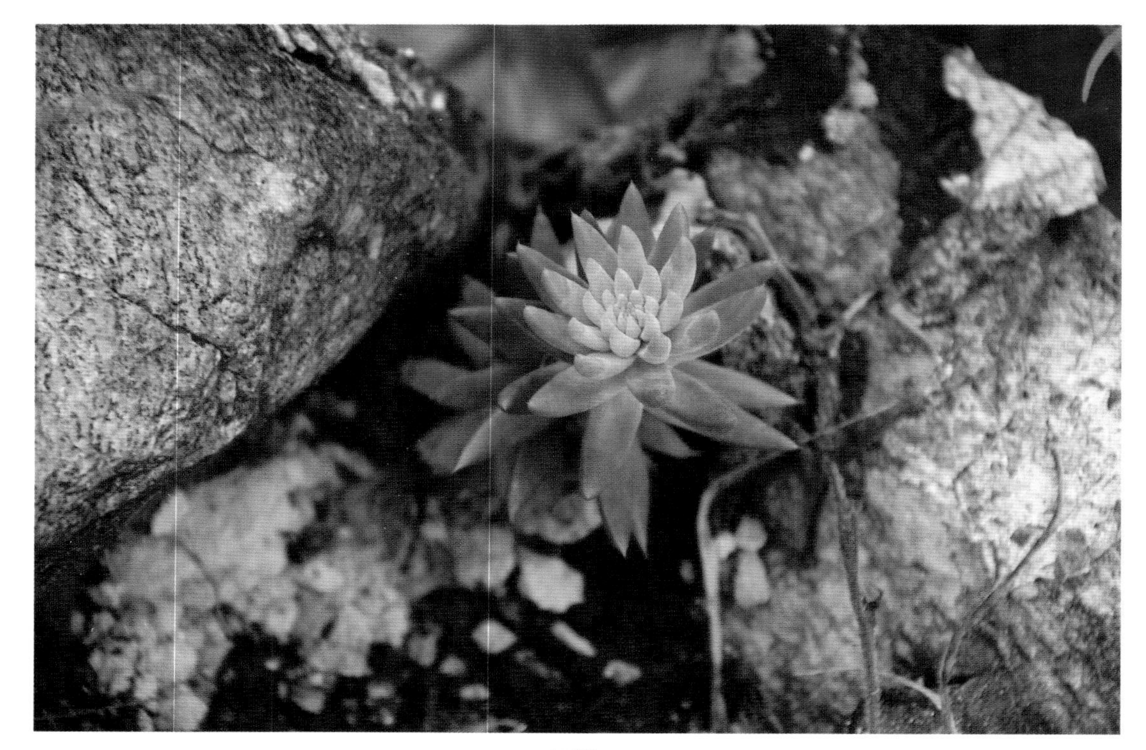

瓦松

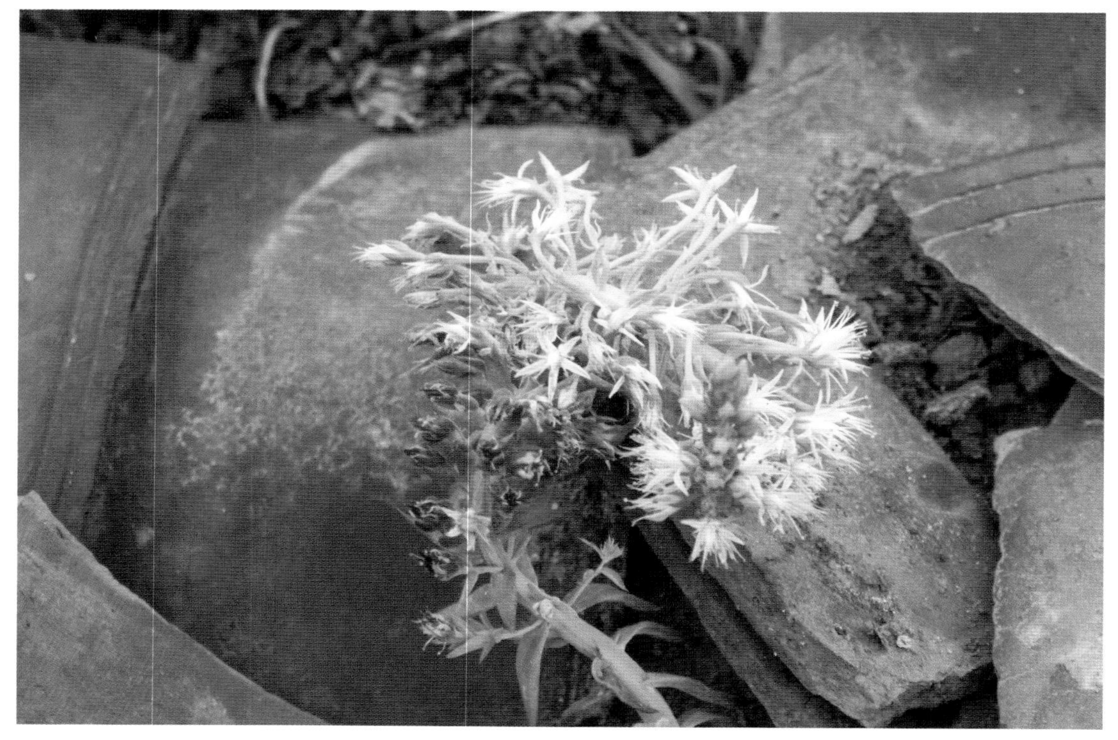

瓦松

生境分布

生长于山坡石上或屋瓦上。分布于东北、华北、西北、华东地区及湖北等地。

采收加工

夏、秋两季采收，将全株连根拔起，除去根及杂质，晒干。

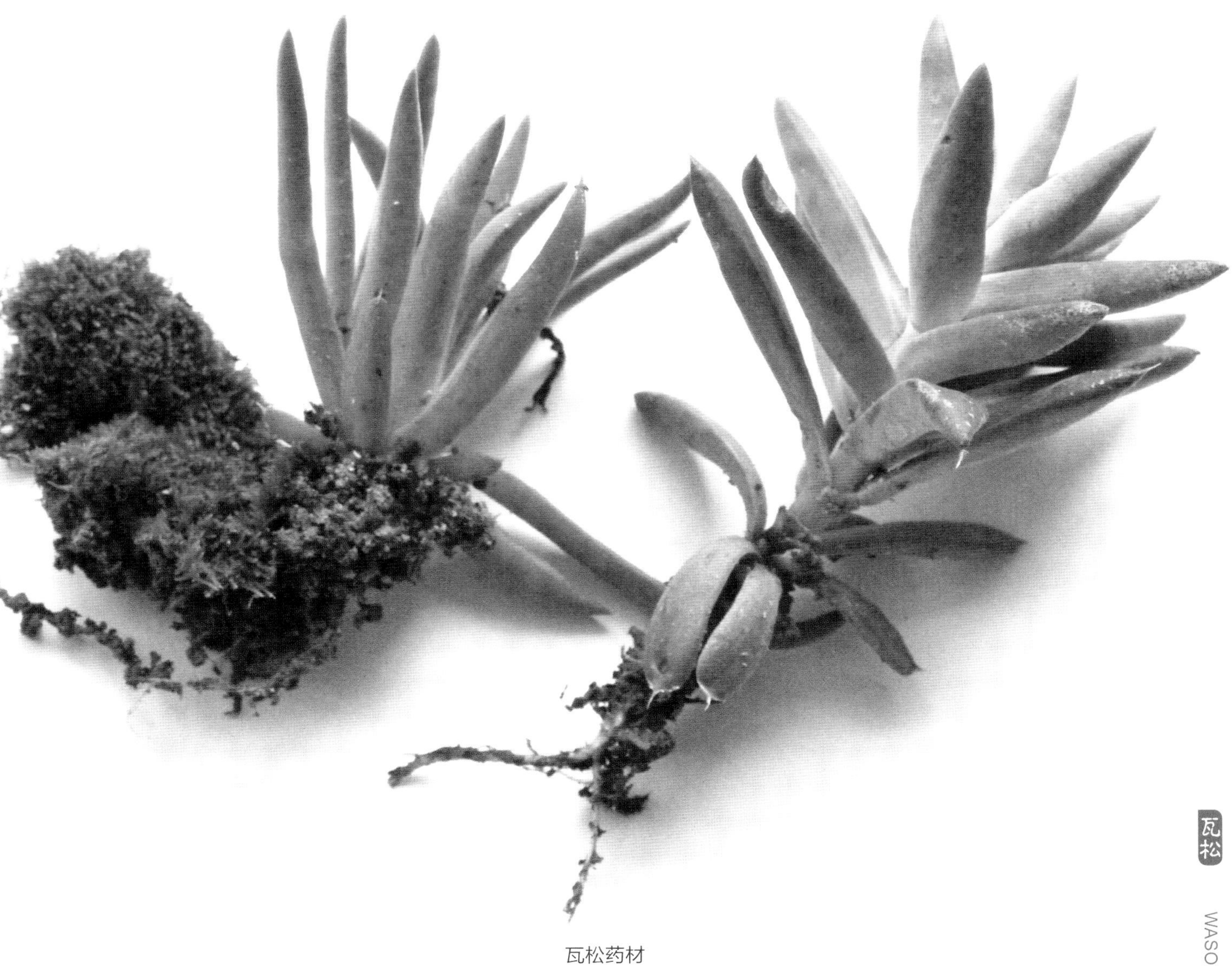

瓦松药材

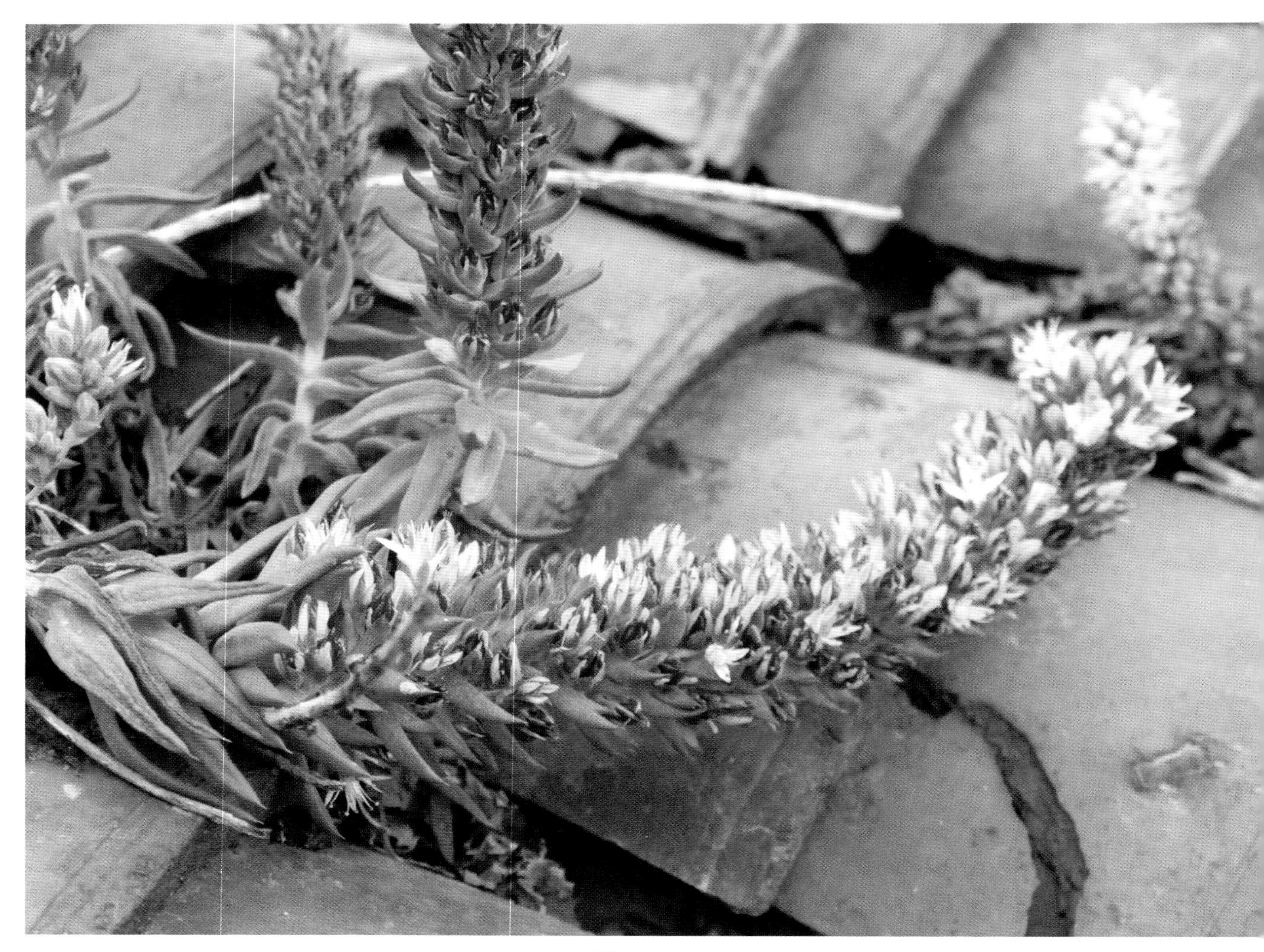

瓦松

药材性状

茎黄褐或暗棕褐色，长 12 ~ 20 cm，残留多数叶脱落后的疤痕，交互连接成棱形花纹。叶发绿或黄褐色，皱缩卷曲，长 12 ~ 15 mm，宽约 3 mm。茎上部叶间带有小花，呈红褐色，小花柄长短不一。质轻脆，易碎。气微，味酸。

化学成分

瓦松全草含槲皮素（quercetin），槲皮素 -3- 葡萄糖苷（quercetin-3-glucoside），山奈酚（kaempferol），山奈酚 -7- 鼠李糖苷（kaempferol-7-rhamnoside），山奈酚 -3- 葡萄糖苷 -7- 鼠李糖苷（kaempferol-3- β -D-glucopyranoside-7-a-L-rhamnopyra-noside）及草酸（oxalic acid）。晚红瓦松含草酸（oxalic acid）。

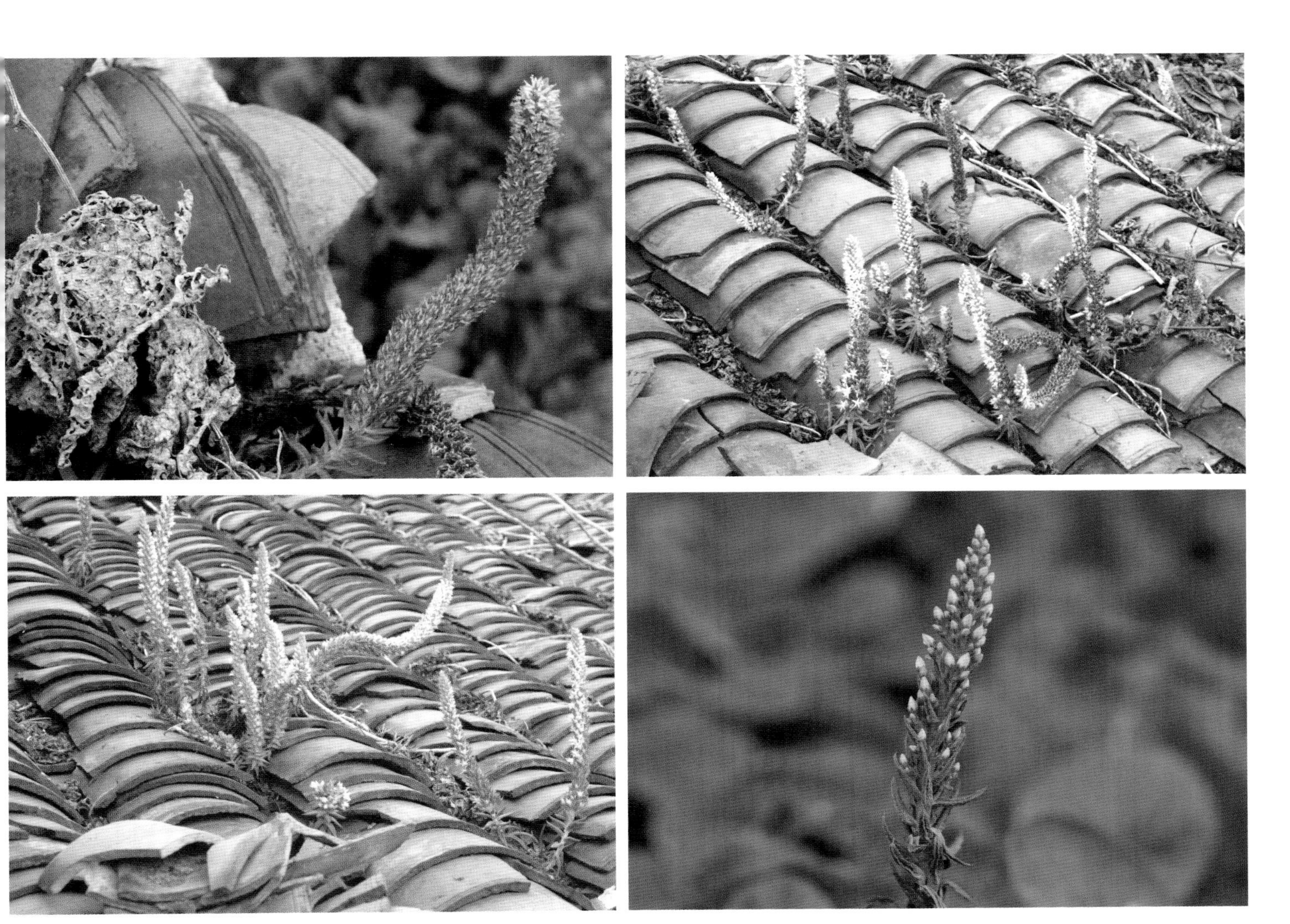

瓦松

药理作用

1. 强心作用 全草煎剂 100% 浓度 0.7 mL/kg 静滴，使麻醉兔心脏收缩增强，50% 煎剂静滴 0.5 mL/kg 使豚鼠心率变慢，ST 段压低，T 波平坦或倒置，鸽法测得生物效价为每克干植物含洋地黄 0.23 个单位。

2. 抗感染、镇痛 瓦松结晶 I 号 (3B-C1)300 mg/kg 腹腔注射，对二甲苯引起的小鼠耳炎、角叉菜胶引起的大鼠足跖肿胀有抑制作用；200 mg/kg 腹腔注射对巴豆油引起的大鼠肉芽肿有抑制作用；300 mg/kg 腹腔注射，对醋酸引起的小鼠扭体反应有抑制作用。抗肿瘤性疼痛。

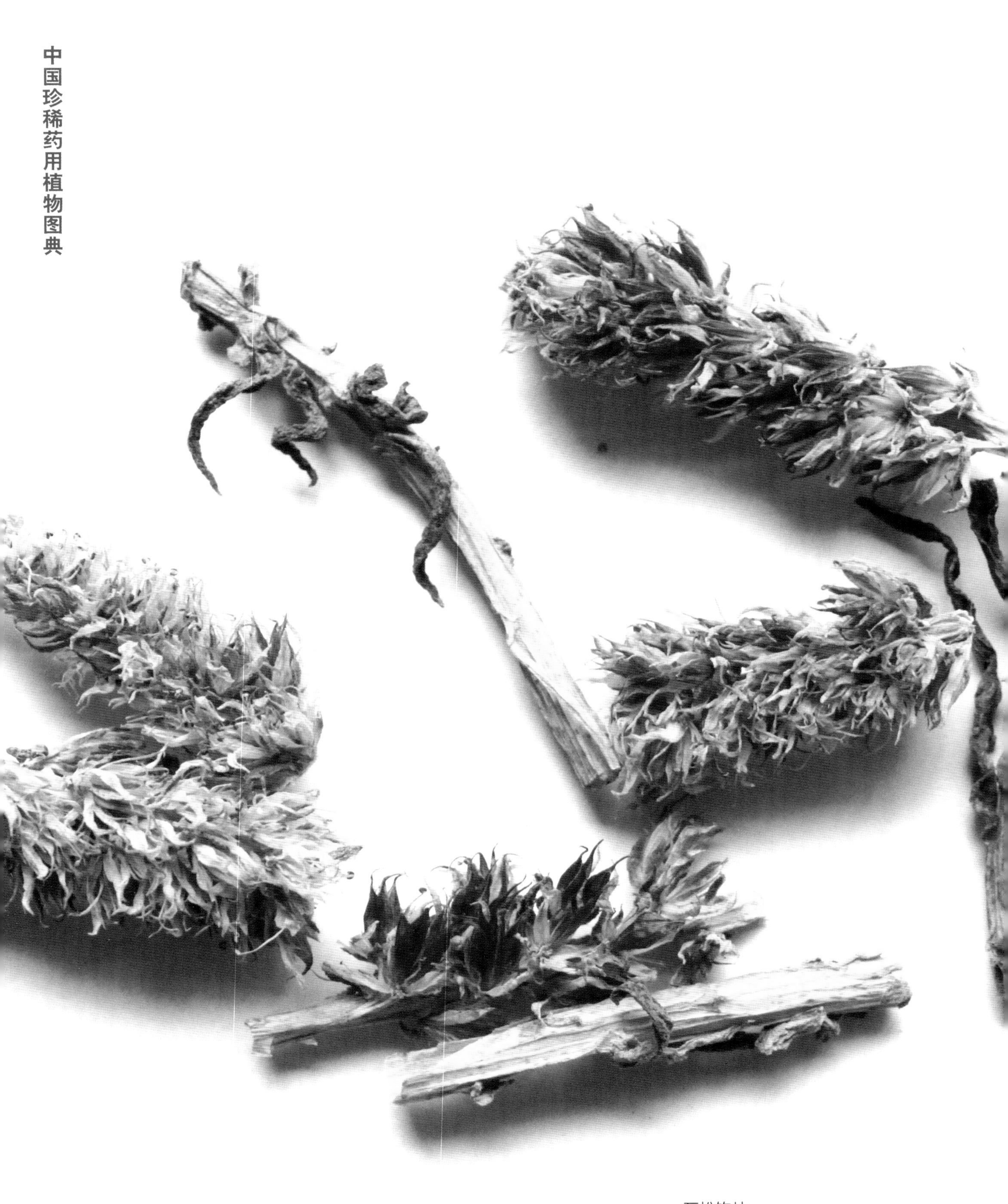

瓦松饮片

性味归经

酸，苦，凉，有毒。归肝、肺经。

功效主治

凉血止血，清热解毒，收湿剑疮。用于吐血，鼻衄，便血，血痢，热淋，月经不调，疔疮痈肿，痔疮，湿疹，烫伤，肺炎，肝炎，宫颈糜烂，乳糜尿。

临床应用

1. 吐血 瓦松适量。炖猪杀口肉，内服。

2. 热毒酒积、肠风血痢 瓦松 400 g（捣汁，和酒 200 mL），白芍、炮姜末各 25 g。煎减半，空腹饮。

3. 疟疾 鲜瓦松 25 g，烧酒 50 mL。隔水炖汁，于早晨空腹时服，连服 1 ~ 3 剂。

4. 火淋、白浊 瓦松适量。熬水兑白糖服。

5. 湿疹 瓦松适量（晒干）。烧灰研末，和茶油调抹，止痛止痒。

用法用量

内服：煎汤，5 ~ 15 g；捣汁；或入丸剂。外用：适量，捣敷；或煎水熏洗；或研末调敷。

使用注意

脾胃虚寒者忌用。

吴茱萸

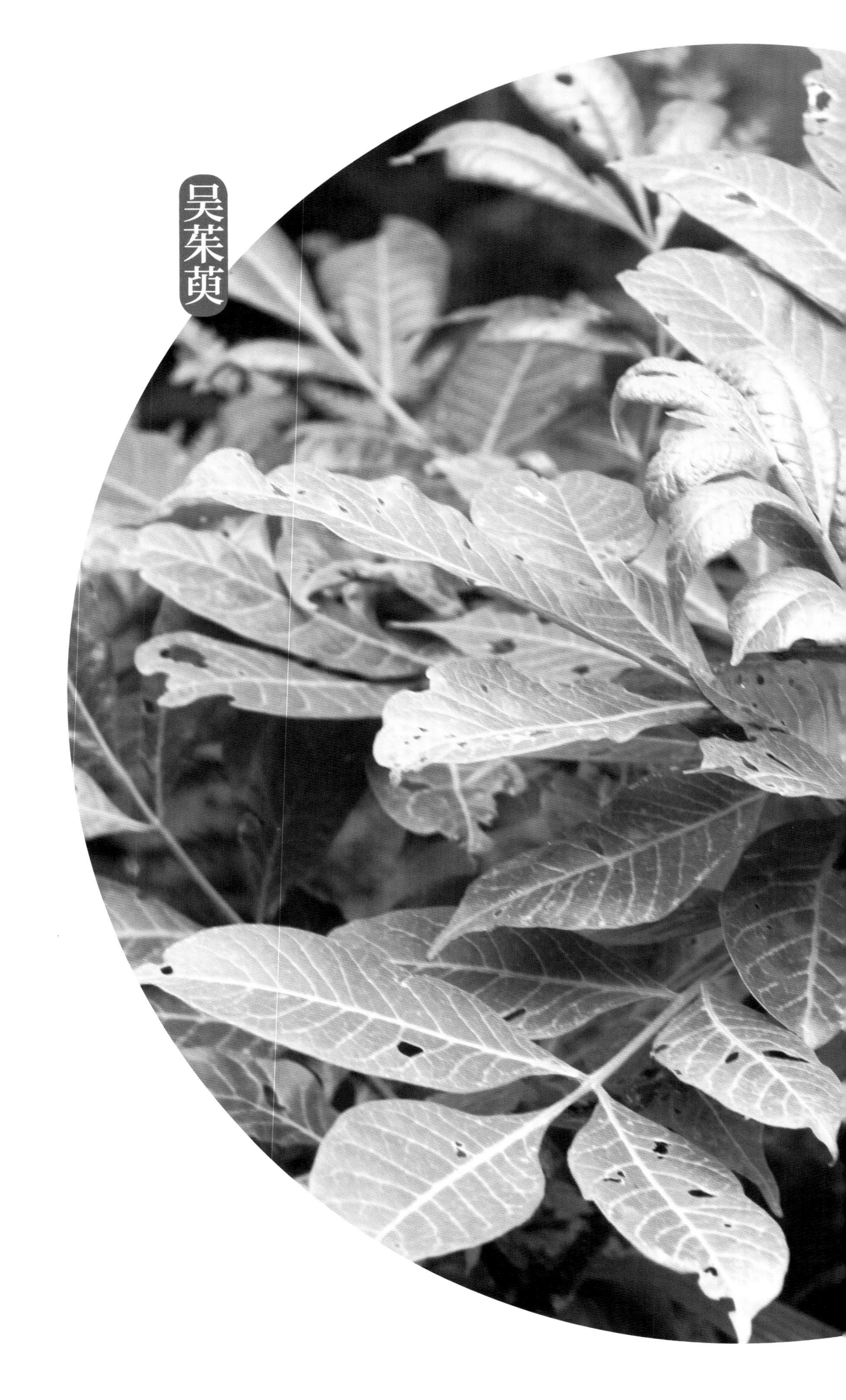

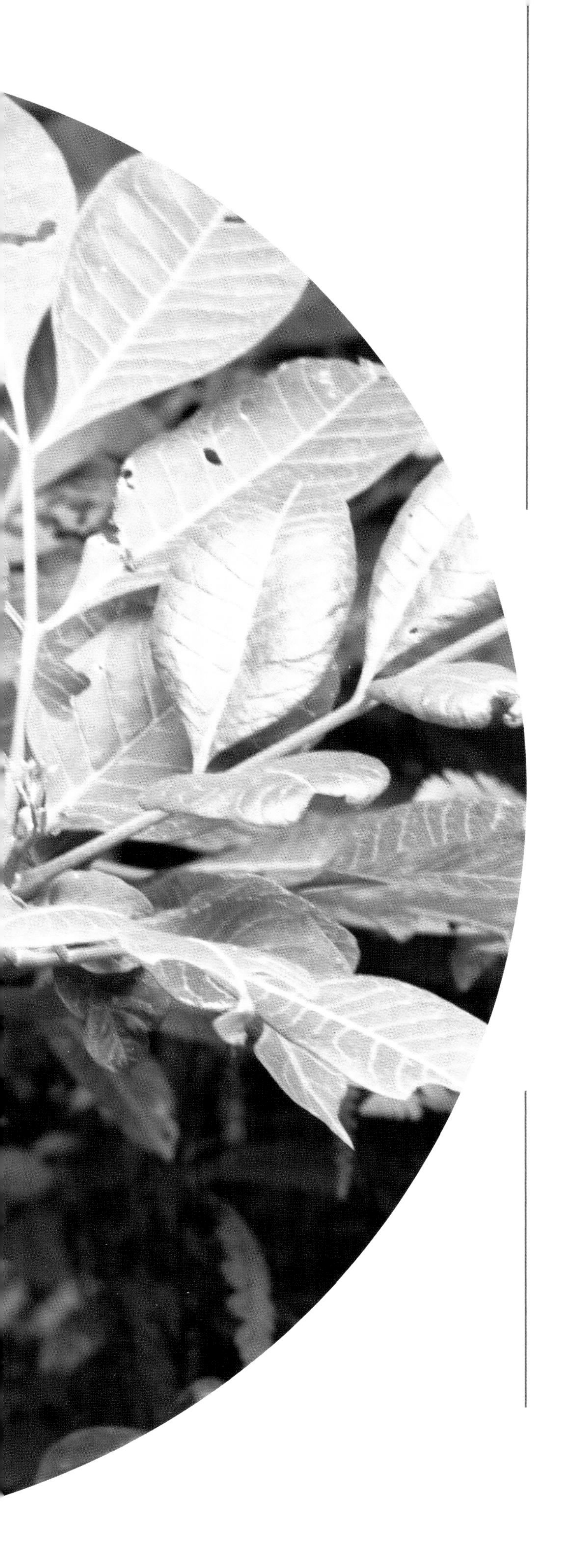

吴茱萸

WUZHUYU

基　原

本品为芸香科植物吴茱萸 *Euodia rutaecarpa* (Juss.) Benth.、石虎 *Euodia rutaecarpa* (Juss.) Benth. var. *officinalis* (Dode) Huang 或疏毛吴茱萸 *Euodia rutaecarpa* (Juss.) Benth. var. *bodinieri* (Dode) Huang 的干燥近成熟果实。

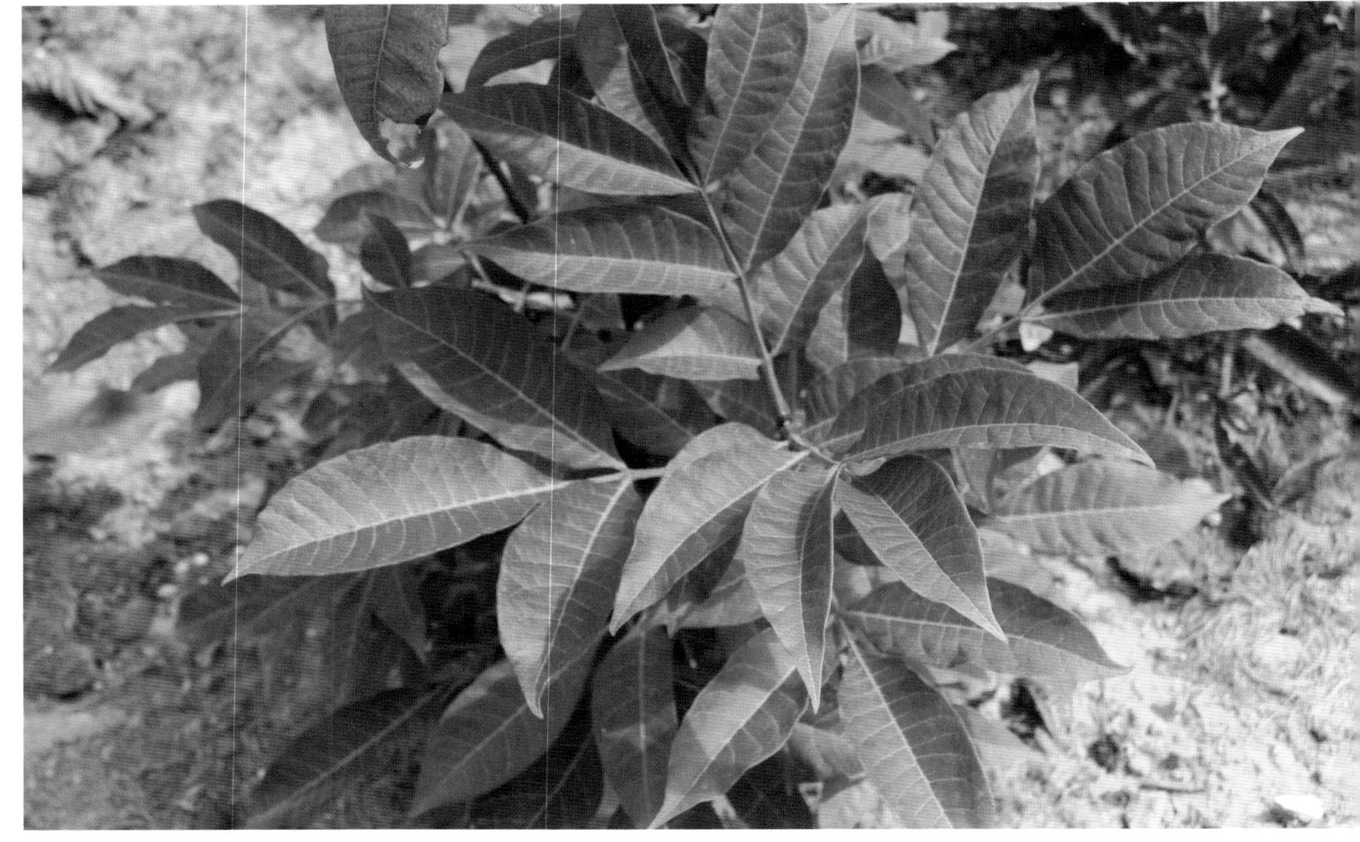

吴茱萸

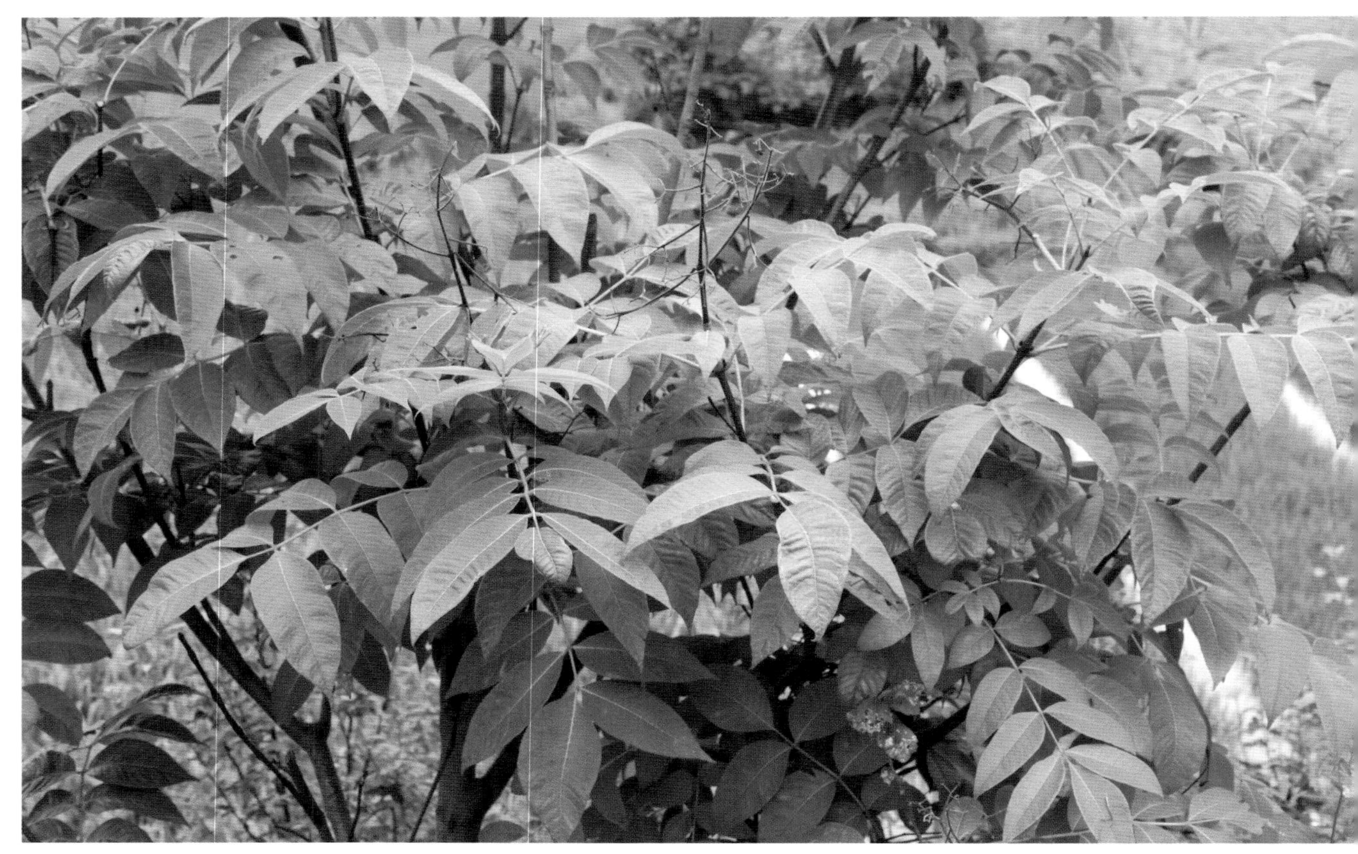

吴茱萸

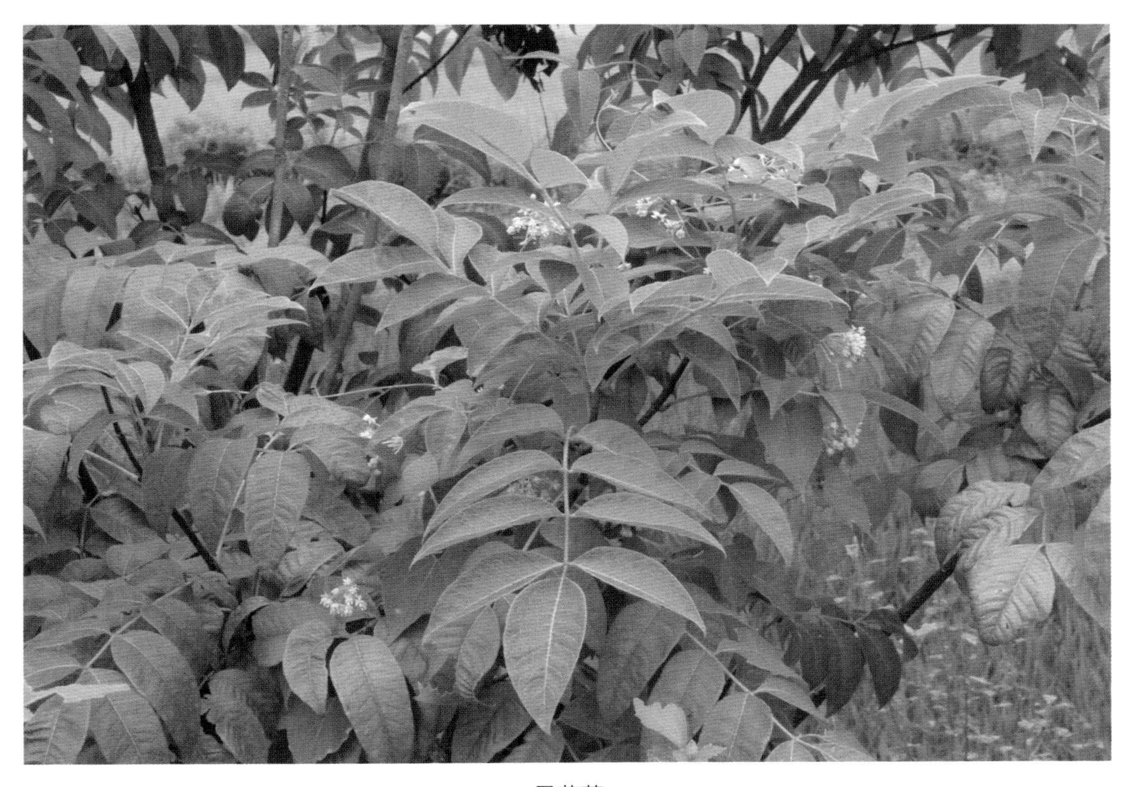

吴茱萸

形态特征

灌木或小乔木，全株具臭气，幼枝、叶轴及花序轴均被锈色长柔毛。叶对生，单数羽状复叶，小叶5～9，椭圆形至卵形，全缘或有微小钝锯齿，两面均密被长柔毛，有粗大腺点。花单性，雌雄异株；聚伞状圆锥花序顶生，花白色，5数。蓇葖果，成熟时紫红色，表面有粗大的腺点；每心皮具种子1枚。果实略呈扁球形，直径2～5 mm。表面绿黑色或暗黄绿色，粗糙，有多数凹下细小油点，顶平，中间有凹窝及5条小裂缝，有的裂成5瓣。基部有花萼及短果柄，果柄密生毛茸。花期7～8月，果期9～10月。

生境分布

生长于温暖地带路旁、山地或疏林下。多为栽培。分布于贵州、广西、湖南、云南、四川、陕西南部及浙江等地。以贵州、广西产量较大，湖南常德产者质量佳。

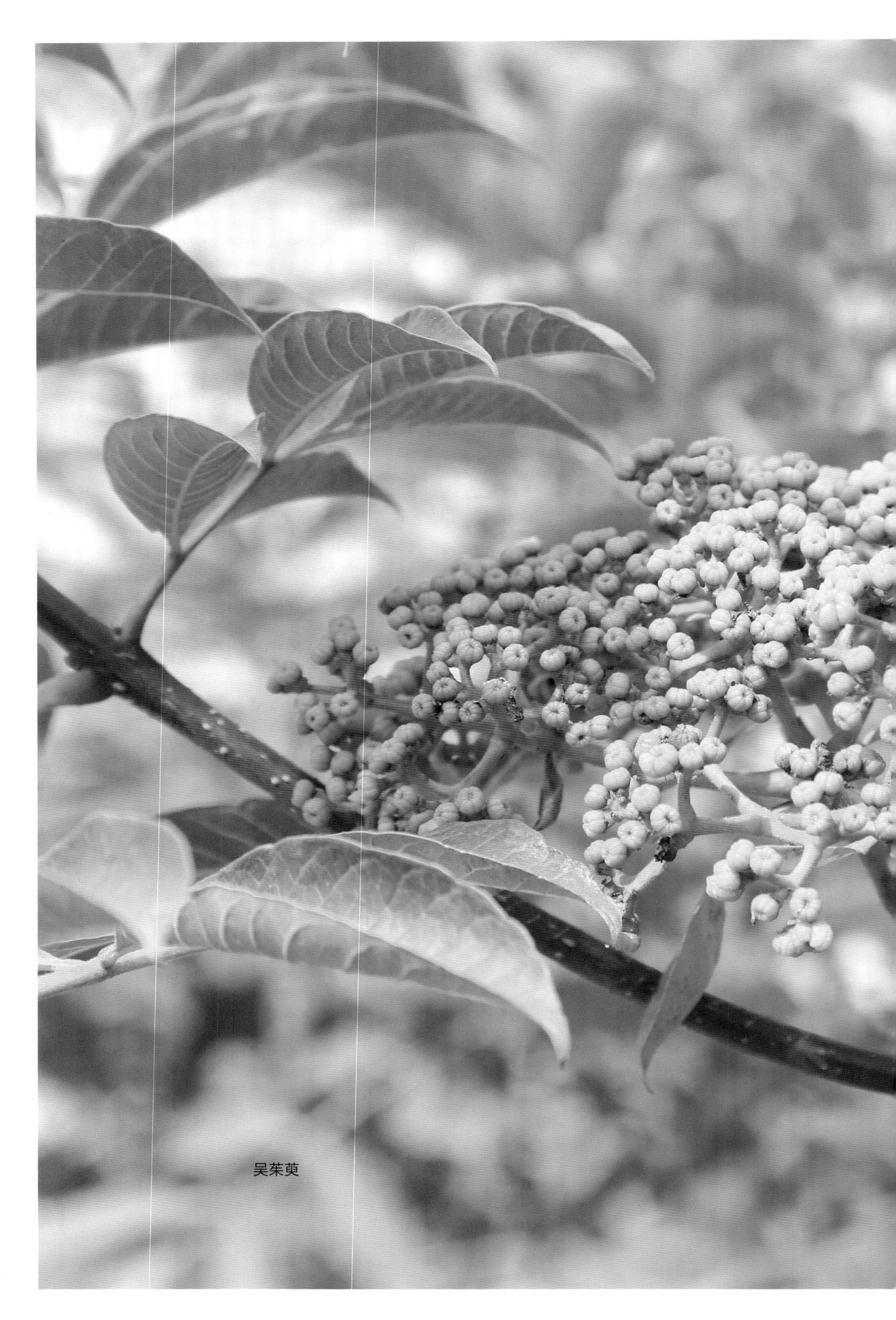

吴茱萸

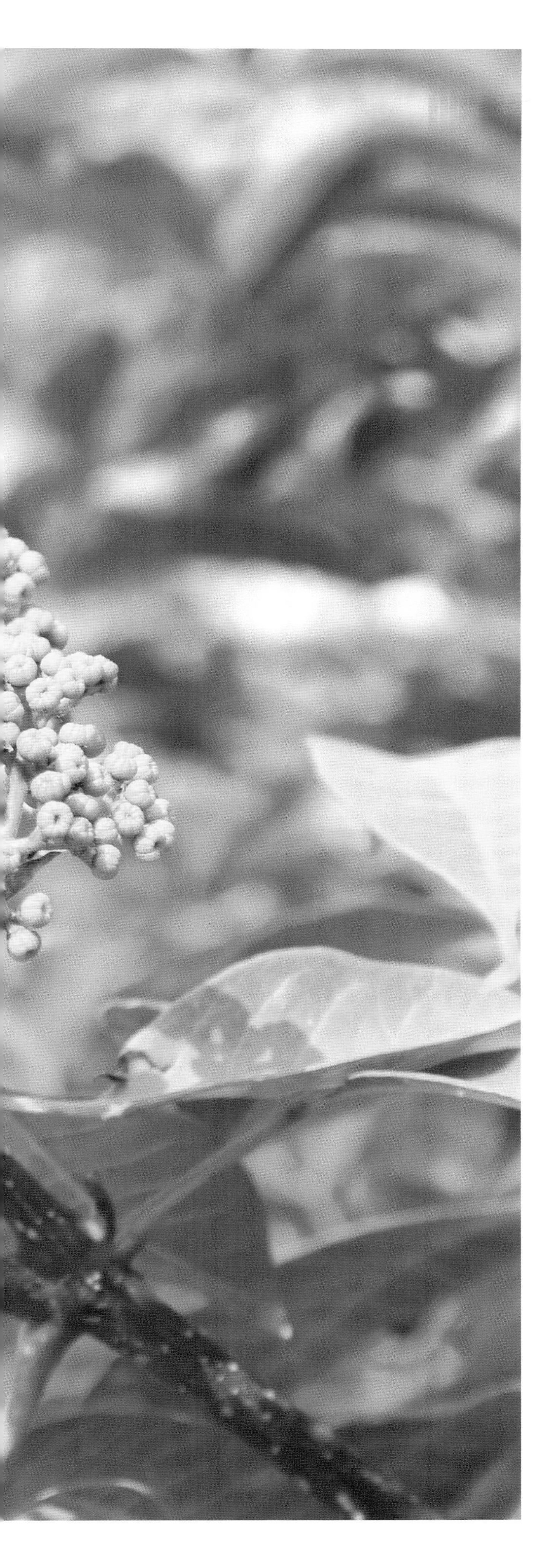

采收加工

8 ~ 11 月果实尚未开裂时，剪下果枝，晒干或低温干燥，除去枝、叶、果梗等杂质。

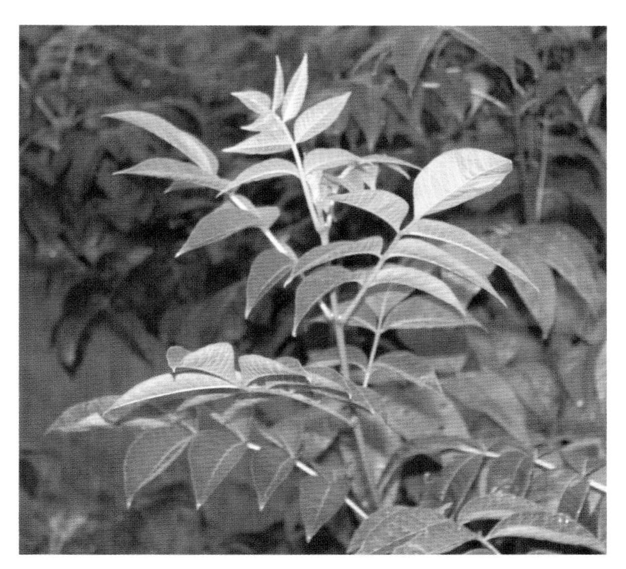

吴茱萸

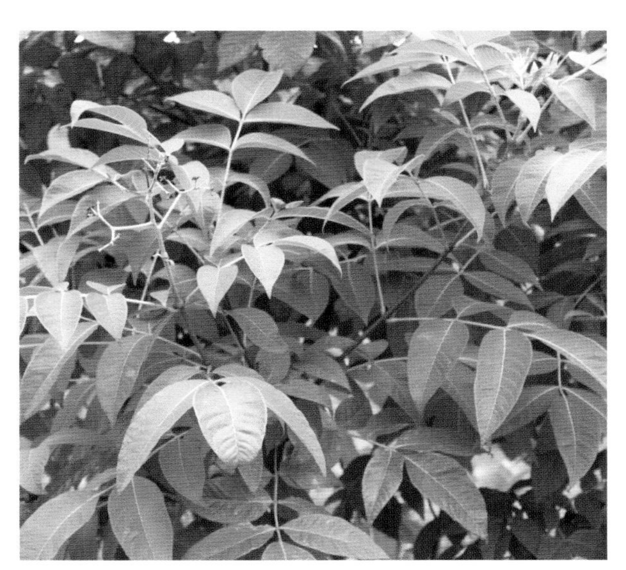

吴茱萸

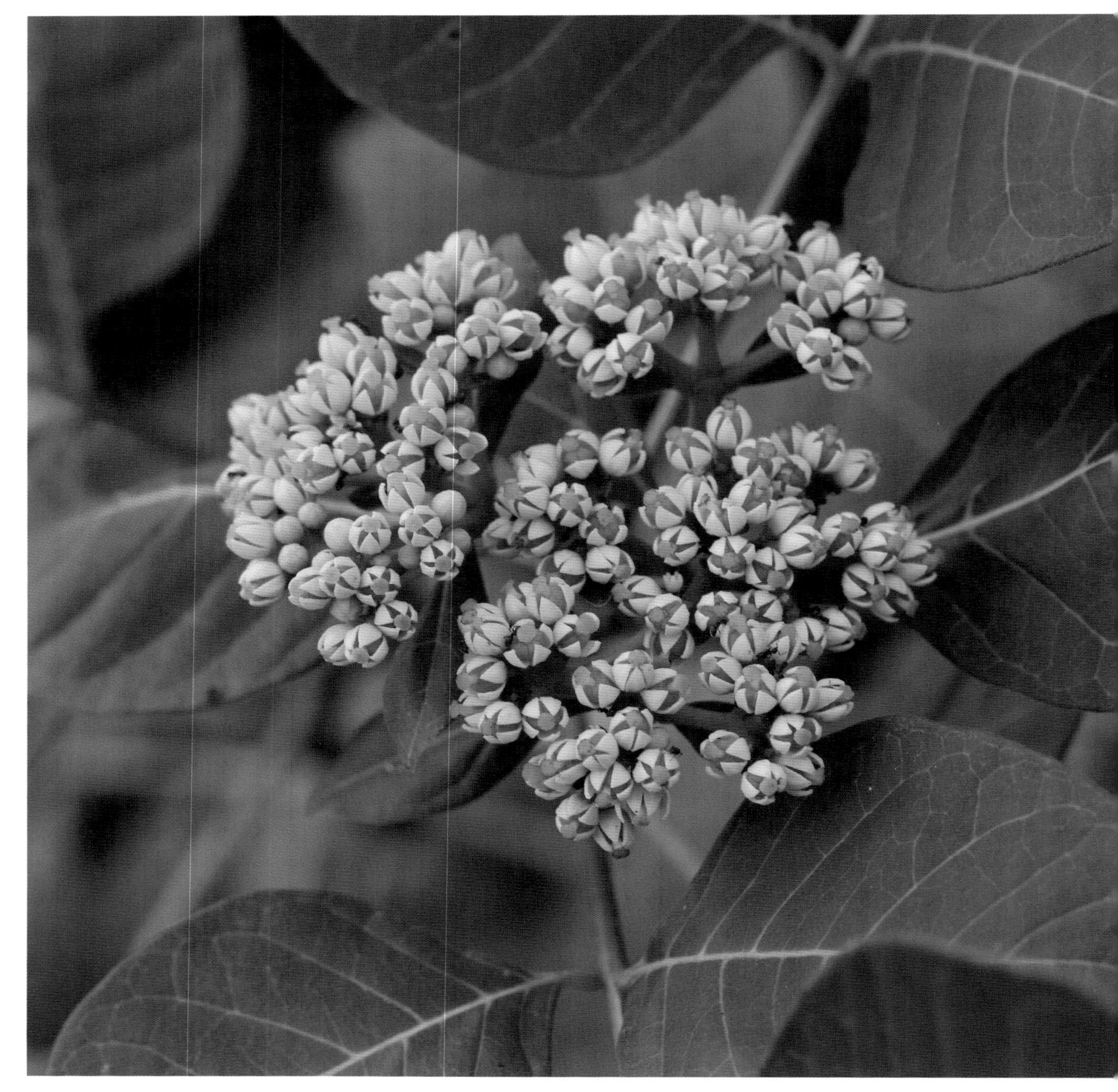

吴茱萸

药材性状

本品呈球形或略呈五角状扁球形，直径 2 ～ 5 mm。表面暗黄绿色至褐色，粗糙，有多数点状突起或凹下的油点。顶端有五角星状的裂隙，基部残留被有黄色茸毛的果梗。质硬而脆，横切面可见子房 5 室，每室有淡黄色种子 1 ～ 2 粒。气芳气浓郁，味辛辣而苦。

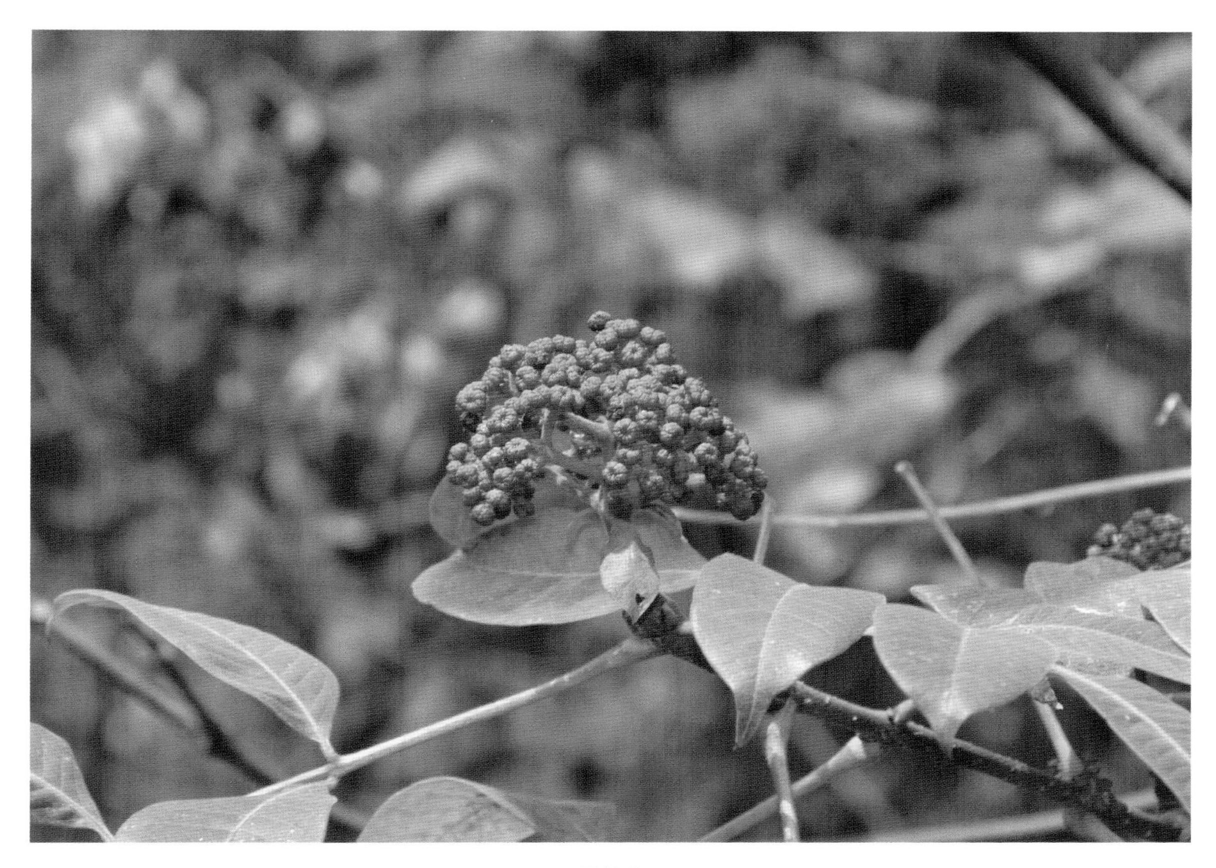

吴茱萸

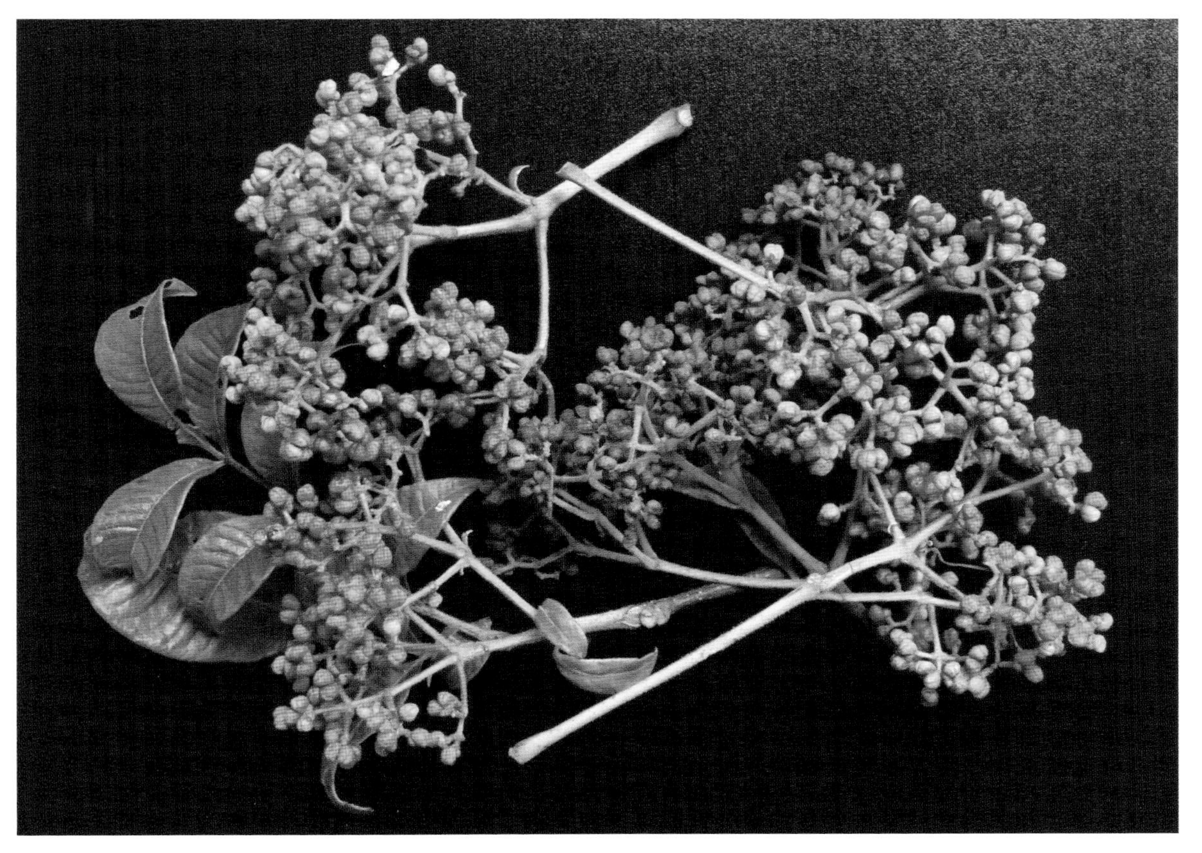

吴茱萸

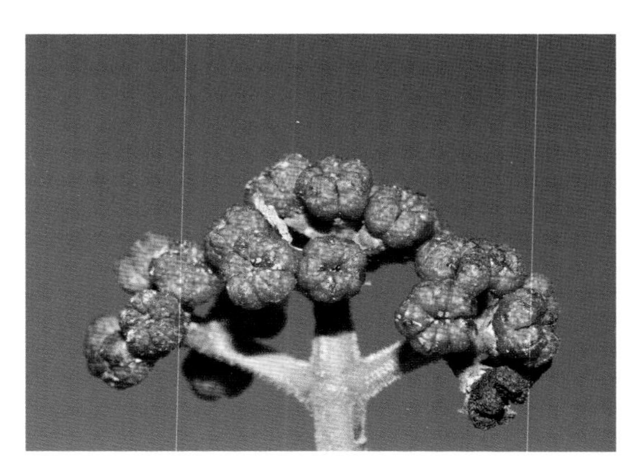

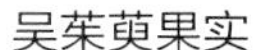

吴茱萸果实

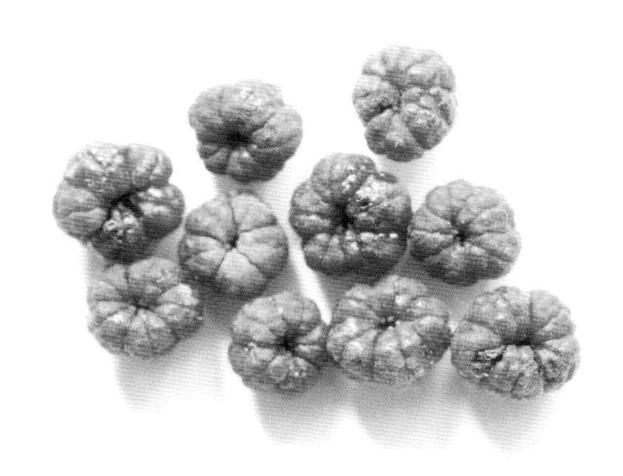

吴茱萸药材

化学成分

吴茱萸果实含挥发油，油中主要为吴茱萸烯（evoden）、α－罗勒烯（α-ocimene）、顺式－β－罗勒烯（cis-β-ocimene）、反式－β－罗勒烯（trans-β-ocimene）、月桂烯（myrcene）、吴茱萸内酯（evodin）、吴茱萸内酯醇（evodol）等。还含吴茱萸酸（goshuynicacid）。又含生物碱：吴茱萸碱（evodiamine）、吴茱萸次碱（rutaecarpine）、吴茱萸因碱（wuchuyine）、羟基吴茱萸碱（hydroxyevodiamine）、吴茱萸卡品碱（evocarpine）。还含有酮类：吴茱萸啶酮（evodinone）和吴茱萸精（evogin）。又含吴茱萸苦素（rutaevin）等。

药理作用

1. 对消化系统的影响 吴茱萸的温中散寒，主要以其对消化系统的影响为药理学基础。吴茱萸水煎液具有抗溃疡作用，能显著抑制消炎痛加乙醇引起的小鼠胃溃疡形成和大鼠盐酸性溃疡形成，对水浸应激性和结扎幽门性胃溃疡也有抑制倾向。吴茱萸中的喹诺酮生物碱还具有抗幽门螺杆菌活性的作用。吴茱萸水煎液，又具有抗腹泻作用。对蓖麻油和番泻叶引起的小鼠腹泻，均能减少腹泻次数，且随剂量增大作用持续时间延长，但作用产生较缓慢。吴茱萸还能抑制正常小鼠的胃肠推进、抑制大鼠胃条自发活动，抑制乙酰胆碱和 $BaCl_2$ 引起的胃痉挛性收缩。

2. 抗血栓形成作用 本品能使血小板聚集时间延长，对血小板血栓形成和纤维蛋白血栓形成均有抑制作用，能明显抑制血栓增长速度，使血栓形成时间延长，提示对于改善血液高凝倾向，抑制血栓形成有一定意义。

3. 对心血管系统的影响 吴茱萸助阳功效，以对心血管系统的影响为基础。吴茱萸具有强心作用。吴茱萸碱能明显增加在体兔心肌收缩幅度，能使麻醉犬射血前期与左心室射血期比值变小，心肌收缩功能指数增加，每搏输出量、心输出量、心脏指数、左心室每搏功能增大，血压增高。又可使离体蟾蜍心肌收缩幅度增大。吴茱萸对血压具有一定的影响。大鼠静滴吴茱萸注射液 2 g/kg，血压从（12.00±1.37）kPa 升到峰值（19.35±2.78）kPa，升压作用持续时间为（4.48±2.35）分钟，与 10.8 μg/kg 肾上腺素的升压幅度和升压持续时间大致相当，且两者均具明显的后降压效应。吴茱萸注射液静脉给药，对麻醉犬也有一过性的升压作用，并与剂量呈依赖性关系。其作用可能与兴奋 α 肾上腺素能受体有关。从吴茱萸果分离的脱氢吴茱萸次碱对麻醉大鼠静滴具有降血压和减慢心率作用。吴茱萸具有增加组织器官血流量的作用。吴茱萸 70% 甲醇提取物灌胃可增加大鼠背部皮肤血流量，使其直肠温度上升，并可增加正常大鼠腹主动脉和腔静脉血流量，对水浸应激造成的血流量减少和温度下降有恢复作用。以激光 Doppler 法还可观察到精制吴茱萸可增加大鼠大脑皮质运动区脑血流量作用。吴茱萸具有抗心肌缺血的作用。

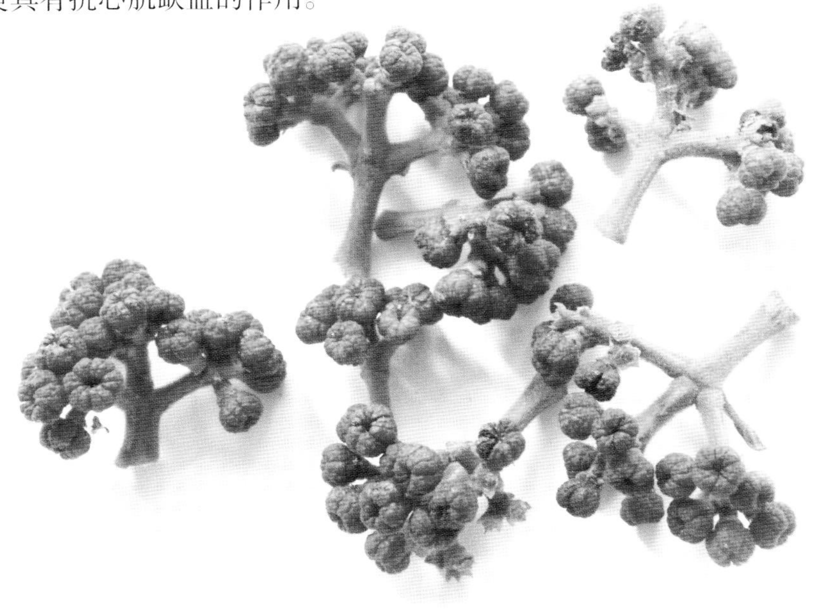

吴茱萸药材

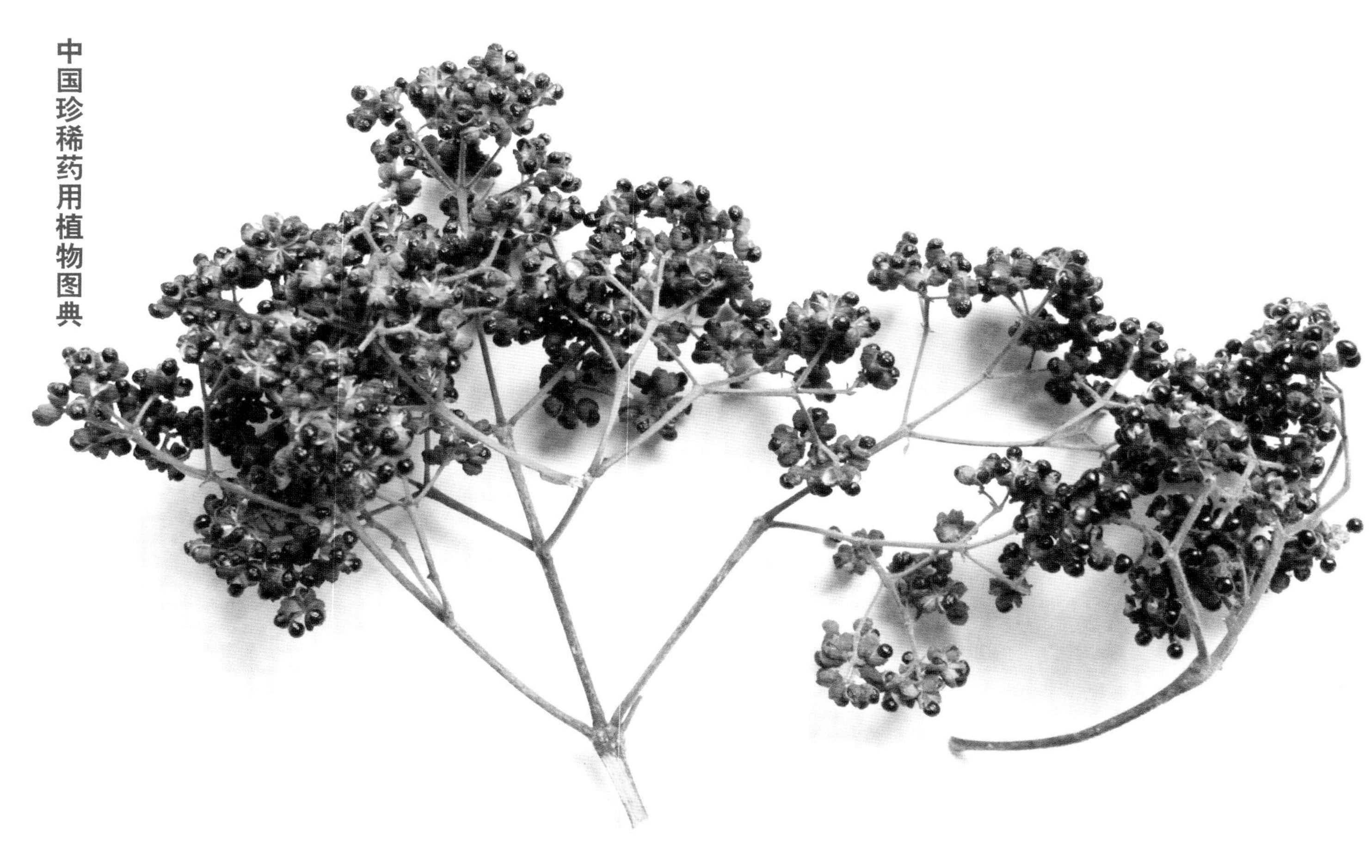

吴茱萸药材

4. 抗病原体作用 100%的吴茱萸煎剂对霍乱弧菌有较强的抑制作用（琼脂挖沟平板法）。浓度10%的水浸剂试管内对絮状表皮癣菌有抑制作用，浓度为1∶3时对奥杜盎小芽孢癣菌等11种皮肤真菌有不同程度的抑制作用。吴茱萸素对感染哥伦比亚SK株病毒的小鼠有抗病毒作用。

5. 耐缺氧作用 小鼠灌服吴茱萸水煎剂10 ~ 20 g/kg能明显延长断头后张口动作持续时间和氰化钾中毒存活时间，提高低氧条件下的生存能力，而对亚硝酸钠中毒及受寒存活时间无影响。

6. 抗凝血作用 大鼠灌服吴茱萸水煎剂10 ~ 20 g/kg，可明显延长血栓形成时间，剂量为10 g/kg时可使白陶土部分凝血活酶时间延长，20 g/kg时还可使V因子时间延长。

7. 升高体温作用 本品的醇提取液可致正常兔体温上升，并与四氢-β-萘胺有协同作用。

8. 兴奋子宫作用 吴茱萸次碱的分解产物芸香胺有刺激子宫收缩的作用。

性味归经

辛、苦，热；有小毒。归肝、脾、胃、肾经。

功效主治

散寒止痛，降逆止呕，助阳止泻。用于厥阴头痛，寒疝腹痛，寒湿脚气，经行腹痛，脘腹胀痛，呕吐吞酸，五更泄泻。

临床应用

1. 原发性高血压 每晚临睡前将 1 包（18 g）吴茱萸粉调以白醋，呈浓稠酱状，分敷两侧足心穴，外覆盖塑料薄膜，绷带固定 12 小时。每日用药 1 包，14 日为 1 个疗程，血压正常后改每周敷药 1 ～ 2 次。治疗原发性高血压 27 例。结果：20 例血压降到正常，改善者 5 例，无效者 2 例。

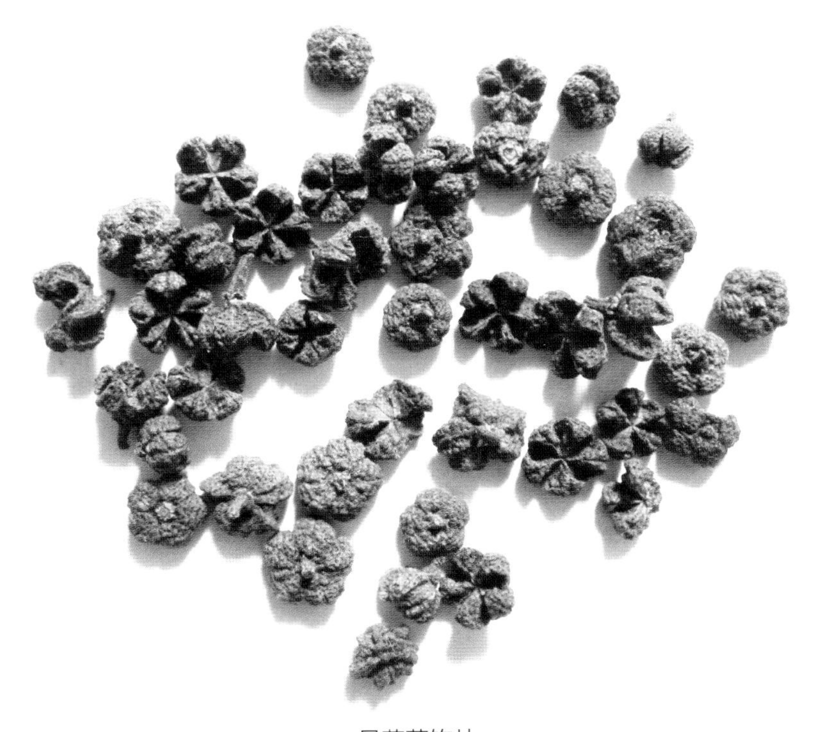

吴茱萸饮片

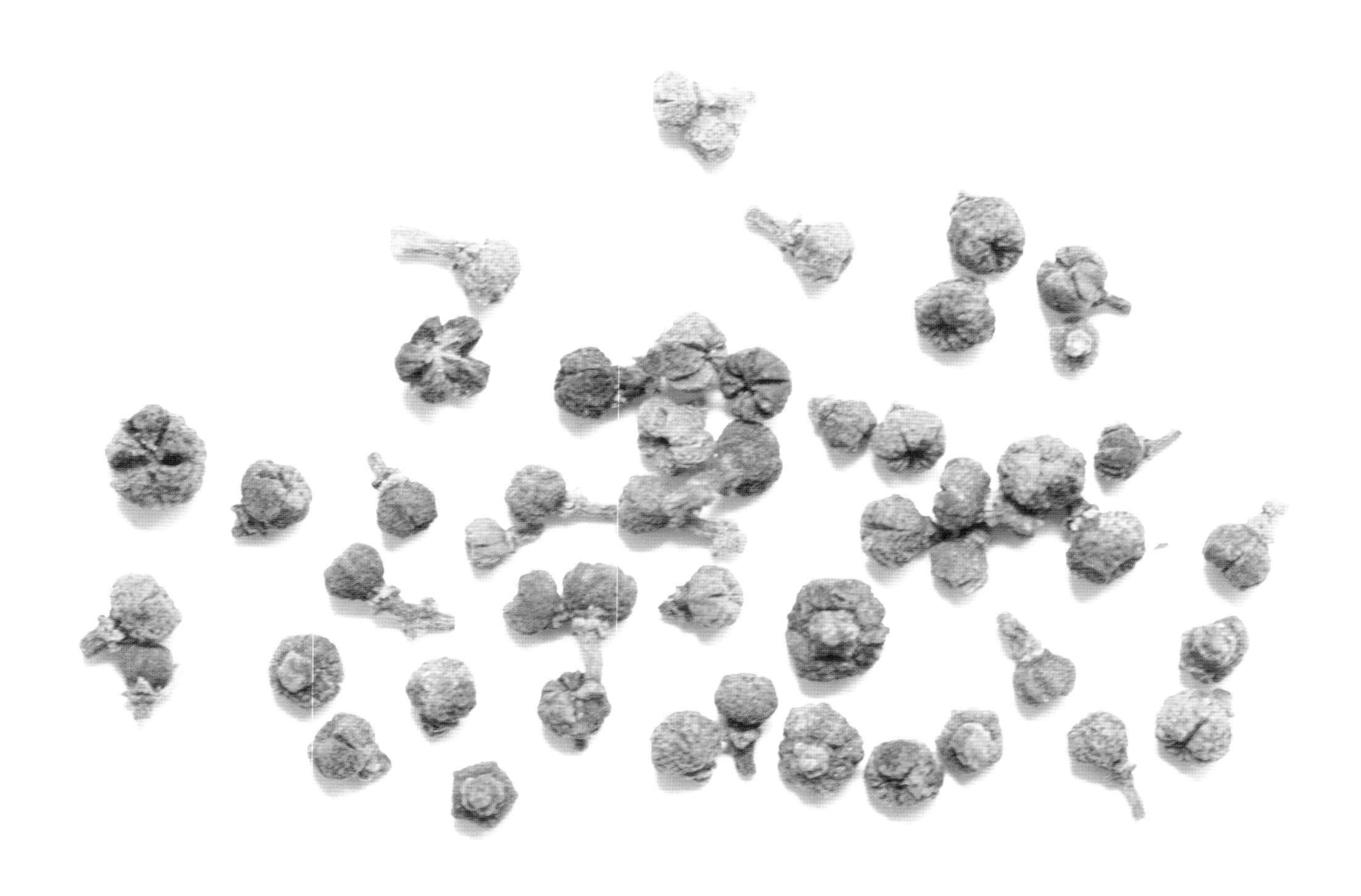

吴茱萸饮片

2. 慢性胆囊炎 吴茱萸、大枣、郁金、柴胡、鸡内金各 10 g，党参、白芍各 30 g，生姜、当归、黄芪各 15 g，生三七粉 6 g（兑服），金钱草 20 g。冷水浸泡 30 分钟，煎取汁 300 ~ 400 mL，分 3 次饭前服，每日 1 剂，30 日为 1 个疗程。服药期间进食低脂饮食。结果：显效 20 例，有效 44 例，无效 4 例。吴茱萸汤加减治疗慢性胆囊炎，效果满意。

3. 口腔溃疡 吴茱萸末敷涌泉穴治疗口腔病 133 例，其中口舌炎 44 例，舌裂 29 例，复发性口疮 60 例，总有效率为 98.5%；用单味吴茱萸或吴茱萸与冰片合用，用陈醋调和，贴敷于双侧涌泉穴，治疗口舌溃疡 50 例，1 个疗程痊愈者 34 例，2 个疗程者 14 例，无效者 2 例。吴茱萸、胆南星、胡椒以 3∶3∶1 的比例研末，取药粉 15 g，用陈醋调成糊状，贴敷涌泉穴治疗口舌溃疡，一般用药 3 ~ 4 次即愈。

4. 胃肠炎 以吴茱萸配伍不同中药治疗肝胃郁热、浊气上逆的头痛，肝寒犯胃、胃气上冲之顽固性逆嗝、疝气等疗效满意，均体现了吴茱萸苦辛温通的良好作用特点；用单味吴茱萸治疗泻泄获得满意疗效。

5. 喉喘鸣 将吴茱萸粉末用开水调成稠糊状敷于涌泉穴，每次 1 ~ 2 g，每晚 1 次，次日清晨取下，6 次为 1 个疗程。结果：病人 69 例，1 个疗程痊愈 49 例，2 ~ 3 个疗程痊愈 20 例，总有效率为 100%。

用法用量

内服：煎汤，2 ~ 5 g。外用：适量。

使用注意

辛热燥烈之品，易损气动火，不宜多用久服，阴虚有热者忌用。吴茱萸、黄连、生姜均有止呕之功，然吴茱萸治肝火犯胃之呕酸；黄连治胃中实热之呕苦；生姜治胃寒上逆之呕水，三者各有不同。

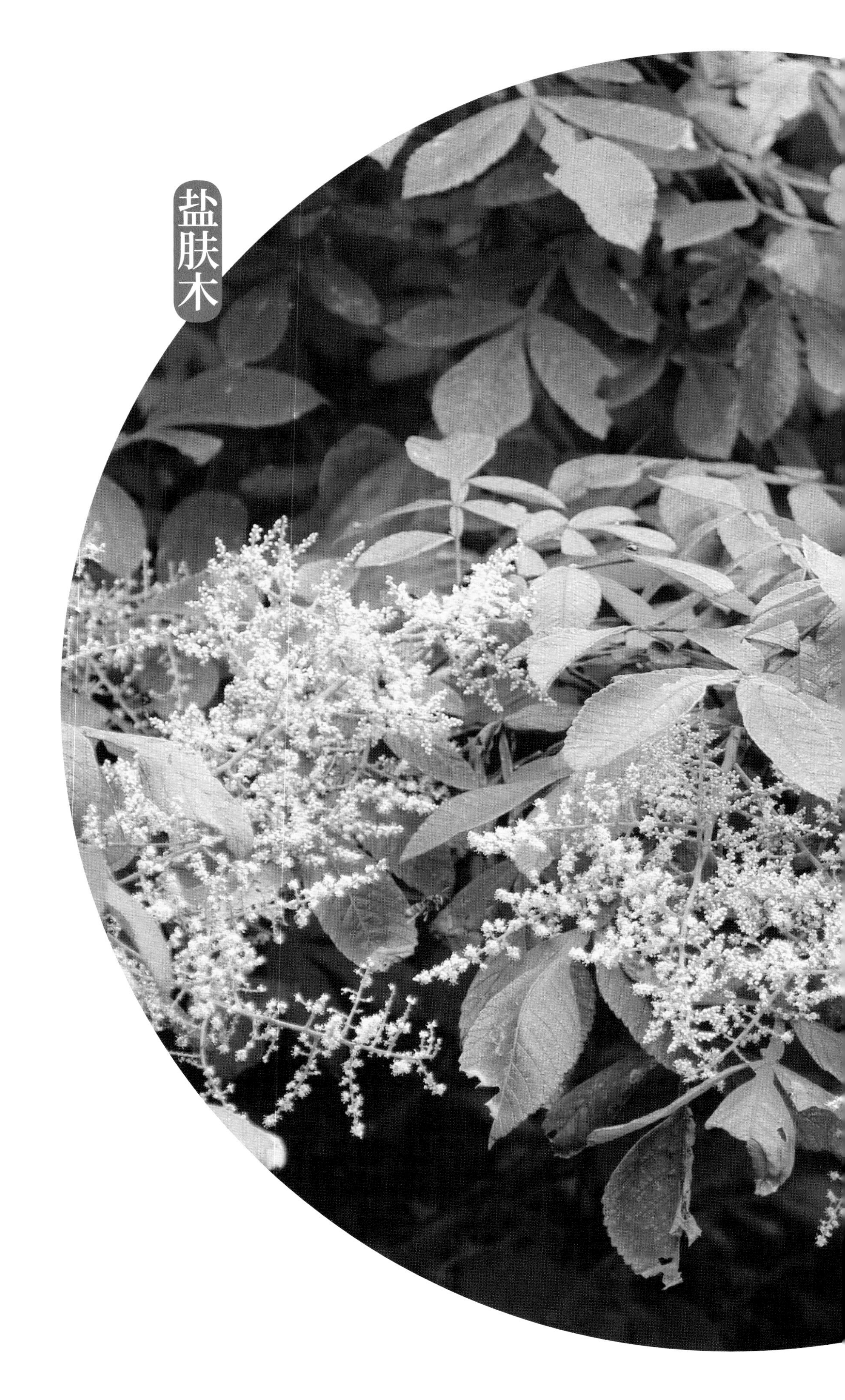

盐肤木

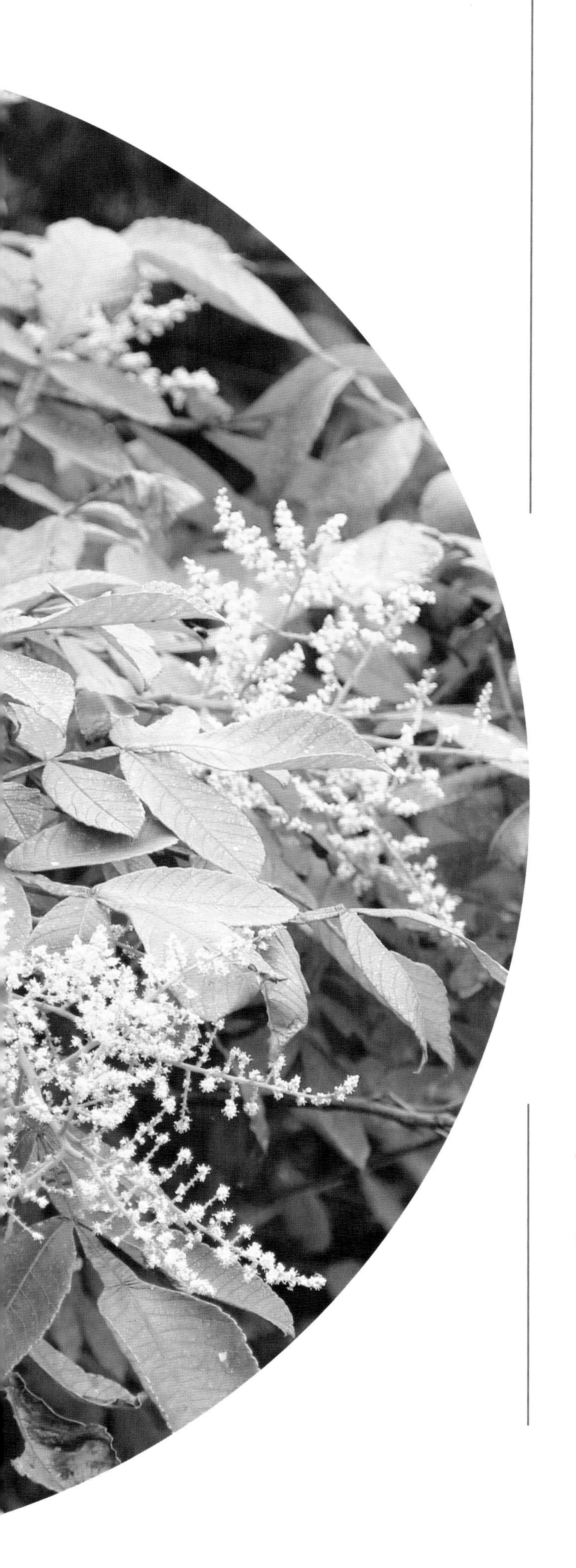

五倍子

WUBEIZI

基　原

本品为漆树科植物盐肤木 *Rhus chinensis* Mill.、青麸杨 *Rhus potaninii* Maxim. 或红麸杨 *Rhus punjabensis* Stew. var. *sinica* (Diels) Rehd. et Wils. 叶上寄生的虫瘿。主要由五倍蚜寄生而成。

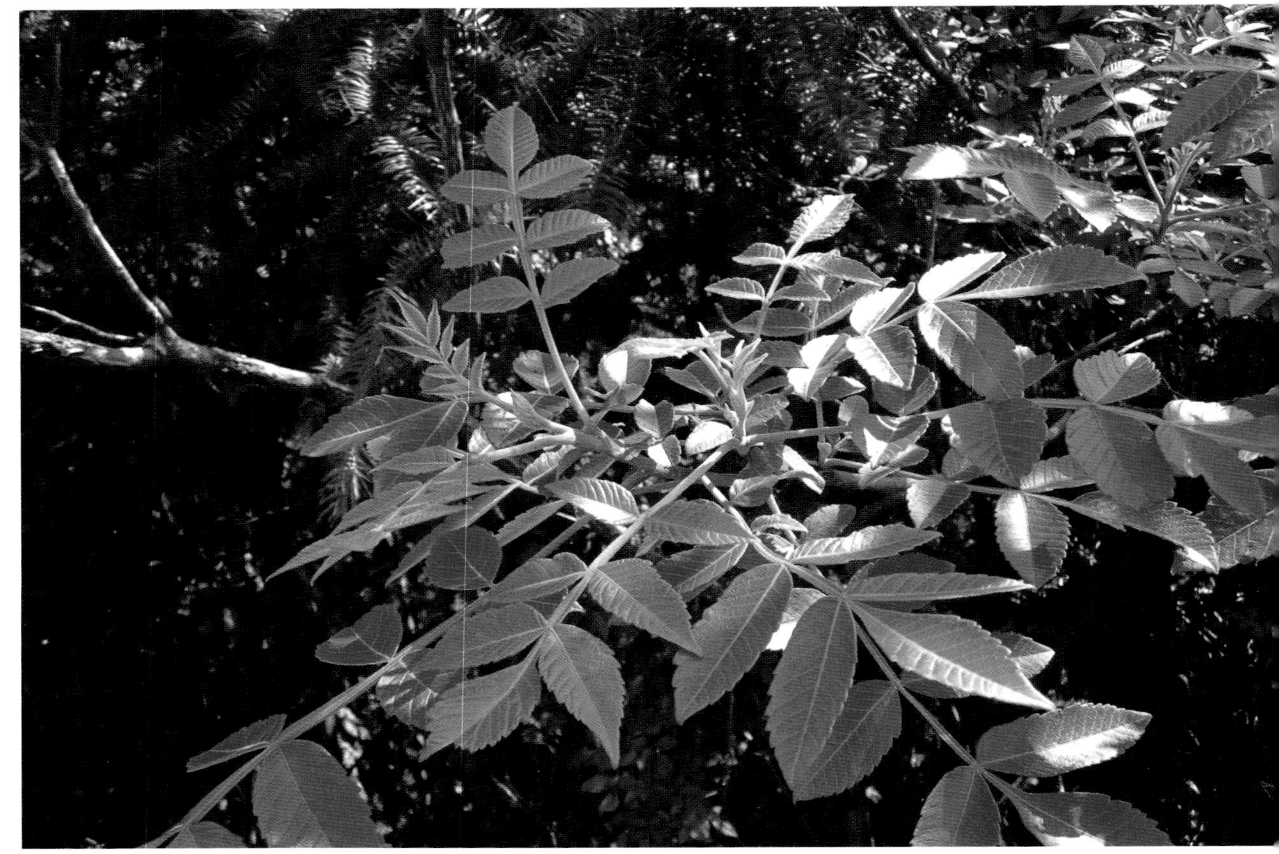

盐肤木

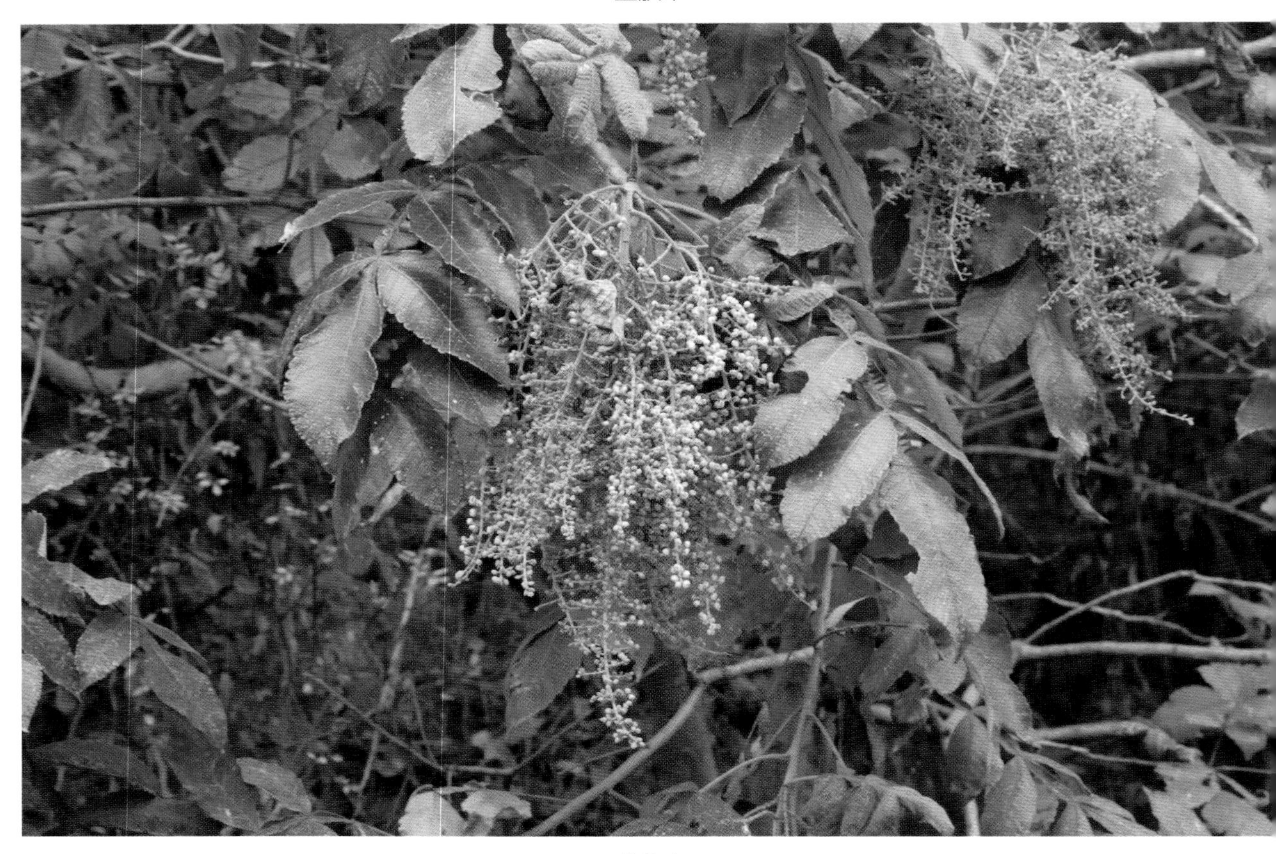

盐肤木

形态特征

盐肤木： 落叶小乔木或灌木，高 2 ~ 10 m；小枝棕褐色，被锈色柔毛，具圆形小皮孔。奇数羽状复叶，有小叶 2 ~ 6 对，叶轴具宽的叶状翅，小叶自下而上逐渐增大，叶轴和叶柄密被锈色柔毛；小叶多形，卵形或椭圆状卵形或长圆形，长 6 ~ 12 cm，宽 3 ~ 7 cm，先端急尖，基部圆形。圆锥花序宽大，多分枝，密被锈色柔毛；苞片披针形，被微柔毛，小苞片极小，花白色，花梗长约 1 mm，被微柔毛；雄花花萼外面被微柔毛，裂片长卵形；花瓣倒卵状长圆形，开花时外卷；雄蕊伸出，花丝线形，无毛，花药卵形，子房不育；雌花花萼裂片较短，外面被微柔毛，边缘具细睫毛；花瓣椭圆状卵形，里面下部被柔毛；雄蕊极短，花盘无毛，子房卵形，密被白色微柔毛，花柱 3，柱头头状。核果球形，略压扁，被具节柔毛和腺毛，成熟时红色。花期 8 ~ 9 月，果期 10 月。

青麸杨： 落叶乔木，高 5 ~ 8 m。树皮灰褐色，小枝无毛。奇数羽状复叶互生，叶轴圆筒形，有时在上部的小叶间有狭翅；小叶 7 ~ 11，具短柄；小叶卵状长圆形或长圆状披针形，长 5 ~ 10 cm，宽 2 ~ 4 cm，先端渐尖，基部多少偏斜，近圆形，全缘，两面沿中脉被微柔毛或近无毛。圆锥花序顶生，长 10 ~ 20 cm，被微柔毛；苞片钻形，长约 1 mm，被微柔毛；花白色，径 2.5 ~ 3 mm；花梗长约 1 mm，被微柔毛；花萼外面被微柔毛，裂片卵形，长约 1 mm，两面被微柔毛，边缘具细睫毛，开花时先端外卷；花丝线形，长约 2 mm，在雌花中较短，花药卵形；花盘厚，无毛；子房球形，径约 0.7 mm，密被白色柔毛。果序下垂；核果近球形，直径 3 ~ 4 mm，密被具节柔毛和腺毛，成熟时红色；内含种子 1 颗。

红麸杨： 落叶乔木或小乔木，高 4 ~ 15 m。树皮灰褐色，小枝被微柔毛。奇数羽状复叶互生，叶轴上部有狭翅；具小叶 7 ~ 13，无柄或近无柄，卵状长圆形或长圆形，长 5 ~ 12 cm，宽 2 ~ 4.5 cm，先端渐尖或长渐尖，基部圆形或近心形，全缘，下面沿脉有细毛。圆锥花序顶生，长 15 ~ 20 cm，密被微茸毛；花小，杂性，白色；花瓣长圆形，开花时先端外卷；花丝线形，花药卵形，花盘厚，紫红色，无毛；子房球形，径约 1 mm，1 室，花往 3。果序下垂，核果近球形，略压扁，径约 4 mm，成熟时暗紫红色，被具节柔毛和腺毛。种子小。花期 5 月，果期 9 ~ 10 月。

生境分布

生长于向阳的山坡。除东北、西北外，我国大部分地区均有，主要分布于四川。

采收加工

秋季采摘，置沸水中略煮或蒸至表面呈灰色，杀死蚜虫，取出，干燥。按外形不同，分为“肚倍”和“角倍”。

药材性状

角倍： 又称菱倍、花倍。呈不规则的囊状或菱角状，有若干瘤状突起或角状分枝，表面黄棕色至灰棕色，有灰白色软滑的茸毛，质坚脆，中空，破碎后可见黑褐色倍蚜的尸体及白色外皮和粉状排泄物。壁厚 1 ~ 2 mm，内壁浅棕色，平滑。破折面角质样。气微而特异，味涩而有收敛性。

肚倍： 又称独角倍。呈纺锤形囊状或长圆形，无突起或分枝，外表毛绒较少，壁厚 2 ~ 3 mm，折断面角质样，较角倍光滑。

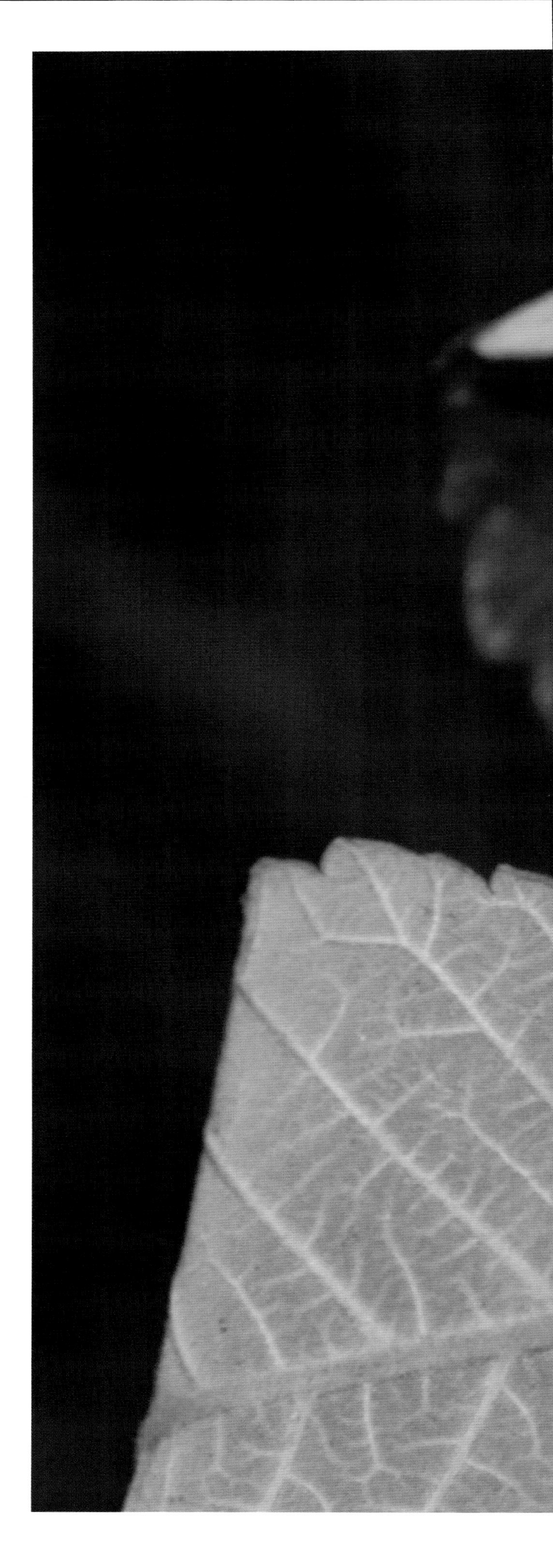

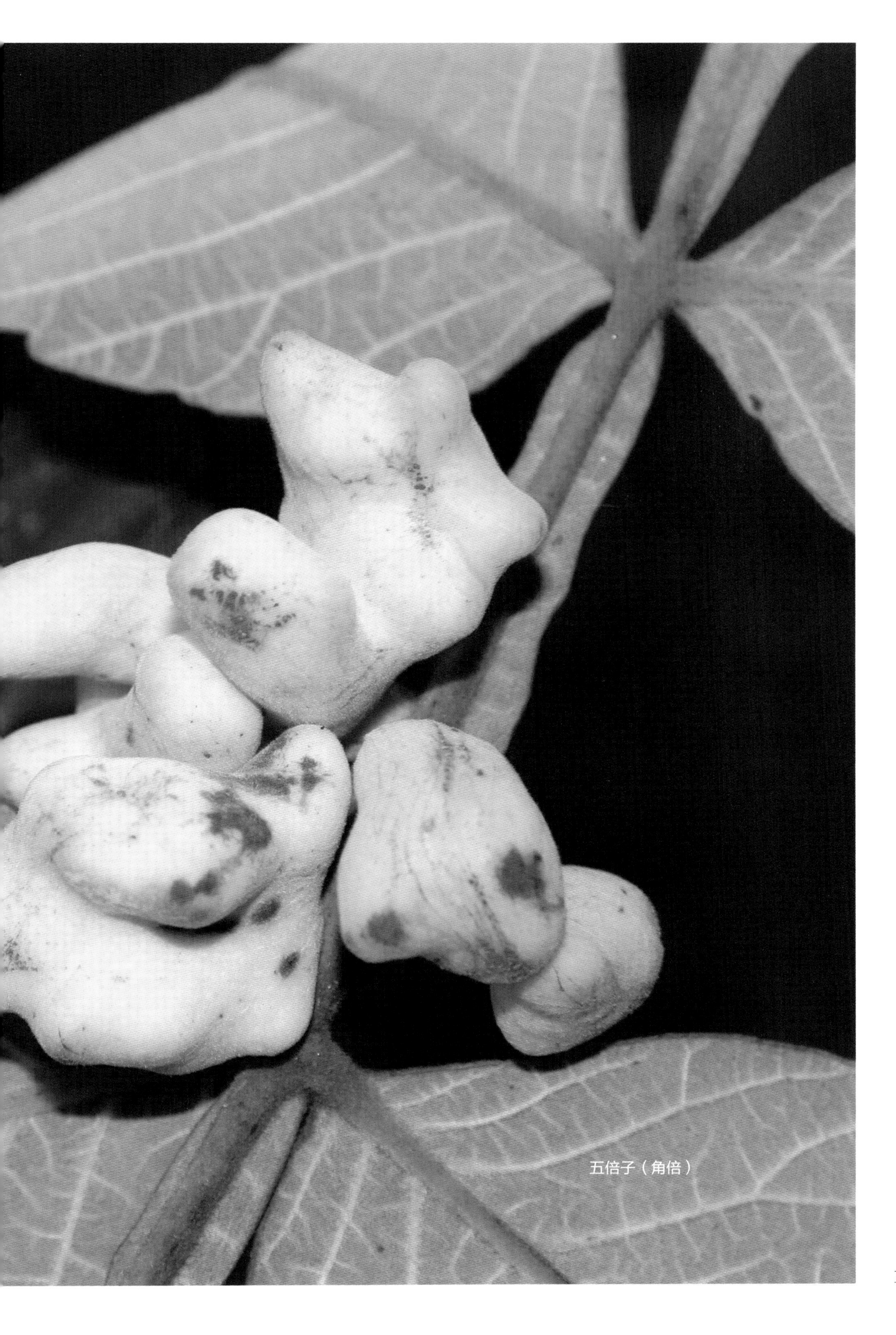

五倍子（角倍）

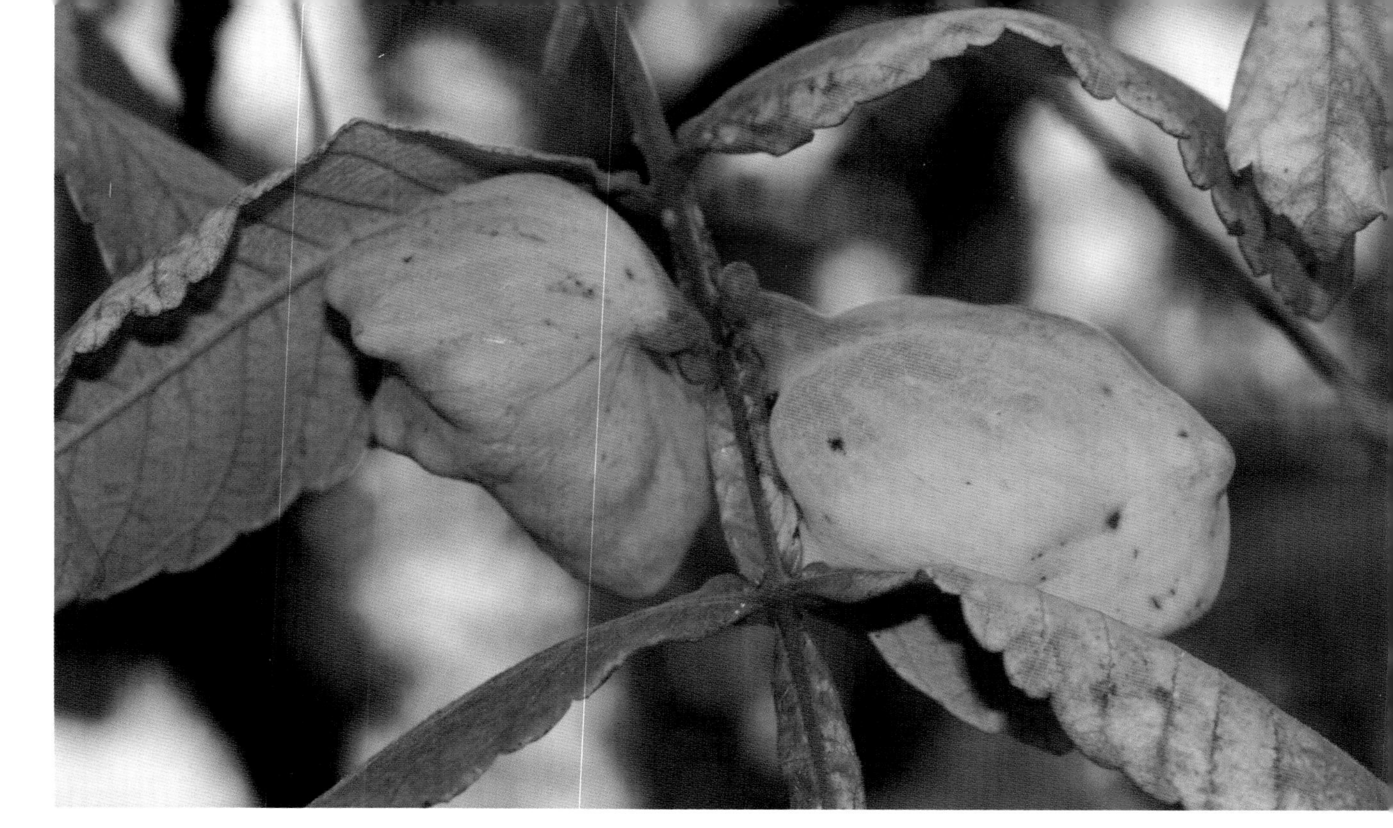

五倍子（角倍）

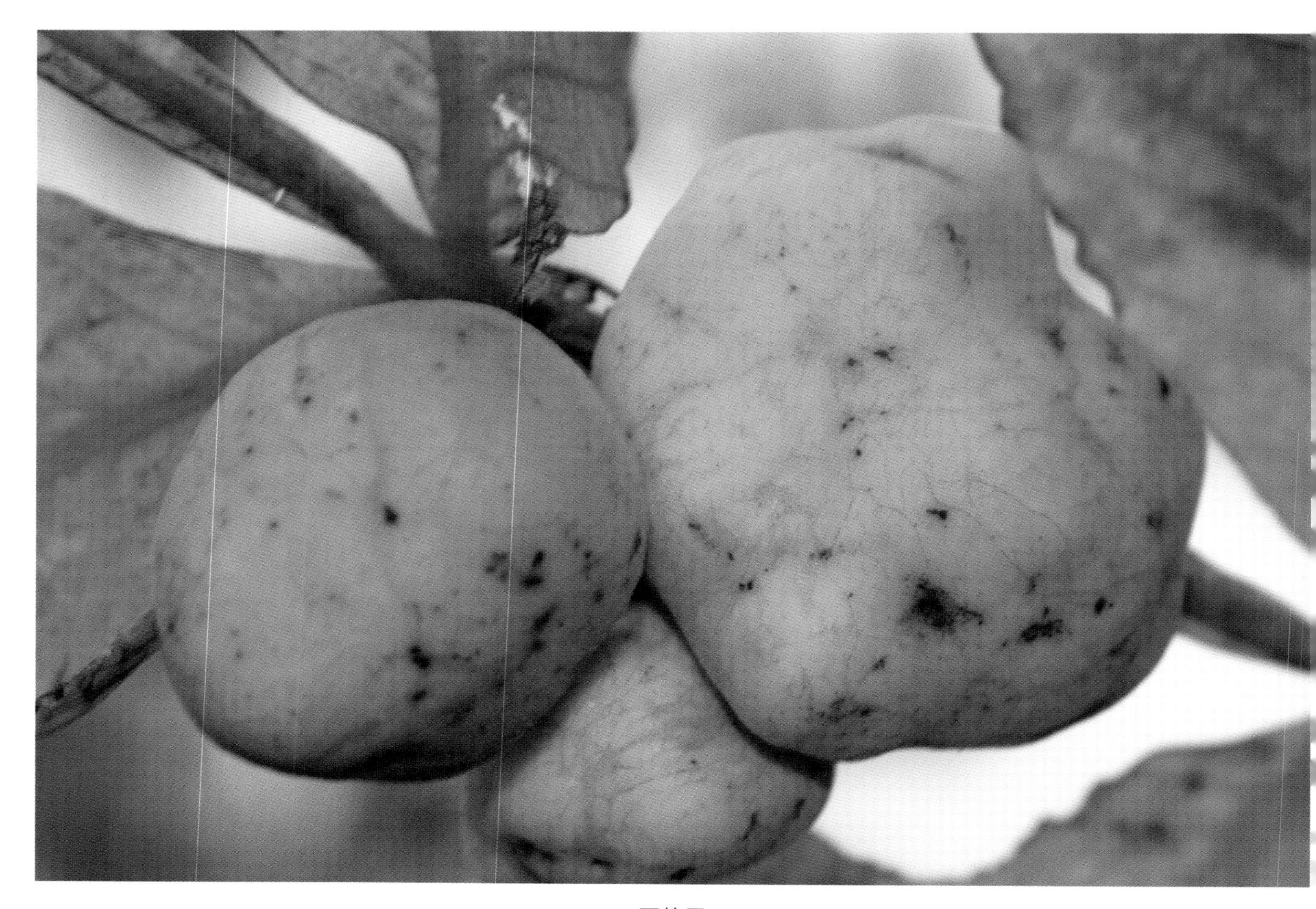

五倍子

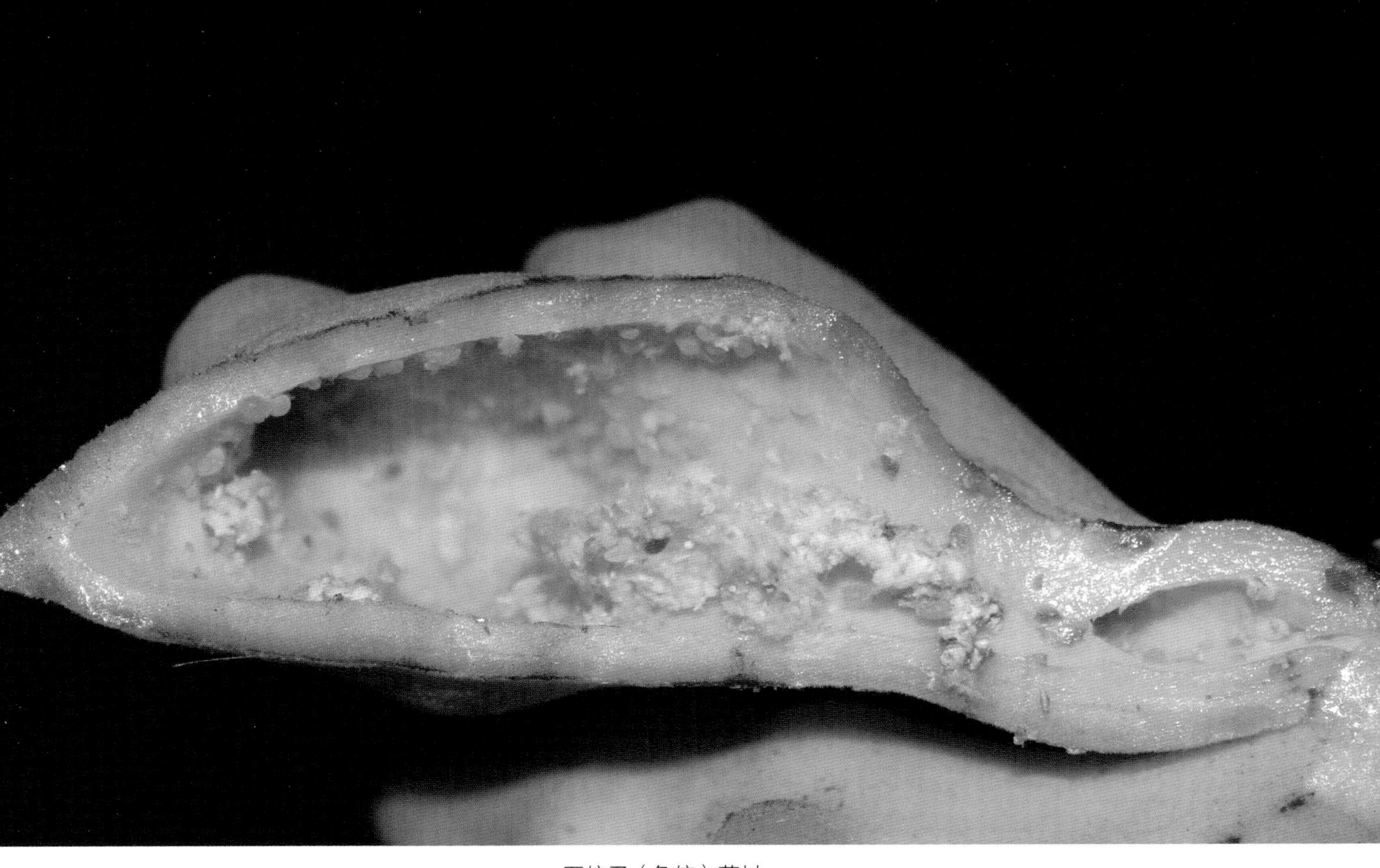

五倍子（角倍）药材

化学成分

五倍子中含五倍子鞣质，含量60%～80%。五倍子鞣质主要由6～8个分子的没食子酸和1分子葡萄糖缩合而成。另含2%～6%的没食子酸、脂肪、树脂、蜡质等。还含有缩合没食子鞣质。

药理作用

1. 收敛作用 五倍子鞣质对蛋白具有沉淀作用，皮肤溃疡面、黏膜与鞣酸接触后，组织蛋白即被凝固引起分泌抑制，使黏膜干燥，形成保护膜而起收敛作用。

2. 抗感染作用 体外试验对金黄色葡萄球菌、链球菌属、肺炎链球菌以及伤寒沙门菌、副伤寒沙门菌、铜绿假单胞菌等均有明显的抑制或杀灭作用。

3. 其他作用 鞣质能使许多金属离子、生物碱及苷类形成不溶性复合物，故可作为化学解毒剂，没食子酸及其脂类能抑制缓激肽（bradykinin）对豚鼠回肠的收缩作用。

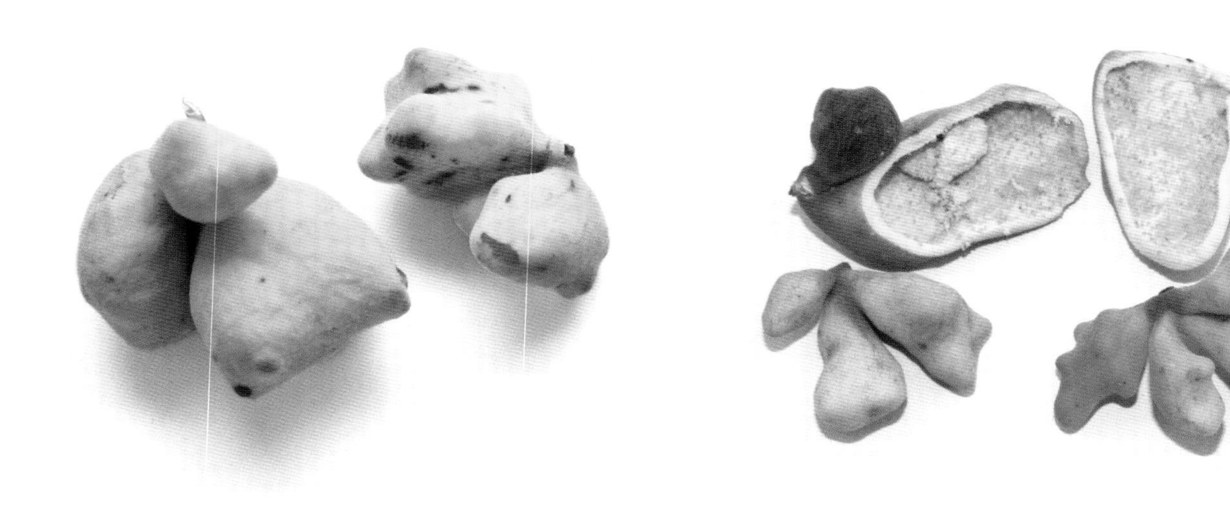

五倍子（角倍）药材

五倍子药材

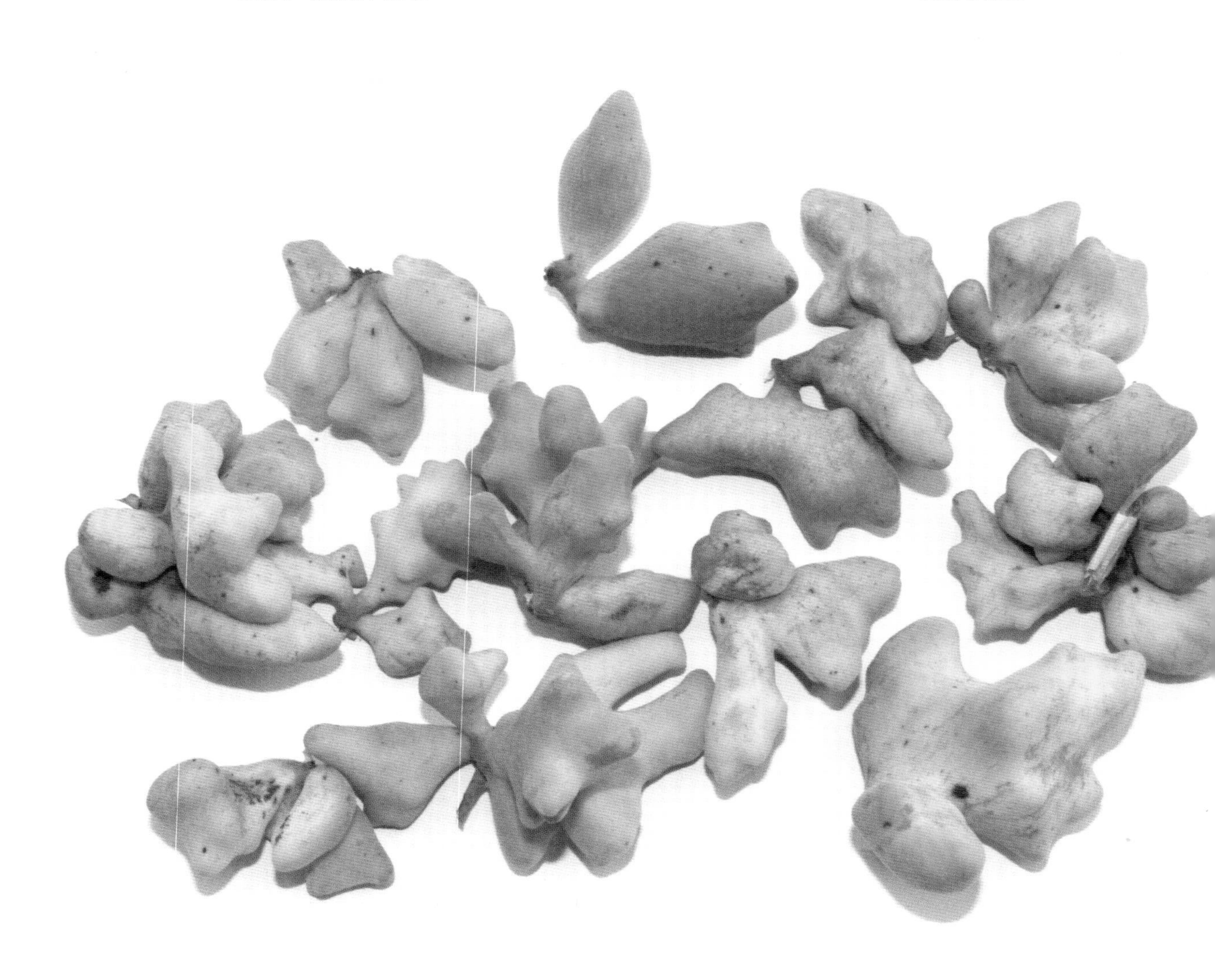

五倍子药材

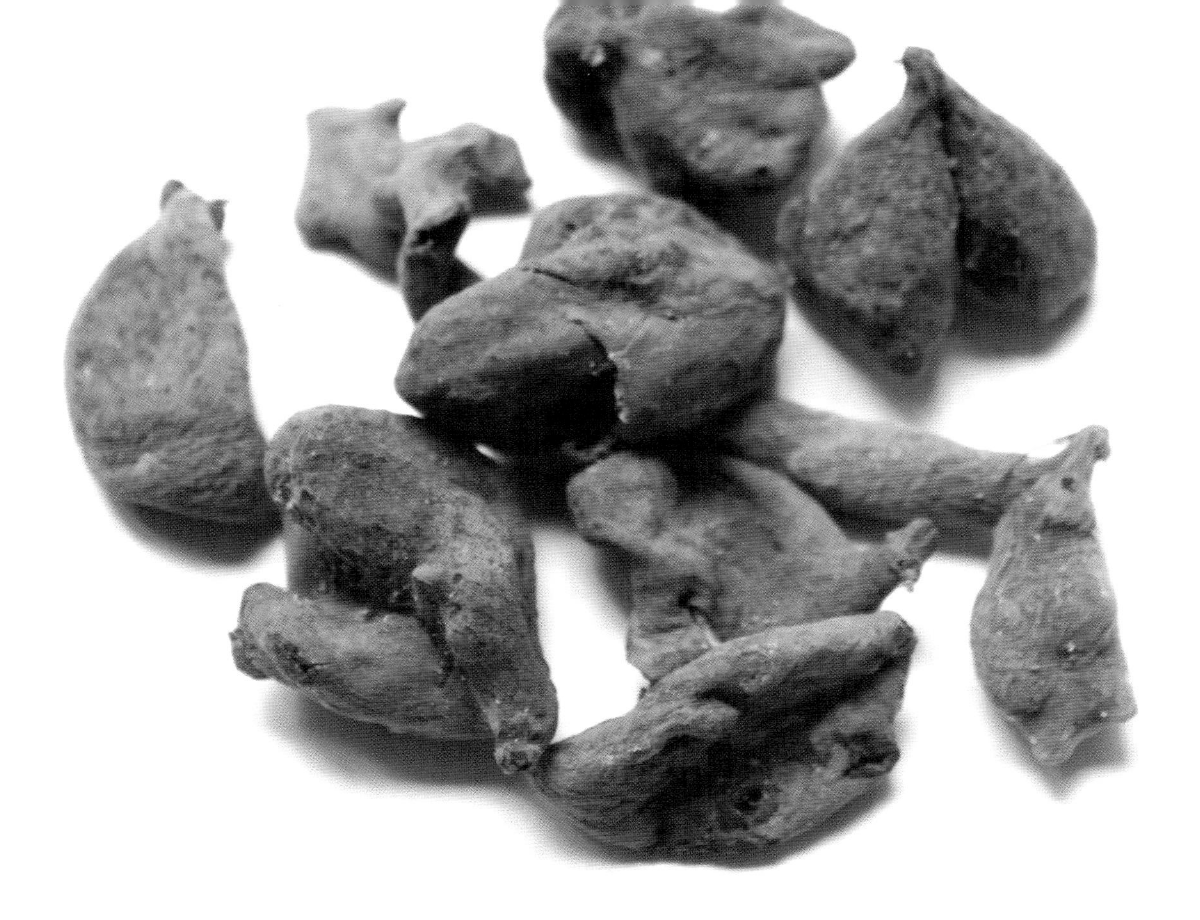

五倍子饮片

性味归经

酸、涩，寒。归肺、大肠、肾经。

功效主治

敛肺降火，涩肠止泻，敛汗，止血，收湿敛疮。用于肺虚久咳，肺热痰嗽，久泻久痢，自汗盗汗，消渴，便血痔血，脱肛，遗精，白浊，外伤出血，痈肿疮毒，皮肤湿烂。

临床应用

1. 上消化道大出血 用复方五倍子液（五倍子 15 g，加水 150 mL，煎煮至 80 mL，加明矾加热溶解后过滤，贮存备用，每次 30 mL，加甘油、糖浆各 10 mL 即成）口服治疗急性大出血，约半数出血量在 1000 mL 以上，1/10 病例有休克。共治疗

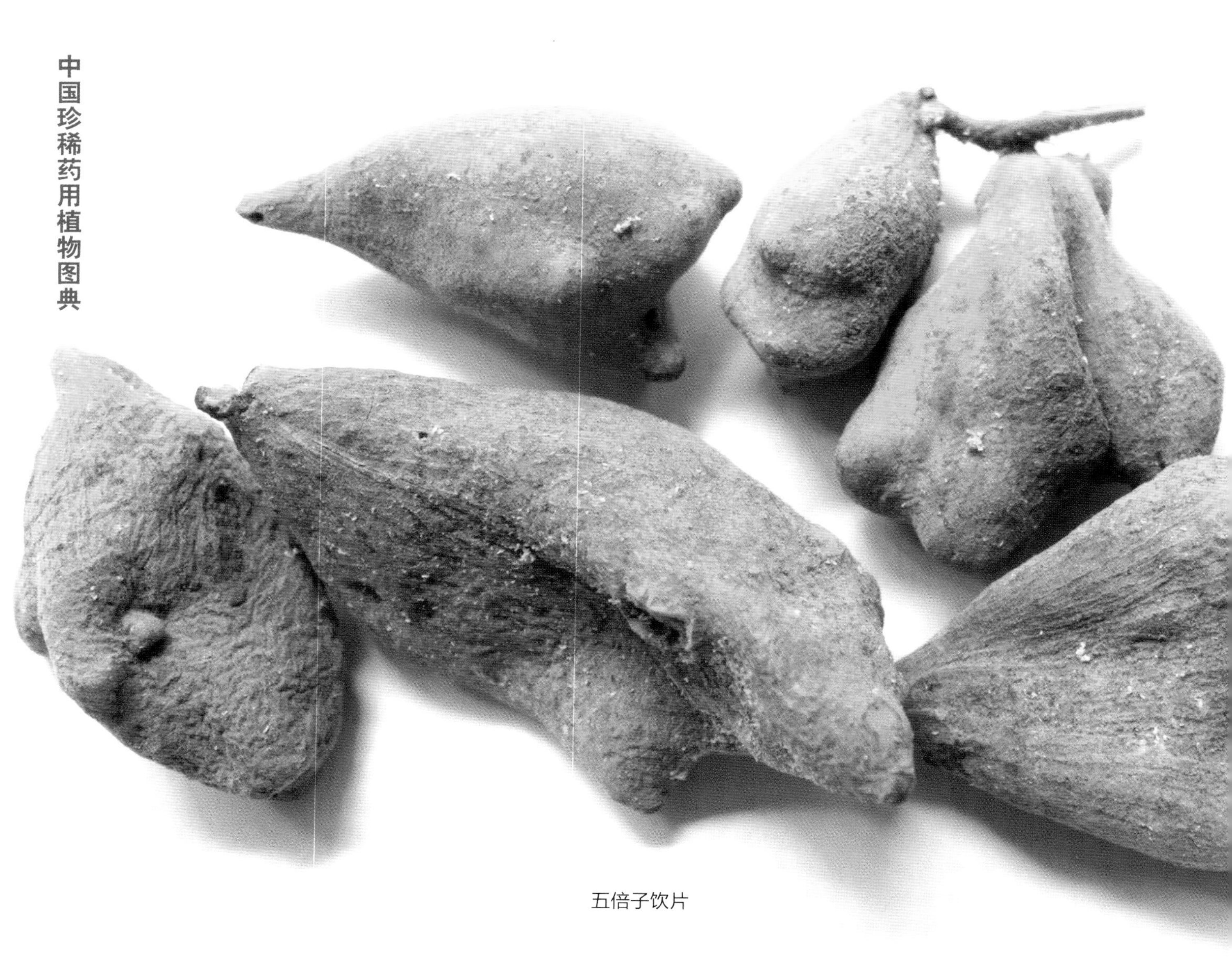

五倍子饮片

124 例，服药后立即止血者 122 例，早期止血有效率为 98.4%，如用大量可引起恶心、呕吐。以复方五倍子液（五倍子 15 g，诃子 5 g，加适量蒸馏水至 300 mL，再加明矾 5 g 煮沸过滤，留取上清液加甘油 3 mL，放入冰箱备用）通过内镜用于上消化道出血的局部治疗结果：急性呕血、便血者 70 例，局部注药 5 ~ 10 mL 后立即止血者 69 例（占 98.6%）；因胃病症状作内镜检查发现出血病灶注入本品止血的 70 例，胃镜下模糊活检出血量较多，用本品局部止血的 100 例，均 1 次用药止血，其止血有效率为 100%，用量平均为 4 mL。本品对消化性溃疡出血疗效最好，局部使用无副作用。

2. 胃下垂　五倍子 5 g，蓖麻仁 10 粒。共捣如泥，空腹敷贴百会穴，胶布固定，每日 3 次，每次 7 分钟，7 日为 1 个疗程。结果：胃下垂 13 例，1 个疗程治愈者 7 例，2 个疗程治愈者 5 例，无效 1 例，总有效率为 92.3%。

3. 溃疡性结肠炎　用清肠栓（含五倍子、马齿苋、三七等各适量）塞肛。每晚 1 ~ 2 支，1 个月为 1 个疗程，共治疗 40 例，对照组用柳氮磺胺吡啶，口服，每日 4 次，每次 1 g，病情稳定后改为每日 4 次，每次 0.5 g，3 个月为 1 个疗程，共观察 10 例。结果：本组和对照组分别显效 15 例和 0 例，好转 21 例和 6 例，无效各 4 例，总有效率为 90% 和 60%。

4. 放射性直肠炎 五倍子粉、云南白药各 1.5 g，地塞米松 5 mL，生理盐水 50 mL。诸药混匀，病人便后以输液管将药滴入直肠并保留，每日 1 次，10 日为 1 个疗程。用于因宫颈癌、前列腺癌病人，经放射治疗后引起者。结果：共观察 10 例，一般治疗 1 ~ 3 个疗程后自觉症状消失，直肠镜检查黏膜充血肿胀近消，溃疡愈合。

5. 水田皮炎 五倍子 500 g。研成细末，放入白醋 4000 mL 中溶解，在下水田前，涂抹四肢受水浸泡处，使呈一黑色保护层。

6. 盗汗 五倍子适量。研成细末，每晚睡前取 3 ~ 9 g 用冷开水调成糊状，敷于脐窝，纱布覆盖，胶布固定。重症可每晚敷 2 次。一般 1 ~ 3 次可生效。

7. 宫颈糜烂 五倍子、枯矾各等份。共研细末，加甘油调成糊剂，用带线的小纱布块搽药贴塞于子宫颈糜烂处，12 小时后取出。

8. 痔疮 五倍子汤（五倍子、朴硝、桑寄生、莲房、荆芥各 30 g）。炎性外痔者加蒲公英、紫花地丁各 30 g；血栓性外痔、静脉曲张性外痔、嵌顿痔者重用朴硝，并加红花、乳香、没药各 10 g；肛周瘙痒者加蛇床子、地肤子各 15 g；肛门湿疹者加黄柏、苦参各 15 g；肛门有下坠感者加升麻 10 g，枳壳、黄芪各 30 g。将上药加水 2000 mL，浸泡 20 分钟后，煮沸 20 分钟。将液体倒入盆中，去渣或带渣均可。趁热先熏洗，然后热敷 10 ~ 15 分钟，每日 1 剂，早、晚各 1 次，至症状消失。同时嘱病人保持大便通畅，忌辛辣刺激性食物，如大便干燥者可内服润便剂，如麻仁滋脾丸。结果：总有效率为 100%，治愈率为 81%。

用法用量

内服：煎汤，3 ~ 6 g。外用：适量。

使用注意

湿热泻痢者忌用。

五味子

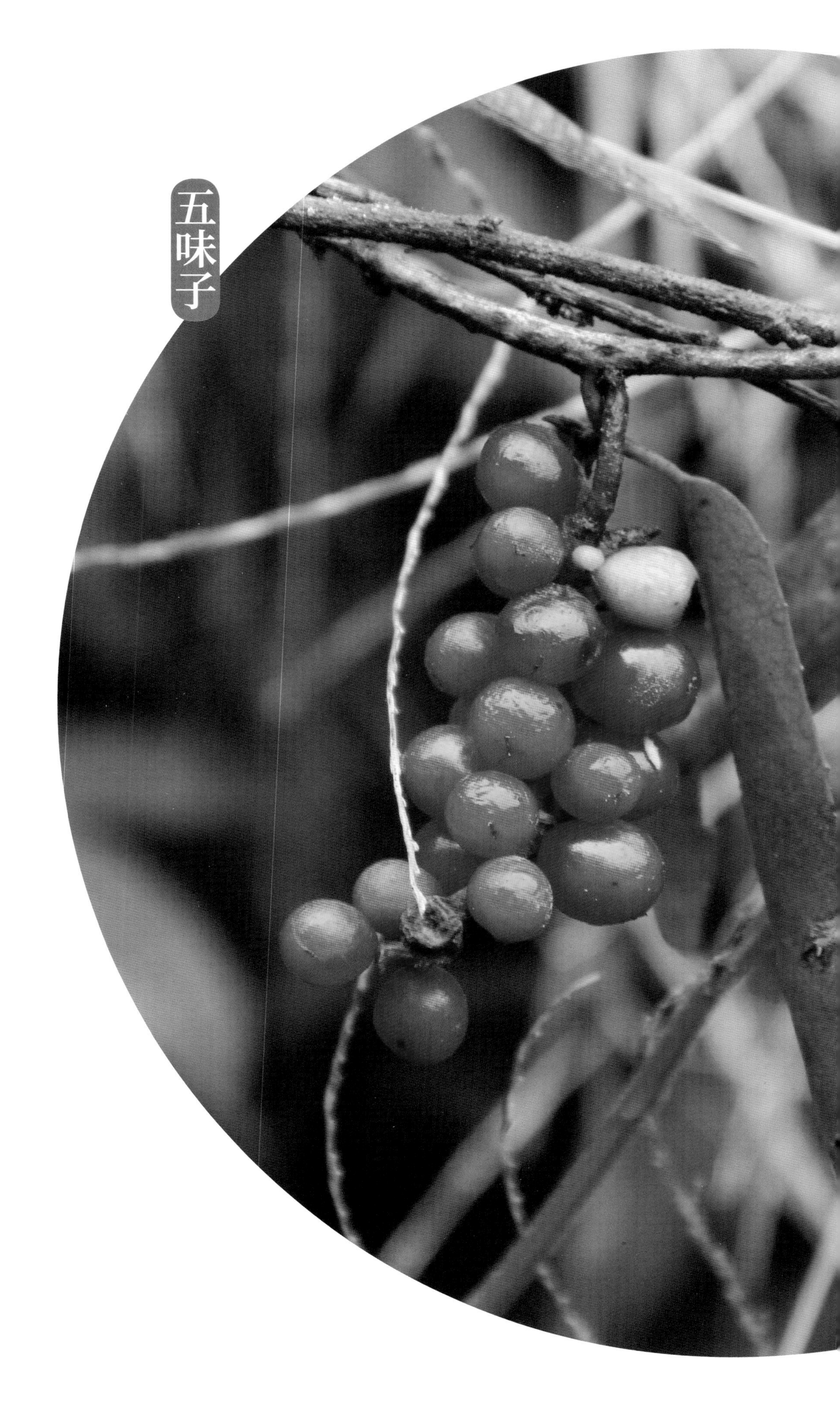

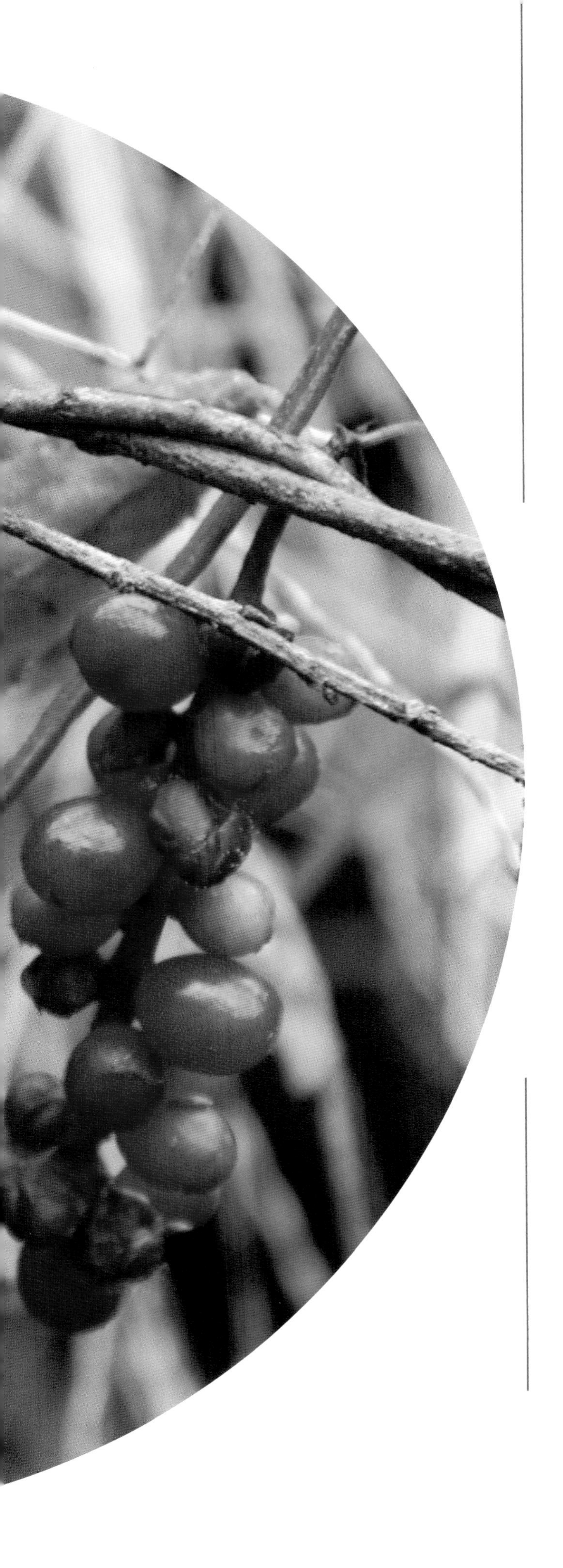

五味子

WUWEIZI

基　原

本品为木兰科植物五味子 *Schisandra chinensis* (Turcz.) Baill. 的干燥成熟果实。

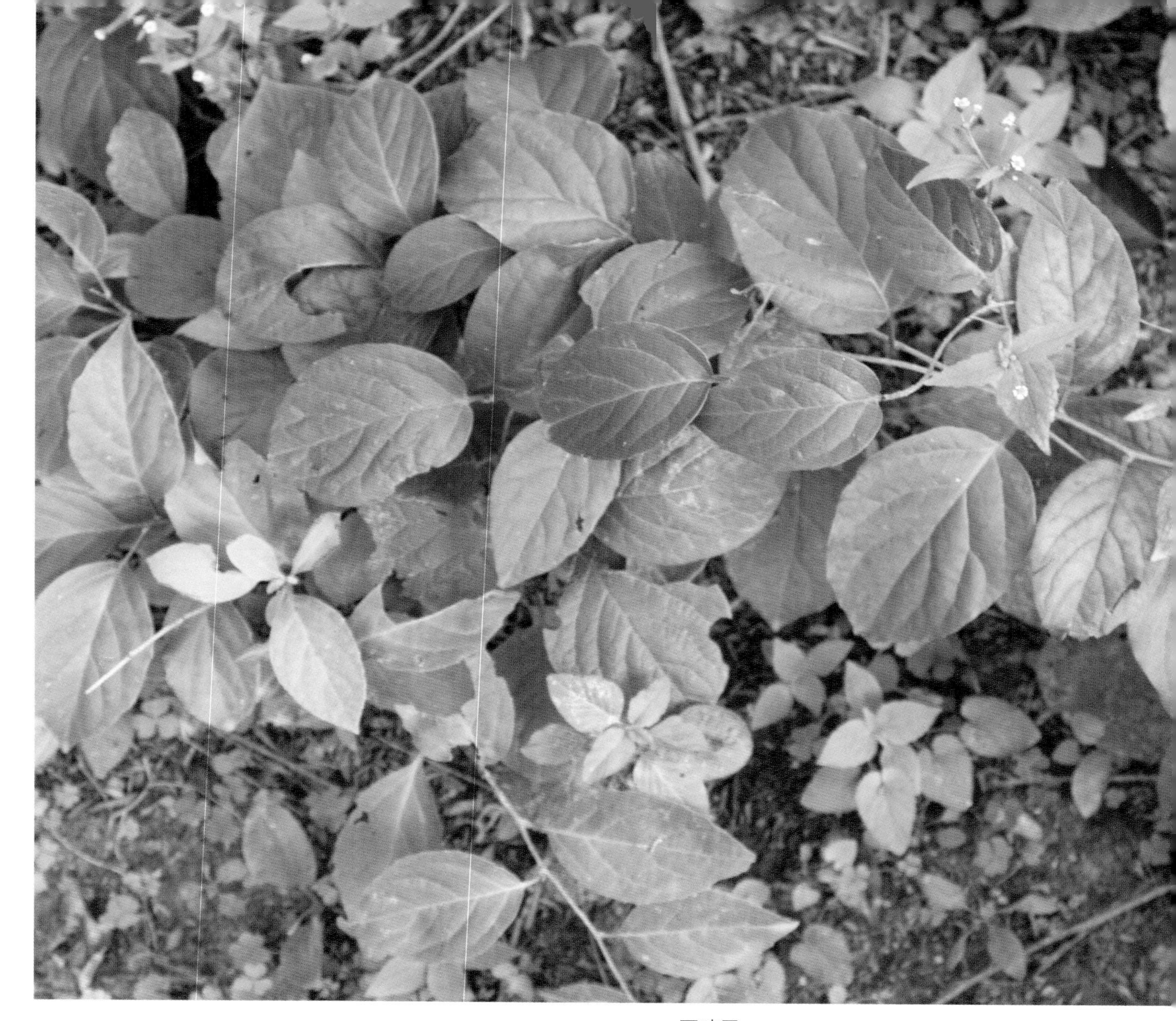

五味子

形态特征

落叶木质藤本，长达 8 m；茎皮灰褐色，皮孔明显，小枝褐色，稍具棱角。叶互生，柄细长；叶片薄而带膜质，卵形、阔倒卵形以至阔椭圆形，长 5 ~ 11 cm，宽 3 ~ 7 cm，先端尖，基部楔形、阔楔形至圆形，边缘有小齿牙，上面绿色，下面淡黄色，有芳香。花单性，雌雄异株；雄花具长梗，花被 6 ~ 9，椭圆形，雄蕊 5，基部合生；雌花花被 6 ~ 9，雌蕊多数，螺旋状排列在花托上，子房倒梨形，无花柱，受粉后花托逐渐延长呈穗状。浆果球形，直径 5 ~ 7 mm，成熟时呈深红色，内含种子 1 ~ 2 枚。花期 5 ~ 7 月，果期 8 ~ 9 月。

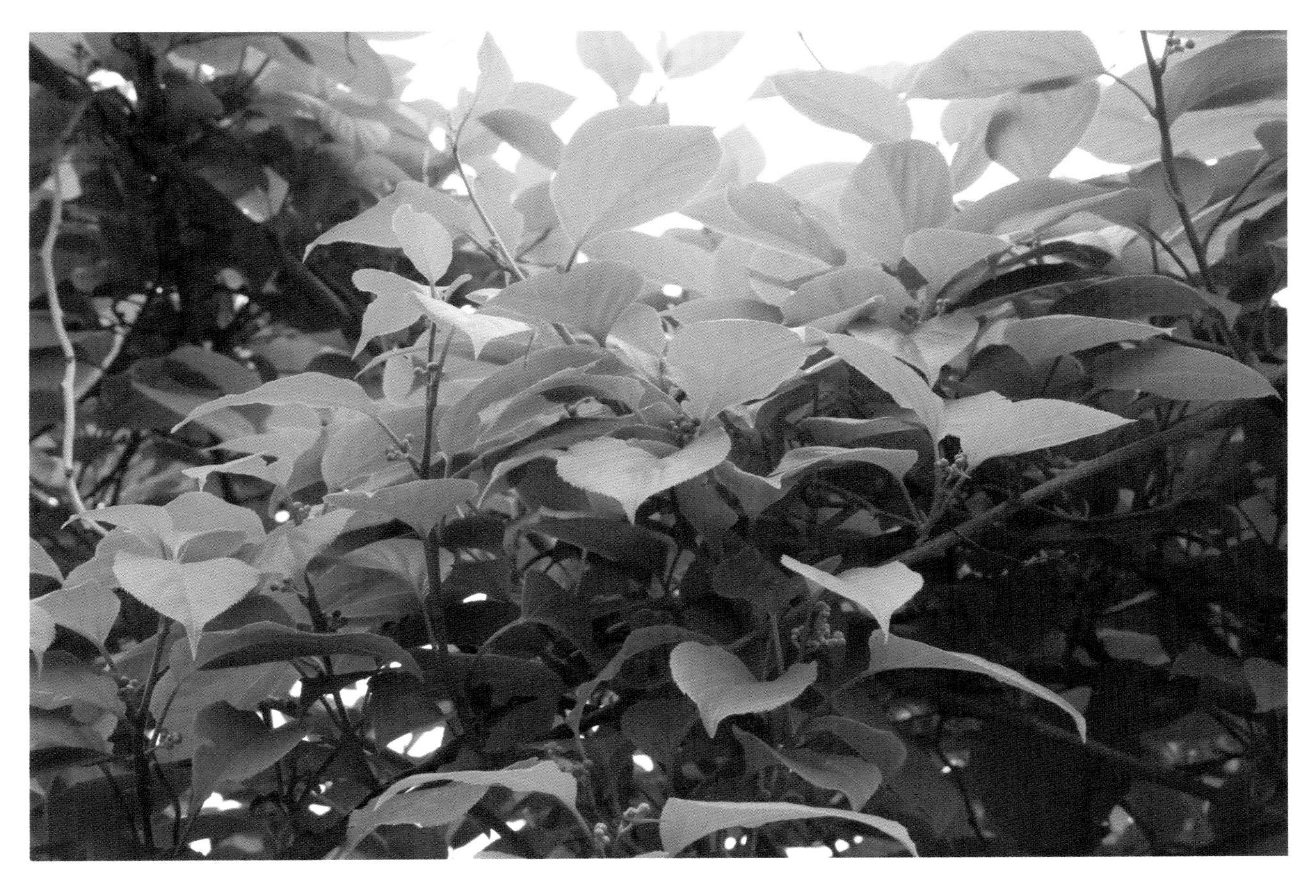

五味子

生境分布

生长于半阴湿的山沟、灌木丛中。北五味子为传统使用的正品。分布于东北、内蒙古、河北、山西等地。南五味子多分布于长江流域以南及西南地区。

采收加工

秋季果实成熟时采摘，晒干或蒸后晒干，除去果梗和杂质。

药材性状

本品干燥果实略呈球形或扁球形，直径 5 ~ 8 mm。外皮鲜红色、紫红色或暗红色，显油润，有不整齐的皱缩。果肉柔软，内含种子 1 ~ 2 枚，肾形，棕黄色，有光泽，坚硬，种仁白色。果肉气微弱而特殊，味酸。种子破碎后有香气，味辛而苦。以紫红色，粒大、肉厚、有油性及光泽者为佳。

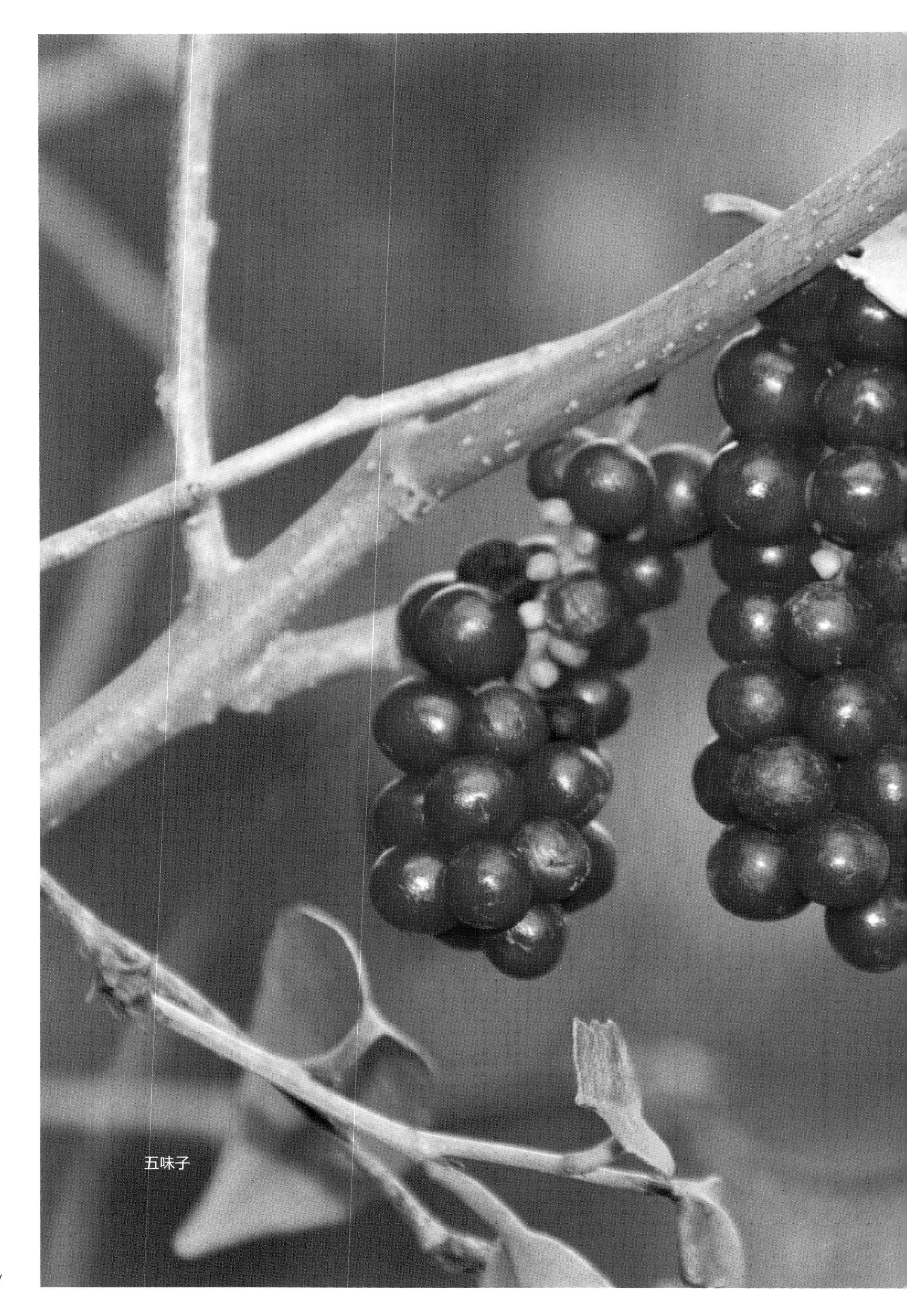
五味子

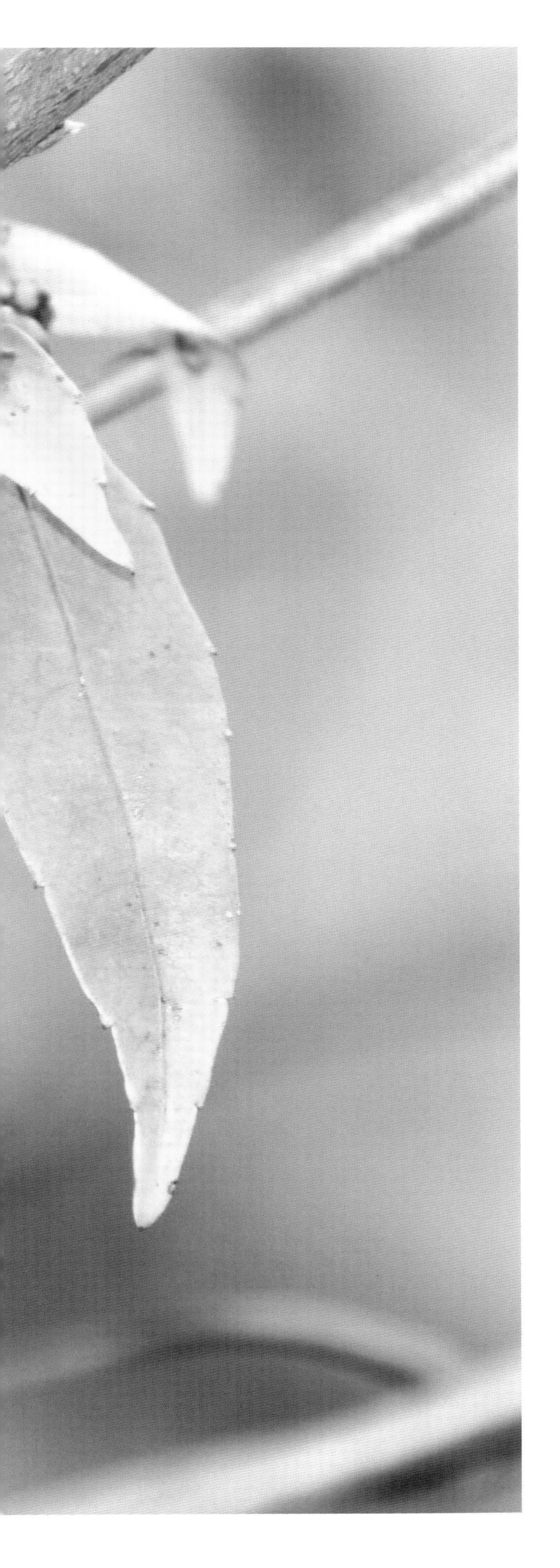

化学成分

五味子主要成分为挥发性成分和木脂素类。挥发性成分主要含 α－蒎烯（α-pinene）、莰烯（camphene）、β－蒎烯（β-pinene）、月桂烯（myrcene）、α－萜品烯（α-terpinene）、柠檬烯（limonene）、γ－萜品烯（γ-terpinene）、乙酸冰片酯（bemylacetate）、芳樟醇（linallool）、苯甲酸（benzoicacid）、2,2-二甲基-3-亚甲基－二环［2,2,1］庚烷、苯基丙三酮等多种烯醇酯类。木脂素类包括五味子素（wuweizisu），去氧五味子素（deoxyschisandrin），前五味子素（pregomisin），戈米辛（gomisin）A、B、C、F，前戈米辛（pregomisin），五味子酚（schisanhenol），环五味子烯醇等。五味子还含有有机酸等其他成分，如枸橼酸、苹果酸、酒石酸、琥珀酸、叶绿素、甾醇、柠檬醛、多糖、维生素 C、维生素 E、树脂及鞣质等。

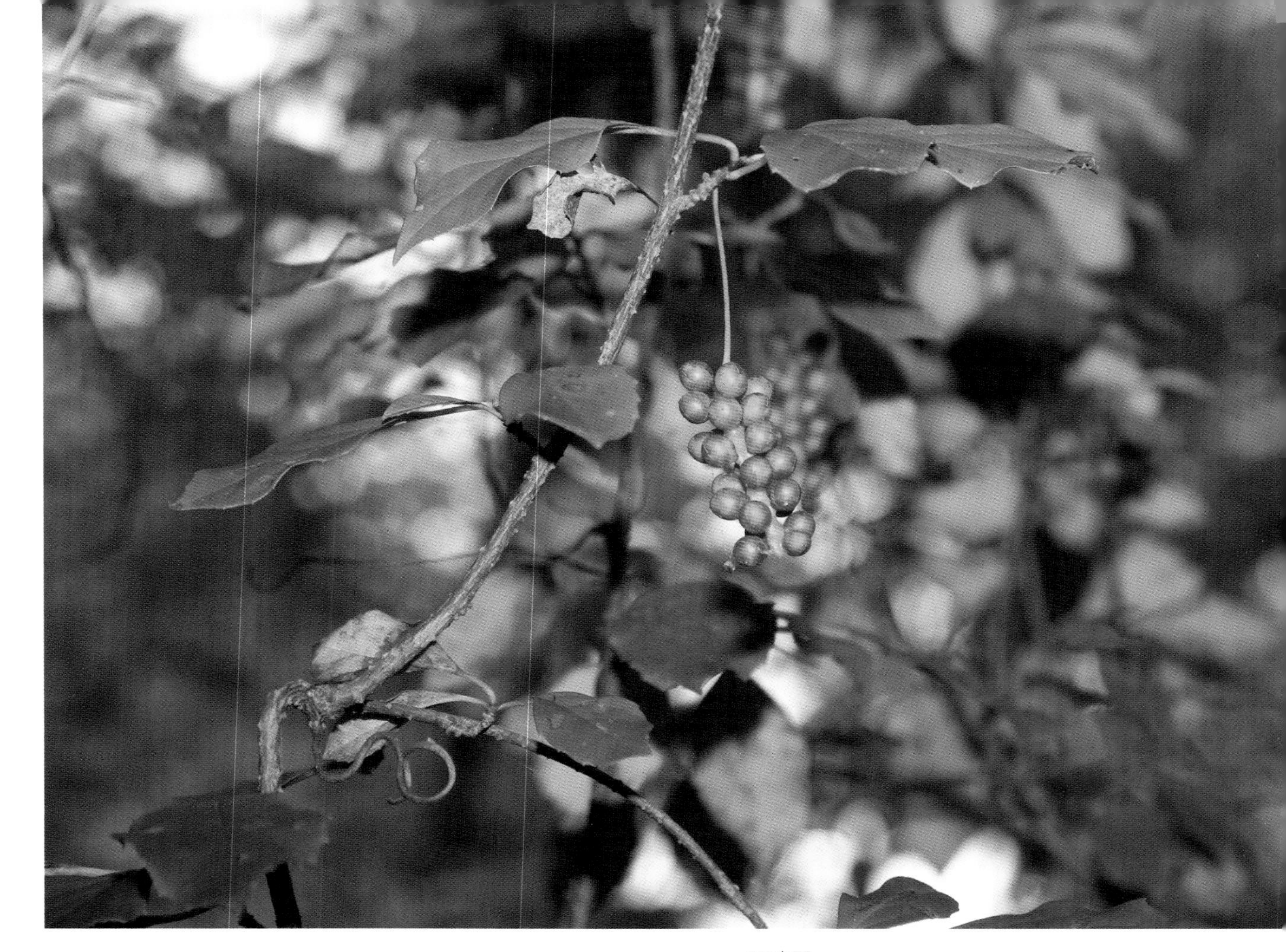

五味子

药理作用

1. 对心血管酶组织化学的影响 五味子有增高心肌细胞内核糖核酸(RNA)的作用，能提高心肌细胞、心脏小动脉和肾脏小动脉的ATP、5，N和碱性磷酸酶的活性，即提高心肌细胞内线粒体的琥珀酸脱氢酶、溶酶体标记酶ANAE，内质网的葡萄糖-6-磷酸酶等的活性。表示五味子有加强和调节心肌细胞和心脏、肾脏小动脉的能量代谢，改善心肌营养和功能等作用。

2. 对血管和血压的影响 动物试验表明，五味子有血管舒张作用。五味子素、五味子素丙和前戈米辛等木脂素成分对离体狗肠系膜动脉收缩具有缓解作用。水、烯醇和醇出液静滴，对狗、猫、兔等有降压作用。亦有报告五味子无降压作用，或仅有轻微降压作用。循环衰竭时，则有显著升压作用。由此可见五味子对血压有双向调节作用。戈米辛丁钠盐能增加豚鼠离体心脏的冠状动脉血流量，同时也能使麻醉狗的冠状动脉血流量增加。

3. 对中枢神经系统的作用 五味子对中枢神经系统的影响是多方面的。脊髓横断蛙试验表明，五味子使脊髓反射加强，反射潜伏期缩短。加大剂量，直接受脑部神经支配的躯体上部运动也加强，动物处于易醒和不眠状态。实验证明，五味子能直接作用于神经组织，而与皮肤感受器和肌肉的反射无关。五味子能延缓小鼠条件反射的形成，浸膏或酊剂能提高大脑皮质的工作能力及感受器的感受性能。能改善人的智力活动。

4. 保肝作用 五味子味酸甘，药性理论认为酸能补肝、缓肝。研究表明，五味子及其五仁醇、五味子乙素等对四氯化碳、硫代乙酰胺、D-半乳糖胺、对乙酰氨基酚等化学毒物所致动物急慢性肝损伤有保护作用，能减轻肝细胞坏死，防止脂肪性变，抗纤维化，并使血清 ALT 活性显著降低。合成五味子丙素的中间产物联苯双酯已被临床用于治疗肝炎，具明显的降酶和改善肝功能作用。

5. 抗溃疡作用 五味子素、五味子甲素有抗应激性溃疡作用，可抑制胃液分泌，降低幽门结扎型大鼠溃疡指数和发生率。脱水五味子素对水浸法应激性胃溃疡有对抗作用。

6. 对呼吸系统的影响 五味子“收敛肺气”“治嗽以之为君”。研究表明，五味子水煎液 0.5 g/kg 静滴对呼吸中枢有兴奋作用，能明显缓解戊巴比妥钠致家兔呼吸抑制，使呼吸波振幅增大，节律整齐，频率略增，还能对抗吗啡所致的呼吸抑制。氨水引咳法及酚红排泌法实验证实，五味子乙醇提取物有镇咳、祛痰作用。“酸”能收敛耗散之肺气，调痰引嗽，五味子所含多种有机酸是上述作用产生的物质基础。

7. 抗氧化、延缓衰老的作用 五味子酚、五味子乙素具明显的抗氧化作用，对氧自由基引起的脂质过氧化有明显的对抗作用，五味子酚还有直接清除活性氧自由基的能力。对铁－半胱氨酸所致的脑突触体和线粒体及心脏、肝脏的微粒体和线粒体脂质过氧化有抑制作用。对阿霉素引起的心肌线粒体毒性，五味子酚也有抑制作用，使 MDA 生成减少。从电镜下观察到，对阿霉素所致的线粒体肿胀和膜流动性降低均有明显保护作用。五味子提取液对兔脑缺氧－复氧性损伤造成的脂质过氧化有保护作用，可使血液及大脑皮质的 SOD 活性显著升高。五味子 12 g/kg 给老化大鼠连续 2 个月给药，可见五味子组动物红细胞中 SOD、全血 GSH-Px 活性明显升高，血浆和红细胞膜 LPO 水平降低。五味子水提液 4 g/kg、2 g/kg 连续灌胃 10 日可使老化小鼠血清总胆固醇含量明显降低，4 g/kg 水提液还可增加老化小鼠脑及肝组织蛋白质的含量，还能促进老化兔生殖细胞的增生和增强排卵功能，说明五味子确有一定的延缓衰老作用。

性味归经

酸、甘，温。归肺、心、肾经。

功效主治

收敛固涩，益气生津，补肾宁心。用于久嗽虚喘，久泻不止，梦遗滑精，遗尿尿频，自汗盗汗，津伤口渴，内热消渴，胸中烦热，心悸失眠。

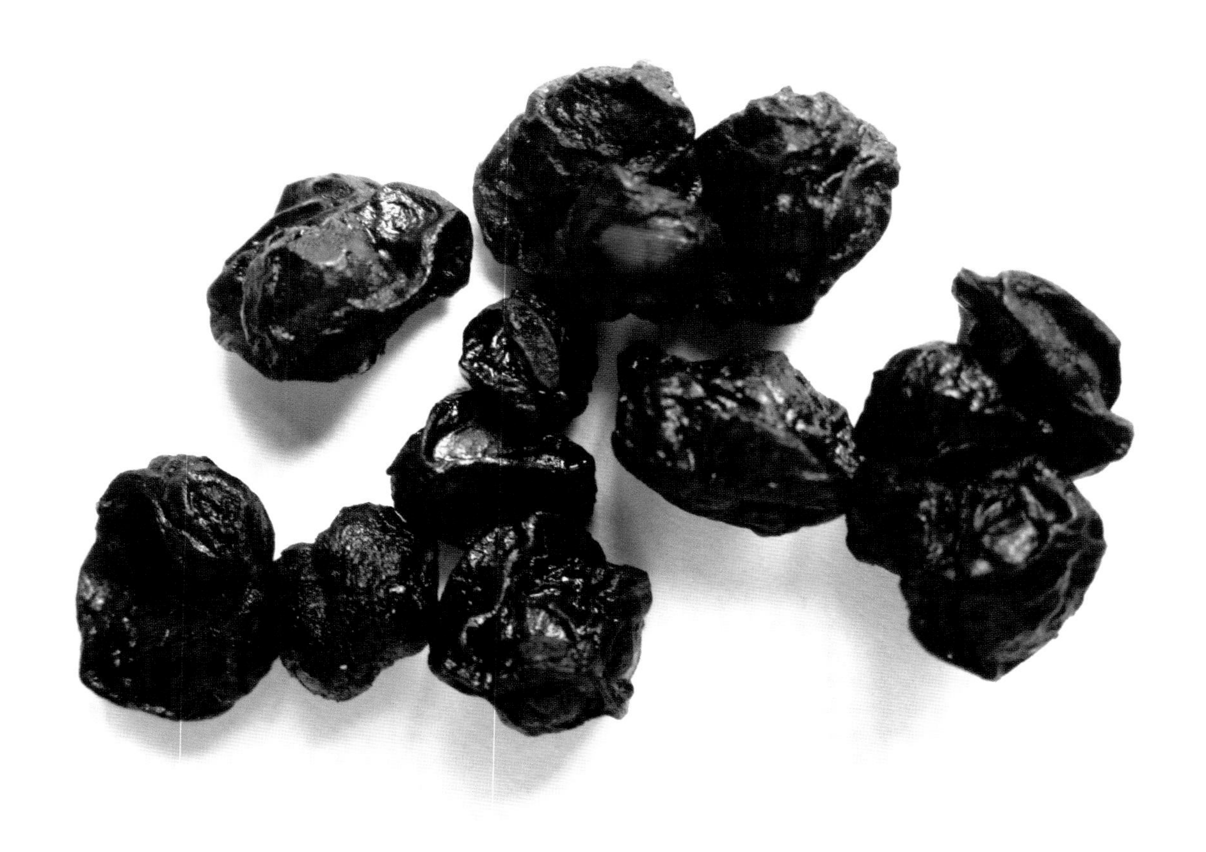

五味子饮片（醋润蒸制）

临床应用

1. 神经症(失眠、健忘、心悸) 可单作五味子制成糖浆、酊剂等;或与丹参、鸡血藤等各适量配伍,又常与生地黄、酸枣仁、柏子仁、人参、丹参、玄参、天冬、麦冬、当归、茯苓、远志、桔梗各适量配伍,以调节中枢神经,如天王补心丹,对某些心脏病、甲状腺功能亢进症等疾病所见的心悸、失眠、健忘等神经衰弱症候群也可用之。

2. 精神病 用五味子制剂对幻觉类偏狂型和紧张型精神病有良好疗效。同时,五味子与抗精神病西药同用,能防治抗精神病西药引起的 ALT 升高。

3. 梅尼埃综合征 五味子、酸枣仁、当归、龙眼肉各适量。水煎服,每日 1 剂,连服 4 ~ 5 剂。

4. 急性脑血管疾病硬瘫、小脑共济失调、帕金森病 五味子、太子参、酸枣仁等各适量。水煎服,每日 1 剂。

5. 慢性阻塞性肺疾病(慢性气管炎、慢性支气管炎、老年性肺气肿有咳喘、浮肿等症者) 五味子、干姜、细辛、半夏、麻黄、桂枝、白芍、甘草各适量。如小青龙汤。或五味子、茯苓、甘草、干姜、细辛各适量。如苓甘五味姜辛汤。对慢性气管炎属肾阳虚而气喘伴有面赤呃逆者,可与六味地黄丸配伍,如都气丸。均有祛痰、止咳、平喘之效。对肺源性心脏病证属肺虚咳喘者,五味子、人参、黄芪、熟地黄、紫菀、桑白皮各适量。以强心抗感染,如补肺汤。

6. 潜在型克山病 服用 40% 五味子酊剂,每次 30 滴,10 日为 1 个疗程,连用 2 ~ 3 个疗程。可改善症状、心律和心电图。

7. 脱水(气津两伤、体倦、心悸、气短、口干者) 五味子、人参、麦冬各适量。以补气生津。如生脉散。

8. 滞产 服用 70% 五味子酊剂。每次 20 ~ 25 滴,每小时 1 次,连服 3 次,催产效果良好。

9. 肠道感染(如急性细菌性痢疾和其他急性肠道感染) 服用五味子 2 g,或 90% 酊剂或浸膏 0.5 g。每日 3 次,有良好疗效。对于慢性肠炎、细菌性痢疾、消化不良、久泻不止者,可与补骨脂、吴茱萸、肉豆蔻等各适量配伍,以提高抵抗力,抗感染,助消化,止泄泻。

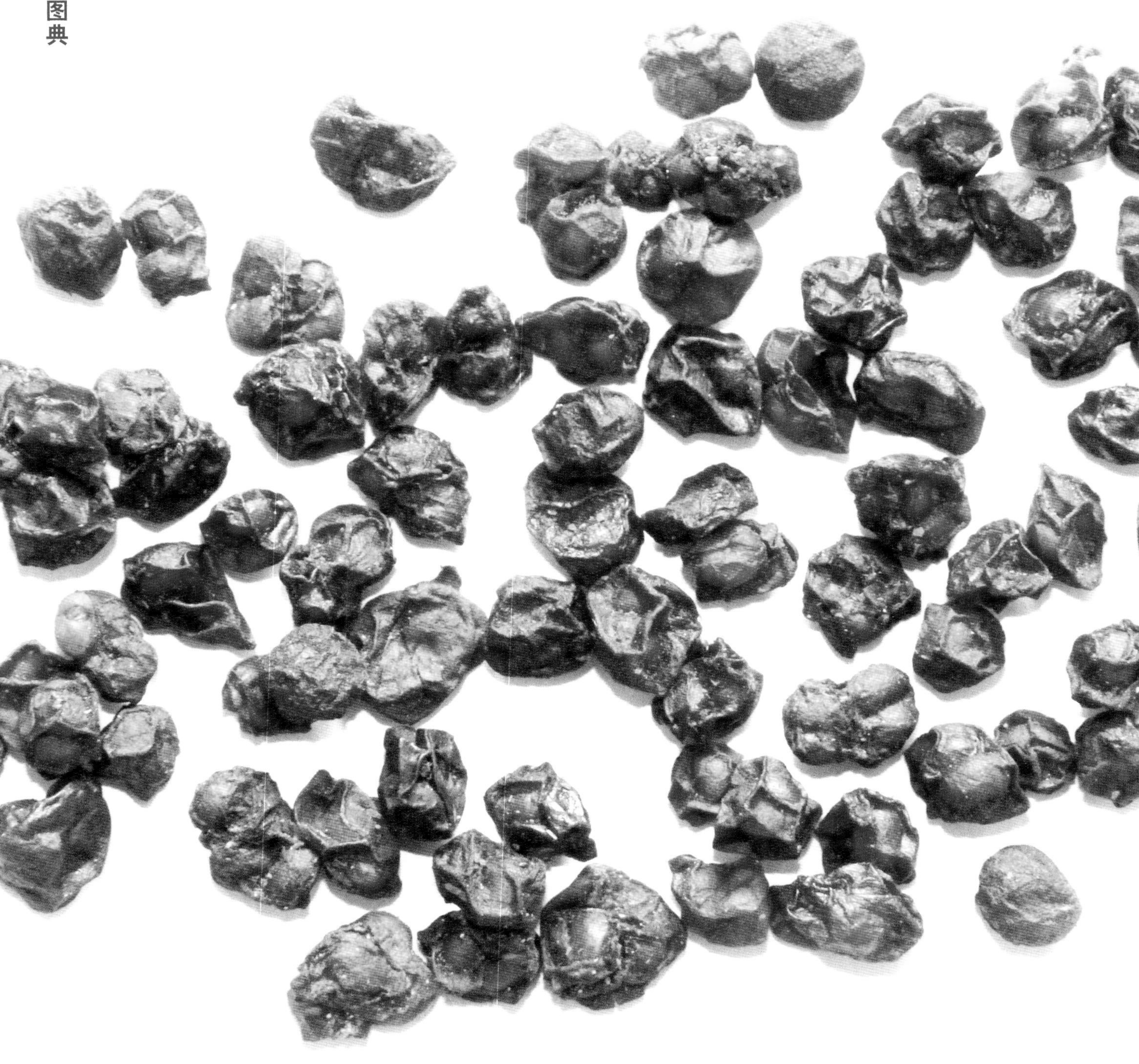

五味子饮片

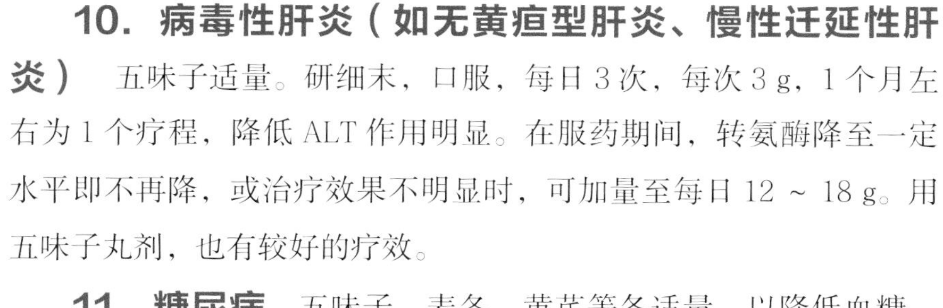

10. 病毒性肝炎（如无黄疸型肝炎、慢性迁延性肝炎） 五味子适量。研细末，口服，每日3次，每次3 g，1个月左右为1个疗程，降低ALT作用明显。在服药期间，转氨酶降至一定水平即不再降，或治疗效果不明显时，可加量至每日12 ~ 18 g。用五味子丸剂，也有较好的疗效。

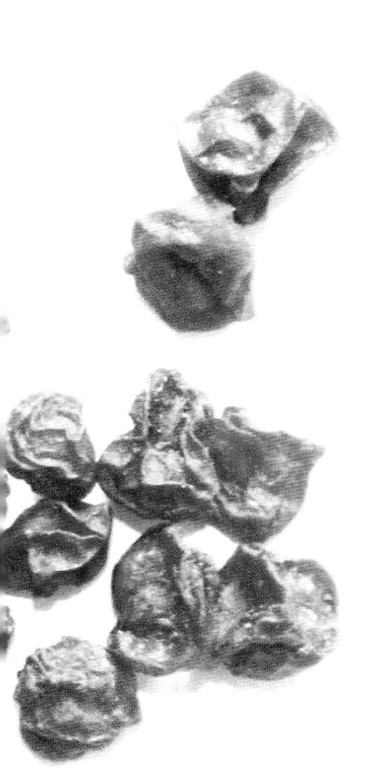

11. 糖尿病 五味子、麦冬、黄芪等各适量。以降低血糖，改善症状。

12. 儿童遗尿症 五味子、乌药各等份。共研细末，每次5 g，用乙醇调糊敷脐部。治疗儿童遗尿症38例。结果：总有效率为92.1%。

13. 盗汗 以双五子糊剂（五味子、五倍子各等份，共研，乙醇调糊）贴脐部。治疗盗汗、自汗患者50例。结果：总有效率为91%，尤宜小儿使用。

14. 腹泻 以山药五味子粉（山药、五味子按4∶1磨粉）冲服。治疗婴幼儿腹泻26例，每日3 ~ 4次，新生儿每次5 g，1岁以下每次10 g，1 ~ 2岁每次15 g，疗效显著。

15. 哮喘 五味子、地龙、鱼腥草各适量。水煎服，治疗重度哮喘50例，有较好的疗效。

16. 泌尿系疾病（湿热下注者） 五味子30 g合八正散。慢性肾小球肾炎和肾衰竭肾阴亏损者，重用五味子30 g合六味地黄汤。

用法用量

内服：煎汤，2 ~ 6 g；或入丸、散；熬膏。外用：研末掺；或煎水洗。

使用注意

本品酸涩收敛，凡新病、实邪者不宜用。

西洋参

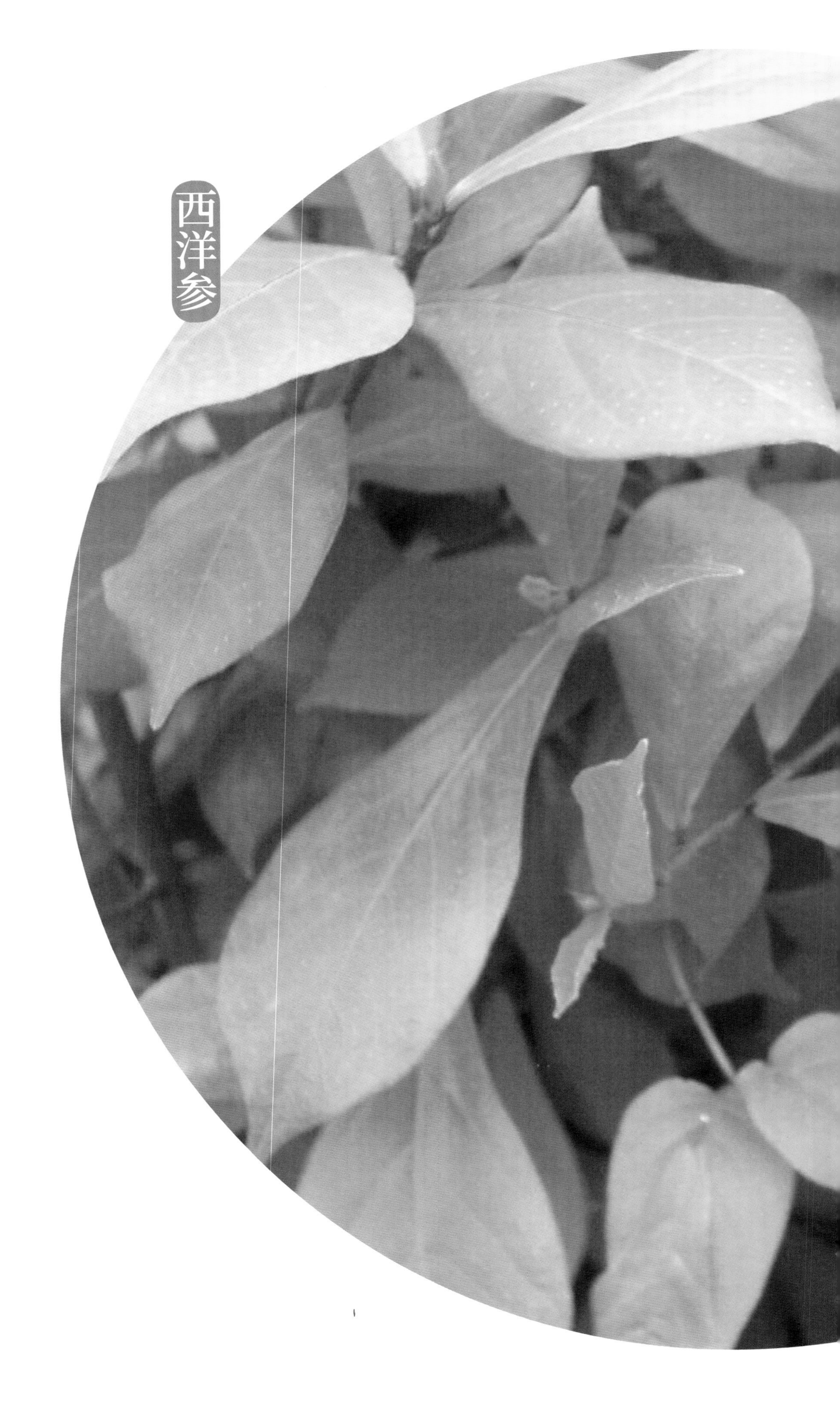

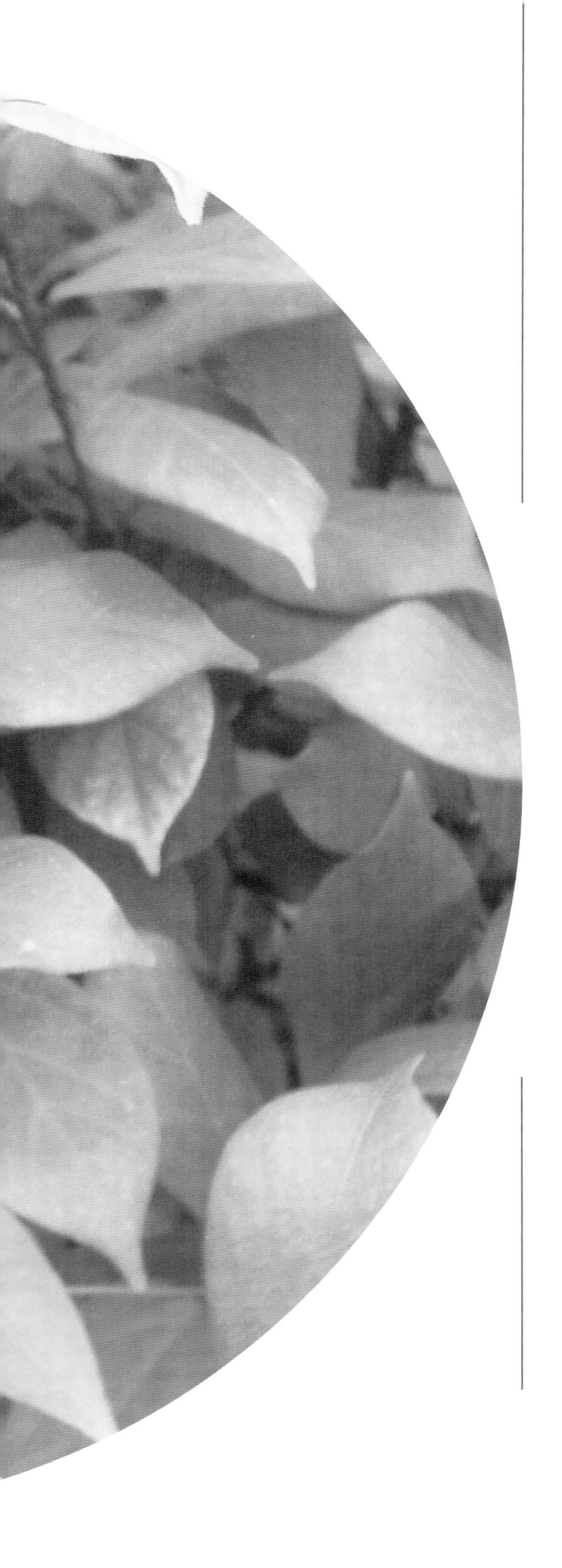

西洋参

XIYANGSHEN

基 原

本品为五加科植物西洋参 *Panax quinquefolium* L. 的干燥根。

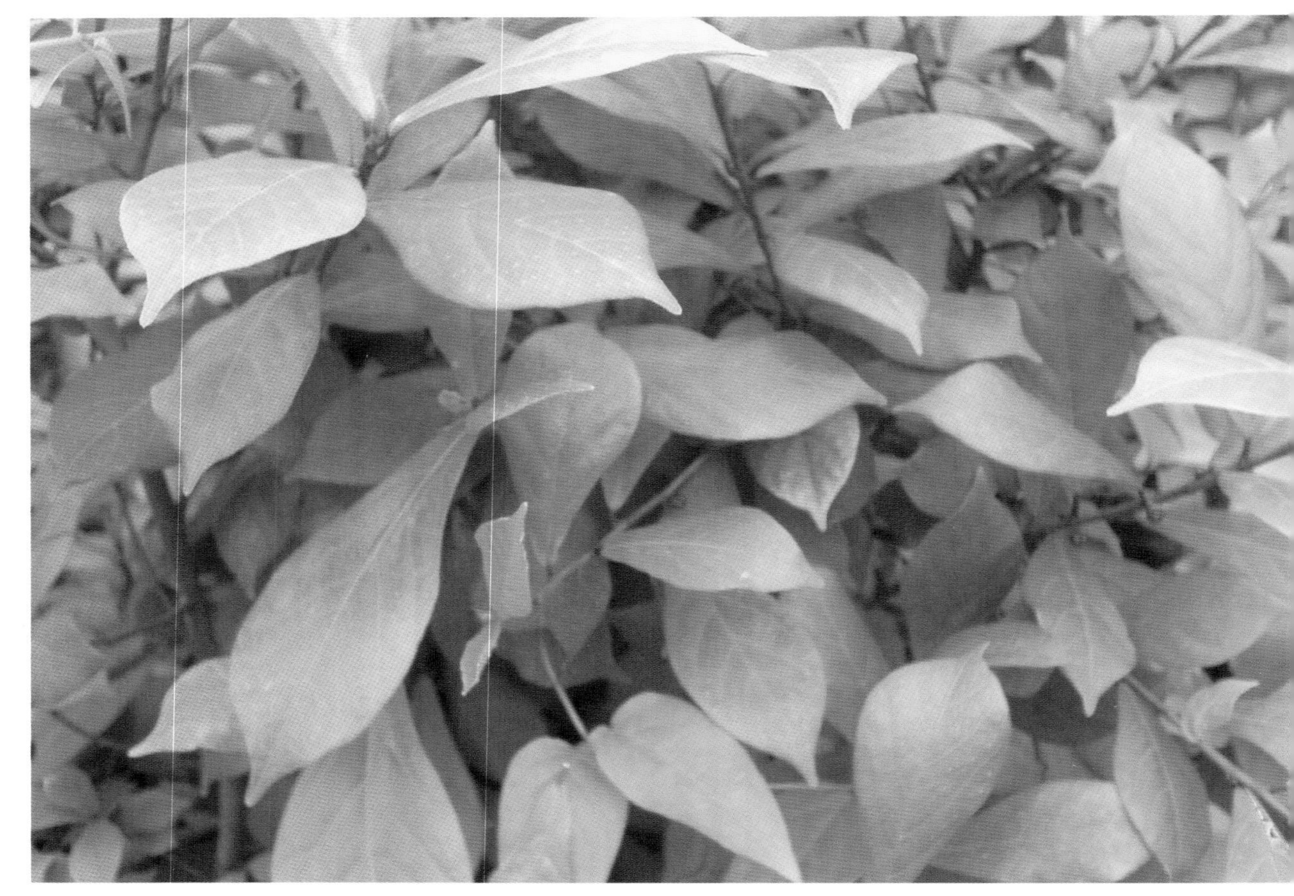

西洋参

形态特征

多年生草本；茎单一，不分枝。1年生无茎，生3出复叶1枚，2年生有2枚3出或5出复叶；3～5年轮生3、5枚掌状复叶，复叶中两侧小叶较小，中间一片小叶较大，小叶倒卵形，边缘具细重锯齿，但小叶下半部边缘的锯齿不明显。伞状花序顶生，总花梗常较叶柄略长。花6～20朵，绿色。浆果状核果，扁圆形，熟时鲜红色。种子2枚。花期7月，果熟期9月。

生境分布

均系栽培品，生长于土质疏松、土层较厚、肥沃、富含腐殖质的森林沙质壤上。分布于美国、加拿大及法国，我国也有栽培。

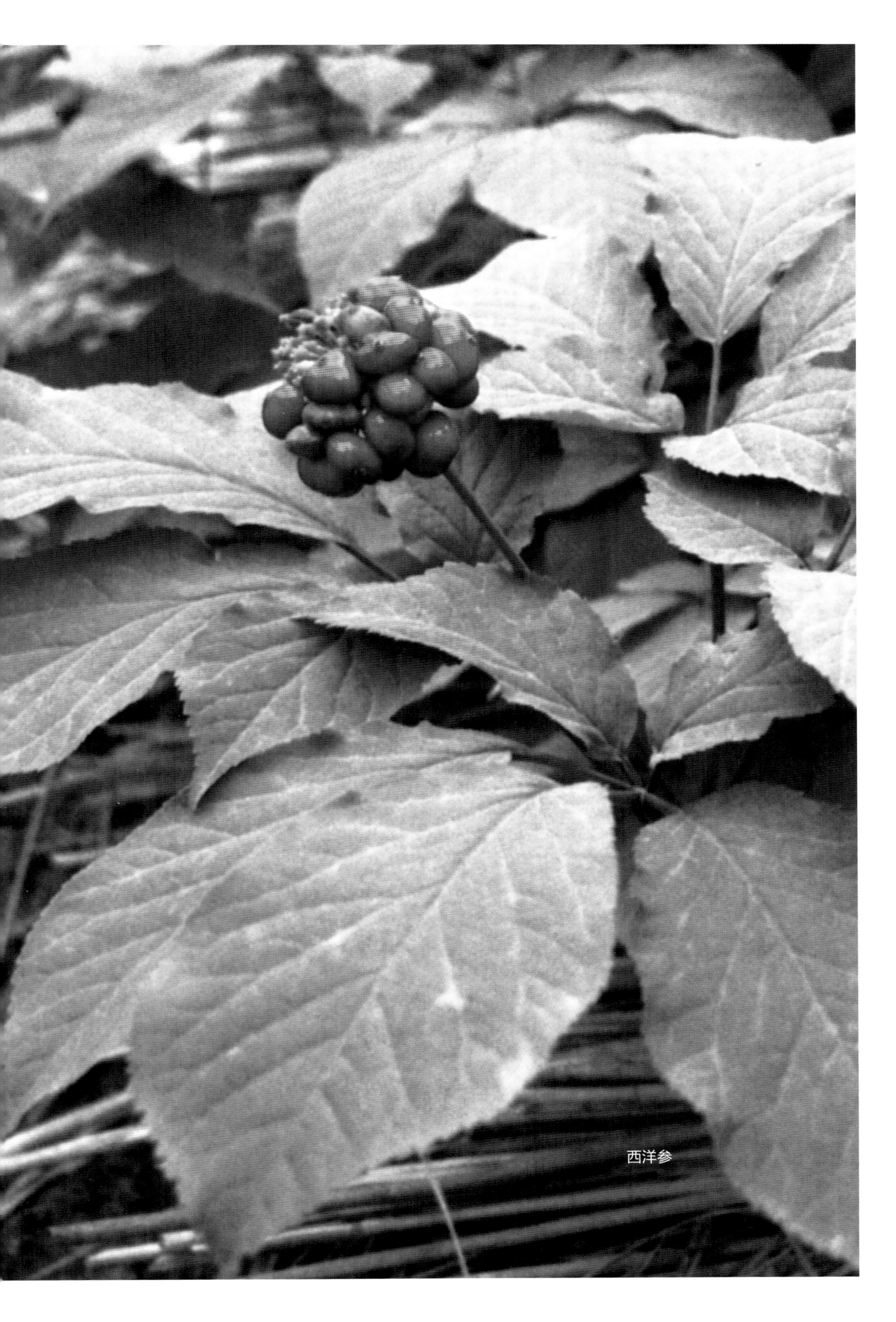
西洋参

采收加工

秋季采挖，洗净，晒干或低温干燥。

药材性状

本品略呈圆柱形，也有长纺锤状者，长 2 ~ 6 cm，直径 0.5 ~ 1.1 cm，无芦头，无须根及支根，未去皮者表面土黄色；去皮者白色，上有密集的细横纹；折断面平坦，淡黄白色，有暗色形成层环，并散有多数棕红色树脂管。质轻松，体硬，黏液性。气微香，微甘苦，含口中能生津。野生者为上品。

化学研究

本品主要含三萜皂苷，以人参皂苷 Rb 的含量最高，具有以奥克梯醇为苷元的特征性成分假人参皂苷 F11，另含人参皂苷 R0、人参皂苷 Rg1、人参皂苷 Re 等。

药理作用

1. 抗疲劳作用 西洋参皂苷 60 mg/kg 腹腔注射，有抗疲劳作用，可延长小鼠游泳时间。

2. 抗利尿作用 西洋参皂苷 60 mg/kg 腹腔注射，对大鼠有抗利尿作用。

3. 耐缺氧 西洋参皂苷 60 mg/kg 腹腔注射，可延长缺氧小鼠的存活时间。

4. 抗惊厥作用 西洋参皂苷 60 mg/kg 腹腔注射，对戊四唑惊厥及士的宁惊厥死亡率均有降低。

5. 其他作用 西洋参水提物（2 g/mL）0.5 mL/ 只灌胃，对小鼠切尾取血毛细管法试验有促进凝血作用。西洋参皂苷 60 mg/kg 灌胃，对实验性瘀血大鼠，可降低血浆比黏度，增加红细胞膜流动性。西洋参总皂苷能抑制胶原诱导的大鼠血小板聚集，IC50 为 1.012 mg/mL。

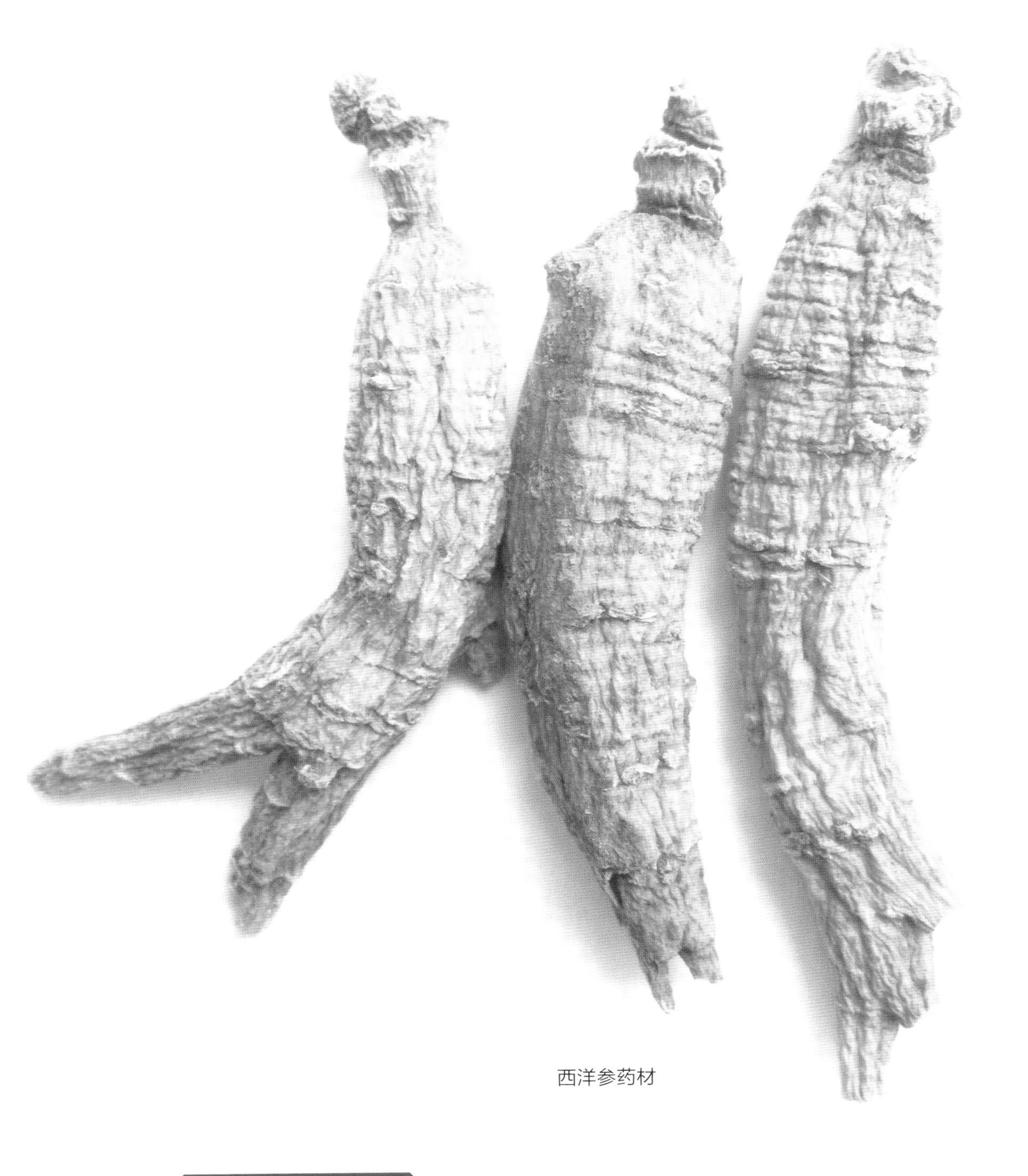

西洋参药材

性味归经

甘、微苦，凉。归心、肺、肾经。

功效主治

补气养阴，清热生津。用于气虚阴亏，虚热烦倦，咳喘痰血，内热消渴，口燥咽干。

临床应用

1. 胃术后排空延迟症 用西洋参陈皮汤煮粥治疗胃术后排空延迟症11例，结果全部治愈，平均治愈时间3.5日。

2. 小儿尿频 西洋参适量。磨汁当茶喝，小儿尿频症状消除。

3. 增强性功能 西洋参中的人参皂苷可明显增加男性老年病人血浆睾酮的含量。

4. 慢性胃炎 38例慢性胃炎病人加服西洋参1周后，临床主要症状缓解率为78.9%，治愈率为89.5%。

用法用量

3～6g，另煎兑服。

使用注意

中阳虚衰、寒湿中阻及气郁化火等一切实证、火郁之证病人均应忌服。反藜芦，忌铁器及火炒炮制本品。

西洋参饮片

混伪品鉴别

白芷

本品为伞形科植物白芷 *Angelica dahurica*（Fisch. ex Hoffm）Benth. et Hook. f. 的干燥根。呈长圆锥形，长 10 ~ 25 cm，直径 1.5 ~ 2.5 cm。表面灰棕色或黄棕色，根头部钝四棱形或近圆形，具纵皱纹、支根痕及皮孔样的横向突起，有的排列成四纵行。顶端有凹陷的茎痕。质坚实，断面白色或灰白色，粉性，形成层环棕色，近方形或近圆形，皮部散有多数棕色油点。气芳香，味辛，微苦。

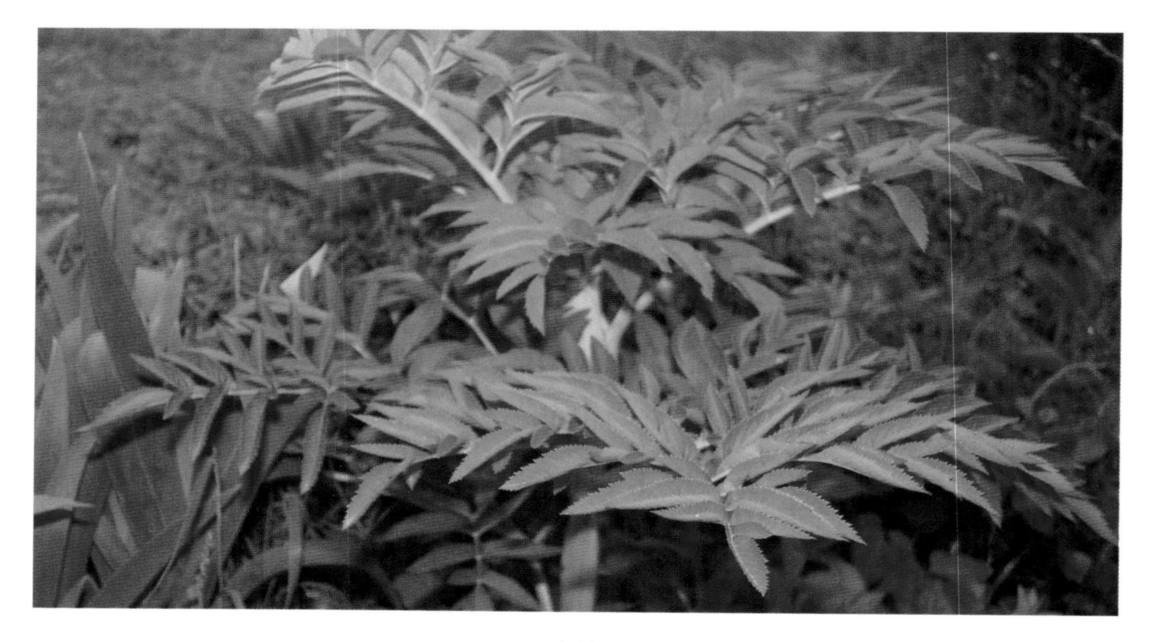

白芷

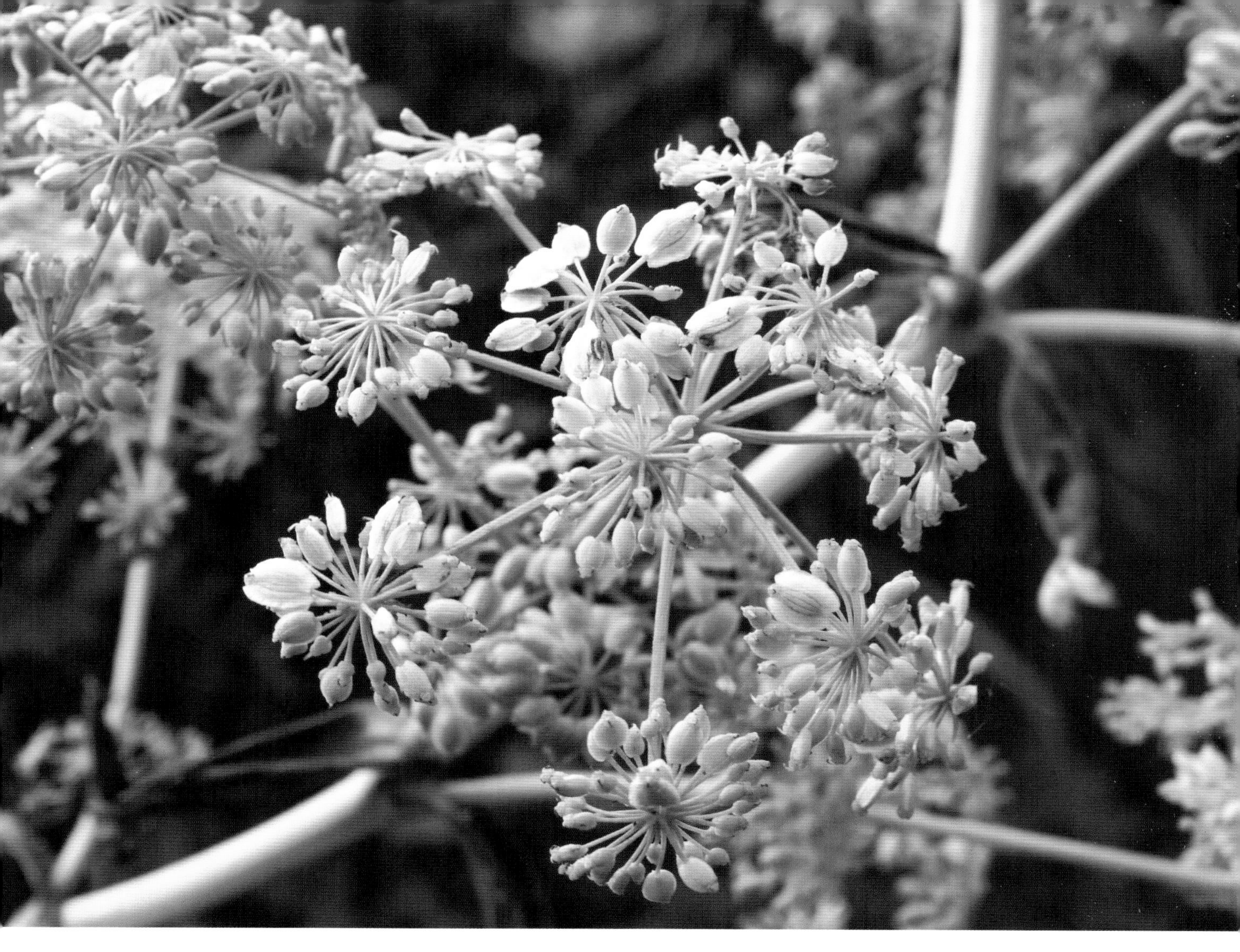

白芷

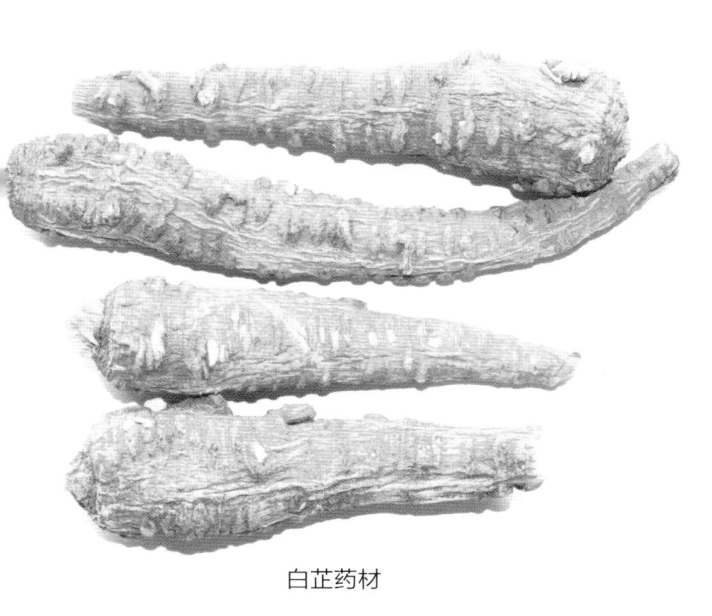

白芷药材

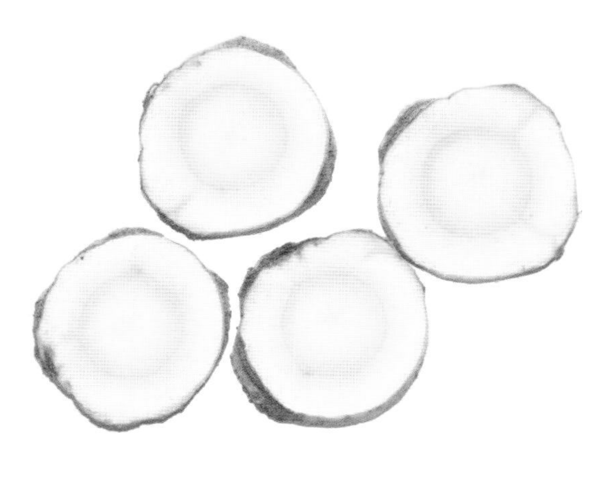

白芷饮片

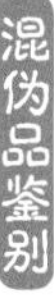

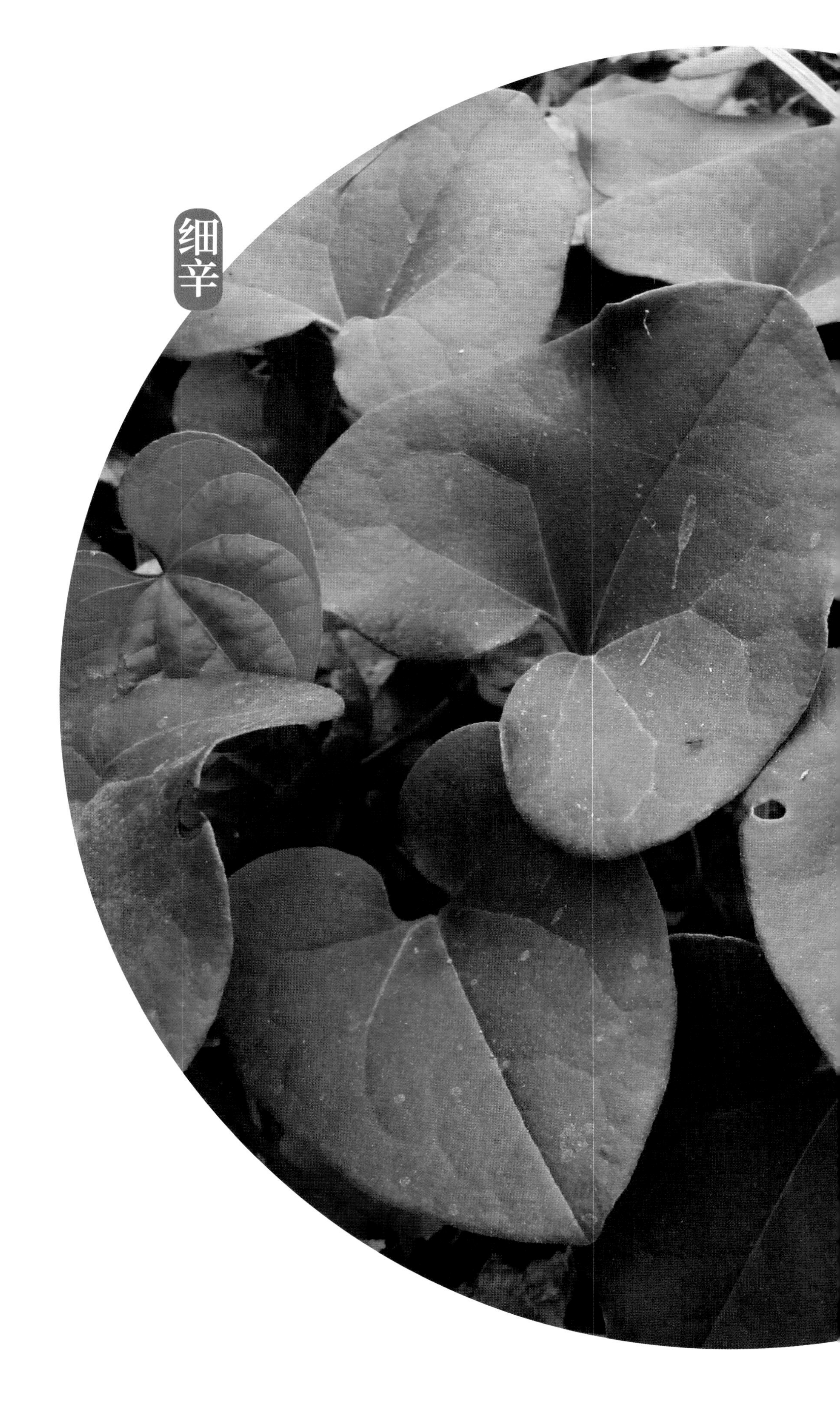

细辛

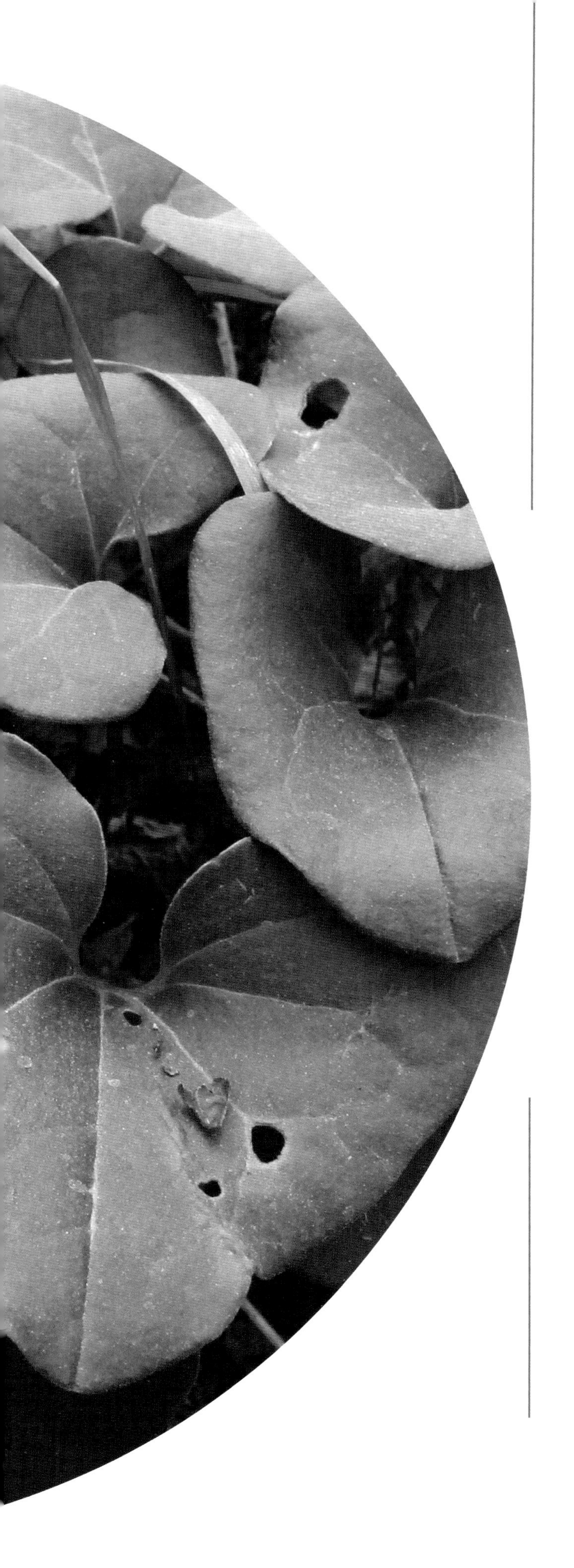

细辛

XIXIN

基 原

本品为马兜铃科植物北细辛 *Asarum heterotropoides* Fr. Schmidt var. *mandshuricum* (Maxim.) Kitag.、汉城细辛 *Asarum sieboldii* Miq. var. *seoulense* Nakai 或华细辛 *Asarum sieboldii* Miq. 的干燥根和根茎。前两种习称“辽细辛”。

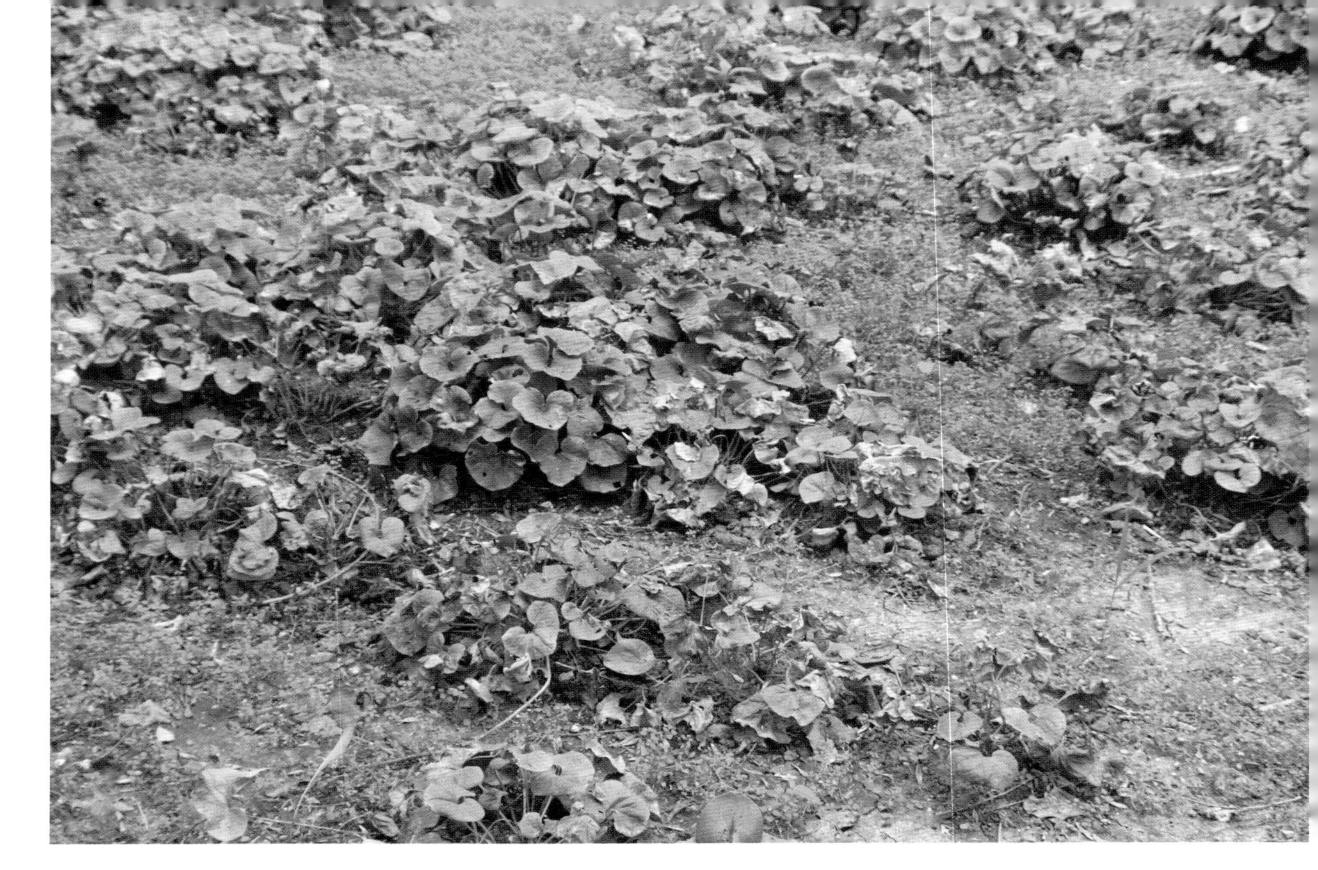

北细辛生境

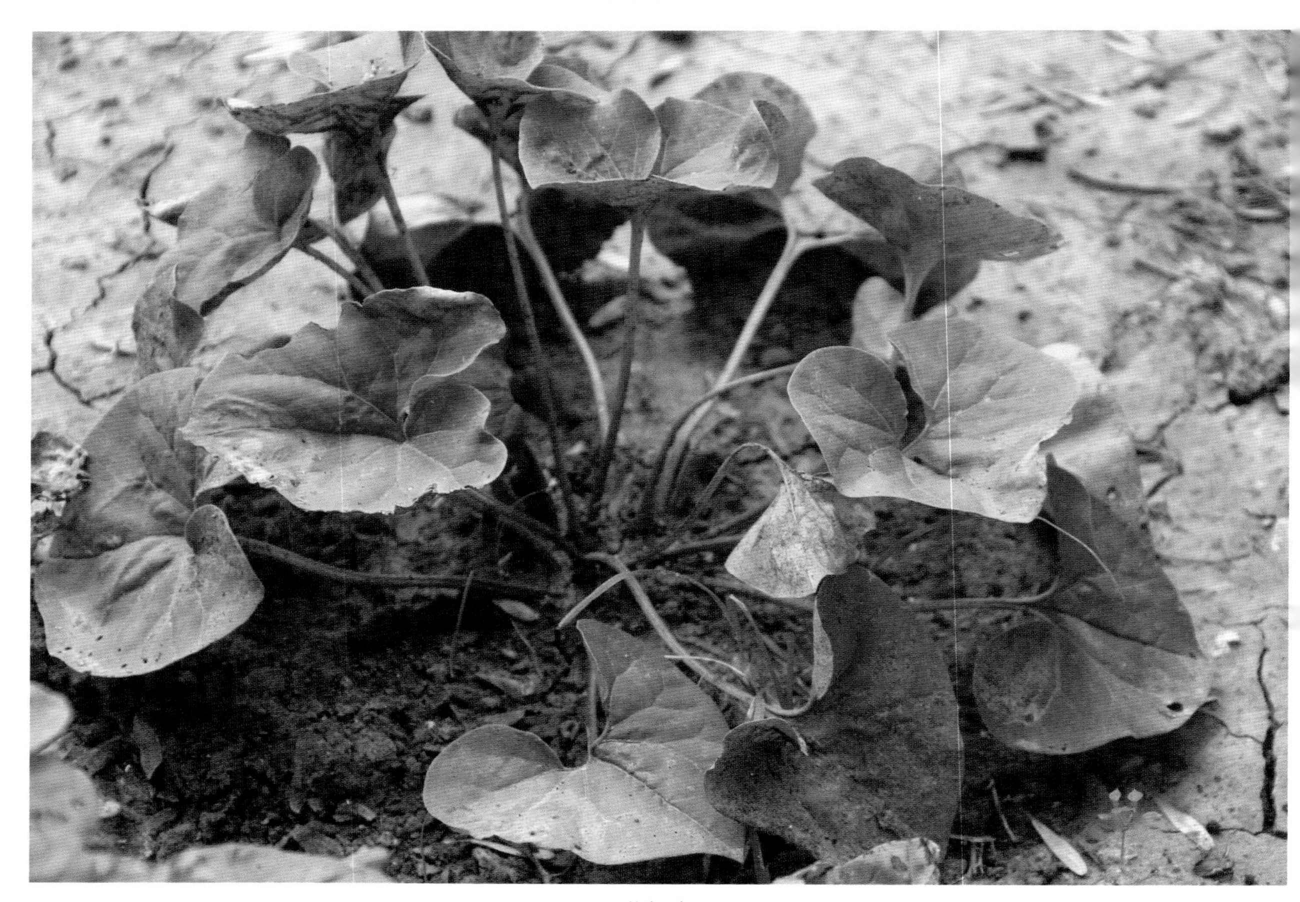

北细辛

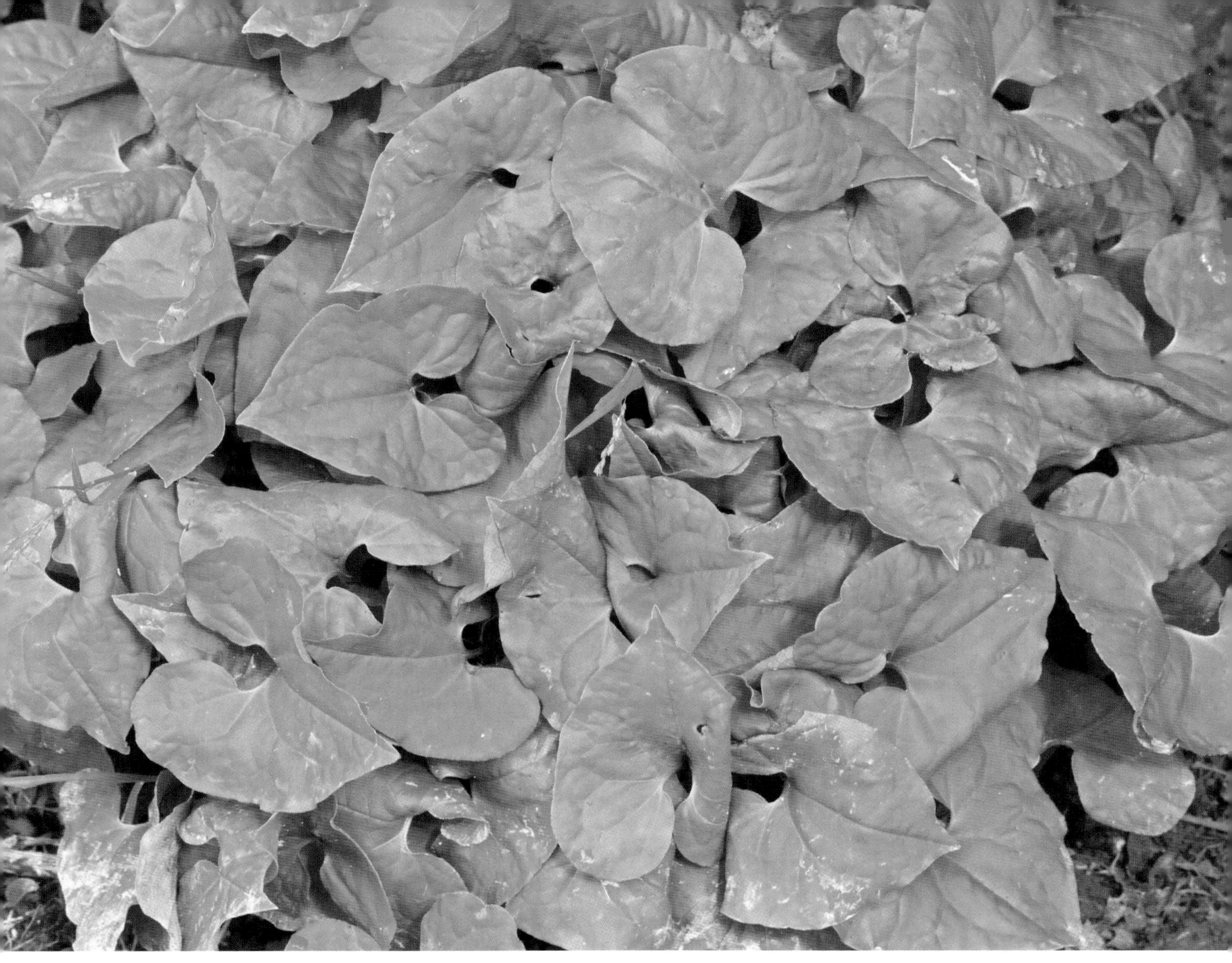

汉城细辛

形态特征

北细辛：多年生草本，高 10 ~ 25 cm。叶基生，1 ~ 3 片，心形至肾状心形，顶端短锐尖或钝，基部深心形，全缘，两面疏生短柔毛或近于无毛；有长柄。花单生，花被钟形或壳形，污紫色，顶端 3 裂，裂片由基部向下反卷，先端急尖；花丝与花药等长。蒴果肉质，半球形。花期 4 ~ 5 月，果期 6 ~ 7 月。

汉城细辛：根茎直径 0.1 ~ 0.5 cm，节间长 0.1 ~ 1 cm。基生叶多为 2，叶柄有毛，叶片较厚，花被裂片开展。果实半球形。

华细辛：叶先端渐尖，上面散生短毛，下面仅叶脉散生较长的毛。花被裂片由基部沿水平方向开展，不反卷。花丝较花药长 1.5 倍。花期 5 月，果期 6 ~ 7 月。

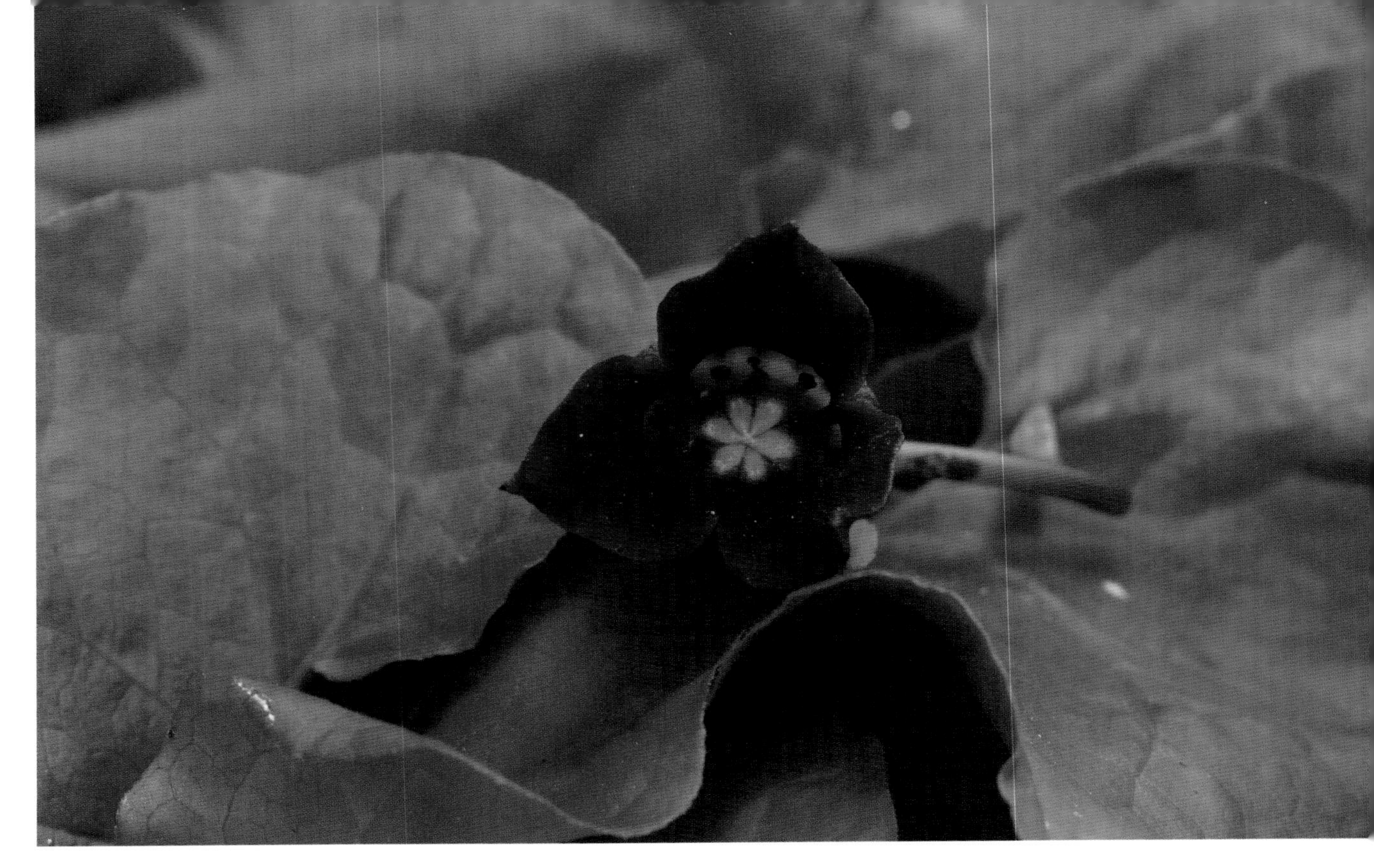

汉城细辛

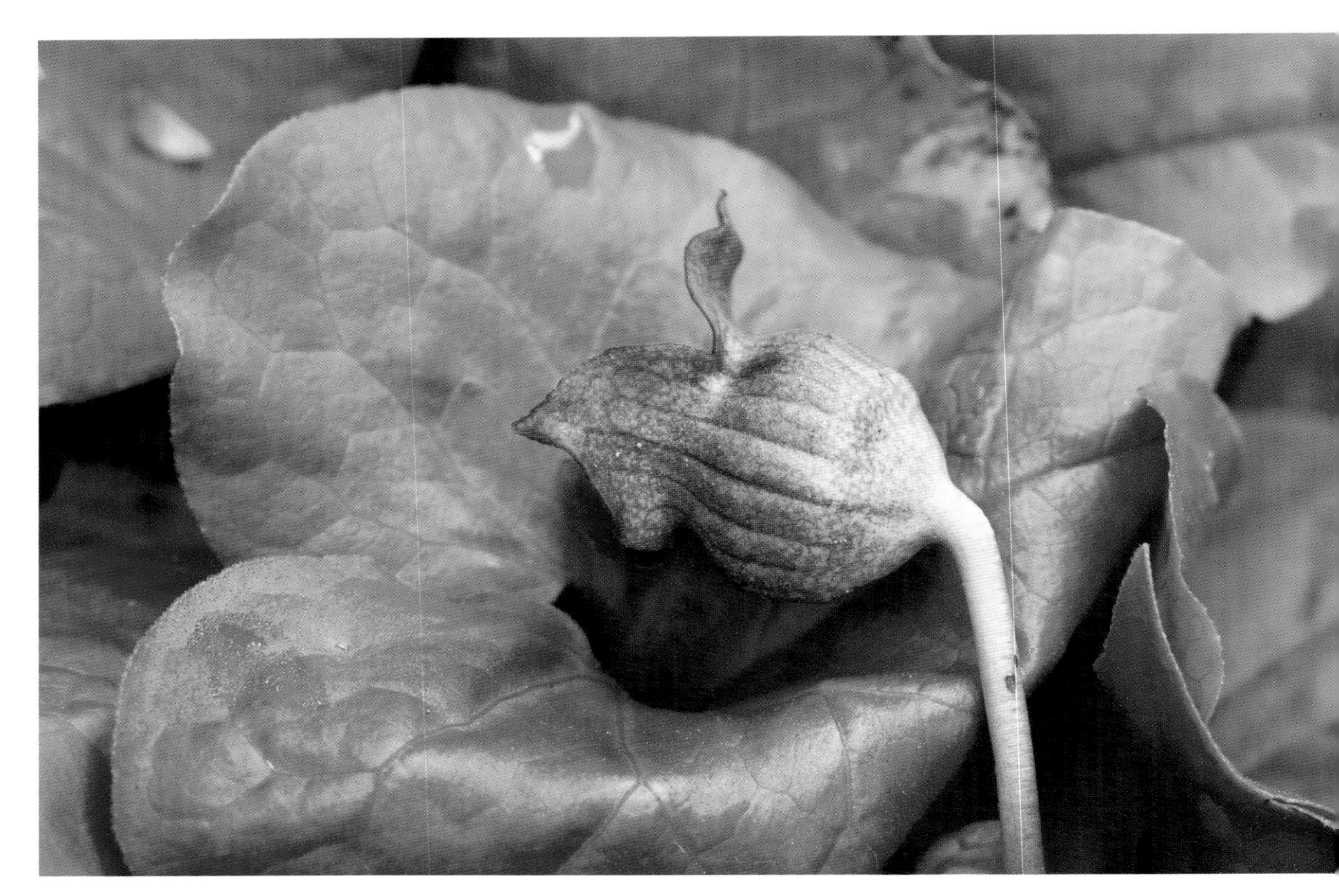

汉城细辛

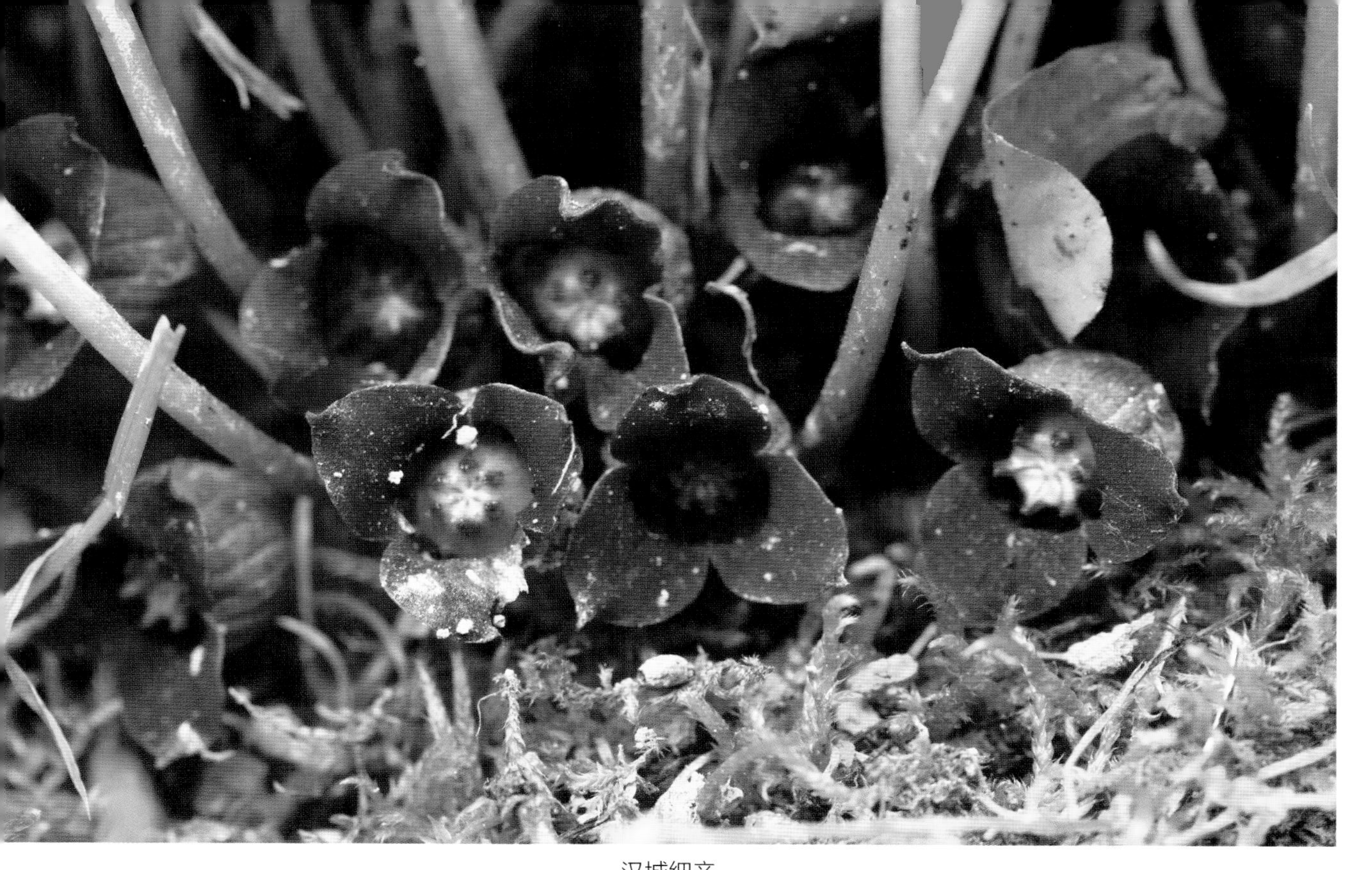

汉城细辛

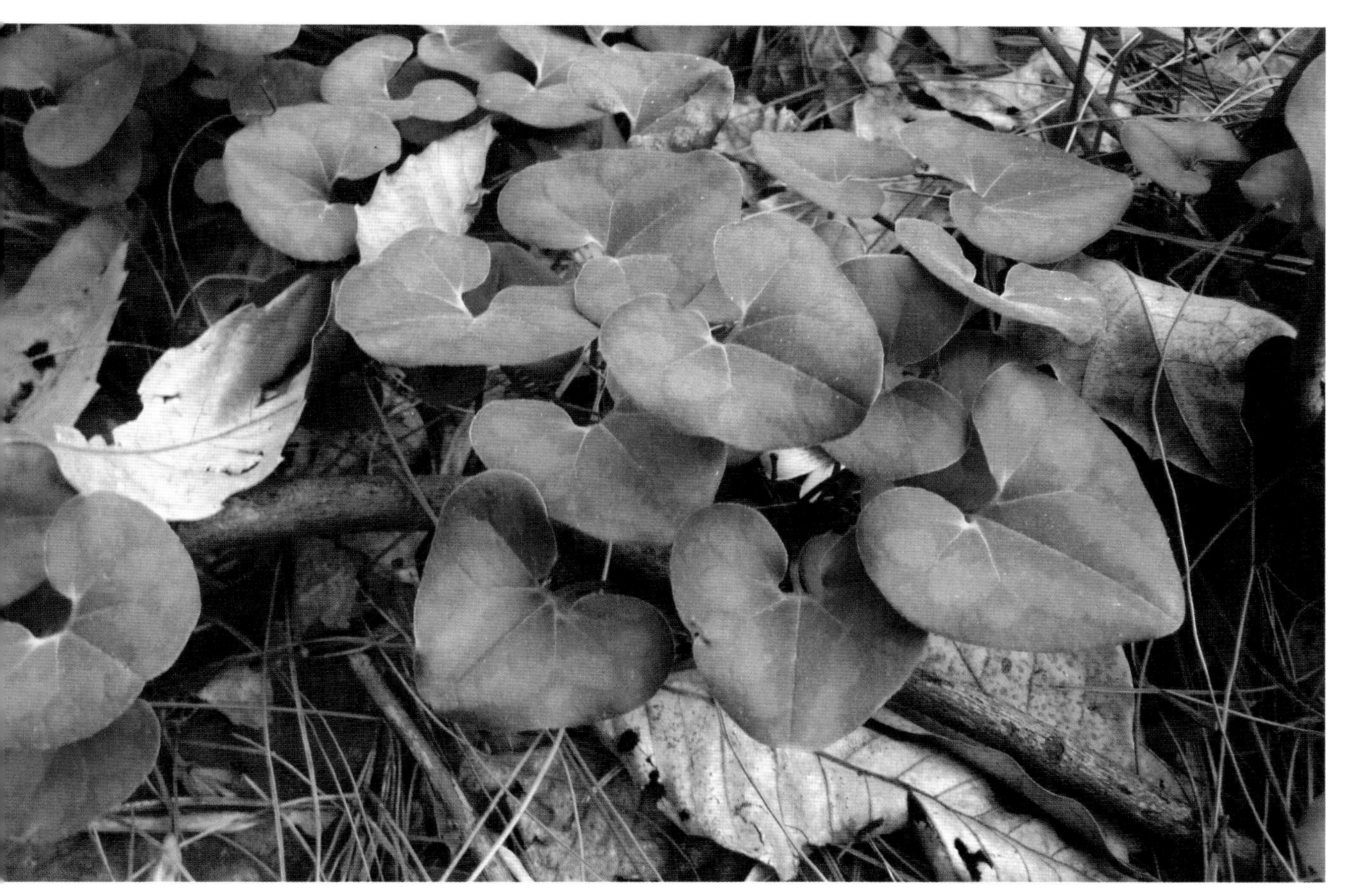

华细辛

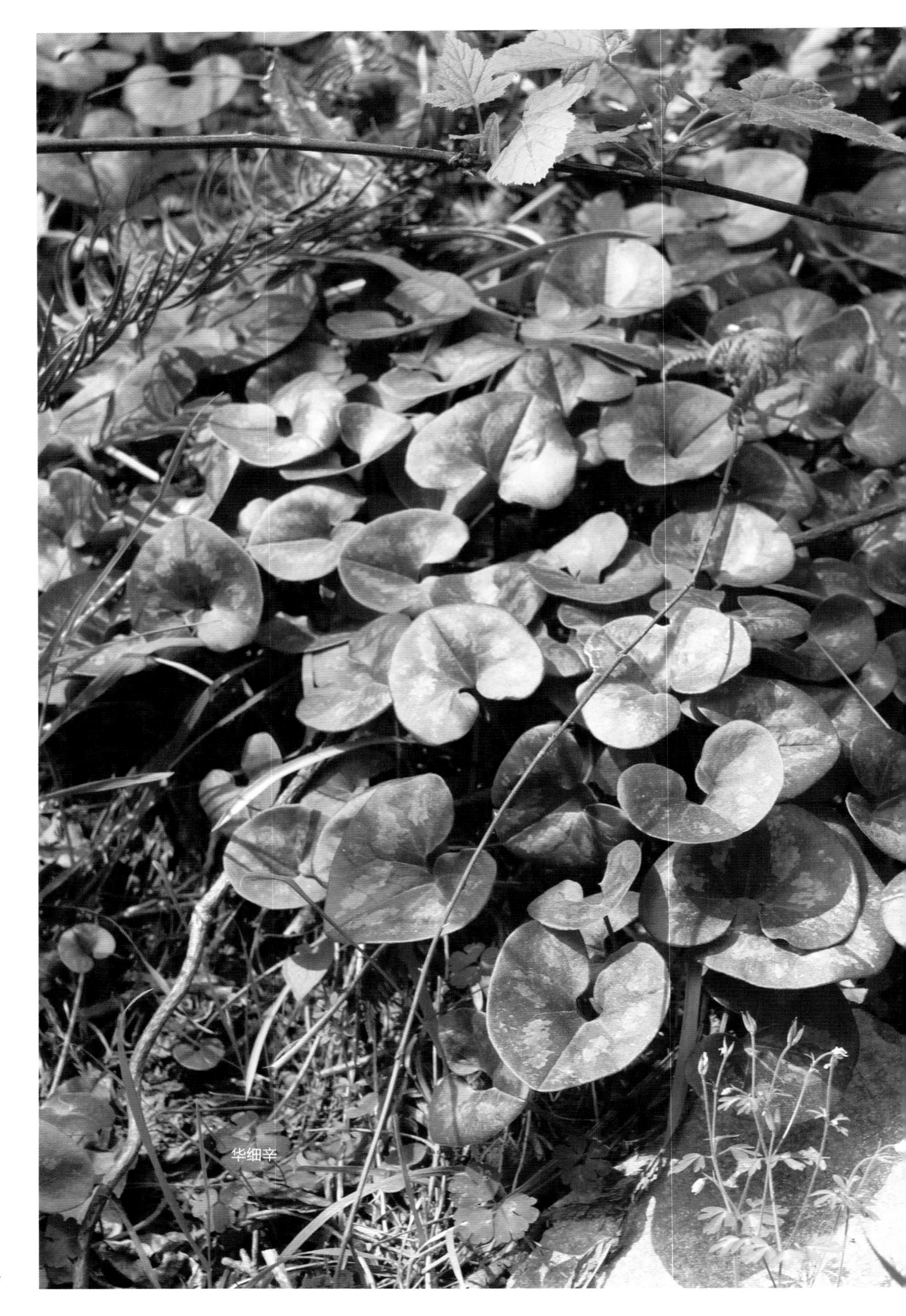

华细辛

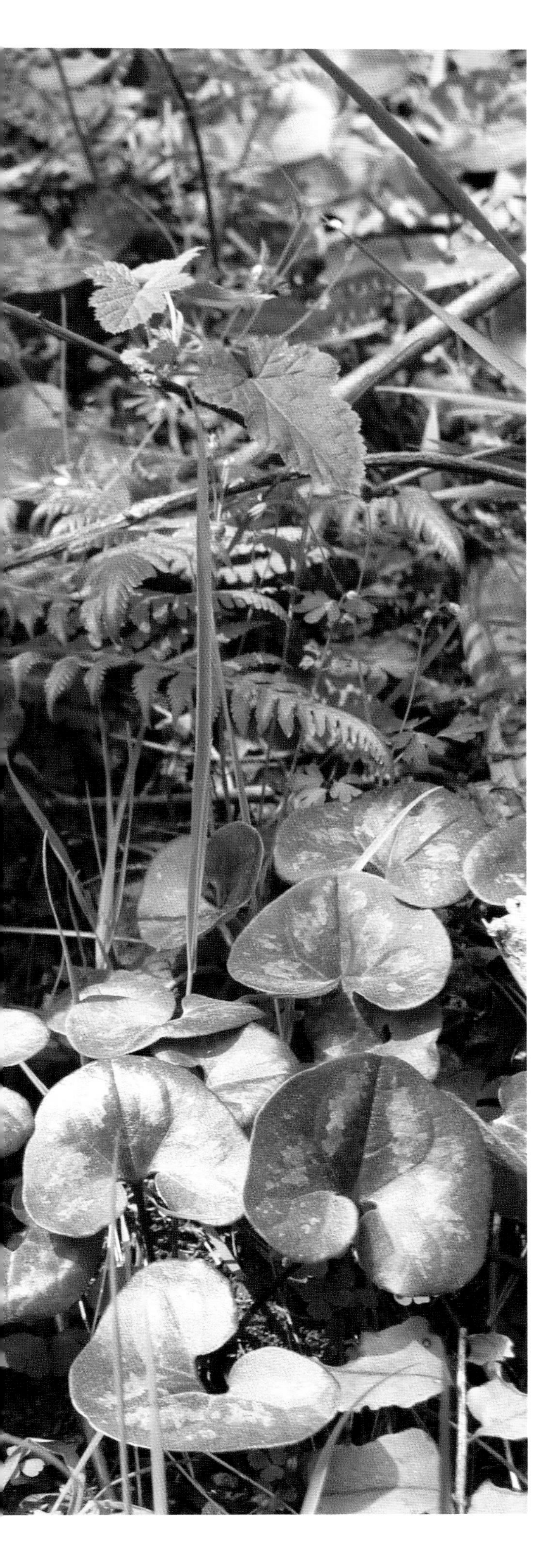

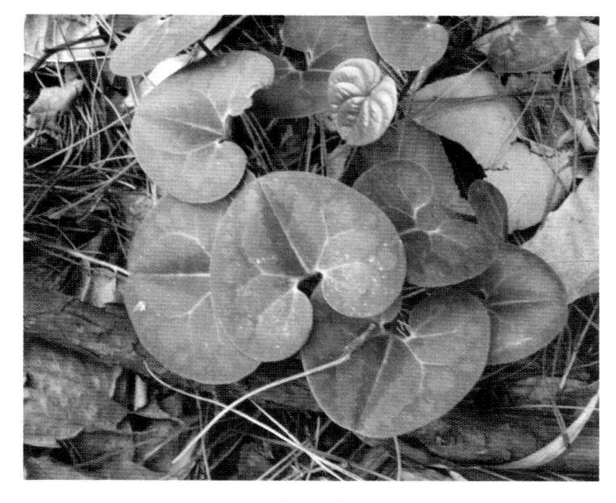

华细辛

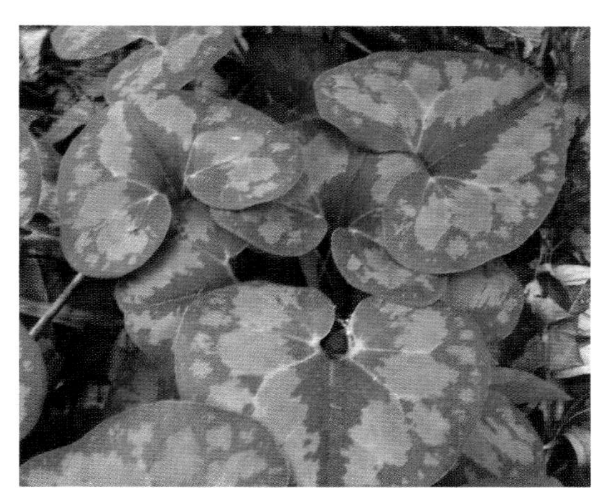

华细辛

生境分布

生长于林下腐殖层深厚稍阴湿处，常见于针阔叶混交林及阔叶林下、密集的灌木丛中、山沟底稍湿润处、林缘或山坡疏林下的湿地。前2种分布于辽宁、吉林、黑龙江等地，习称辽细辛；后一种分布于陕西等地。

采收加工

夏季果熟期或初秋采挖，除净地上部分和泥沙，阴干。

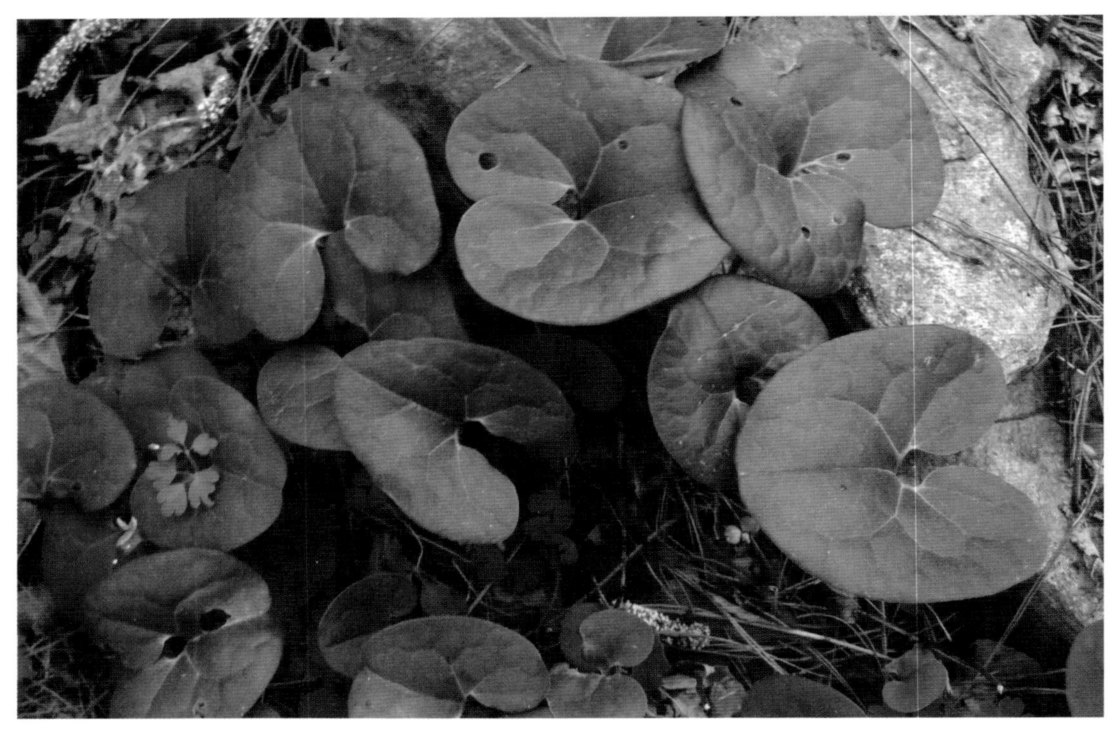

华细辛

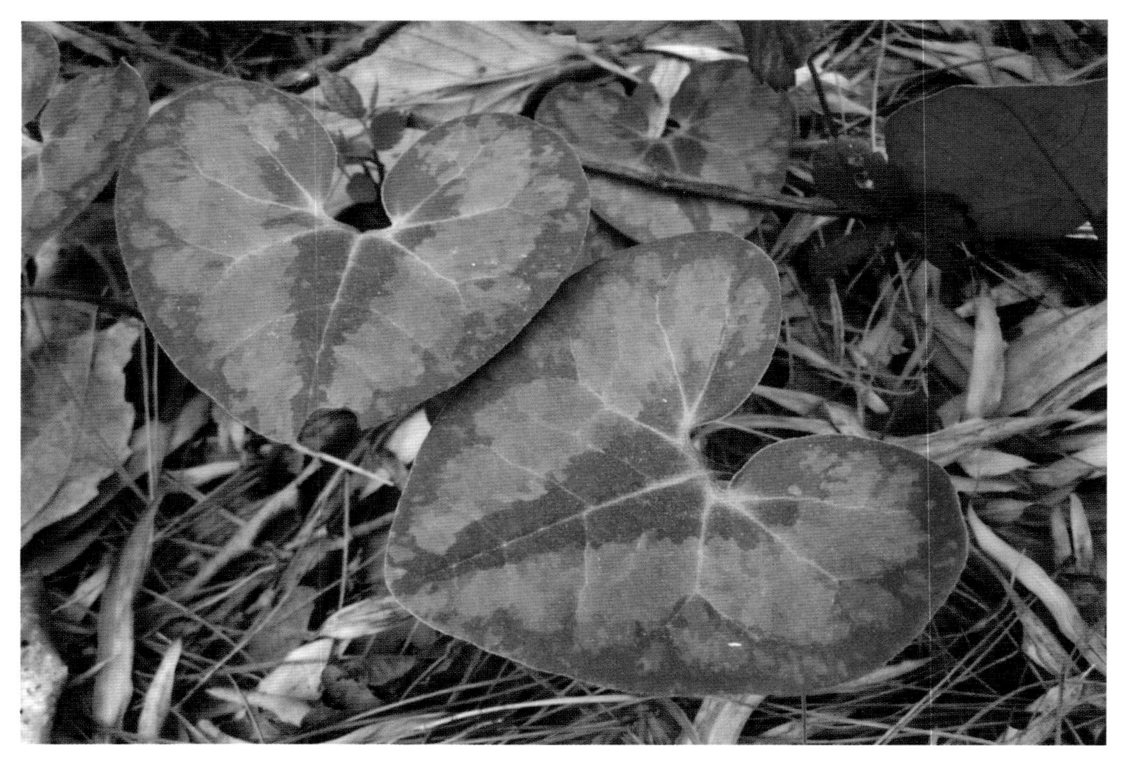

华细辛

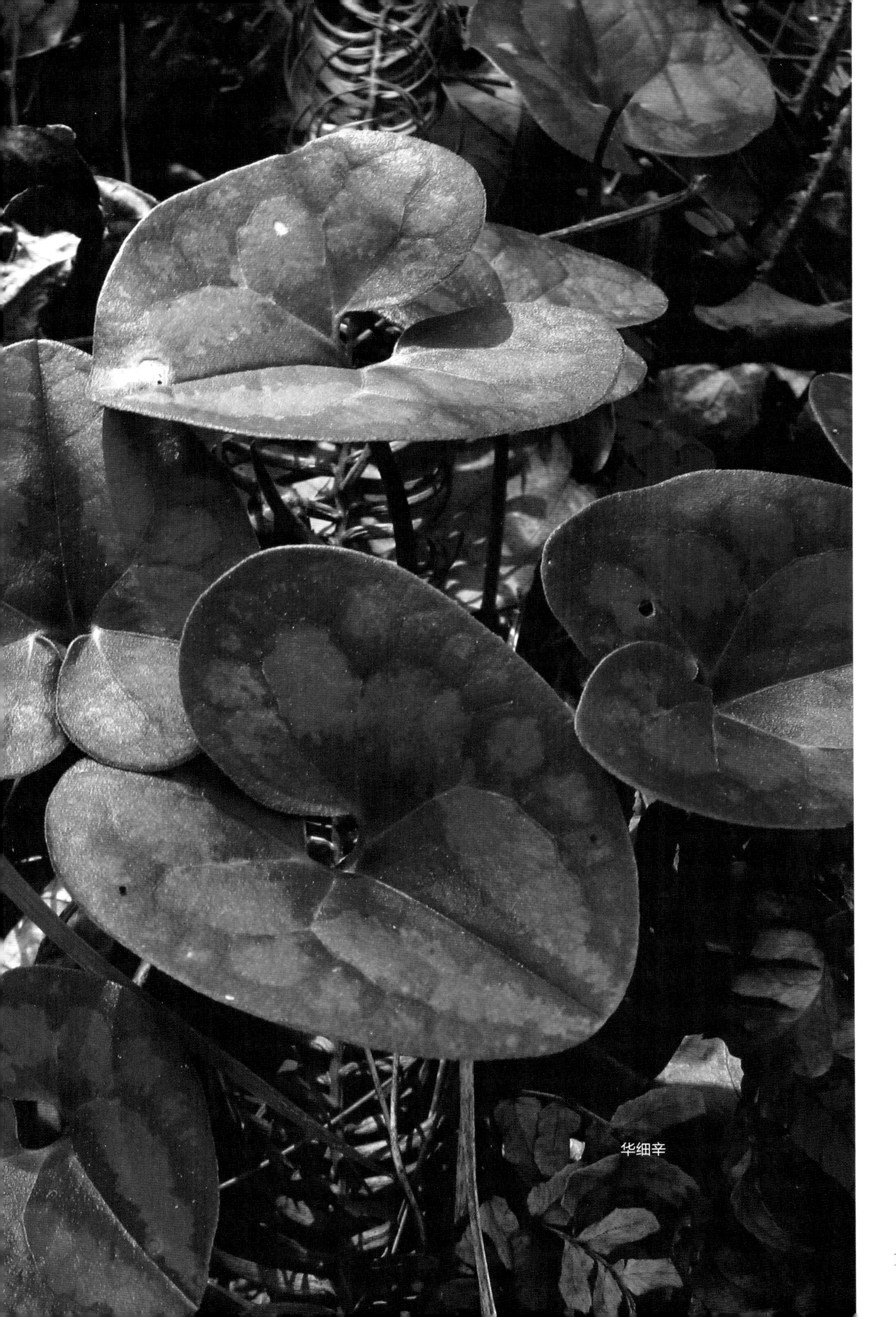

华细辛

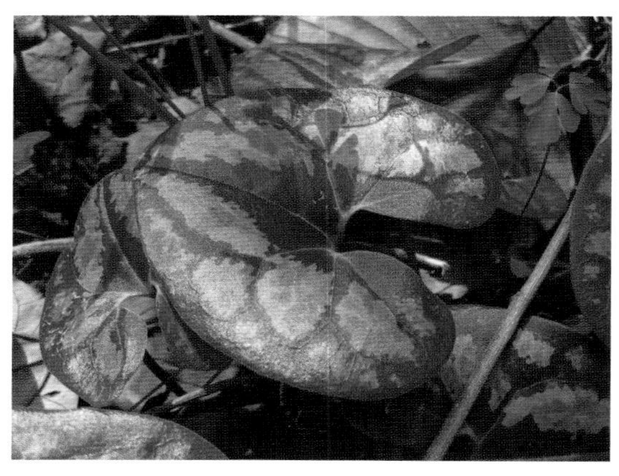
华细辛

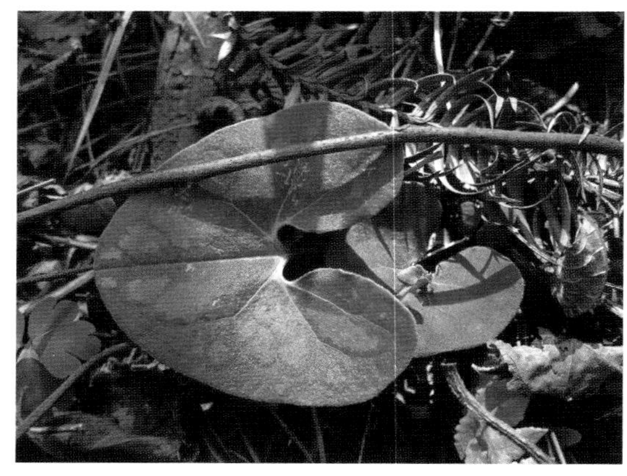
华细辛

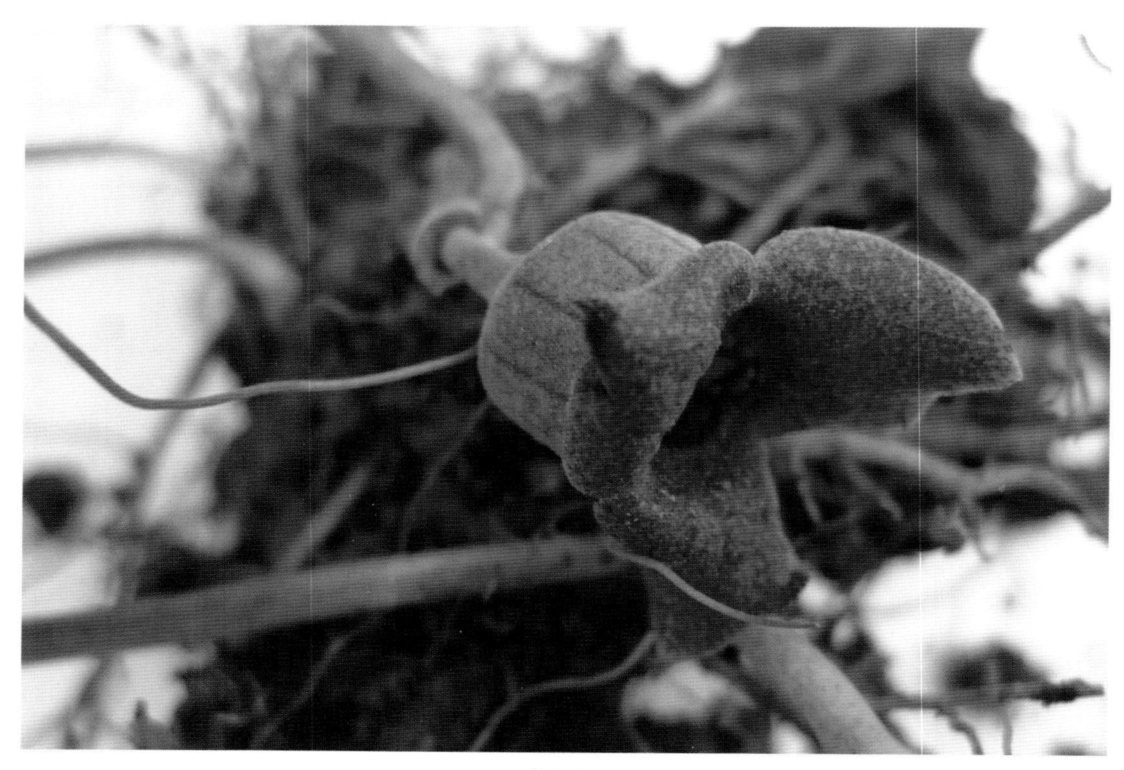
华细辛

药材性状

北细辛：常蜷缩成团。根茎横生呈不规则圆柱状，具短分枝，长 1 ~ 10 cm，直径 0.2 ~ 0.4 cm；表面灰棕色，粗糙，有环形的节，节间长 0.2 ~ 0.3 cm，分枝顶端有碗状的茎痕。根细长，密生节上，长 10 ~ 20 cm，直径 0.1 cm；表面灰黄色，平滑或

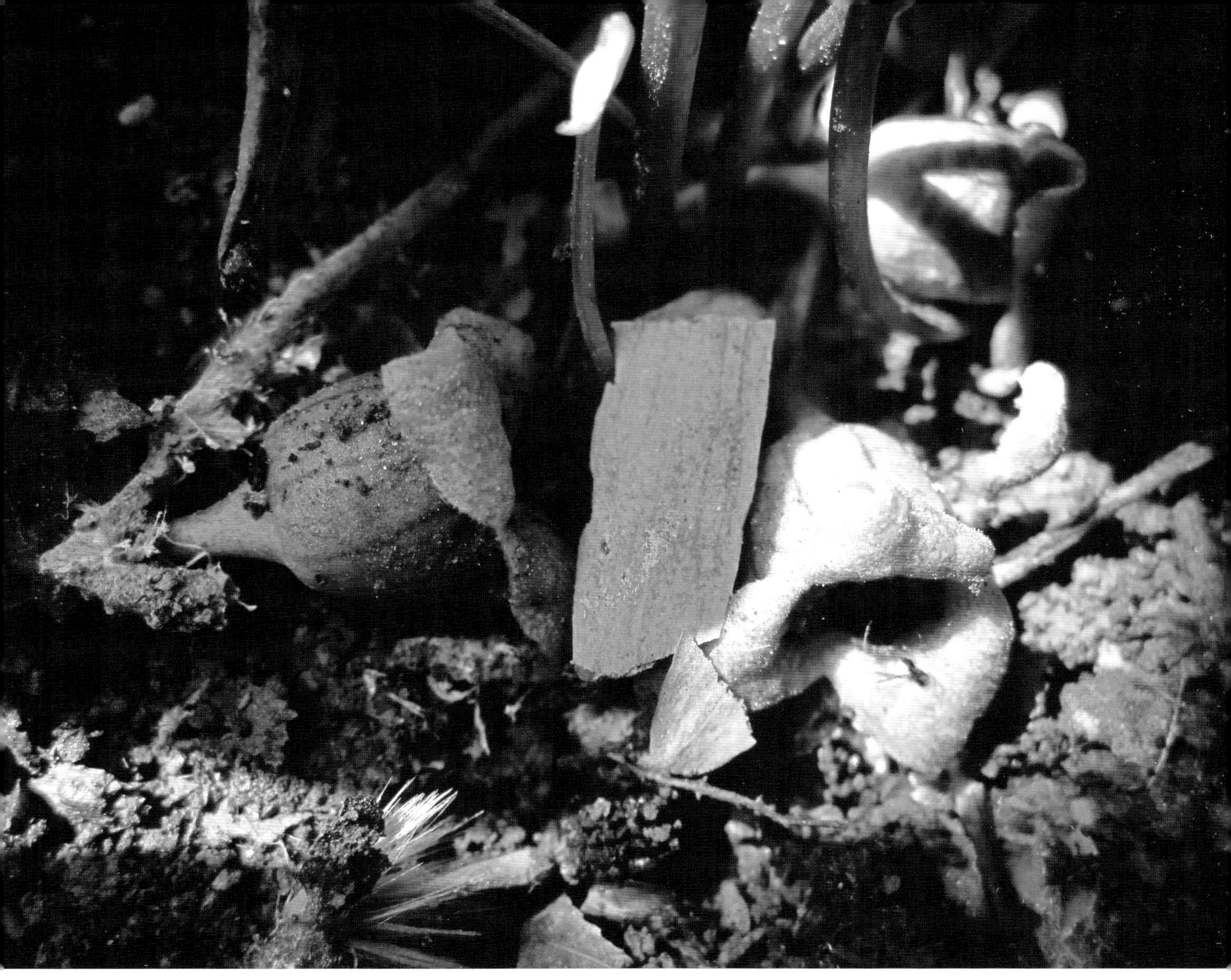

华细辛

具纵皱纹，有须根及须根痕。基生叶 1 ~ 3 片，具长柄，表面光滑；叶片多破碎，完整者心形至肾状心形，全缘，先端急尖，基部深心形，长 4 ~ 10 cm，宽 6 ~ 12 cm，表面淡绿色。有的有花，多皱缩，钟形，暗紫色，花被顶裂片由基部反卷与花被筒几全部相贴。果实半球形。气辛香，味辛辣、麻舌。栽培种的根茎多分枝，长 5 ~ 15 cm，直径 0.2 ~ 0.6 cm。根长 15 ~ 40 cm，直径 0.1 ~ 0.2 cm。叶甚多。

汉城细辛：根茎直径 0.1 ~ 0.5 cm，节间长 0.1 ~ 1 cm。基生叶多为 2，叶柄有毛，叶片较厚，花被裂片开展。果实半球形。

华细辛：根茎长 5 ~ 20 cm，直径 0.1 ~ 0.2 cm，节间长 0.2 ~ 1 cm，基生叶 1 ~ 2 片，叶片较薄，心形，先端渐尖。花被裂片开展。果实近球形。气味较弱。

细辛药材以根灰黄色、叶绿色、气芳香、味辛辣而麻舌者佳。

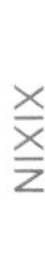

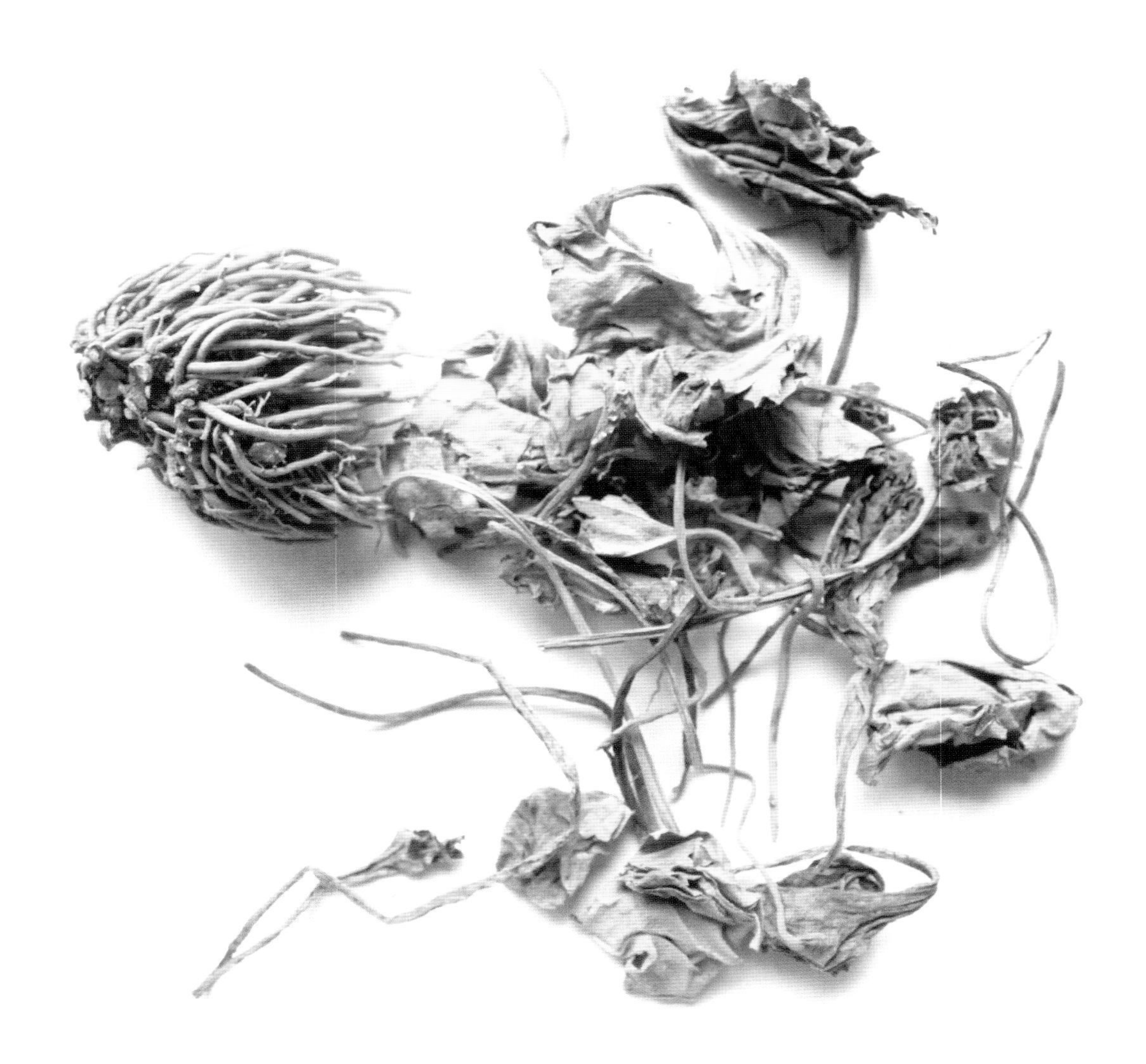

北细辛（全草）饮片

化学成分

北细辛含挥发油约3%，主要成分是甲基丁香油酚（methyl eugenol）。其他成分有α-蒎烯（α-pinene）、β-蒎烯（β-pinene）、月桂烯（myrcene）、柠檬烯（limonene）、黄樟醚（safrole）、优葛缕酮（eucarvone）等。华细辛含挥发油2.75%，主要成分为甲基丁香油酚（约含50%），还有细辛酮（asarylketone）、蒎烯、优葛缕酮、黄樟醚、1,8-桉叶素（cineole）等。双叶细辛的挥发油成分含优葛缕酮6%、龙脑或爱草脑（estragole）7%、1,8-桉叶素4%、蒎烯2%、甲基丁香油酚15%、黄樟醚10%、科绕魏素（croweacin）10%、榄香脂素（elemlcin）8%、少辛酮（saishinone）0.2%等。此外，细辛中含有钾、钠、镁、钙、铁、锰、铜、锌等元素。

药理作用

1. 镇静、镇痛作用 细辛挥发油有明显的中枢抑制作用。细辛挥发油小剂量给药，可使动物安静、驯服、自主活动明显减小；大剂量可使动物出现睡眠，并有明显的抗惊厥作用。细辛挥发油对中枢的作用与巴比妥类相似，都有去同步化低幅快波→高幅慢波→间断性脑电消失→脑电持续消失的发展过程。细辛挥发油 0.5 mL/kg 给家兔灌胃对电刺激家兔齿髓神经所致疼痛有镇痛作用，其镇痛强度与安替比林 0.5 g/kg 相似。细辛煎剂灌胃，对小鼠也有镇痛作用。

2. 解热作用 细辛挥发油可通过调节体温中枢而解热。实验证明，细辛挥发油对家兔因温度刺激和伤寒、副伤寒 A、B 混合菌苗所引起的发热均有抑制发热和解热作用。细辛油对人工致热的大鼠亦有明显解热作用。其挥发油 0.5 mg/kg 的解热作用与安替比林 0.5 mg/kg 相当，细辛尚能使正常动物体温降至正常以下。

3. 局部麻醉 华细辛醇浸剂对蛙坐骨神经丛、豚鼠皮内神经末梢及人舌黏膜均有局部麻醉作用，可用于黏膜麻醉、浸润麻醉及传导麻醉。

4. 抗组胺及抗变态反应 从北细辛甲醇浸出液的水不溶性分离部分中，发现所含甲基丁香酚等可明显抑制组胺所致豚鼠离体回肠的收缩。细辛的水或乙醇提取物均能使速发型超敏反应总过敏介质释放量减少 40% 以上。去甲乌药碱对组胺诱发的大鼠关节肿有明显的抗感染作用，对关节液有保护作用。

5. 抗感染作用 华细辛对大鼠甲醛性及蛋清性脚肿有一定的抑制作用。细辛油给大鼠腹腔注射或灌胃，可明显减轻其实验性肿胀，此作用在切除肾上腺的大鼠亦能看到，与醋酸可的松作用相似。使炎症渗出和组织内组胺含量减少，并可抑制毛细血管的通透性增加。细辛醇浸液在体外对金黄色葡萄球菌、志贺菌属、伤寒沙门菌、枯草杆菌均有抑制作用。细辛挥发油对部分试验真菌起抑菌作用，其抗真菌的主要有效成分为黄樟醚，黄樟醚对真菌有杀灭作用。

6. 强心、扩张冠状动脉 细辛和消旋去甲乌药碱能扩张冠状血管，对动物实验性急性心肌缺血及减压缺氧有保护作用。细辛挥发油对离体蛙心，小剂量有兴奋作用；大剂量抑制，并停搏在舒张期。北细辛醇提取液对离体兔和豚鼠心脏，均有明显的兴奋作用。用药后出现心肌收缩力增强、心率加快，此作用一般持续时间较久，7 ~ 10 分钟，表现具有正性肌力和正性频率作用。

7. 抗心律失常作用 据临床报道，细辛增快心率一般在用药后1小时起效，2～3小时达高峰，并可由结区心律变为窦性心律。

8. 对血压和血管的影响 细辛挥发油对蟾蜍内脏血管灌流显示有扩张作用；给麻醉犬静滴有降压作用，同时能兴奋和使肾容积缩小，还有短暂的抑尿作用。细辛挥发油静滴于麻醉猫也有降压作用，但其煎剂却有明显的升压作用，此作用可为可卡因所增强，为麦角毒所翻转，并使猫的瞬膜收缩，这些现象似乎与肾上腺素的作用相似，因这些作用并非由于其含有钾盐等成分所致，故推测可能含有一种具有升压作用的有机成分。实验证明，狗动脉注射细辛后，脑血管阻力平均下降（2.6±0.45）kPa，说明本品对狗脑血管有扩张作用。

9. 对呼吸系统的影响 细辛水煎剂给家兔静滴能引起呼吸兴奋，并能对抗因吗啡引起的呼吸抑制。甲基丁香油酚对豚鼠离体气管有显著的松弛作用。北细辛醇浸剂能使离体肺灌流量气短暂降低，而后持续增加，可维持15～30分钟，其后续作用与异丙肾上腺素的作用相似，可能为细辛治疗“痰饮喘咳”的药理学基础。

10. 对平滑肌的作用 细辛挥发油对兔的离体子宫、肠管，低浓度使张力先增加后下降，振幅增加；高浓度则抑制，对大鼠离体子宫呈抑制作用。

11. 促进新陈代谢 从细辛中分离的消旋去甲乌药碱具有肾上腺素能β兴奋剂样广泛的生理作用，因而除具有强心、扩张血管、松弛平滑肌外，还有增强脂质代谢及升高血糖的功效。

12. 其他作用 本品尚具有利尿作用。

性味归经

辛，温。归心、肺、肾经。

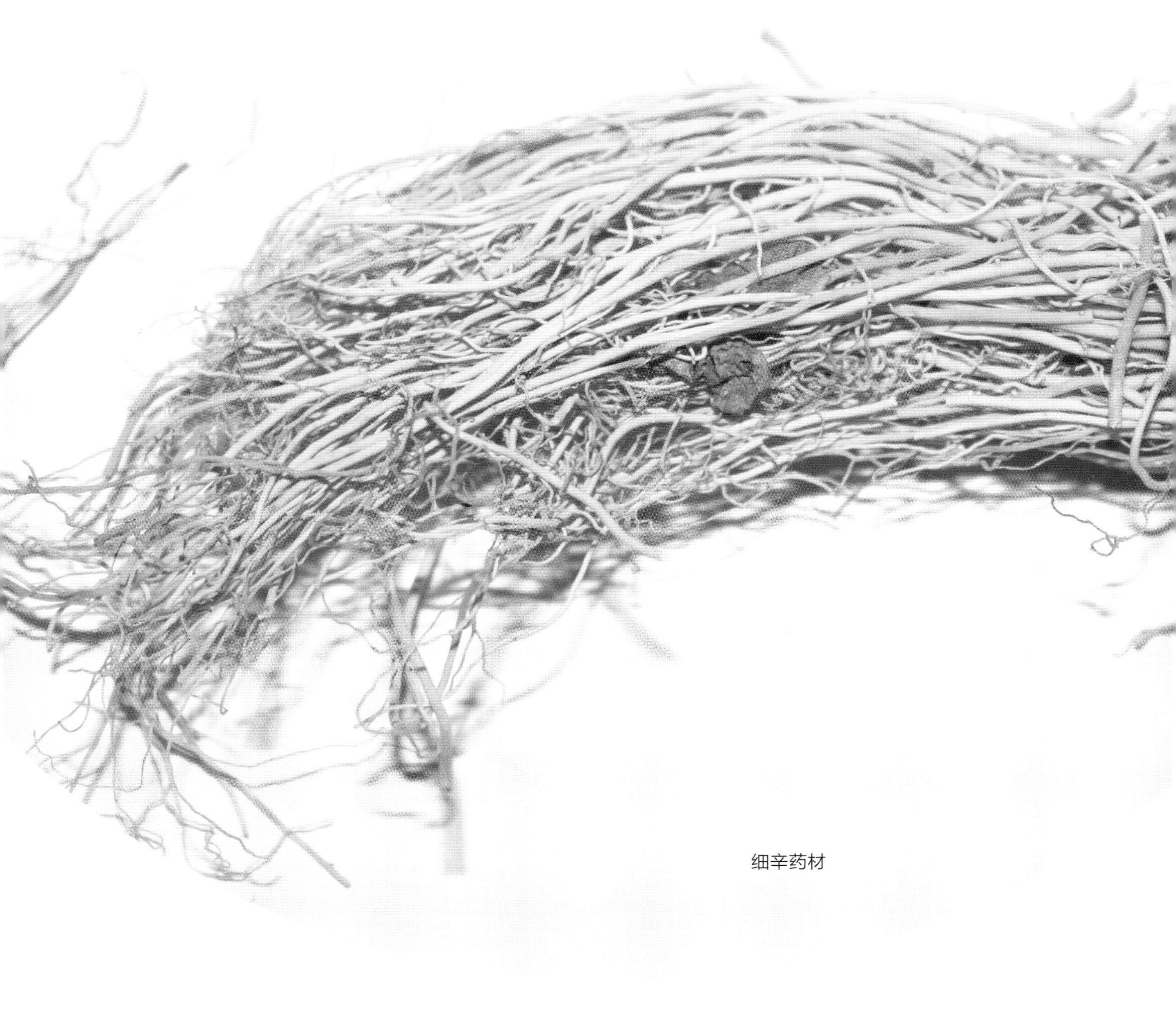

细辛药材

功效主治

解表散寒，祛风止痛，通窍，温肺化饮。用于风寒感冒，头痛，牙痛，鼻塞流涕，鼻鼽，鼻渊，风湿痹痛，痰饮喘咳。

临床应用

1. 外感风寒，头痛咳嗽 细辛 1 ~ 3 g。水煎服，治疗外感风寒、头痛咳嗽具有较好疗效。

2. 牙痛、牙龈红肿 成药“牙痛水”中含细辛、荜茇、高良姜、冰片等。用药棉蘸药液少许搽患处，治疗牙痛、牙龈红肿临床疗效较好，可立刻止痛，很快消肿。

3. 阿弗他口腔炎 细辛粉末 9 ~ 15 g。加适量水及少量甘油或蜂蜜调成糊剂，摊于纱布上，贴于脐部，同胶布密封，至少贴 3 日，对顽固性病例可连续贴敷 2 次。结果：经 106 例临床观察，总有效率为 93.4%。

4. 冠心病心绞痛 复方细辛雾剂，取细辛挥发油 50 mL，冰片 16 g。溶于 600 mL 95%的乙醇里，加二氯二氟甲烷制成气雾剂。心绞痛发作时，对准口腔按压阀门 2 ~ 5 次即可。治疗 281 例，1 分钟内止痛者 56 例（19.9%），1 ~ 2 分钟止痛者 55 例（19.6%），2 ~ 5 分钟止痛者 71 例（25.3%）；获连效（指 5 分钟以内）止痛者 182 例，占 64.89%。

5. 鼻窦炎 细辛、白芷等各适量。水煎服，每日 1 剂。

6. 鼻息肉 细辛、苦丁香、苍耳子、辛夷各 6 g，僵蚕 9 g。共研细末，再加冰片 0.5 g 合研细。每次用少许吹撒于息肉处，每日 2 次。

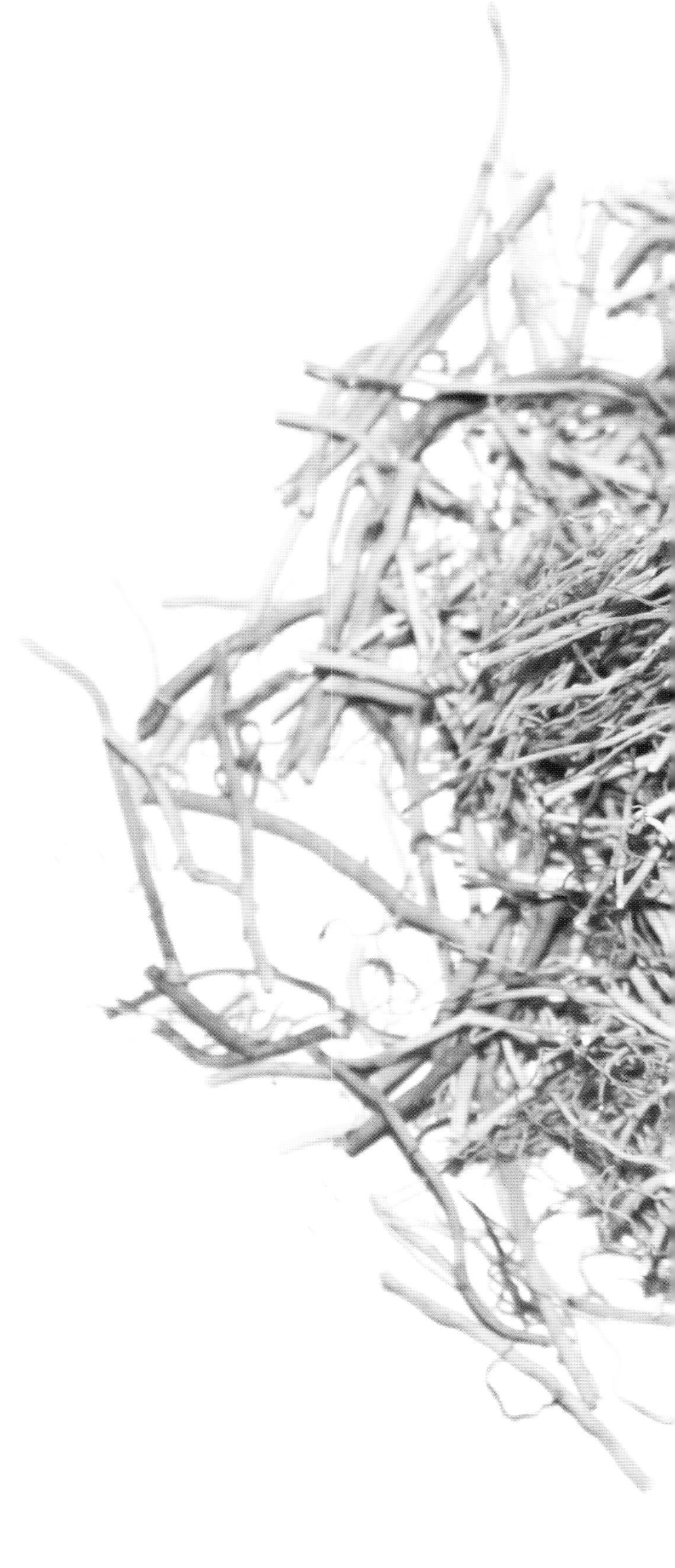

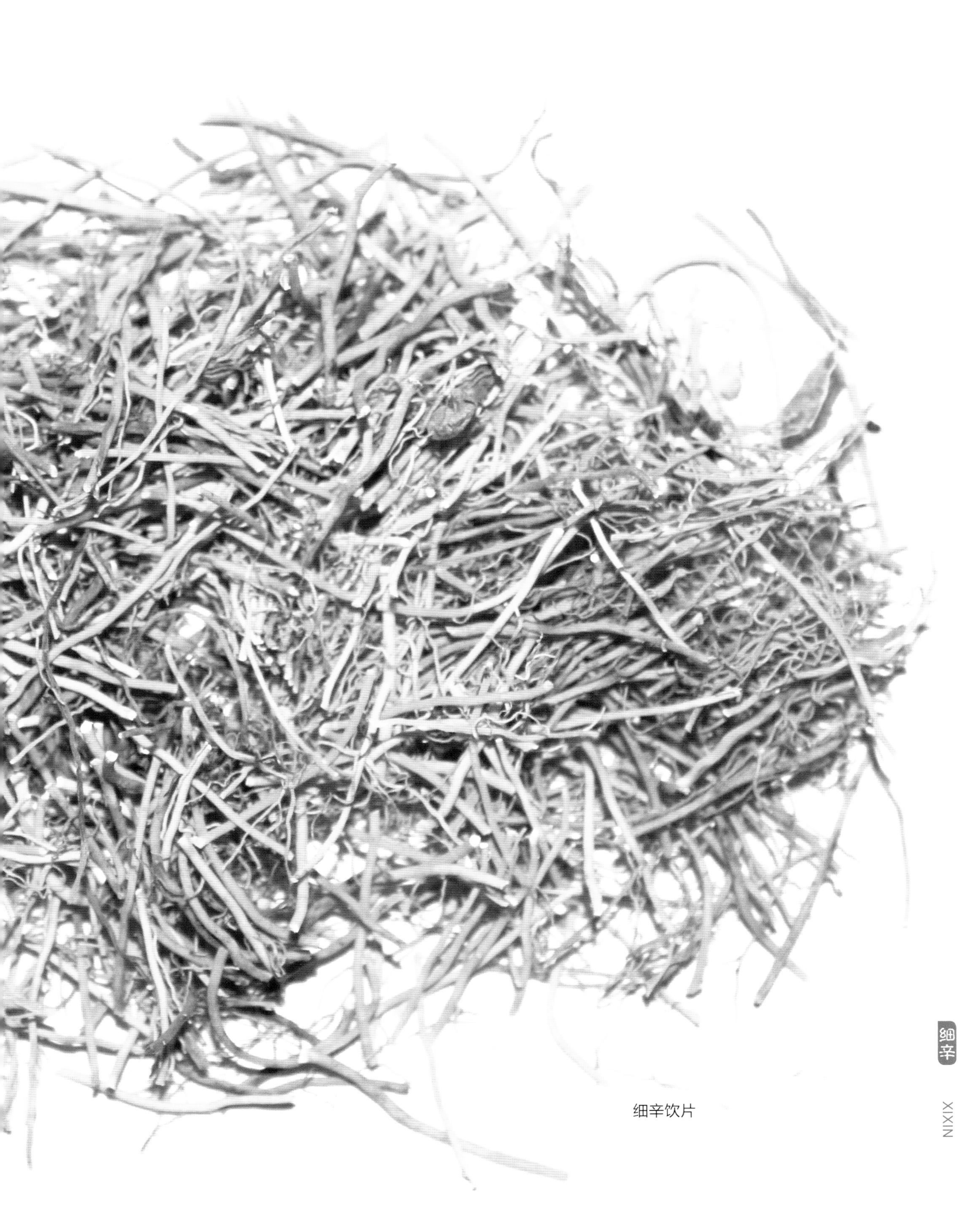

细辛饮片

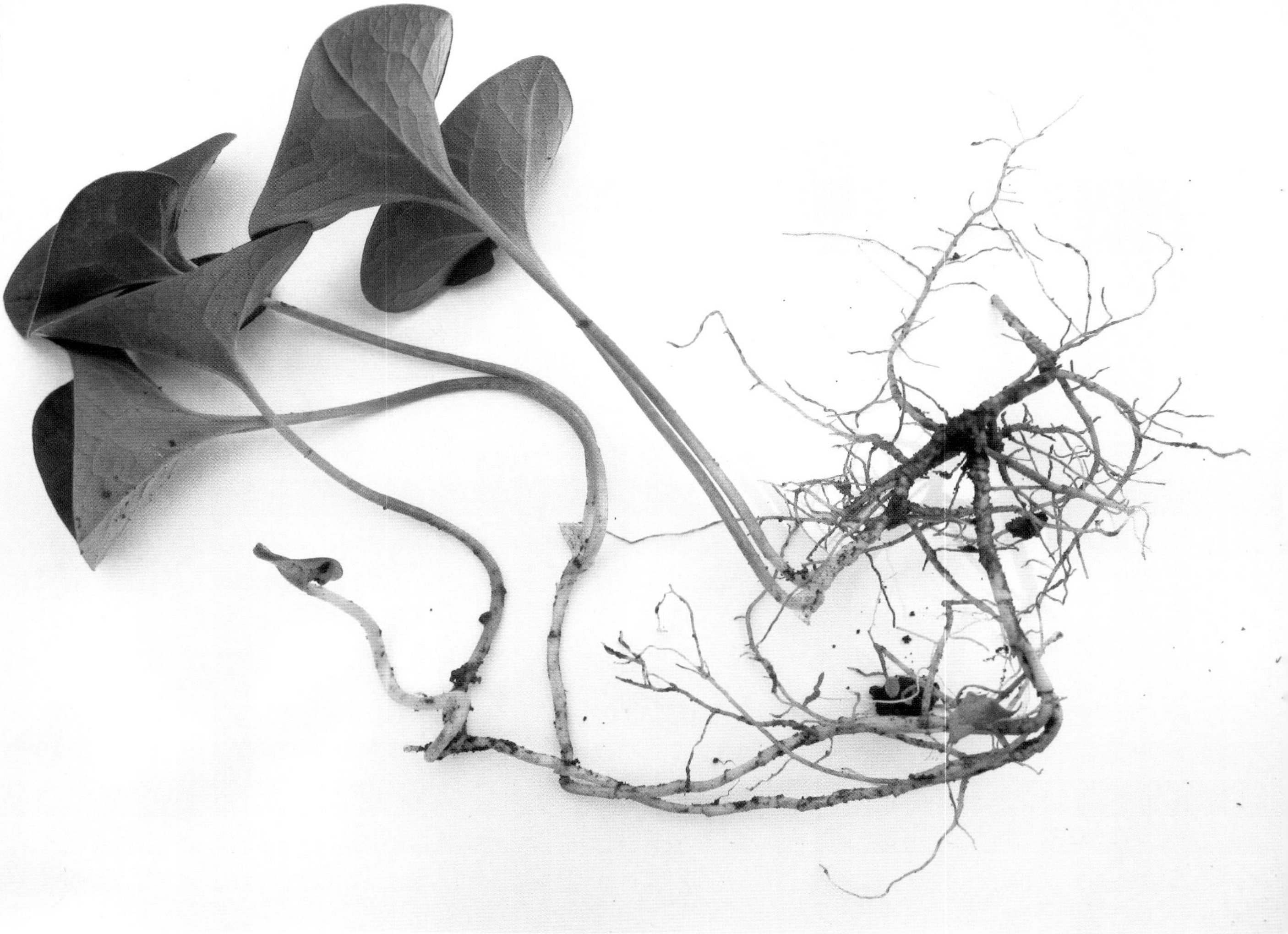

华细辛药材

7. 慢性阻塞性肺部疾病（慢性支气管炎、支气管哮喘、肺气肿、肺源性心脏病，先喘后肿，痰多而稀、苔白滑证属表寒内饮者） 细辛、麻黄、白芍、桂枝、干姜、炙甘草、法半夏、五味子各适量。水煎服，每日 1 剂。

8. 局部肿块 细辛 30 g。研为细末，过筛，密封备用。用此方治疗因肌注所致局部肿块 100 例，在肿块及四周外敷一薄层细辛末，用胶布贴封不漏气，外加热水袋敷，一般敷 42 小时可止痛，消肿、使硬结消散。化脓者不宜用。

9. 头痛 穴位加痛点注射 10% 的细辛注射液。每日 1 次，每次选取 2 ～ 4 个穴位痛点，每穴注射 0.5 ～ 1.0 mL。治疗偏头痛、肌挛缩头痛、神经性头痛、外伤性头痛，疗效显著。

10. 拔牙 细辛与生南星各适量。有局部麻醉作用，可用于辅助治疗拔牙。

11. 风湿性腰腿痛 细辛3～6g，桑寄生12～30g，秦艽、防风、当归、赤芍、杜仲、牛膝、茯苓、党参、川芎、独活各9g，桂心3g，地黄15g，炙甘草6g。水煎服。

12. 坐骨神经炎 细辛、制草乌、制川乌各6～12g（此3味药从小量开始，无不良反应时渐加至最大剂量），麻黄15g，牛膝、木瓜各20g，乳香10g。水煎3次，每次煎30分钟以上，将药液混匀分早、晚2次服。据报道，以上方治疗30例，服3～15剂后治愈25例，显效5例，多于服药2剂后疼痛明显减轻。

13. 头痛 细辛、徐长卿、川芎各9g，蜈蚣、山柰各6g，冰片0.5g。分别研成细末后和匀，装瓶备用。以涤确凉或绸布1小块包药末少许塞入鼻孔，左右交替塞用，每日更换1～2次。左侧偏头痛塞右侧鼻孔，右侧偏头痛塞左侧鼻孔。上药1剂用完为1个疗程，疗程间隔3～5日。有人用上方曾治疗血管神经性头痛、偏头痛、紧张性头痛、慢性头风痛、枕神经痛等共43例，半年后随访32例中，痊愈26例，显效5例，无效1例。

14. 病态窦房结综合征 细辛6g，制附片10g，炙甘草、桂枝、麻黄各9g，黄芪18g，党参12g。水煎服，每日1剂。

用法用量

1～3g，散剂，每次服0.5～1g。外用：适量。

使用注意

不宜与藜芦同用。

混伪品鉴别

杜衡

本品为马兜铃科植物杜衡 *Asarum forbesii* Maxim. 的带根全草。根茎呈圆柱形，长约 1 cm，直径 1 ~ 3 mm，表面浅棕色或灰黄色，粗糙，有多数环节，下部有多数根。根长 5 ~ 7 cm，直径 1 ~ 2 cm，表面灰白色至淡棕色，具细皱纹，质脆，易折断，断面黄色，平坦。叶灰绿色，多皱缩，完整叶呈宽心形至肾状心形，先端钝或圆，基部心形。气香，辛味较正品细辛淡。

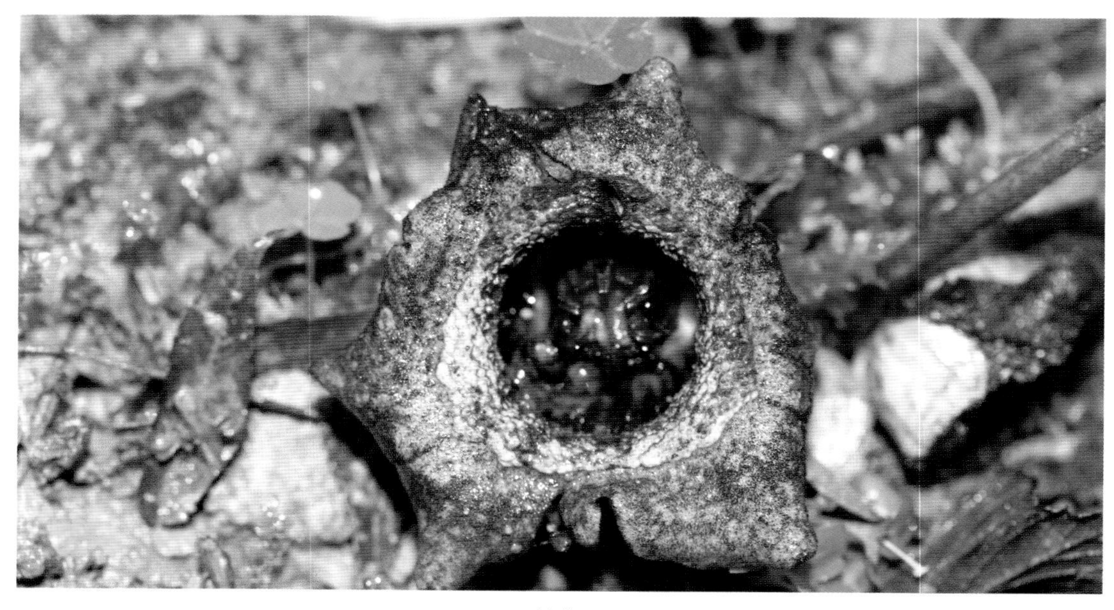

杜衡

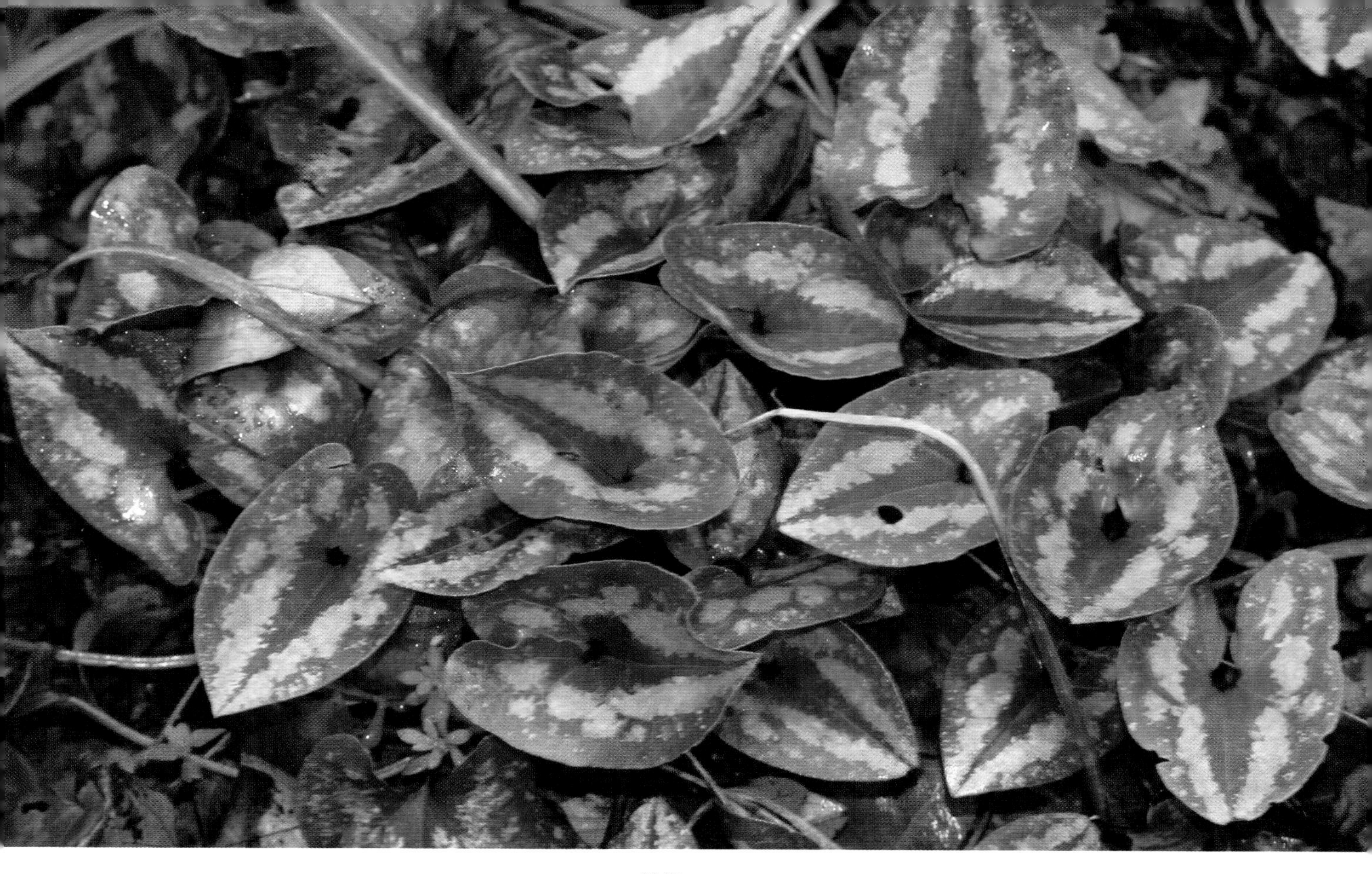

杜衡

双叶细辛

本品为马兜铃科植物双叶细辛 *Asarum caulescens* Maxim. 的带根全草。根状茎细长横走，有须根。叶通常 2 片，对生，心形，两面被短毛，叶缘有较长的毛。花淡紫红色。由二对生叶间抽出，花被管短，子房以上即为裂片，雄蕊长，花柱大部分成柱，柱头顶生呈放射状。

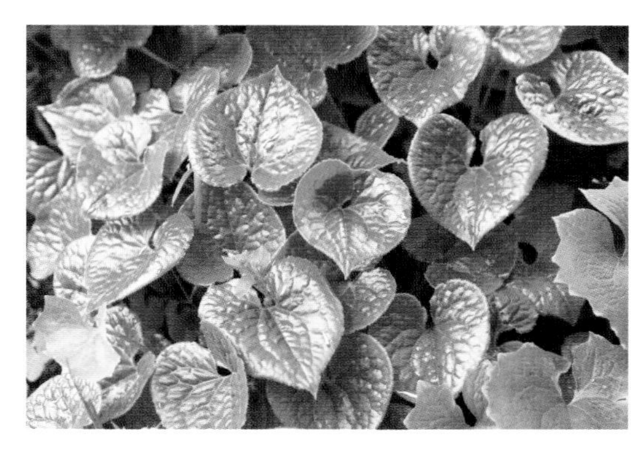

双叶细辛

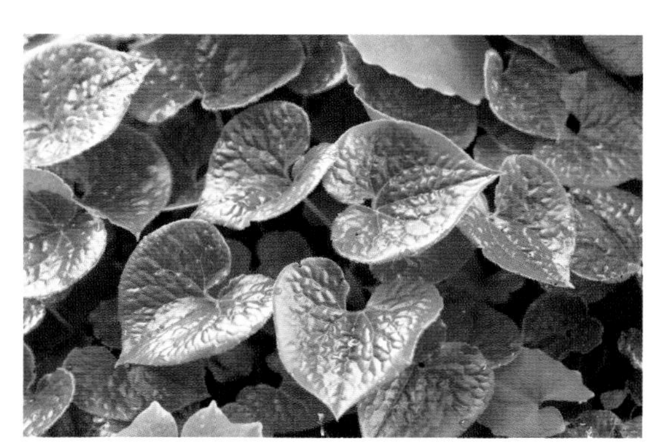

双叶细辛

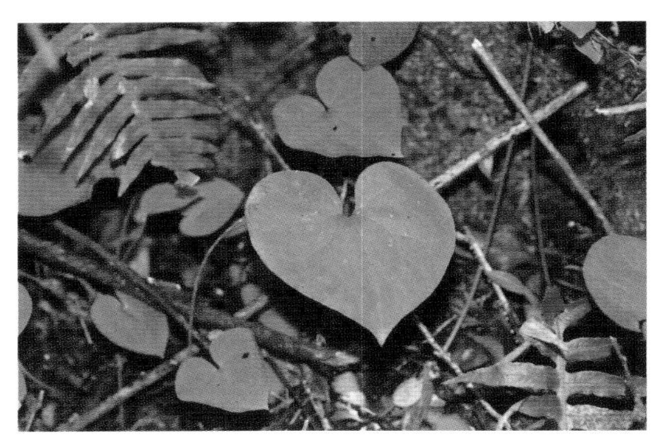
单叶细辛

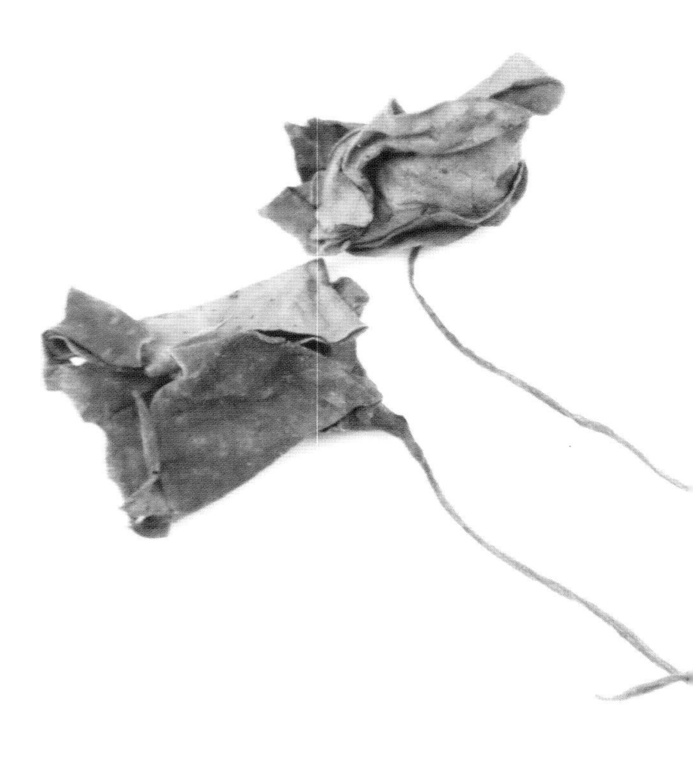

单叶细辛

本品为马兜铃科植物单叶细辛 *Asarum himalaicum* Hook. f. et Thoms. 的带根全草。根茎细长，粗 1 ~ 2 mm，节间长 2 ~ 3 cm，下部生有多数纤细的根，上部每节有叶一片，叶片心形，顶端渐尖，两面叶缘散生短毛。根茎嚼之味淡。

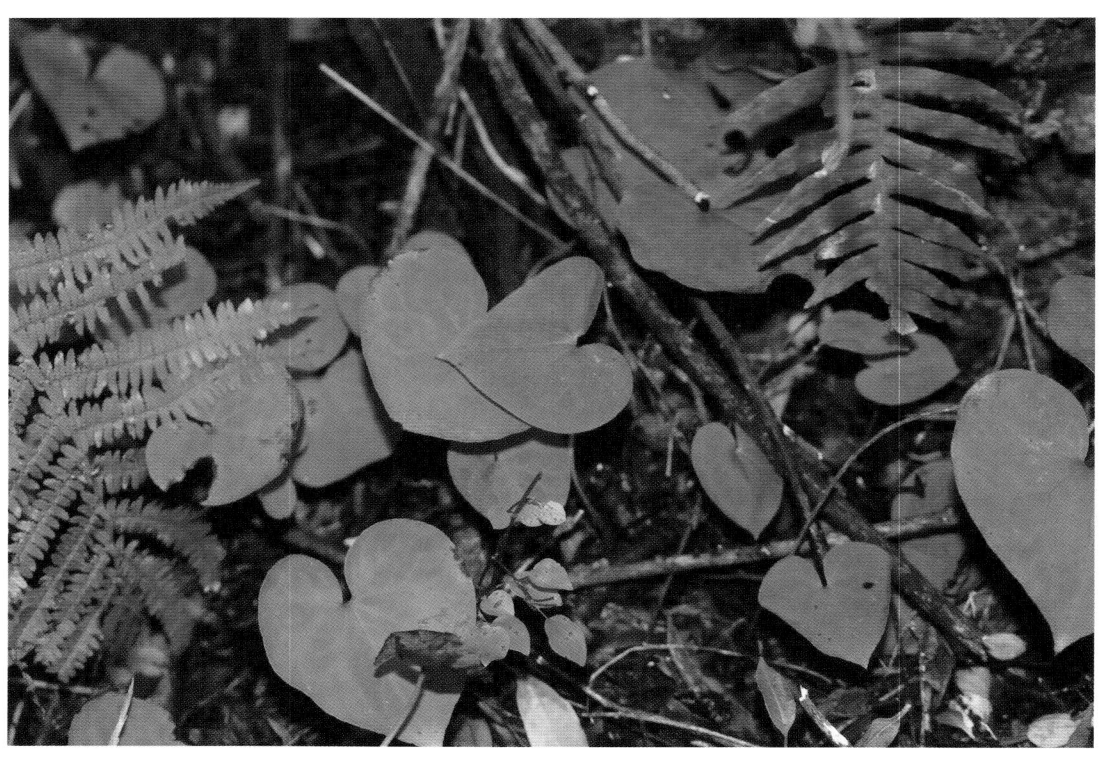
单叶细辛

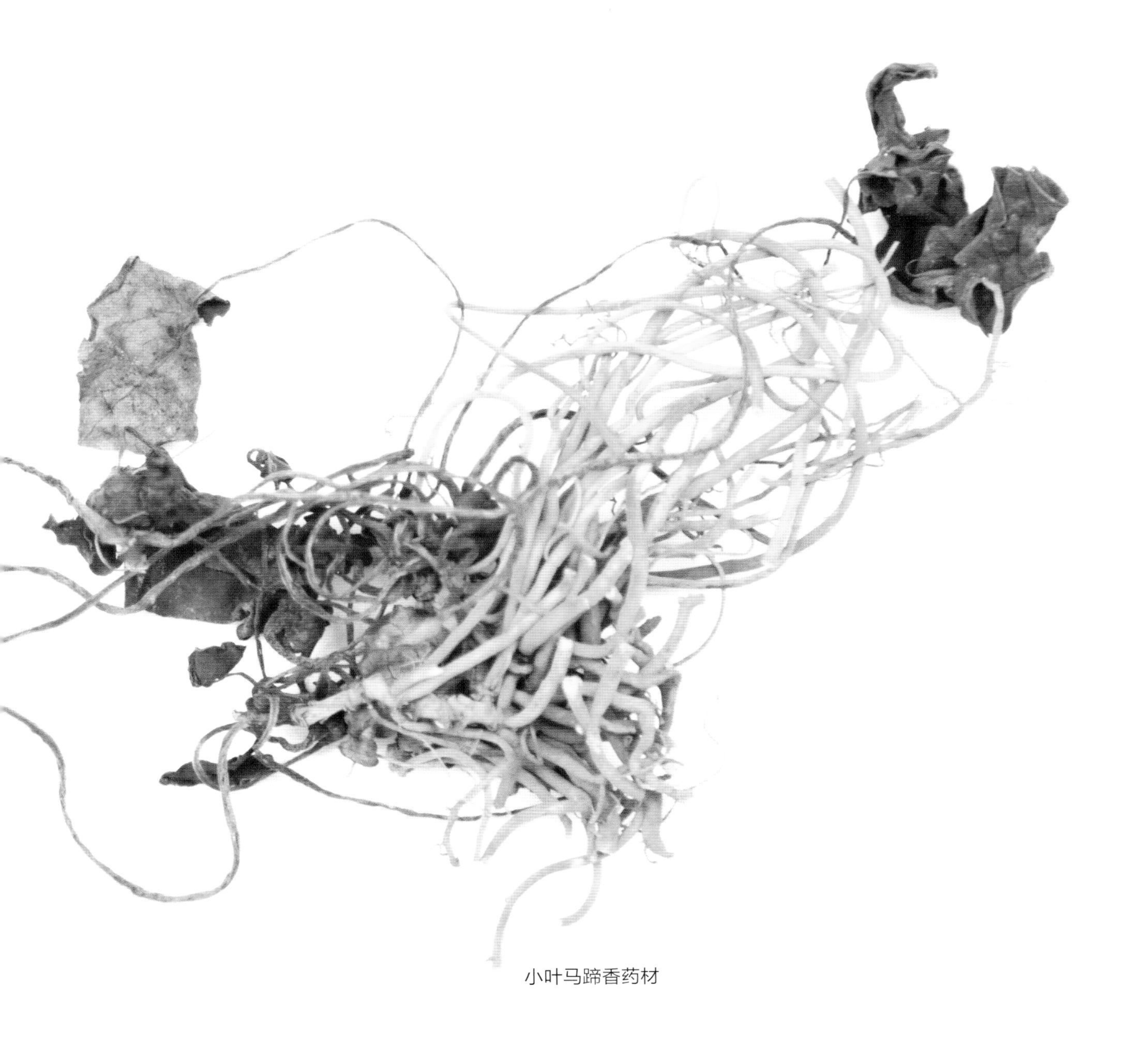

小叶马蹄香药材

小叶马蹄香

本品为马兜铃科植物小叶马蹄香 *Asarum ichangense* C. Y. cheng et. C. S. Yang. 的带根全草。根状茎短，具多数细长的根。叶片心形或卵形，稀戟心形，顶端钝或急尖，上面在主脉两旁有白色云斑，下面绿色，稀紫红色。

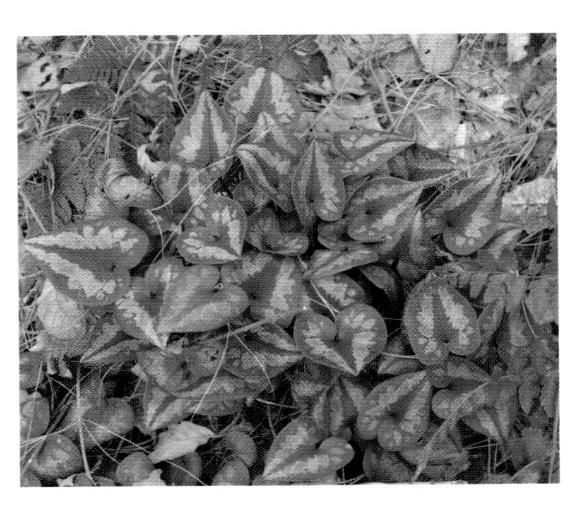

小叶马蹄香

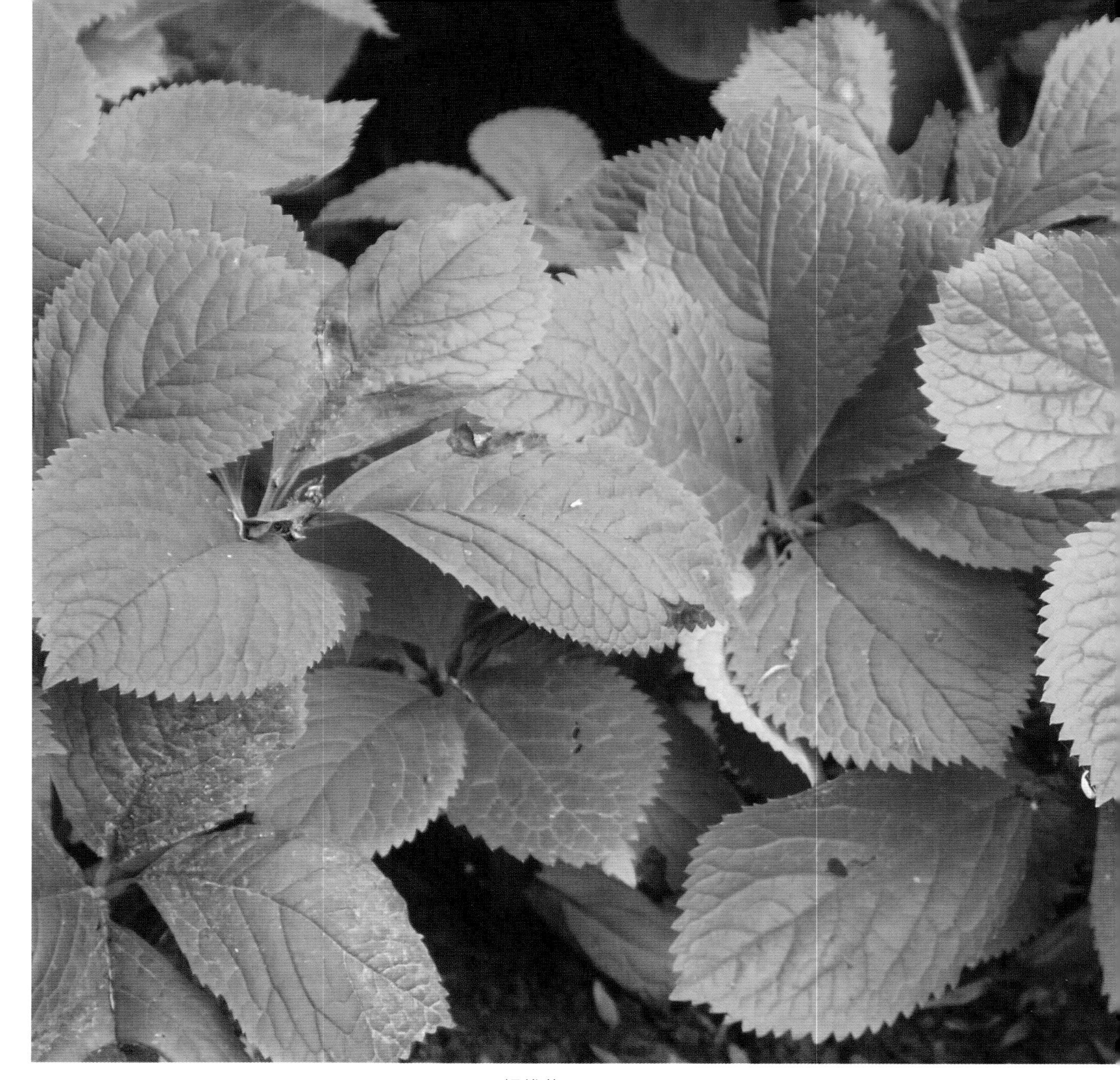

银线草

银线草

本品为金粟兰科植物银线草 *Chloranthus japonicus* Sieb. 的带根全草。根茎弯曲不直，呈弯拐状，具有很多分枝和细根。长 1 ～ 3 cm，直径约 3 mm，表面灰棕色。断面较平坦，白色。茎细长，灰棕色，具纵皱纹，叶片棕绿色，四片常皱折在一起，用水浸湿展开，可见叶呈纸质，呈宽椭圆形，边缘具锐锯齿。气微，味略苦，无麻木灼烧感。

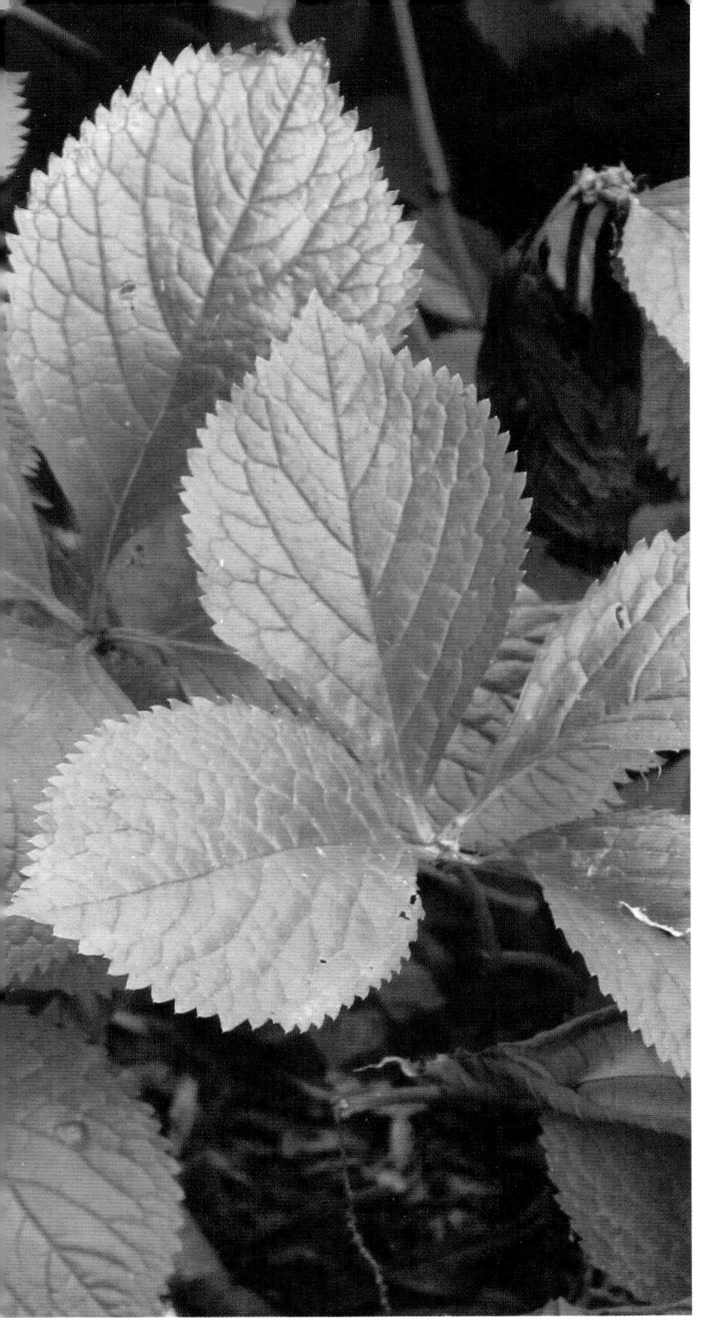

及己

本品为金粟兰科植物及己 *Chloranthus serratus*（Thunb.）Roem. et Schult. 的根。根茎较短，直径约 3 mm；上端有残留茎基，下侧着生多数须状根。根细长圆柱形，长约 10 cm，直径 0.5 ~ 2 mm；表面土灰色，有支根痕。质脆，断面较平整，皮部灰黄色，木部淡黄色。气微，味淡。

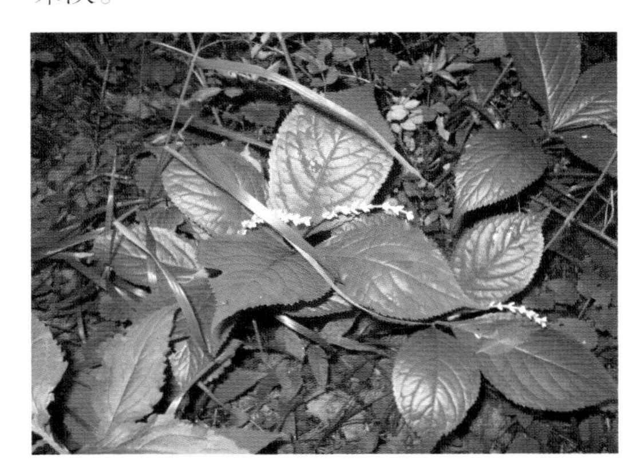

及己

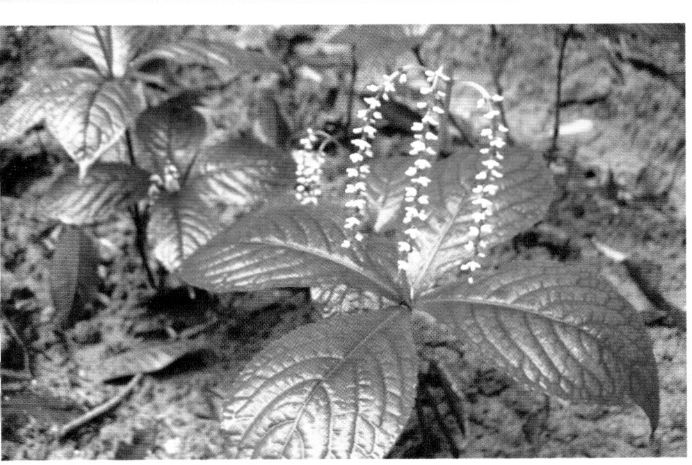

银线草

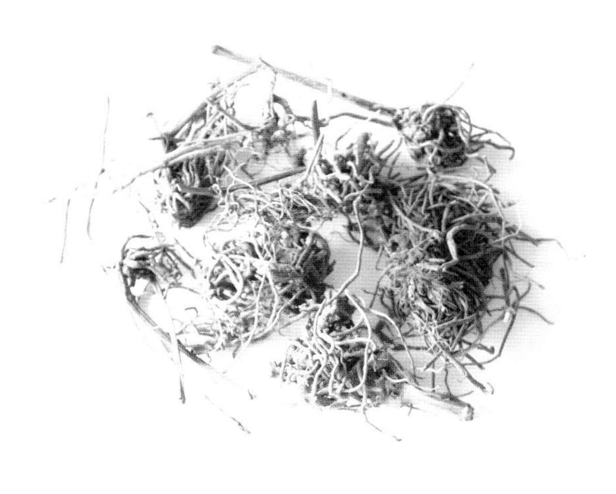

及己药材

蜘蛛香

本品为败酱草科植物心叶缬草 *Valeriana wallichll* DC. 的根状茎。干燥根茎结节状，圆形或扁圆形，微弯曲，不分叉，长 3 ~ 5 cm，径 0.7 ~ 1.3 cm，棕褐色或茶褐色。表面有较稠密的环形突起，不甚规则，底面有多数须根痕。芦头平截，可见茎、叶残基。质坚实，断面黄褐色。有缬草样特异香气。以粗壮、坚实、黄色者为佳。

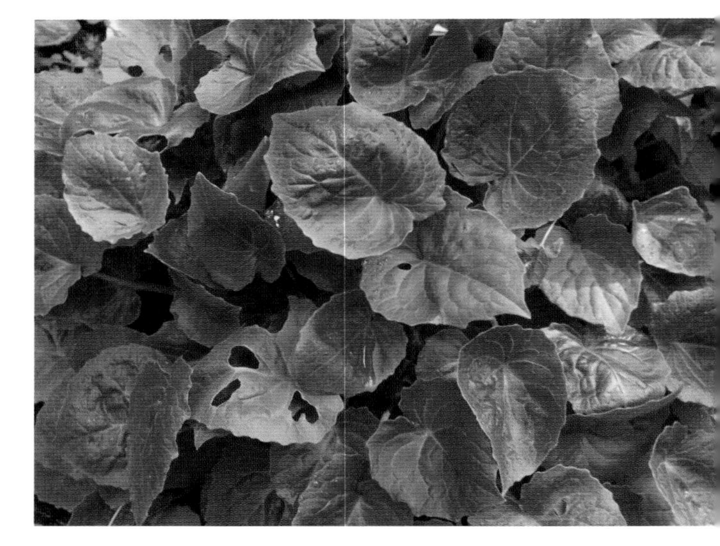

蜘蛛香

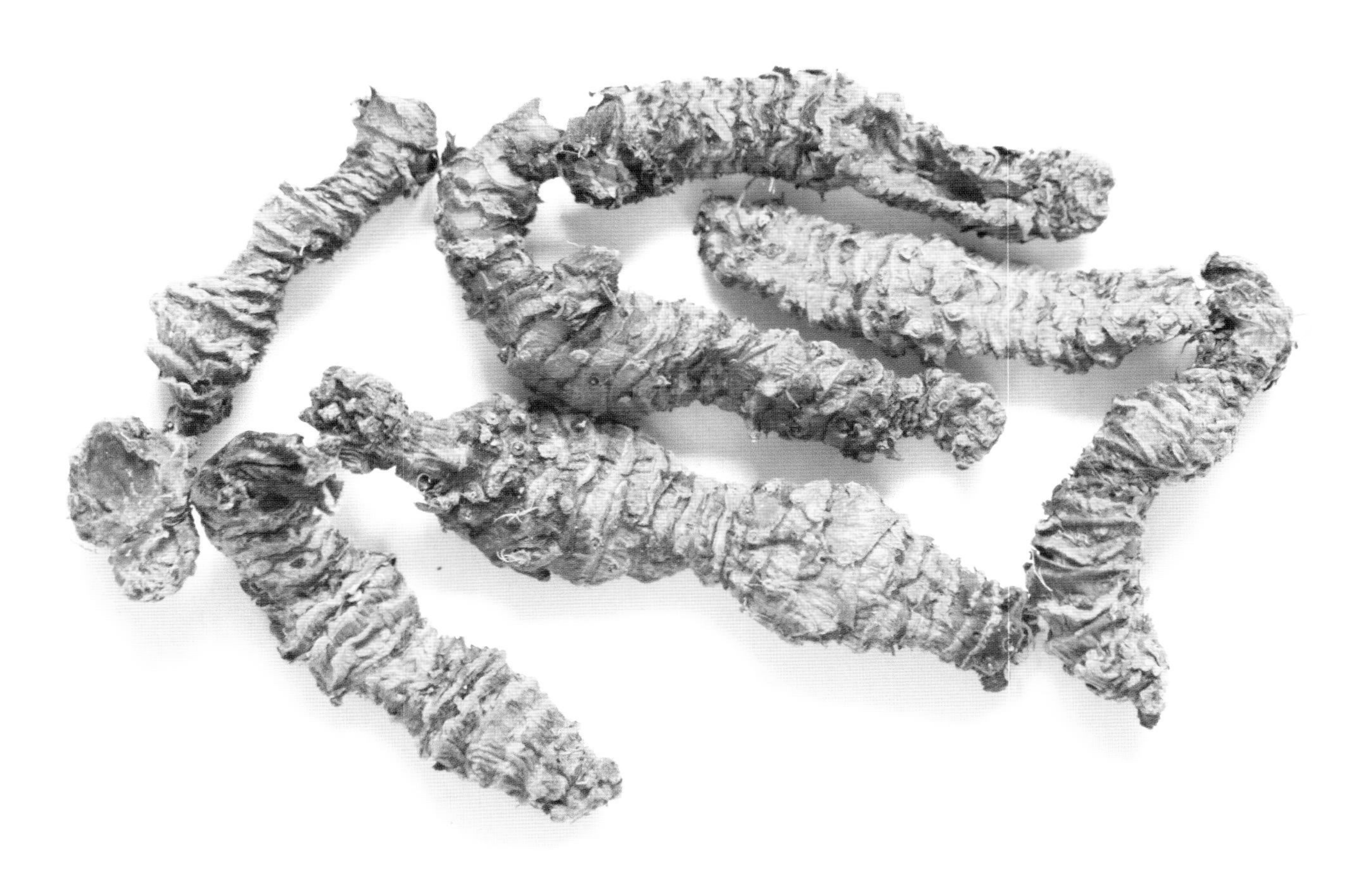

蜘蛛香药材

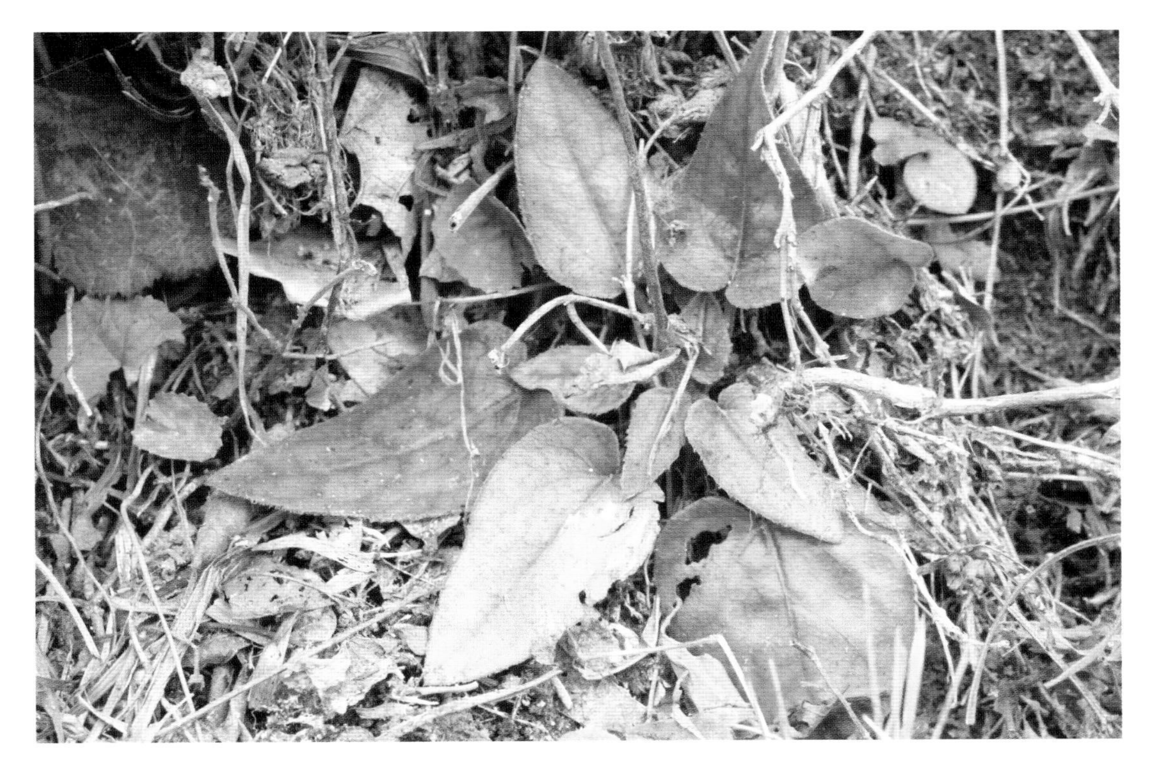

杏香兔儿风

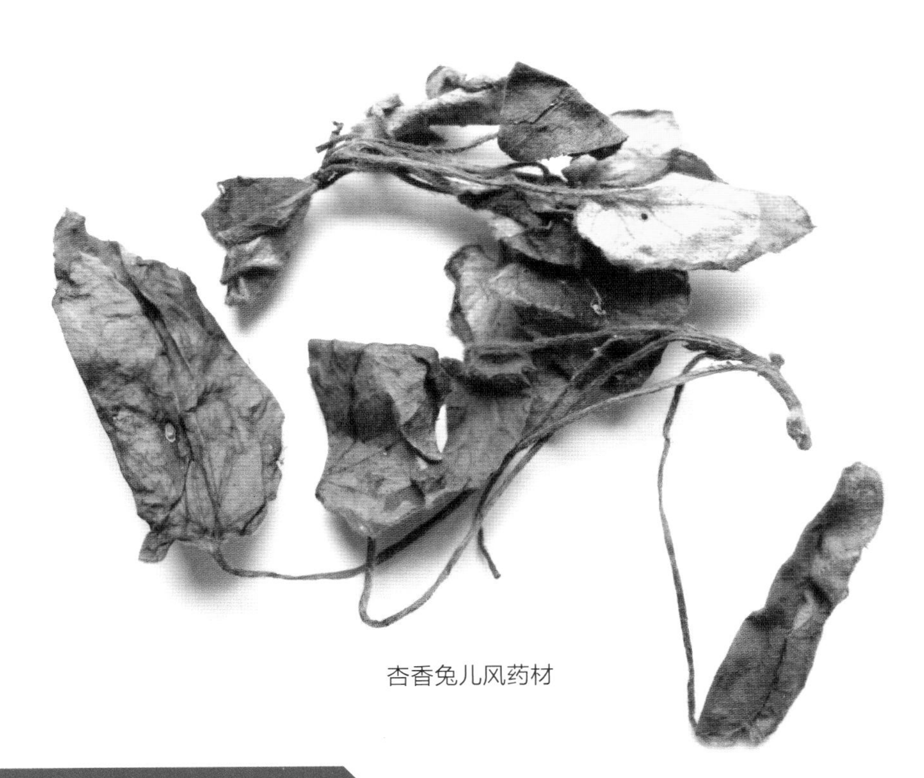

杏香兔儿风药材

杏香兔耳风

本品为菊科植物杏香兔耳风 *Ainsliaea fragrans* Champ. 的全草。

夏枯草

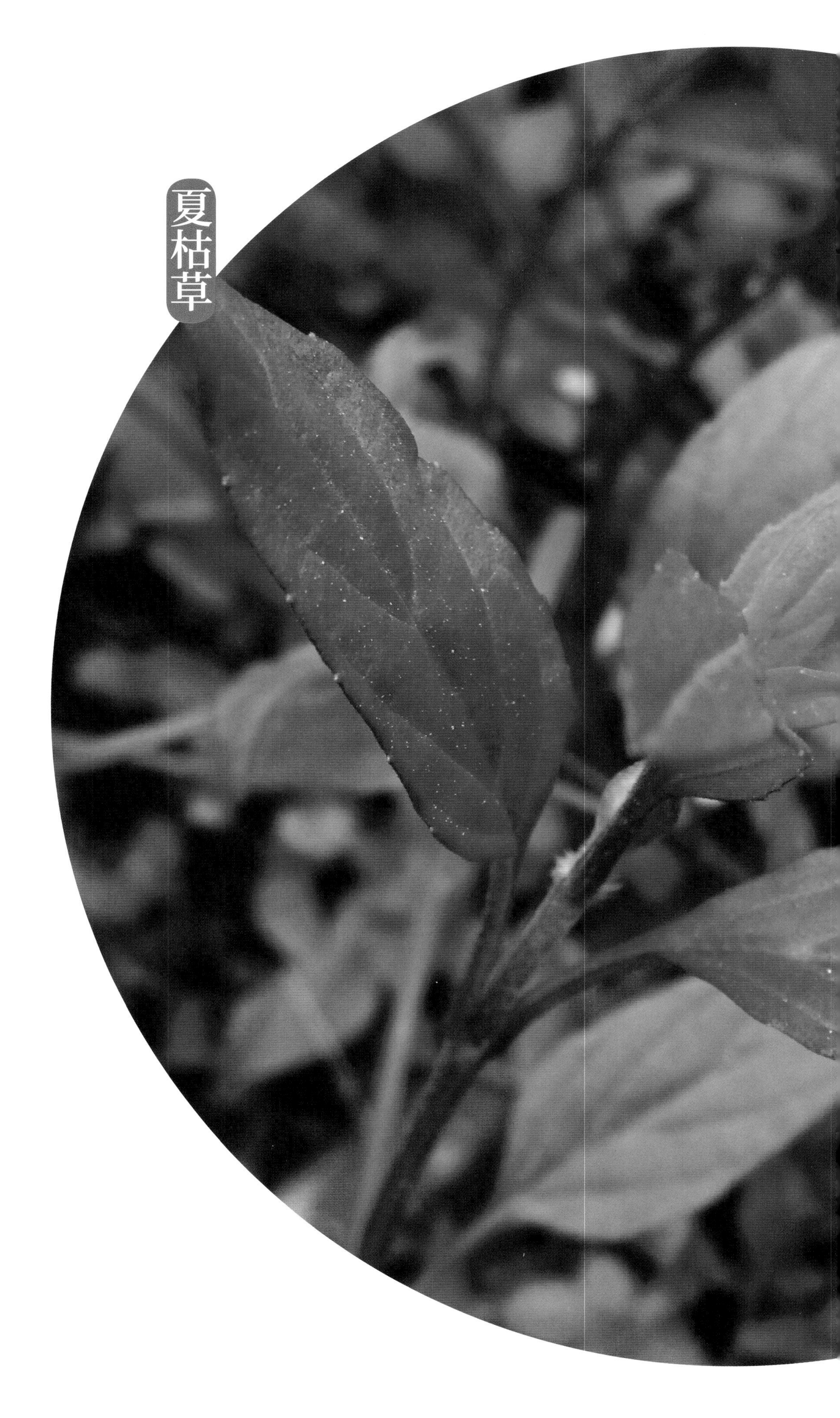

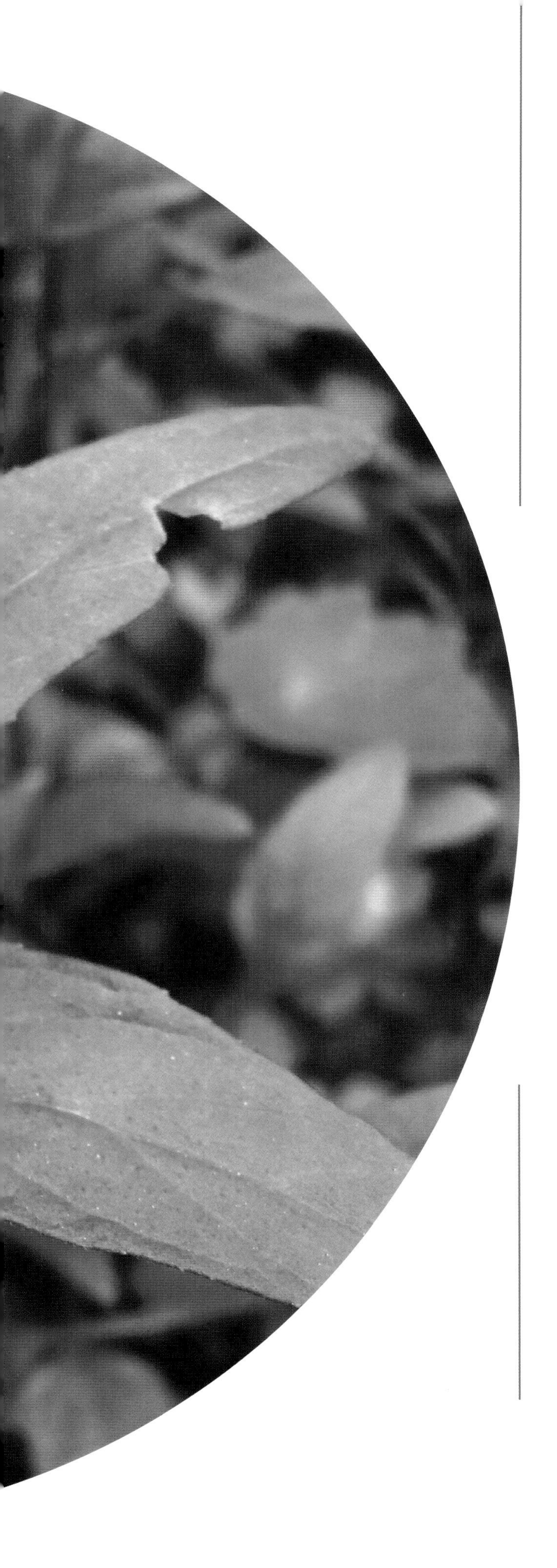

夏枯草

XIAKUCAO

基　原

本品为唇形科植物夏枯草 *Prunella vulgaris* L. 的果穗。

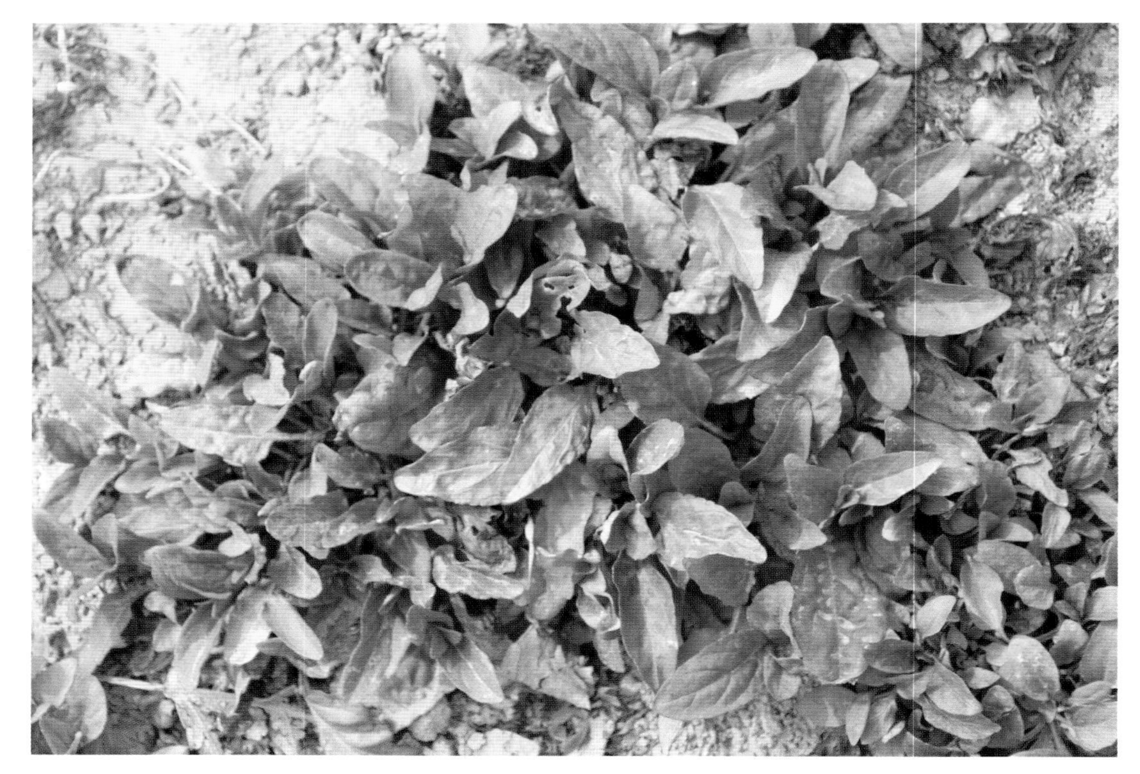

夏枯草

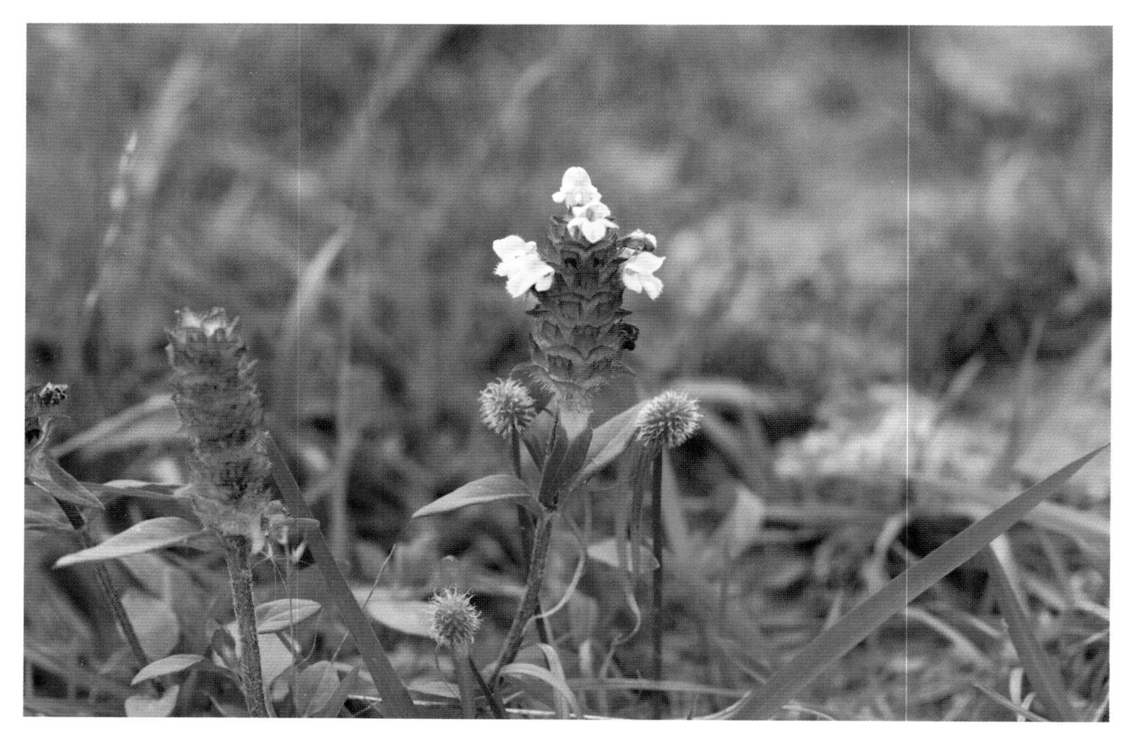

夏枯草

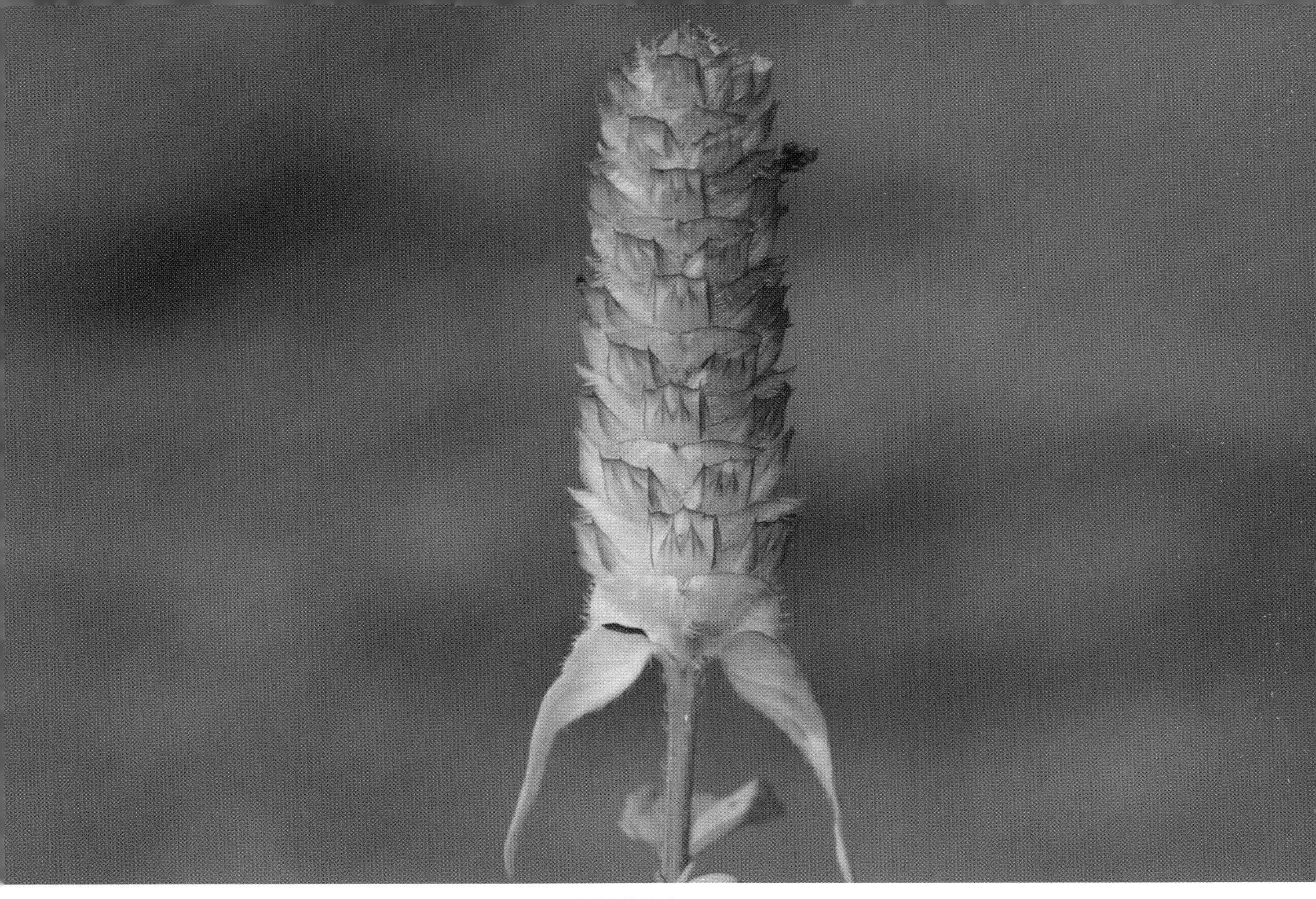

夏枯草花序

形态特征

多年生草本，茎高 15 ~ 30 cm。有匍匐地上的根状茎，在节上生须根。茎上升，下部伏地，自基部多分枝，钝四棱形，具浅槽，紫红色，被稀疏的糙毛或近无毛。叶对生，具柄；叶柄长 0.7 ~ 2.5 cm，自下部向上渐变短；叶片卵状长圆形或圆形，大小不等，长 1.5 ~ 6 cm，宽 0.7 ~ 2.5 cm，先端钝，基部圆形、截形至宽楔形，下延至叶柄成狭隘翅，边缘不明显的波状齿或几近全缘。轮伞花序密集排列成顶生长 2 ~ 4 cm 的假穗状花序，花期时较短，随后逐渐伸长；苞片肾形或横椭圆形，具骤尖头；花萼钟状，长达 10 mm，二唇形，上唇扁平，先端截平，有 3 个不明显的短齿，中齿宽大，下唇 2 裂，裂片披针形，果时花萼由于下唇 2 齿斜伸而闭合；花冠紫、蓝紫或红紫色，长约 13 mm，略超出于萼，长绝不达萼长之 2 倍，下唇中裂片宽大，边缘具流苏状小裂片；雄蕊 4，二强，花丝先端 2 裂，1 裂片能育具花药，花药 2 室，室极叉开；子房无毛。小坚果黄褐色，长圆状卵形，长 1.8 mm，微具沟纹。花期 4 ~ 6 月，果期 6 ~ 8 月。

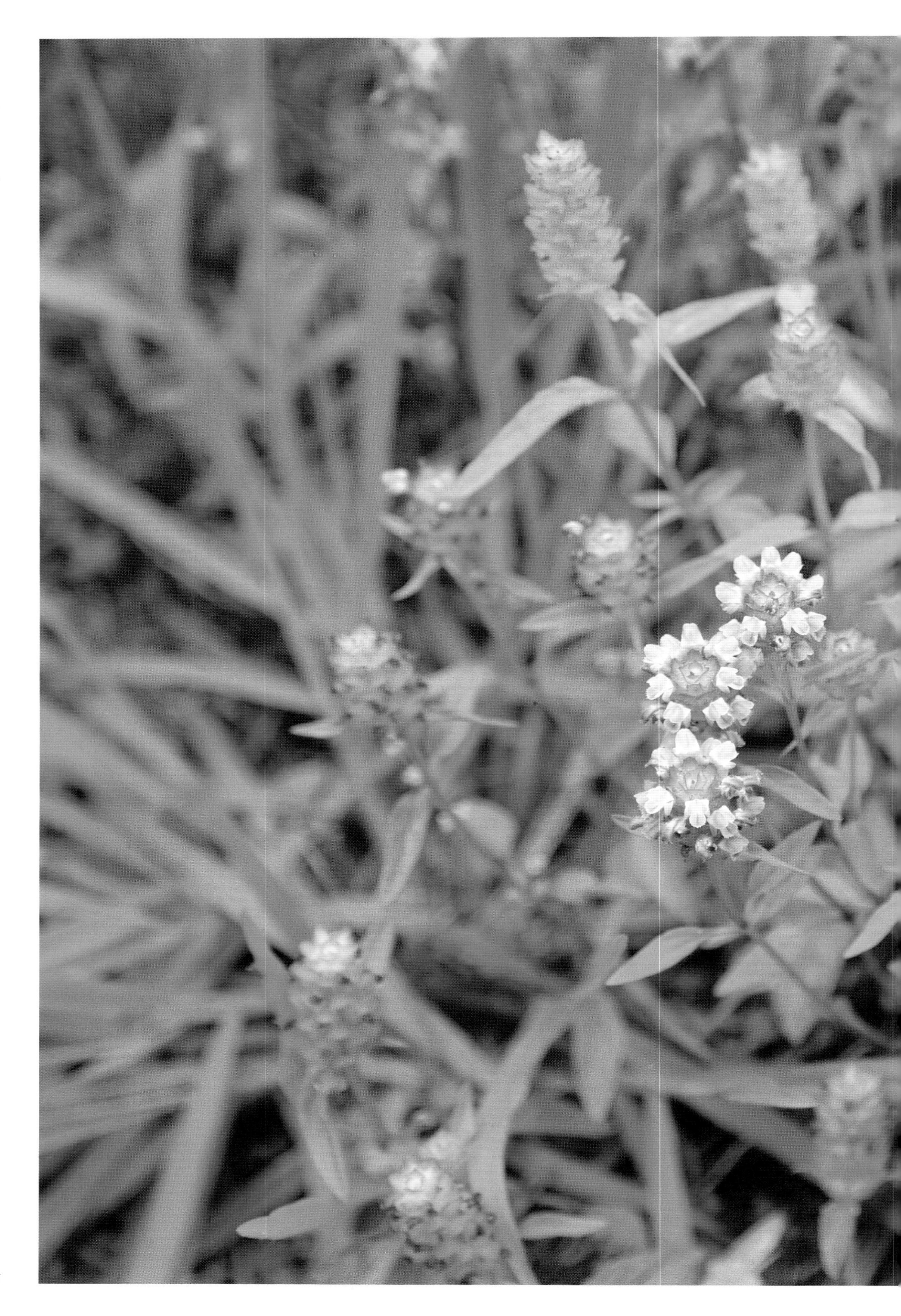

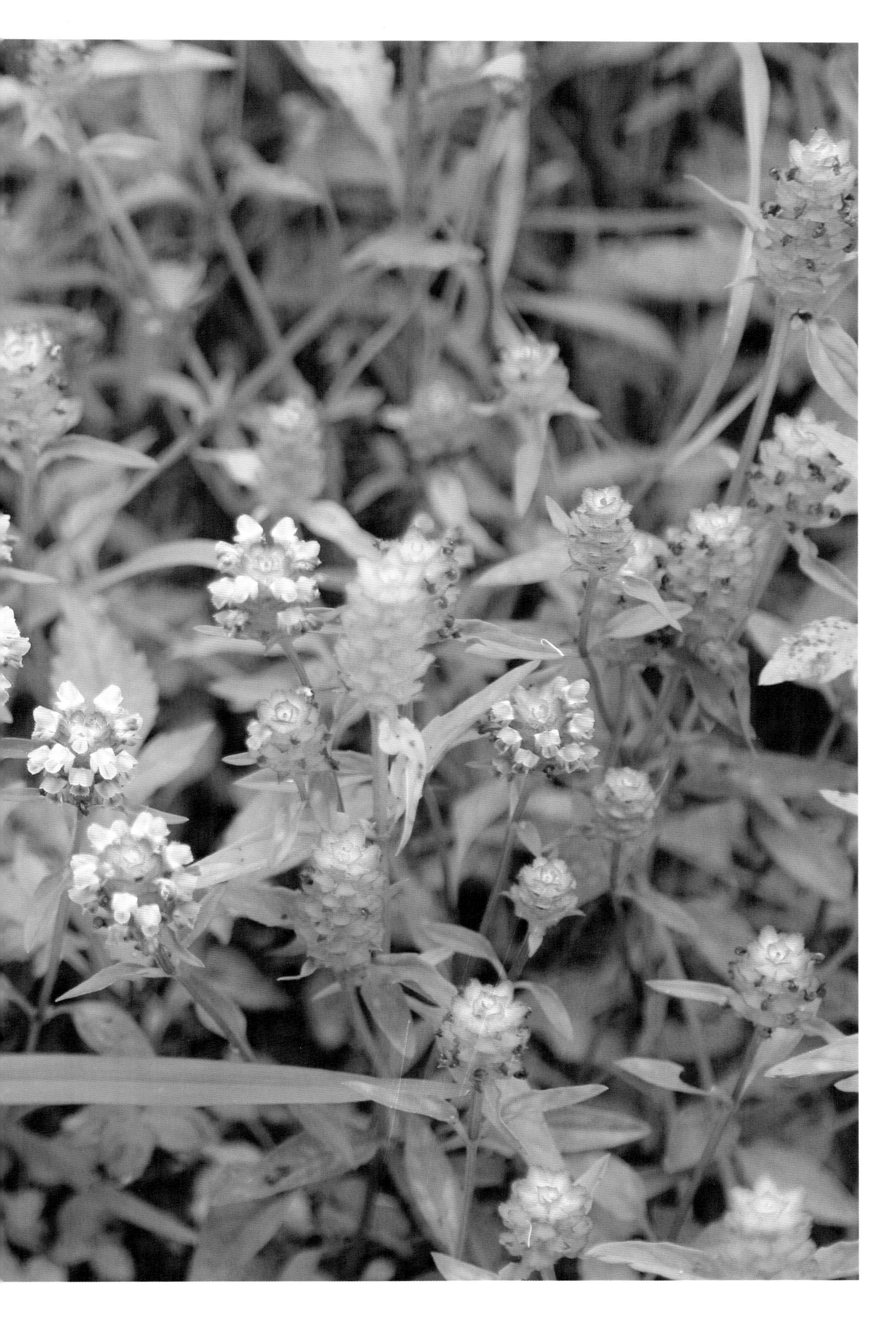

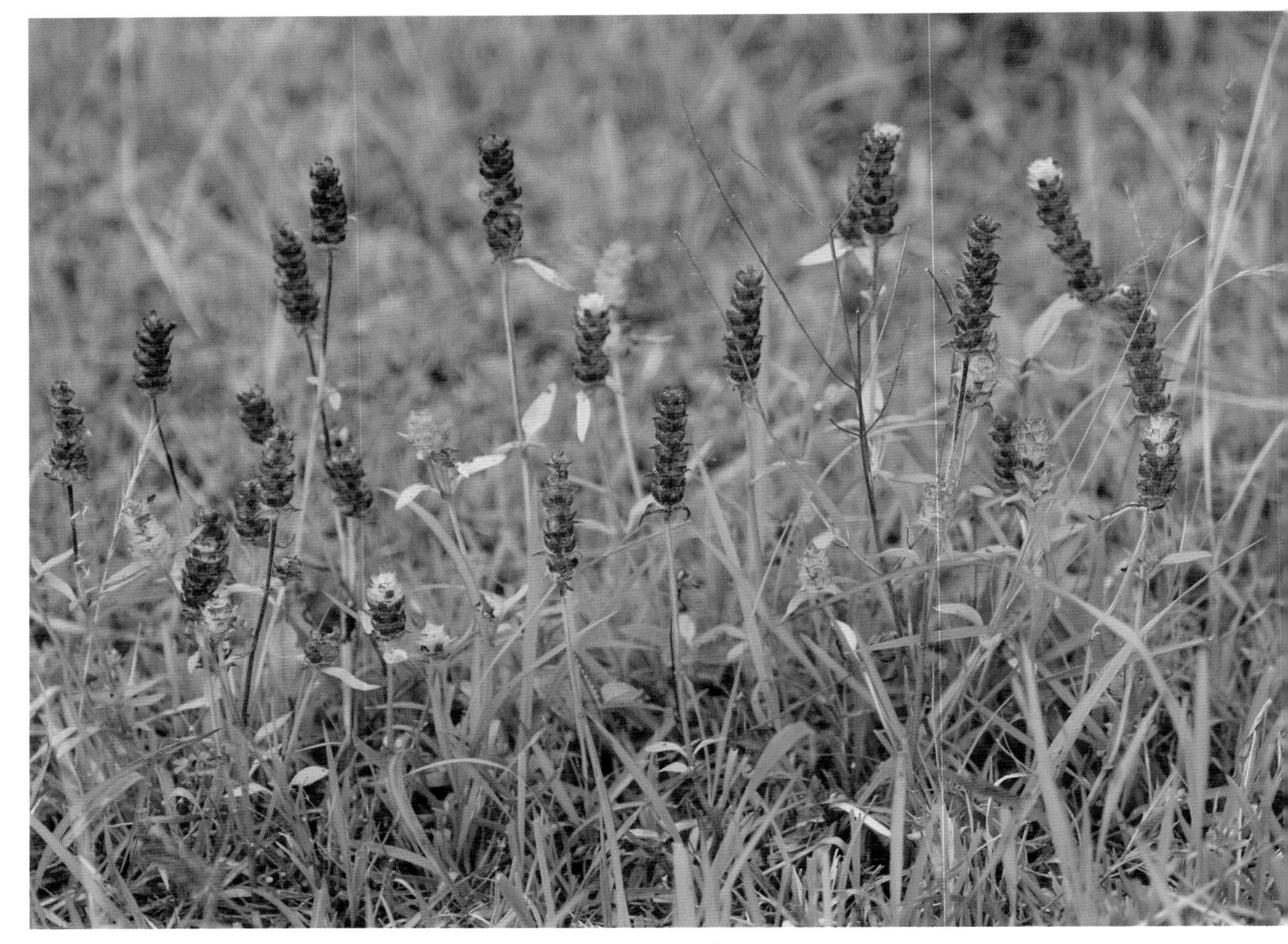

夏枯草

生境分布

生长于荒地、路旁及山坡草丛中。分布于东北及山西、山东、江苏、浙江、安徽、江西等地。

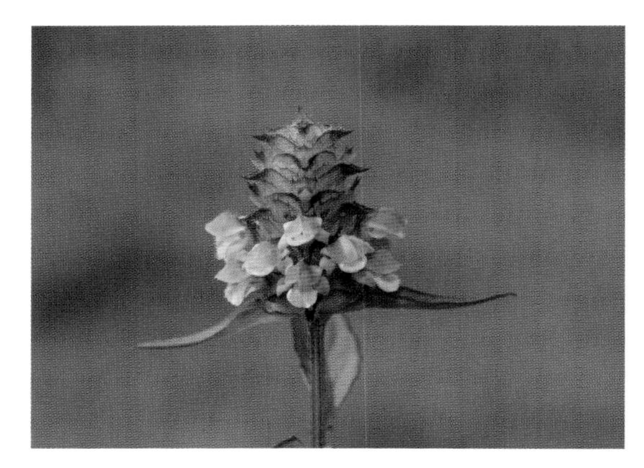

夏枯草

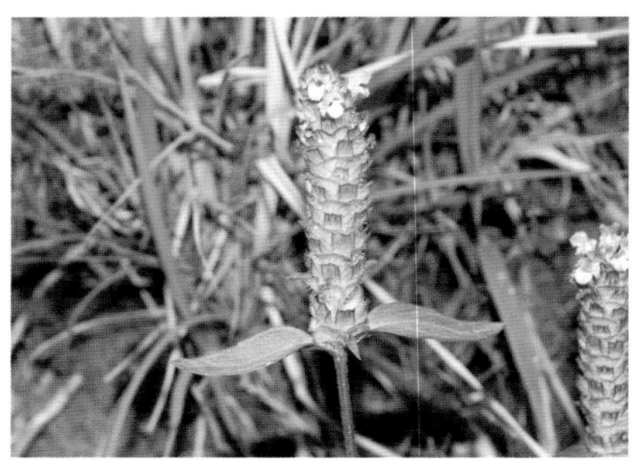

夏枯草

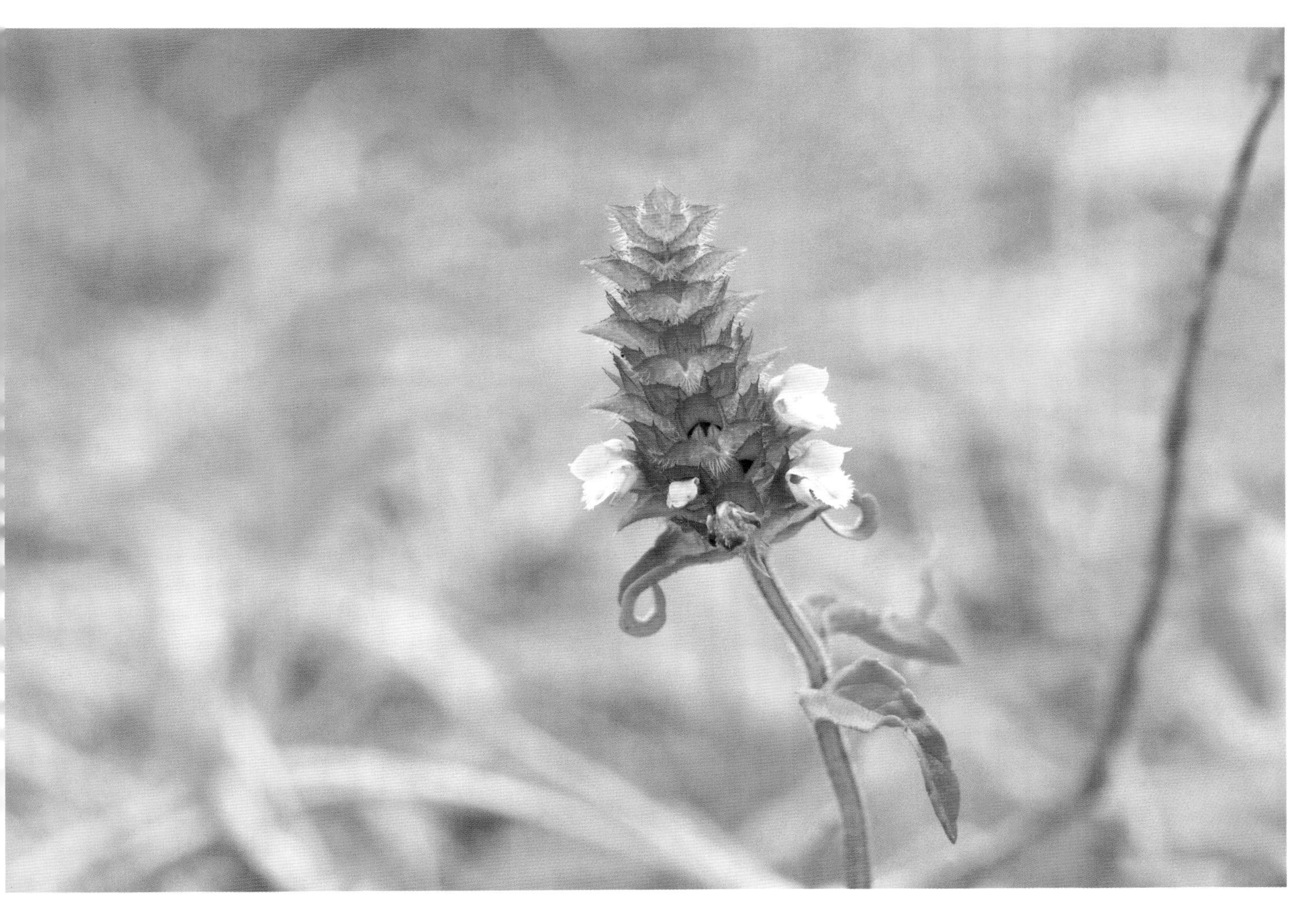

夏枯草

采收加工

每年 5 ~ 6 月，当花穗变成棕褐色时，选晴天，割起全草，捆成小把，或剪下花穗，晒干或鲜用。

药材性状

干燥果穗呈长圆柱形或宝塔形，长 2.5 ~ 6.5 cm，直径 1 ~ 1.5 cm，棕色或淡紫褐色。宿萼数轮至十数轮，作覆瓦状排列，每轮有 5 ~ 6 个具短柄的宿萼，下方对生苞片 2 枚。苞片肾形，淡黄褐色，纵脉明显，基部楔形，先端尖尾状，背面生白色粗毛。宿萼唇形，上唇宽广，先端微 3 裂，下唇 2 裂，裂片尖三角形，外面有粗毛。花冠及雄蕊都已脱落。宿萼内有小坚果 4 枚，棕色，有光泽。体轻质脆，微有清香气，味淡。以色紫褐、穗大者为佳。

化学成分

果穗含熊果酸（ursolic acid），齐墩果酸（oleanolic acid)，熊果酸及齐墩果酸为主要苷元的皂苷，胡萝卜苷（daucosterol），β－香树脂醇（β-mayrin）和它的二十四烷酸（tetra-cosanic acid）、二十产烷酸（hexacosanic acid），二十八烷酸（octa-cosanic acid）及三十烷酸（triacontanic acid）的酯。全草含具抗人类免疫缺陷病毒（HIV）的酸性多粮夏枯草多糖（prunellin），还含齐墩果酸、熊果酸、齐墩果酸为苷元的皂苷、芸香苷（rutin）、金丝桃苷（hyperoside）、咖啡酸（caffeic acid）、维生素 C、维生素 D、胡萝卜素（carotene）、鞣质（tan-nin）及挥发油，其中含左旋樟脑（camphor）、右旋小茴香酮（fenchone）。地上部分含香豆精类化合物（coumarins）：伞形花内酯（um-bellifrone）、东犀草素（luteolin）、马栗树皮素（esculetin），黄酮类化合物：木犀草素（luteolin）、合模荭草素（homoorientin）、木犀草素－7－O－葡萄糖苷（cinaro-side）、芸香苷、金比值桃苷、异槲皮苷（isoquercitrin）。花序含飞燕草素（delphinidin）和矢车菊素（cynidin) 的糖苷、报春花素－3,5－二葡萄糖苷（hirsutidin-3,5-diglucoside）、槲皮素（quercitin）、山柰酚（kaempferol) 及挥发油，其中含右旋樟脑及石旋小茴香酮。叶含多种脂肪酸：油酸（oleic acid），亚麻酸（linolenic acid），肉豆蔻酸（myristic acid），棕榈酸（palmitic acid），硬脂酸（steraric acid）及月挂酸（lauric acid）。

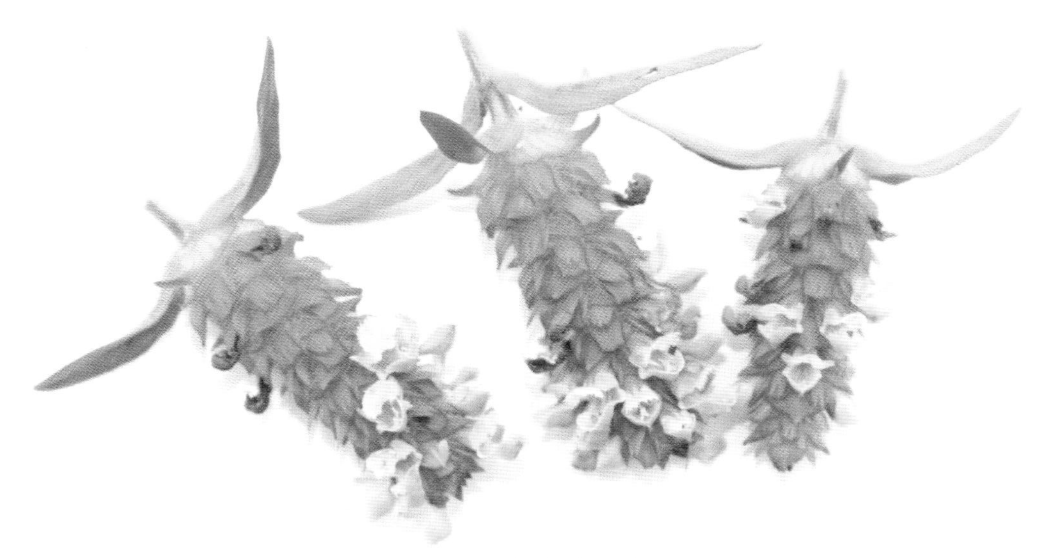

夏枯草药材

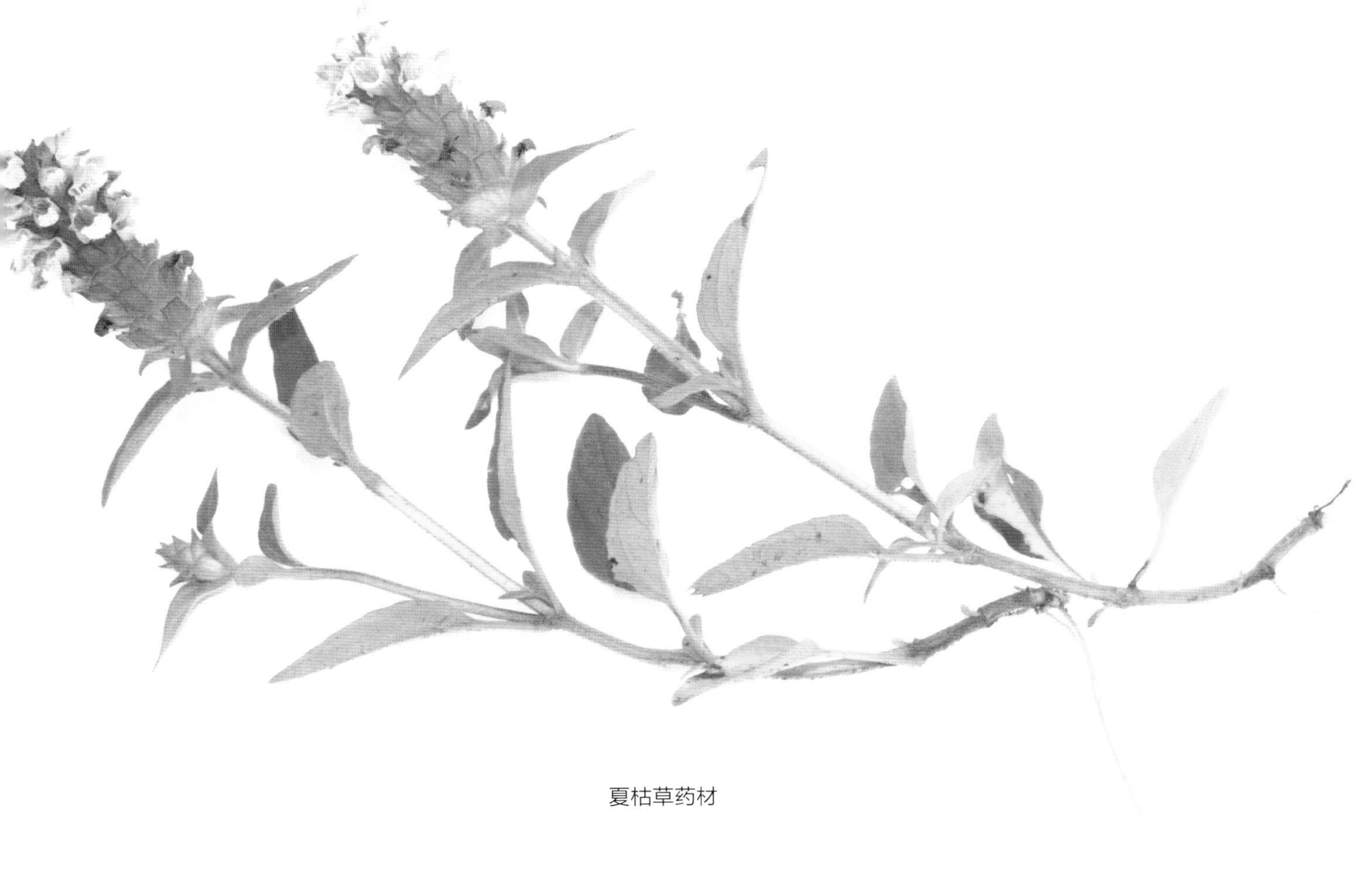

夏枯草药材

药理作用

1. 降血压作用 本品水浸出液、乙醇－水浸出液及30%乙醇浸出液，对麻醉动物有降压作用。犬静滴夏枯草煎剂100 mg/kg，有明显降压作用，但易产生快速耐受现象。羊静滴1 ~ 1.5 g的降压作用与犬相似。灌胃，每日2次，每次2 g/kg，亦有降压作用。肾型高血压犬，服药2周也有一定的降压作用，但停药后恢复原水平，亦有认为其降压作用与本品所含的无机盐有密切关系。

2. 对免疫功能的影响 用本品注射剂皮下注射可使动物胸腺、脾明显萎缩，肾上腺明显增大；腹腔注射可使血浆皮质醇水平明显升高。病理学检查可见胸腺皮质明显变薄，淋巴细胞变稀疏，脾可以见白髓较小，淋巴细胞较稀疏且与红髓分界模糊，还能使肾上腺皮质束状带细胞增大，血窦扩张。表明本品可能是一种免疫抑制药，因而对某些由于免疫过程引起的病理损伤可能具有潜在的治疗意义。长期、大量服用本品对防止机体免疫功能受到抑制。

3. 降血糖作用 从夏枯草中提取的一种未鉴的化合物（暂名降糖素）。以降糖素50 mg/kg皮下注射给小鼠，可明显抑制由四氧嘧啶损害所引起的小鼠血糖升高（$P < 0.001$）。其最低有效量为15 mg/kg（小鼠）。

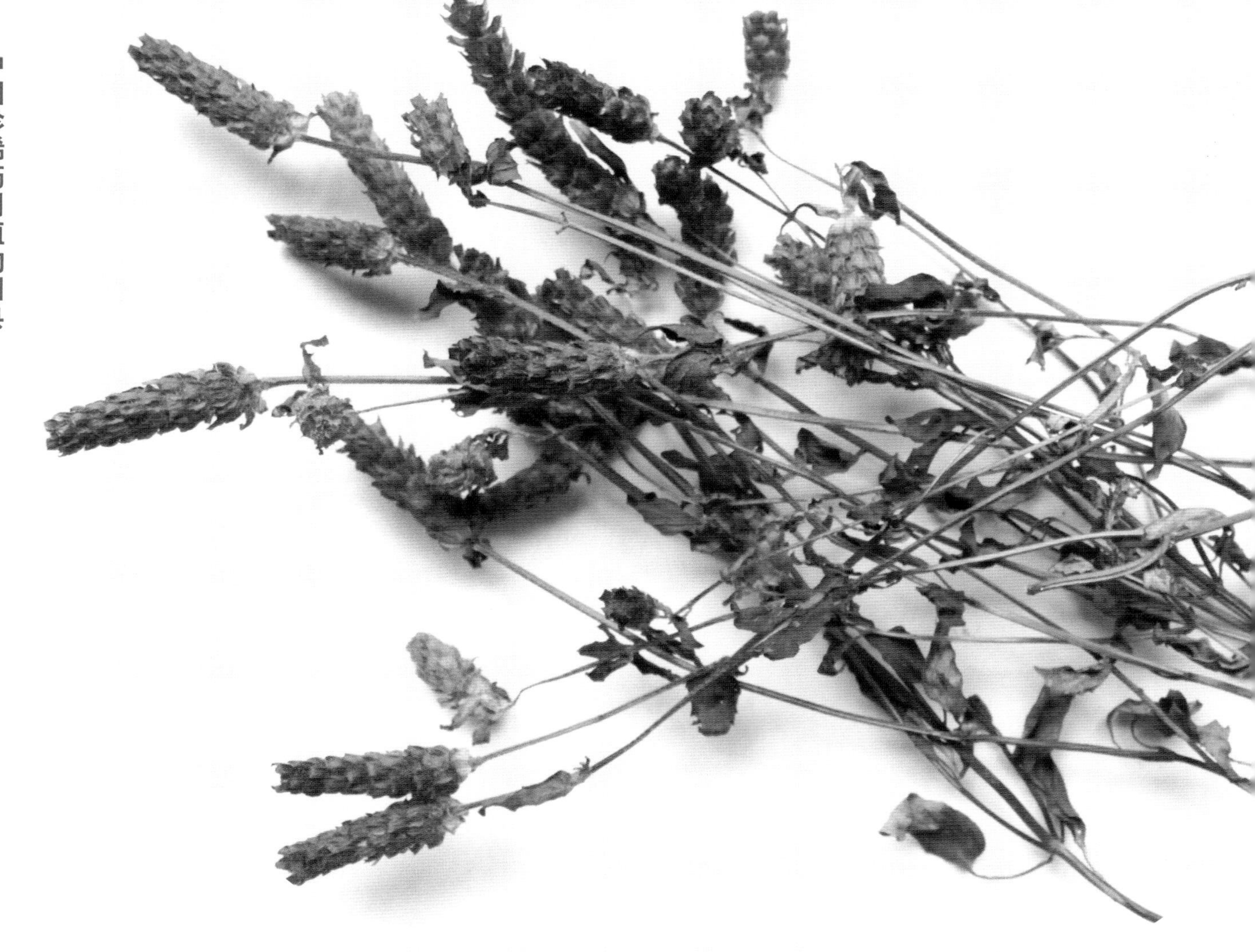

夏枯草药材

4．抗菌、抗病毒作用 体外试验表明，本品煎剂对志贺菌属、伤寒沙门菌、霍乱弧菌、大肠埃希菌、变形杆菌、葡萄球菌及人型结核分枝杆菌均有不同程度的抑制作用。其醇浸液在琼脂培养基上对绿脓杆菌有抑制作用。水浸液（1∶4）在试管内对某些常见皮肤病致病真菌有不同程度的抑制作用。本品提取物体外有抗 1 型单纯疱疹病毒的作用。

性味归经

味苦，辛，性寒。归肝，胆经。

功效主治

清肝明目，散结解毒。用于目赤羞明，目珠疼痛，头痛眩晕，耳鸣，瘰疬，瘿瘤，乳痈，痄腮，痈疖肿毒，急、慢性肝炎，原发性高血压。

临床应用

1. 肺结核 对浸润型、慢性纤维空洞型、血行播散型肺结核均有一定疗效。取夏枯草 100 g，水煎分 2 ~ 3 次口服；或用夏枯草 10 kg 加水煎至 5000 mL 时，加红糖 1 kg 收膏，早、晚各服 1 次，每次 8 ~ 15 mL， 1 个月为 1 个疗程。服药后咳嗽、胸痛、咳痰、发热、咯血等症状均见消失或减轻，病灶亦见不同程度的吸收好转。对肺结核咯血者，可用夏枯草 50 g，以黄酒 100 mL 加水适量浸泡，然后蒸至无酒味时过滤，成人每日 3 ~ 4 次，每次 20 ~ 40 mL，有止血效果。

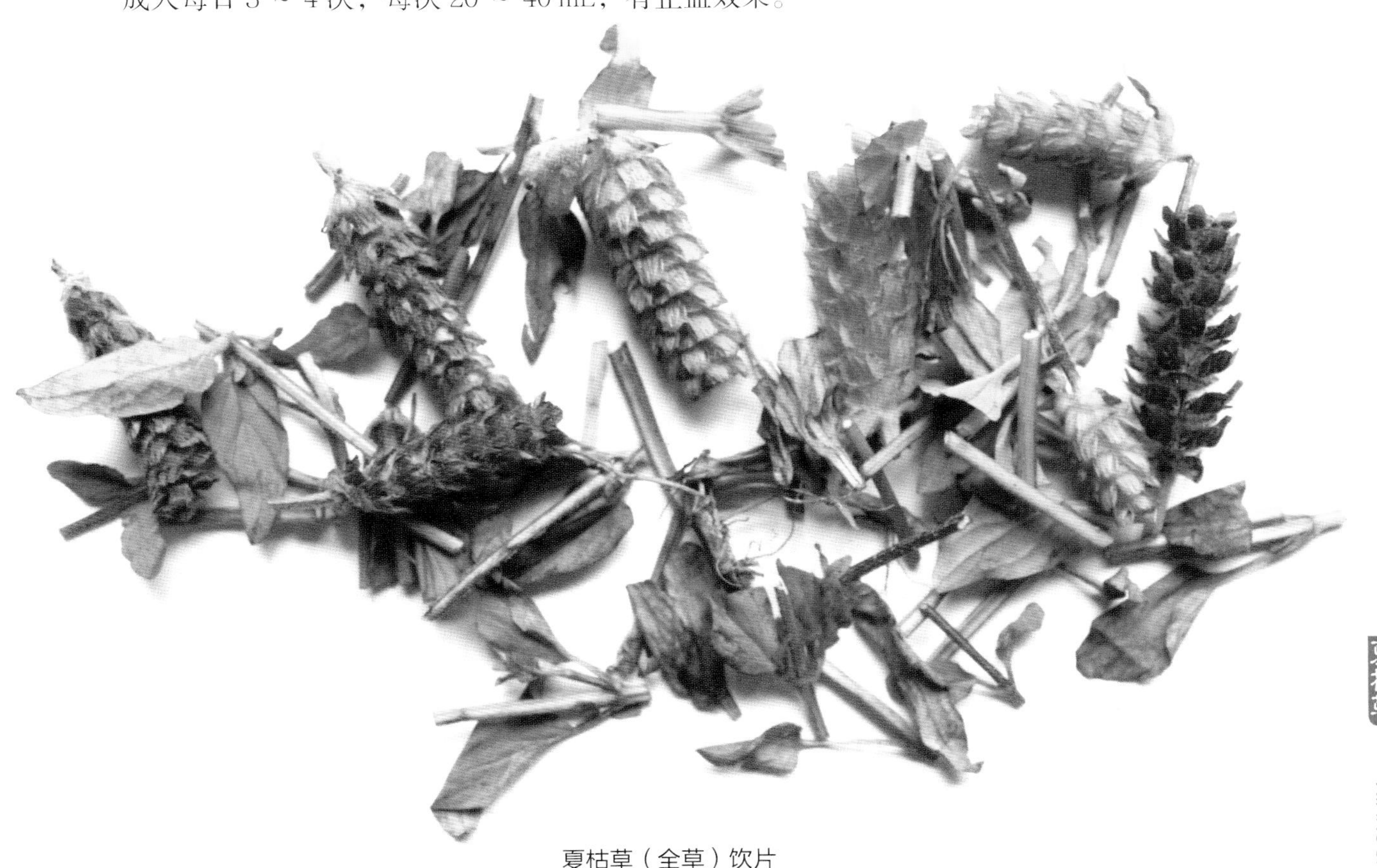

夏枯草（全草）饮片

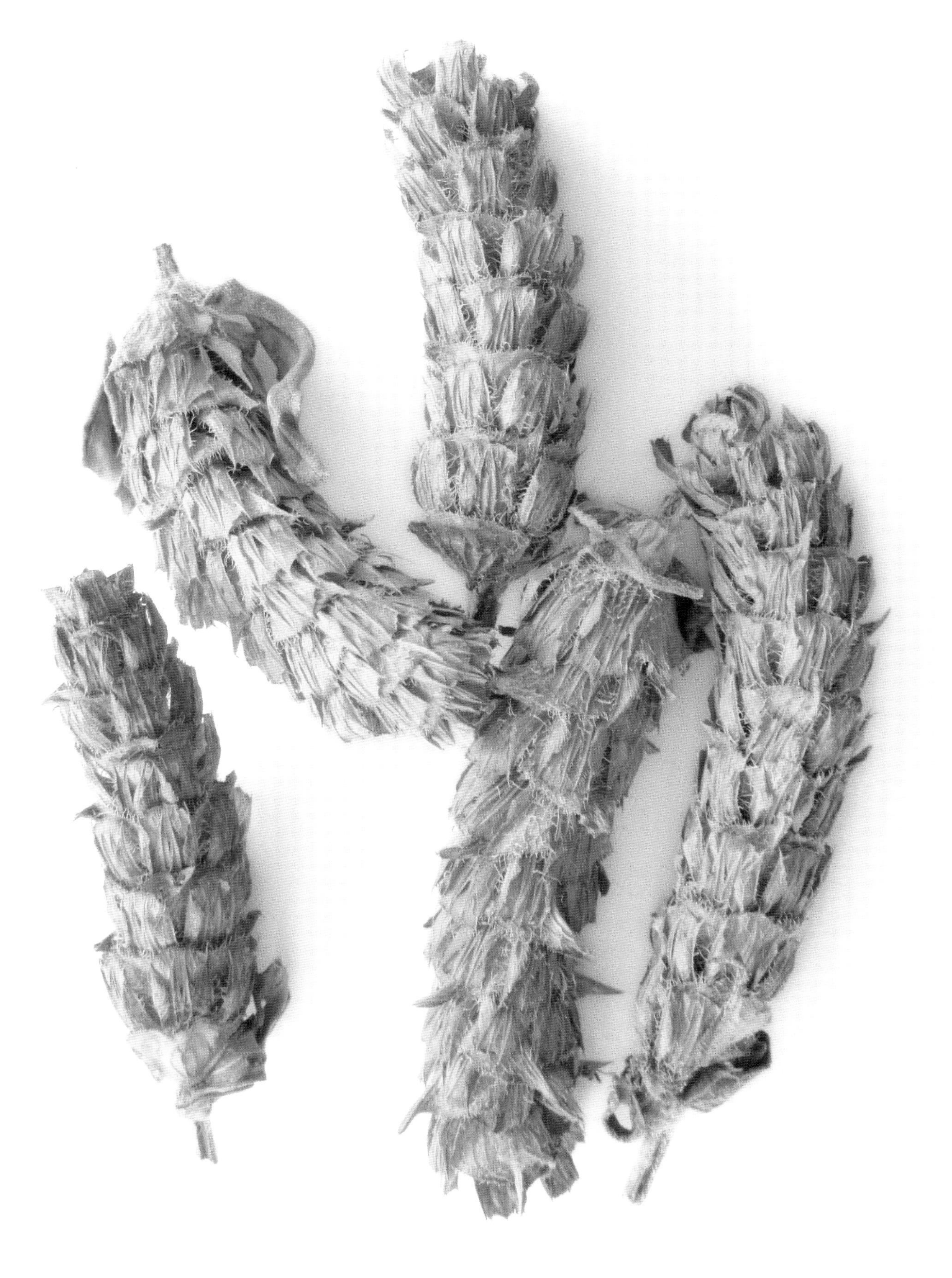

夏枯草饮片

2. 渗出性胸膜炎 夏枯草 500 g。加水 2000 mL，煎至 1000 ~ 1200 mL，口服，每日 3 次，每次 30 ~ 50 mL。必要时配合其他对症治疗，但不加抗结核药。结果：治疗 9 例渗出性胸膜炎病人，除 2 例好转自动出院外，余均痊愈，平均住院 35 日，退热 7 日，积液吸收 24 日。

3. 细菌性痢疾 夏枯草 100 g。水浸 10 小时，文火煎 2 小时左右，每日 4 次分服，7 日为 1 个疗程。或取夏枯草干枯花穗制成 100% 流浸膏，口服，每日 2 ~ 3 次，小儿每岁每次 1 ~ 2 mL，成人每次 20 ~ 30 mL。服药后平均 3 日退热；里急后重及大便次数平均 4 ~ 6 日消失或转为正常；腹痛及黏膜病变消失较慢，平均 10 日。服药期未发现副作用。

4. 急性黄疸型传染性肝炎 以夏枯草为主治疗本病 75 例，其中 62 例达临床治愈标准。每日用夏枯草 100 g，大枣 50 g，加水 1500 mL，文火煨煎，捣枣成泥，煎取 300 mL，去渣，分 3 次服。重症病例可酌增剂量。或每日用夏枯草 100 g，猪瘦肉 100 g（剔除脂肪），各加水 1200 mL，分别煎煮 1 小时余，再将两者合并，用文火煨至 300 mL，去渣，分 3 次服。一般均以 30 日为 1 个疗程，必要时可停药 2 ~ 3 日后给予第 2 个疗程。治疗期间，可给予维生素 B、维生素 C 及少量葡萄糖作为辅助治疗。病人的临床自觉症状消失或改善时间为 2 ~ 14 日；肝脾退缩时间为 10 ~ 65 日；黄疸消退时间为 3 ~ 31 日；各种絮状浊度试验的阴转时间为 7 ~ 71 日。治疗过程中未发现毒性作用。

用法用量

内服：煎汤，6 ~ 15 g，大剂量可用至 30 g；熬膏或入丸、散。外用：适量，煎水洗或捣敷。

使用注意

脾胃虚弱者慎服。

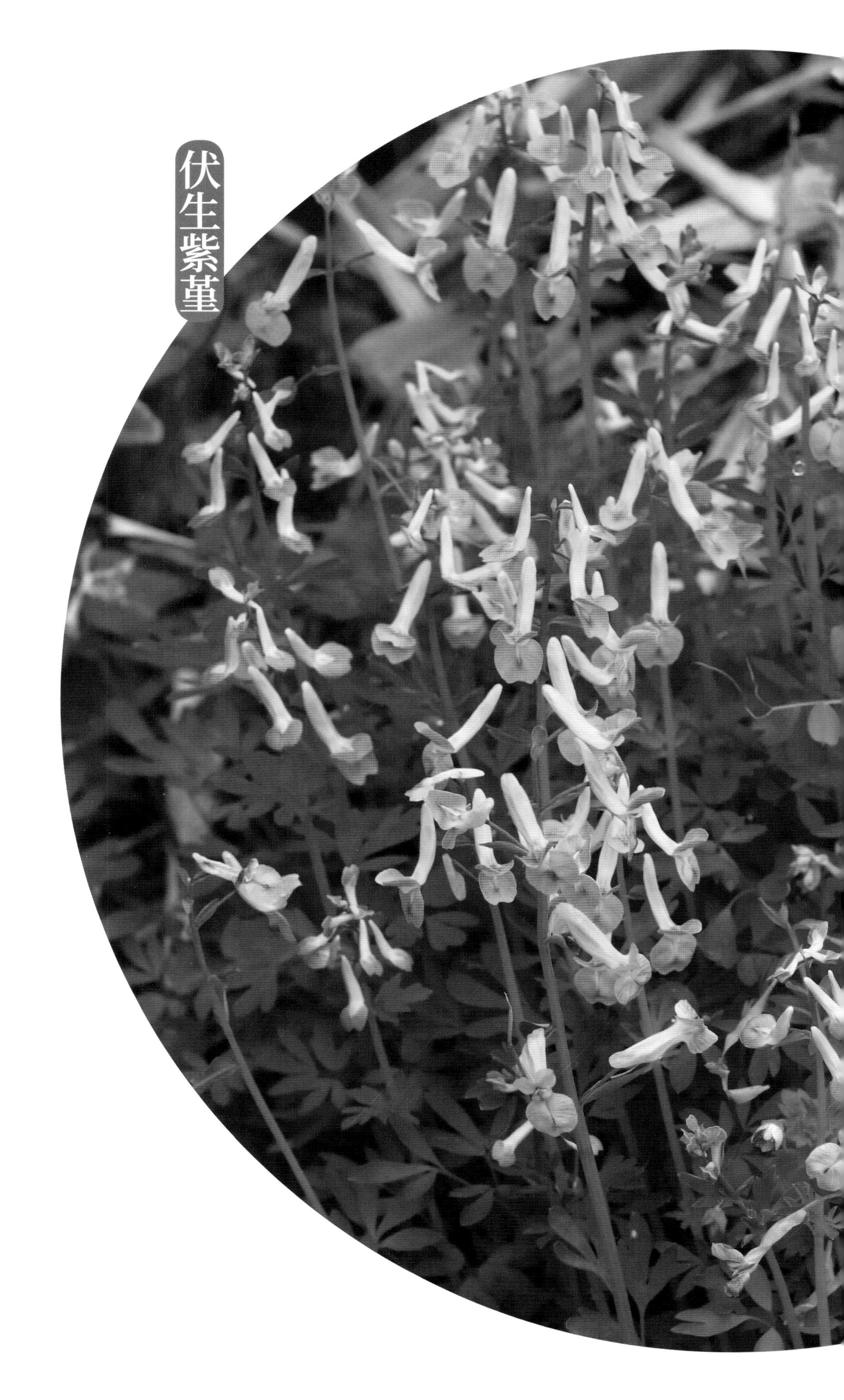
伏生紫堇

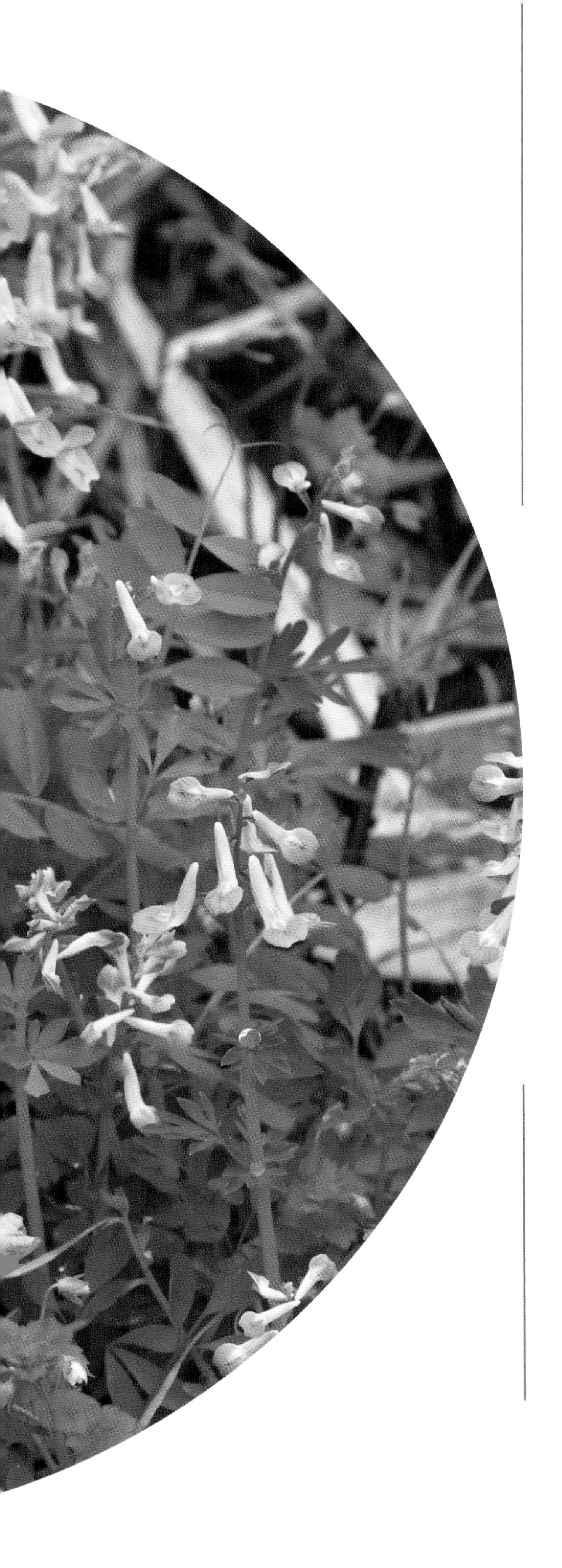

夏天无

XIATIANWU

基　原

本品为罂粟科植物伏生紫堇 *Corydalis decumbens*（Thunb.）Pers. 的块茎。

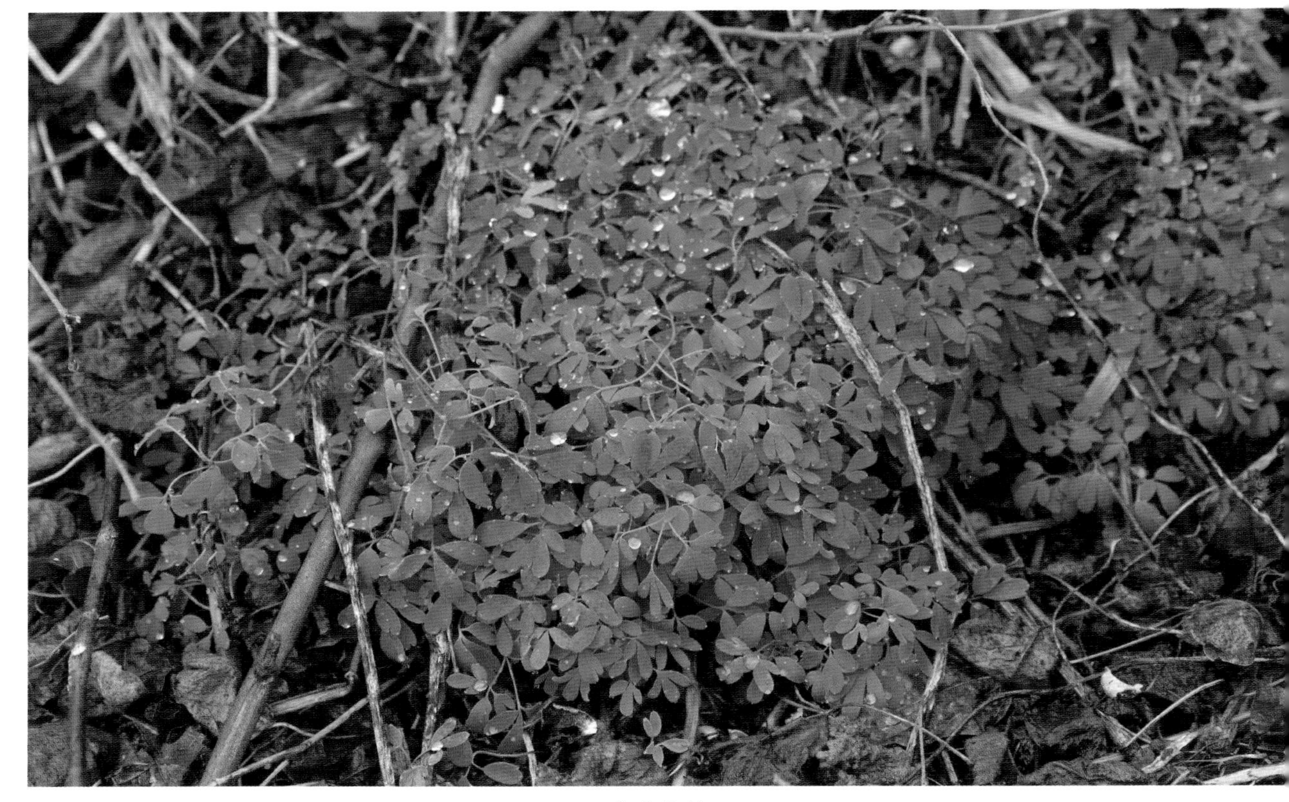

伏生紫堇

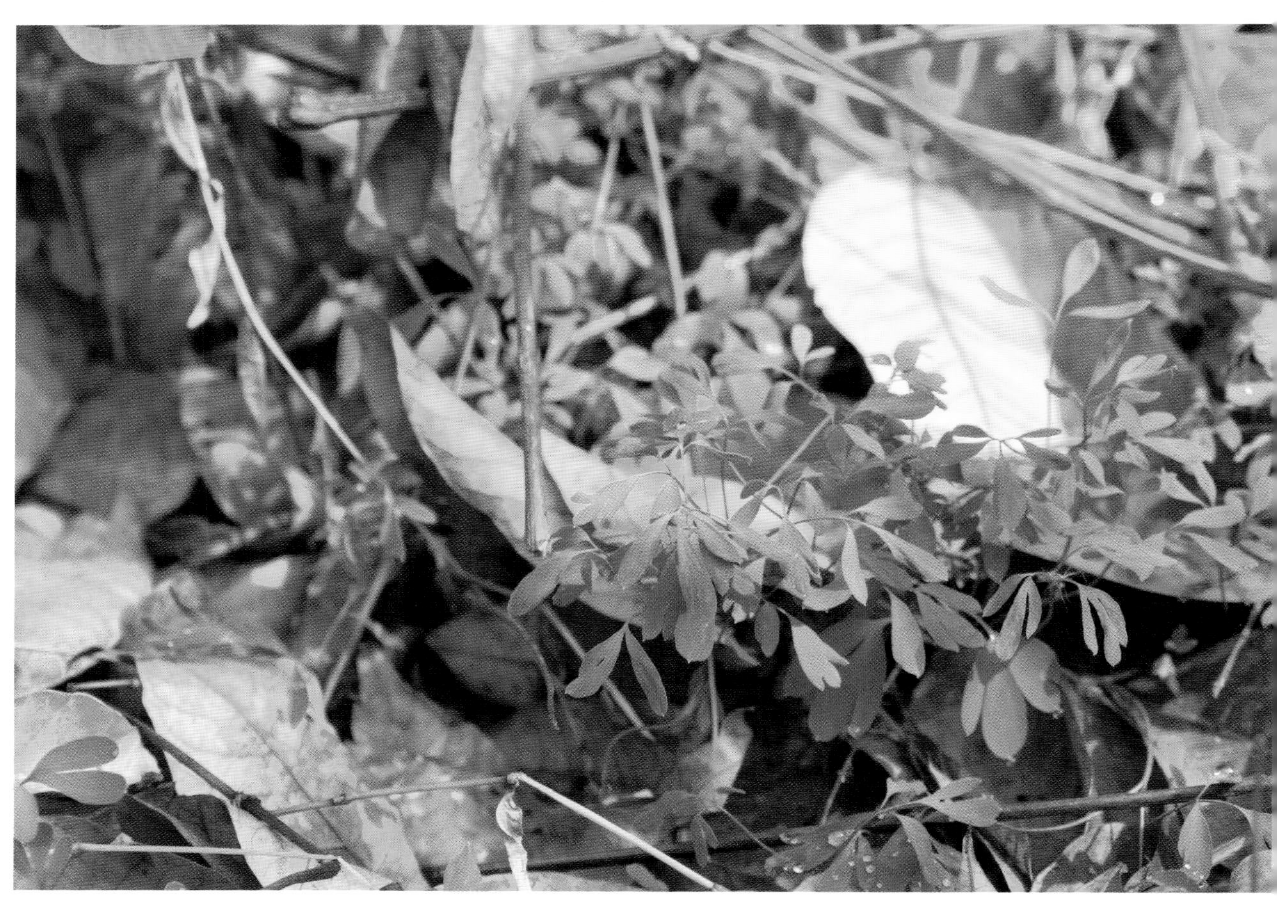

伏生紫堇

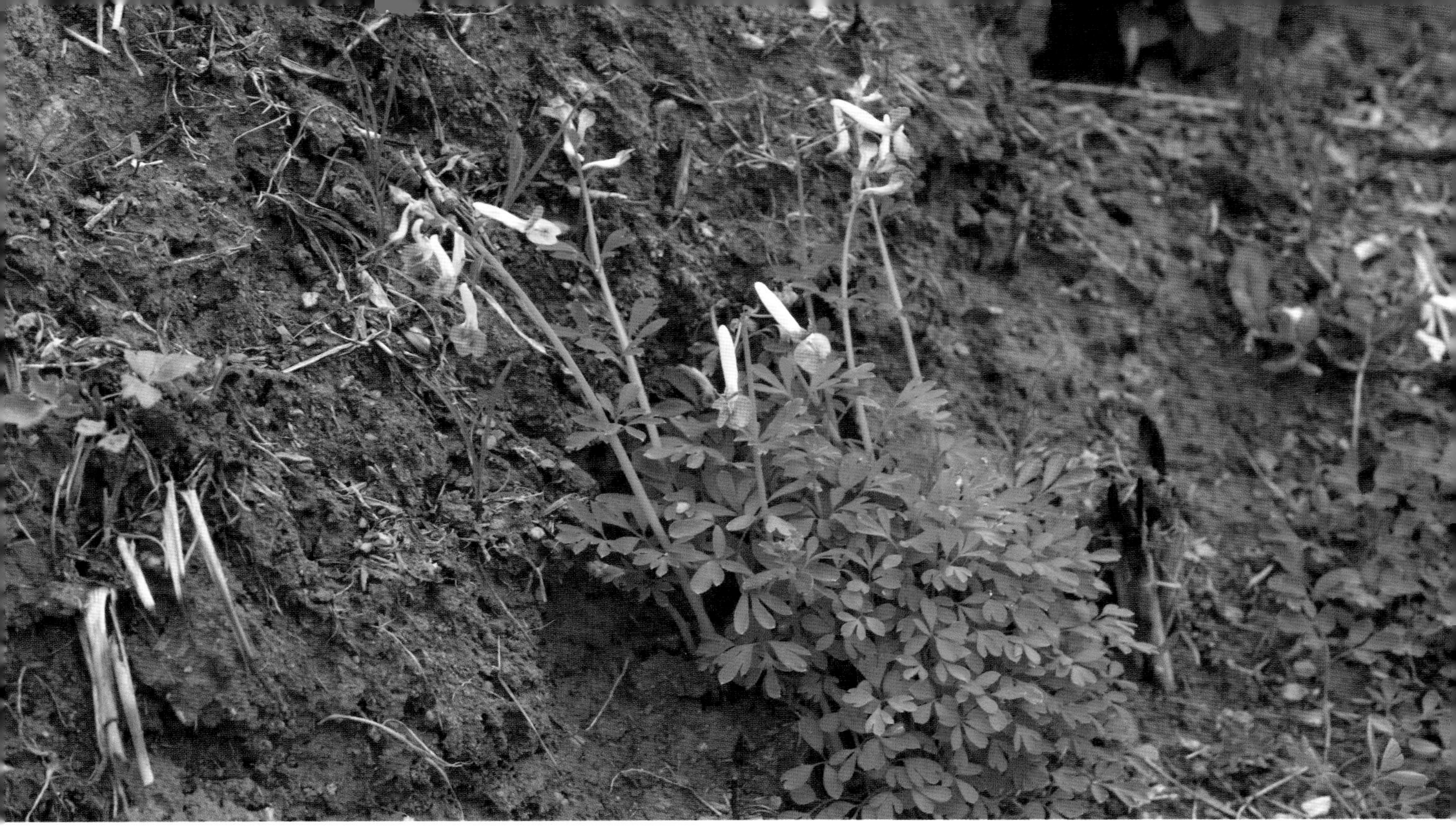

伏生紫堇

形态特征

多年生草本，无毛，高 16 ~ 30 cm。块茎近球形，直径 3 ~ 9 mm，黑褐色，当年生块茎叠生于老块茎之上，老块茎随即变空。不定根发自块茎表面。茎细弱，2 ~ 3 枝丛生，不分枝。基生叶常 1 枚，具长柄，叶片轮廓三角形，长约 6 cm，二回三出全裂，末回裂片无柄，狭倒卵形，全缘，叶下面有白粉；茎生叶 3 ~ 4 枚，互生或对生，生于茎中、上部，似基生叶而小，柄短。总状花序顶生，长 1.5 ~ 4 cm，疏列数花，苞片卵形或狭倒卵形，长 5 ~ 7 mm，全缘，花冠淡紫红色，外轮上瓣长 14 ~ 18 mm，瓣片近圆形，先端微凹，边缘波状，距圆筒形，长 6 ~ 8 mm；柱头具 4 乳突。蒴果细长椭圆形，略呈念珠状。种子细小，2 列。花期 4 ~ 5 月，果期 5 ~ 6 月。

生境分布

生长于海拔 80 ~ 300 m 丘陵、低坡阴湿的林下沟边及旷野田边。分布于江苏、安徽、浙江、江西、福建、台湾、河南、湖北、湖南等地。

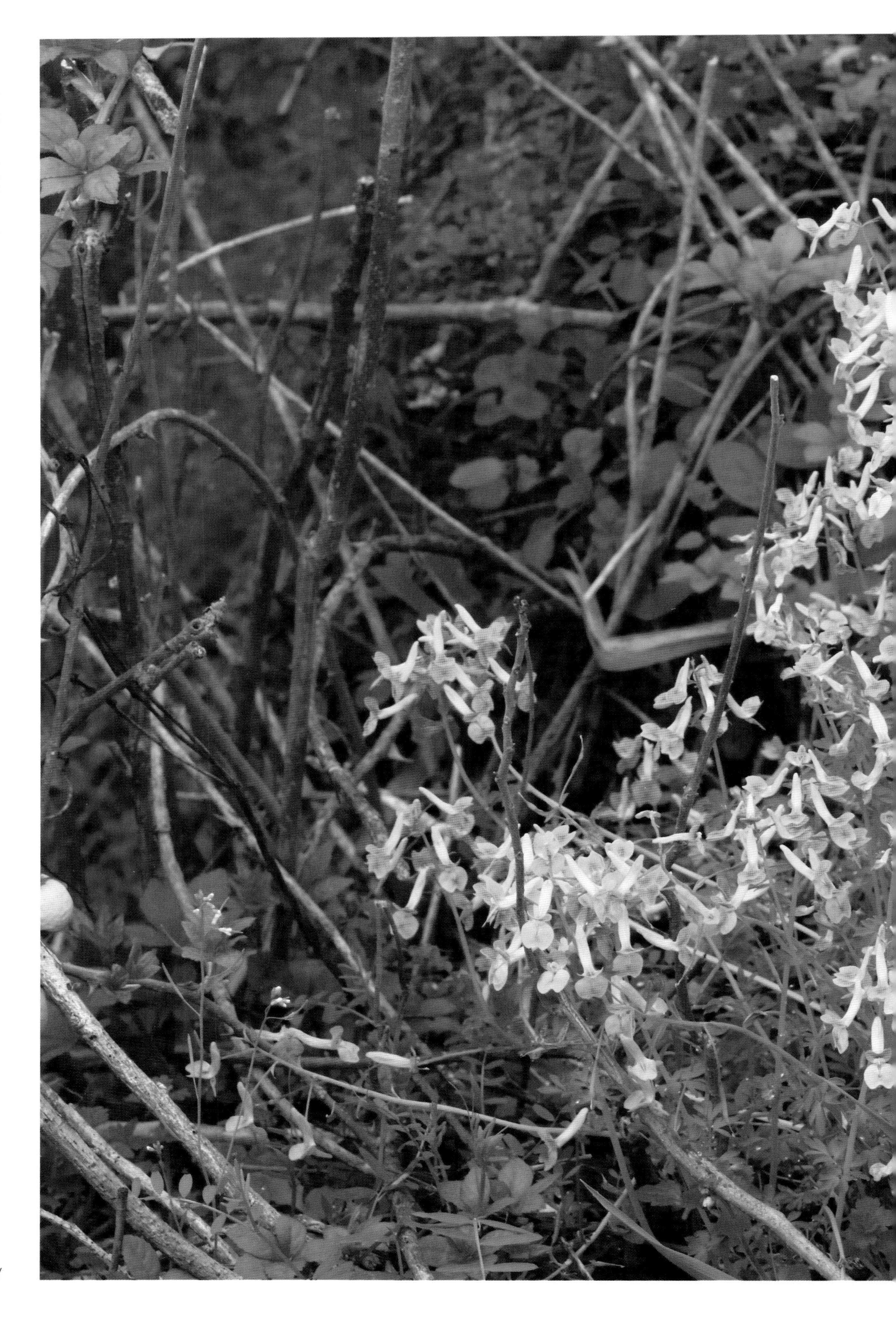

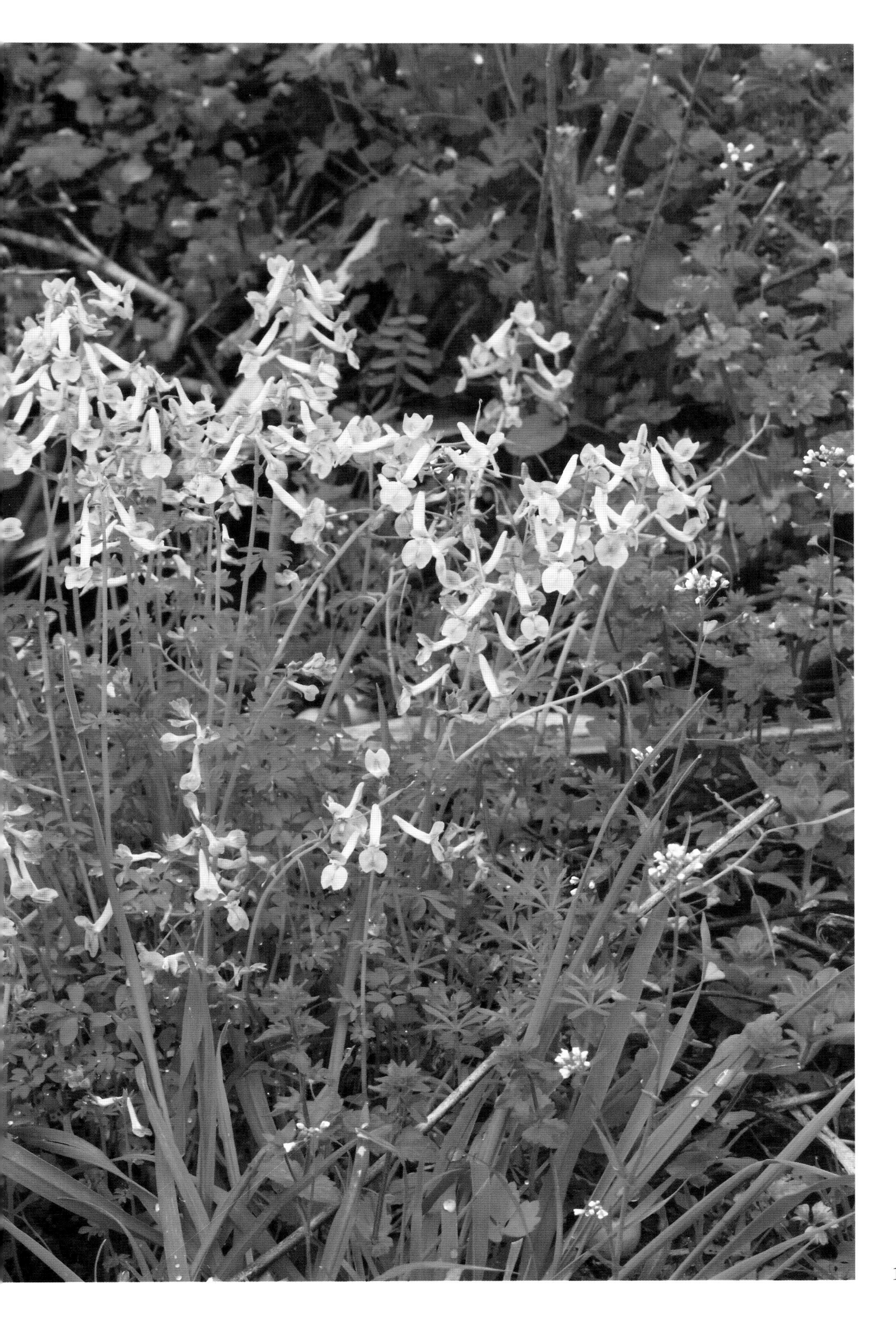

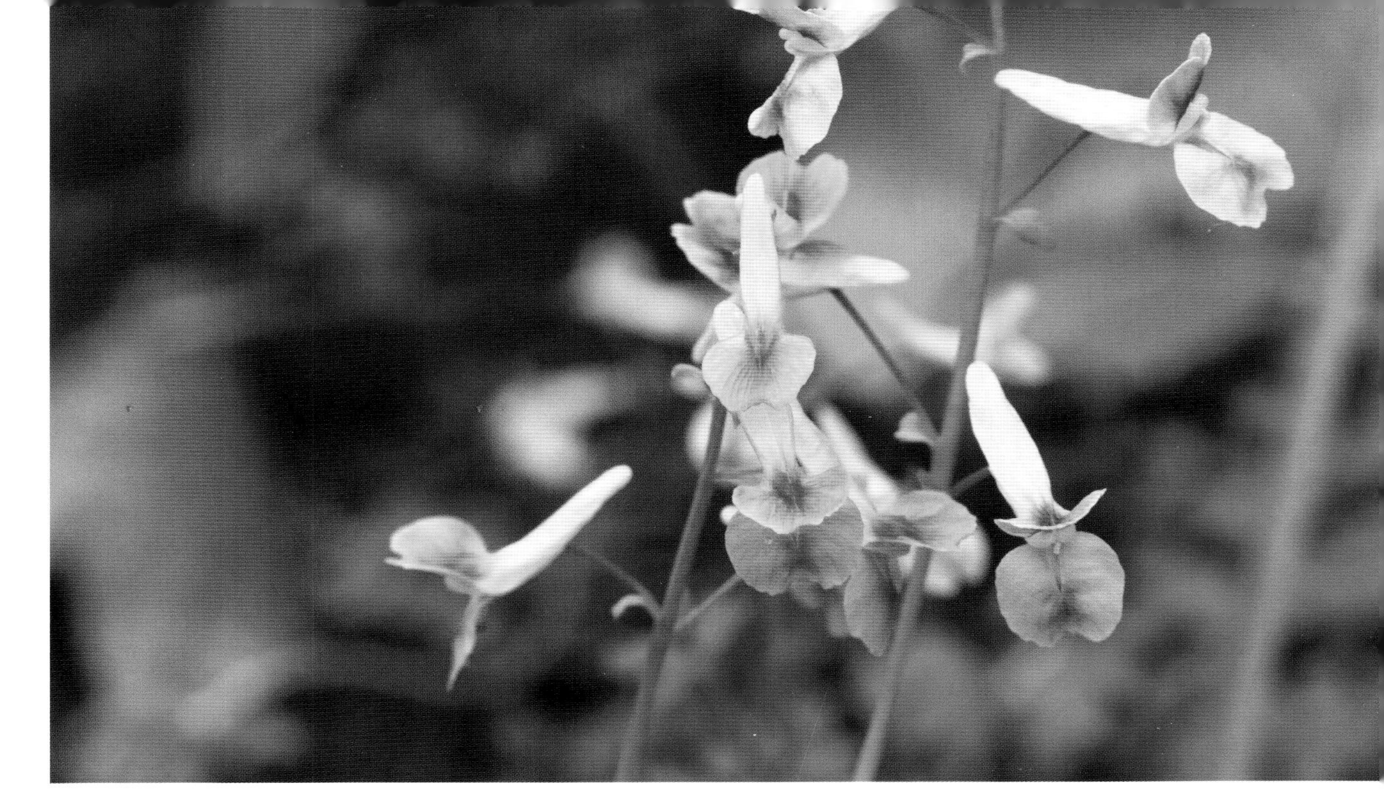

伏生紫堇

采收加工

4 月上旬至 5 月初待茎叶变黄时，选晴天挖掘块茎，除去须根，洗净泥土，鲜用或晒干。

药材性状

块茎类球形、长圆形或呈不规则块状，长 0.5 ~ 3 cm，直径 0.5 ~ 2.5 cm。表面灰黄色、暗绿色或黑褐色，有瘤状突起和不明显的细皱纹，上端钝圆，可见茎痕，四周有淡黄色点状叶痕及须根痕。质硬，断面黄白色或黄色，颗粒状或角质样，有的略带粉性。气无，味苦。以个大、质坚、断面黄白色者为佳。

化学成分

块茎含夏天无碱（decumbenine），紫堇米定碱（corlumidine），比枯枯灵碱（bicuculline），掌叶防己碱（palmatine），α－别隐品碱（α-allocryptopine），小檗碱（berberine），药根碱（jatror-rhizine），α－四氢掌叶防己碱（tetrahydropalmatine），

空褐鳞碱（bulbocapnine），原阿片碱（protopine），山缘草定碱（adlumi-dine），夏无新碱（decumbensine），表－α－夏无新碱（epi-α-decum-bensine），羟白毛茛碱（hydroxyhydrastine），紫堇碱（corydaline）及夏无碱丙素（decumbenine C）等生物碱。

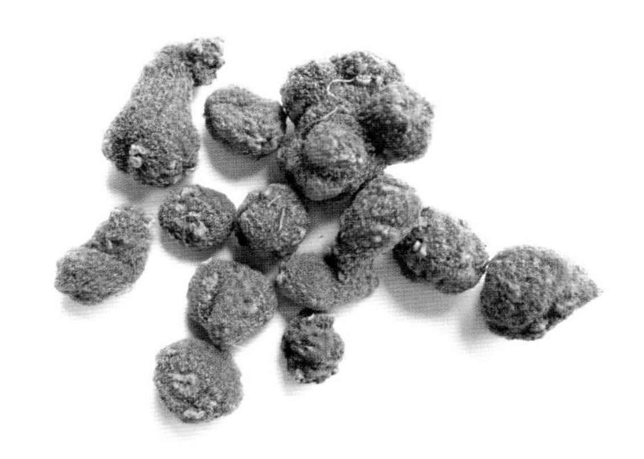

夏天无药材

药理作用

1. 对心血管系统的影响 夏天无生物碱可使麻醉犬脑与下肢血流量增加，血管阻力减低（经统计学处理均有显著差异），血压轻度下降，提示其有扩张脑血管和下肢血管的作用。并可对抗去甲基肾上腺素引起的脑血管与下肢血管的紧张状态。本品不能解除 5- 羟色胺所产生的脑血管紧张状态。其扩张脑血管作用不被阿托品阻断。夏天无总碱体外实验和体内给药都明显抑制 ADP 诱导的大鼠血小板聚集，并明显抑制血栓的形成和血小板黏附。静滴 0.3 mg/kg 对大鼠实验性血栓形成有明显的抑制作用，抑制率为 31.3%。提示上述作用可能是本品治疗脑血管栓塞等疾病有效的机制之一。夏天无生物碱溶液具有延长小白鼠血凝时间；增加犬冠状动脉血流量和降压作用。此外还证明对大白鼠离体肠及子宫均有兴奋作用；对犬心脏迷走神经节及颈交感神经节的兴奋传递无阻断作用。采用豚鼠离体乳头状肌和心房肌标本，观察了夏天无对其生理特性的影响，结果表明 10 mg/L 能明显延长功能性不应期，抑制肾上腺诱发的自律性；但不降低兴奋性，对收缩性也无明显影响。提示夏天无可能具有抗心律失常作用。夏天无注射液具有降低麻醉犬后肢血管阻力的作用，注射夏天无注射液 100 μg/kg 后，血压由（124.4±5.2）mmHg 降至（111.6±4.8）mmHg；后肢血管阻力指数由给药前的（152.4±11.8）mmHg 降至（122.8±11.5）mmHg。股动脉注射夏天无注射液 10 μg/kg，血压未见改变，但后肢血管阻力指数降低（56.8±4.8）mmHg。证明夏天无具有降低麻醉狗外周血管阻力的作用。实验还表明夏天无对麻醉犬外周血管的扩张作用，不是通过兴奋肾上腺素能 β 受体，亦非通过阻滞肾上腺素能 α 受体，与组胺受体亦无关，而与胆碱能受体的兴奋有关。

2. 对离体平滑肌的影响 1% 夏天无注射液 0.3 mL 加入 15 mL 平滑肌溶液中肠管节律性收缩增强，张力增强，甚至是痉挛性收缩，提示对大白鼠离体平滑肌有兴奋作用。

性味归经

苦，辛，凉。归肝、肾经。

功效主治

祛风除湿，舒筋活血，通络止痛，降血压。用于风湿性关节炎，中风偏瘫，坐骨神经痛，小儿麻痹后遗症，腰肌劳损，跌仆损伤，原发性高血压。

临床应用

1. 高血压、脑瘤或脑栓塞所致偏瘫 鲜夏天无适量。捣烂，米酒或开水送服，每日 1 ～ 3 次，每次大粒 4 ～ 5 粒，小粒 8 ～ 9 粒，连服 3 ～ 12 个月。

2. 各型高血压 夏天无适量。研末冲服，每次 2 ～ 4 g。或夏天无、钩藤、桑白皮、夏枯草各适量。水煎服，每日 1 剂。

3. 风湿性关节炎 夏天无粉适量。口服，每次 1.5 g，每日 2 次。

4. 腰肌劳损 夏天无全草 2.5 g。水煎服，每日 1 剂。

5. 乳腺炎 配合天葵治疗乳腺炎 33 例，经 1 ～ 4 日全部治愈。注射液：每毫升相当于生药 0.5 g，肌注，每次 2 mL。冲剂：口服，每日 2 次，每次 1 g。片剂：每片含量相当于生药 0.3 g，口服，每日 3 次，每次 3 ～ 5 片。根据不同的病情，疗程可达数日至数月，最长者达 1 年。治程中除少数病人有恶心、胃部不适外，未见其他副作用。

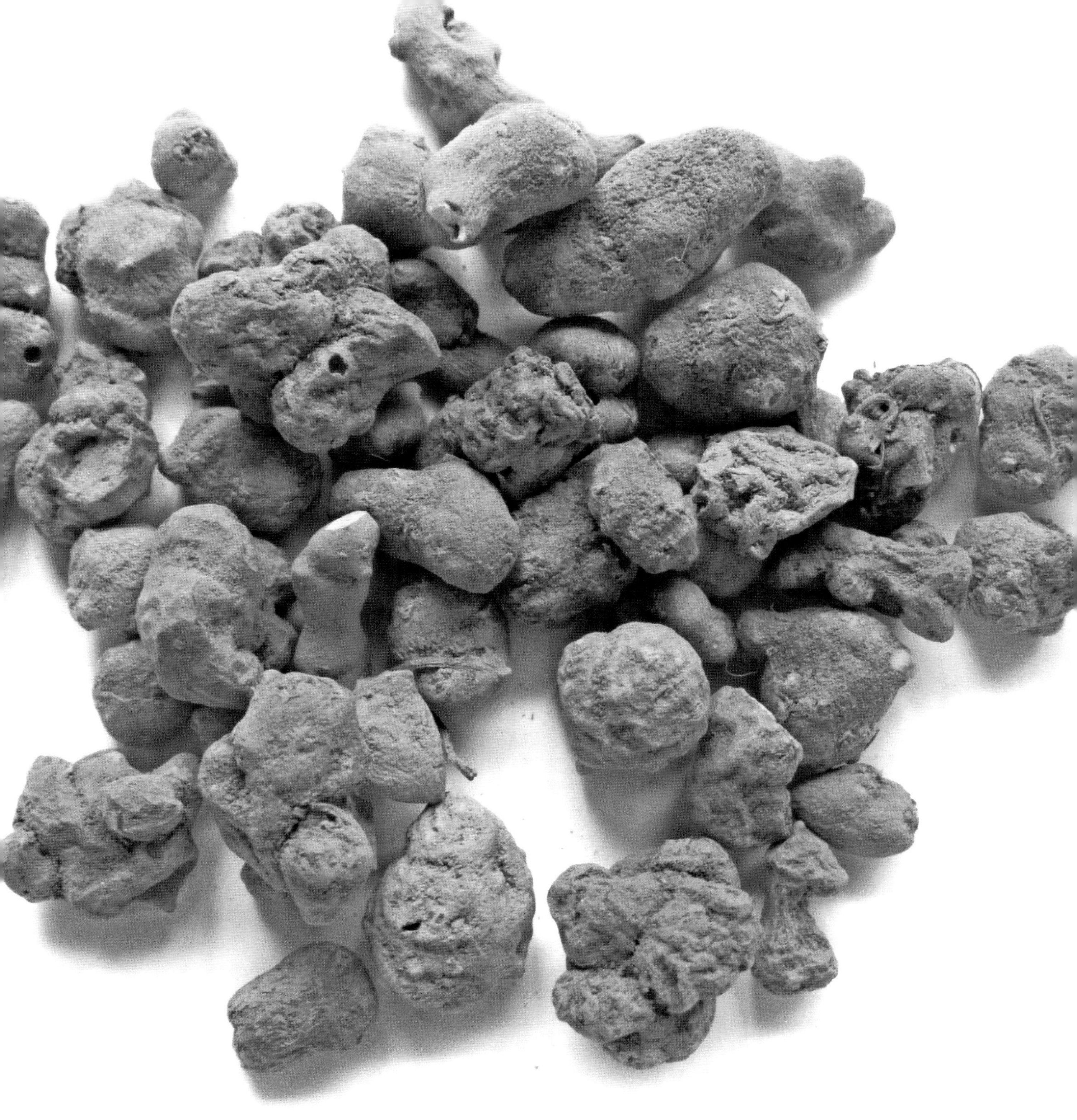

夏天无饮片

用法用量

内服：煎汤，4.5 ~ 15 g；或研末，1 ~ 3 g；亦可制成丸剂。

莎草

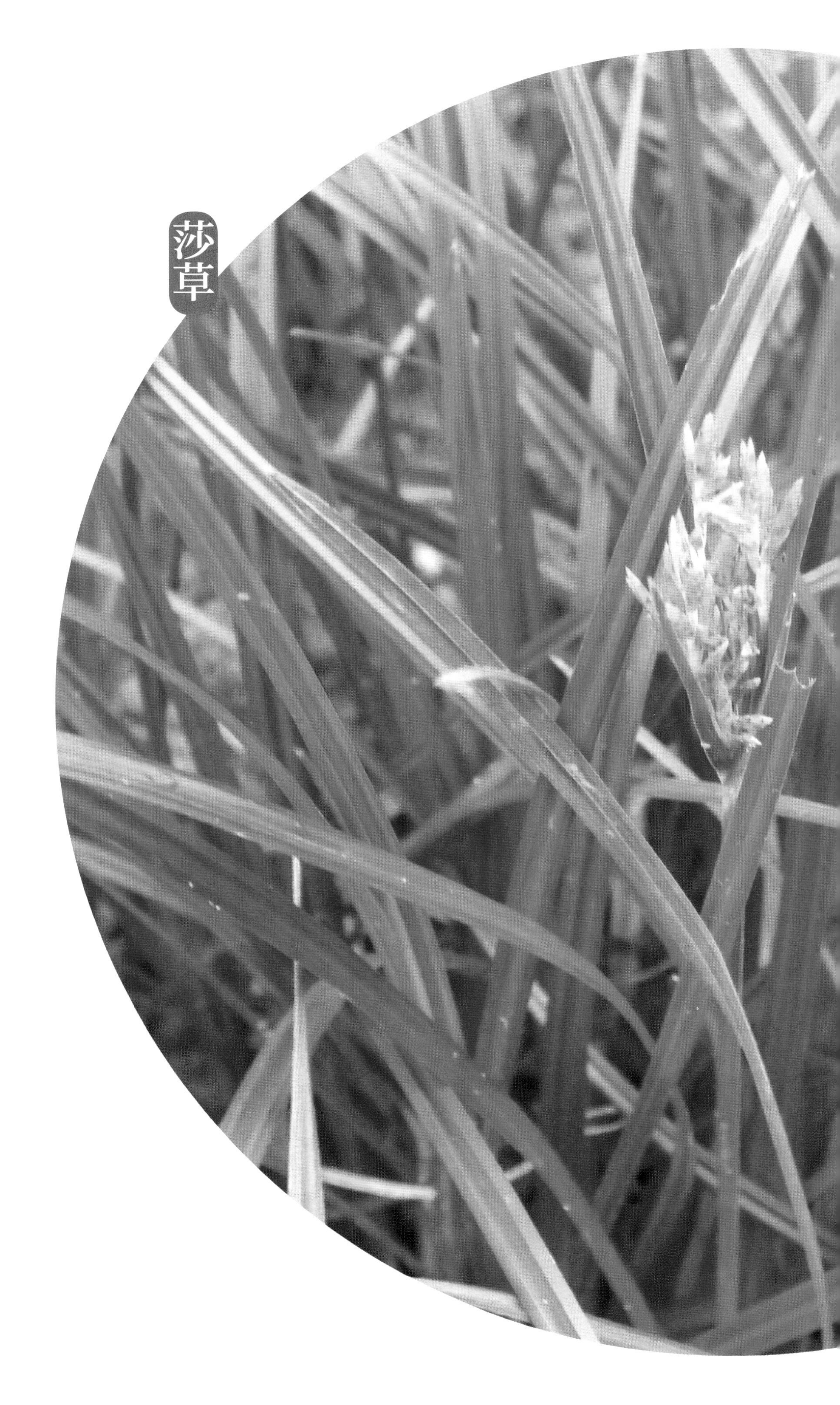

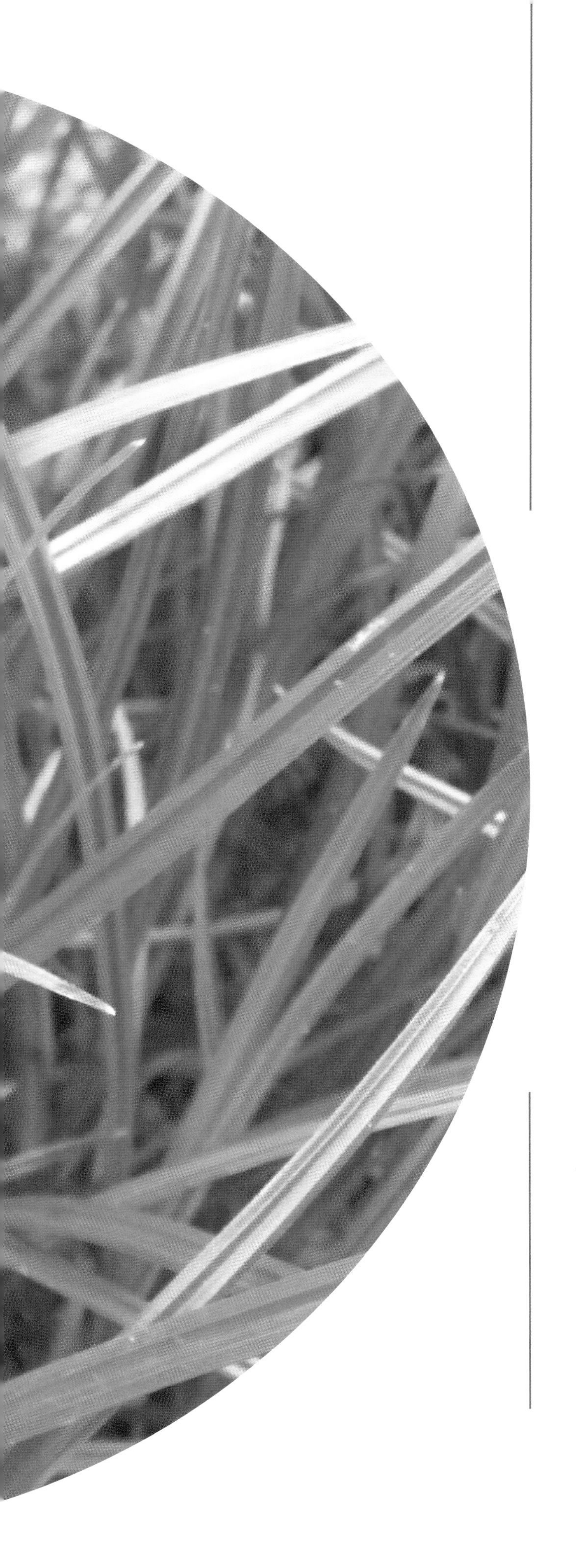

香附

XIANGFU

基 原

本品为莎草科植物莎草 *Cyperus rotundus* L. 的干燥根茎。

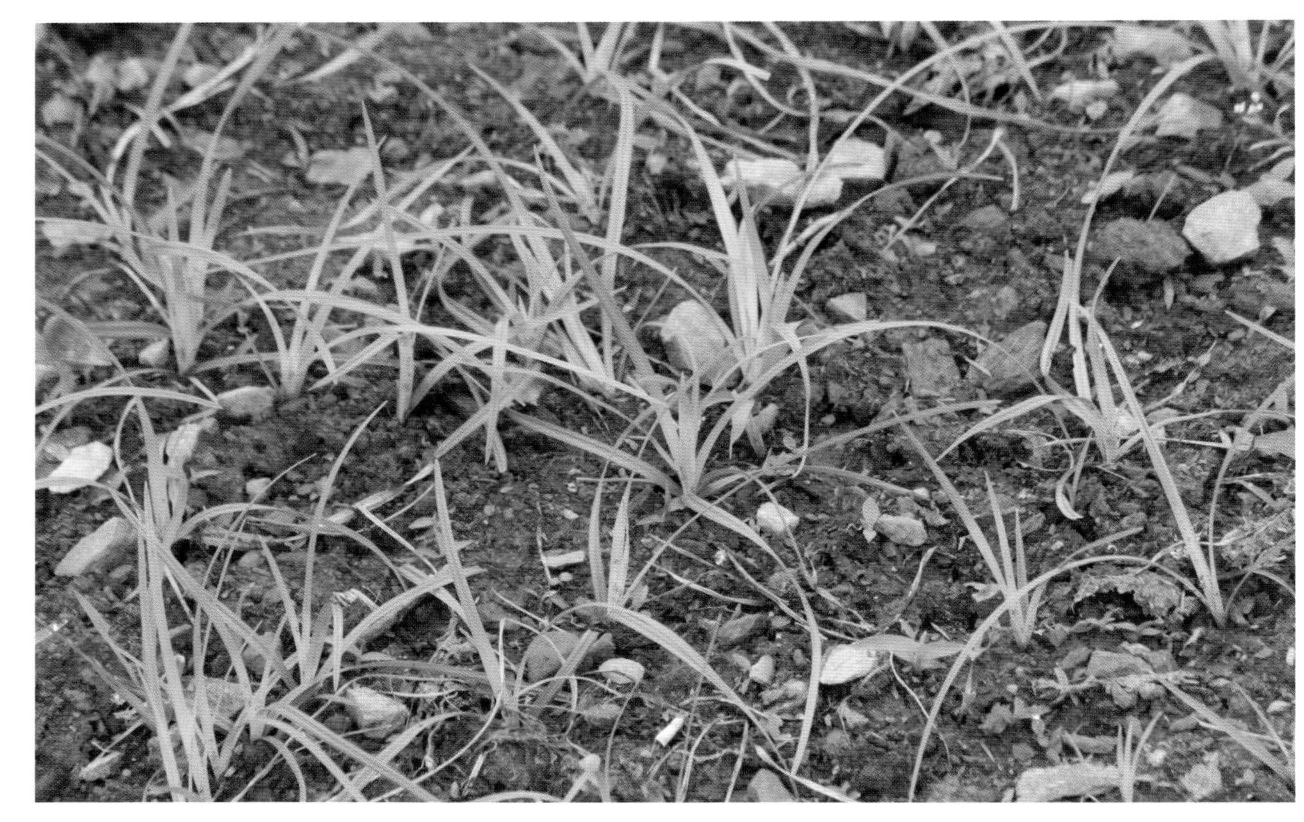

莎草

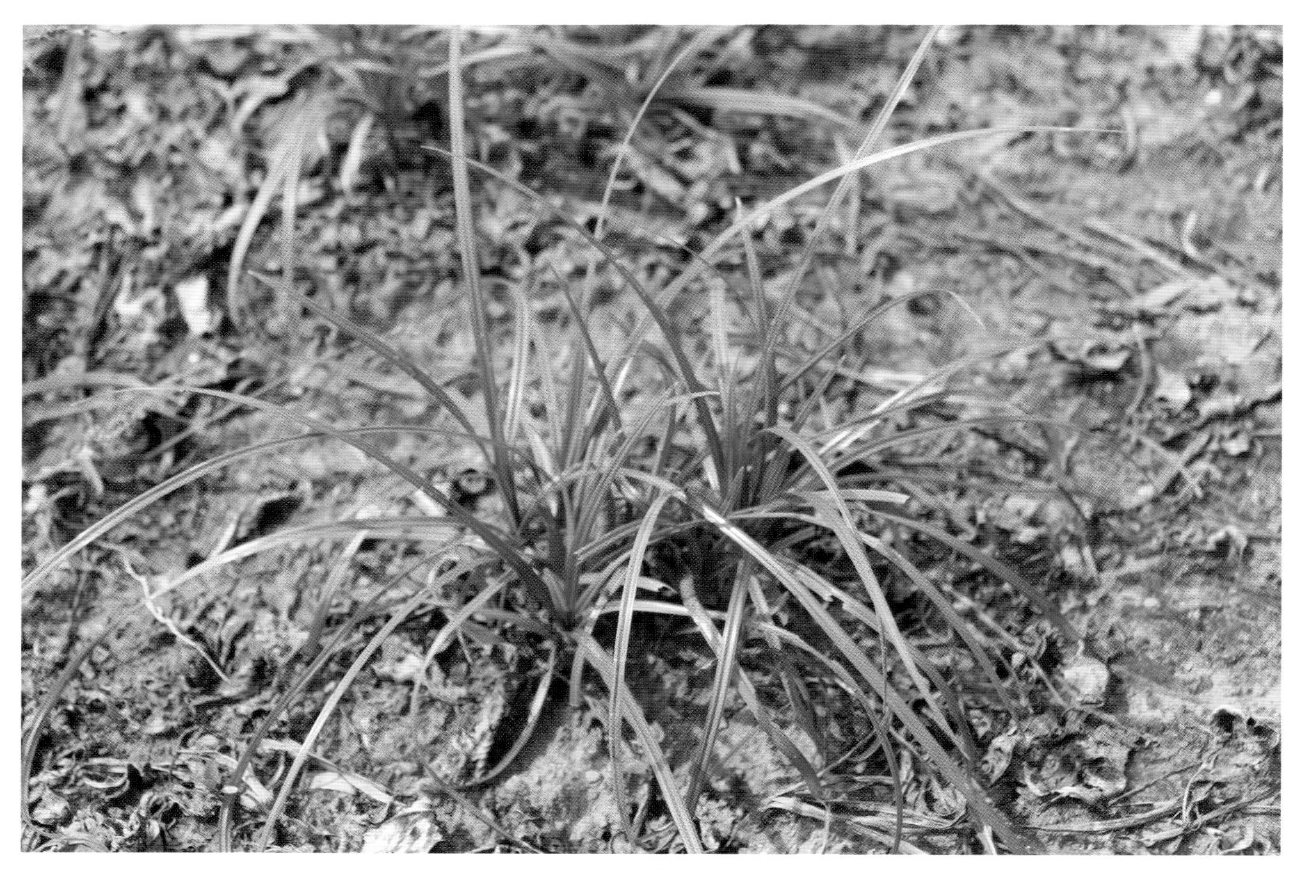

莎草

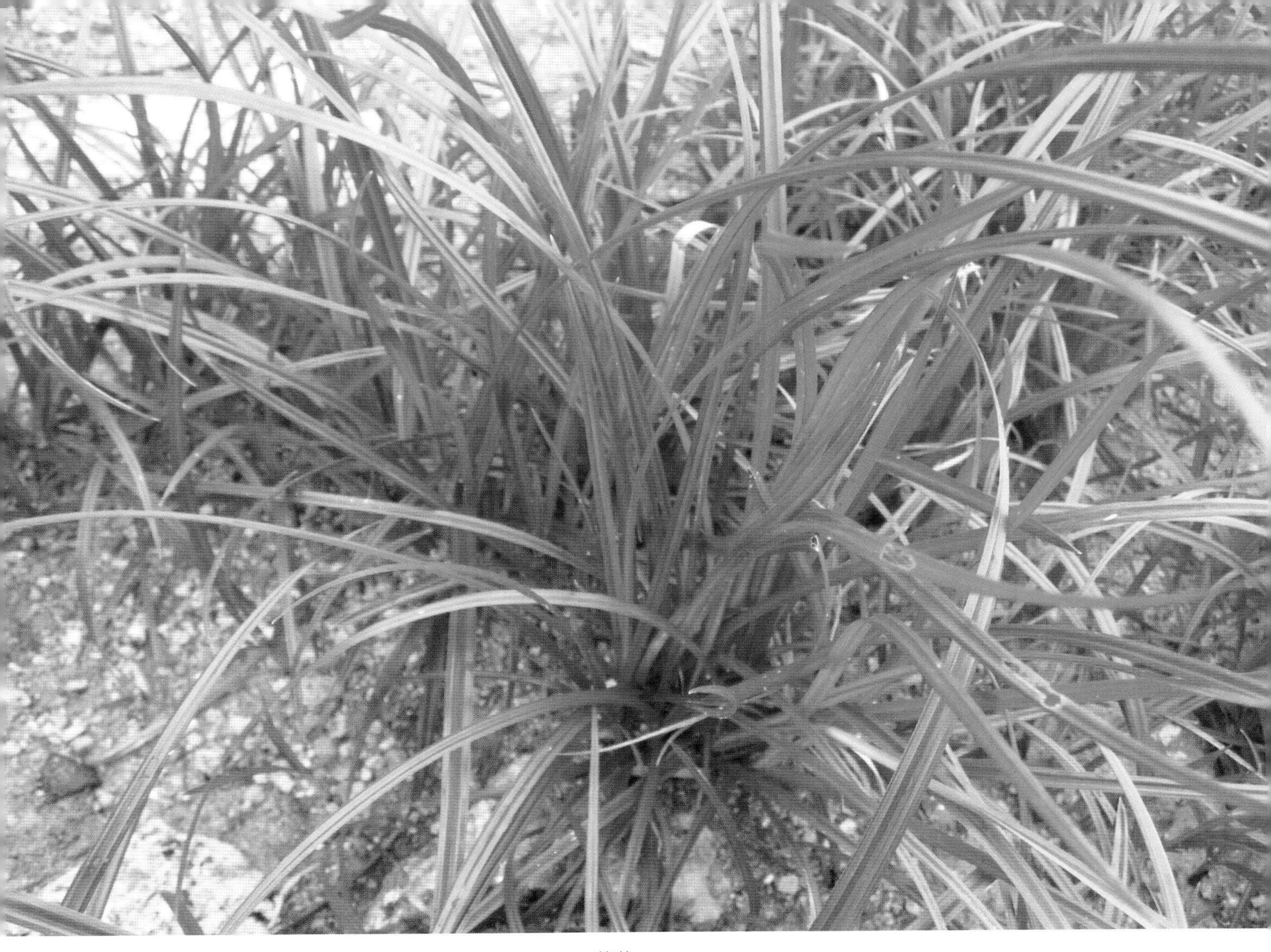

莎草

形态特征

多年生草本，根茎匍匐，块茎椭圆形，茎三棱形，光滑。叶丛生，叶鞘闭合抱茎，叶片长线形。复穗状花序，顶生，3 ~ 10 个排成伞状，花深茶褐色，有叶状苞片 2 ~ 3 枚，鳞片 2 列，排列紧密，每鳞片着生一花，雄蕊 3 枚，柱头 3 裂，呈丝状。小坚果长圆倒卵形，具 3 棱。花期 5 ~ 6 月，果期 6 ~ 9 月。

生境分布

生长于路旁、荒地、沟边或田间向阳处。分布于广东、河南、四川、浙江、山东等地。

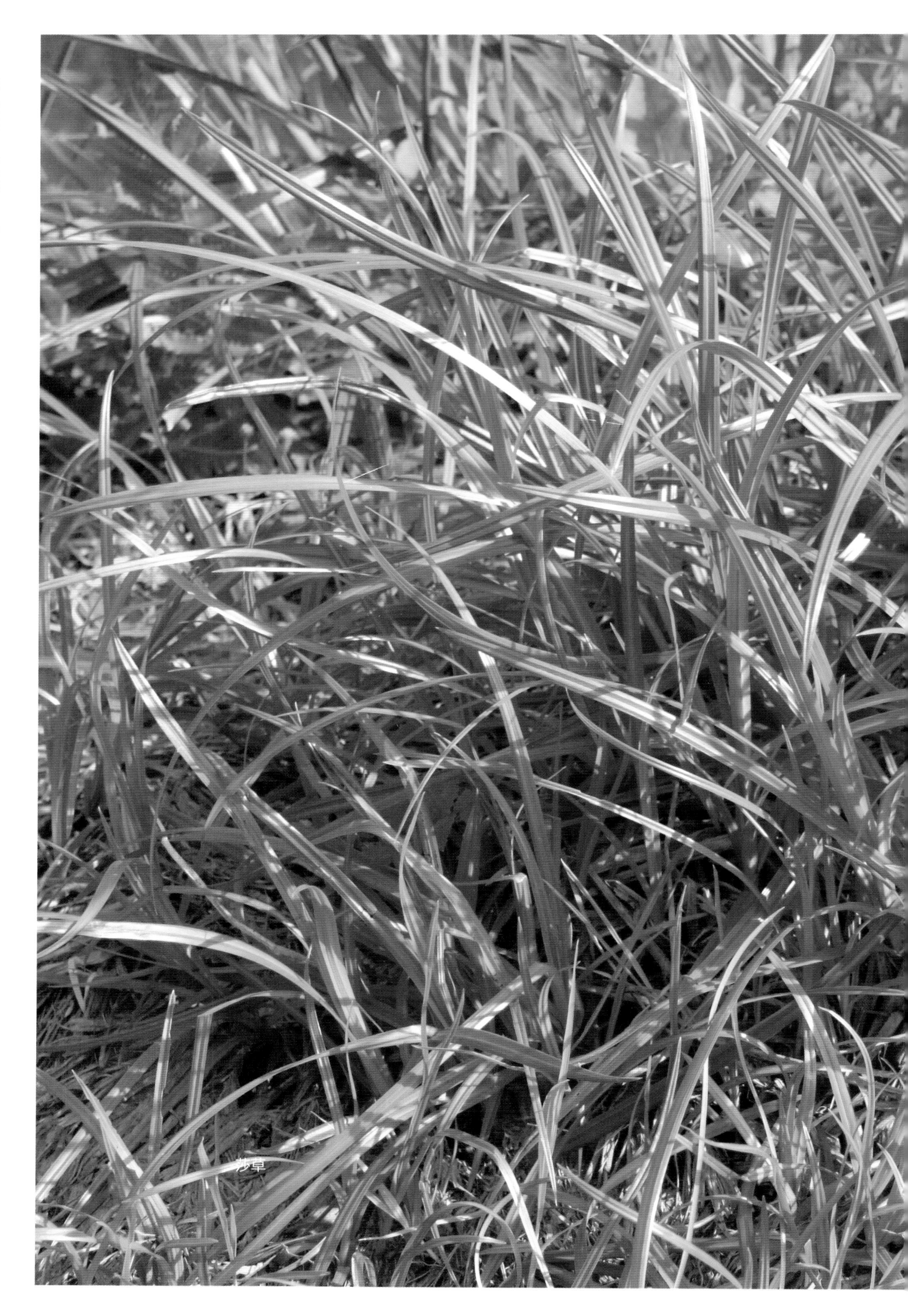

莎草

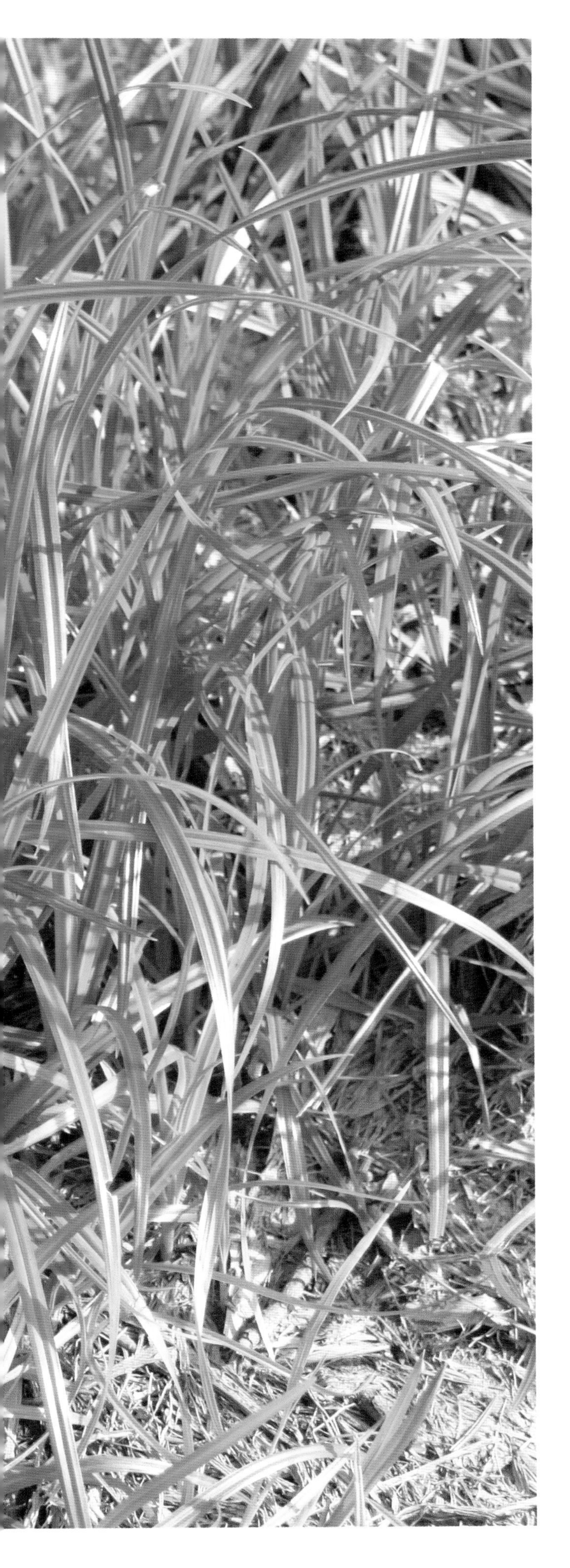

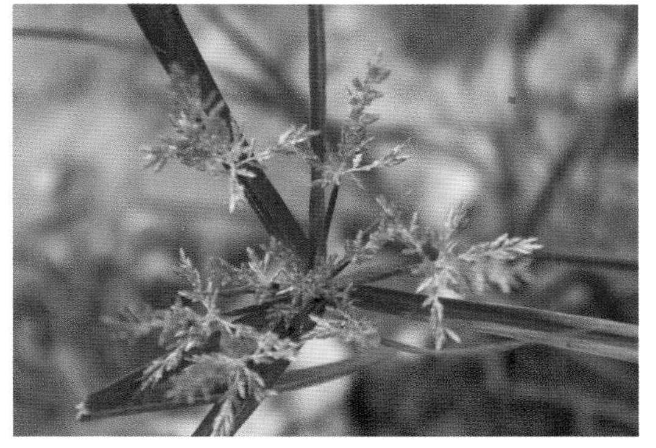

莎草

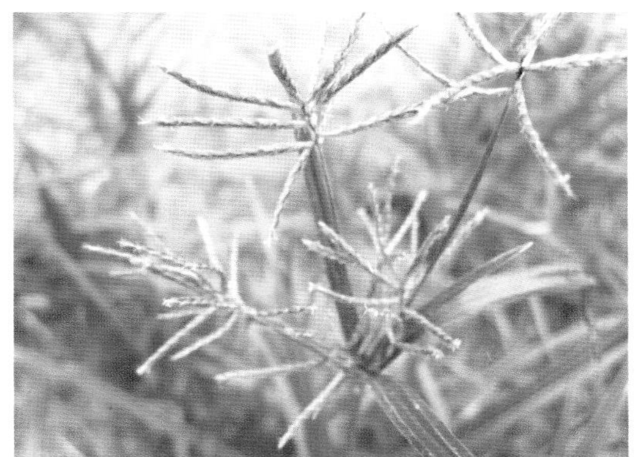

莎草

采收加工

秋季采挖，燎去毛须，置沸水中略煮或蒸透后晒干，或燎后直接晒干。

药材性状

本品多呈纺锤形，有的略弯曲，长2 ~ 3.5 cm，直径0.5 ~ 1 cm。表面棕褐色或黑褐色，有纵皱纹，并有6 ~ 10个略隆起的环节，节上有褐色的毛须，并残留根痕；去净毛须者较光滑，环节不明显。质硬，经蒸煮者断面黄棕色或红棕色，角质样；生晒者断面色白而显粉性，内皮层环纹明显，中柱色较深，点状维管束散在。气香，味微苦。

化学成分

根茎含挥发油约1%，不同产地的香附挥发油组成不完全相同。国产香附挥发油含香附烯（cyperene）、β－芹子烯（β-selinene）、α－香附酮（α-cyperone）、β－香附酮（β-cyperone）、广藿香酮（patchoulenone）及单萜化合物柠檬烯（limonene）、1,8－桉油素（1,8-cined）、β－蒎烯（β-pinene）、对－聚伞花素（p-cymene）、樟烯（camphene）等。日本产香附挥发油含香附烯、α－香附酮、香附菌酮（cyperotundone）、香附醇酮（cyperolone）、香附醇（cyperol）、异香附醇（isocyperol）、苏根醇乙酯（sugenl acetate），水解后产生苏根醇（sugend）、α－莎草醇（α-rotunol）、β－莎草醇（β-rotunol）。Hikino，Hiroshl等还从香附中分得4α,5α－氧化桉叶－11－烯－3α－醇（4α,5α-oxidoeudesm-11-en-3α-ol）。印度产香附挥发油含古巴二烯（copadiene）、莎草薁酮（kotundone）、香附醇酮（cyperolone）。西非奈及利亚产的香附干燥块茎含挥发油约10%，油的折光率为281.386，相对密度为270.63。含2%苷油酯油。脂肪油主要为饱和脂肪酸，碘价为29.2，单化价为137.4，酸价为26.6。富含淀粉，游离糖为葡萄糖（glucose）、蔗糖（sucrose）、麦芽糖（mnltose）和果糖（fructose）。尚含4.9%蛋白质（protein），3.2%灰分。从香附块茎中先后分得香附烯、β－芹子烯、香附烯酮（cyperenone）、α－香附酮。其中α－香附酮在赤霉素A3存在下对麦胚芽鞘的生长抑制作用最强；在10^{-3}M浓度下能强烈抑制莴苣种子的下胚轴和胚根的伸长。α－香附酮还是前列腺素生物合成抑制药。另从香附块茎中分得一种新的黄酮苷，鉴定为鼠李亭3-O－鼠李糖基－（1→4）－吡喃鼠李糖苷［rhamnetin 3-O-rhamnosyl-（1→4）-rhamnopyranoside］，此外，在香附根茎的皮部分得一种生根物质——RIS，RIS具有热稳定性非蛋白、非酶的性质。香附全草也含香附醇及异香附醇、香附烯、α－莎草醇及β－莎草醇。

药理作用

1. 对平滑肌作用 香附挥发油可松弛兔肠平滑肌，丙酮提取物可对抗乙酰胆碱、K^+所致肠肌收缩。对组胺喷雾所致的豚鼠支气管平滑肌痉挛有对抗作用。

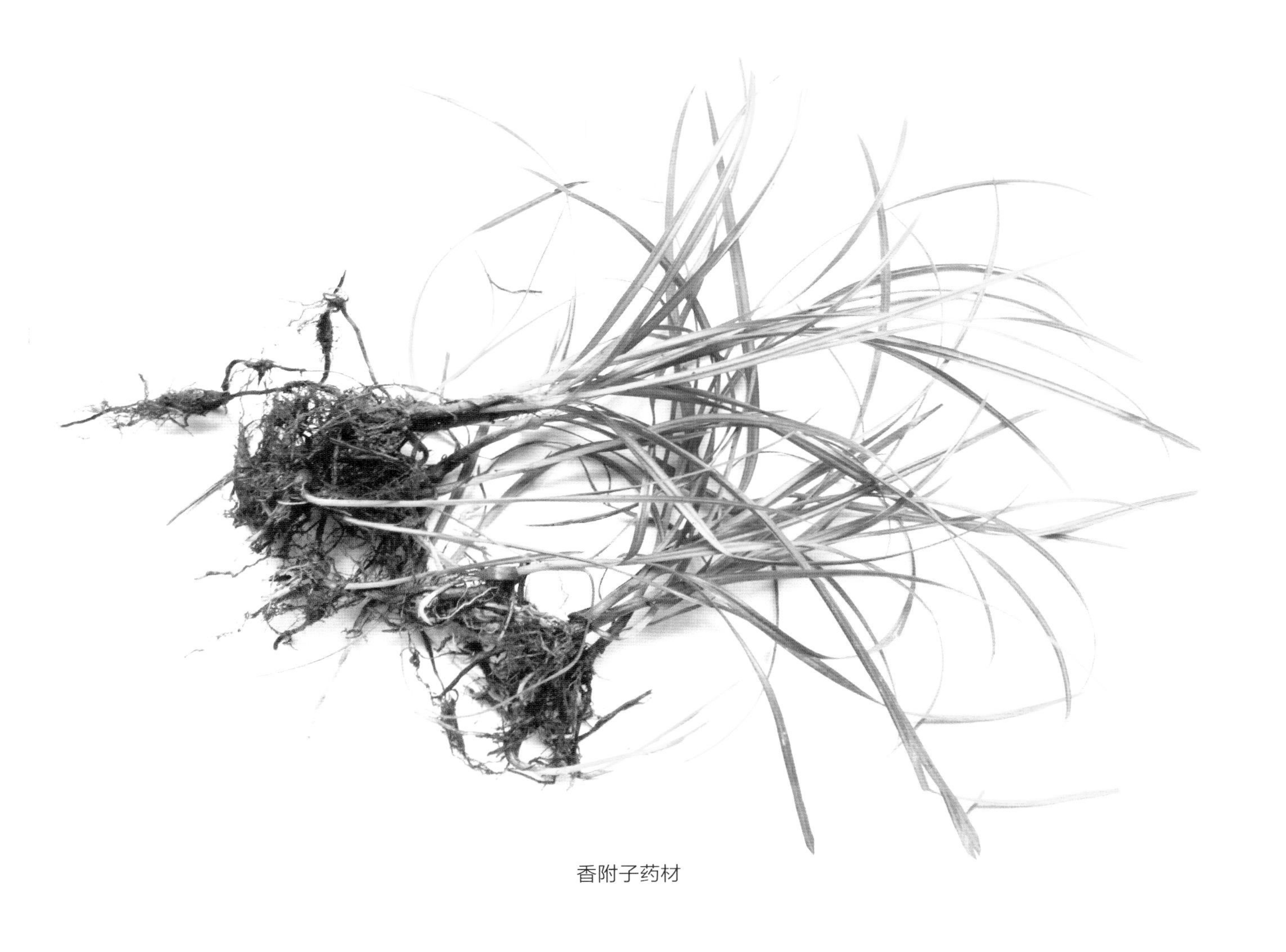

香附子药材

2. 利胆作用 香附水煎液对麻醉大鼠十二指肠给药，可明显增加胆汁流量及胆汁中固体物含量。对 CCl_4 所致肝损伤大鼠的胆汁分泌也有明显的促进作用。

3. 抑制子宫及雌激素样作用 香附流浸膏对犬、猫、兔、豚鼠离体子宫，不论有孕及未孕均有抑制作用，使子宫平滑肌松弛，肌张力下降，收缩力减弱。另外，香附挥发油皮下注射或阴道给药可促进阴道上皮细胞完全角质化，其中香附烯Ⅰ作用最强，香附酮则无此作用。

4. 镇痛、抗感染作用 香附醇提物皮下注射能明显提高小鼠的痛阈。香附醇提物大鼠腹腔注射，对角叉菜胶和甲醛引起的足肿胀有明显的抑制作用。

5. 解热作用 香附醇提物对注射酵母菌引起的大鼠发热有解热作用。香附挥发油腹腔给药可明显降低大鼠正常体温。

6. 抑制中枢的作用 香附醇提物腹腔注射可减少小鼠自发活动，延长苯巴比妥钠的催眠时间，并对大鼠条件性回避反射具有抑制作用，对去水吗啡所致呕吐有拮抗作用。

7. 降血压、强心作用 香附挥发油给麻醉猫静滴有明显的降血压作用。水或醇提物皮下注射可使蛙心停止于收缩期。对离体蛙心以及在体蛙心、兔心和猫心有强心作用和减慢心率作用。

性味归经

辛、微苦、微甘，平。归肝、脾、三焦经。

功效主治

疏肝解郁，理气宽中，调经止痛。用于肝郁气滞，胸胁胀痛，疝气疼痛，乳房胀痛，脾胃气滞，脘腹痞闷，胀满疼痛，月经不调，经闭痛经。

临床应用

1. 痛经 以香笑散（香附、失笑散、乌药、延胡索、细辛等各等份研末）调为膏状，取蚕豆大小置于 4 cm × 4 cm 胶布中心，分别贴于神阙和关元穴，于月经前 6 日开始贴，3 日更换 1 次，连续 3 次，2 个月经周期为 1 个疗程。

2. 妊娠呕吐 以香茹苏连饮（香附 10 g，黄连 6 g，竹茹、紫苏叶、半夏各 6 ~ 10 g，生姜 3 g）煎 2 次，混合煎液，先以小量频服，后分 2 次于饭前服用，少者 1 剂即止，多者 5 剂见效。

3. 小儿慢性腹泻 制香附适量。研细末，米酒调湿，做成小饼，待小儿入睡后外敷神阙穴，每次 4 ~ 6 小时，同时白天艾灸神阙、天枢、足三里，每穴灸 10 分钟，每日 3 次，轻者 1 日，重者 2 ~ 3 日即愈。

4. 偏正头痛 香附子 12 g（炒），川芎 60 g。研为细末，以茶调服。

5. 尿血 香附子、地榆各等份。分开水煎，先服香附汤后服地榆汤。

6. 脱肛 香附子、荆芥穗各等份。研为细末，每次用 3 匙，水一大碗，煎 10 数沸后服用。

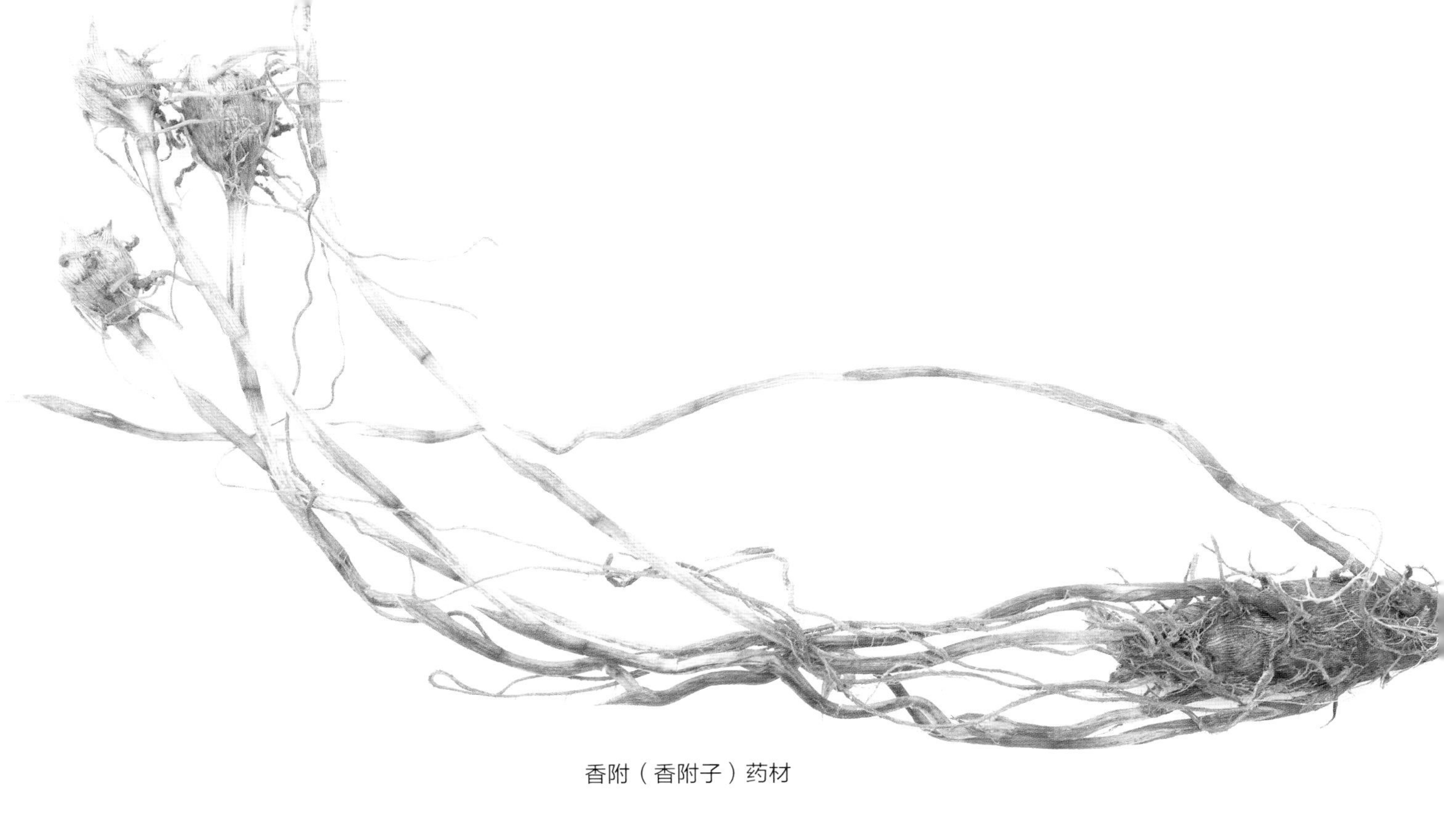

香附（香附子）药材

7. 乳腺炎 香附30 g（细末），麝香0.6 g，蒲公英60 g。将前两味研匀，煎酒去渣，以酒调药。热敷患处。

8. 痛经 香附12 g，艾叶4 g。水煎服，每日1剂。

9. 胃和十二指肠溃疡 炒香附、煅牡蛎各60 g，炒五灵脂30 g。共研细末，早、晚各服5 g，服完后隔5日再服第二剂，2个月为1个疗程，疗效明显。或以香苏汤（香附、白芍、八月札各10 g，丹参18 g，紫苏梗、陈皮、黄连各6 g，炙甘草、柴胡各5 g）。水煎服，每日1剂。

10. 慢性胃炎 以复方香苏散（香附、紫苏梗、枳壳、陈皮、鸡内金、失笑散等）治疗112例。结果：治愈103例，有效6例，无效3例。

11. 胆囊炎 香附、威灵仙各10 g，红小豆500 g，生大黄50 g，鲜猪胆8个。先取红小豆与猪胆汁拌匀，加水500 mL，浸泡24小时，然后放锅里文火煮至水干，取出晒干或烘干，与上3药共研为末，每日2次，每次10 g，饭前温开水送服，每服1料为1个疗程。治疗慢性胆囊炎56例。结果：治愈27例，显效21例，有效5例，无效3例。

12. 急性膀胱炎 香附30 g。加水300 mL煎至200 mL，每剂煎2次，混合，1次顿服。结果：病人98例，痊愈92例，无效6例（注意：使用本法一般不超过3日，如效果不佳，则改用其他治疗）。

13. 肠易激综合征 香附、木香、娑罗子、枳壳、荔枝核、小茴香、甘松、沉香、莲子、芡实各等份。水煎服。便秘者加火麻仁、郁李仁各适量；腹泻者加干姜、肉桂各适量；小便失畅者加猪苓、茯苓、泽泻、木通各适量；满腹痛者加路路通适量。

14. 丹毒 香附 30 g。研细末，黄酒送服，微醉为度，不饮酒者，以温开水送服。

15. 扁平疣 木香苡仁去疣汤（香附 150 g，木贼、生薏苡仁各 10 g）。水煎外洗，并同鸦胆子去壳捣烂摩擦局部。结果：治疗 33 例，均获痊愈，平均疗程 16 日。

16. 男性乳房发育症 香附 20 ~ 25 g，鹿角粉 6 g，橘核、川贝母各 15 ~ 20 g，郁金 25 g，白芍、茯苓各 15 g，炒麦芽 50 g，法半夏 10 g，柴胡、甘草各 7.5 g。水煎服，每日 1 剂，配合患侧耳穴压豆法辅助治疗。结果：病人 54 例，痊愈 50 例，好转 3 例，无效 1 例。

17. 乳腺增生症 柴郁汤（香附、柴胡、郁金、穿山甲、浙贝母、瓜蒌、夏枯草等各适量）。结果：病人 30 例，痊愈 23 例，好转 5 例，无效 2 例。

18. 链霉素中毒之眩晕 香附、柴胡各 30 g，川芎 15 g。研细末，装入胶囊，成人每日 3 次，每次 2 丸，饭后温开水送服，老人与儿童酌减。结果：一般 2 剂即有效，治疗 10 例，全部有效。

19. 血管性头痛 疏肝解郁汤（香附、柴胡、川芎、当归、白芷等各适量）。结果：病人 50 例，痊愈 47 例（15 ~ 20 日，停药观察 3 个月不复发）。

20. 原因不明之目胀 以香附散（生香附 15 g，夏枯草 30 g，甘草 6 g）加味。水煎服，每日 1 剂。结果：病人 49 例，痊愈（目胀消失，随访 1 年以上无复发）46 例，显效 2 例，有效 1 例。

用法用量

内服：煎汤，6 ~ 10 g；或入丸、散。外用：研末撒，调敷。

使用注意

血虚气弱者不宜单用，阴虚血热者慎服。

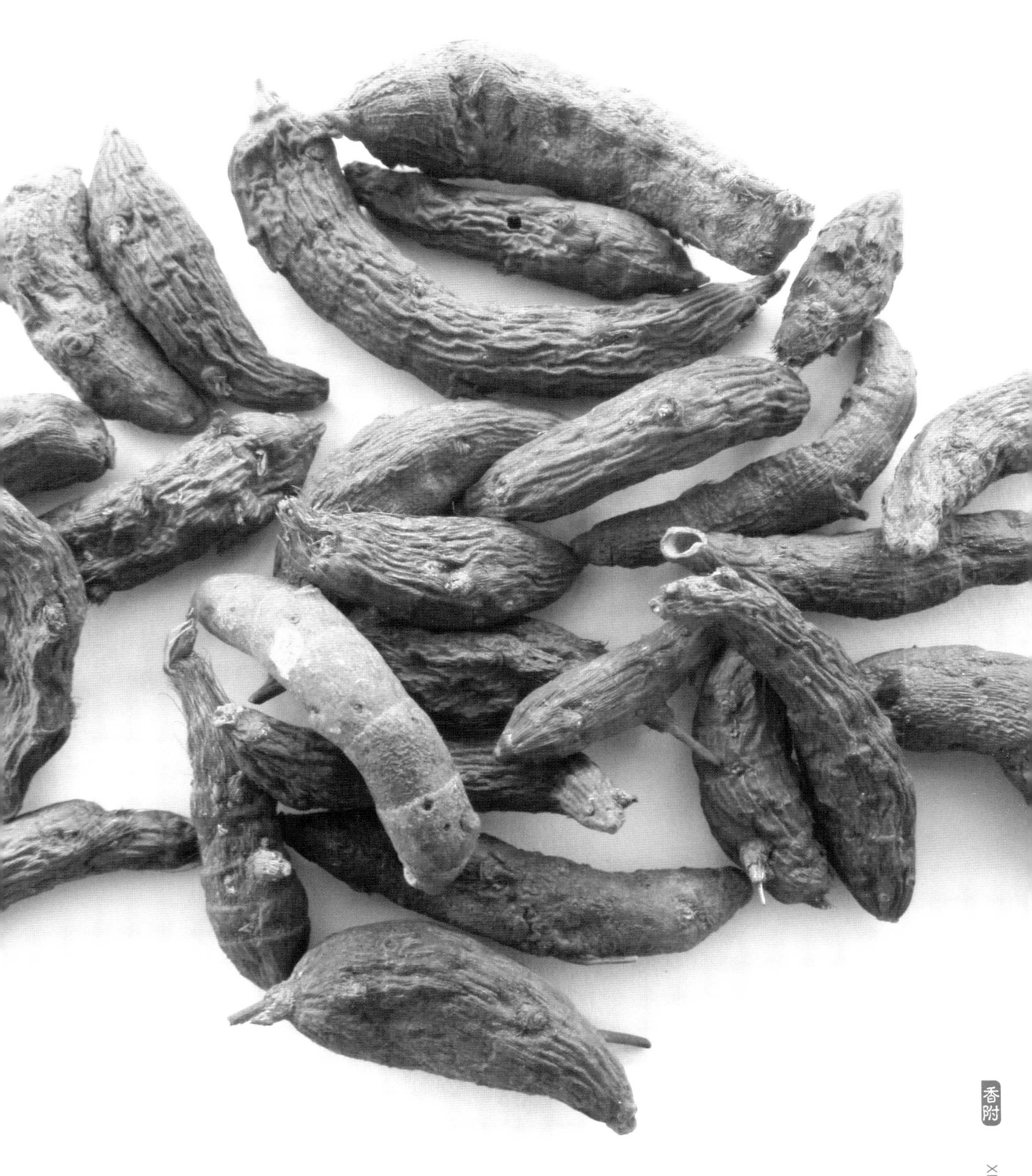

香附子药材

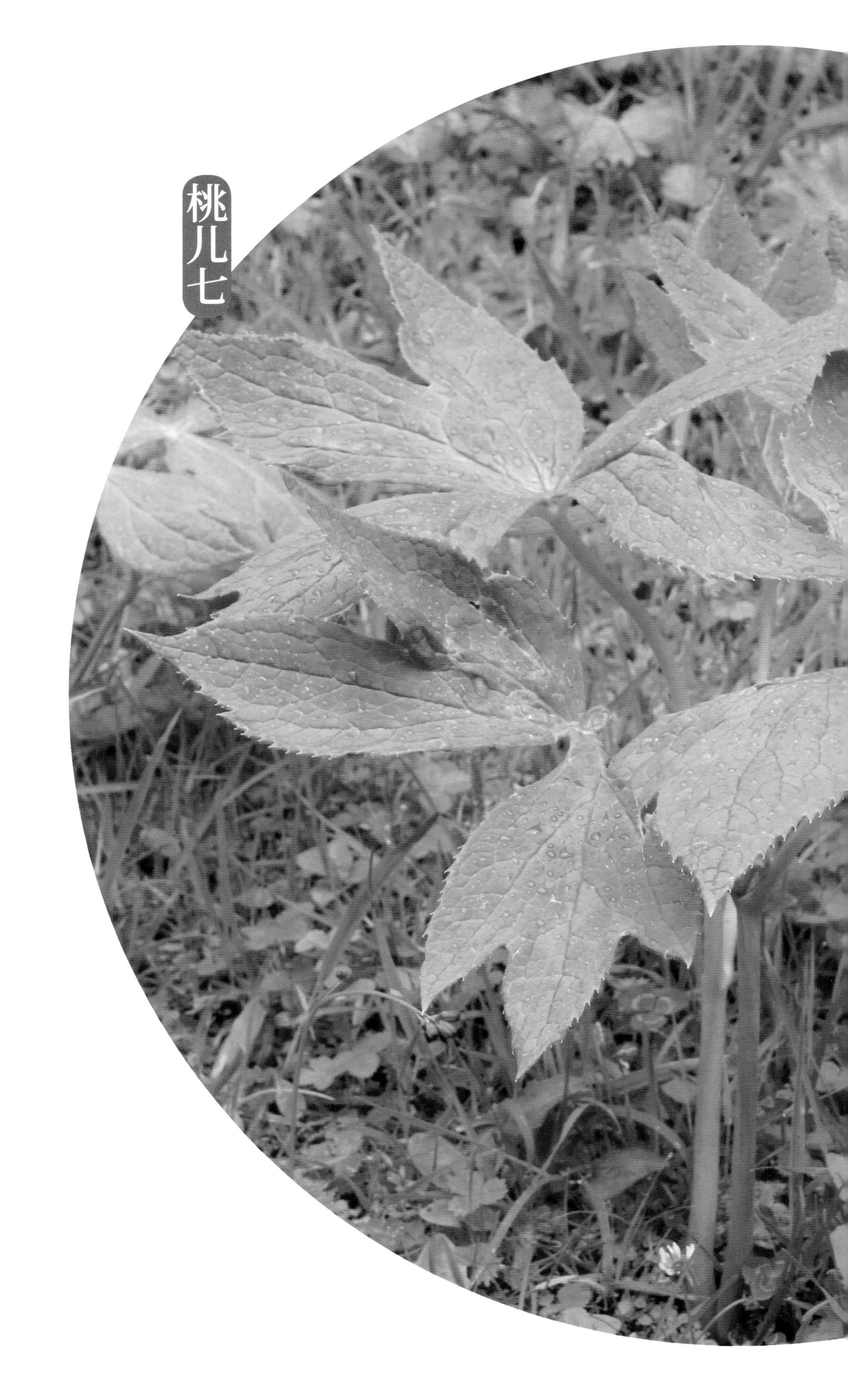
桃儿七

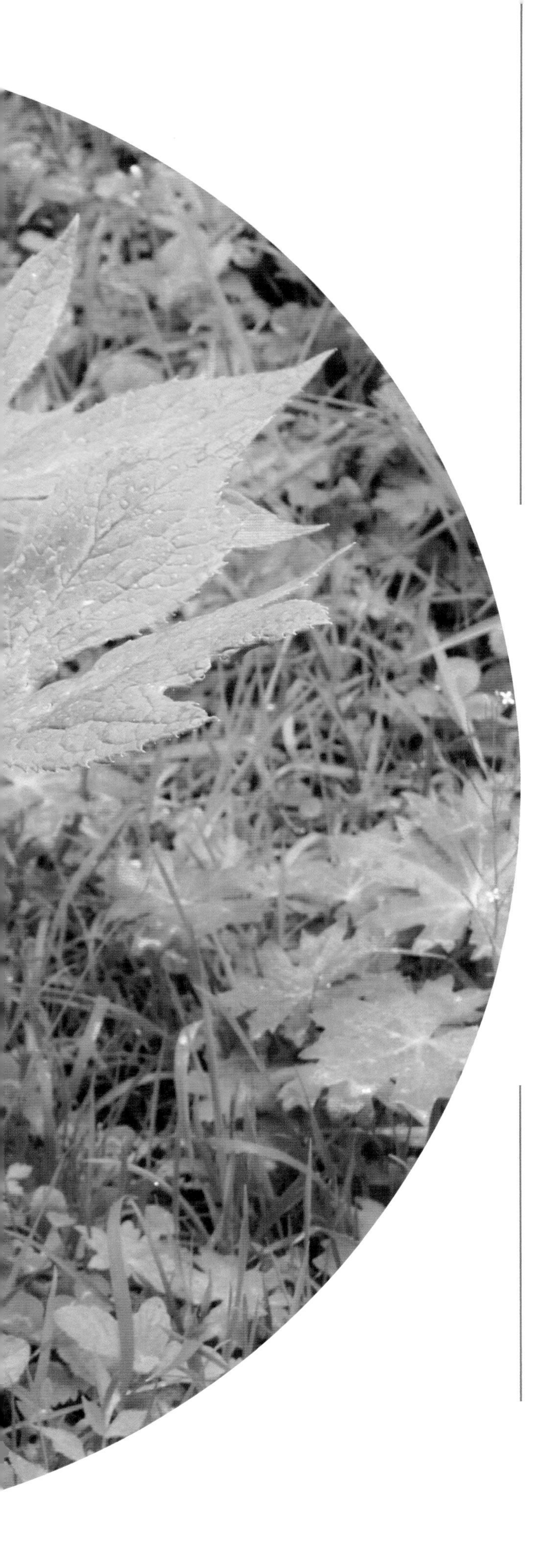

XIAOYELIAN

小叶莲

基 原

本品系藏族习用药材，为小檗科植物桃儿七 *Sinopodophyllum hexandrum* (Royle) Ying 的干燥成熟果实和根茎。

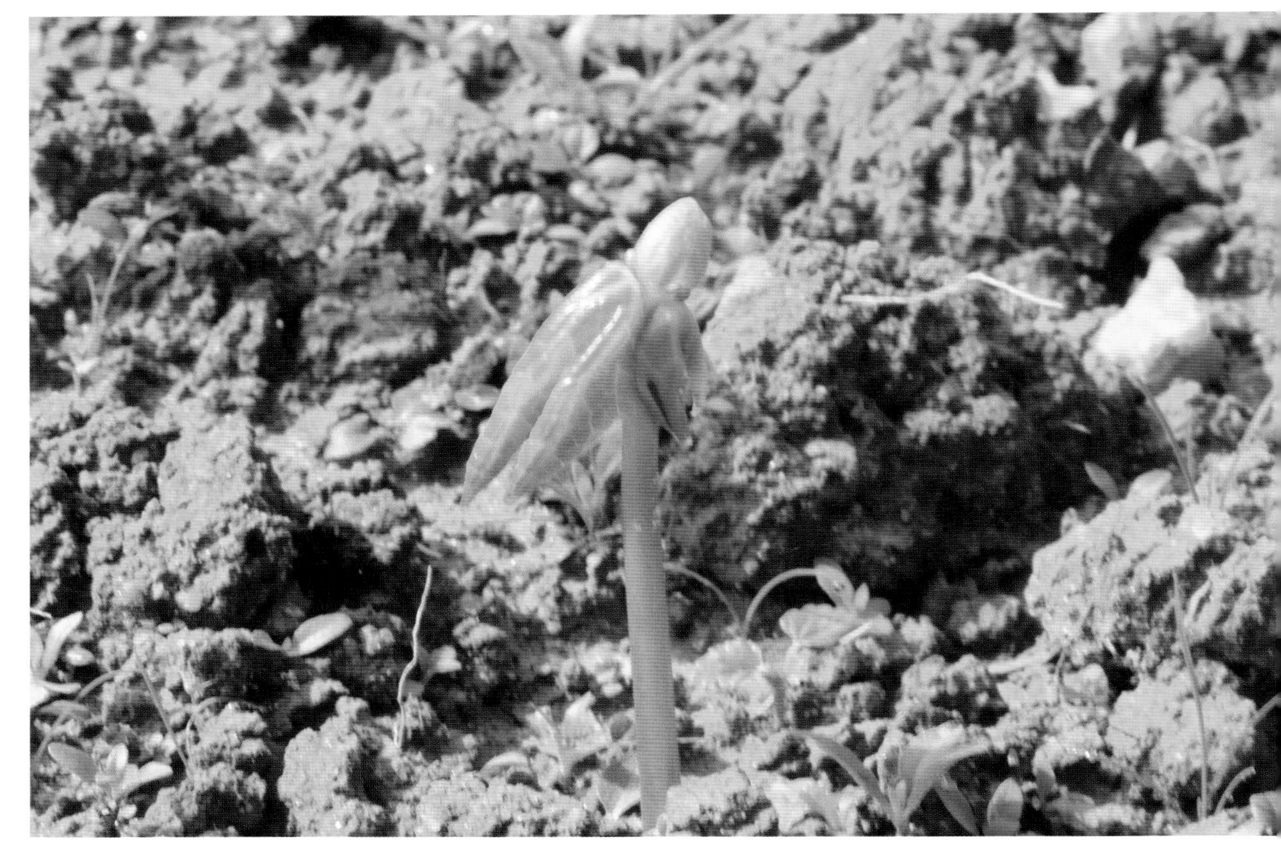

桃儿七

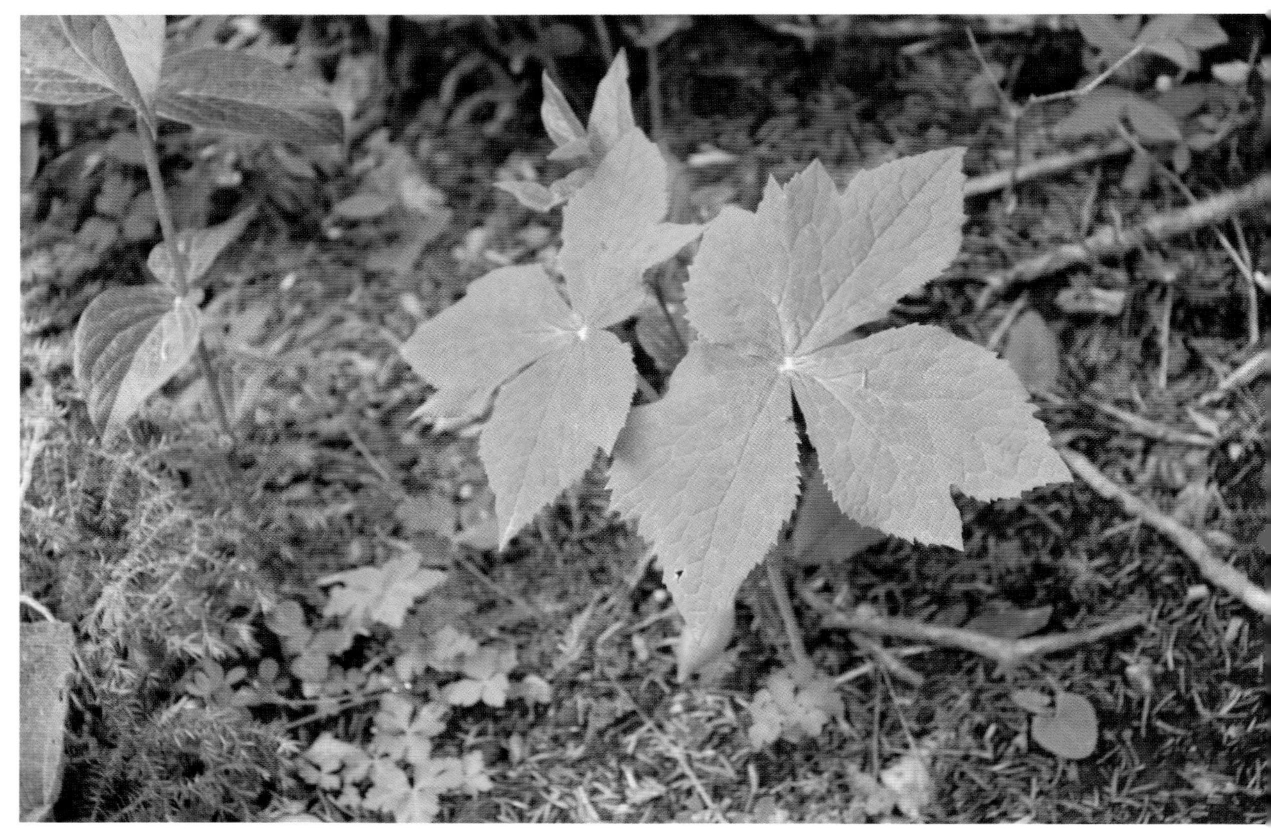

桃儿七

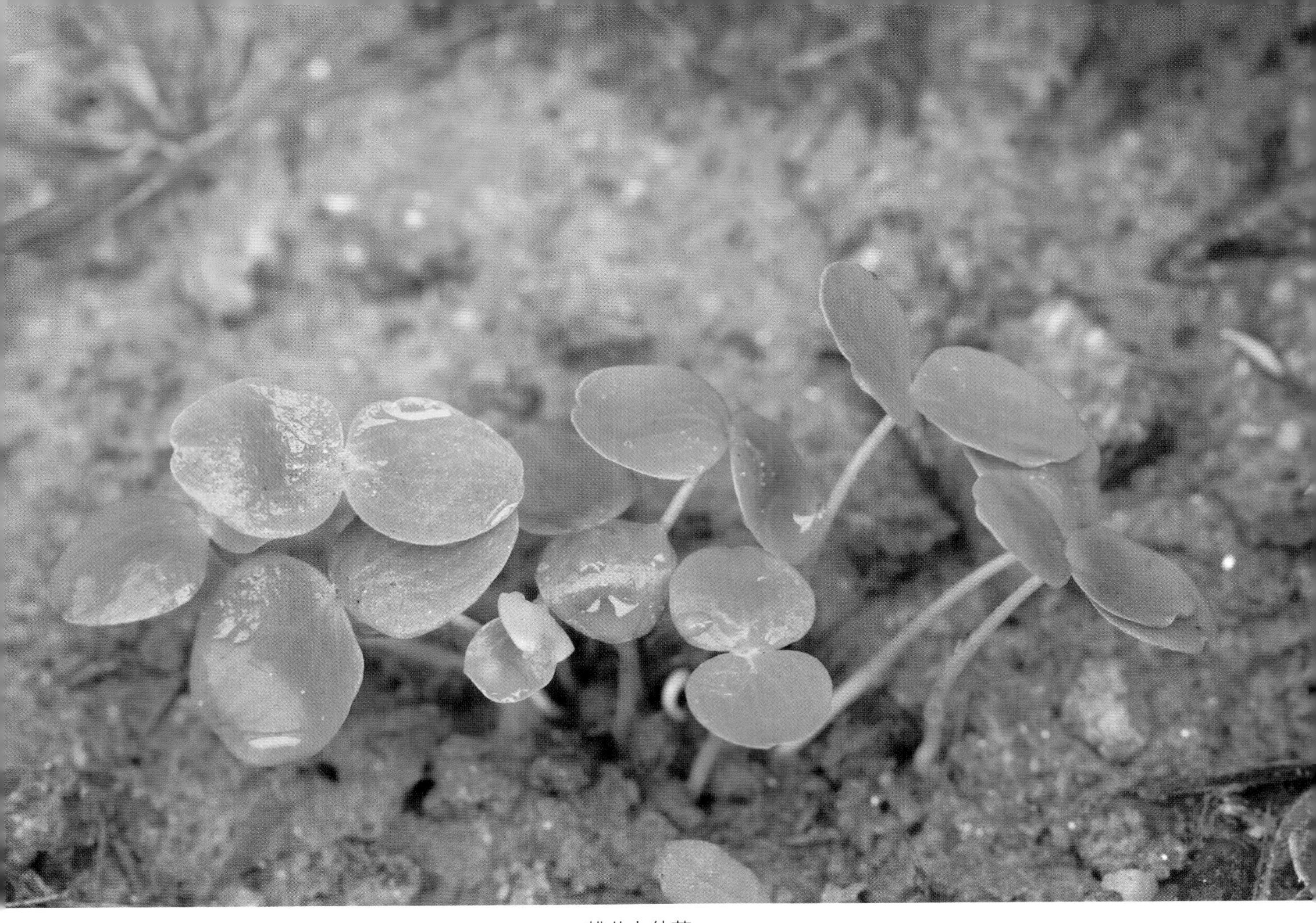

桃儿七幼苗

形态特征

多年生草本，植株高 20 ~ 50 cm。根状茎粗短，节状，多须根，茎直立，单生，具纵棱，无毛，基部被褐色大鳞片。叶 2 枚，薄纸质，非盾状，基部心形，3 ~ 5 深裂几达中部，裂片不裂或有时 2 ~ 3 小裂，裂片先端急尖或渐尖，上面无毛，背面被柔毛，边缘具粗锯齿；叶柄长 10 ~ 25 cm，具纵棱，无毛。花大，单生，先叶开放，两性，整齐，粉红色；萼片 6，早萎；花瓣 6，倒卵形或倒卵状长圆形，先端略呈波状；雄蕊 6，长约 1.5 cm，花丝较花药稍短，花药线形，纵裂，先端圆钝，药隔不延伸；雌蕊 1，长约 1.2 cm，子房椭圆形，1 室，侧膜胎座，含多数胚珠，花柱短，柱头头状。浆果卵圆形，长 4 ~ 7 cm，直径 2.5 ~ 4 cm，熟时橘红色；种子卵状三角形，红褐色，无肉质假种皮。花期 5 ~ 6 月，果期 7 ~ 9 月。

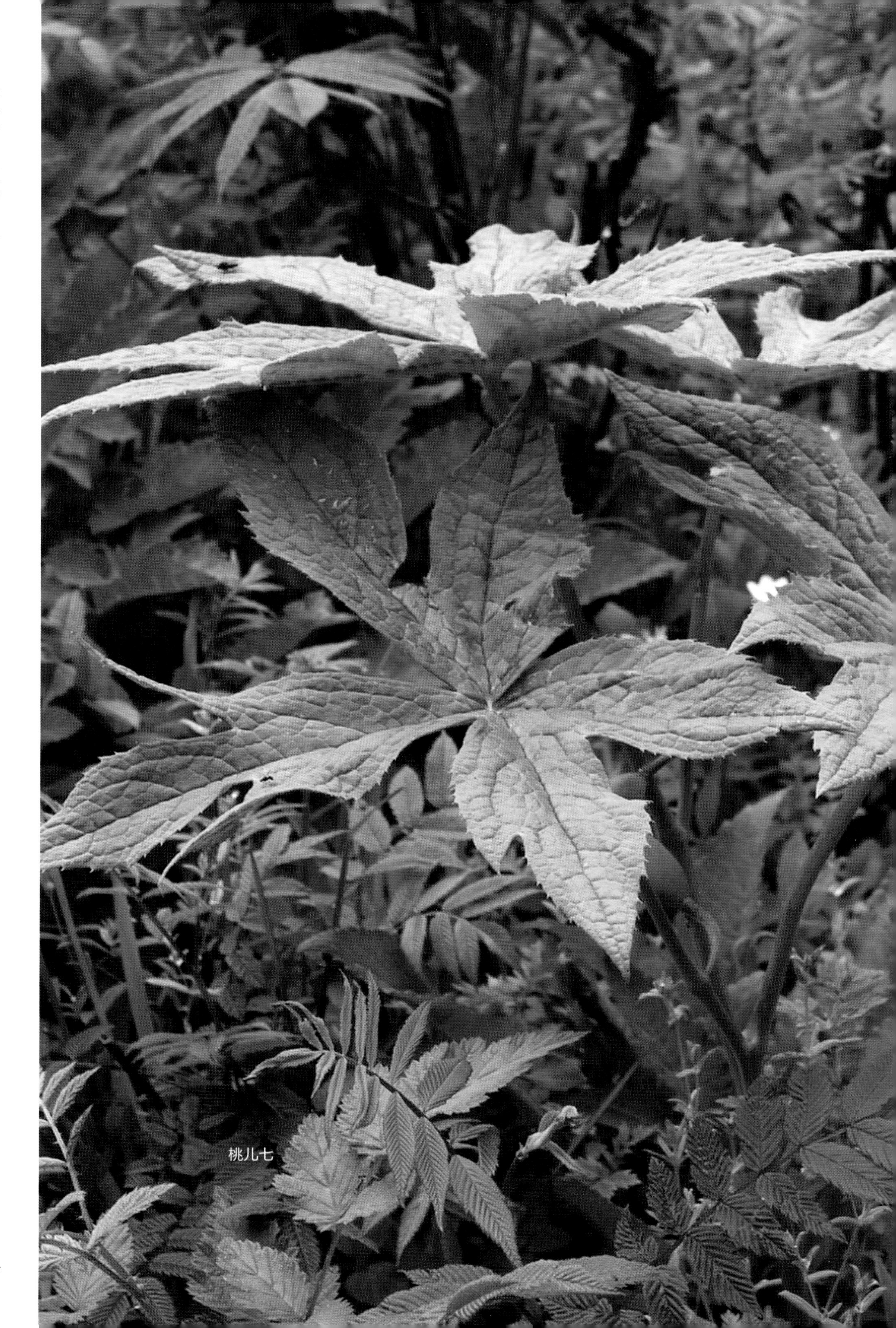

桃儿七

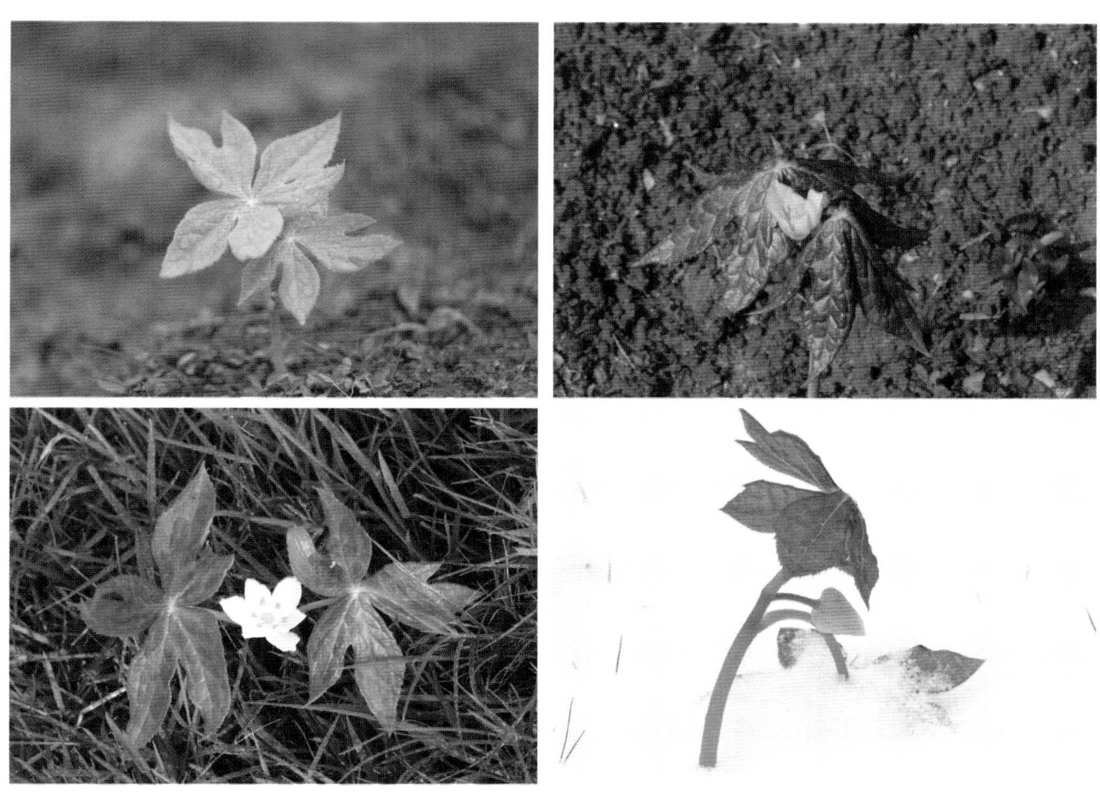

桃儿七

生境分布

生长于山坡、林下等阴湿处。分布于长江流域各省。

采收加工

秋季果实成熟时采摘，除去杂质，干燥。

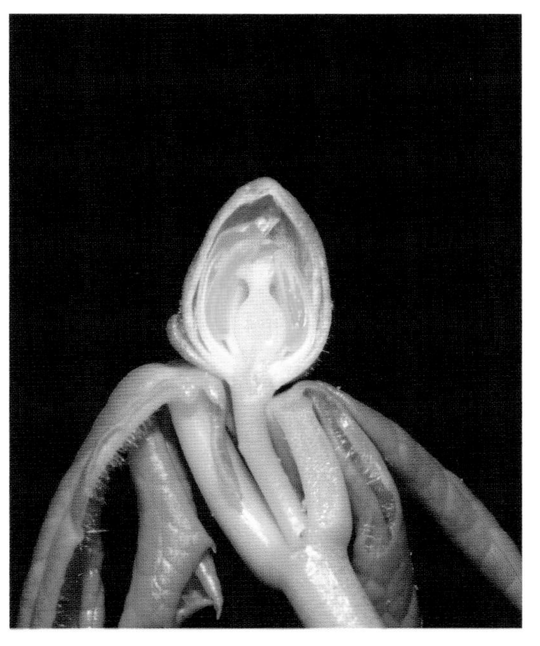

桃儿七

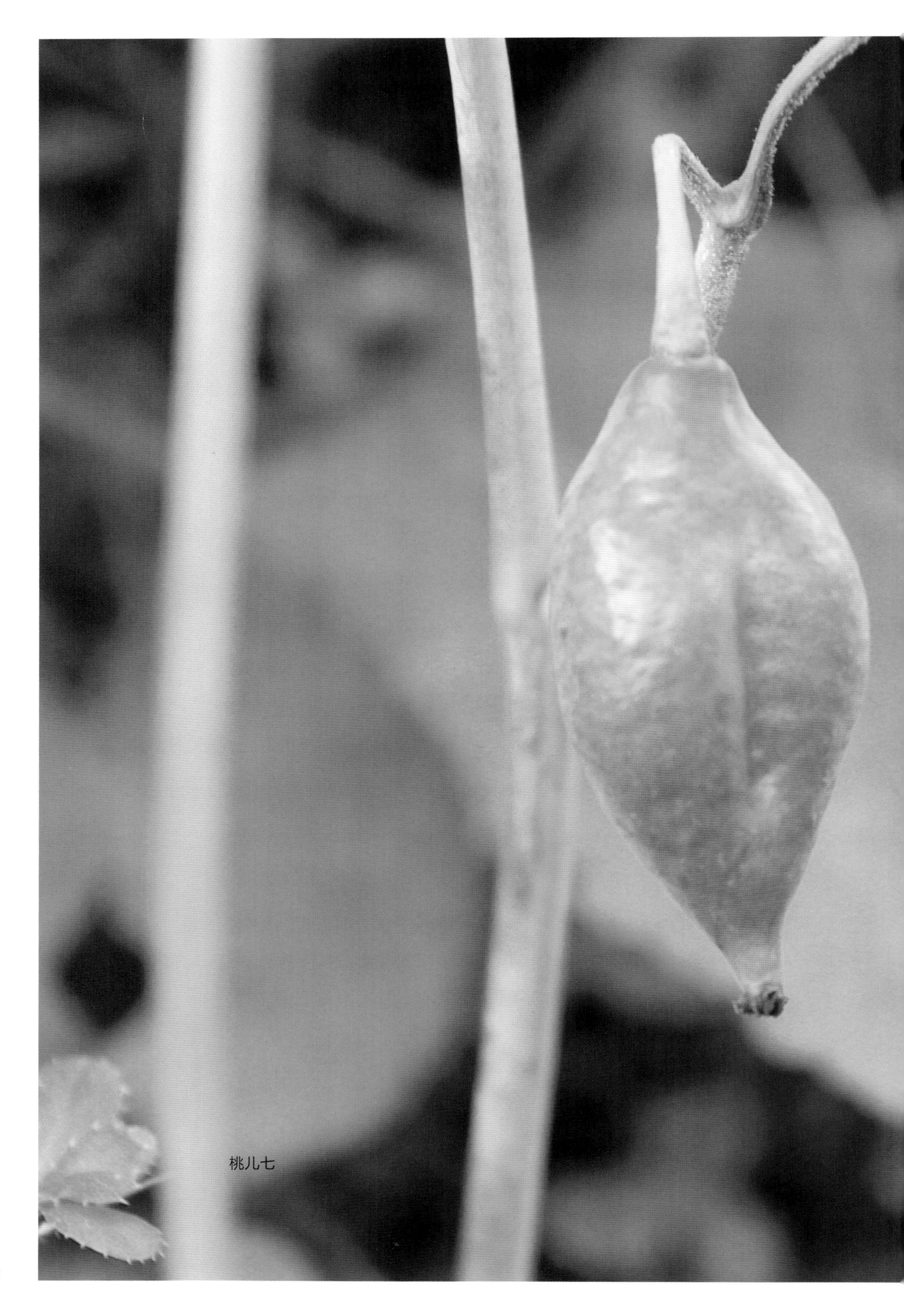

桃儿七

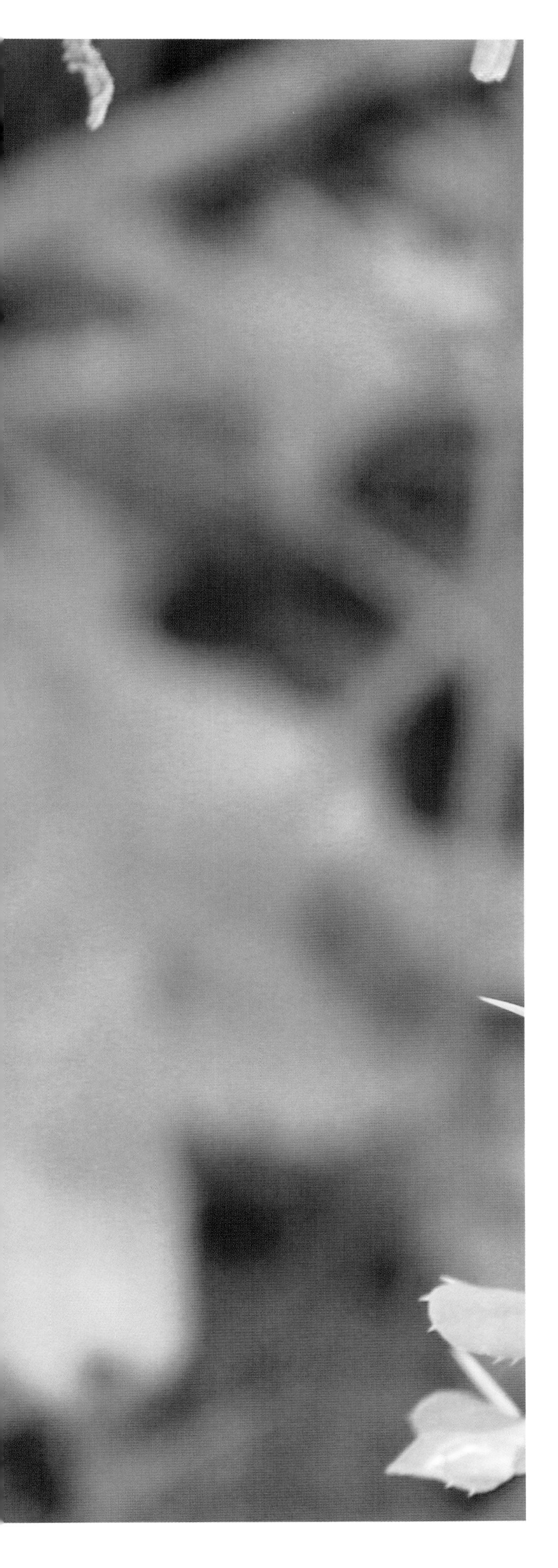

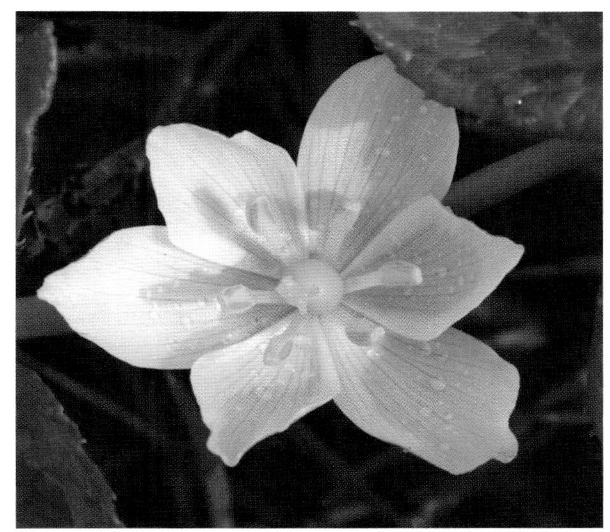

桃儿七花

药材性状

本品呈椭圆形或近球形，多压扁，长 3 ~ 5.5 cm，直径 2 ~ 4 cm。表面紫红色或紫褐色，皱缩，有的可见露出的种子。顶端稍尖，果梗黄棕色，多脱落。果皮与果肉粘连成薄片，易碎，内具多数种子。种子近卵形，长约 4 mm；表面红紫色，具细皱纹，一端有小突起；质硬；种仁白色，有油性。气微，味酸甜、涩；种子味苦。

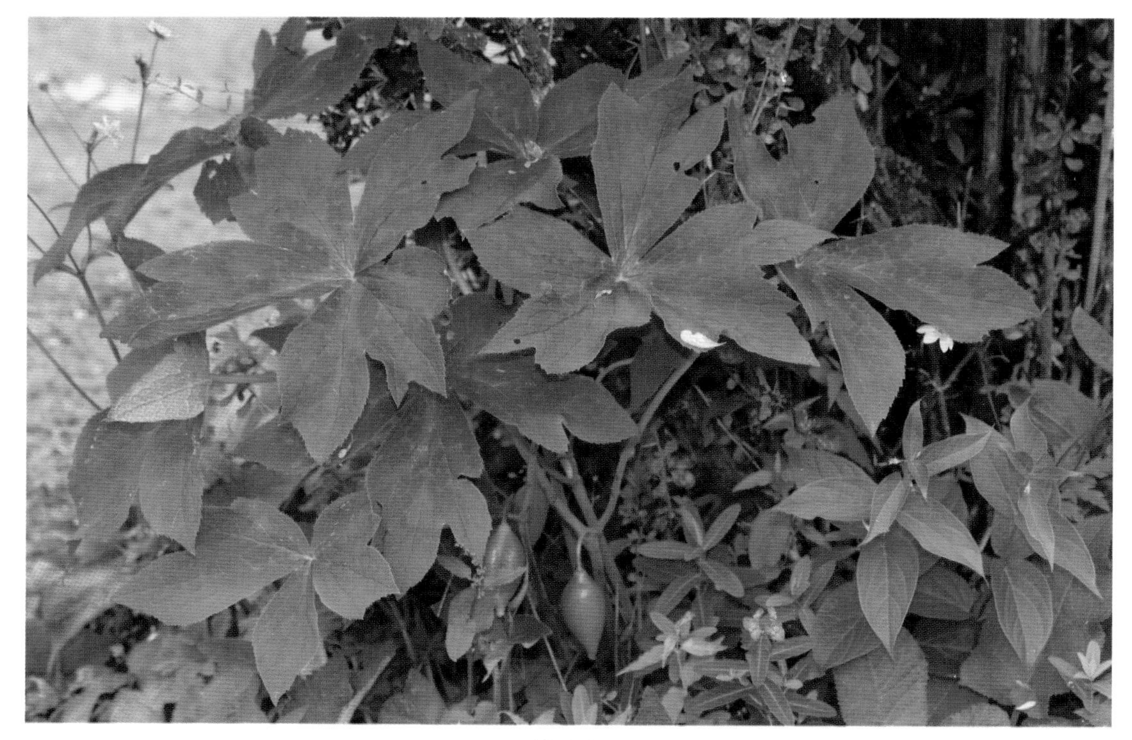

桃儿七

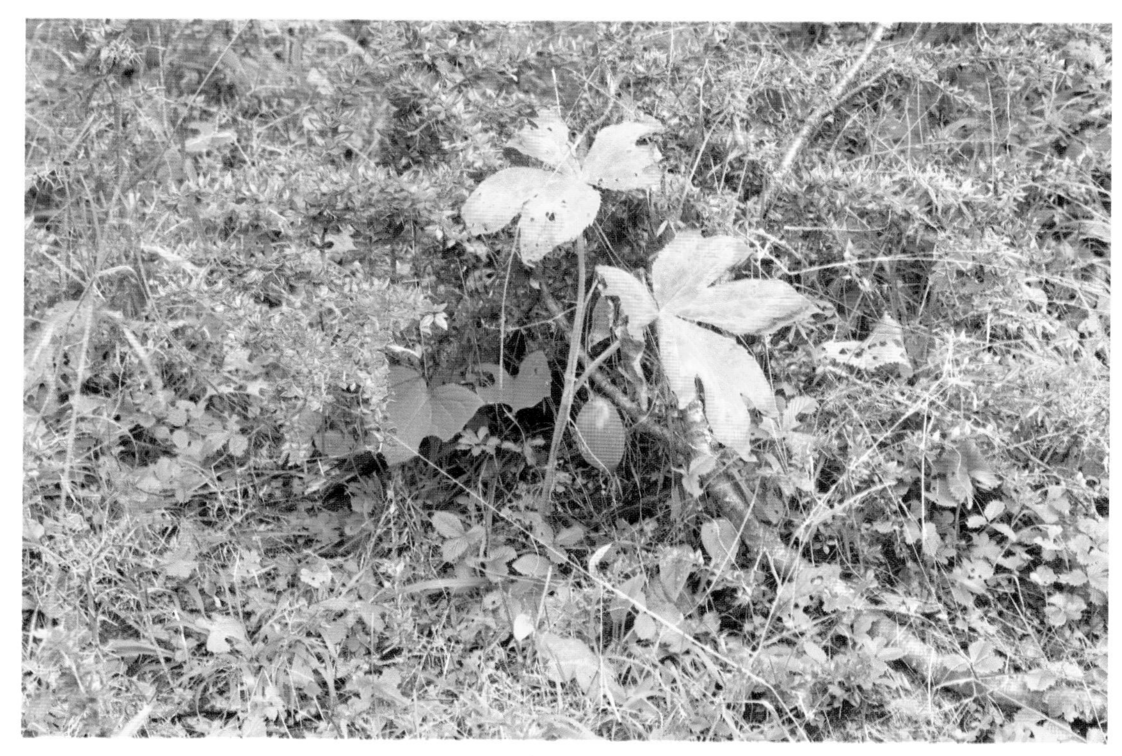

桃儿七

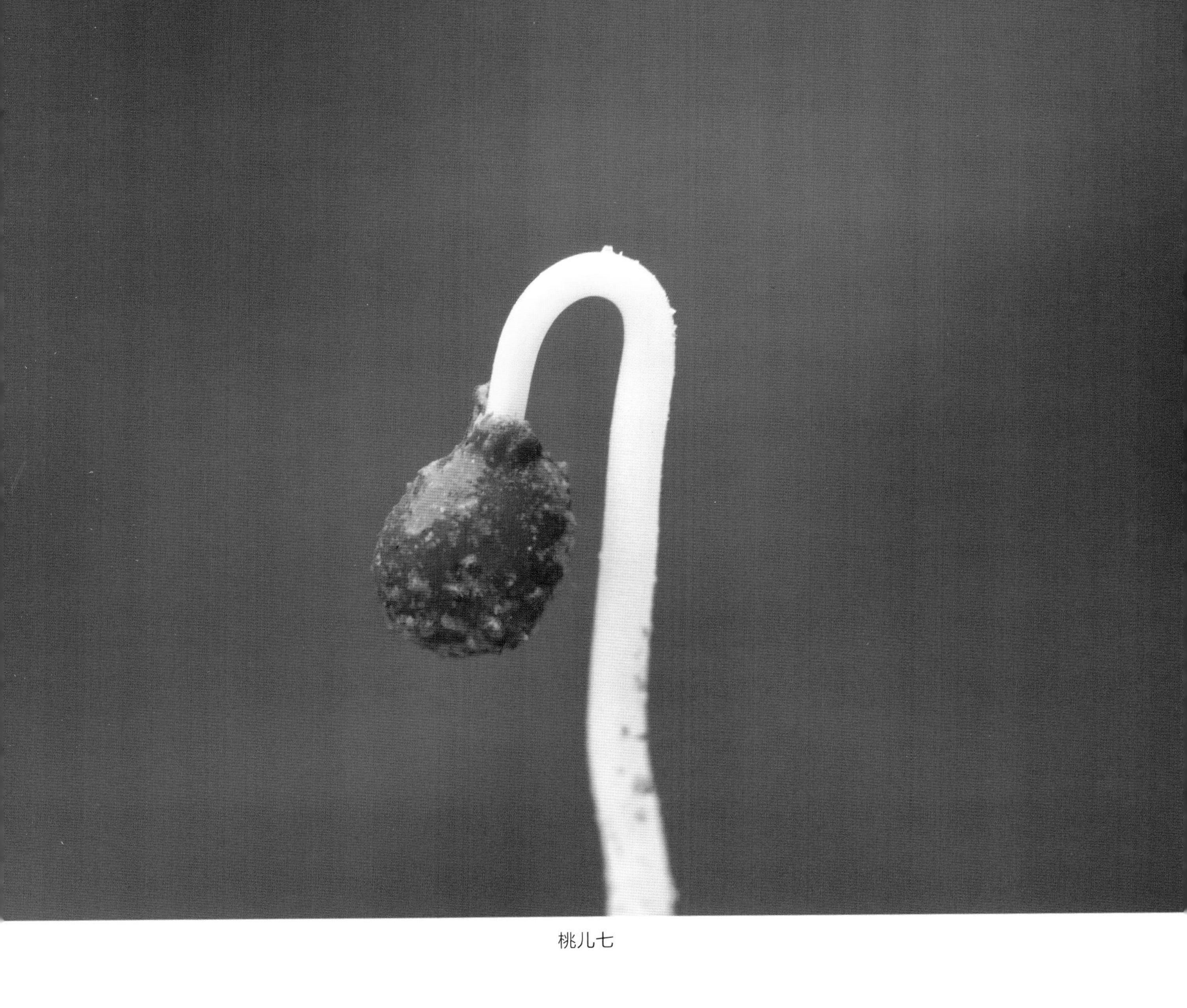

桃儿七

化学研究

本品含木脂素类、黄酮类及皂苷、鞣质和多糖等成分。木脂素类成分主要为鬼臼脂素，黄酮类成分主要为槲皮素和山柰酚等。药理试验结果表明，小叶莲含有的鬼臼脂素有抗肿瘤作用、抗单纯疱疹病毒和免疫抑制、抗生育等作用，但毒性较大。而黄酮部分毒性较小，有镇咳、平喘、祛痰、抑菌作用。

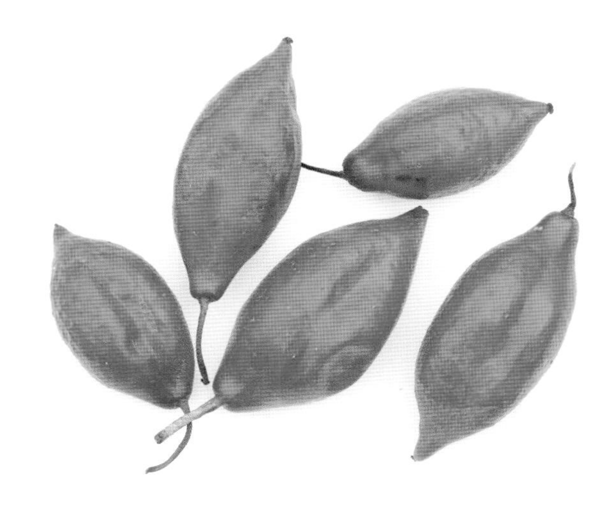

桃儿七果实

药理作用

鬼臼毒素能抑制细胞有丝分裂于中期，对动物肿瘤有明显的抑制作用，但治疗指数低，对人的毒性大，无药用价值。现临床上用其衍生物如鬼臼酸乙肼或其苄叉衍生物等。黄酮部分有镇咳、平喘、祛痰和抑菌作用。

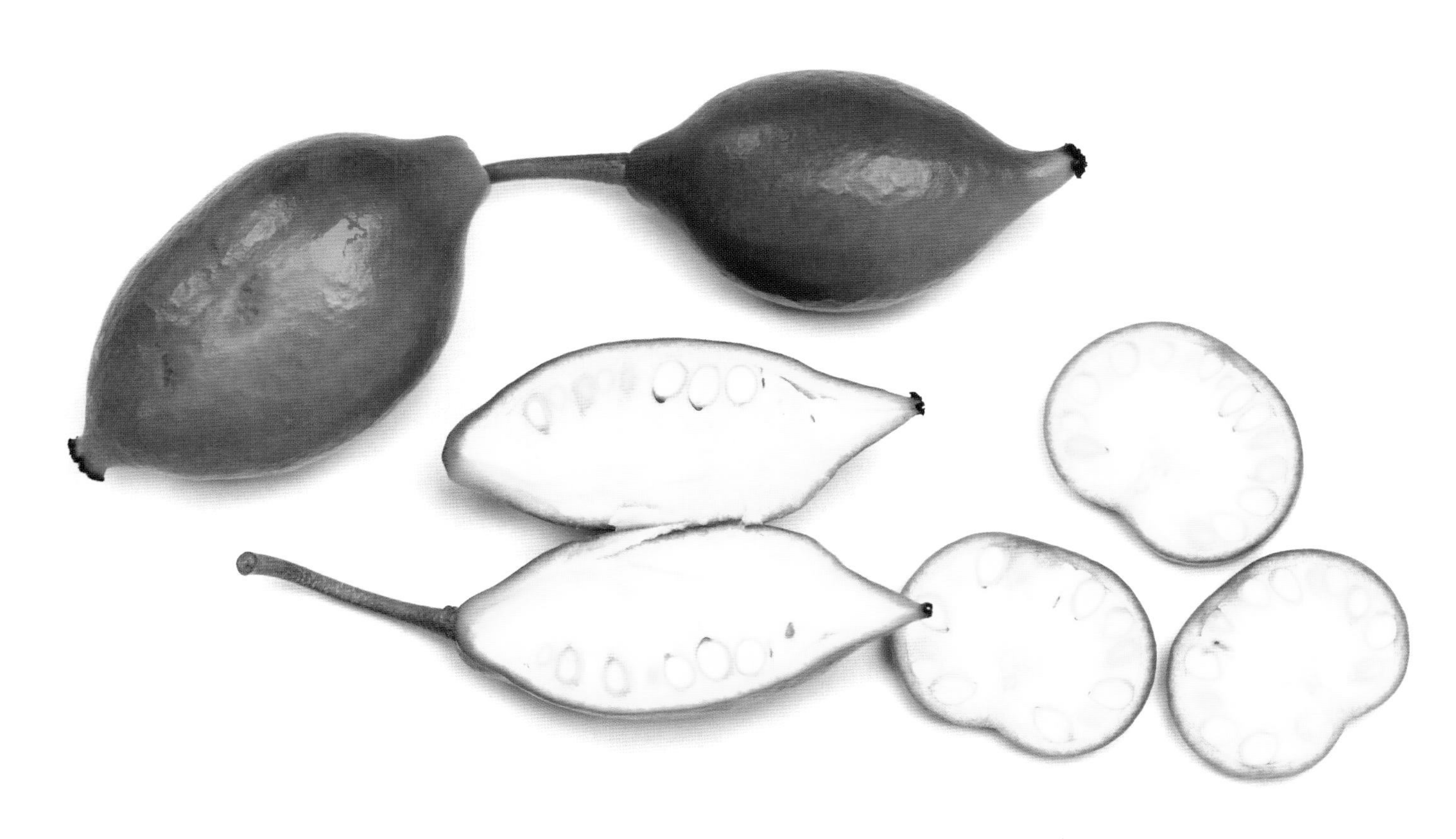

桃儿七果实

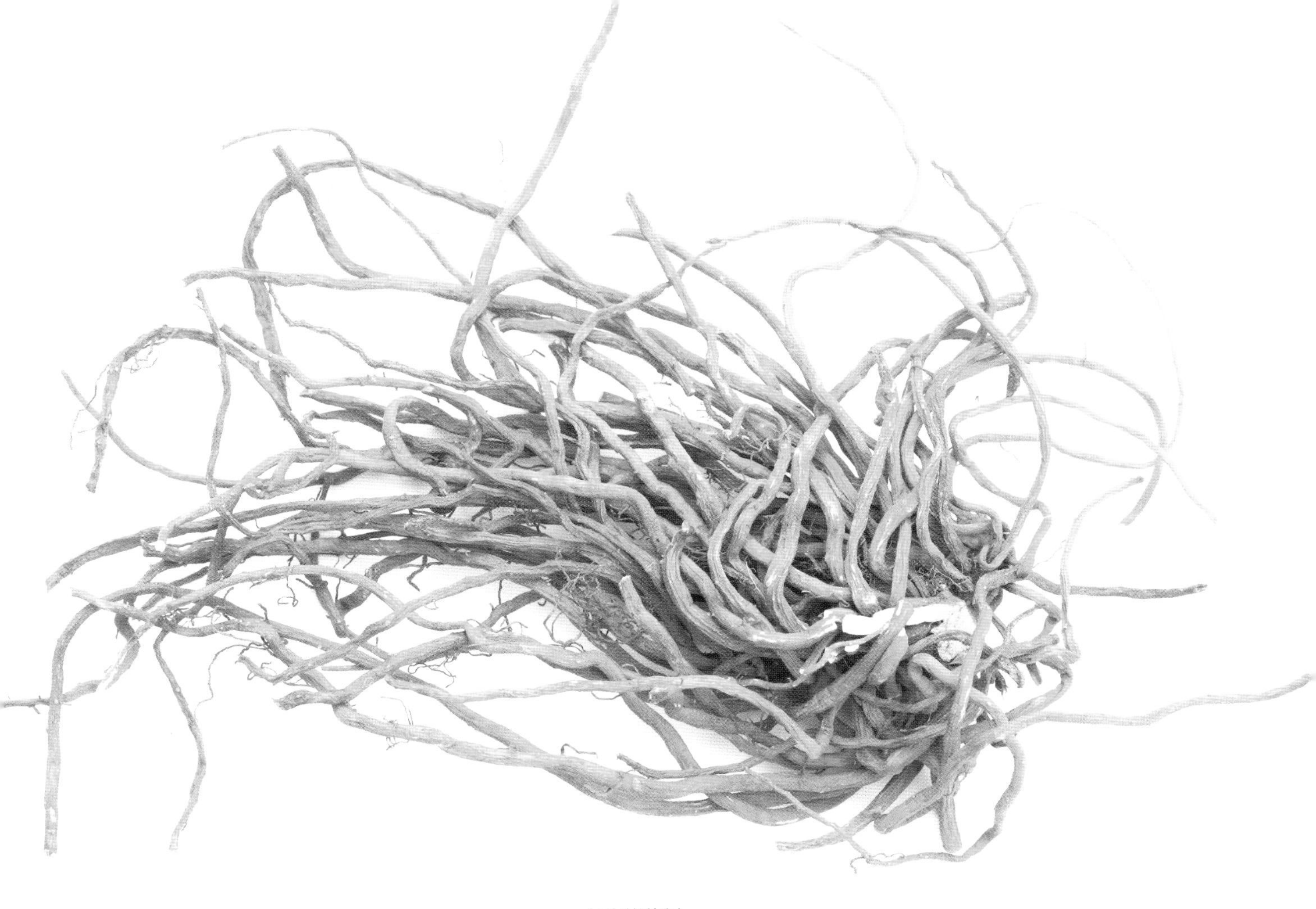

小叶莲药材

性味归经

甘，平；有小毒。

功效主治

调经活血。用于血瘀经闭，难产，死胎及胎盘不下。

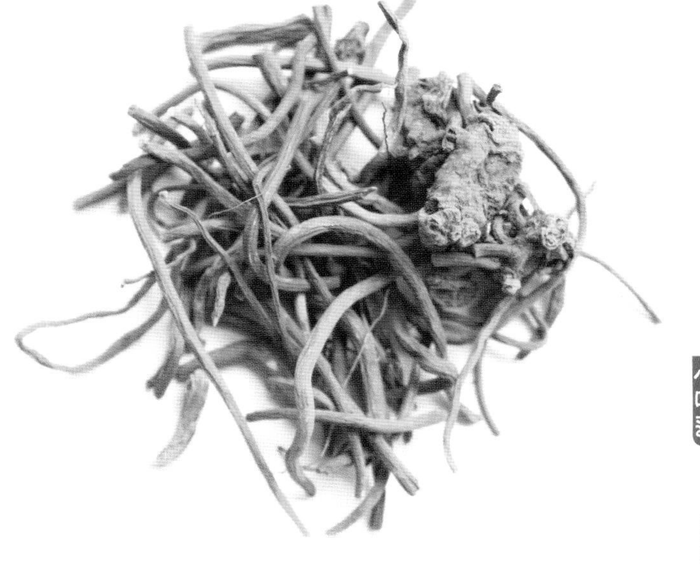

小叶莲药材

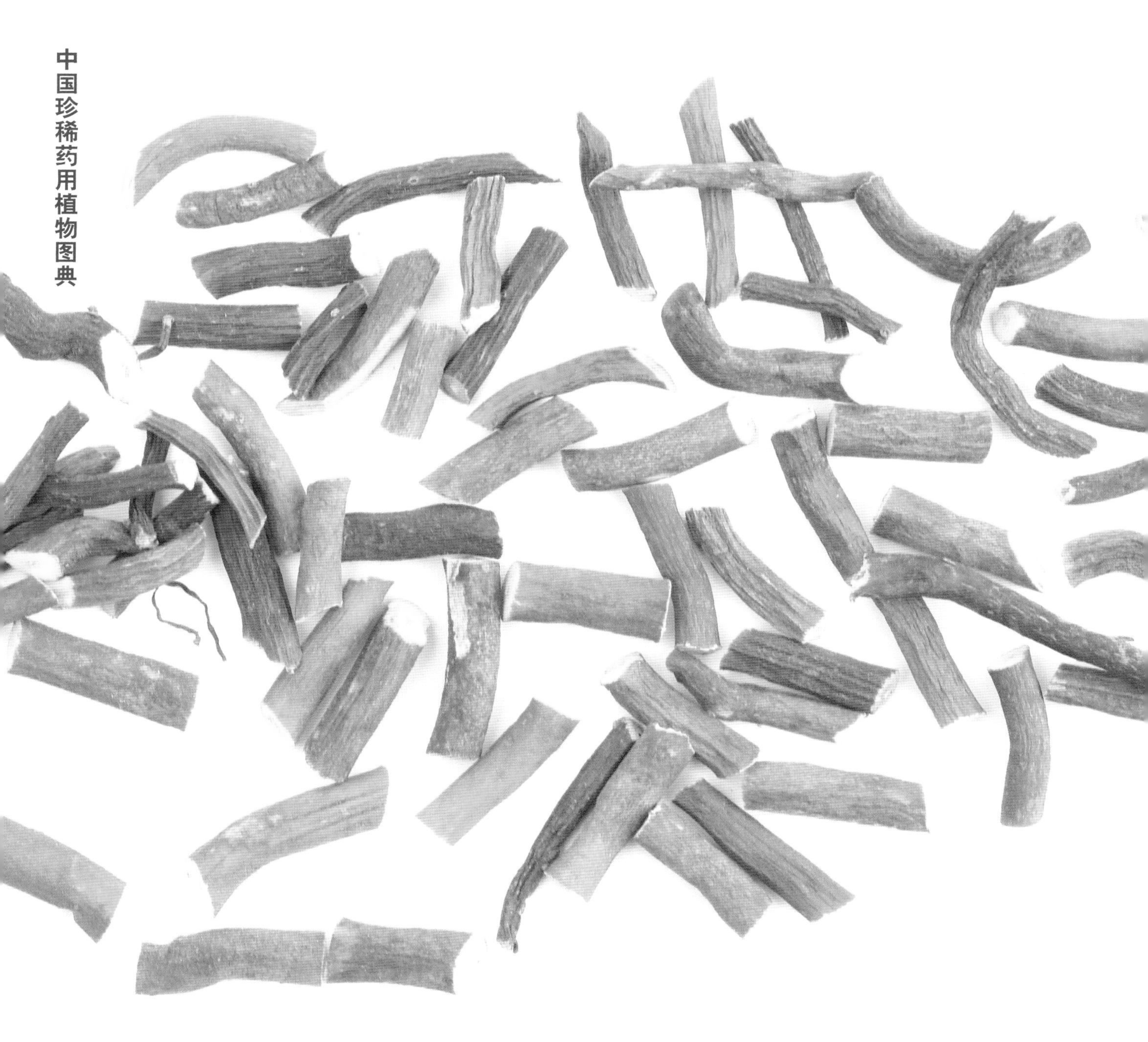

小叶莲饮片

临床应用

1. 风湿腰腿痛、筋骨痛 小叶莲、独活、苍术各9g，细辛6g，伸筋草、木通各3g。水煎服，酒为引。

2. 各种心胃痛 小叶莲、长春七各3g，太白米4.5g，石耳子、枇杷叶各6g，朱砂七、香樟木各9g，木香2.4g。水煎服，早、晚分服。

3. 劳伤咳嗽、风寒咳嗽 小叶莲、太羌活、太白贝母、沙参各6g。水煎服。

4. 慢性气管炎 小叶莲3g。水煎服；或将小叶莲常含口中。

5. 癔病 小叶莲6g。水煎服，每日1剂。

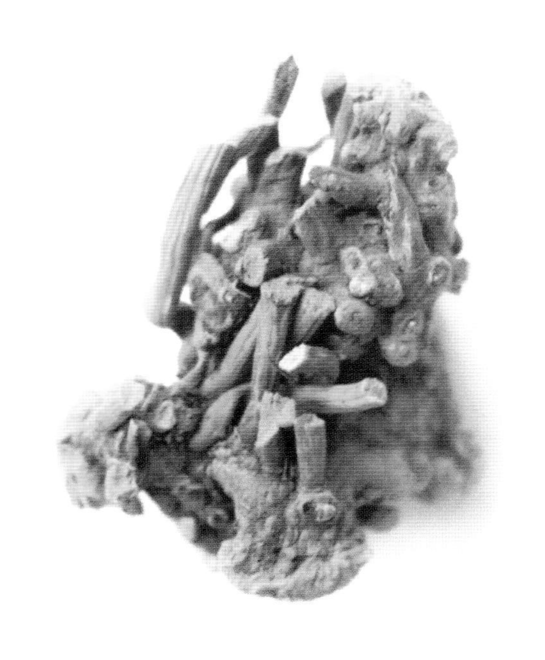

小叶莲药材

用法用量

3～9g，多入丸、散服。

使用注意

有小毒。

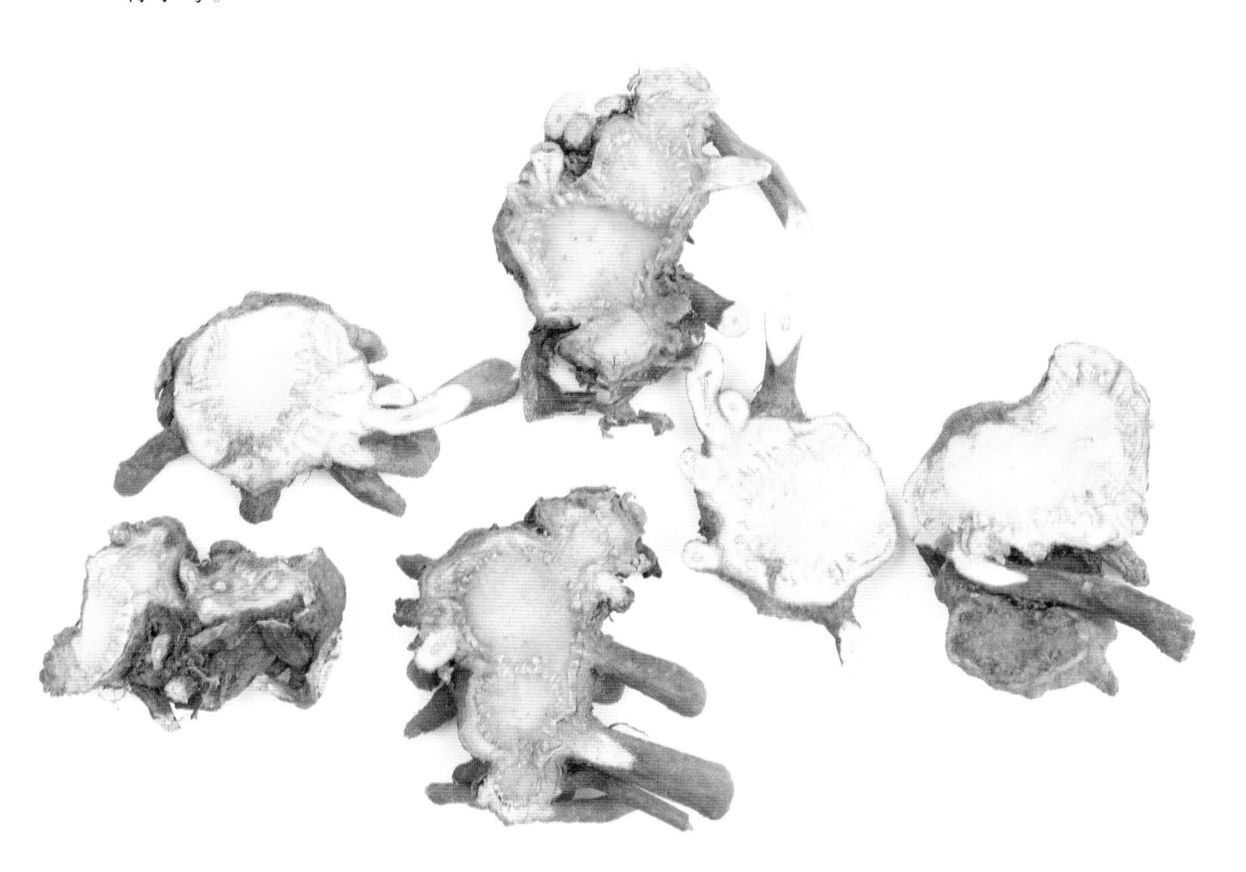

小叶莲饮片

望春花

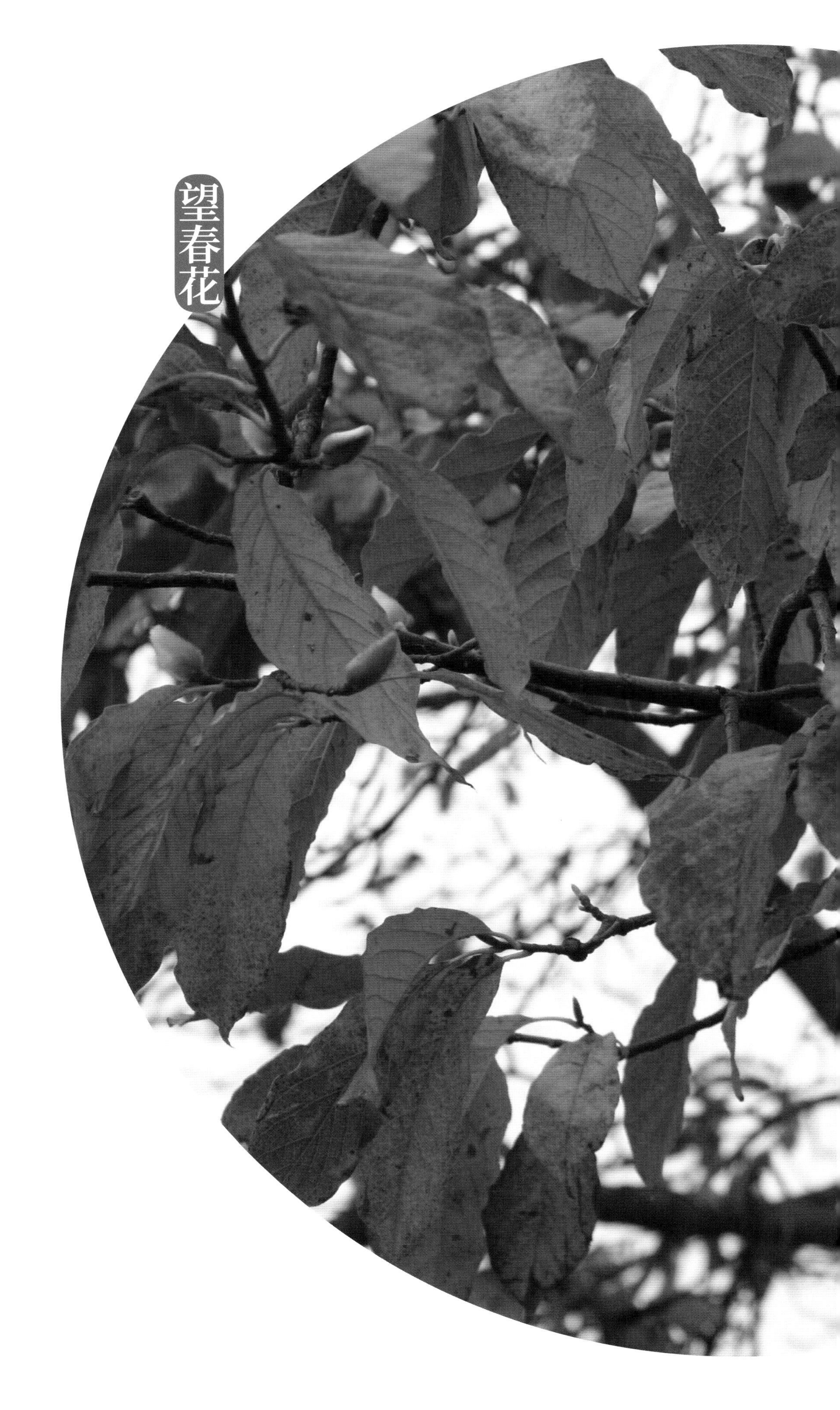

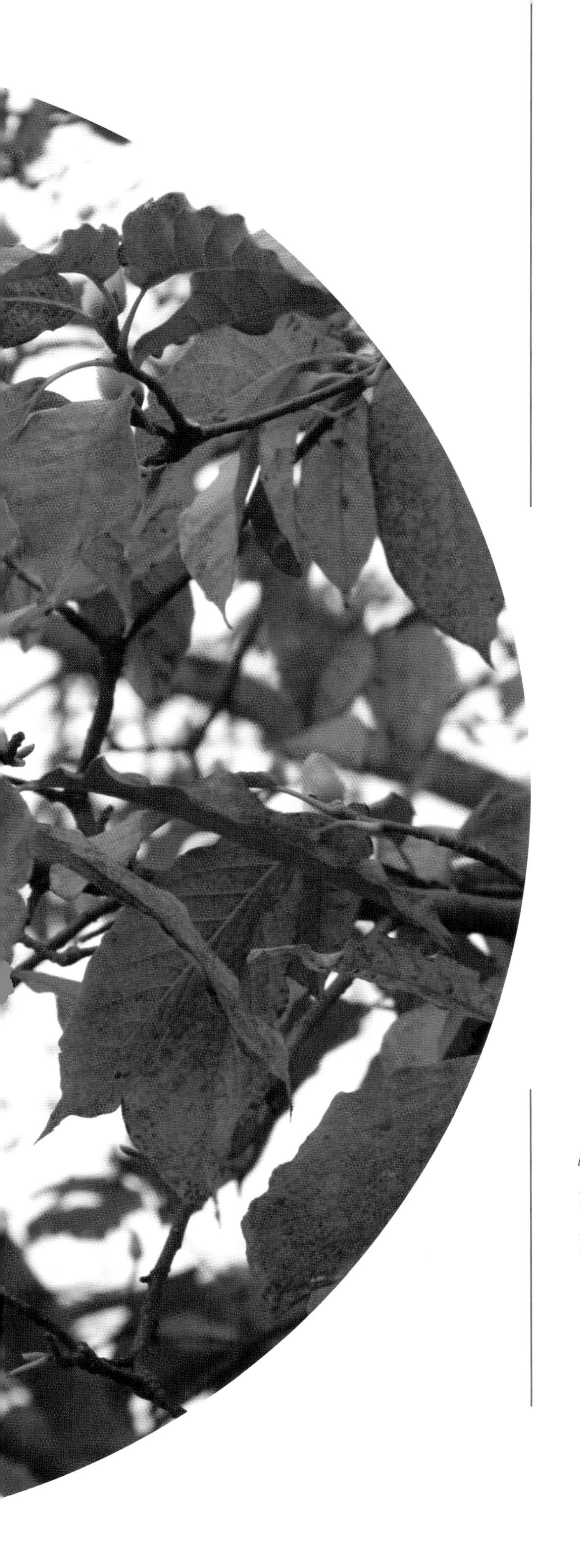

辛夷

XINYI

基原

本品为木兰科植物望春花 *Magnolia biondii* Pamp.、玉兰 *Magnolia denudata* Desr. 或武当玉兰 *Magnolia sprengeri* Pamp. 的干燥花蕾。

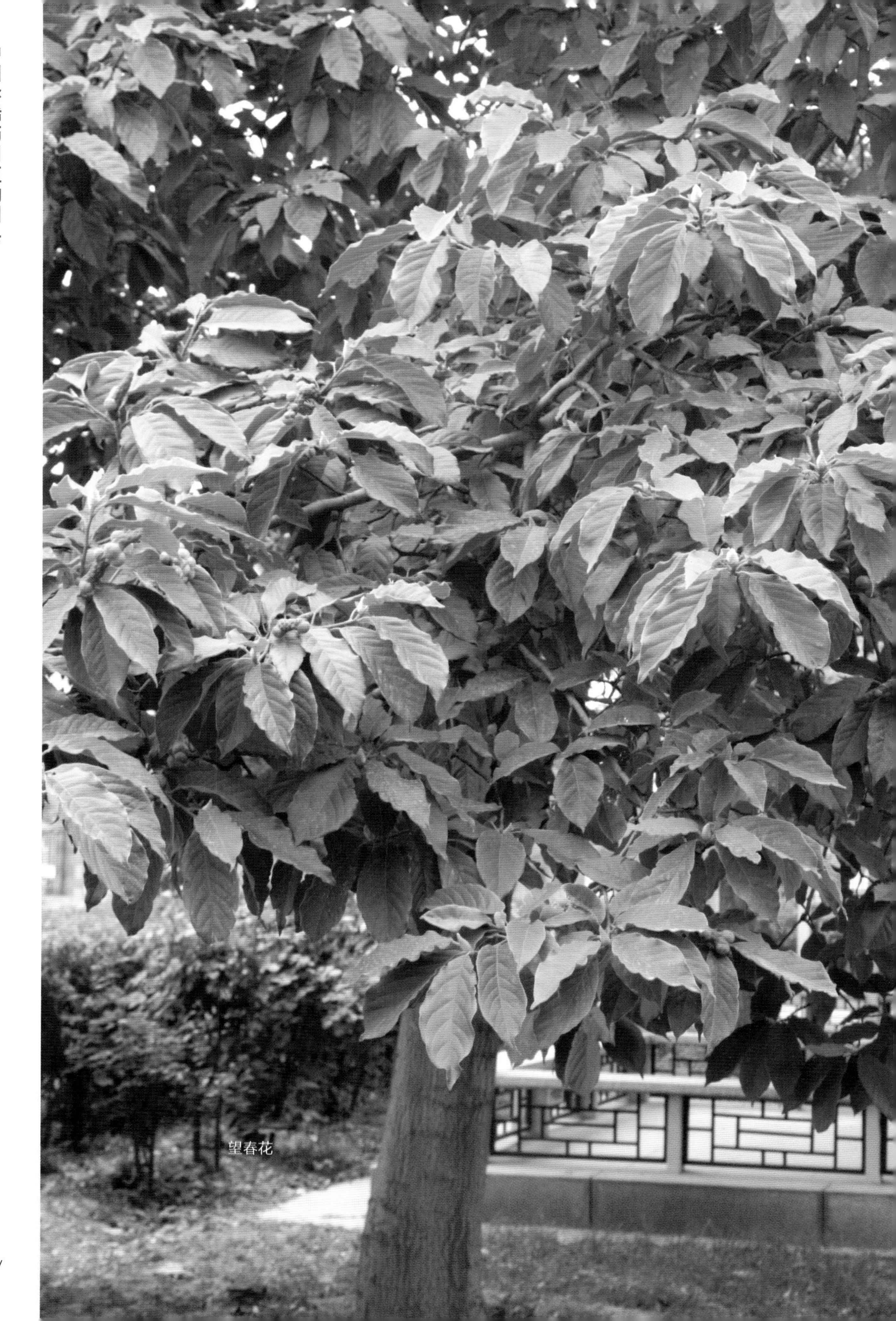

望春花

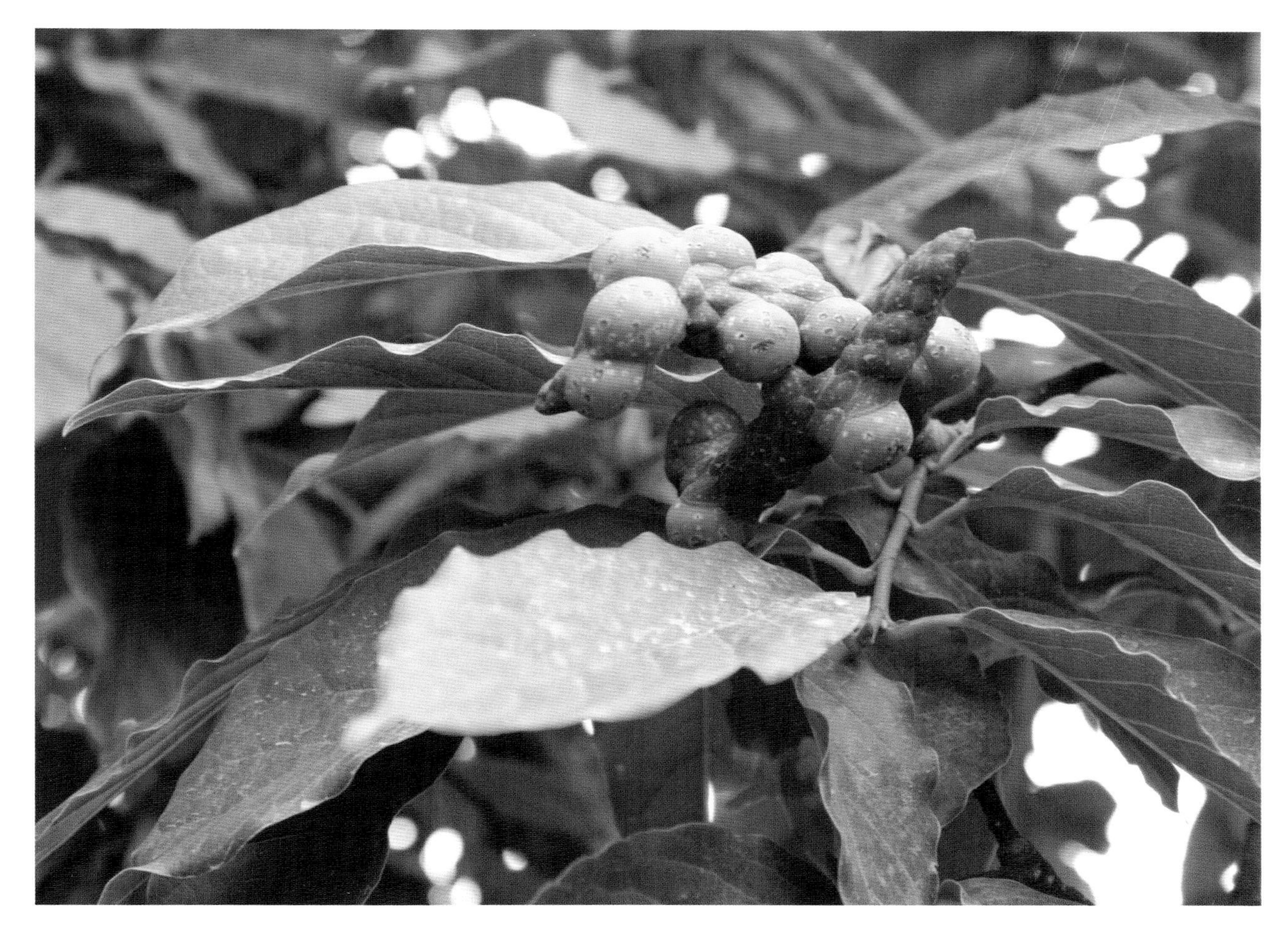

望春花

形态特征

望春花： 落叶乔木，干直立，小枝除枝梢外均无毛；芽卵形，密被淡黄色柔毛。单叶互生，具短柄；叶片长圆状披针形或卵状披针形，长 10 ~ 18 cm，宽 3.5 ~ 6.5 cm，先端渐尖，基部圆形或楔形，全缘，两面均无毛，幼时下面脉上有毛。花先叶开放，单生枝顶，直径 6 ~ 8 cm，花萼线形，3 枚；花瓣匙形，白色，6 片，每 3 片排成 1 轮；雄蕊多数；心皮多数，分离。花期 3 ~ 4 月，果期 9 月。

玉兰： 叶片为倒卵形或倒卵状矩圆形，长 10 ~ 18 cm，宽 6 ~ 10 cm，先端宽而突尖，基部宽楔形，叶背面及脉上有细柔毛。春季开大型白色花，直径 10 ~ 15 cm，萼片与花瓣共 9 片，大小近相等，且无显著区别，矩圆状倒卵形。花期 2 ~ 3 月，果期 8 ~ 9 月。

武当玉兰： 叶倒卵形或倒卵状长圆形，长 7 ~ 15 cm，宽 5 ~ 9 cm，先端钝或突尖，叶背面中脉两侧和脉腋密被白色长毛。花大，直径 12 ~ 22 cm，萼片与花瓣共 12 片，外面粉红色，内面白色。花期 3 ~ 4 月，果期 8 ~ 9 月。

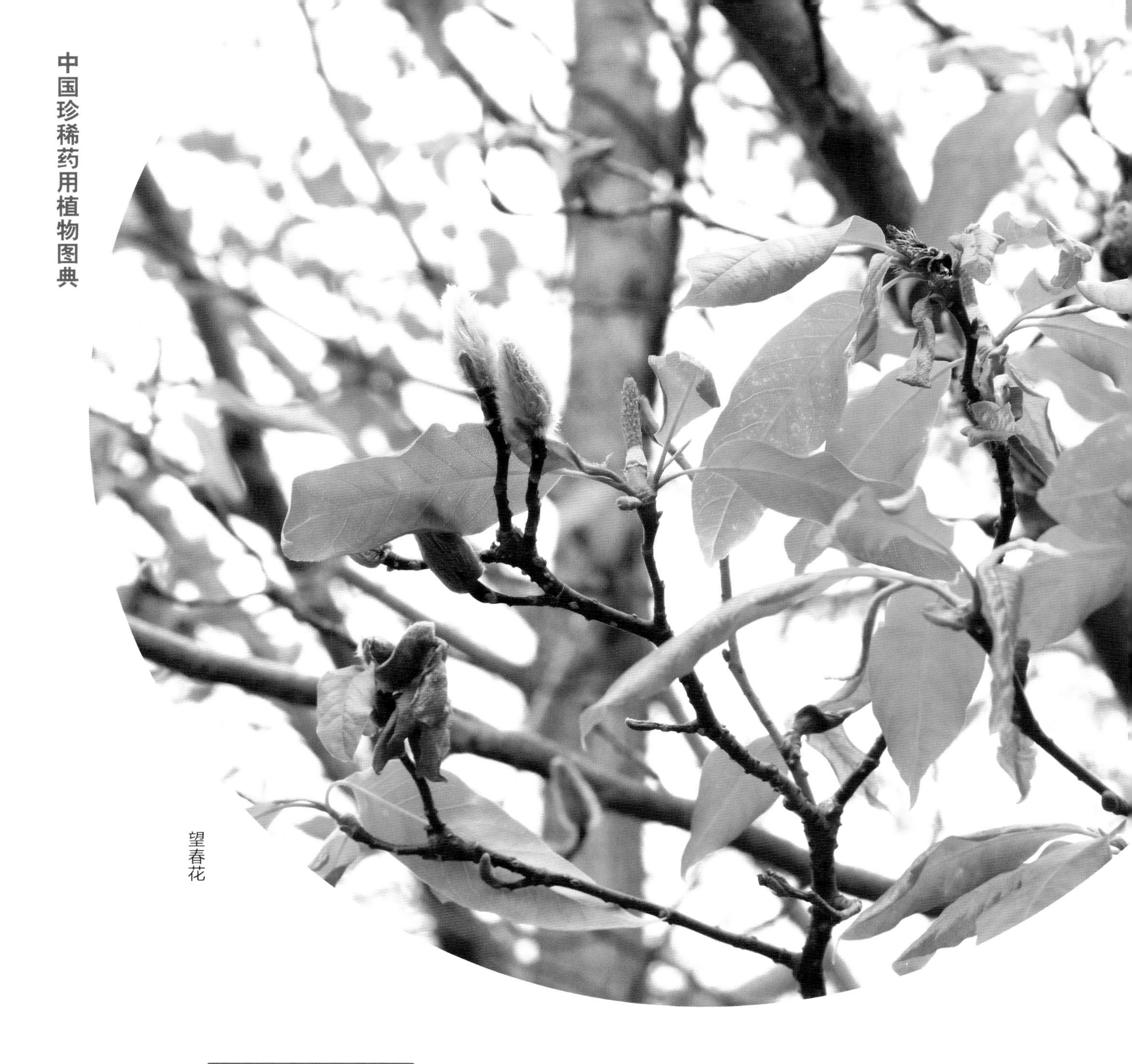

望春花

生境分布

生长于较温暖地区，野生较少。分布于河南、四川、安徽、浙江、陕西、湖北等地。

采收加工

冬末春初花未开放时采收，除去枝梗，阴干。

药材性状

望春花： 本品呈长卵圆形，似毛笔头，长 1.2 ~ 2.5 cm，直径 0.8 ~ 1.5 cm。基部常具短梗，长约 5 cm，梗上有类白色点状皮孔。苞片 2 ~ 3 层，每层 2 片，两层苞片间有小鳞芽，苞片外表面密被灰白色或灰绿色茸毛，内表面类棕色，无毛。花被片 9 个，类棕色，外轮花被片 3 个，条形，约为内两轮长的 1/4，呈萼片状，内两轮花被片 6 个，每轮 3 个，轮状排列。雄蕊和雌蕊多数，螺旋状排列。体轻，质脆。气芳香，味辛凉而稍苦。

玉兰： 长 1.5 ~ 3 cm，直径 1 ~ 1.5 cm。基部枝梗较粗壮，皮孔浅棕色。苞片外表面密被灰白色或灰绿色茸毛。花被片 9 个，内外轮同型。

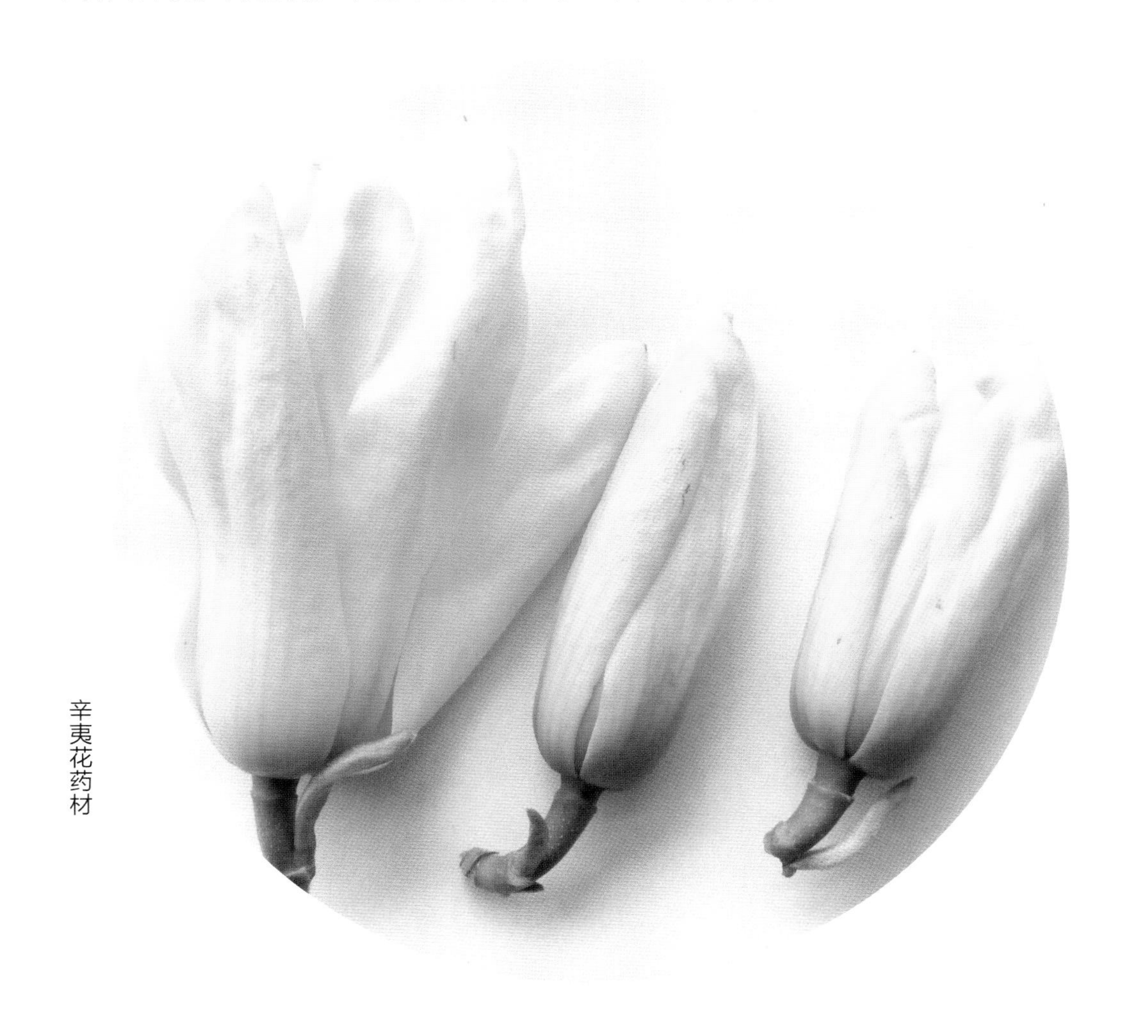

辛夷花药材

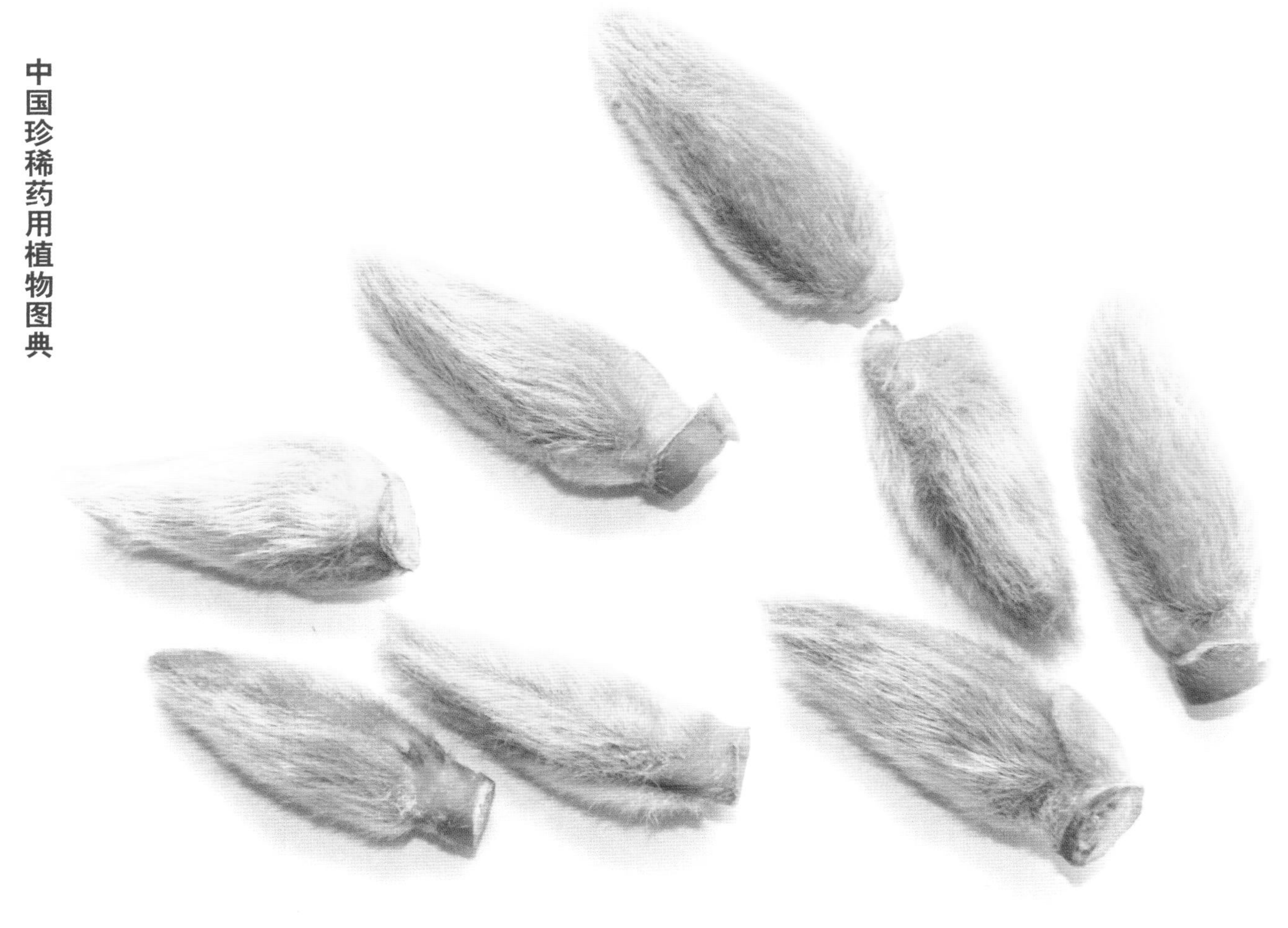

辛夷药材

武当玉兰： 长 2 ~ 4 cm，直径 1 ~ 2 cm。枝梗粗壮，皮孔红棕色。苞片外表面密被淡黄色或淡黄绿色茸毛，有的最外层苞片茸毛已脱落而呈黑褐色。花被片 10 ~ 15，内外轮无显著差异。

辛夷药材以完整、内瓣紧密、无枝梗、香气浓者佳。

化学成分

本品含挥发油类物质如 α－蒎烯（α-pinene）、莰烯（camphene）、β－蒎烯（β-pinene）、香松烯(sabinene)、月桂烯（myrcene）、柠檬烯（1imohene）、桉叶素（cineole）、γ－松油烯（γ-terpinene）、樟脑（camphor）、乙酸龙脑酯（bornyl acetate）等；生物碱类物质如厚朴碱（magnocnrarine）、柳叶木兰花碱（salicifoline）、武当木兰碱（magno-sprengerie）等；木质素类化合物如和厚朴酚（honokiol）、厚朴酚（magnolol）、松树脂醇二甲醚（eudesmin）、望春花素（magnolin）等。

药理作用

1. 抗感染作用 15%～30%煎剂对趾间毛癣菌等10种致病性真菌有抑制作用。高浓度时对白假丝酵母菌、金黄色葡萄球菌、乙型溶血性链球菌、白喉棒状杆菌、志贺菌属、炭疽杆菌也有抑制作用。

2. 对心血管系统的作用 本品可扩张血管、阻断神经节，抑制心脏，因而有降压作用。本品的水或醇提物肌注、静滴或腹腔注射，对麻醉犬、猫、兔及不麻醉大鼠均有降压作用。辛夷对实验性肾性高血压大鼠和原发性高血压犬亦有降压作用。

3. 对中枢神经系统的作用 辛夷成分之一 d- coclaurine 对中枢多巴胺能神经系统有抑制作用，其作用的一部分可能是多巴胺受体水平上的切断作用。

4. 抗过敏作用 辛夷油具良好的抗过敏和平喘作用，能直接拮抗慢反应物质，也能拮抗组胺、乙酰胆碱对致敏豚鼠回肠的过敏性收缩，对豚鼠的过敏性哮喘具有明显的保护作用。抗过敏作用的药效成分在水提物中。

5. 局部作用 辛夷挥发油的0.2%芳香水剂或2%乳剂给兔滴眼，立即使虹膜血管扩张，瞳孔稍散大；滴于兔皮下组织或肠黏膜上，可产生一层蛋白凝固物，黏膜成不透明乳白色，对动脉影响不大，静脉稍扩张，微血管明显扩张。这些作用以乳剂最佳：作用快而持久，芳香水剂和2%油剂作用较差，单纯挥发油作用虽快，但不持久，50%煎剂仅微有作用。这些作用表明，辛夷对鼻黏膜有收敛和保护作用，使分泌物减少，局部微血管扩张，循环改善，可促进分泌物吸收和炎症消退。含挥发油0.5 mL的辛夷药液100 mL，耳郭局部应用，不改变血管管径大小，但可增加血流速度改善微循环。注射辛夷饱和溶液于蛙坐骨神经处，可以产生阻断麻醉作用。

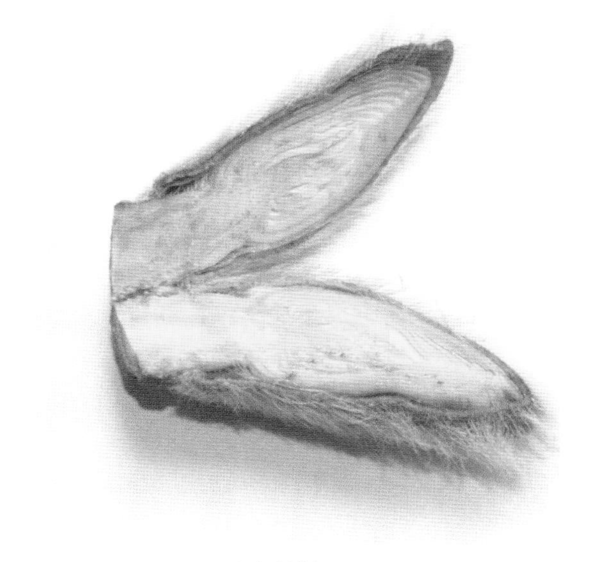

辛夷药材

6. 对肌肉组织的作用 其酚性生物碱在蛙的腹直肌及坐骨神经缝匠肌

标本上呈箭毒样作用，水煎剂则在蛙腹直肌标本上呈乙酰胆碱样作用。煎剂和流浸膏能兴奋子宫，其药效成分为溶于水及乙醇的非挥发性物质。

7. 其他作用 给犬静滴0.01 ~ 0.1 g（生药）/kg辛夷煎剂，有明显兴奋呼吸的作用。辛夷（望春花花蕾）的氯仿提取物对豚鼠带结肠（Taenia coli）有阻Ca^{2+}作用，其有效成分为新木质素Fragesone A、新木质素Fragesone B、新木质素Fragesone C和Denudatin B。辛夷热水提取物在体外对宫颈癌细胞的抑制率为50% ~ 70%。辛夷挥发油对大鼠肝脏微粒体与维生素C和NADPH体外温育后MDA的生成具有明显的抑制作用，辛夷能抵抗肝细胞微粒体的氧化性损伤。

性味归经

辛，温。归肺、胃经。

功效主治

散风寒，通鼻窍。用于风寒头痛，鼻塞流涕，鼻鼽，鼻渊。

临床应用

1. 鼻炎、鼻窦炎 辛夷花3 g。偏风寒犯肺者加藿香10 g；偏风热壅盛者加槐花10 g。放入杯中，用开水冲、闷5分钟左右，频饮，每日1 ~ 2剂。治疗变应性鼻炎120例。结果：痊愈67例，显效29例，好转18例，无效6例。

2. 支气管哮喘 在常规治疗的情况下，采用辛夷气雾剂（由辛夷、细辛、黄芩、甘草等7味药组成的复方制剂）。每日1次，每次2 ~ 7 mL，加生理盐水5 mL，每次雾化20分钟，5 ~ 7日为1个疗程。治疗15例。结果：显效9例，有效5例，无效1例。

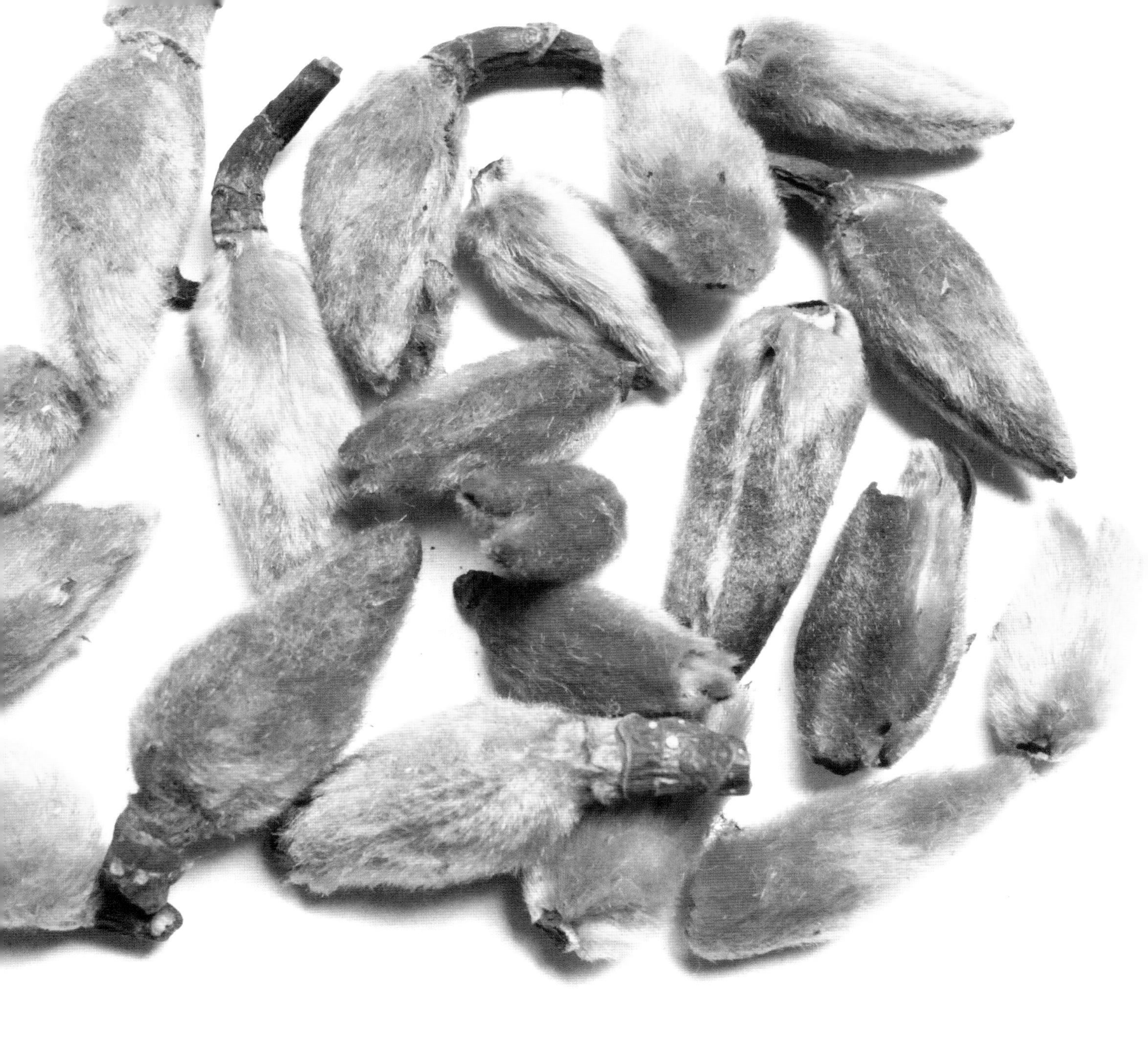

辛夷花饮片

用法用量

3 ~ 10 g，包煎。外用：适量。

使用注意

阴虚火旺者忌服。

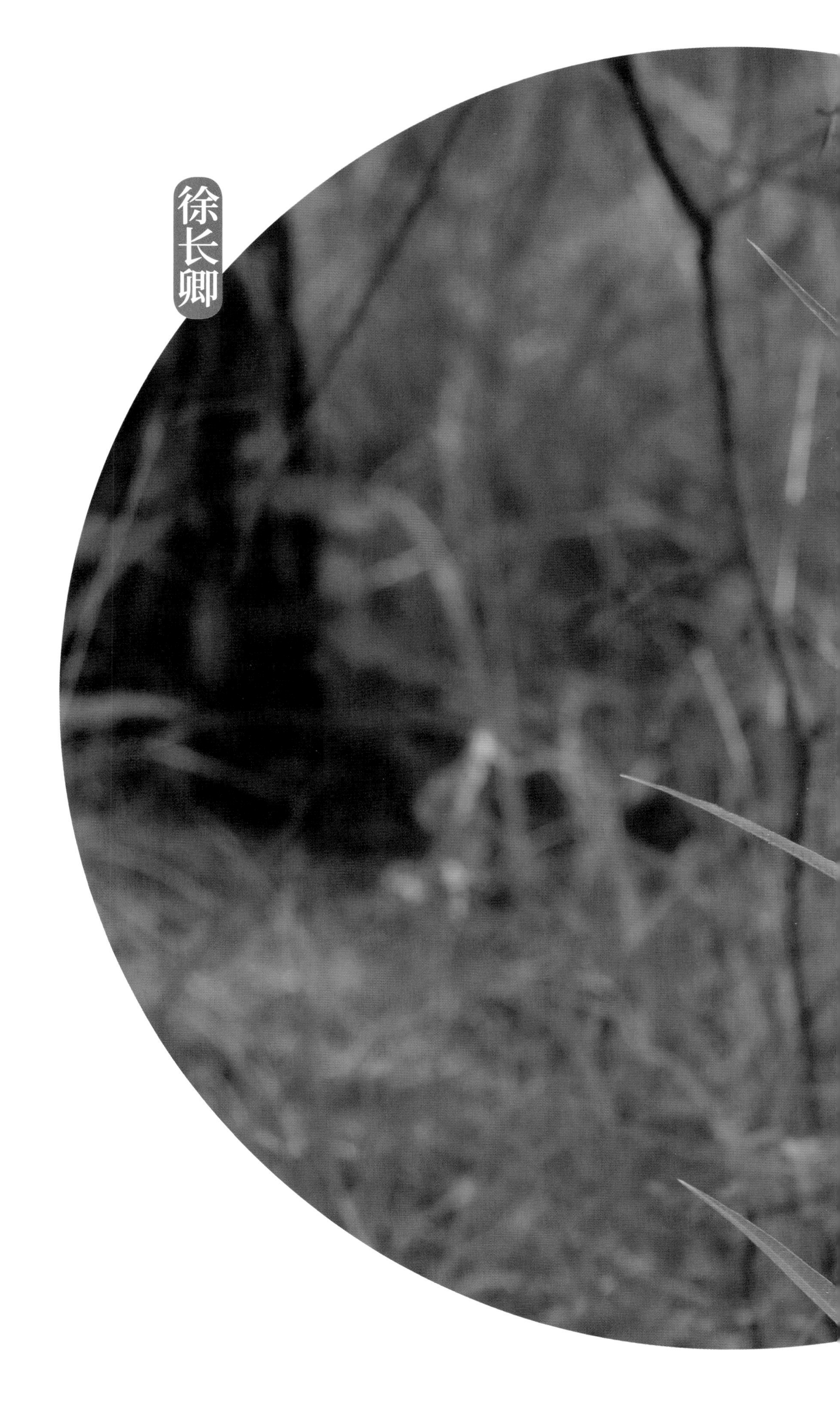

徐长卿

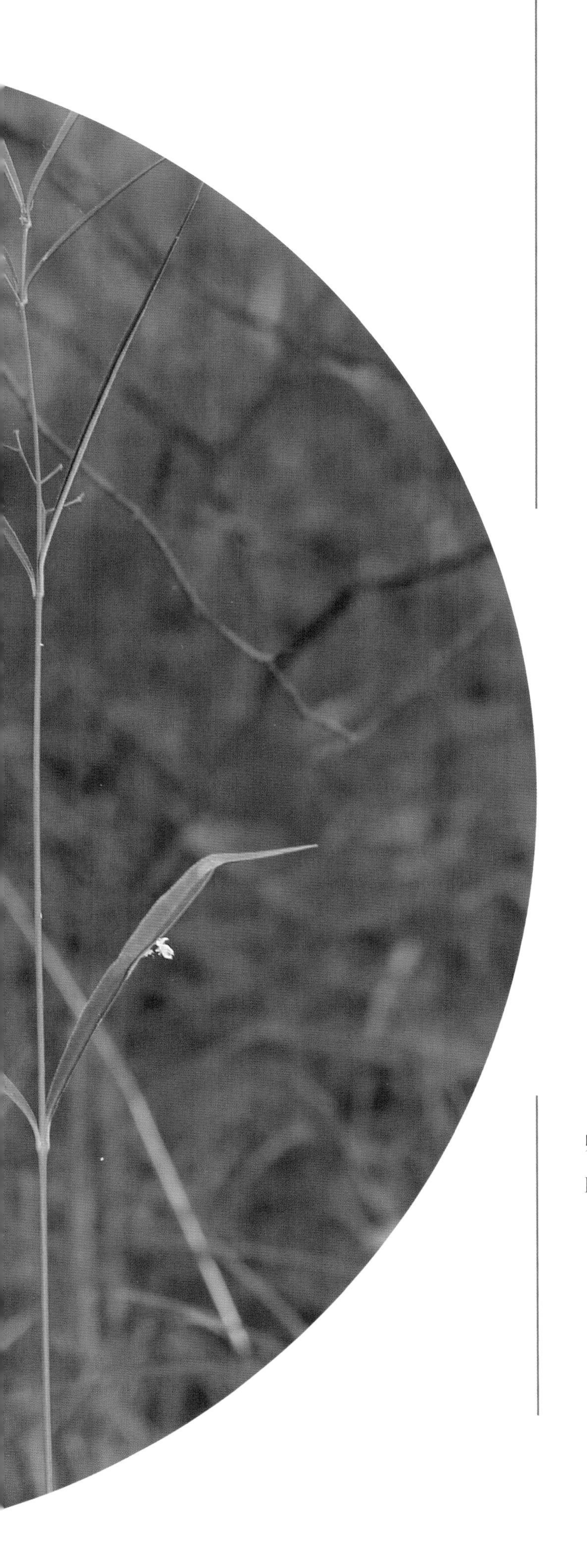

XUCHANGQING

徐长卿

基原

本品为萝藦科植物徐长卿 *Cynanchum paniculatum* (Bge.) Kitag. 的干燥根和根茎。

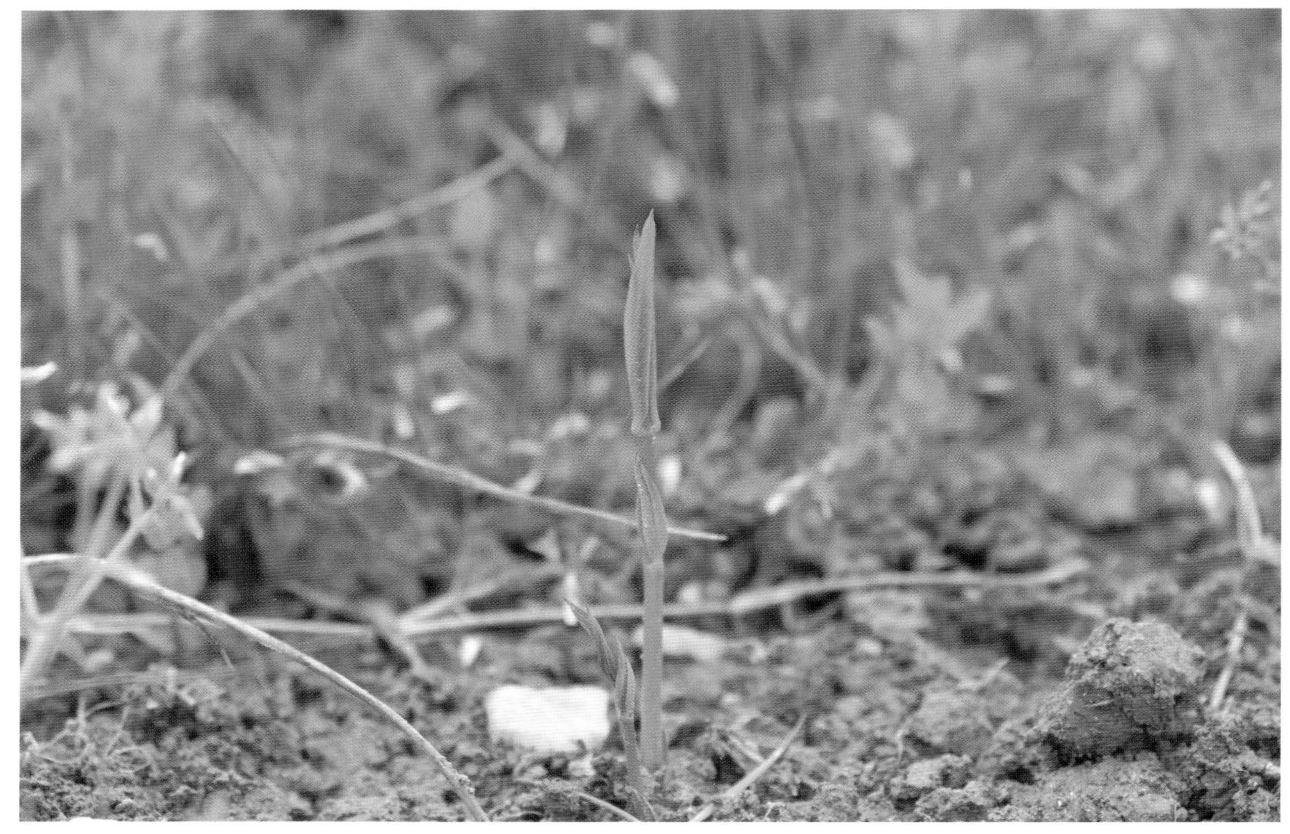

徐长卿

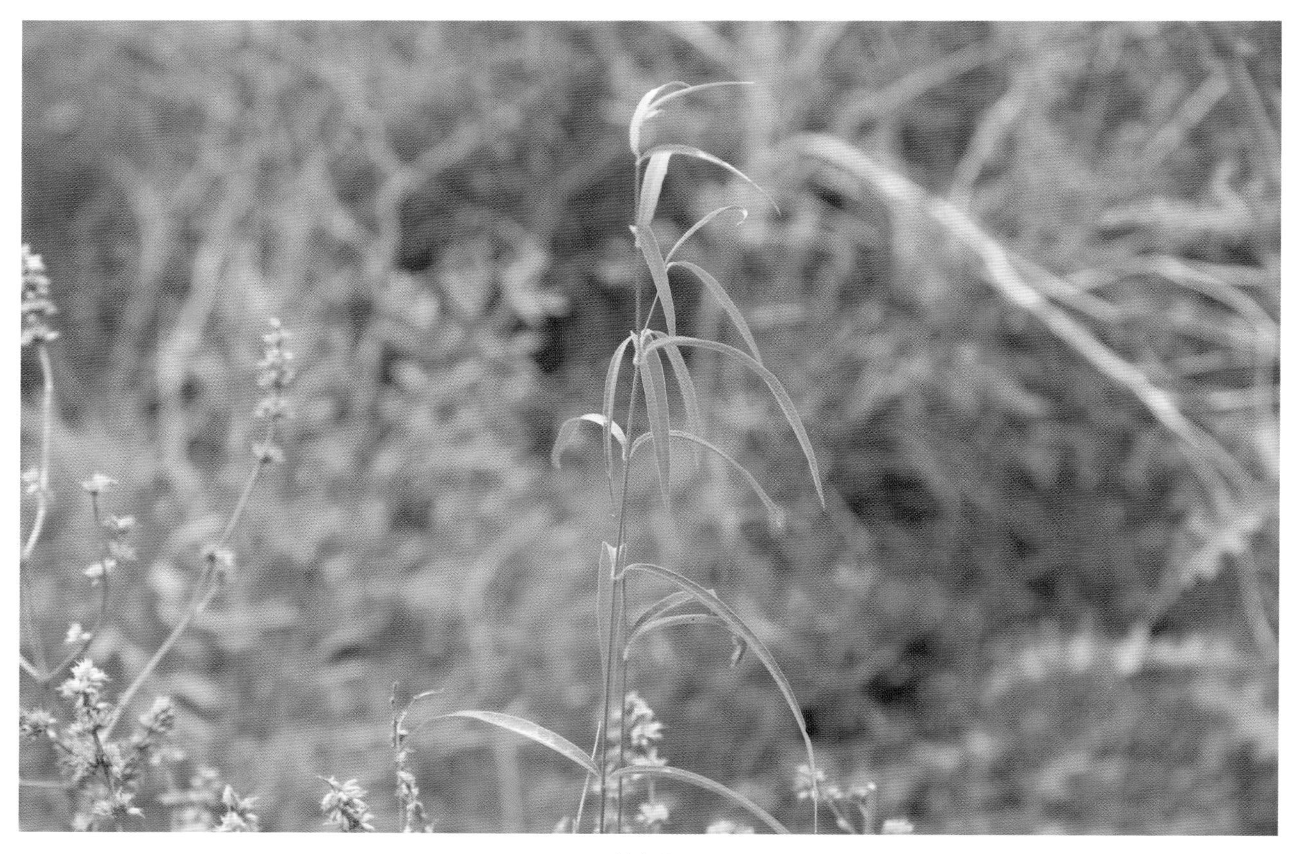

徐长卿

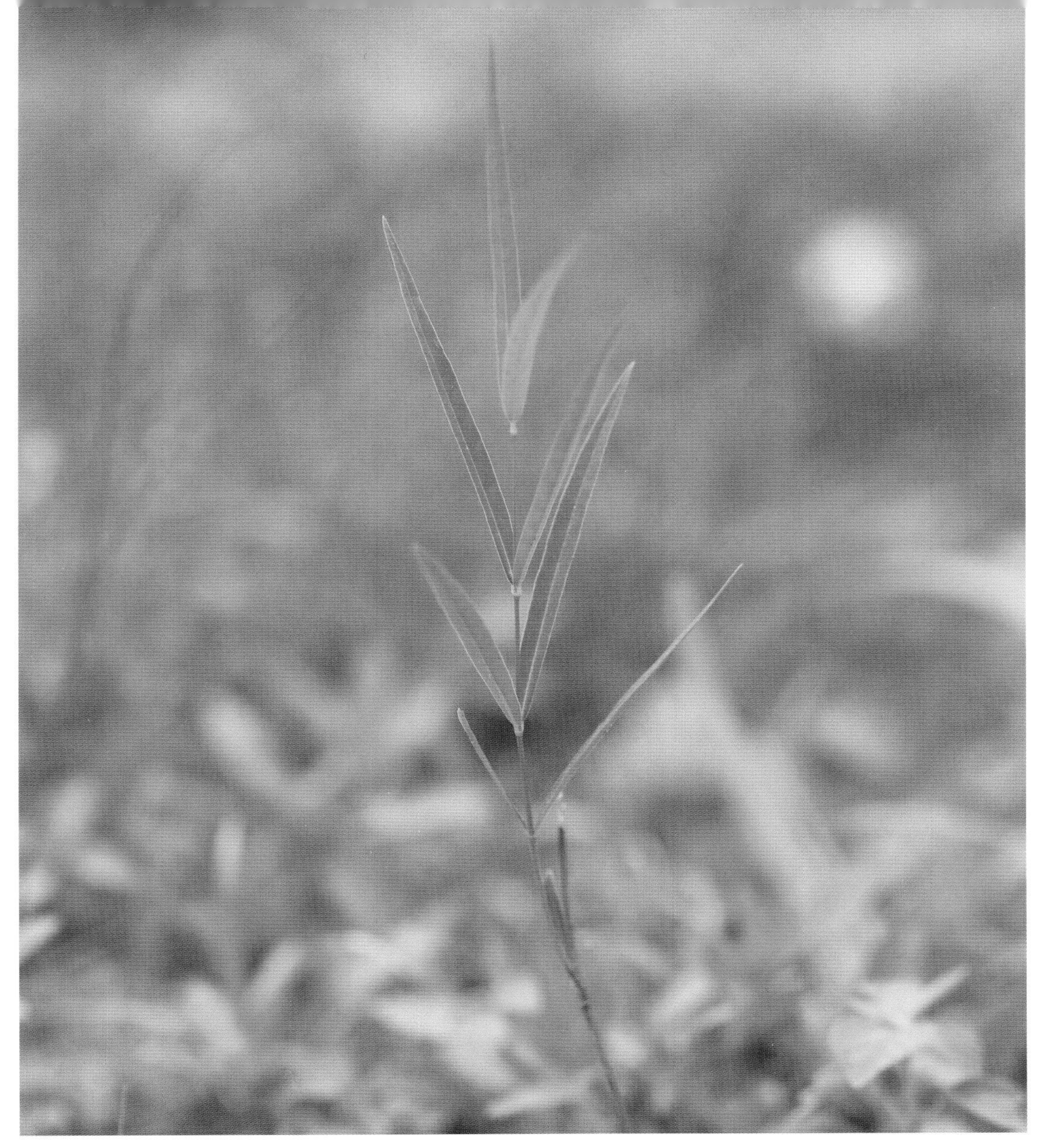

徐长卿

形态特征

多年生草本，高约 65 cm，根茎短，须状根多数，茎细，刚直，节间长。叶对生，披针形至线形，长 5 ~ 14 cm，宽 2 ~ 8 mm，先端尖，全缘，边缘稍外反，有缘毛，基部渐狭，下面中脉隆起。圆锥花序顶生于叶腋，总花柄多分枝，花梗细柔，花多数；花萼 5 深裂，卵状披针形，花冠 5 深裂，广卵形，平展或下反，黄绿色；副花冠 5 枚，黄色，肉质，肾形，基部与雄蕊合生；雄蕊 5，连成筒状，花药 2 室；雌蕊 1，子房上位，由 2 个离生心皮组成，花柱 2，柱头合生。蓇葖果角状。种子顶端着生多数银白色茸毛。花期 5 ~ 8 月，果期 8 ~ 12 月。

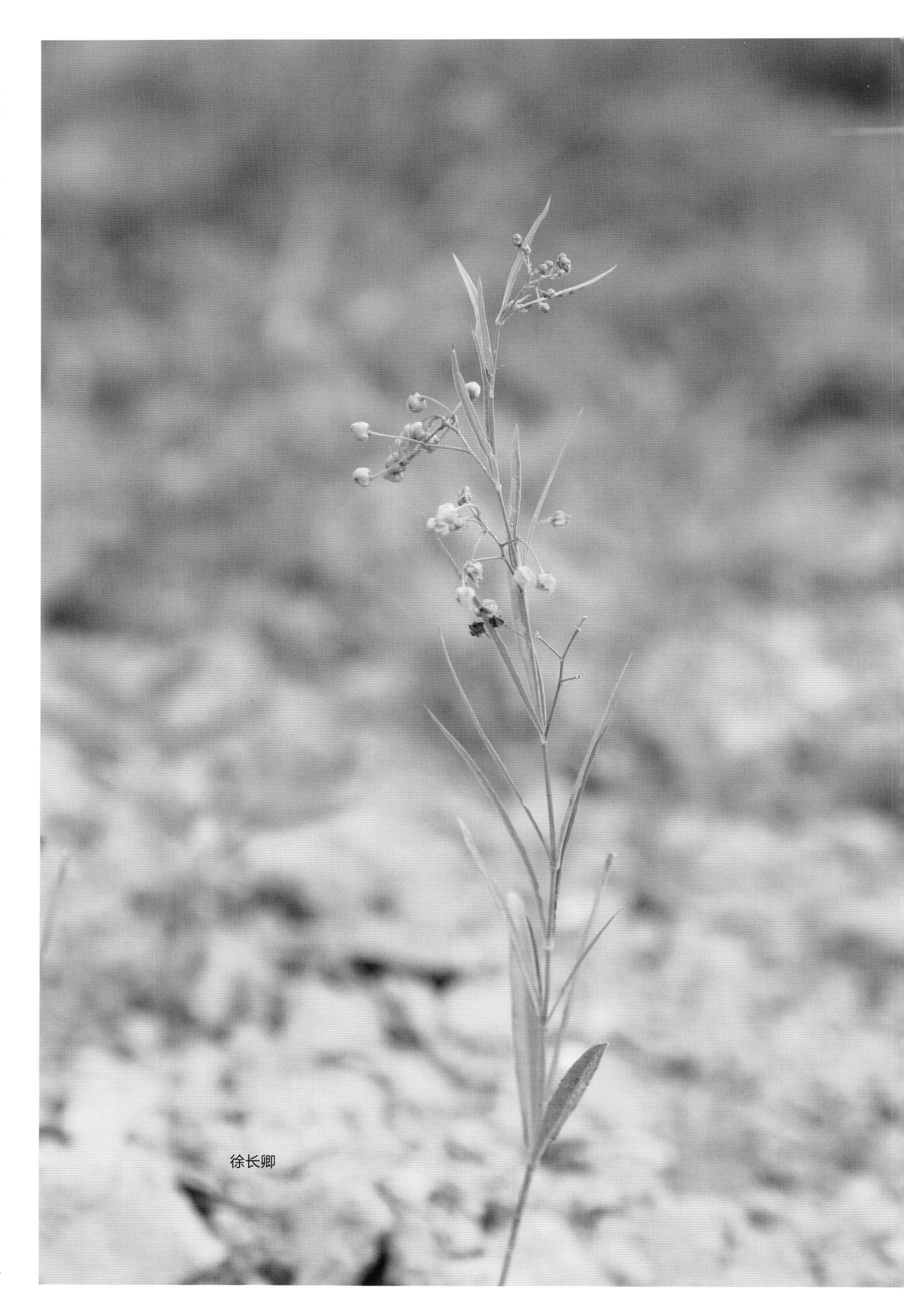

徐长卿

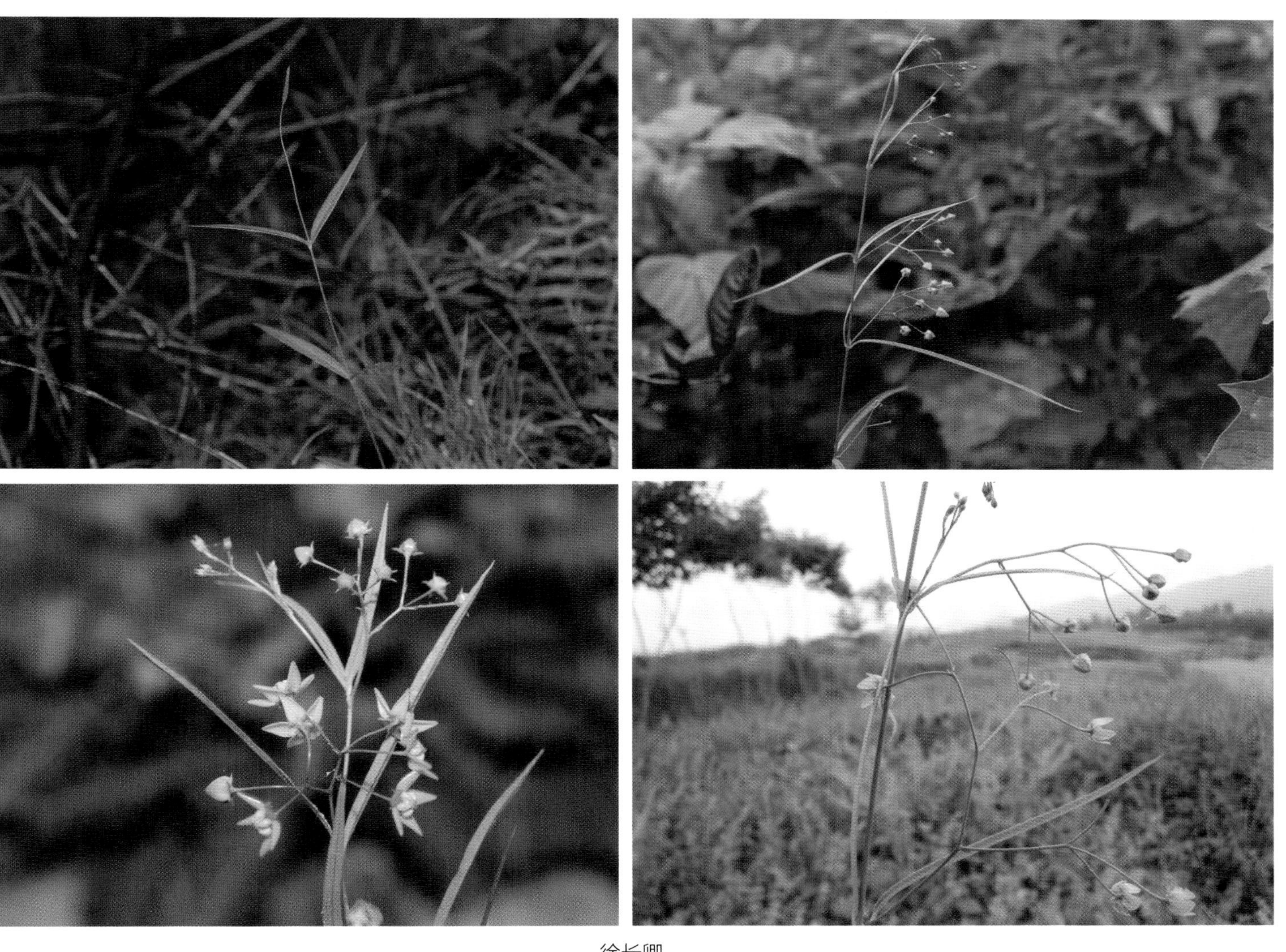

徐长卿

生境分布

生长于山坡或路旁。全国大部分地区均产，以江苏、安徽、河北、湖南等地较多。

采收加工

秋季采挖，除去杂质，阴干。

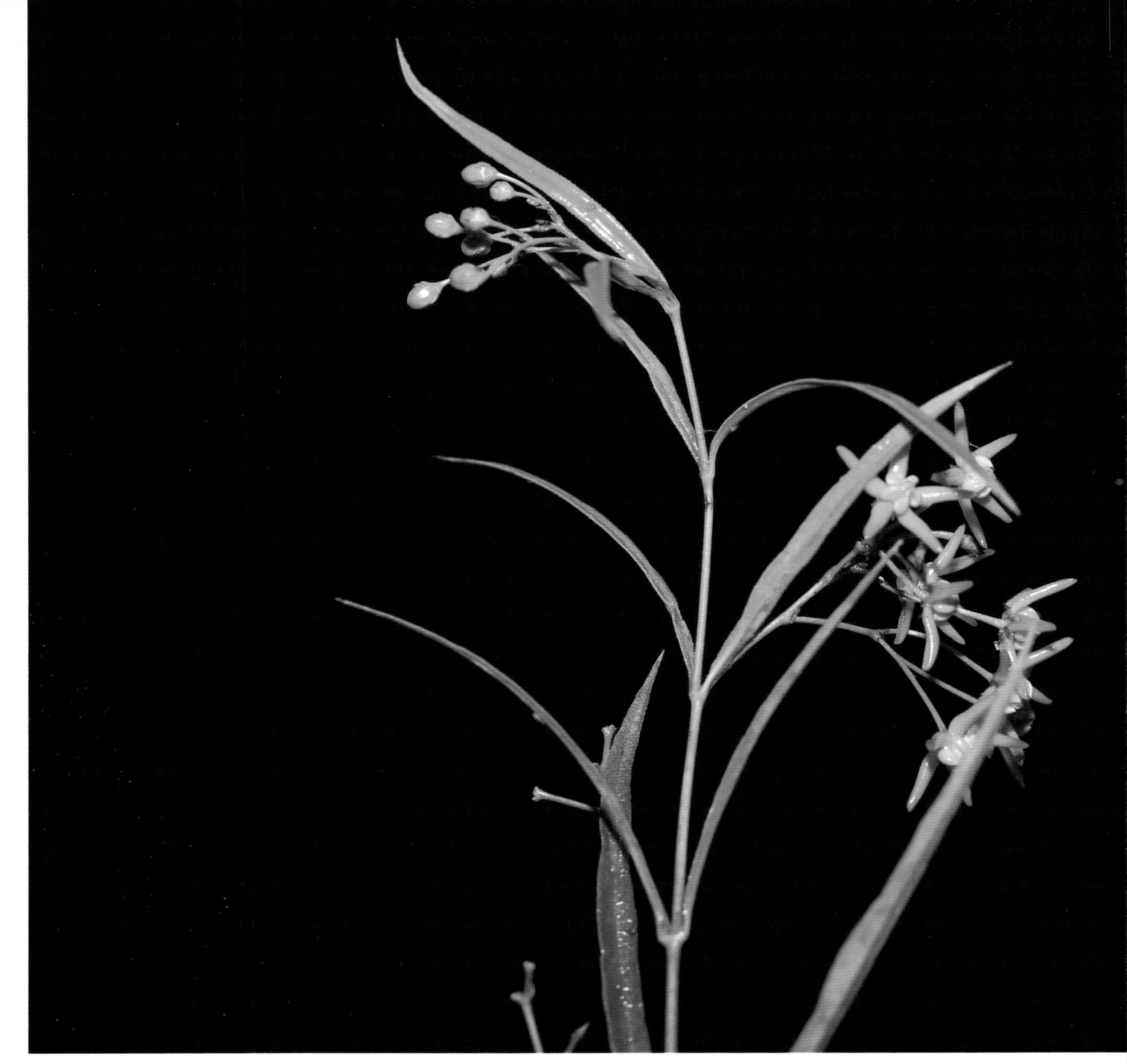

徐长卿

药材性状

根茎呈不规则柱状，有盘节，长 0.5 ~ 3.5 cm，直径 2 ~ 4 mm。有的顶端带有残茎，细圆柱形，长约 2 cm，直径 1 ~ 2 mm，断面中空；根茎节处周围着生多数根。根呈细长圆柱形，弯曲，长 10 ~ 16 cm，直径 1 ~ 1.5 mm。表面淡黄白色至淡棕黄色，或棕色；具有微细的纵皱纹，并有纤细的须根。质脆，易折断，断面粉性，皮部类白色或黄白色，形成层环淡棕色，木部细小。气香，味微辛凉。

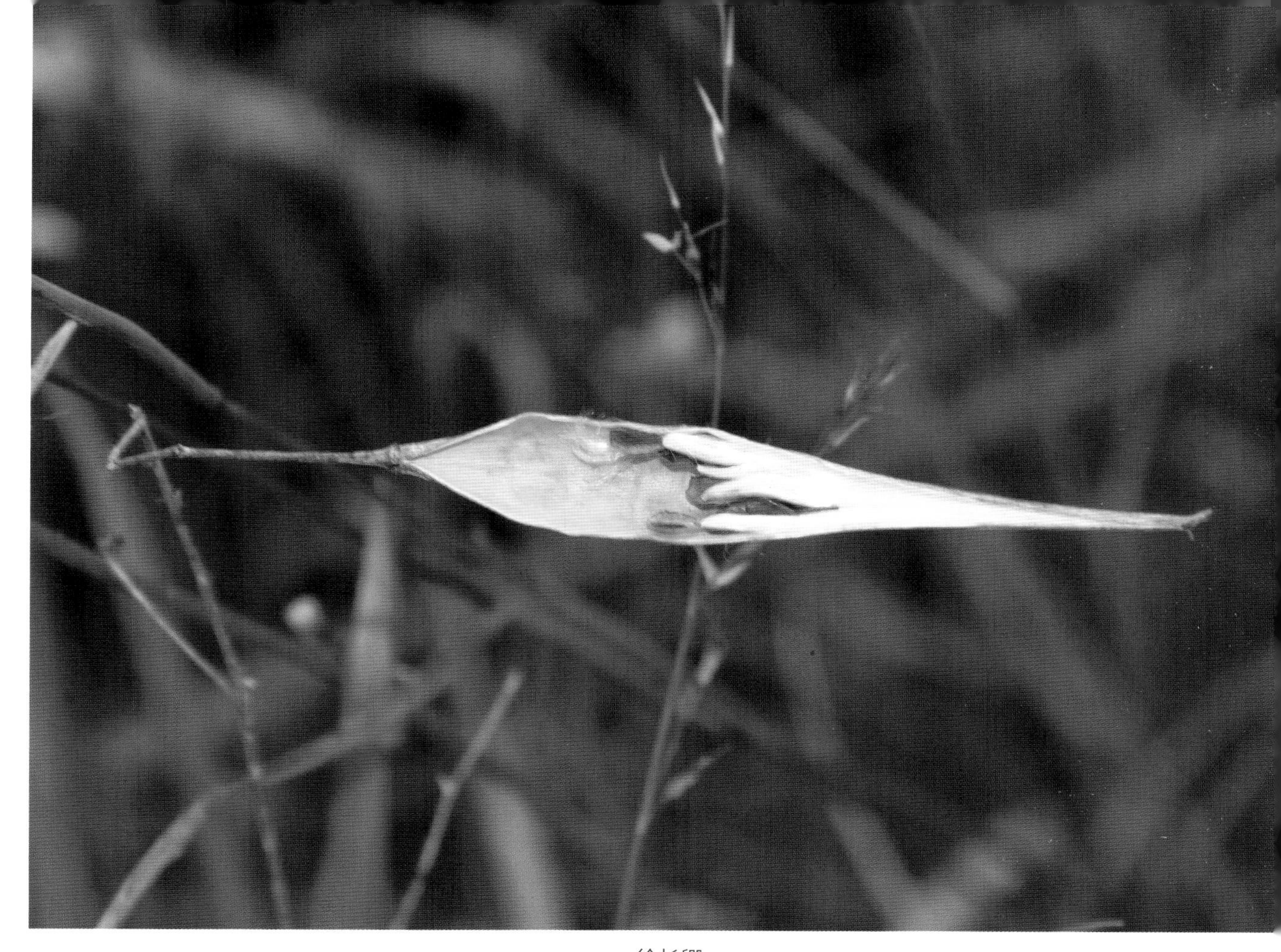

徐长卿

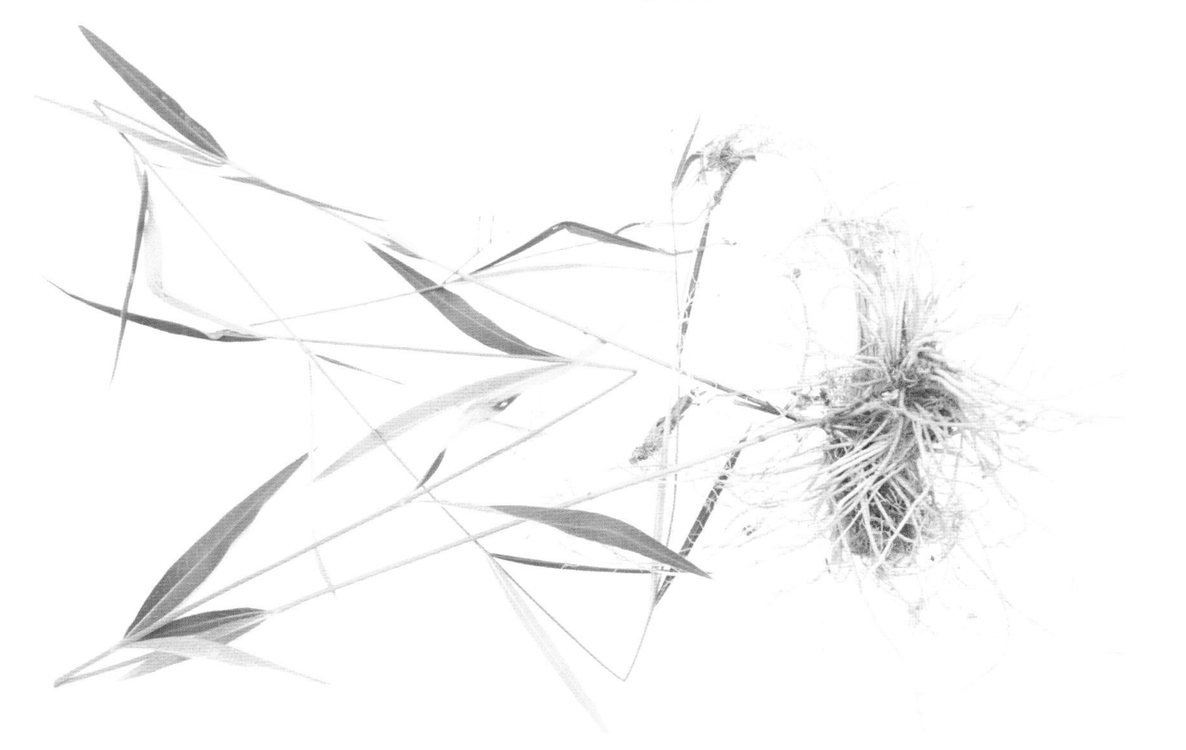

徐长卿药材

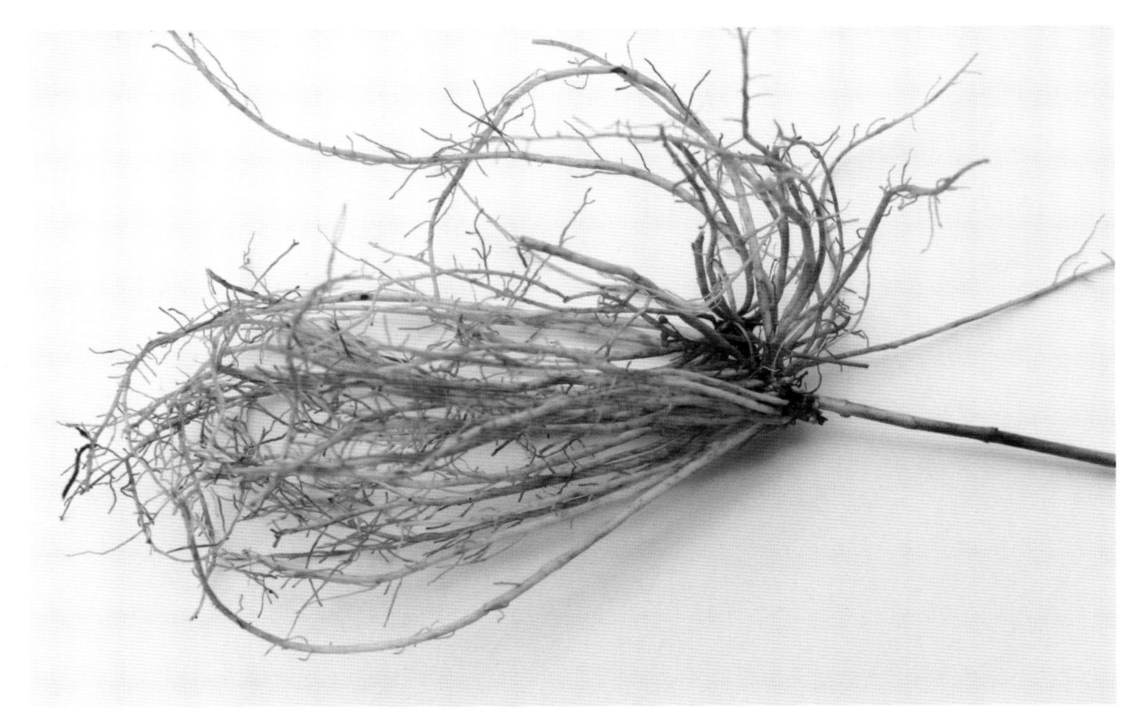

徐长卿药材

化学研究

本品主要含丹皮酚、异丹皮酚、肉珊瑚苷元、丹皮酚原苷、2- 羟基 -6- 甲氧基苯乙酮、去酚牛皮消苷元、徐长卿苷 A、徐长卿苷 B、徐长卿苷 C、新徐长卿苷元 F、徐长卿多糖等。

药理作用

1. 镇痛、镇静作用 徐长卿、丹皮酚以及去掉丹皮酚的煎液，均有镇痛作用。因此认为除丹皮酚有镇痛作用外，尚有其他成分也有镇痛作用。丹皮酚有镇静作用。

2. 免疫抑制和抗变态反应作用 丹皮酚及其糖苷有免疫抑制作用；对变态反应有显著的抑制作用；对血管炎、关节炎有显著的抗炎作用。

3. 扩张冠状动脉和降压作用 徐长卿煎剂有扩张冠状动脉，增加冠状动脉血流量，改善心肌代谢的作用，但不能消除兔急性心肌缺血引起的 T 波抬高的变化。丹皮酚和徐长卿去丹皮酚煎剂均有降低动物血压的作用。

4. 降血脂作用 徐长卿对高脂血症兔有明显的降低血清总胆固醇和 13-N' 蛋白的作用。给药组的动脉粥样硬化病变发生率较对照组明显降低。

5. 解痉作用 丹皮酚对乙酰胆碱、氯化钡、组胺引起的豚鼠离体回肠的强烈收缩有显著的对抗作用。

6. 抗感染作用 徐长卿全株煎剂对多种杆菌和多种球菌有抑制作用。丹皮酚磺酸纳对大鼠甲醛性足肿有明显抑制作用。丹皮酚对二甲苯引起的小鼠耳肿胀以及角叉菜胶、蛋清、甲醛、组胺、5－羟色胺、缓激肽所引起的大鼠足跖肿胀有显著抑制作用;并能显著抑制内毒素引起的腹腔毛细血管通透性升高。

7. 抗过敏作用 治疗过敏可以试隔徐长卿灸。徐长卿治过敏性哮喘亦有效，故可能具抗过敏之直接作用，固虽其性辛温，均可用于临床寒热不同辨证之患。

8. 风湿痹痛、腰痛、跌打损伤疼痛、脘腹痛、牙痛等各种痛症 徐长卿有较好的祛风止痛作用，广泛地用于风湿、寒凝、气滞、血瘀所致的各种痛症。近年来也用于术后疼痛和癌性疼痛，有一定的止痛作用。可单味应用，或随证配伍有关的药物。

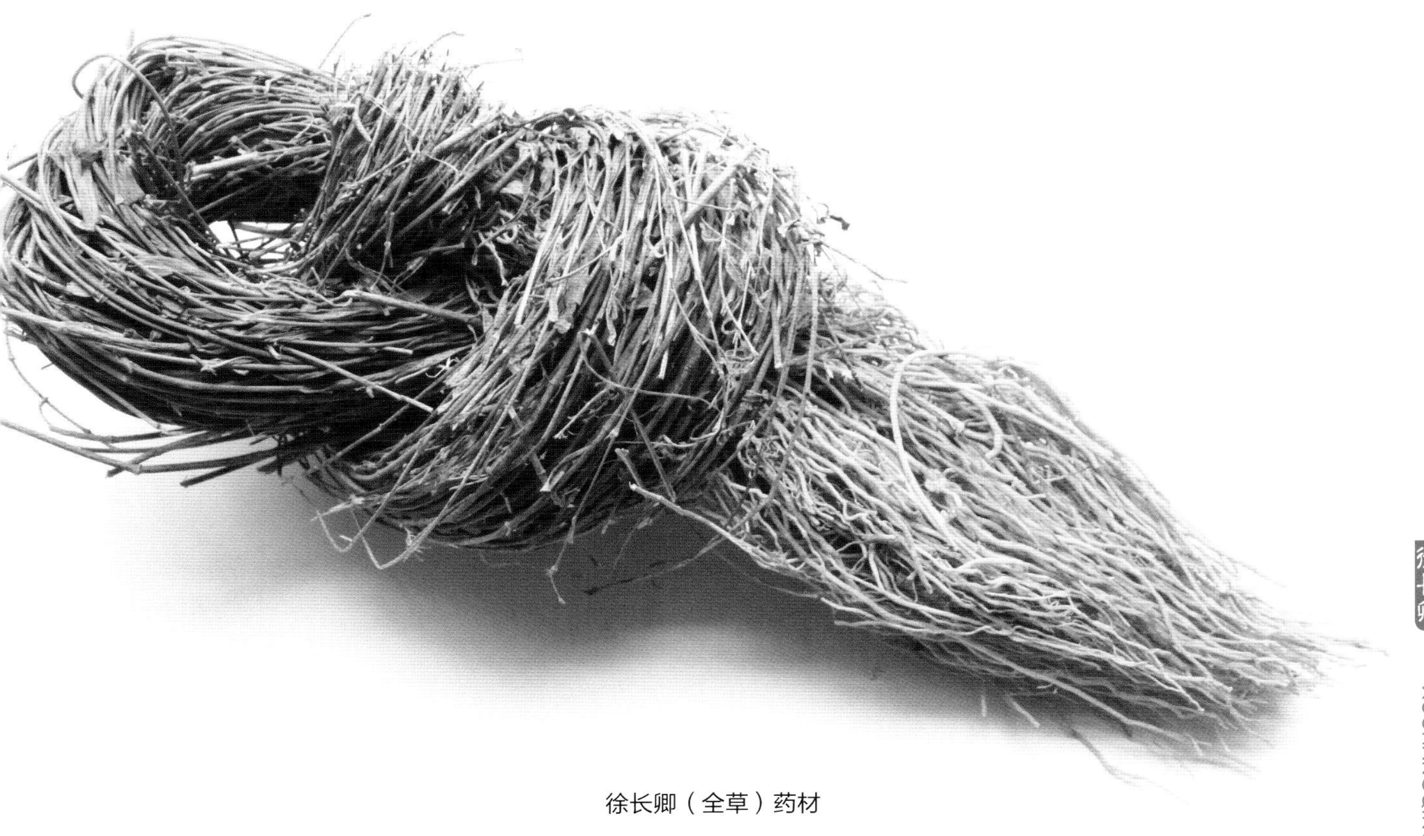

徐长卿（全草）药材

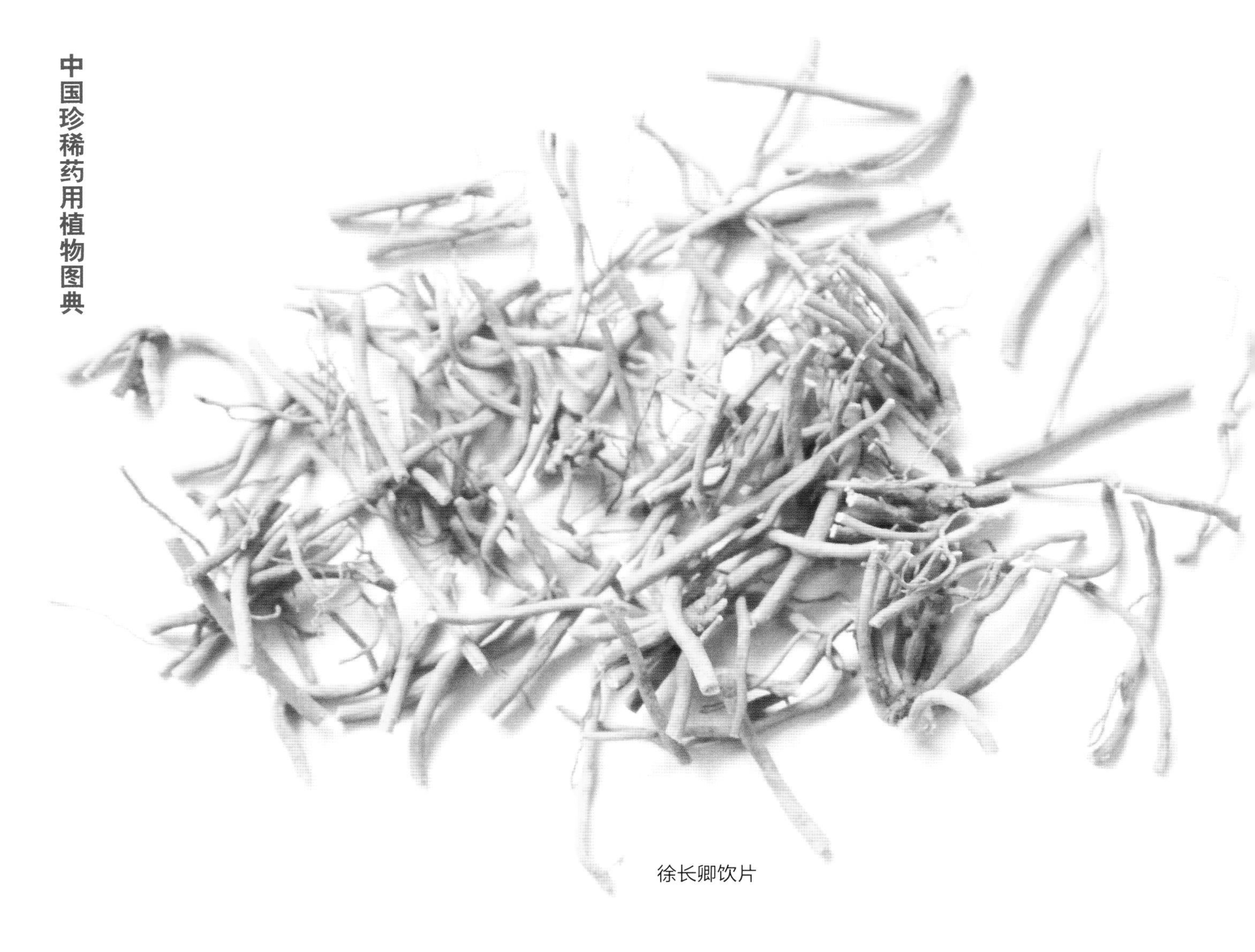

徐长卿饮片

9. 湿疹、风疹块、顽癣等皮肤病 本品有祛风止痒作用。可单用内服或煎汤外洗，亦可配伍苦参、地肤子、白鲜皮等清利湿热的药物。此外，本品还能解蛇毒，治毒蛇咬伤。可与半边莲同用（内服或外用）。

性味归经

辛，温。归肝、胃经。

功效主治

祛风，化湿，止痛，止痒。用于风湿痹痛，胃痛胀满，牙痛，腰痛，跌仆伤痛，风疹、湿疹。

临床应用

1. 神经衰弱 用徐长卿全草分别制成散剂、丸剂（蜜丸）和胶囊。散剂每日2次，每次10～15 g；丸剂（每丸含生药5 g），每日2次，每次2丸；胶囊，每个0.5 g，每日2次，每次10个，约20日为1个疗程。结果：病人300例，经2～3个疗程治疗后，头痛（274例）有效率为94.1%，失眠（290例）有效率为95.5%，焦虑（251例）有效率为95.21%，健忘（243例）有效率为93%，心悸（232例）有效率为95.2%。

2. 腱鞘囊肿 徐长卿全草200 g。浸入50%乙醇500 mL，10日后即可使用。局部常规消毒，用不锈钢针穿刺囊肿如梅花样，力求把囊肿刺透，接着将徐长卿酊剂棉球湿敷，加盖敷料并用胶布固定，干燥后再加入药液，经常使棉球保持湿度，隔日针刺囊肿1次，依上法湿敷药棉，7日之内囊肿即可完全消失，皮肤不留任何痕迹。共治疗35例，均全部治愈，7个月后追访仅发现1例复发。

3. 银屑病 徐长卿根制成注射液（每毫升含生药结晶40 mg）。肌注，每日2次，每次4 mL，皮损轻者20日为1个疗程，重者40日为1个疗程，一般不超过2个疗程。结果：病人150例，治愈73例，显效27例，好转28例，无效22例，治愈率为48.7%，总有效率为85.7%。

用法用量

内服：煎汤，3～12 g，后下。外用：煎汤洗；或涂敷；或鲜品捣敷。

使用注意

本品气味芳香，入汤剂不宜久煎。

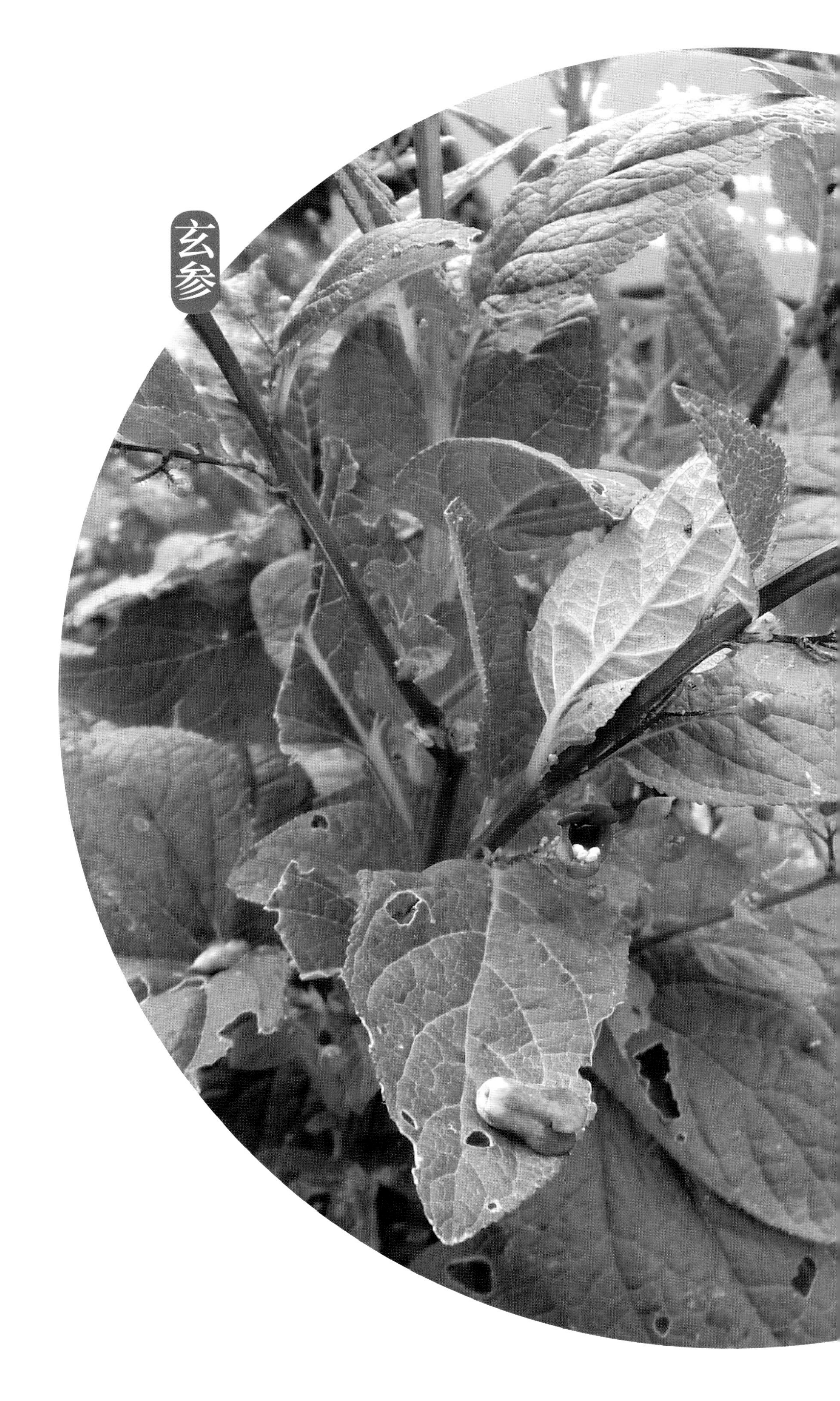
玄参

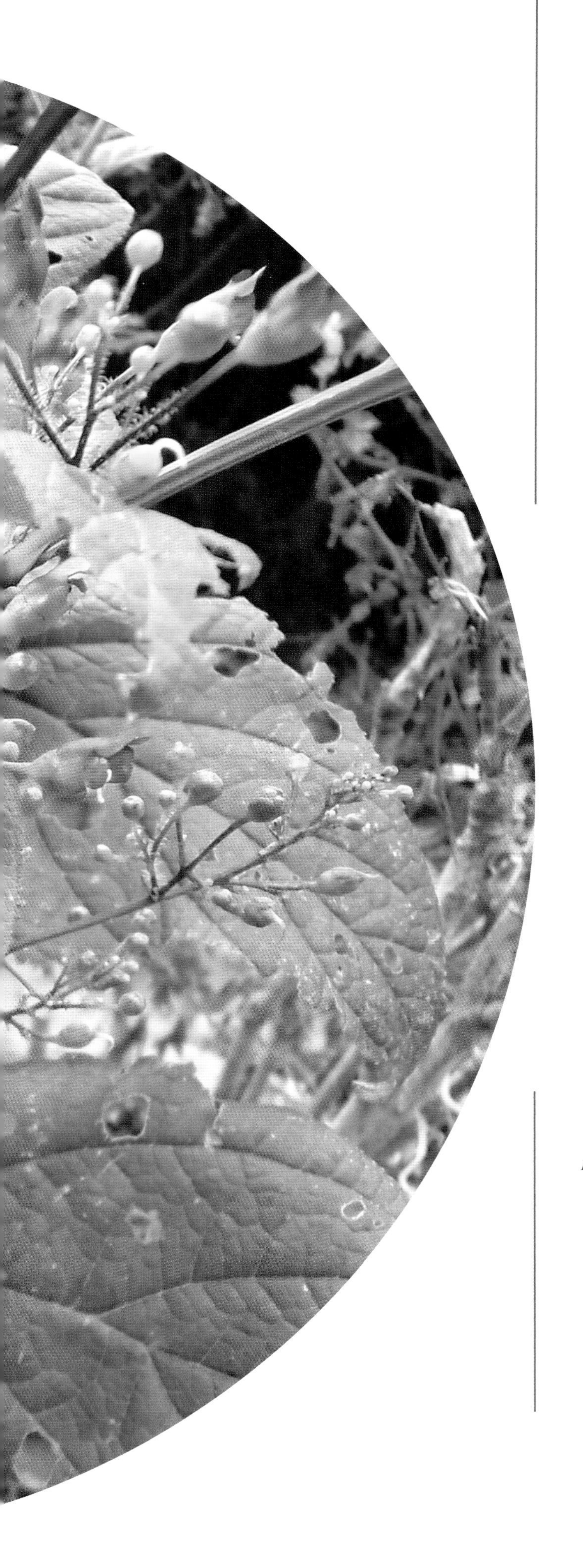

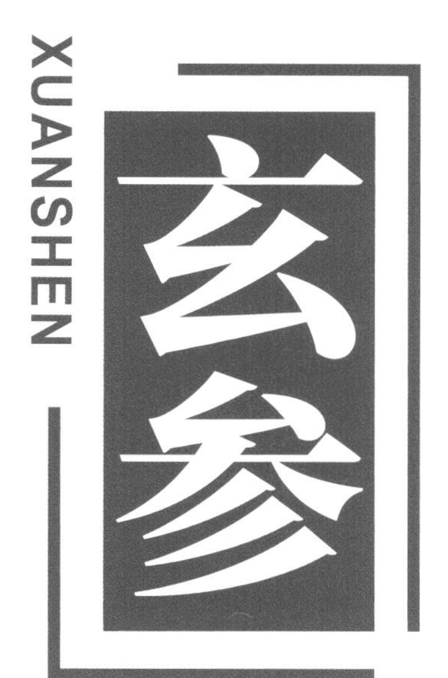

基　原

本品为玄参科植物玄参 *Scrophularia ningpoensis* Hemsl. 的干燥根。

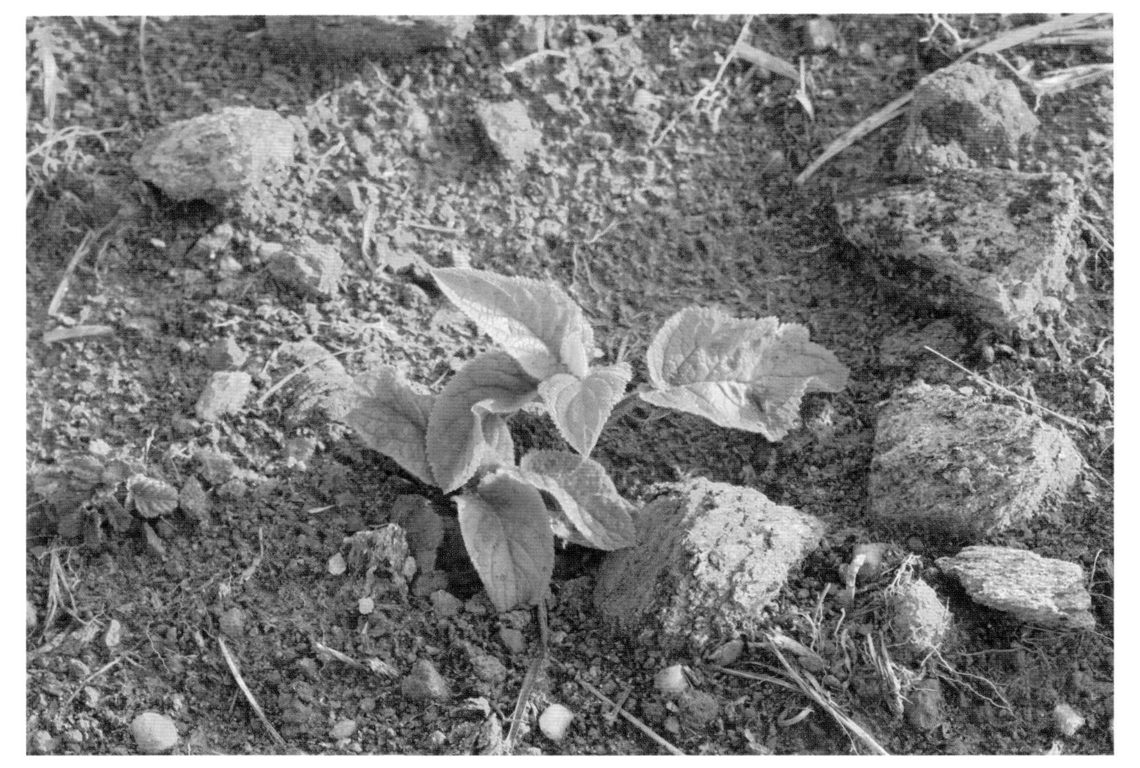

玄参

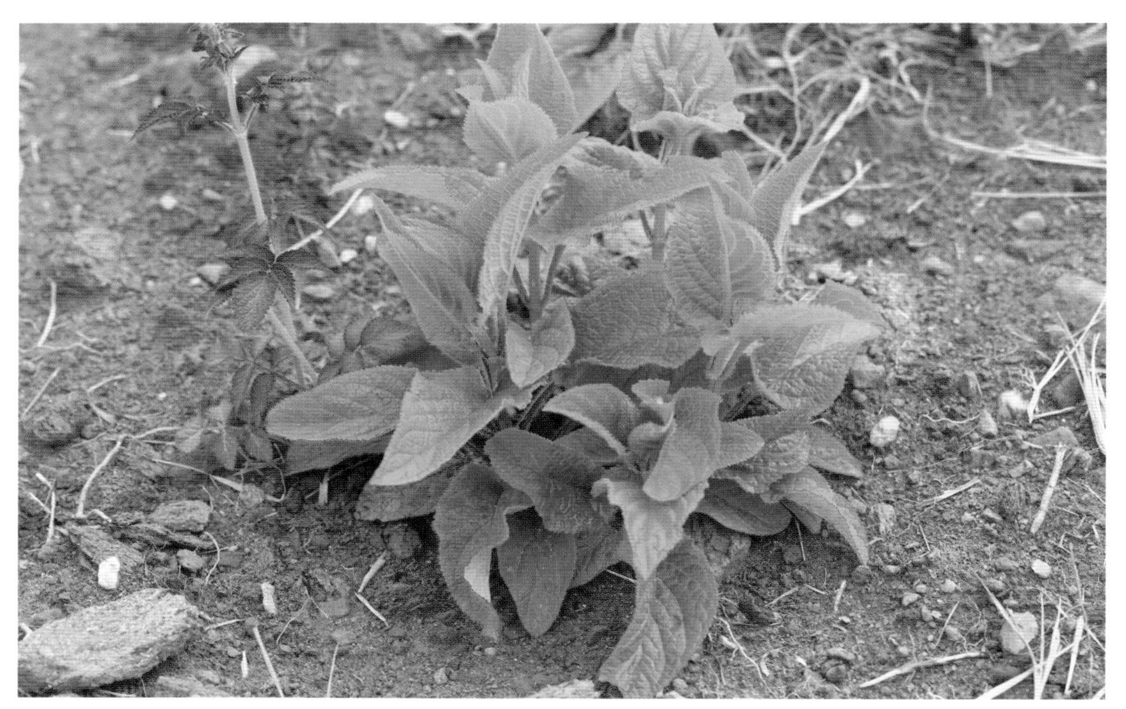

玄参

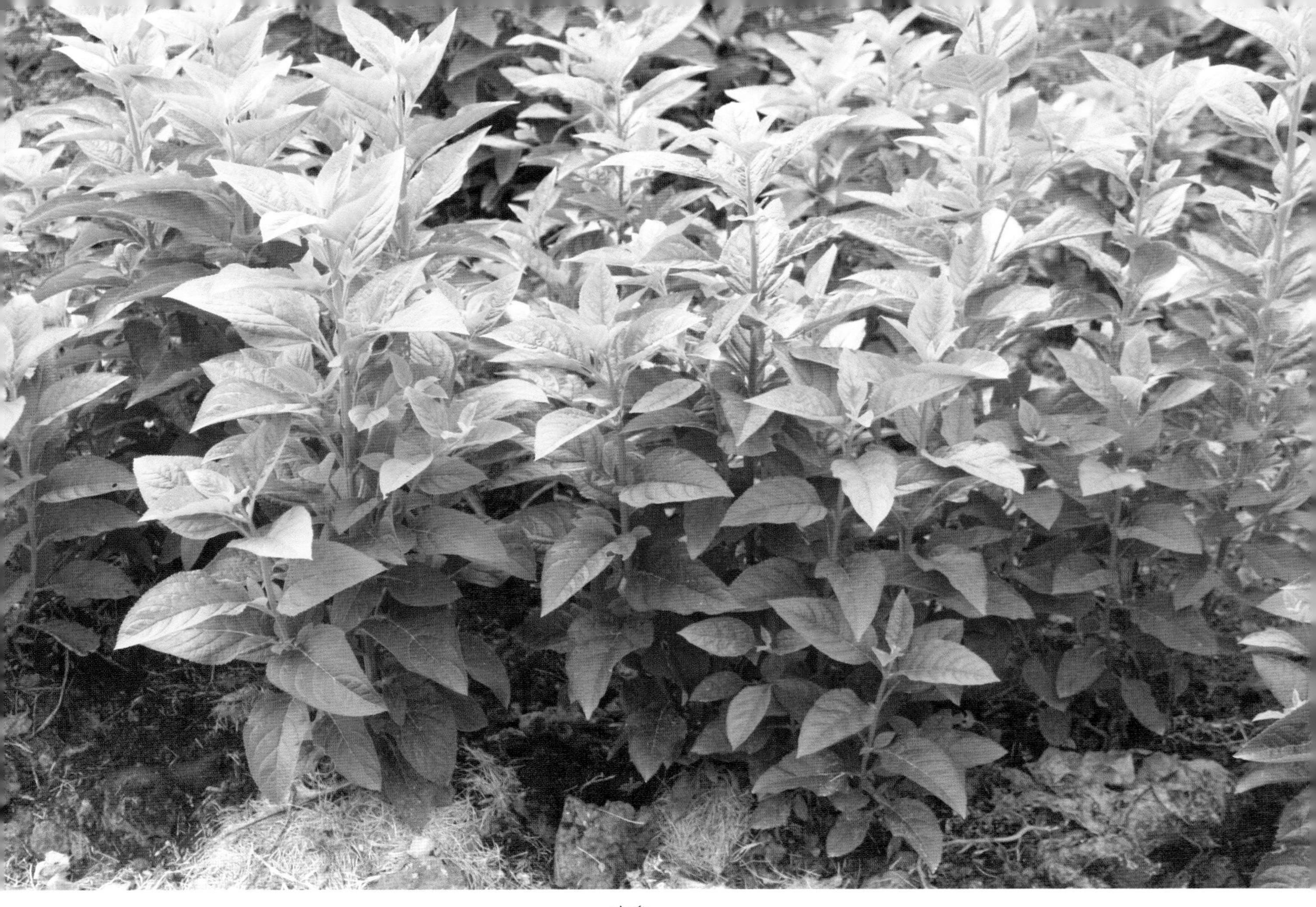

玄参

形态特征

多年生草本，根肥大，茎直立，四棱形，光滑或有腺状毛。茎下部叶对生，近茎顶互生，叶片卵形或卵状长圆形，边缘有细锯齿，下面疏生细毛。聚伞花序顶生，开展呈圆锥状，花冠暗紫色，5裂，上面2裂片较长而大，侧面2裂片次之，最下1片裂片最小。蒴果卵圆形，萼宿存。花期7～8月，果期8～9月。

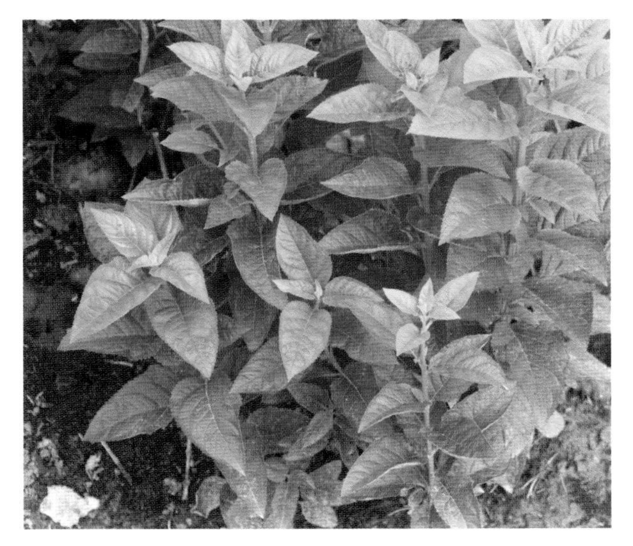

玄参

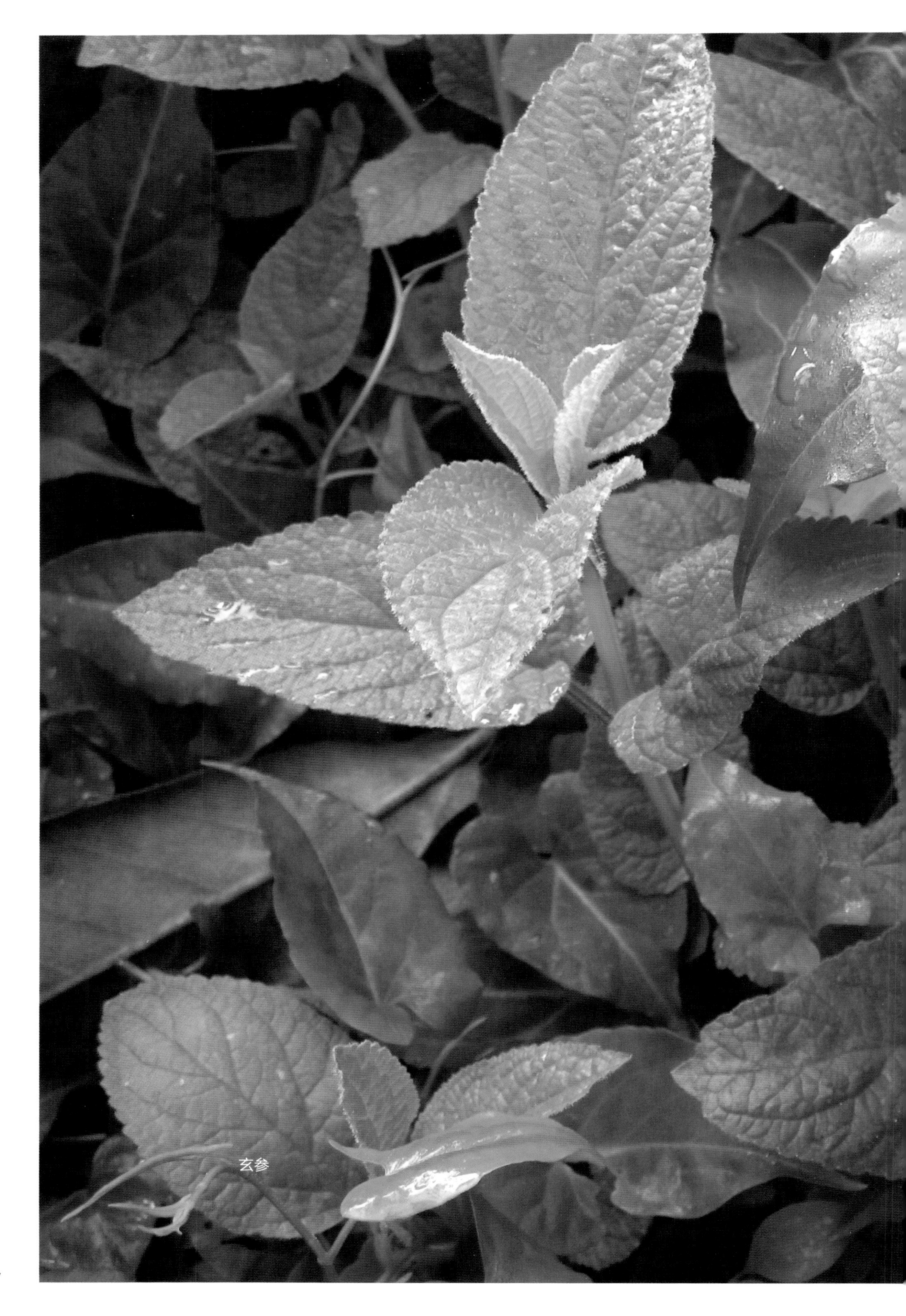

玄参

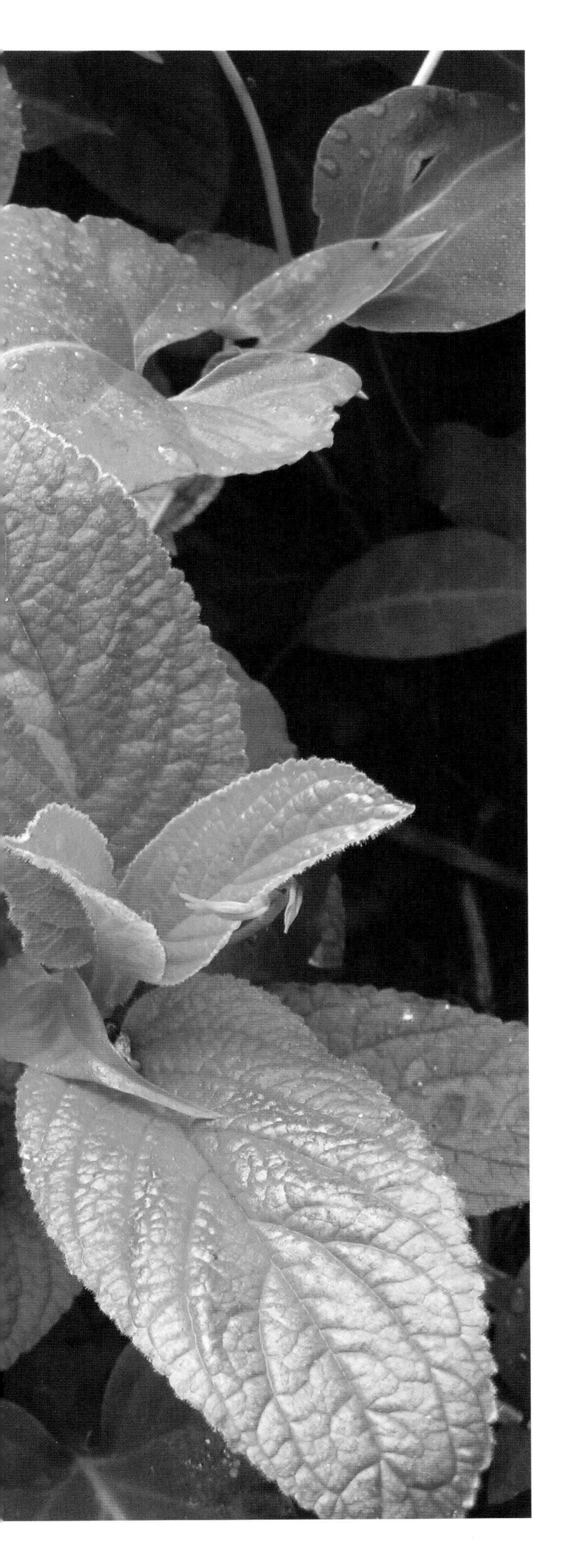

生境分布

生长于溪边、山坡林下及草丛中。分布于我国长江流域及陕西、福建等地，野生、家种均有。

采收加工

冬季茎叶枯萎时采挖，除去根茎、幼芽、须根及泥沙，晒或烘至半干。堆放 3 ~ 6 日，反复数次至干燥。

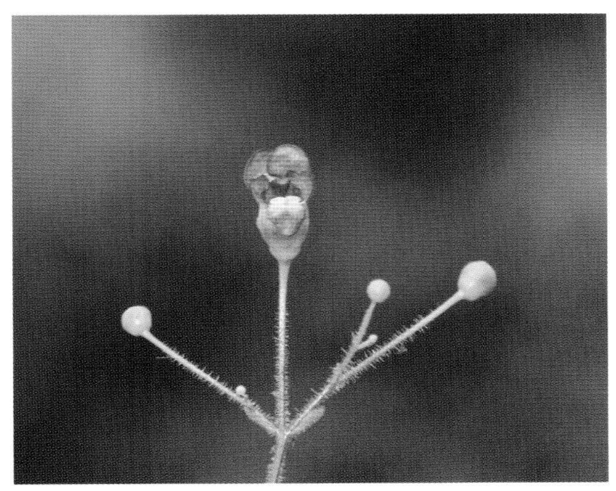

玄参

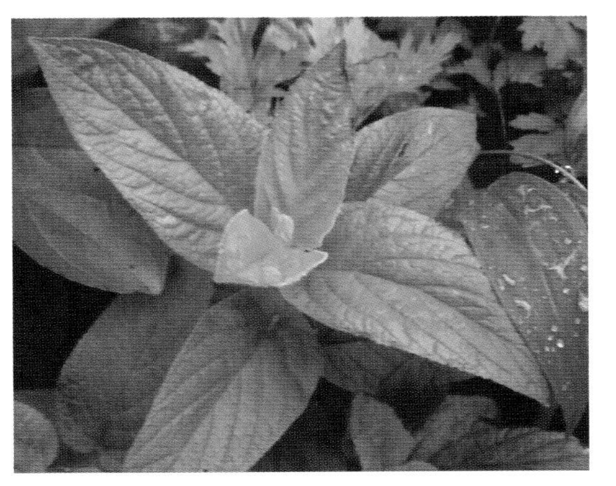

玄参

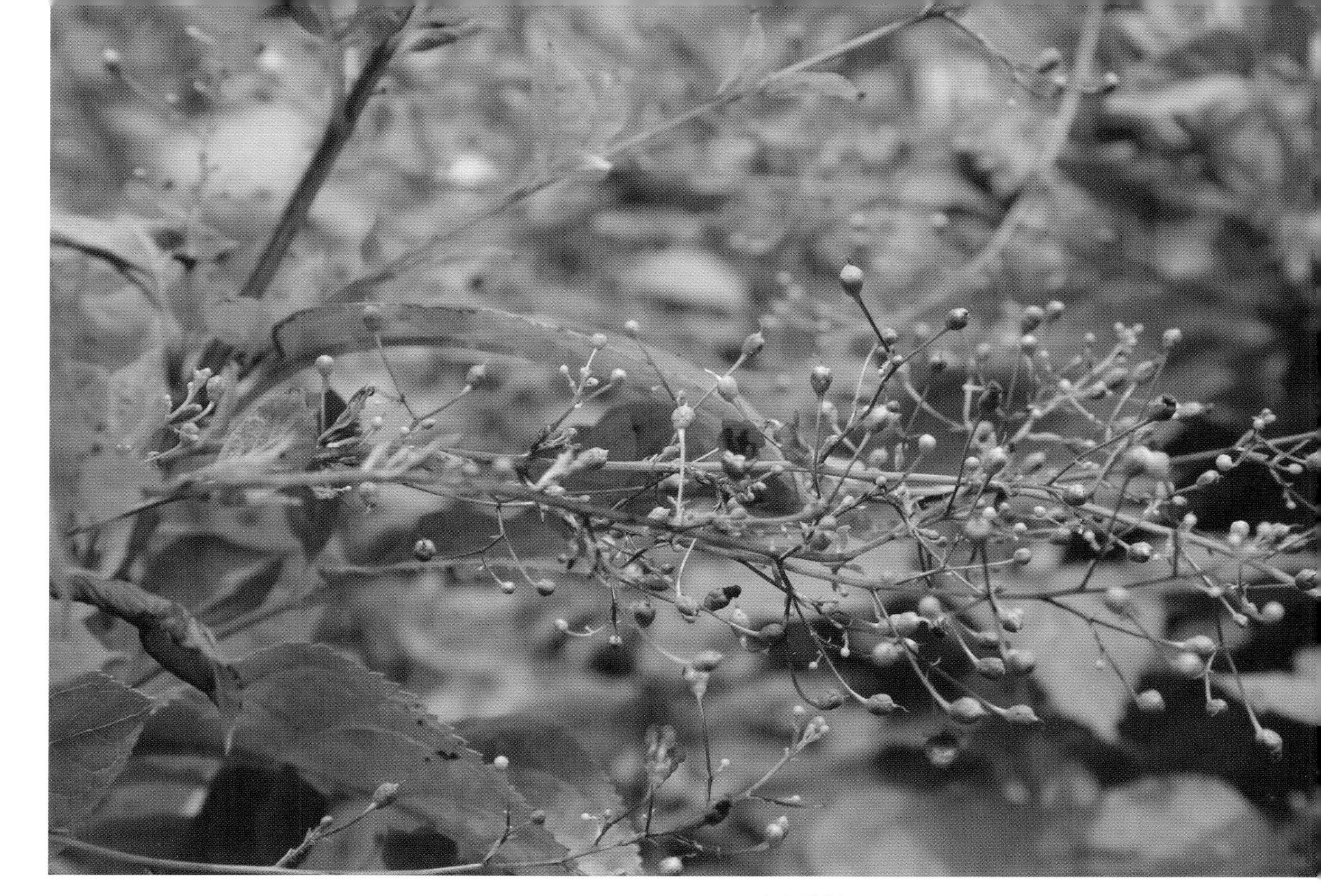

玄参药材

药材性状

本品呈类圆柱形，中间略粗或上粗下细，有的微弯曲，长 6 ~ 20 cm，直径 1 ~ 3 cm。表面灰黄色或灰褐色，有不规则的纵沟、横向皮孔及稀疏的横裂纹和须根痕。质坚实，不易折断，断面黑色，微有光泽。气特异似焦糖，味甘、微苦。以条粗壮，质坚实、断面乌黑色者为佳。

化学成分

玄参的主要化学成分为环烯醚萜类化合物：哈巴苷（harpagoside）、哈巴苷元（harpagide）、桃叶珊瑚苷（aueubin）、6- 对甲基 – 梓醇（6- methylcatapol）、渐玄参苷甲（ningpogoside A）、渐玄参苷乙（ningpogoside B）以及渐玄参苷元（ningpogenin）和玄参苷甲（scropolisside A）。此外，尚含有苯丙苷类化合物安哥拉苷丙（angoroside C），及微量挥发油、植物甾醇、油酸、硬脂酸、葡萄糖、天冬酰胺及生物碱。

药理作用

1. 心血管作用 玄参水浸液、醇浸液和煎剂对麻醉狗、猫、兔等多种动物可引起血压下降。玄参煎剂 2 g/kg，每日 2 次灌胃，对肾性高血压狗的降压作用较健康狗更明显。从玄参分离出的总黄酮苷元对大鼠也有降压作用。5% ~ 10% 玄参浸液灌注离体兔耳均呈现血管扩张效应。此效应可能与玄参的降压作用有关。另有报道多种玄参属植物的浸剂均有强心作用。林生玄参浸液对麻醉兔、猫及狗等尚可引起心搏徐缓，使心电图上 PQ 间期延长，T 波变形。

2. 中枢神经系统作用 多种玄参属植物的浸剂有镇静、抗惊厥作用。小鼠皮下注射或腹腔注射玄参浸剂 2.5 ~ 6 g/kg，能抑制小鼠自发活动，延长环己巴比妥的睡眠时间。

3. 降血糖作用 家兔皮下注射玄参浸液 5 g/kg 可引起血糖轻微降低，但效果不及地黄。

4. 解热作用 北玄参根的乙醇提取物及所含的对甲氧基肉桂酸对注射伤寒疫苗所致的家兔发热有很好的退热作用。但玄参膏对大肠埃希菌引起的人工发热的家兔无退热效果。

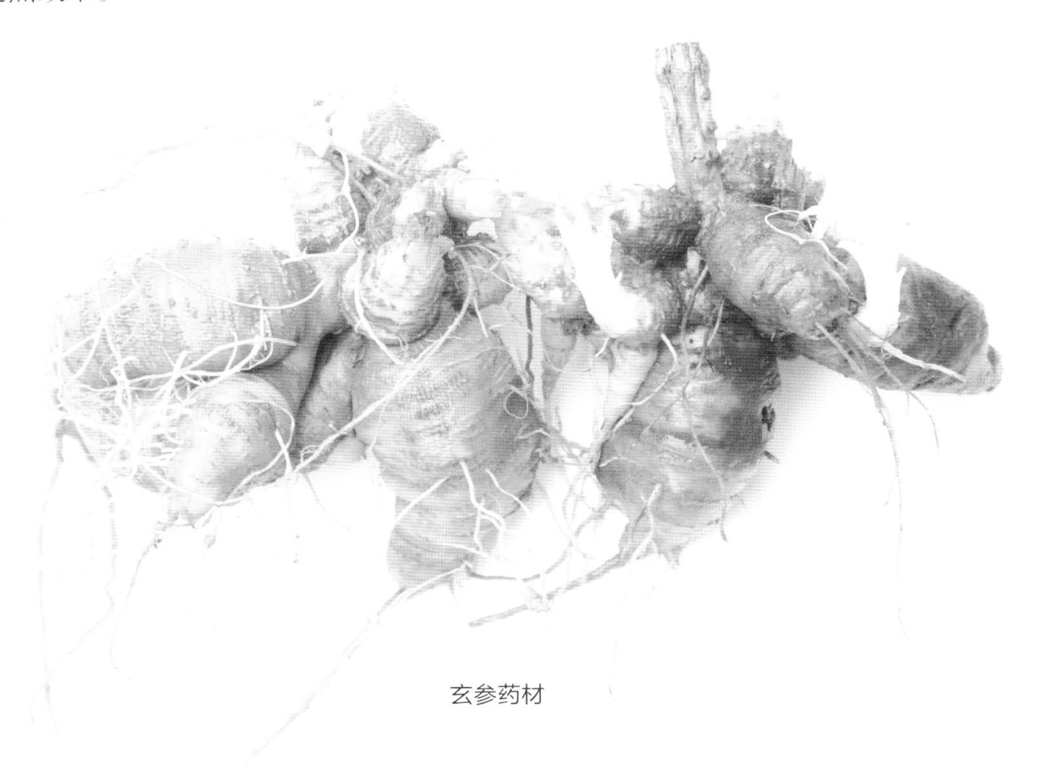

玄参药材

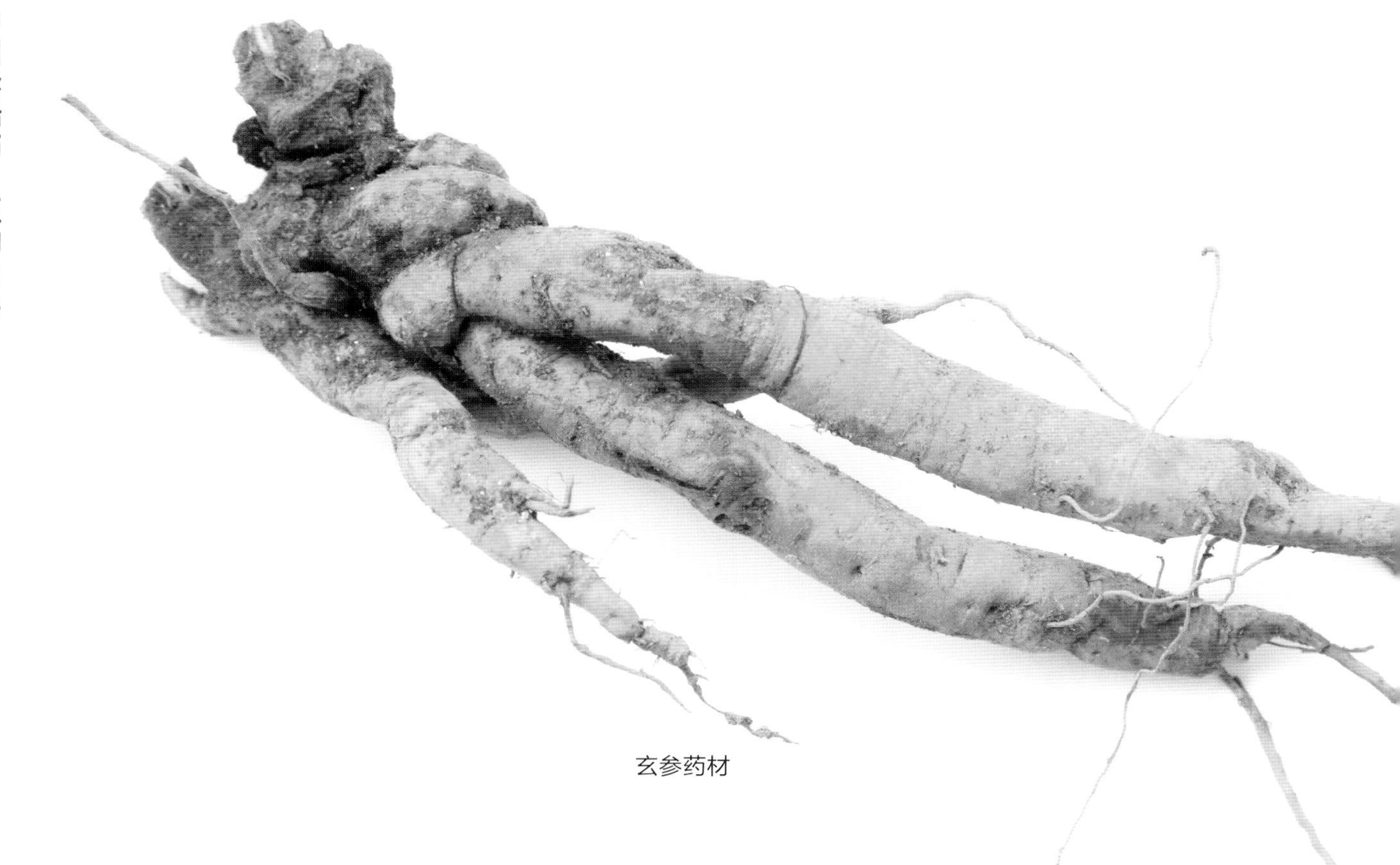

玄参药材

5. 抗病原微生物作用 玄参和玄参叶均有较明显的抑菌作用，对金黄色葡萄球菌抑制作用最明显，对白喉棒状杆菌次之，对多种真菌也有一定的抑制作用，其中玄参叶的抑菌作用优于玄参根，但两者的杀菌作用均较弱，最低杀菌浓度均需 50 mg/mL。100% 玄参酊剂或煎剂各 1 mL 在体外对白喉棒状杆菌有很高的“中和”能力。1∶160 玄参浸剂在试管中对须疮癣菌有抑菌作用，1∶80 对絮状表癣菌有抑菌作用，1∶60 对羊毛状小芽孢菌有抑菌作用。

性味归经

甘、苦、咸，微寒。归肺、胃、肾经。

功效主治

清热凉血，滋阴降火，解毒散结。用于温邪入营，内陷心包，温毒发斑，热病伤阴，舌绛烦渴，津伤便秘，骨蒸劳嗽，目赤，咽痛，白喉，瘰疬，痈肿疮毒。

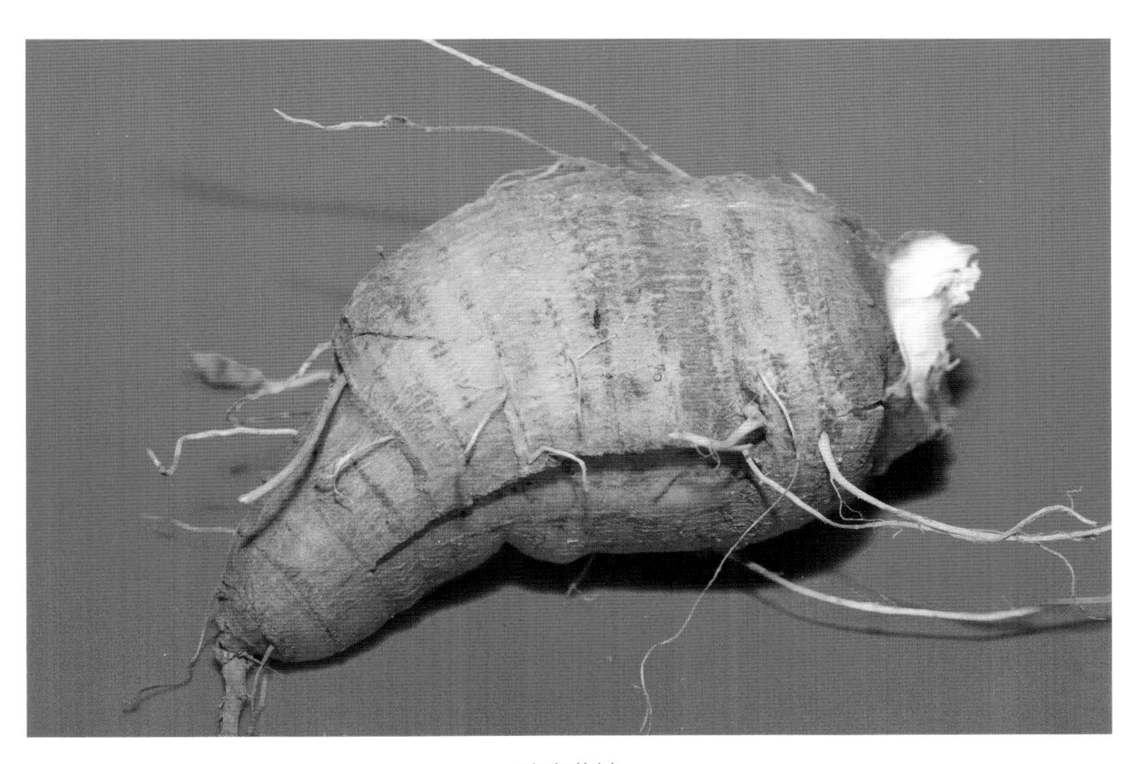

玄参药材

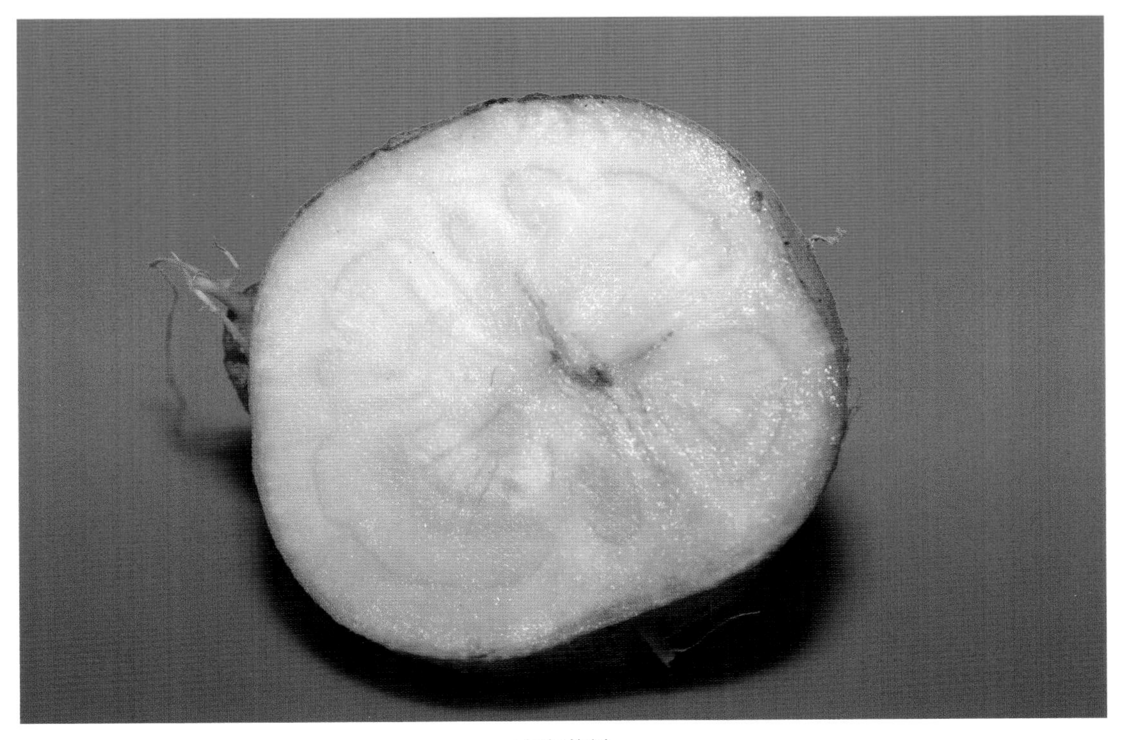

玄参药材

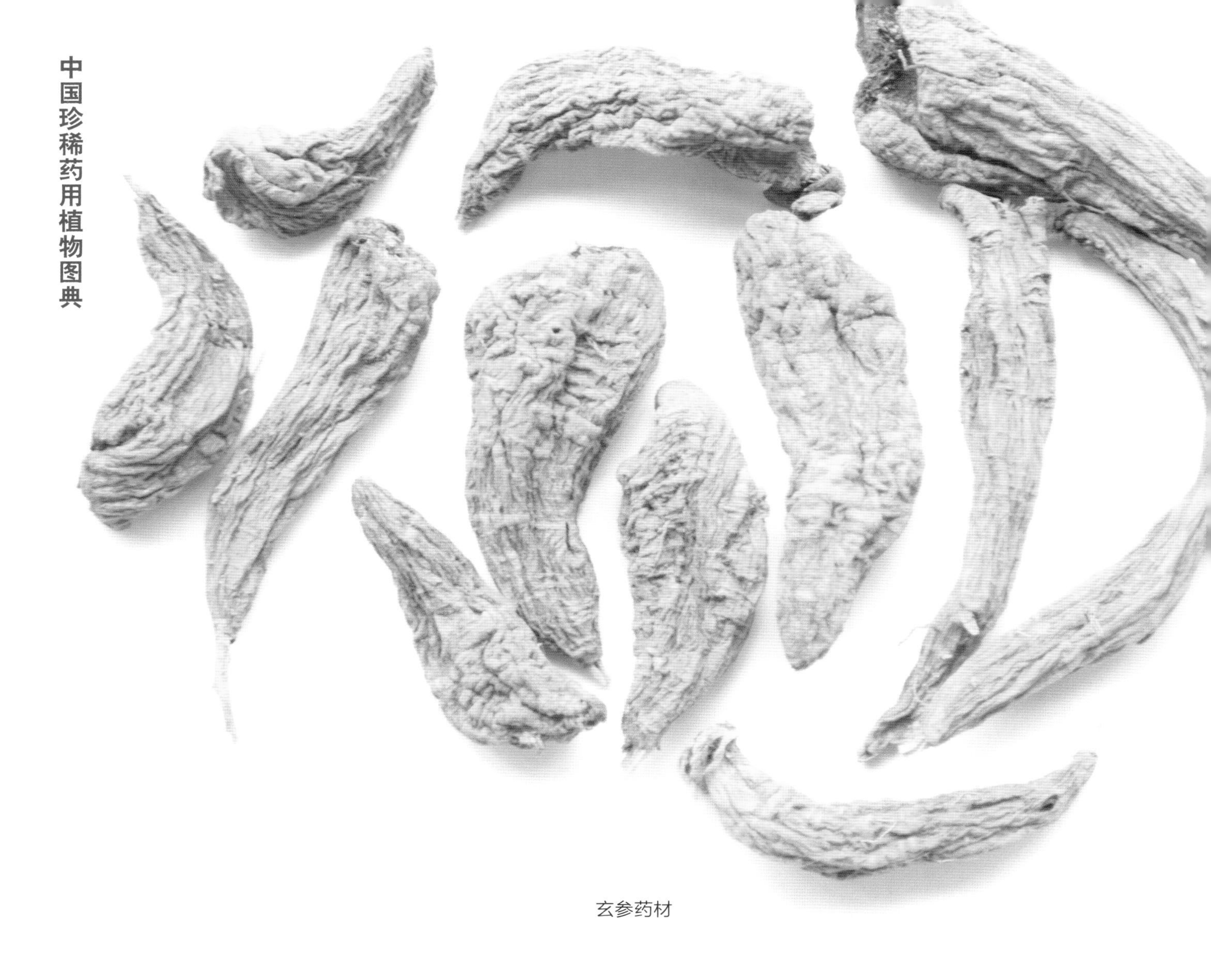

玄参药材

临床应用

1. 隐性糖尿病 玄参、黄芪、桑寄生各 15 g，人参茎叶 10 g。浓煎，每日 1 剂，分 2 次服。

2. 接触性皮炎（如急性荨麻疹、药疹、急性湿疹、过敏性紫癜、神经性皮炎、结节性痒疹、皮肤瘙痒症、红皮症、干性脂溢性皮炎、毛发红糠疹） 玄参、石膏、生地黄、知母、麦冬、甘草各适量。随症加减，水煎服。

3. 病毒性心肌炎 玄参、沙参、麦冬、生地黄、炙甘草、黄芩、大青叶、蒲公英各适量组成，治疗总有效率为 95%。

4. 慢性肝炎 玄参、生黄芪、土茯苓各 30 g，忍冬藤、白茅根各 60 g，当归、升麻各 15 g，生甘草 10 g。水煎服，每日 1 剂。

5. 鼻咽癌 玄参、北沙参各30 g，石斛、党参、白术各25 g，紫草20 g，麦冬、黄芪、女贞子、卷柏、苍耳子、辛夷、菟丝子各15 g，知母12 g，山豆根、白芷、山药、石菖蒲各10 g。水煎服，每日1剂。

6. 小儿热病后期口腔溃疡 玄参5 g，生地黄6 g，麦冬4 g，川贝母、牡丹皮、白芍各2 g，甘草、薄荷各3 g。水煎服，每日1剂。

7. 高脂血症 玄参、麦冬各20 g，山楂、女贞子、生地黄、丹参各10 g，甘草3 g。水煎服，每日1剂。

8. 急性乌头碱中毒（酌情用大、中、小3种剂量） 玄参30 g、20 g、15 g，土三七20 g、15 g、10 g，生甘草30 g、20 g、10 g。水煎服，每日1剂。

用法用量

内服：煎汤，9 ~ 15g；或入丸、散。外用：捣敷或研末调敷。

使用注意

不宜与藜芦同用。

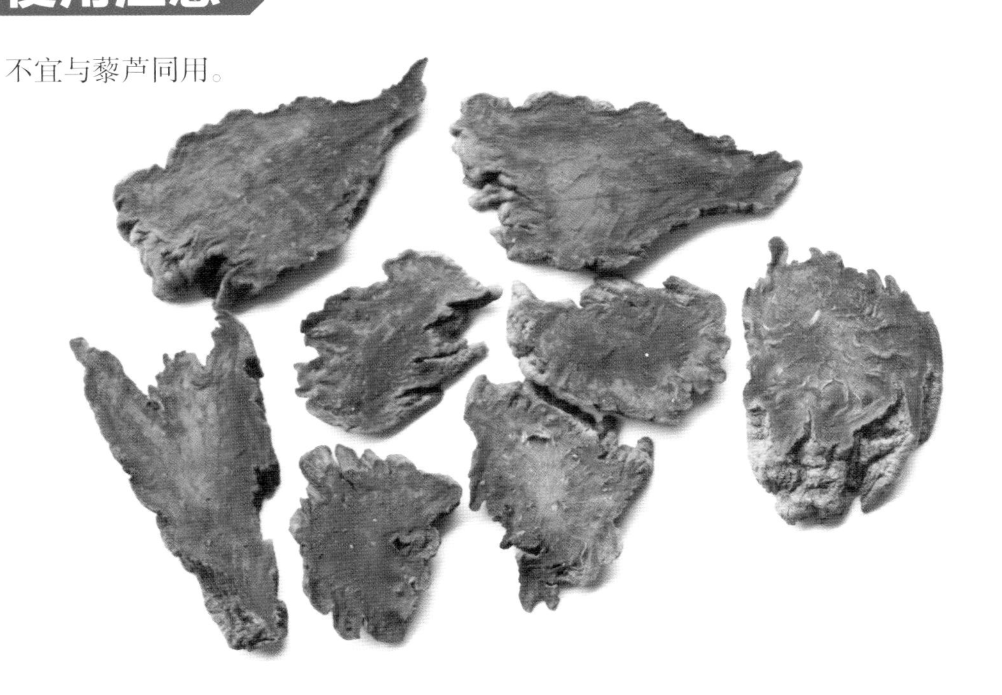

玄参饮片

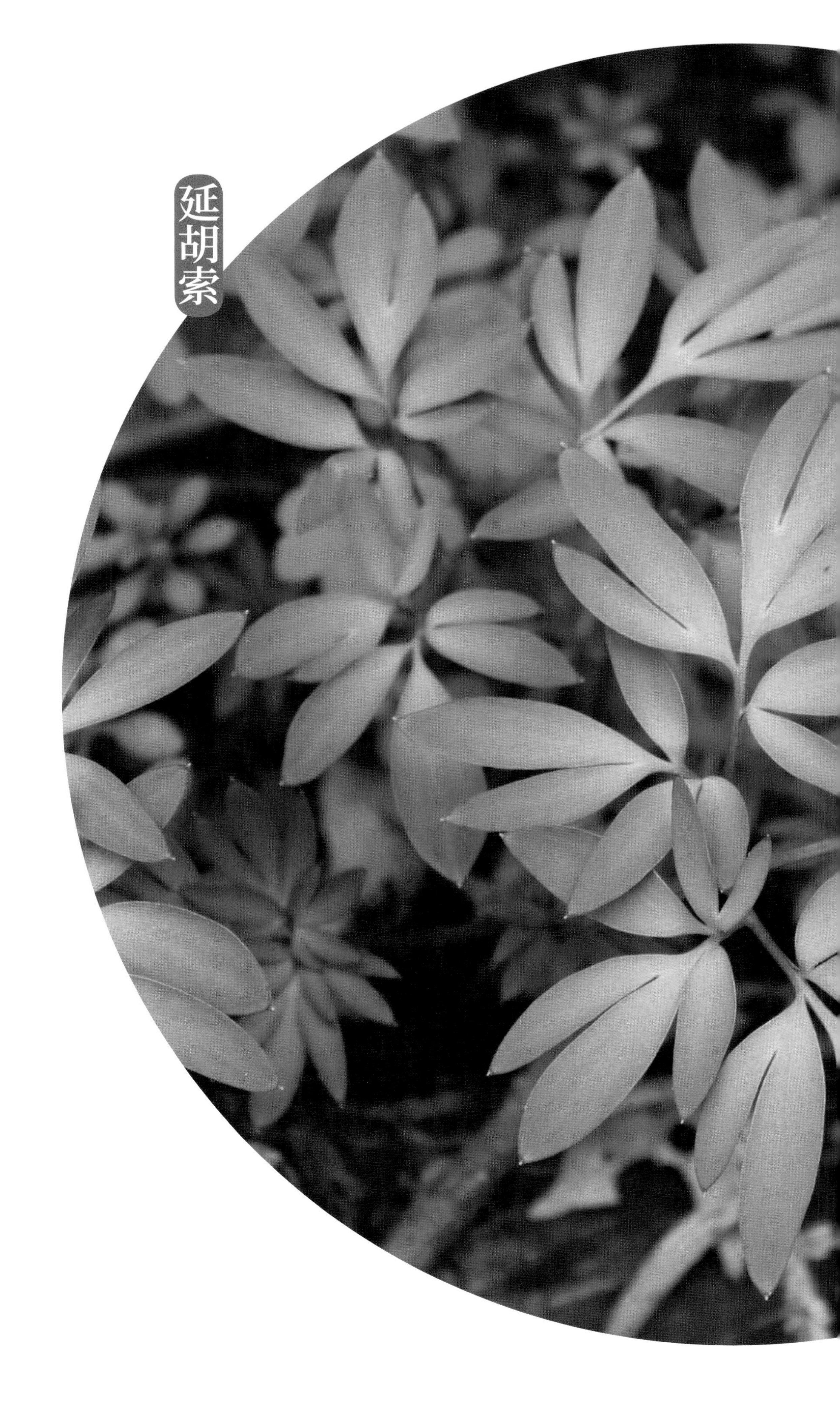

延胡索

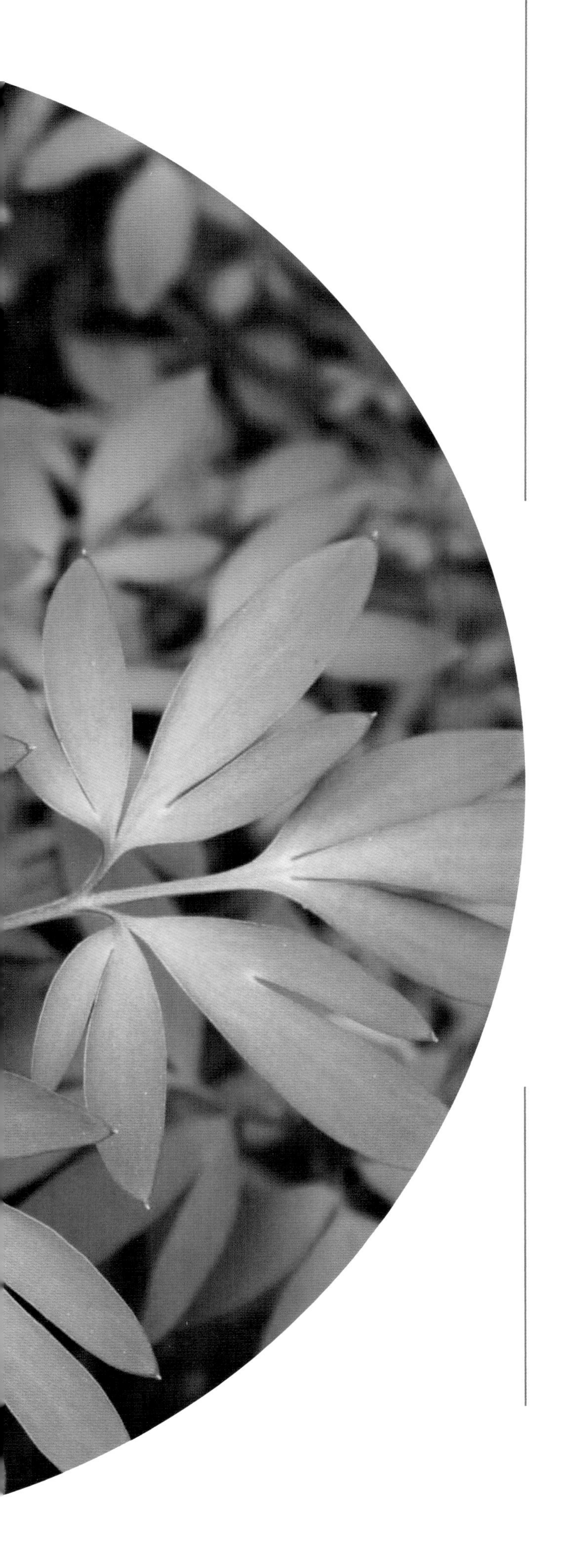

延胡索

YANHUSUO

基　原

本品为罂粟科植物延胡索 *Corydalis yanhusuo* W. T. Wang 的干燥块茎。

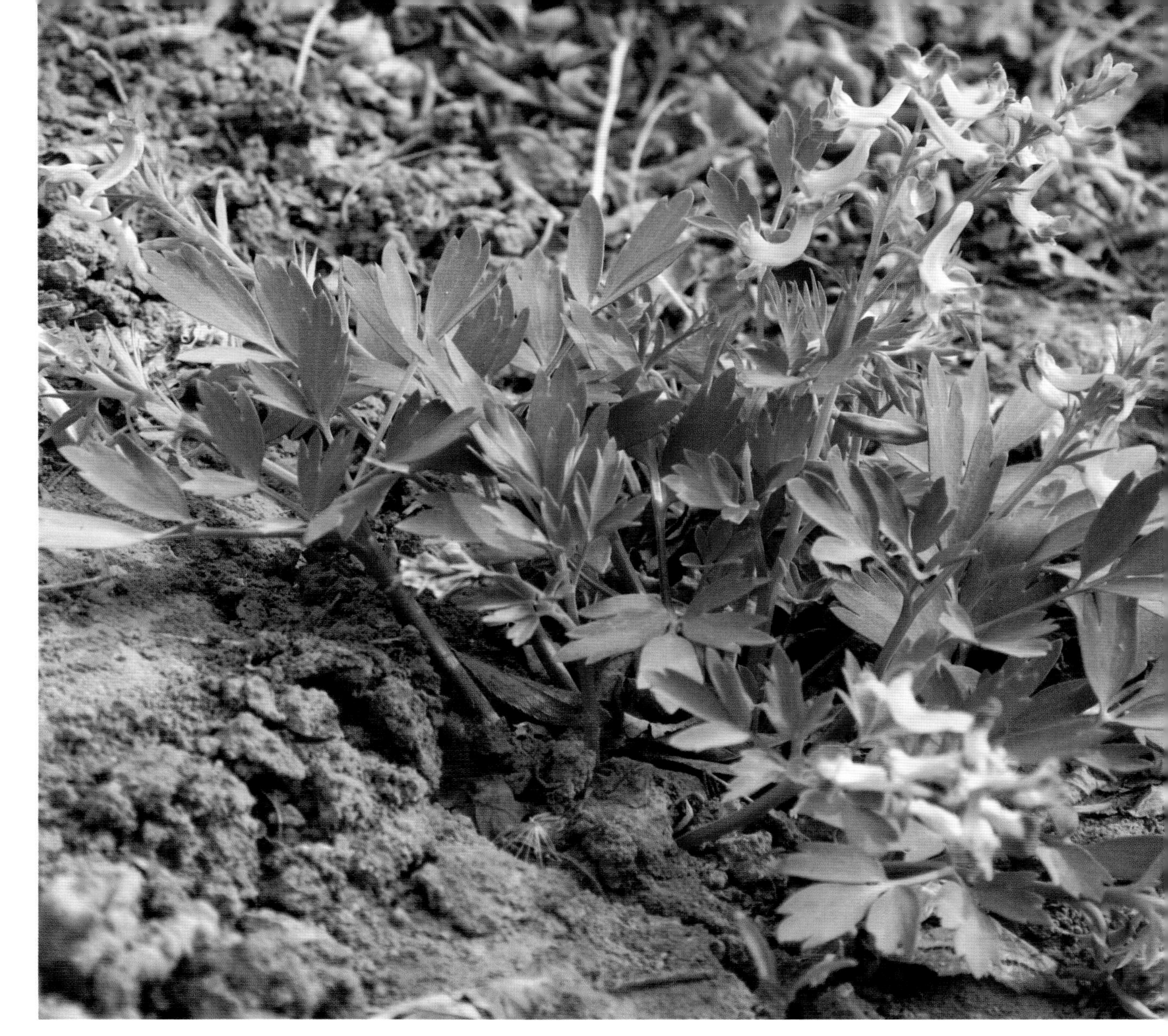

延胡索

形态特征

多年生草本，高 9 ~ 20 cm，全株无毛。块茎扁球形，直径 7 ~ 15 mm，上部略凹陷，下部生须根，有时纵裂成数瓣，断面深黄色。茎直立或倾斜，常单一，近基部具鳞片 1 枚，茎节处常膨大成小块茎，小块茎生新茎，新茎节处又成小块茎，常 3 ~ 4 个成串。基生叶 2 ~ 4 枚；柄长 3 ~ 8 cm；叶片轮廓宽三角形，二回三出全裂，裂片被针形至长椭圆形，全缘，少数上半部 2 深裂至浅裂；茎生叶常 2 枚，互生，较基生叶小而同形。总状花序顶生，疏生花 3 ~ 8 朵；苞片卵形至狭卵形，位于上部者全缘；萼片 2，细小，早落；花冠淡紫红色，花瓣 4，2 轮，外轮上瓣最大，上部舒展成宽倒卵形至宽椭圆形的兜状瓣片，边缘具小齿，先端有浅凹陷，中下部延伸成长距，下瓣较短。蒴果条形，花柱、柱头宿存，熟时 2 瓣裂。花期 4 月，果期 5 ~ 6 月。

生境分布

生长于稀疏林、山地、树林边缘的草丛中。分布于浙江，江苏、湖北、湖南、安徽、江西等地。本品大面积有栽培，尤以金华地区产品最佳。

采收加工

夏初茎叶枯萎时采挖，除去须根，洗净，置沸水中煮至无白心时，取出，晒干。

药材性状

本品呈不规则的扁球形，直径 0.5 ~ 1.5 cm。表面黄色或黄褐色，有不规则网状皱纹。顶端有略凹陷的茎痕，底部常有疙瘩状凸起。质硬而脆，断面黄色，角质样，有蜡样光泽。气微，味苦。以个大、断面黄色、角质样，有蜡样光泽者为佳。

化学成分

本品主含生物碱，现已提出 20 余种。按其结构可分为原小檗碱型生物碱、小檗碱型生物碱、原阿片碱型生物碱和阿朴芬型生物碱 4 类。计有延胡索甲素（d-corydaline）、延胡索乙素（dl-tetrahydropalmatine）、延胡索丙素（protopine）、延胡索丁素（L- tetrahydrocoptisine）、延胡索庚素（crvbulbine）、延胡索辛素（corydalis H）、延胡索壬素（corydalis I）、延胡索癸素（corydalis J）、延胡索子素（corydalis K）、延胡索丑素（corydalis L）、延胡索寅素（a-Allocryptopine，b-homochehdonine）等。

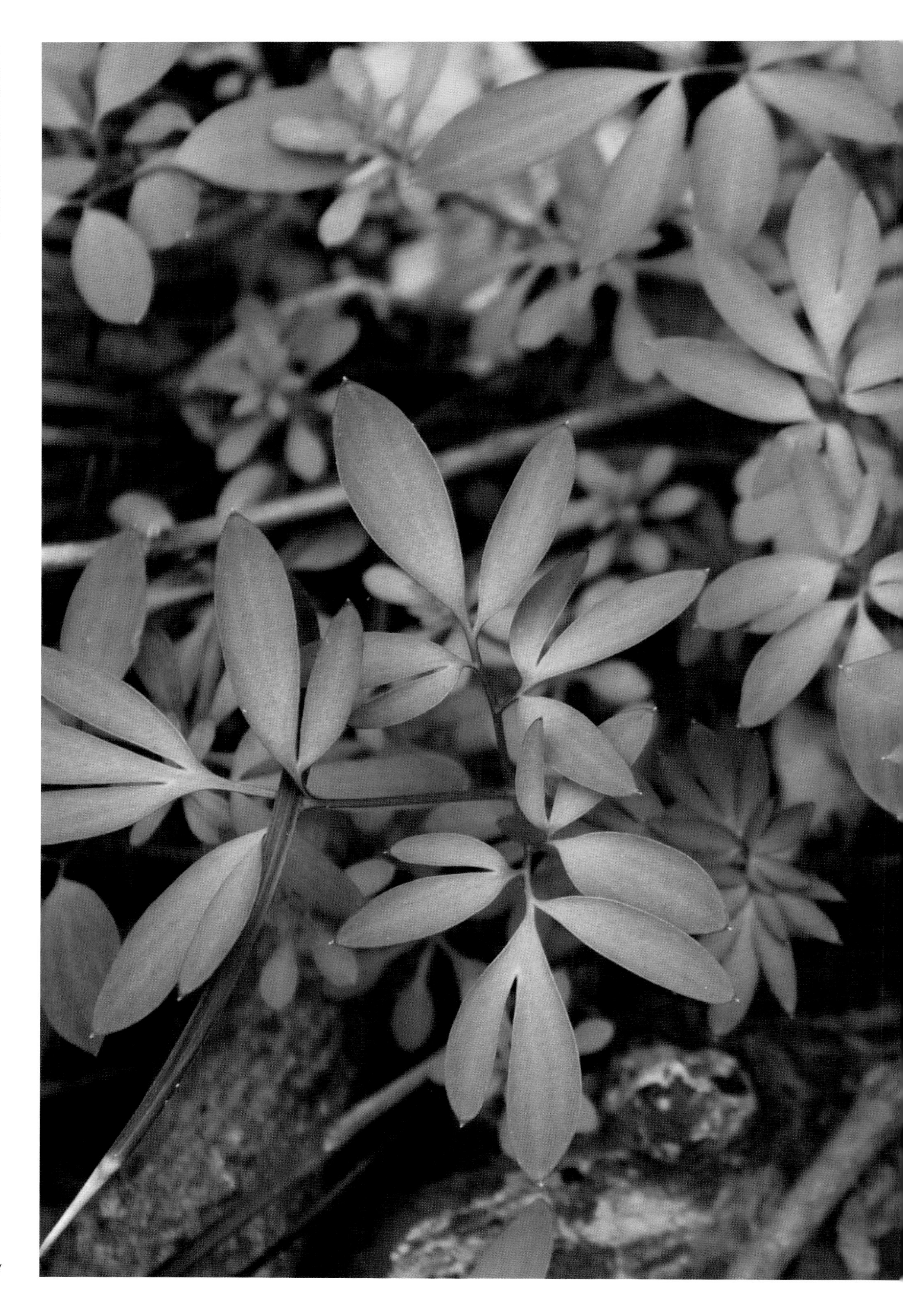

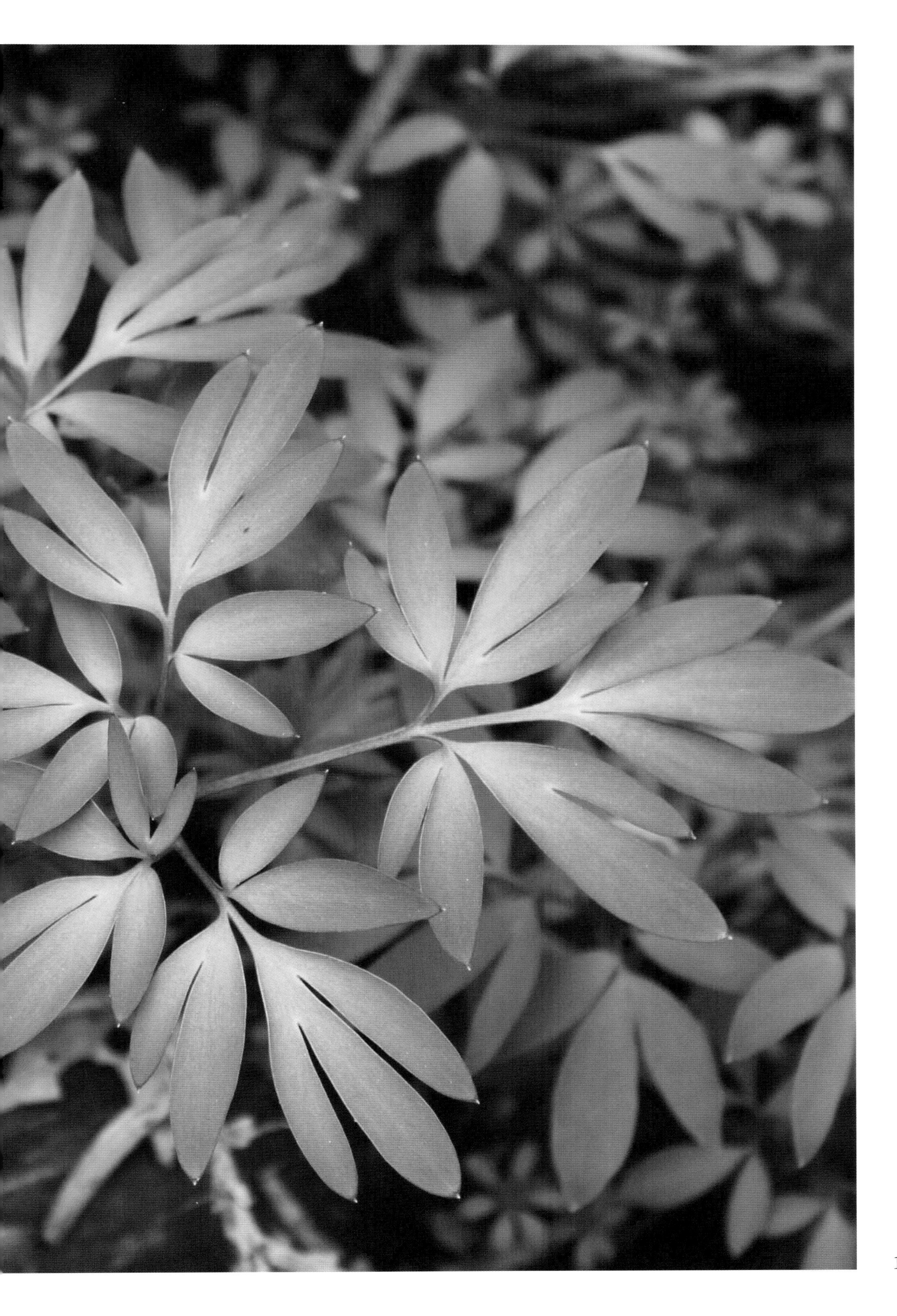

药理作用

1. 心血管系统 醇提取物有显著扩张离体兔心和在体猫心的冠状血管，降低冠状动脉阻力与增加血流量的作用。小鼠腹腔注射可使心肌对86铷的摄取量明显增加；延胡索总碱 5 mg/kg 或 10 mg/kg 静滴，能对抗脑垂体后叶素所致豚鼠急性心肌缺血性心电图；多次给予延胡索醇提取物，可明显减轻皮下注射大剂量异丙肾上腺素所产生的心肌坏死程度。醇提取物腹腔注射小鼠，可明显提高动物对常压或减压缺氧的耐受力。延胡索总碱 8 mg/kg、40 mg/kg、80 mg/kg 还能明显对抗乌头碱所致心律失常。

2. 消化系统作用 延胡索全碱肌注均能抑制大鼠因幽门结扎所致溃疡、水浸应激性溃疡、醋酸溃疡和豚鼠组胺溃疡等的产生。朝鲜产延胡索中提取的制剂，具有显著地对抗大鼠实验性胃溃疡作用；水浸剂对豚鼠离体肠管（1∶1000 ～ 1∶10000）呈兴奋作用，但对兔及大鼠离体小肠无显著作用。

3. 镇静、催眠及安定作用 不同剂量的延胡索乙素对各种动物有明显的镇痛、催眠和安定作用，给猴灌服延胡索乙素后，可见活动减少，低头瞌睡，攻击反应消失。本品与巴比妥合用有协同作用，可使后者疗效加强，不良反应减轻。乙素还能对抗咖啡因和苯丙胺的中枢兴奋作用，对抗戊四氮所致的惊厥，但却增敏士的宁所致的惊厥，对电休克无对抗作用，仅略能协同苯妥英钠的抗电休克作用。乙素对小鼠、兔和猫的条件反射有选择性抑制作用，但对动物分化相与条件反射均无明显作用，此作用与氯丙嗪、利舍平相似。丑素的镇静安定作用较乙素为弱，癸素为更弱。乙素对犬有一定的中枢性镇吐作用。

4. 降血压和扩张外周血管的作用 延胡索碱Ⅰ注射液静滴后，收缩压、舒张压均轻度降低，以大剂量降低舒张压的作用显著。降压作用以给药后 0 ～ 20 分钟最强，50 ～ 60 分钟回到给药前水平。麻醉犬静滴延胡索醇提取物，能使外周阻力降低、血压下降。延胡索乙素、癸素、丑素、寅素及脱氢延胡索碱分别可使麻醉猫血压下降或略降。

性味归经

辛、苦，温。归肝、脾经。

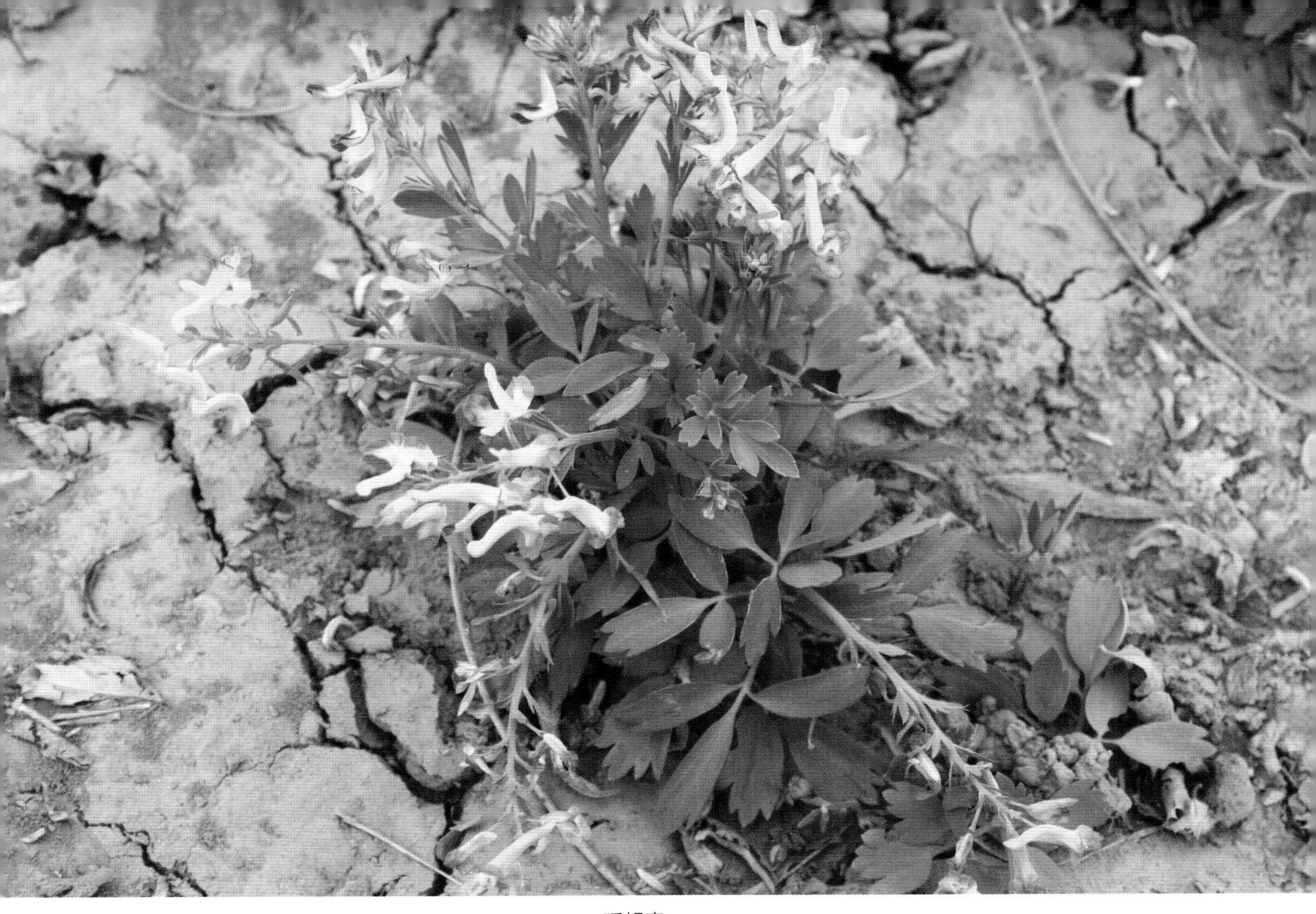

延胡索

功效主治

活血，行气，止痛。用于胸胁、脘腹疼痛，胸痹心痛，经闭痛经，产后瘀阻，跌仆肿痛。

临床应用

1. 镇咳 左旋延胡索乙素能抑制脑干网状结构上行激活系统，并有较好地抑制咳嗽中枢作用和一定的中枢镇静作用。一般口服后 30 分钟左右就发挥效应，且药效可维持 2 ~ 5 小时。

2. 胃溃疡 常用延胡索制剂“Coryloid”，口服，每日 90 ~ 120 mg（相当于生药 5 ~ 10 g）。结果：治疗 461 例胃溃疡、十二指肠溃疡、慢性胃炎病人，有效率为 76.1%。

3．局部麻醉 用0.3%延胡索全碱注射液局部浸润麻醉作门诊手术效果满意。

用法用量

3～10g；研末吞服，每次1.5～3g。

使用注意

孕妇慎服。

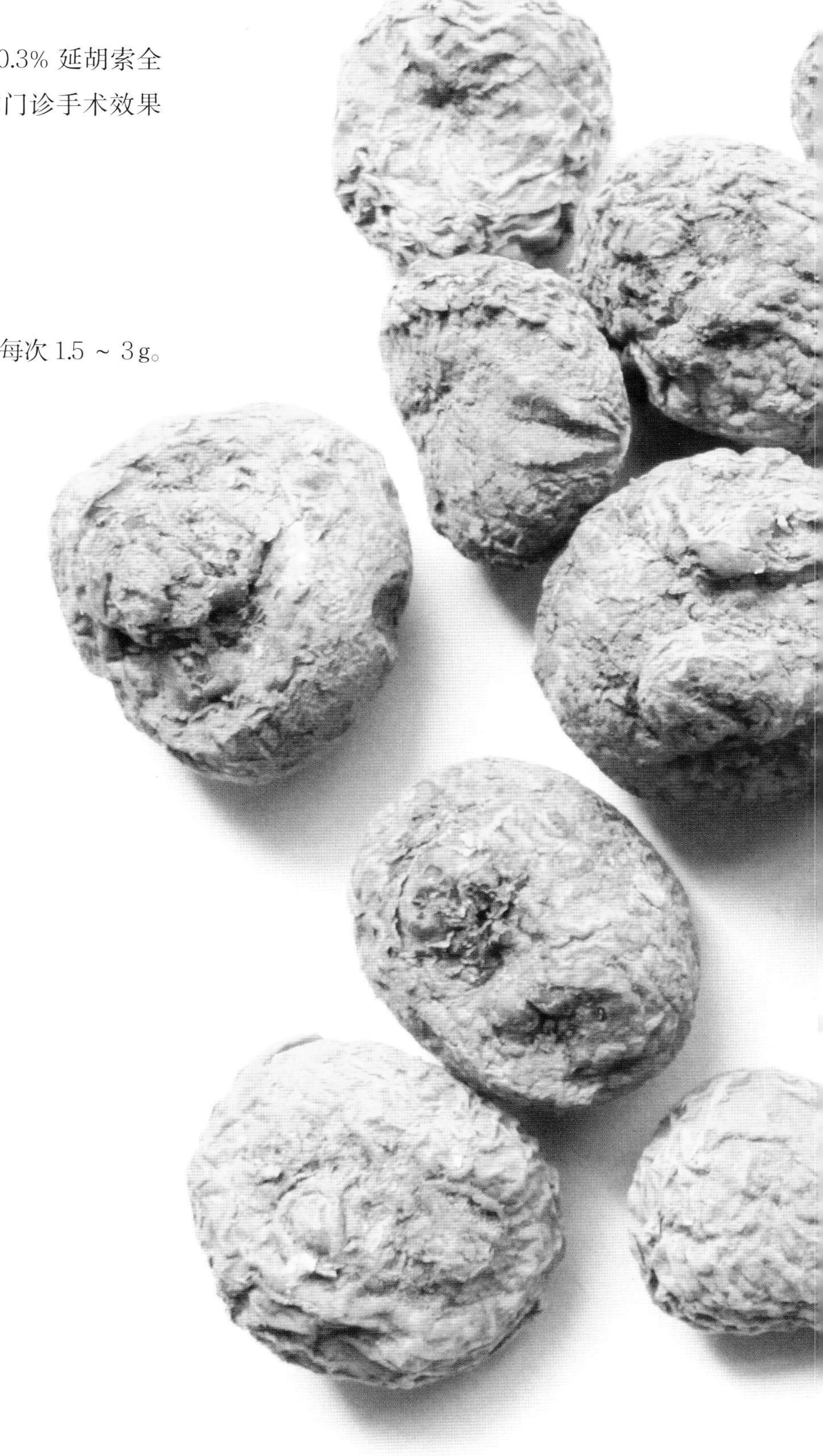

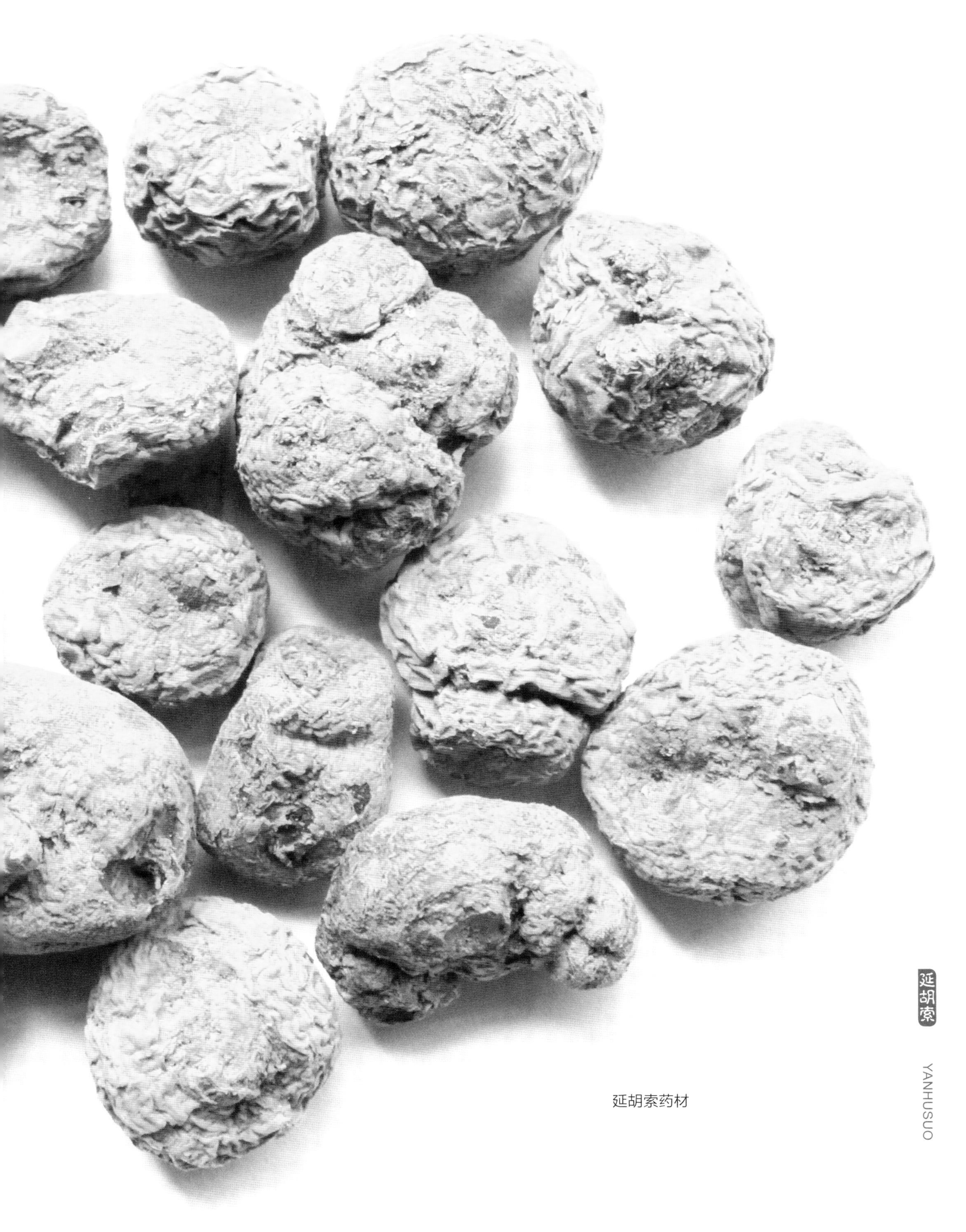

延胡索药材

益母草

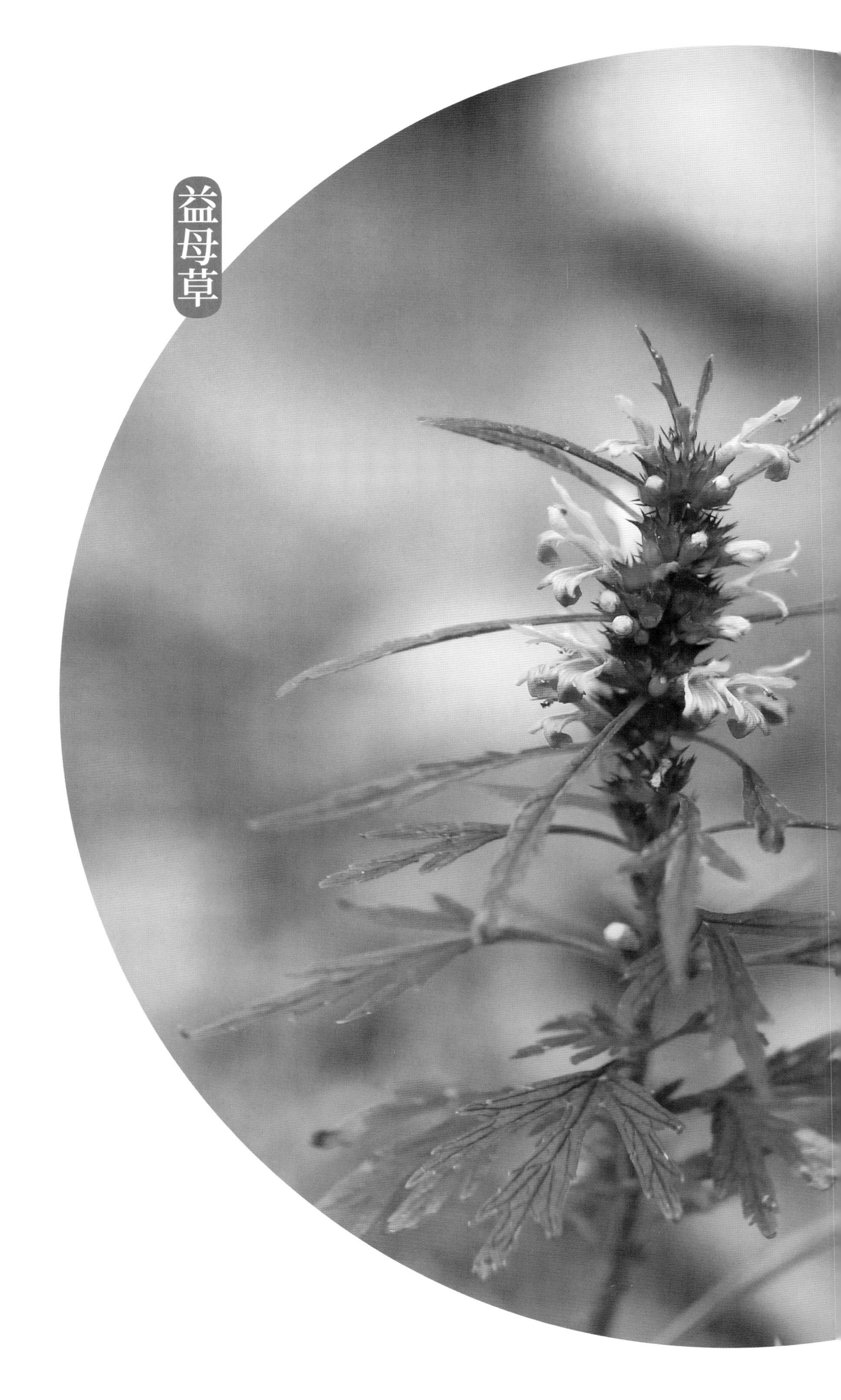

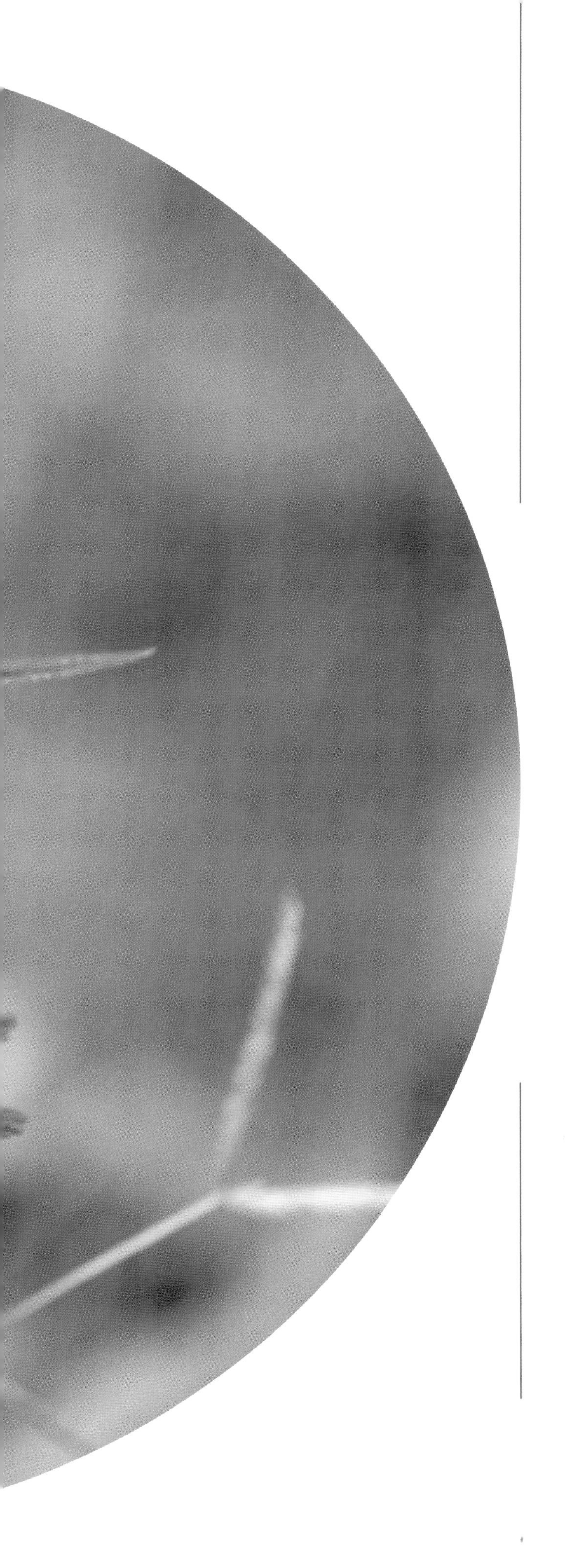

益母草

YIMUCAO

基　原

本品为唇形科植物益母草 *Leonurus japonicus* Houtt. 的新鲜或干燥地上部分。

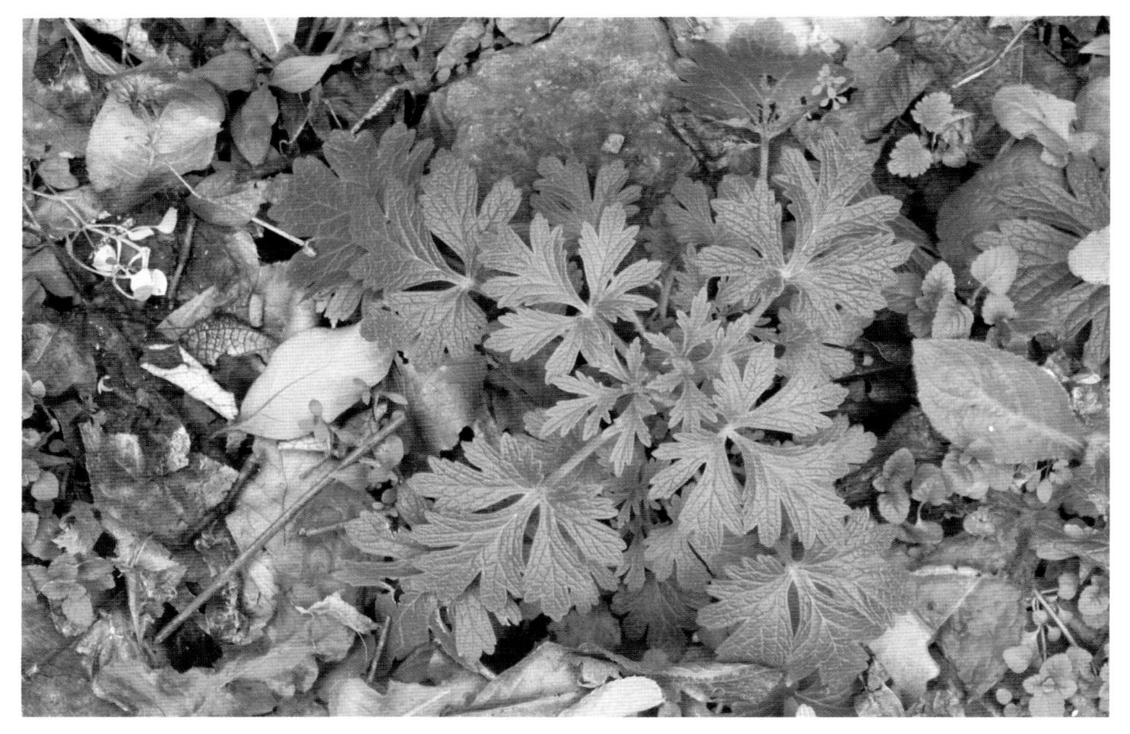

益母草

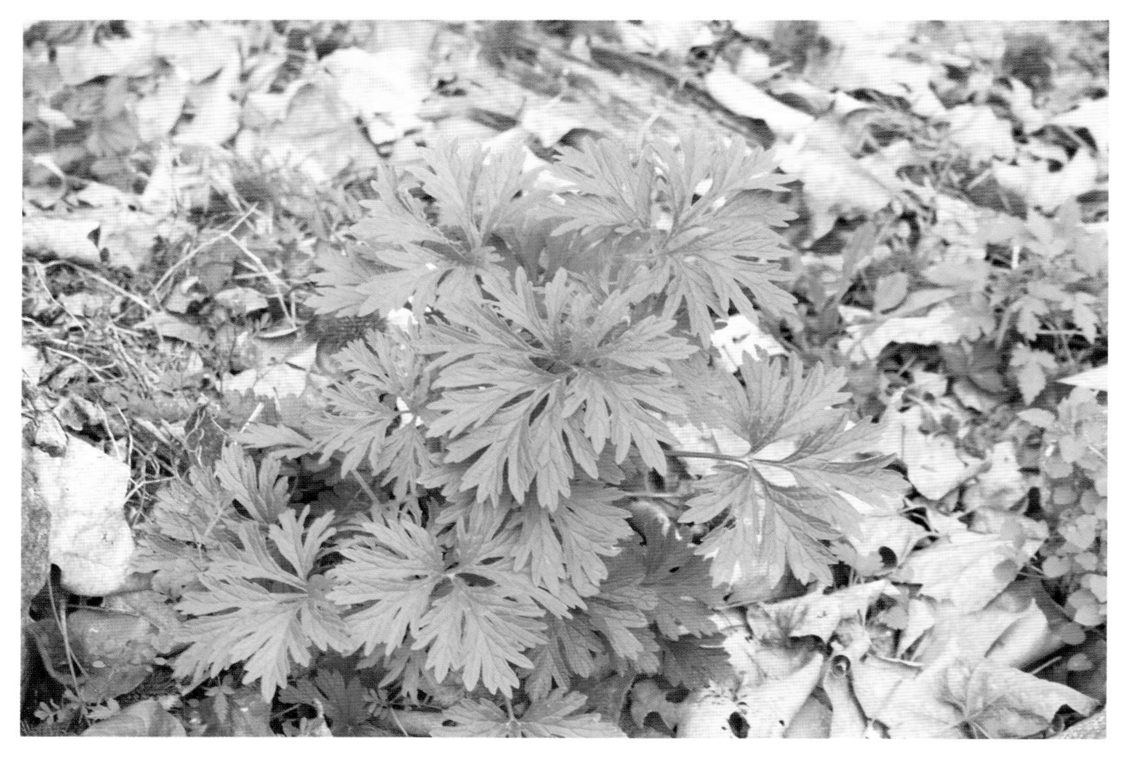

益母草

形态特征

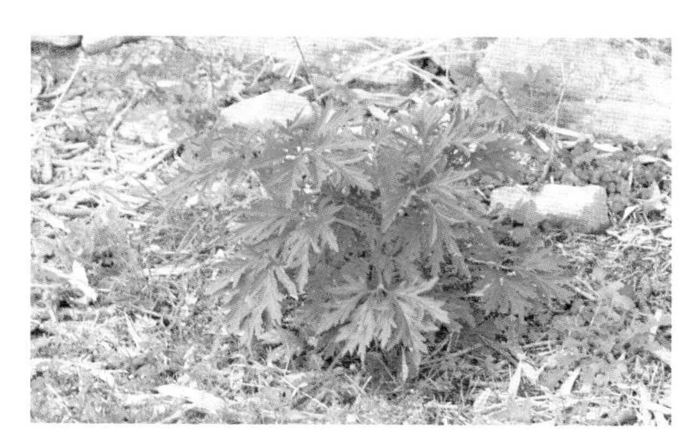

益母草

一年或二年生草本；幼苗期无茎。基生叶圆心形，浅裂，叶交互对生，有柄，青绿色，质鲜嫩，揉之有汁；下部茎生叶掌状3裂。花前期茎呈方柱形；轮伞花序腋生，花紫色，多脱落；花萼内有小坚果4。花期6 ~ 9月，果期9 ~ 10月。

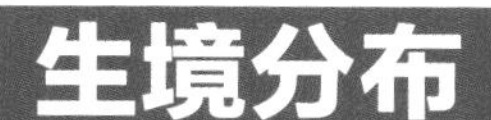

生境分布

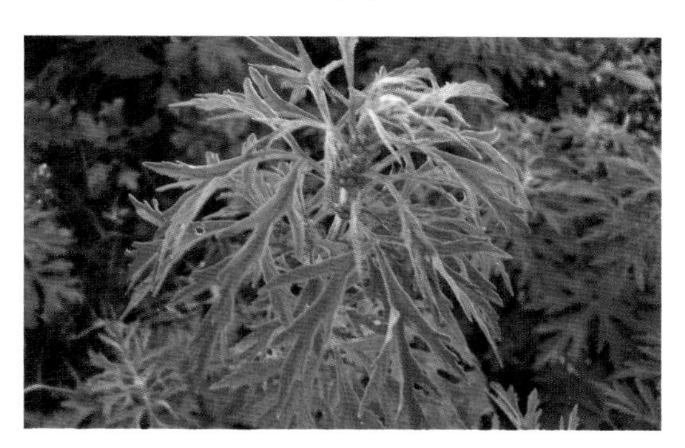

益母草

生长于山野荒地、田埂、草地等。全国大部分地区均有分布。

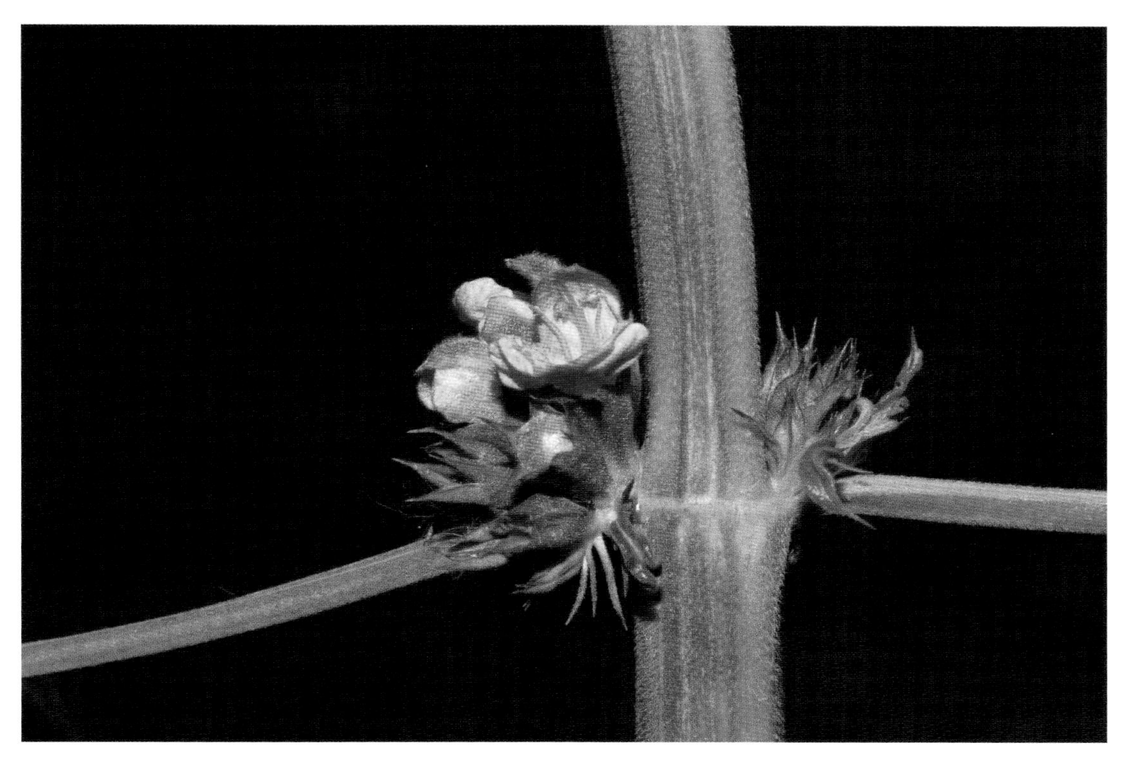

益母草

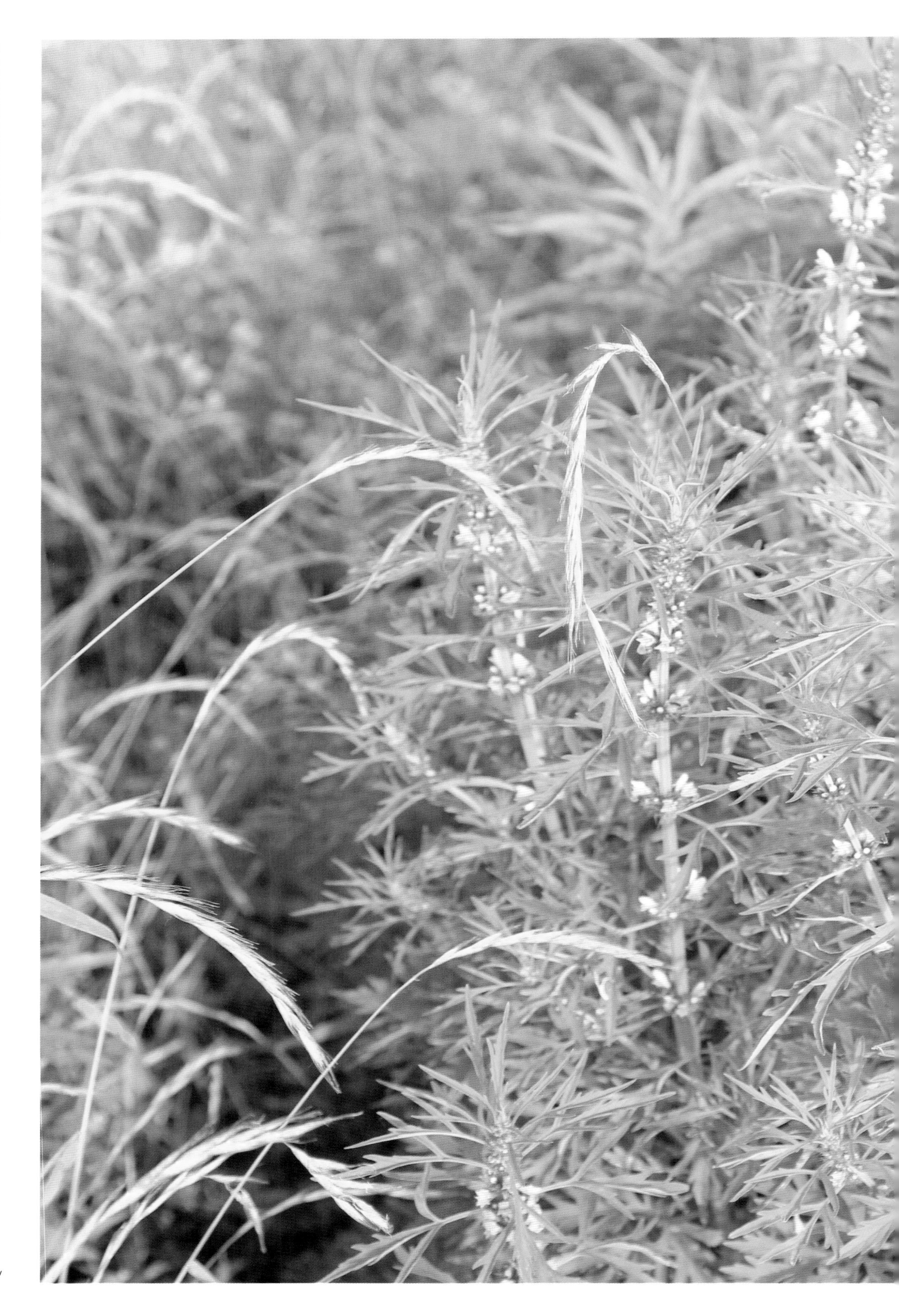

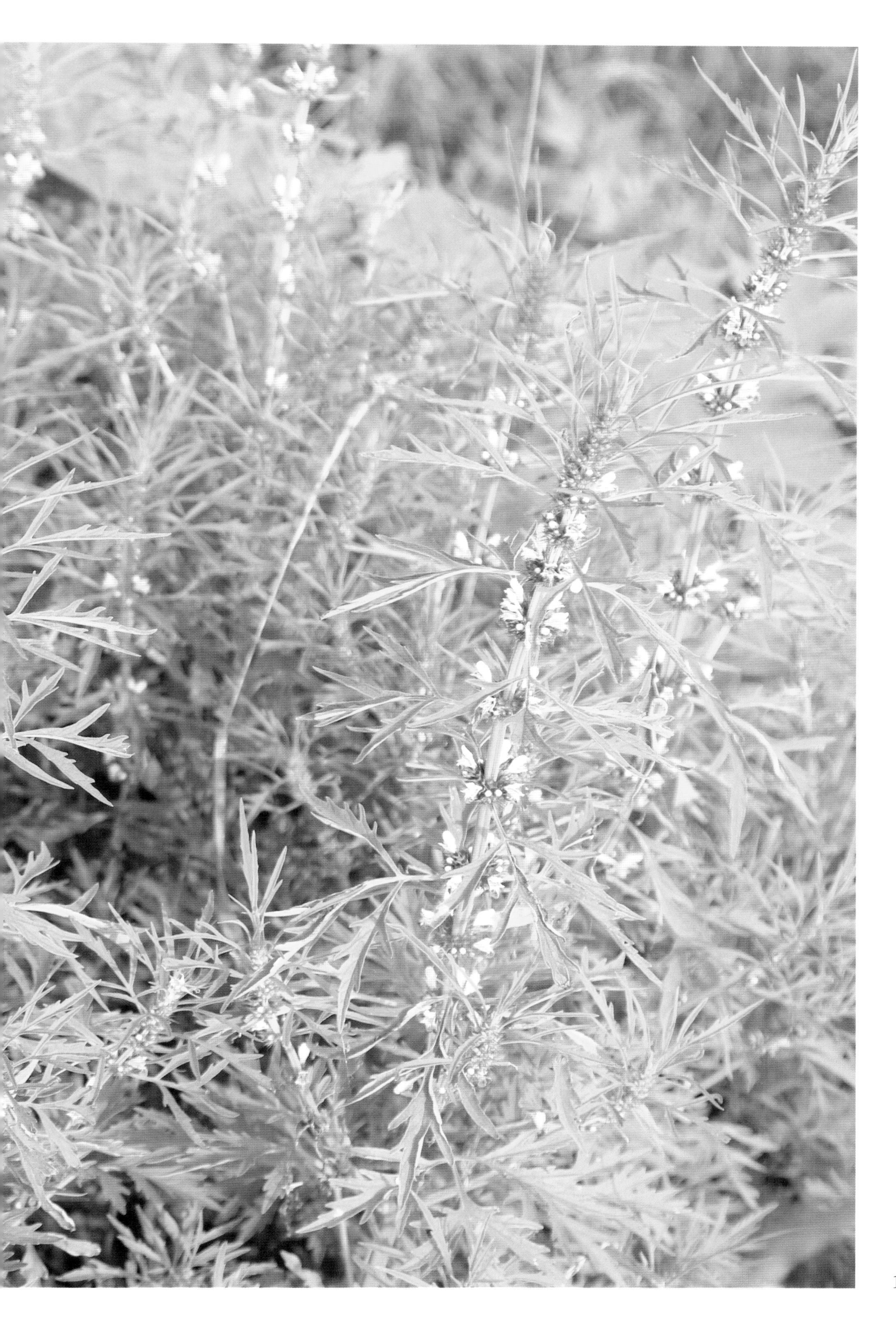

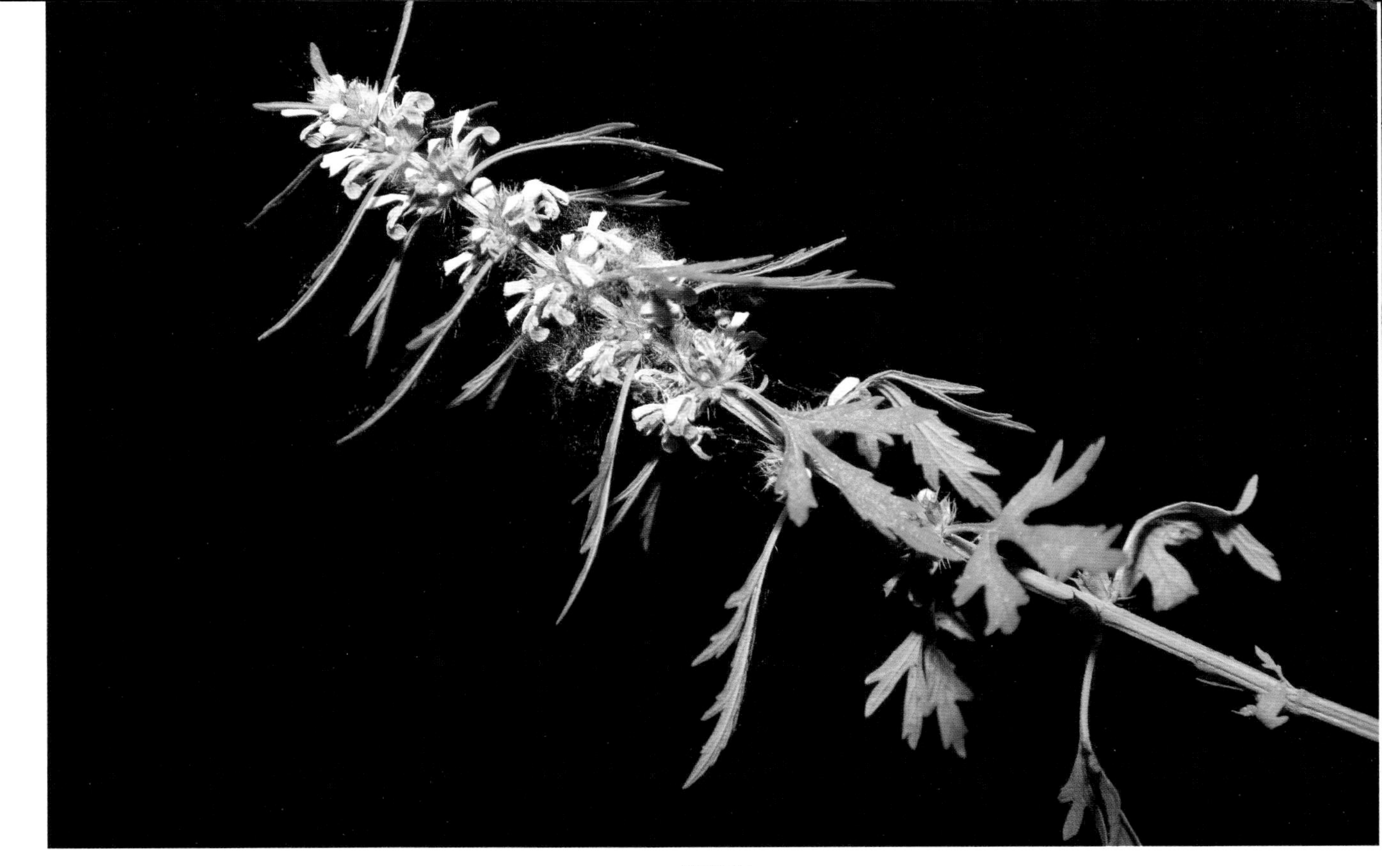

益母草

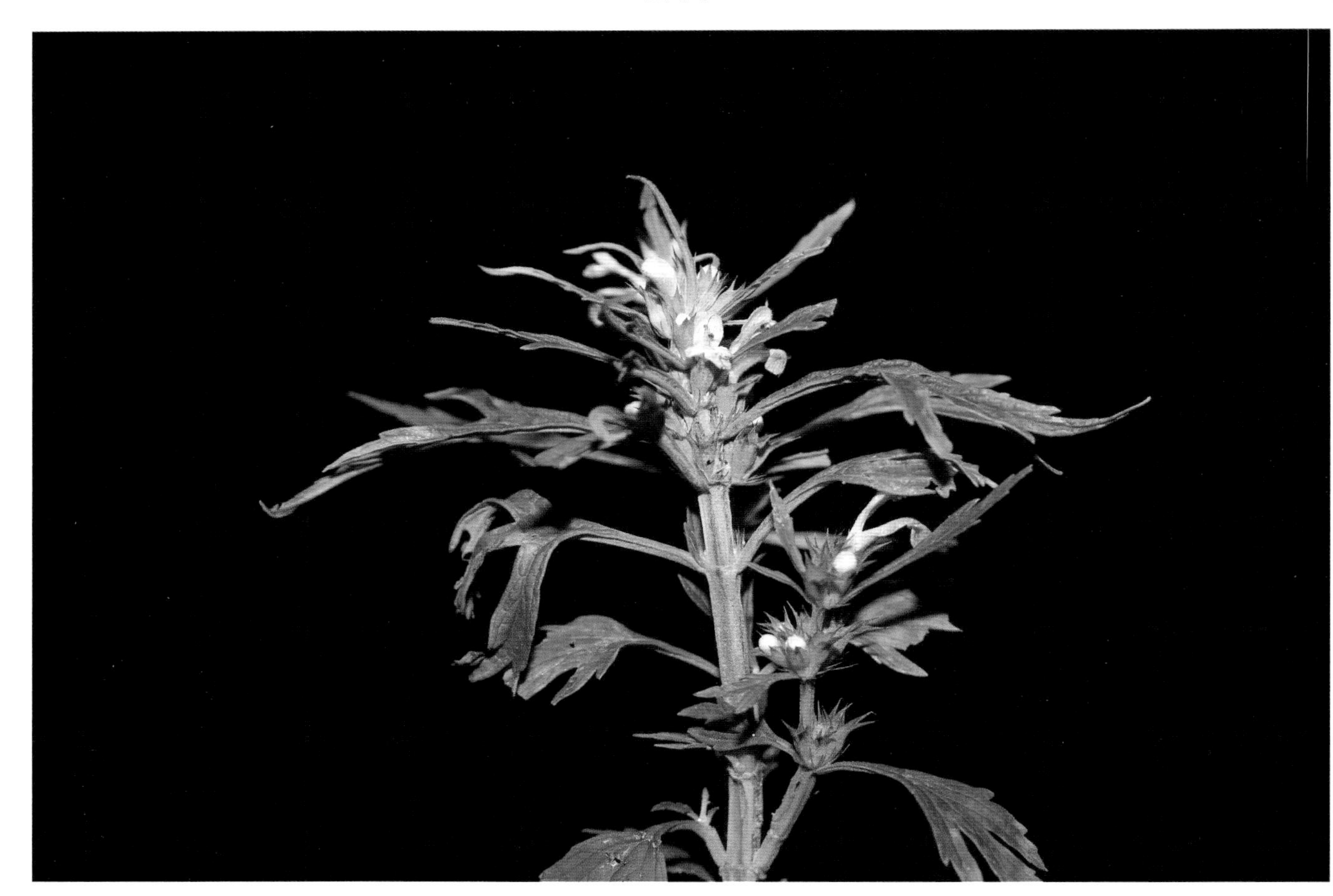

益母草

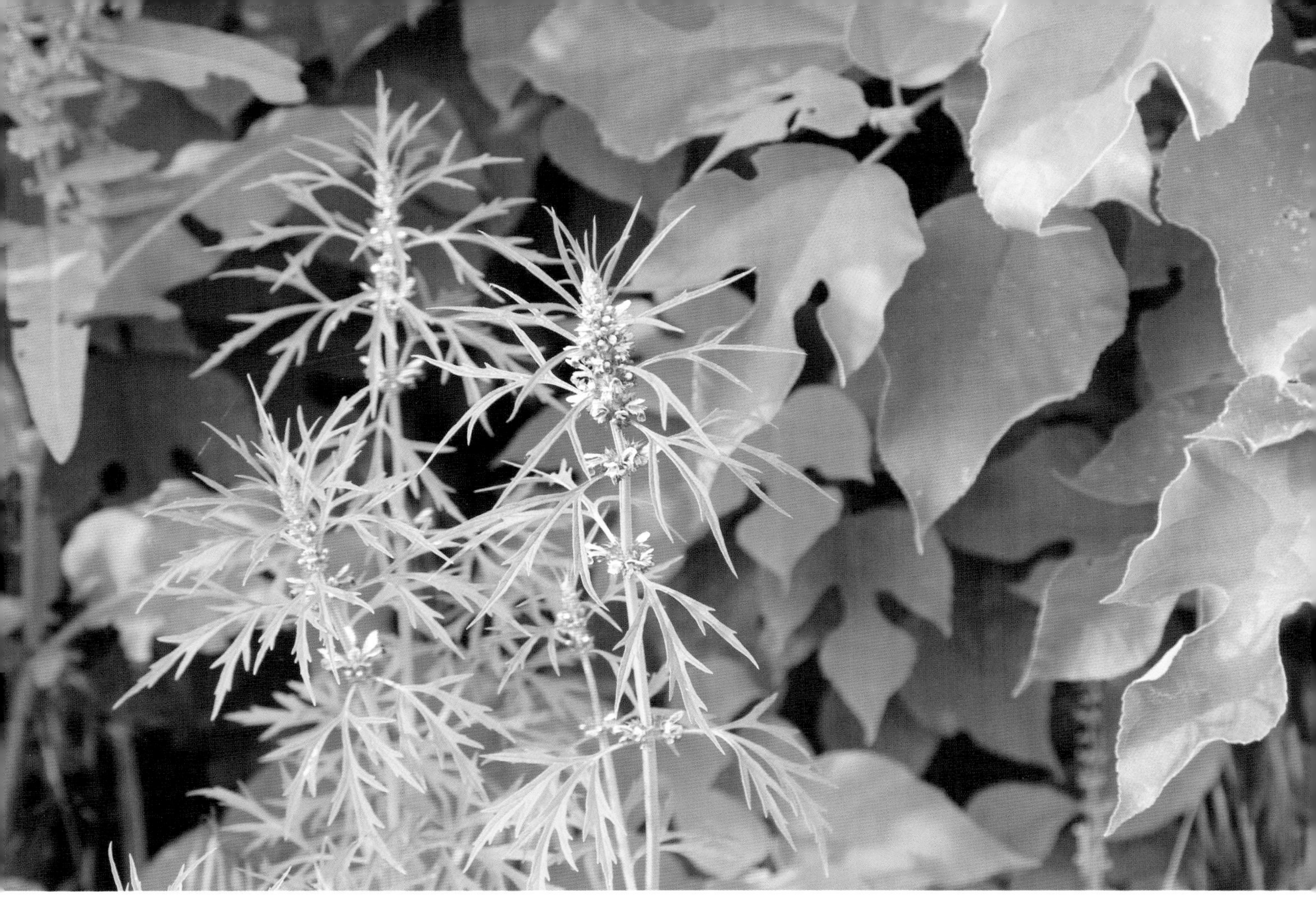

益母草

采收加工

鲜品春季幼苗期至初夏花前期采割；干品夏季茎叶茂盛、花未开或初开时采割，晒干，或切段晒干。

药材性状

本品茎呈方柱形，上部多分枝，四面凹下成纵沟，长 30 ~ 60 cm，直径 0.5 cm；表面灰绿色或黄绿色；体轻，质韧，断面中部有髓。叶交互对生，有柄；叶片灰绿色，多皱缩、破碎，易脱落；完整者下部叶掌状 3 裂，上部叶羽状深裂或浅裂成 3 片，裂片全缘或具少数锯齿。轮伞花序腋生，小花淡紫色，花萼筒状，花冠二唇形。切段者长约 2 cm。气微，味微苦。以茎细、质嫩、色绿、无杂质者为佳。

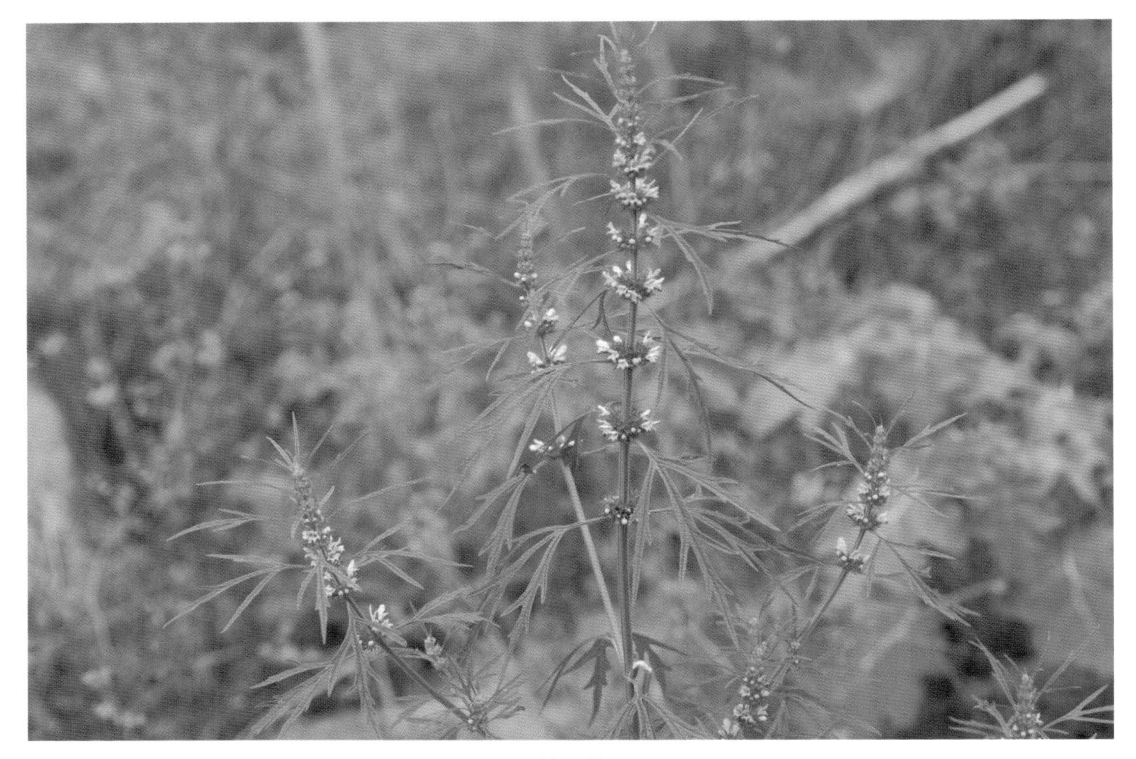

益母草

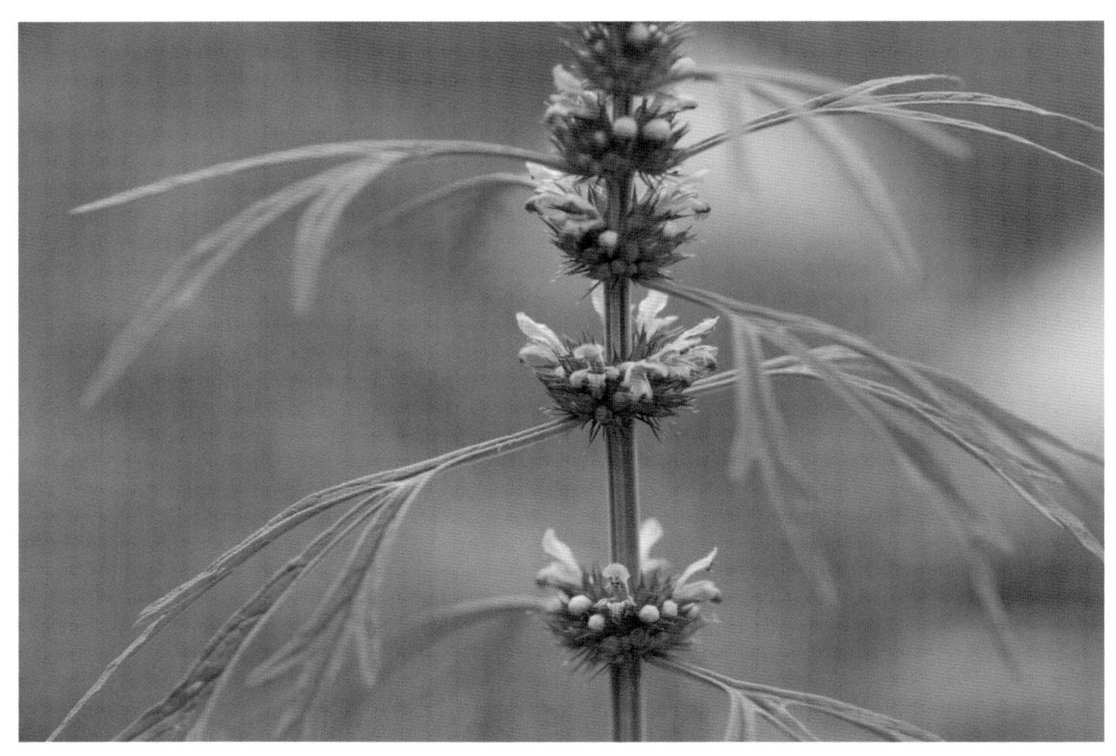

益母草

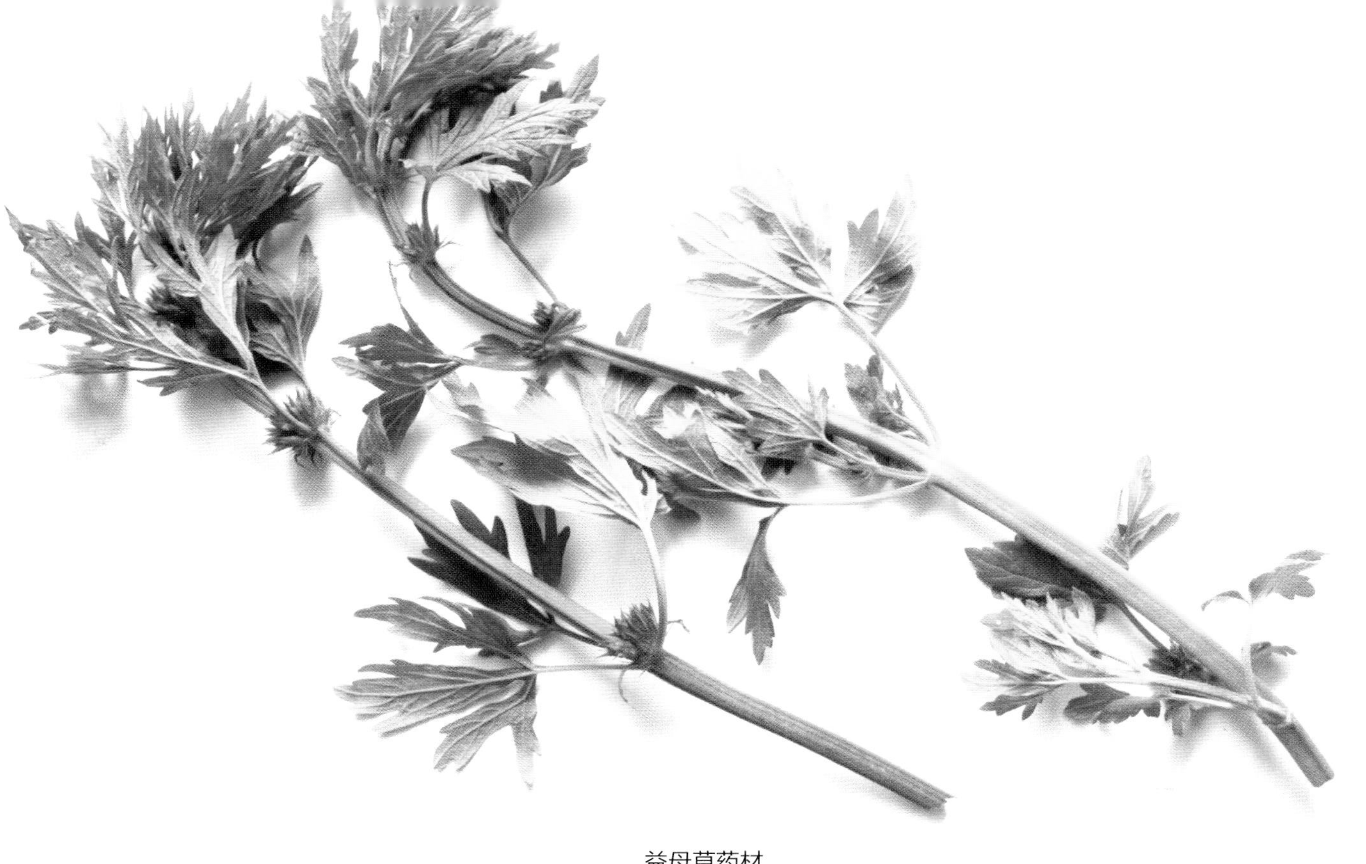

益母草药材

化学成分

本品主含益母草碱（leonurine），还含水苏碱（stachydrine）、益母草定（leonuridine）、亚麻酸、β-亚麻酸、油酸、月桂酸、苯甲酸、芸香苷（rutin）及延胡索酸（fumaric acid）等。另据报道，全草尚含有一胍基丁醇 [4-guaridinobutanol-（1）]、4-胍基丁酸（4-guauidino butyric acid）、精氨酸（arginine）、豆甾醇（stigmasterol）、谷甾醇（sitosterol）等。

药理作用

1. 兴奋子宫作用　益母草煎剂、醇浸膏及益母草碱对多种动物的离体和在体子宫均呈兴奋作用。其煎剂对兔离体未孕、早孕、晚期妊娠及产后子宫均有兴奋作用。表现为子宫张力增强，收缩幅度增大，节律加快。益母草煎剂灌胃给药对清醒家兔子宫瘘管实验也见明显兴奋作用，给药后 15 ~ 20 分钟见明显效应，并逐渐增强。兴奋子宫的成分为益母草碱，其对大鼠子宫兴奋作用明显，在 0.2 ~ 1.0 μg/mL 浓度范围内，剂量、张力呈线性关系，表明效应与剂量相关，在 2 μg/mL 时达最大效应。

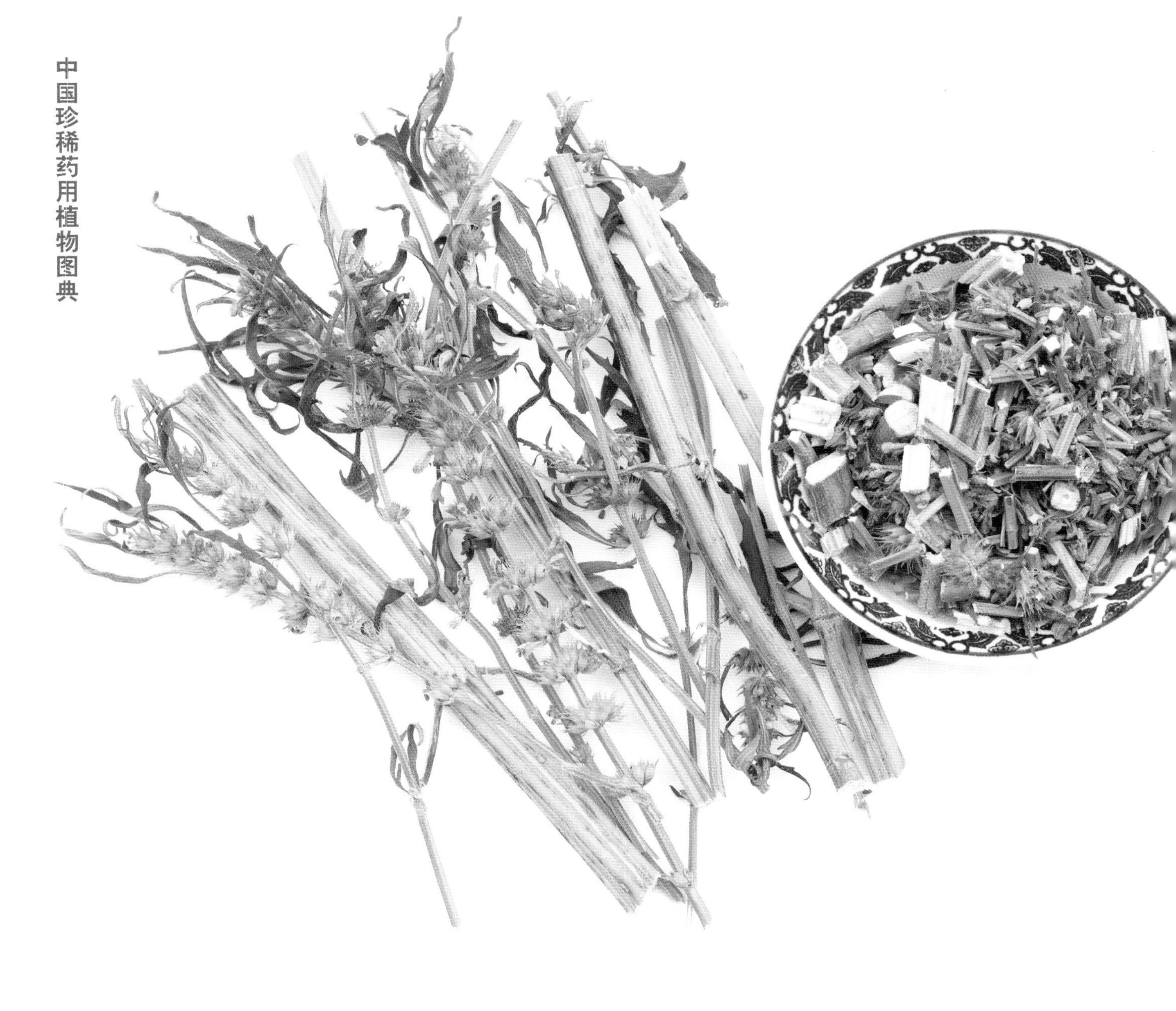

益母草药材

2. 改善血流动力学、保护缺血心肌作用 益母草能增加犬股动脉血流量和降低血管阻力，对血管壁有直接的扩张作用。益母草注射液对结扎犬冠状动脉引起的实险性心肌梗死显示保护作用，能够减少梗死范围，减轻病变程度，减少心肌细胞坏死，对心肌细胞线粒体有保护作用。对异丙肾上腺素和垂体后叶素所引起的动物实验性心肌缺血有保护作用，可以改善缺血心电图或使之恢复正常，增加冠状动脉流量，改善微循环并减慢心率。静滴益母草注射液对缺血再灌心肌可以增高 SOD、GSH-Px、ATP 酶活性，减轻自由基对心肌的损害。这可能是它保护缺血心肌作用的机制之一。

3. 改善血液流变学、抗血栓形成的作用 益母草煎剂大鼠灌胃可使血栓形成时间延长，血栓长度缩短，质量减轻。还可使血小板计数减少，聚集功能减弱。益母草及其提取物能拮抗 ADP 诱导的血小板聚集；减少外周循环中血小板总数及其聚集物，显著降低红细胞聚集性。其抗血栓形成作用与其减少血小板数，抑制血小板聚集有关。临床研究显示，益母草注射液治疗冠心病 52 例，心电图、血脂、血液流变学、微循环定量指标均有显著改善。静滴治疗高黏血症 105 例，明显降低血黏度并改善其他血液流变学指标，有效率为 94.5%。

4. 利尿、防治急性肾小管坏死的作用 益母草碱静滴显著增加家兔尿量，对甘油肌注所引起的大鼠急性肾小管坏死模型，可明显降低尿素氮，明显减轻肾组织损伤，并对庆大霉素所致大鼠急性肾衰竭有一定的防治作用。

性味归经

苦、辛，微寒。归肝、心包、膀胱经。

功效主治

活血调经，利尿消肿，清热解毒。用于月经不调，痛经经闭，恶露不尽，水肿尿少，疮疡肿毒。

临床应用

1. 冠心病、心肌缺血 益母草注射液治疗 52 例冠心病，结果显示心电图有效率明显优于低分子右旋糖酐对照组，治疗前后比较血脂、血液流变学、微循环定量指标均有明显改善，经统计学处理有显著性差异。用益母草注射液治疗冠心病频发室性早搏 40 例，显效 25 例，有效 10 例，无效 5 例，总有效率为 88%。说明益母草注射液对冠心病合并室性早搏有效。用益母草注射液治疗 30 例无症状性心肌缺血患者，观察动态心电图、血液流变学及血脂等变化，治疗后动态心电图显示心肌缺血明显好转，血液流变学及血脂明显改善。

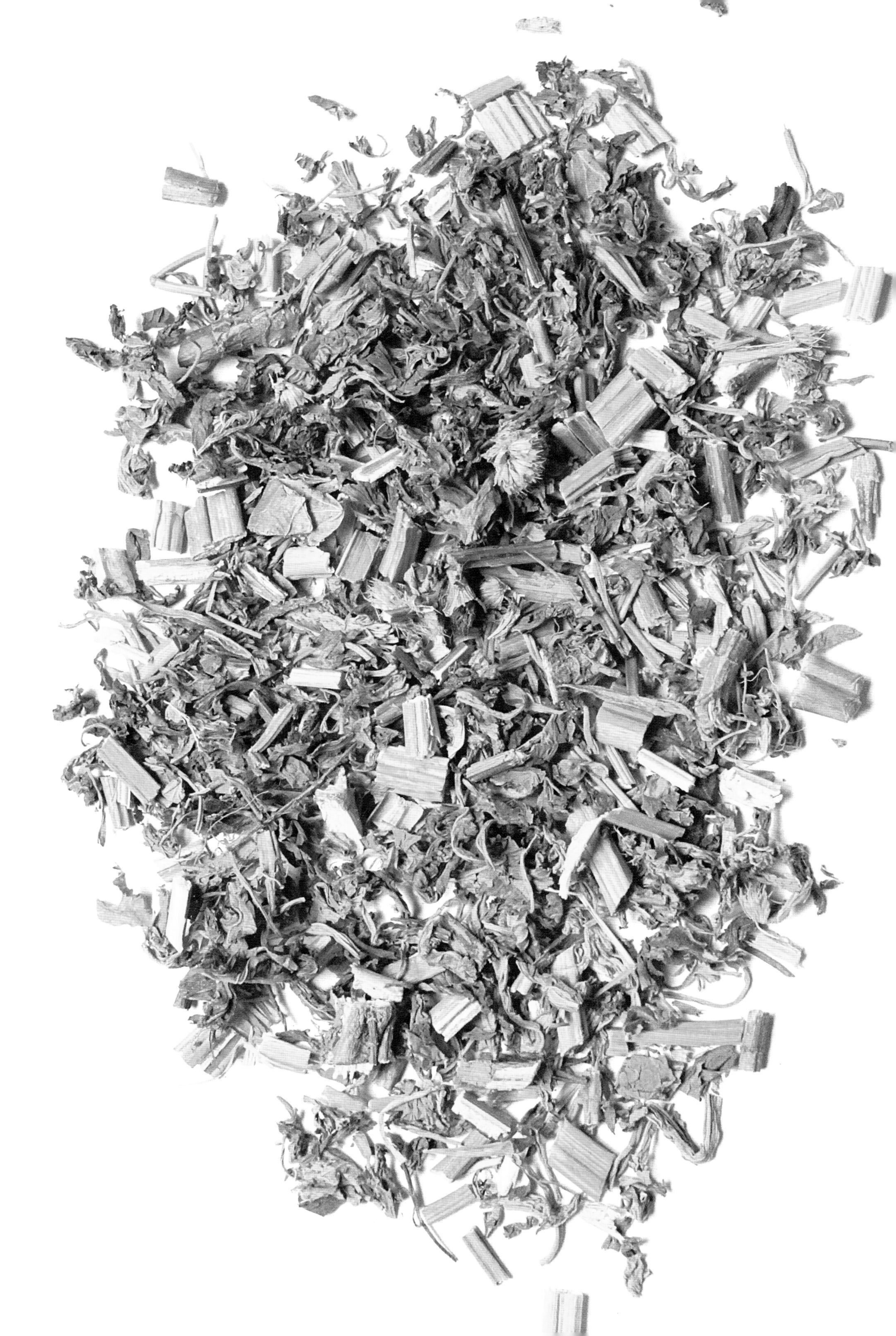

2. 高黏血症 直接用203个高黏血症病人的血标本进行检测，并与复方丹参、血栓通、低分子右旋糖酐葡萄糖注射液进行对照，发现益母草的降血黏作用最好，益母草在治疗中无不良反应，是一种较为理想的降低血液黏度药物。

3. 肾脏疾病 以基础方（益母草 100 g，白茅根 50 g，地龙、大黄、猪苓、茯苓各 10 g）治疗肾炎病人 20 例。结果：有效 19 例，无效 1 例，有效率为 92%。

4. 皮肤病 以益母草膏（每瓶 400 g）治疗女性皮肤瘙痒。每日 3 次，每次 20 g，3 瓶为 1 个疗程。结果：共治疗 21 例，均获痊愈。

5. 荨麻疹 内服外洗治疗荨麻疹 30 例，益母草 30 g。水煎分服，2 周为 1 个疗程；益母草 120 g。水浸 2 小时后，加水至 3000 mL，煎 15 分钟，稍凉后全身沐浴，每日 1 次。结果：25 例痊愈，5 例有效。

6. 痛经、月经不调、产后恶露不止 益母草 30 ~ 60 g，鸡蛋 2 枚。加水同煮，鸡蛋煮熟后去壳，再煮片刻，吃蛋饮汤。

7. 预防 AB 型新生儿溶血症 益母草 500 g，当归、赤芍各 150 g，白芍 180 g，广木香 12 g。研末为丸，自妊娠 17 周开始服用，每日 1 ~ 3 次，每次 1 丸，直至分娩。结果：对既往有分娩过 ABO 型新生儿溶血症史者 16 例产妇进行统计分析，服药前后新生儿溶血症的发生率分别为 76.9%、26.3%，死亡率均为 55%，存活率各为 45%、100%。

用法用量

内服：煎汤，9 ~ 30 g；鲜品 12 ~ 40 g。外用：煎水洗；或鲜品捣敷。

使用注意

孕妇慎用。

益母草饮片

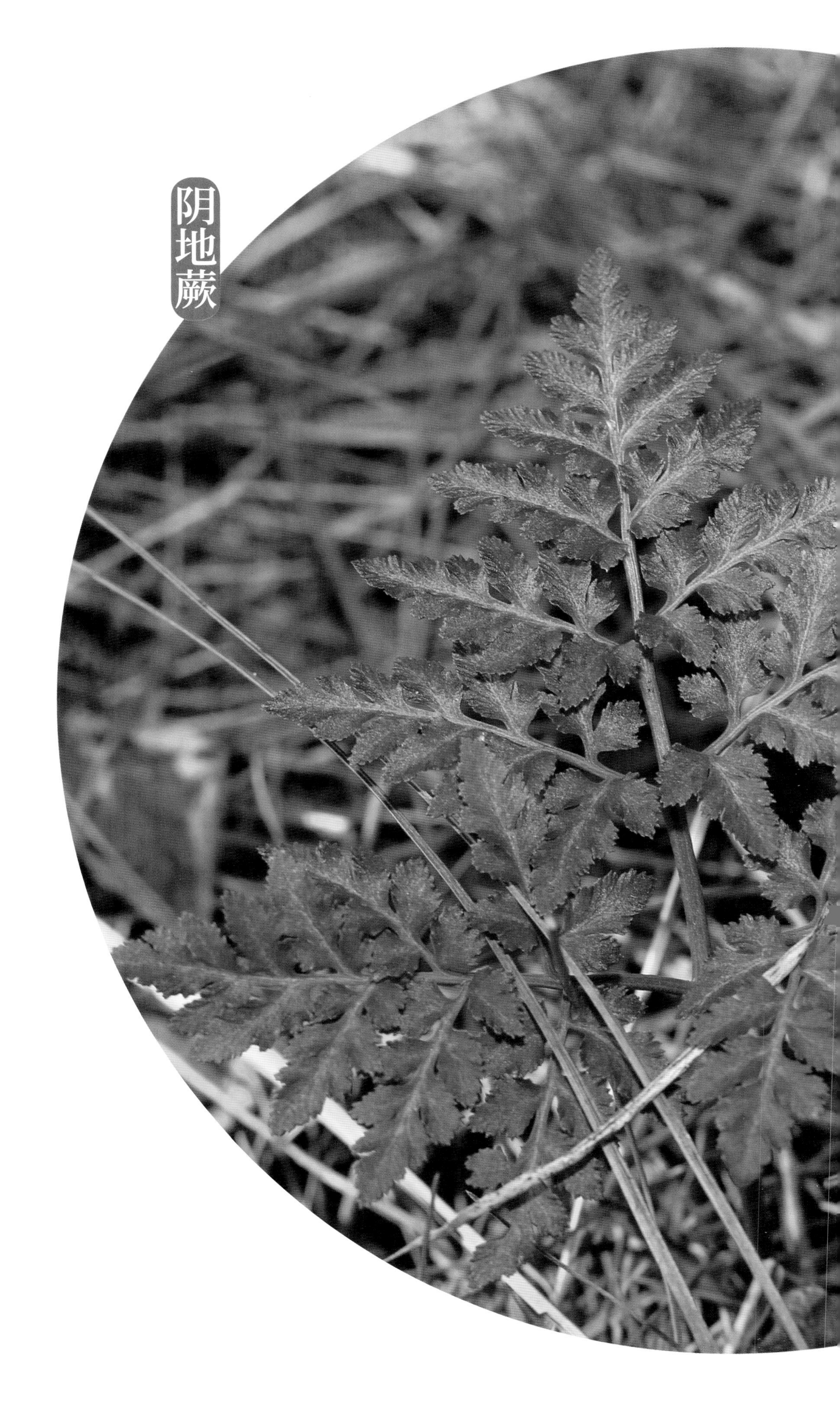
阴地蕨

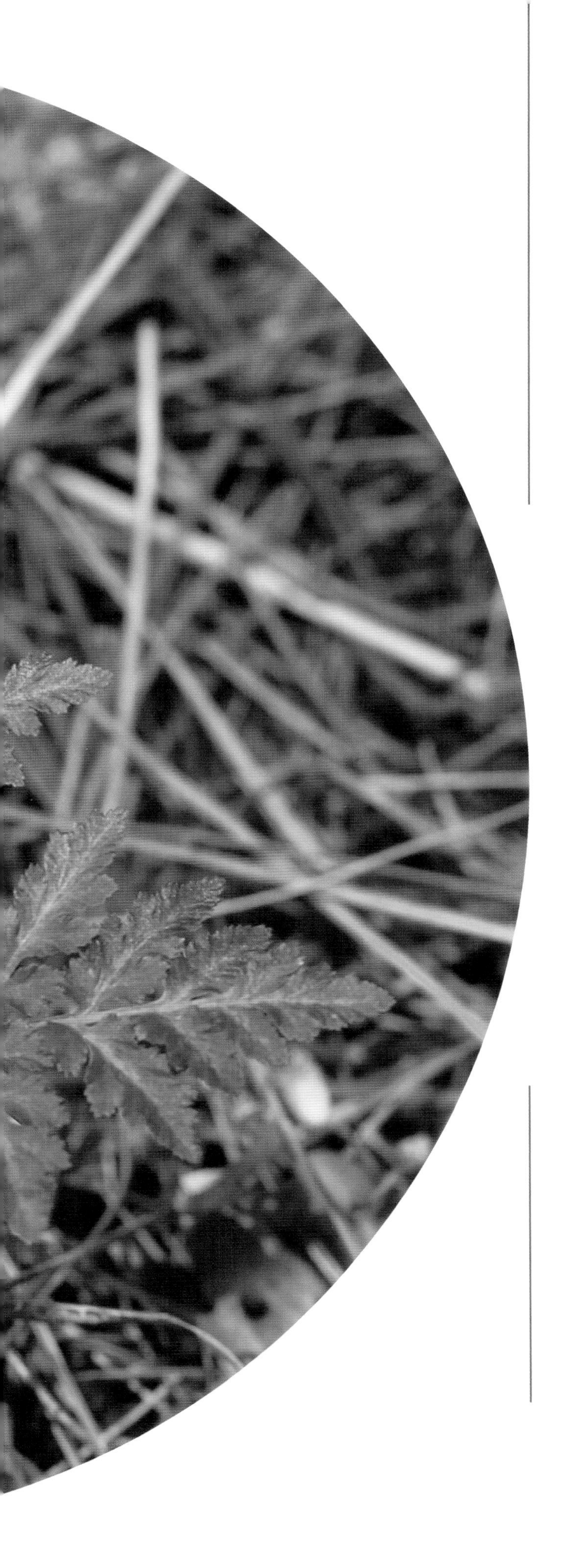

阴地蕨

YINDIJUE

基原

本品为阴地蕨科植物阴地蕨 *Septeridium ternatum*（Thunb.）Lyon（*Osmunda ternata* Thunb.；*Botrychium ternatum*（Thunb.）Sw.）的全草。

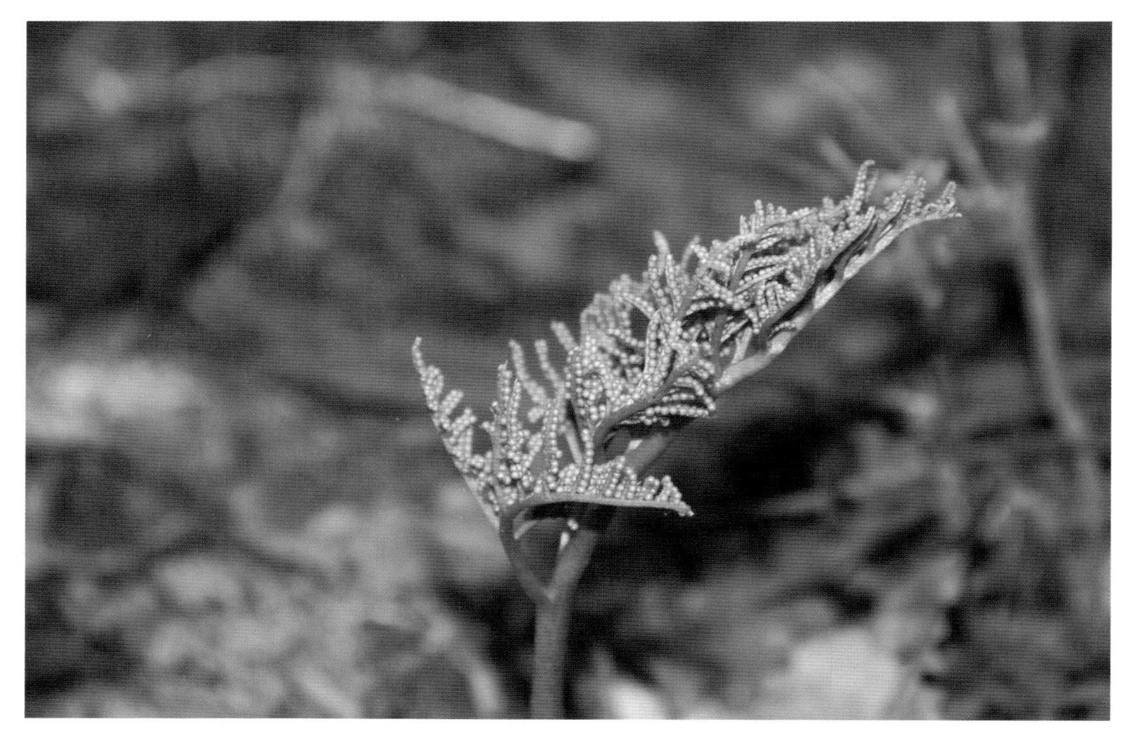

阴地蕨

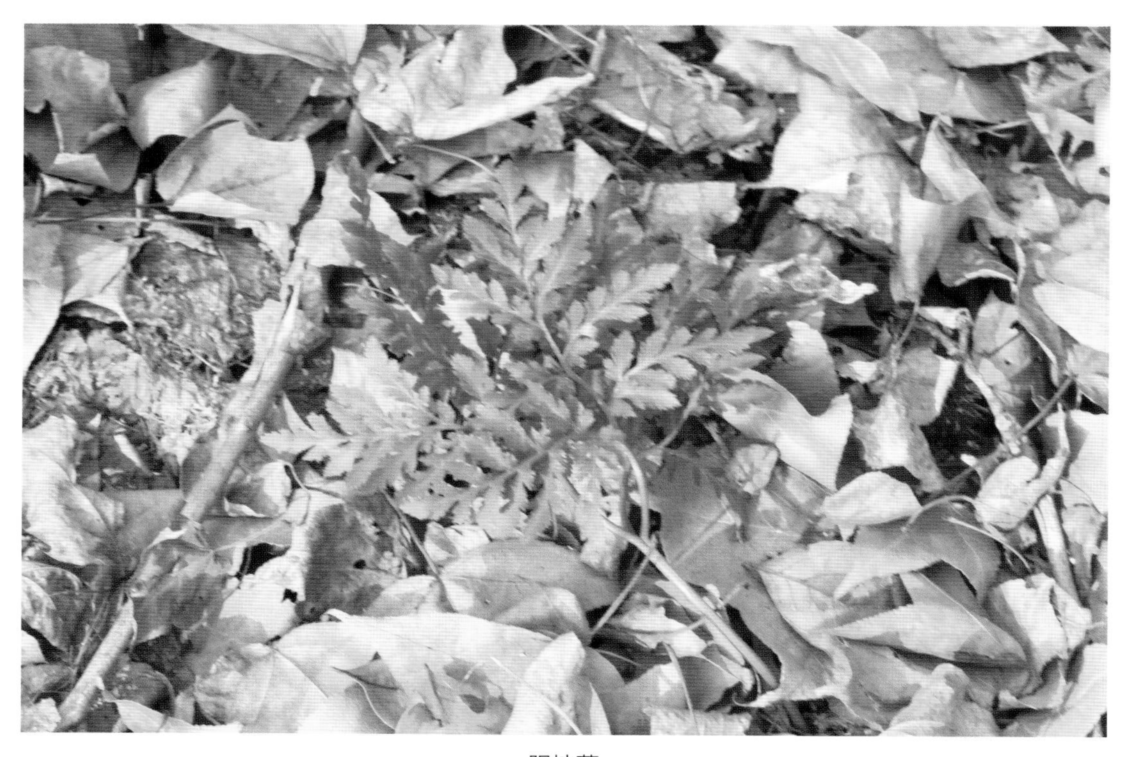

阴地蕨

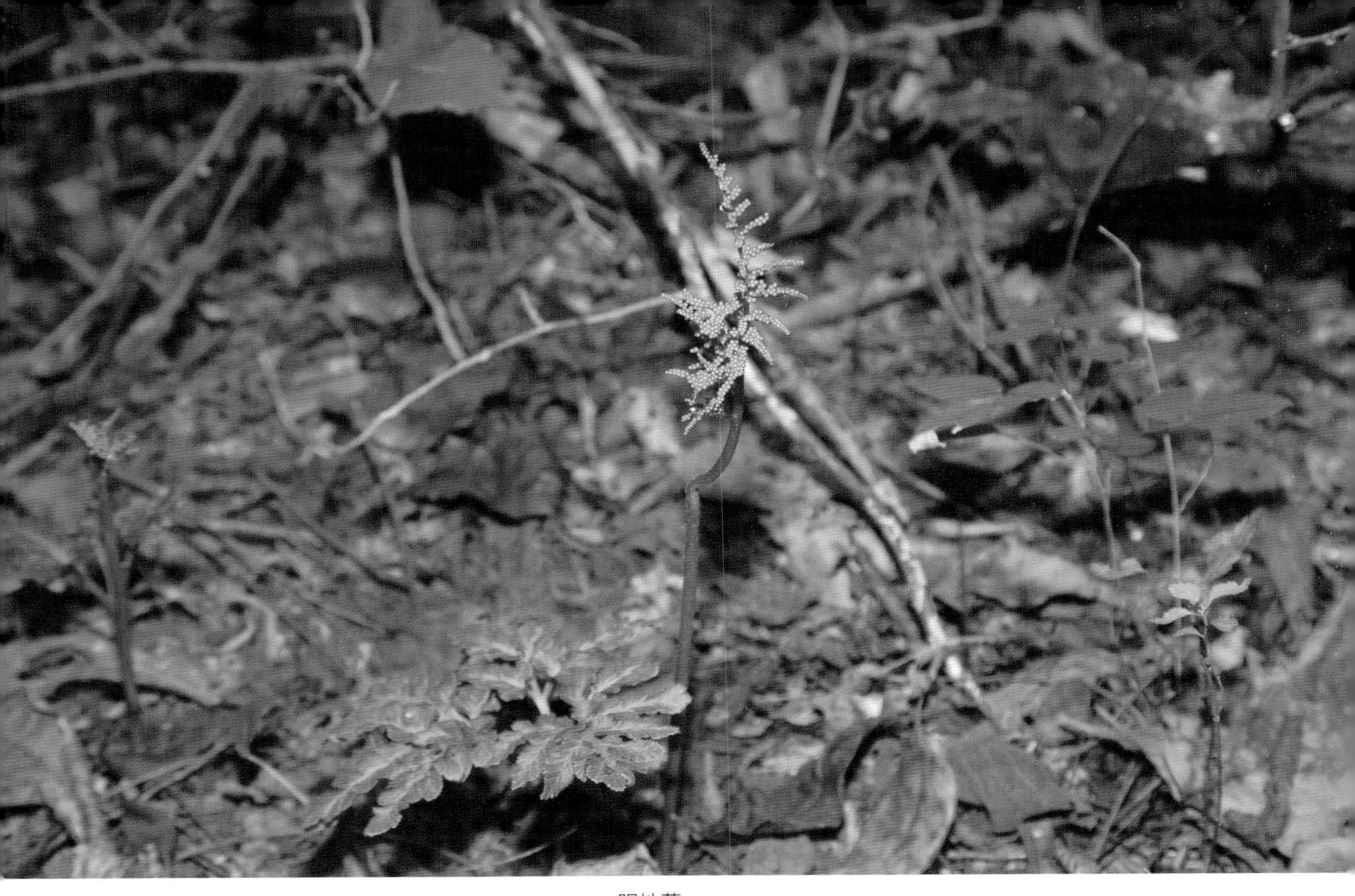

阴地蕨

形态特征

多年生草本，高 20 cm 以上。根茎粗壮，肉质，有多数纤维状肉质根。营养叶的柄长 3 ~ 8 cm，叶片三角形，长 8 ~ 10 cm，宽 10 ~ 12 cm，3 回羽状分裂，最下羽片最大，有长柄，呈长三角形，其上各羽片渐次无柄，呈披针形，裂片长卵形至卵形，宽 0.3 ~ 0.5 cm，有细锯齿，叶面无毛，质厚。孢子叶有长梗，长 12 ~ 22 cm；孢子囊穗集成圆锥状，长 5 ~ 10 cm，3 ~ 4 回羽状分枝；孢子囊无柄，黄色，沿小穗内侧成两行排列，不陷入，横裂。

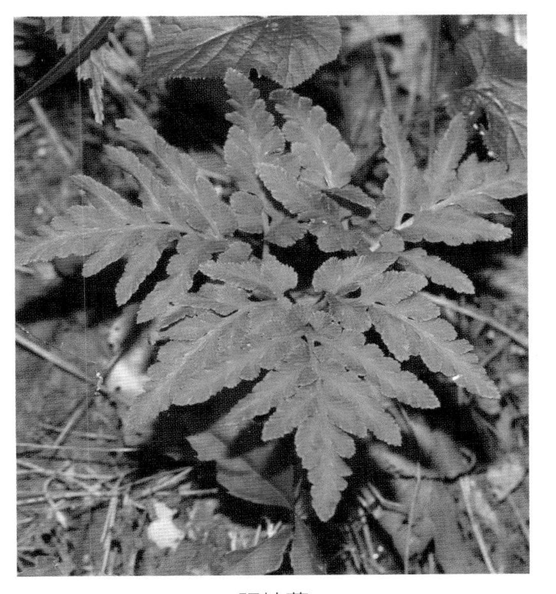

阴地蕨

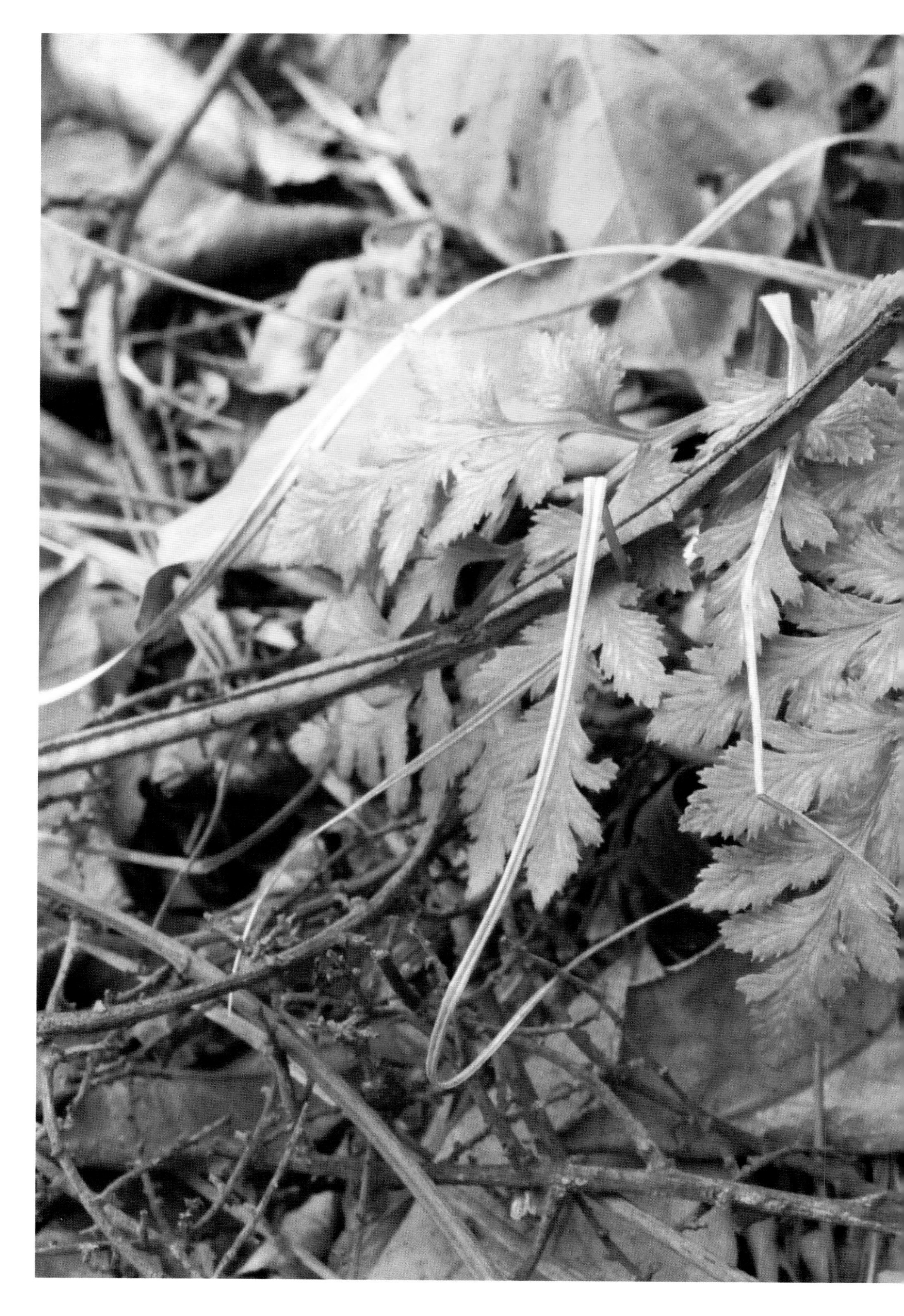

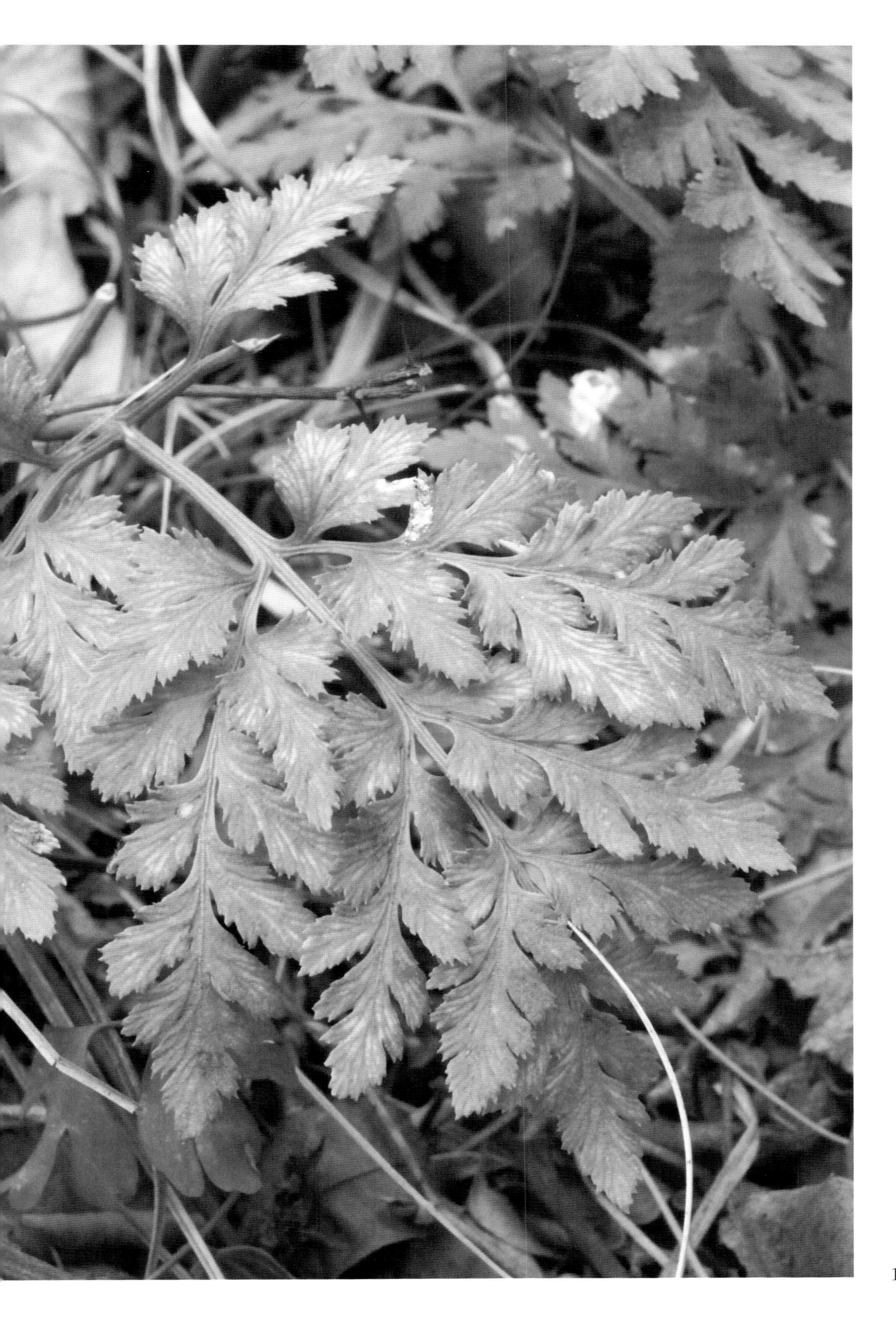

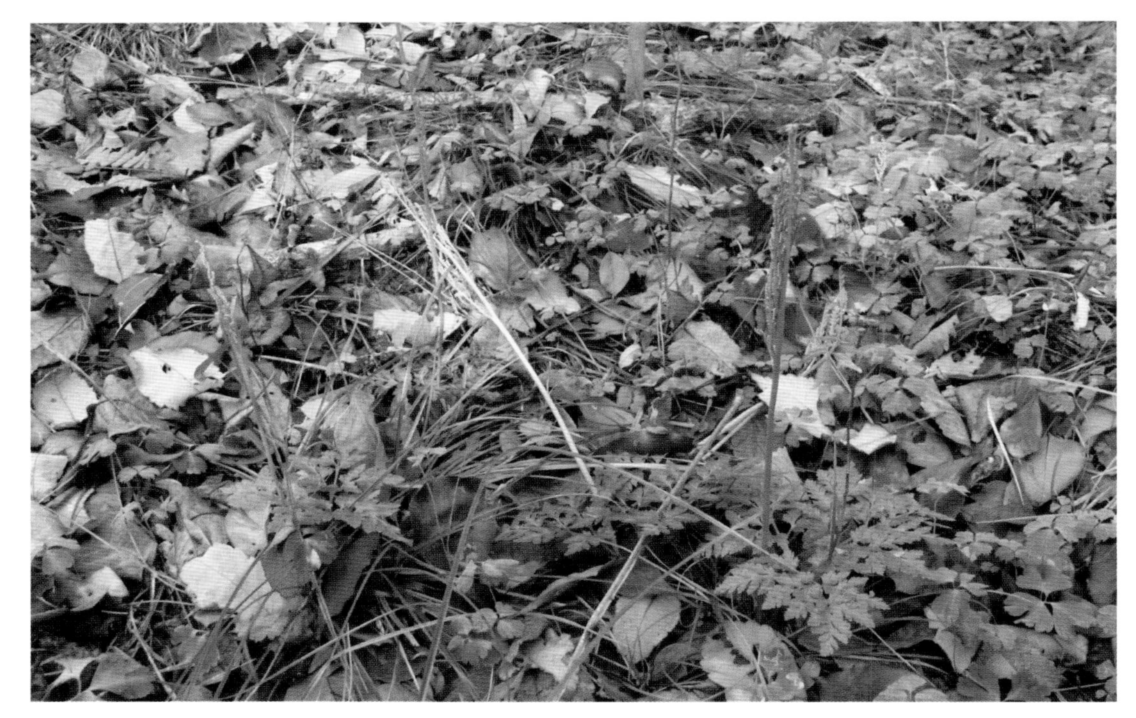

阴地蕨

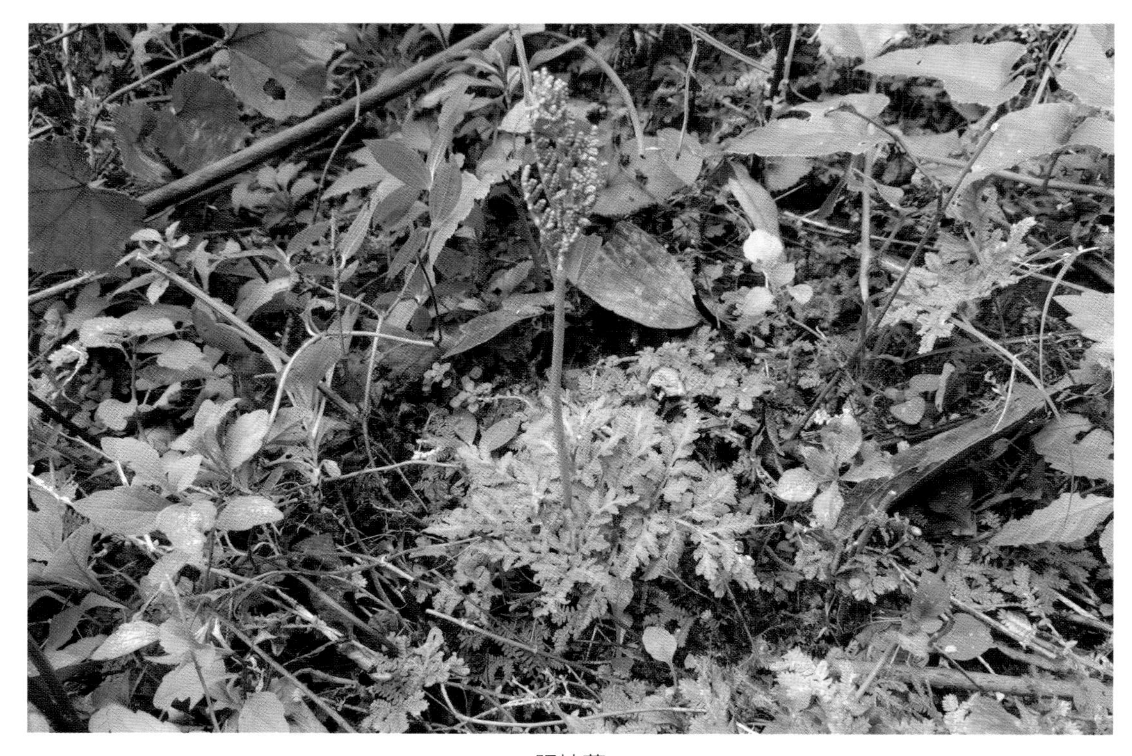

阴地蕨

生境分布

生长于海拔 200 ~ 2200 m 的丘陵灌丛阴地或山坡草丛。分布于陕西、江苏、安徽、浙江、江西、福建、台湾、湖北、湖南、广东、广西等地。

采收加工

冬季至次春采收，连根挖取，洗净，鲜用或晒干。

药材性状

根茎长 0.5 ~ 1 cm，直径 2 ~ 3.5 mm，表面灰褐色，下部簇生数条须根。根长约 5 cm，直径 2 ~ 3 mm，常弯曲，表面黄褐色，具横向皱纹；质脆易断，断面白色，粉性。总叶柄长 2 ~ 4 cm，表面棕黄色，基部有干缩褐色的鞘；营养叶柄长 3 ~ 8 cm，直径 1 ~ 2 mm，三角状而扭曲，具纵条纹，淡红棕色；叶片卷缩，黄绿色或灰绿色，展开后呈阔三角形，三回羽裂，侧生羽片 3 ~ 4 对；叶脉不明显。孢子叶柄长 12 ~ 25 cm，黄绿色或淡红棕色；孢子囊穗棕黄色。气微，味微甘而微苦。以根多、叶绿者为佳。

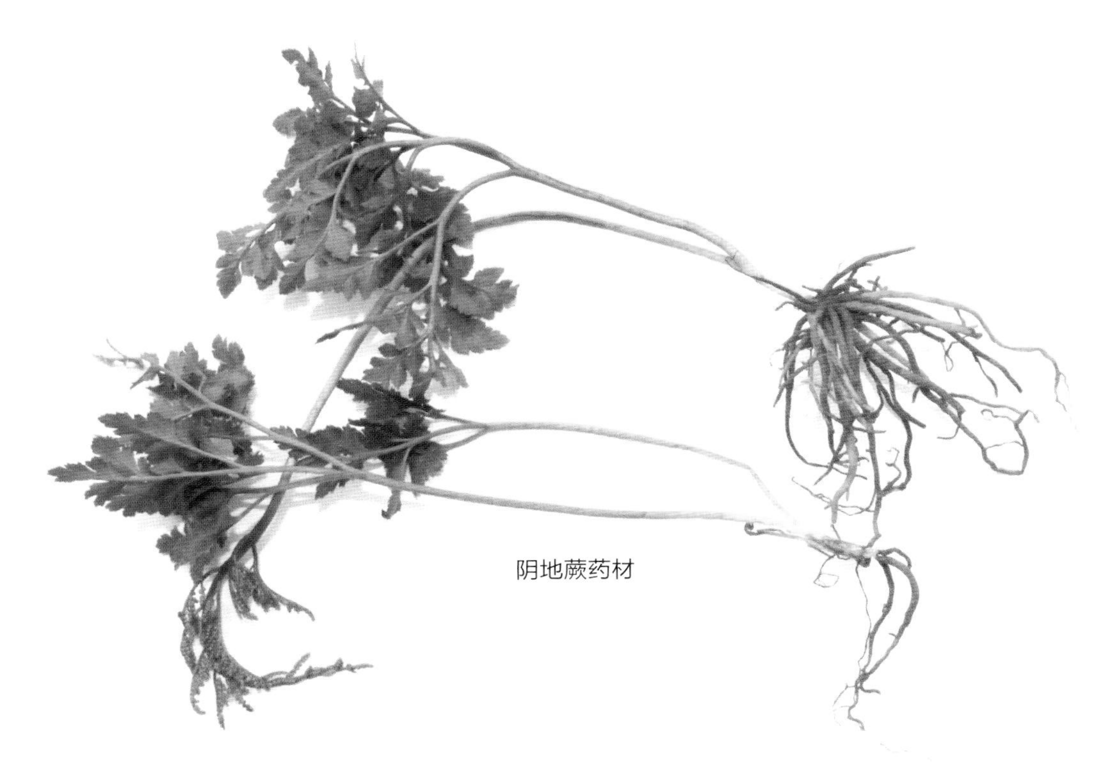

阴地蕨药材

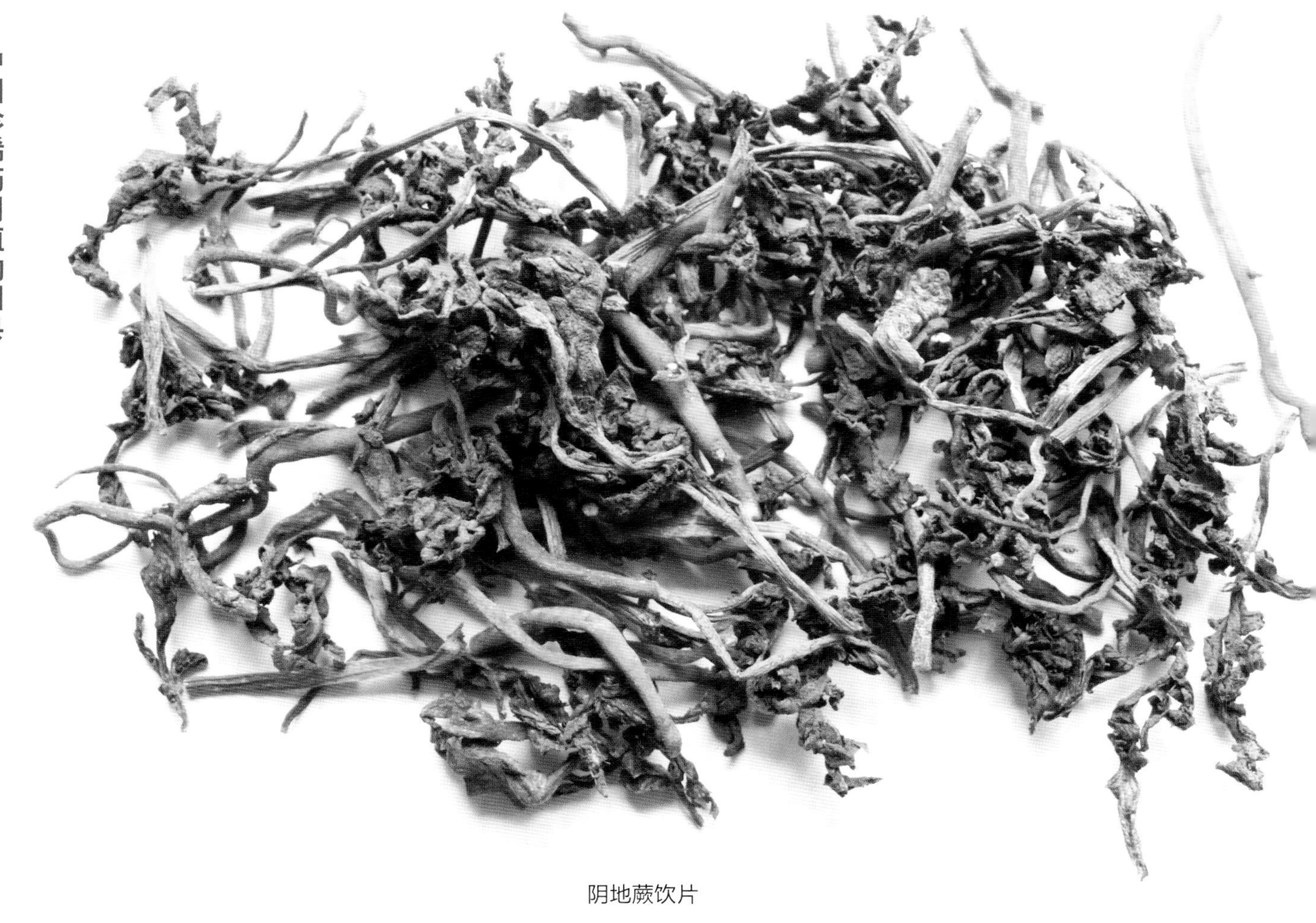

阴地蕨饮片

化学成分

本品含阴地蕨素（ternatin）、槲皮素 3-O-α-L-鼠李糖-7-O-β-D-葡萄糖苷。叶的浸出成分水解后得木犀草素（luteolin）等。

药理作用

1. 利尿作用 家兔在严密控制进水量的情况下，每日灌服酊剂（用时蒸去酒精加水稀释过滤）0.5 g/kg，连服 5 日，有非常显著的利尿作用，灰分则无利尿作用，说明其利尿主要不是由于钾盐，而是其他的有效成分。家兔口服或静滴煎剂，亦出现利尿作用。

2. 抗菌作用 据初步体外试验结果，阴地蕨水浸剂或煎剂对多种致病真菌有不同程度的抑制作用。鲜草煎剂用平板纸片法，对大肠埃希菌有抑制作用。低浓度对家兔离体肠管和心房无明显作用，高浓度则使肠管收缩，心房抑制。对离体兔耳血管有收缩作用，口服毒性很小，注射给药则有一定毒性。

性味归经

甘，苦，凉，微寒。归肺、肝经。

功效主治

清热解毒，平肝熄风，止咳，止血，明目去翳。用于小儿高热惊搐，肺热咳嗽，咳血，百日咳，癫狂，痫疾，疮疡肿毒，瘰疬，毒蛇咬伤，目赤火眼，目生翳障。

临床应用

1. **热咳** 阴地蕨 10 ~ 25 g，白萝卜、冰糖各适量。水煎服。
2. **虚咳** 阴地蕨 10 ~ 25 g。蒸瘦肉吃。
3. **百日咳** 阴地蕨、石韦、兔耳风各 25 g。水煎兑蜂糖服。
4. **肺热咳血** 鲜阴地蕨、鲜风尾草各 50 g。水煎调冰糖服。
5. **癫痫** 阴地蕨 15 ~ 25 g。水煎代茶常饮。
6. **小儿惊风** 阴地蕨 15 g。水煎，早、晚分服。
7. **疮毒风毒** 阴地蕨 10 ~ 15 g。水煎服，每日 1 剂。
8. **火眼（急性结膜炎）** 阴地蕨叶、棘树叶各适量。捣汁点眼。

用法用量

内服：煎汤，6 ~ 12 g，鲜品 15 ~ 30 g。外用：适量，捣烂敷。

使用注意

虚寒、体弱及腹泻者禁服。

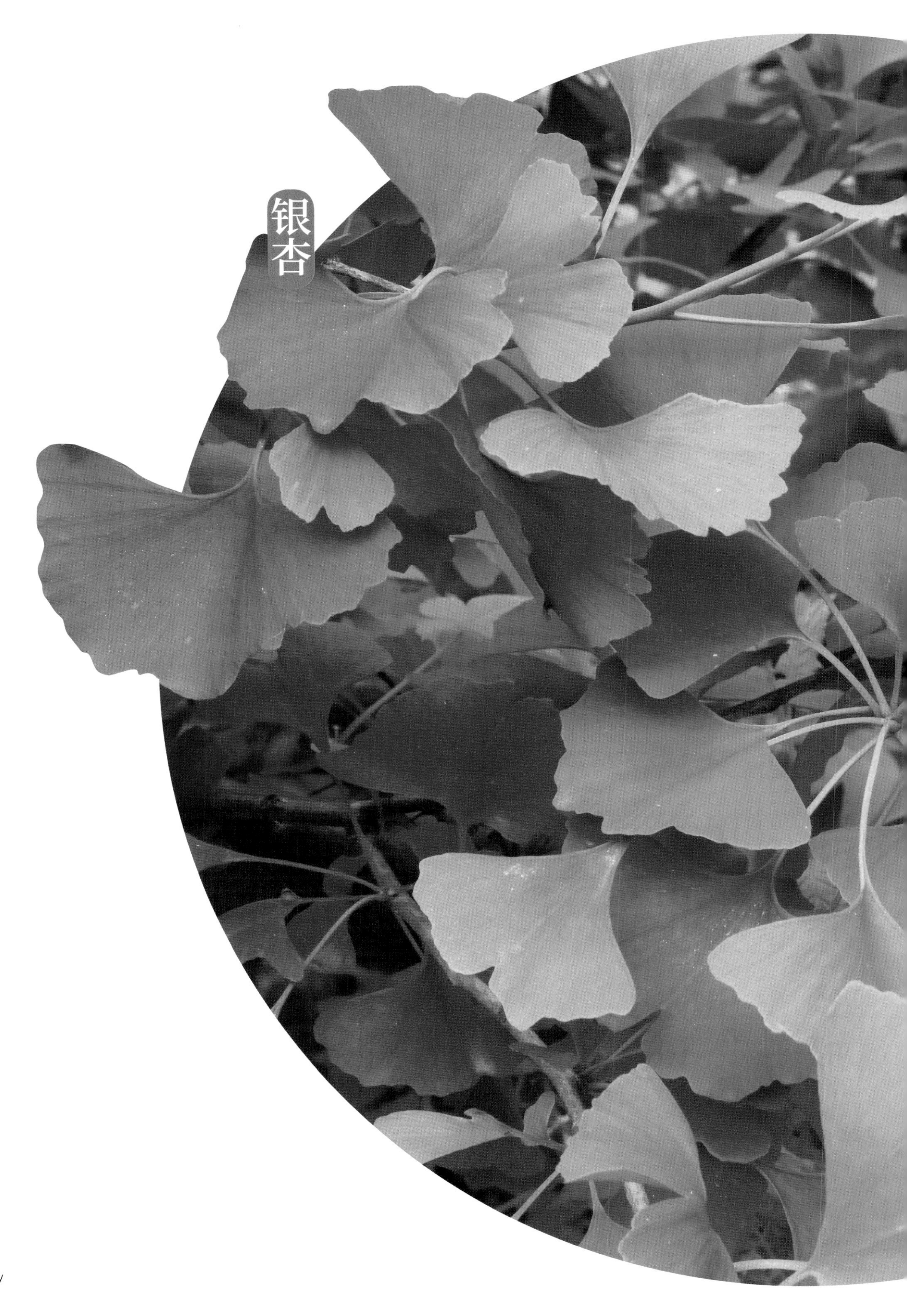

银杏

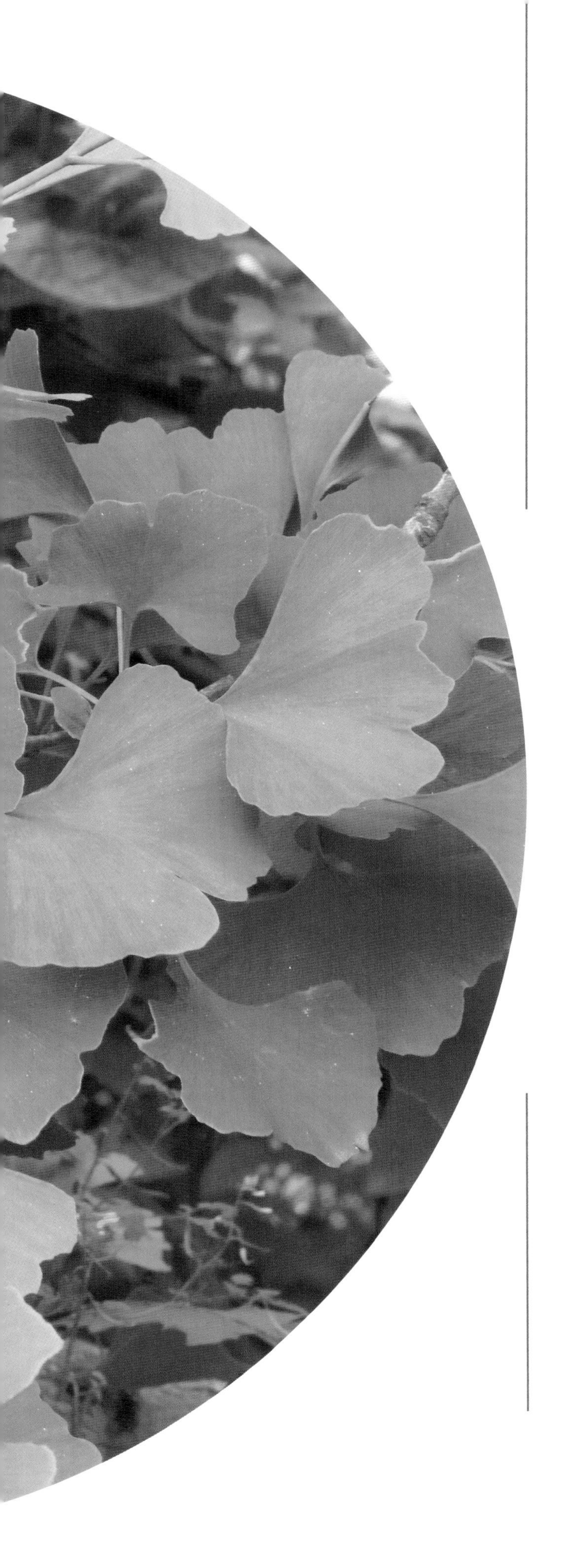

银杏

YINXING

基原

本品为银杏科植物银杏 *Ginkgo biloba* L. 的干燥叶和成熟种子。

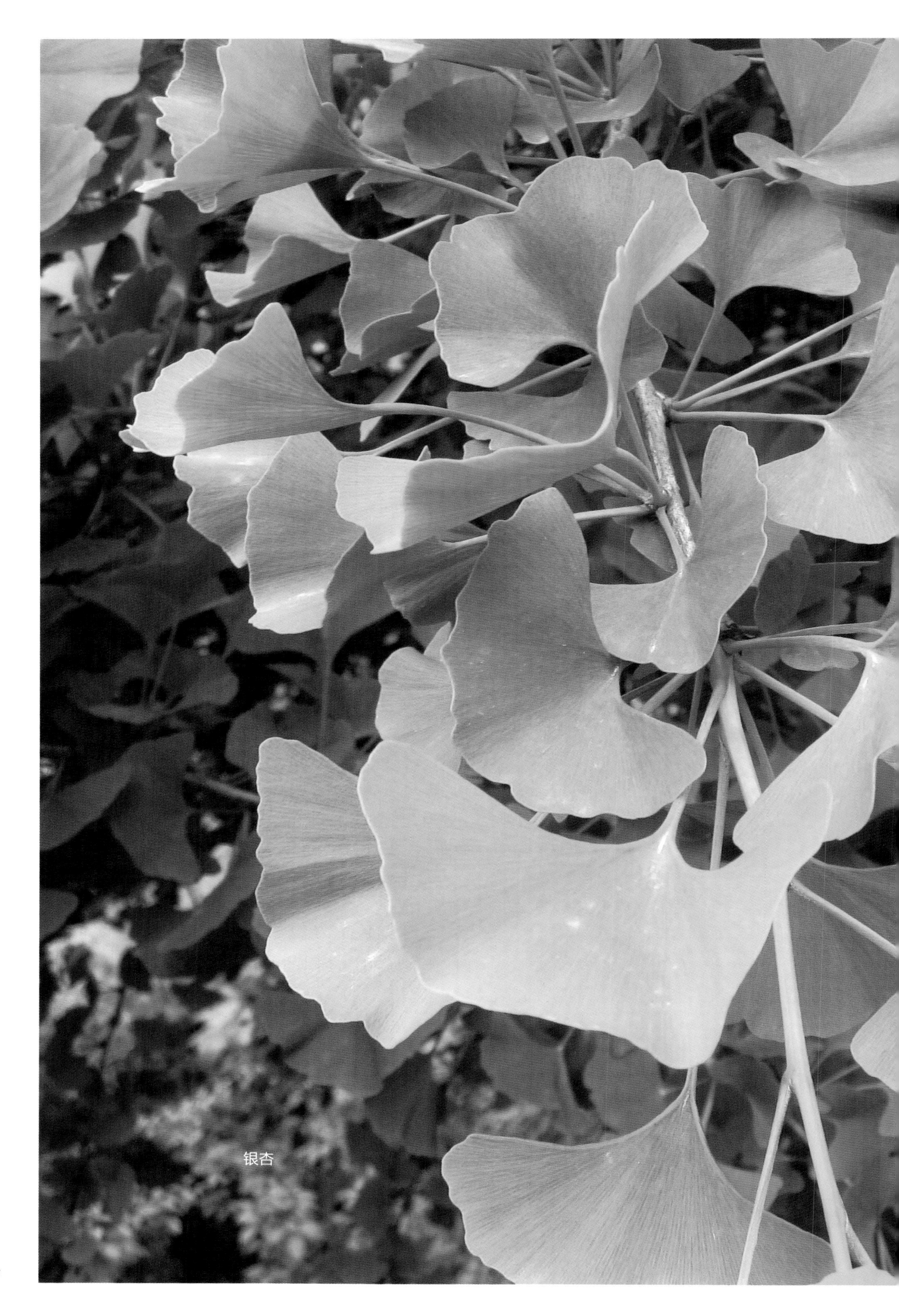

银杏

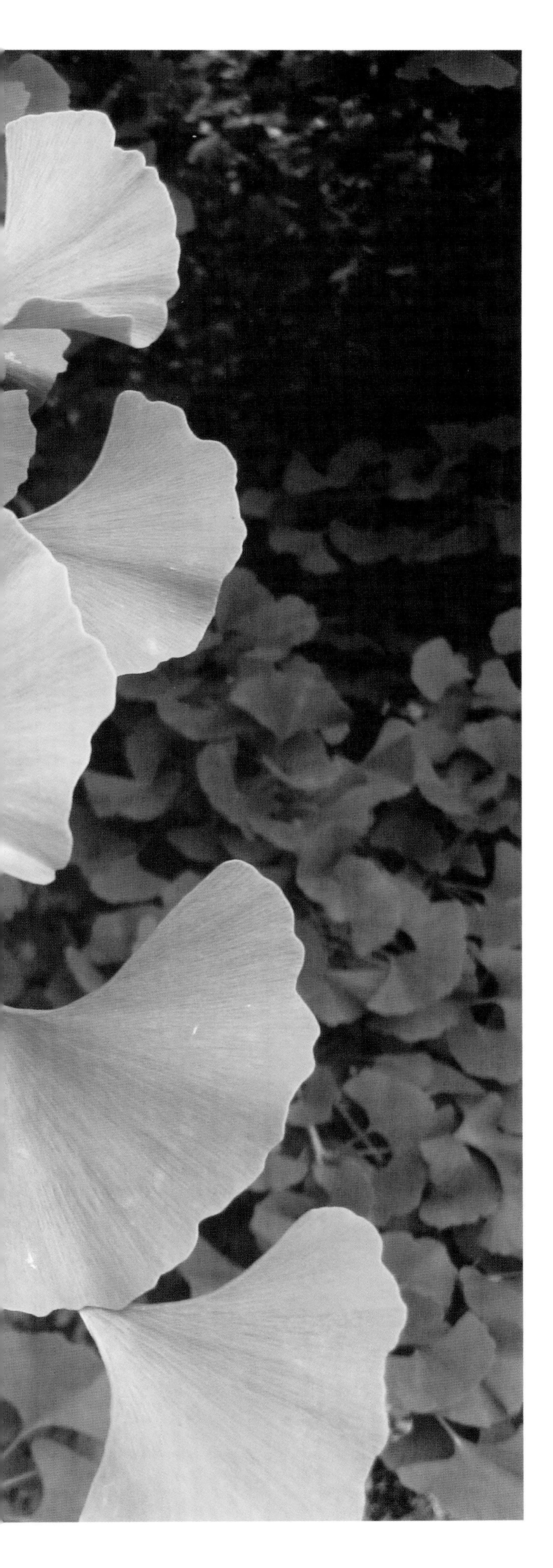

形态特征

落叶乔木，高数丈。叶扁圆，鸭脚形，叶脉平行，至秋则变黄色而脱落。夏季开淡黄色花。结果如杏桃状，生时青色、熟呈淡黄色，核有2棱或3棱，中有绿白色仁肉，霜降后采集。其树质肌理白腻，为雕刻的绝好材料。花期4月，果期10月。

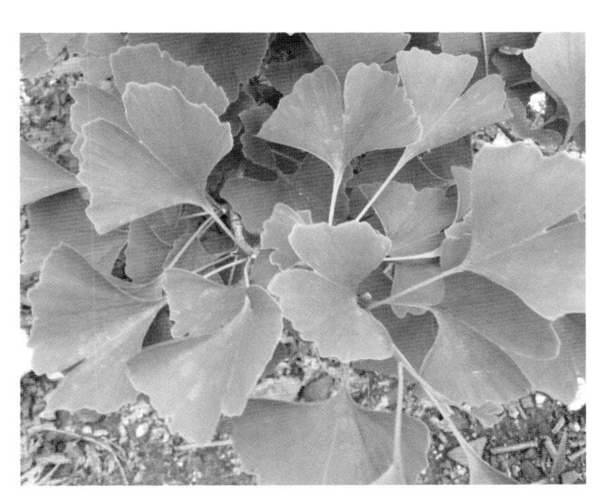

银杏

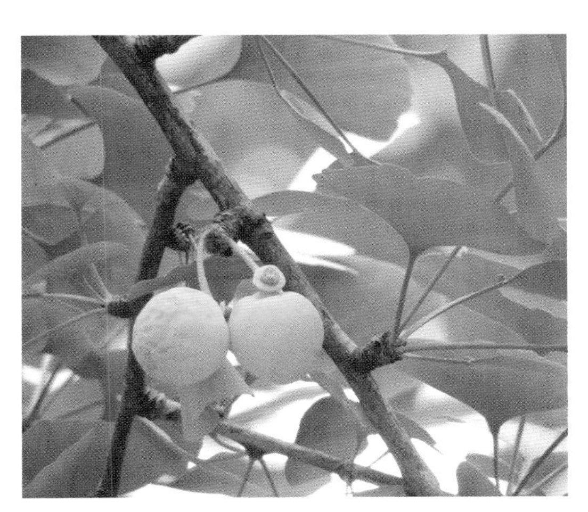

银杏果

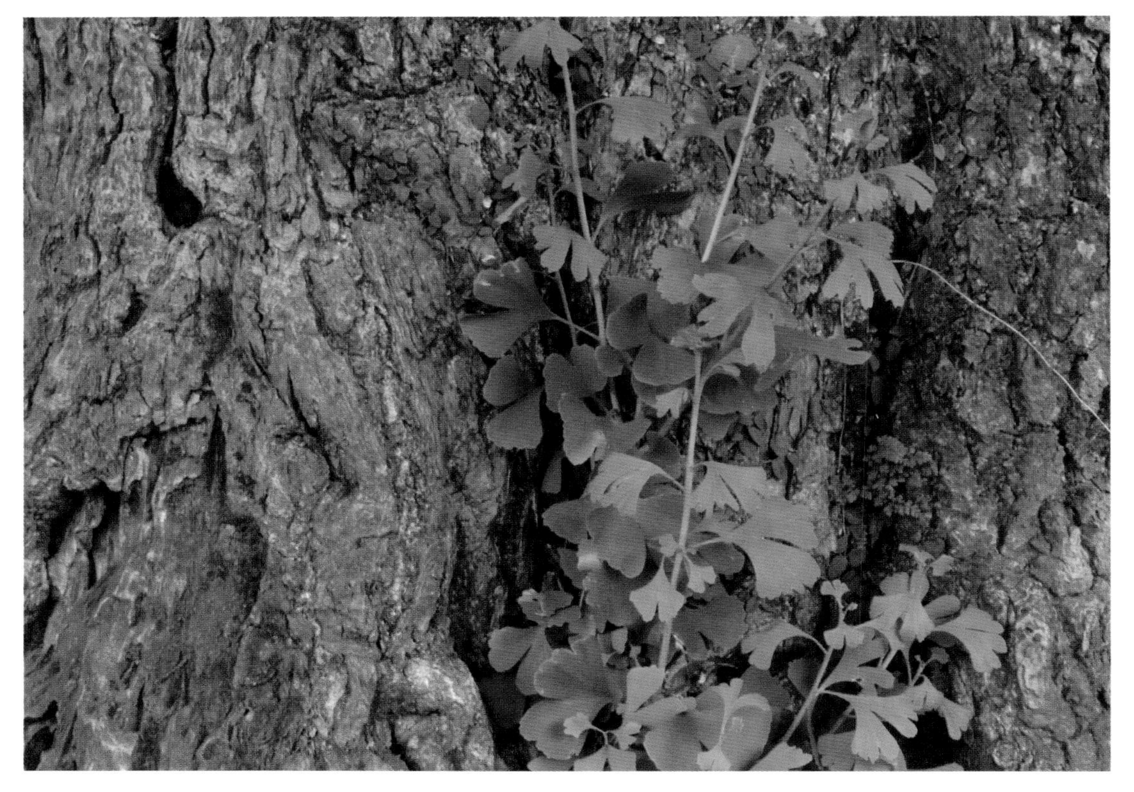

银杏

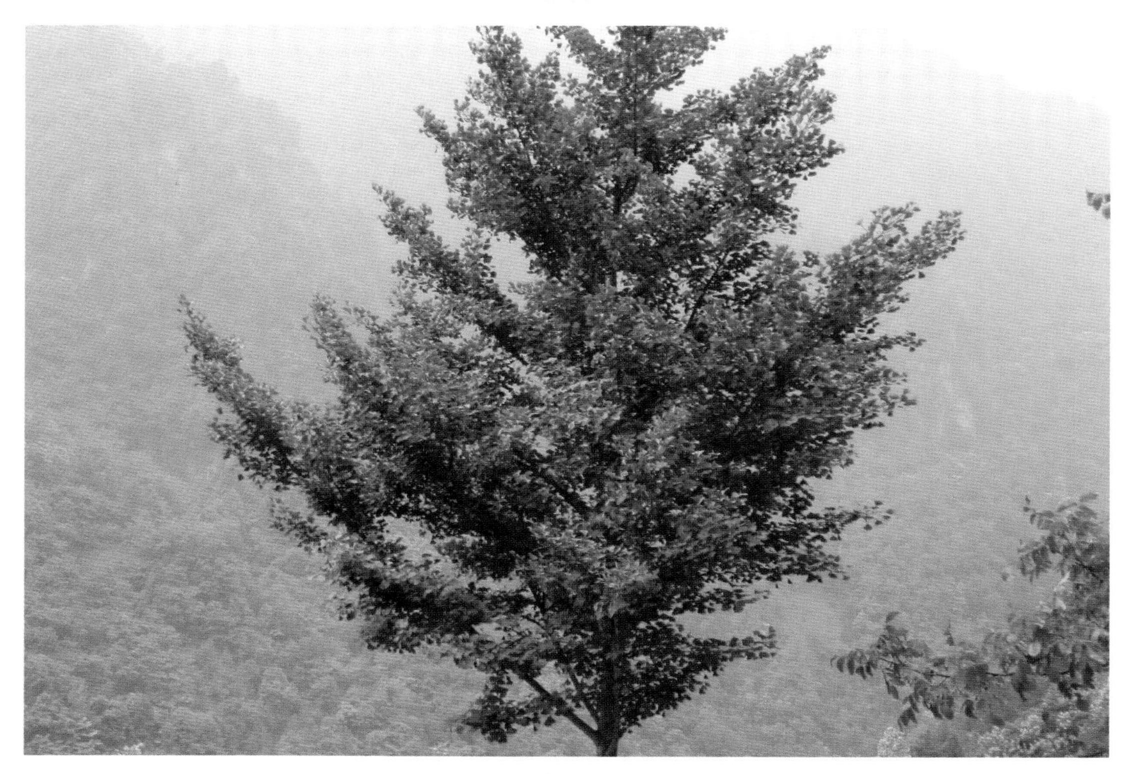

银杏

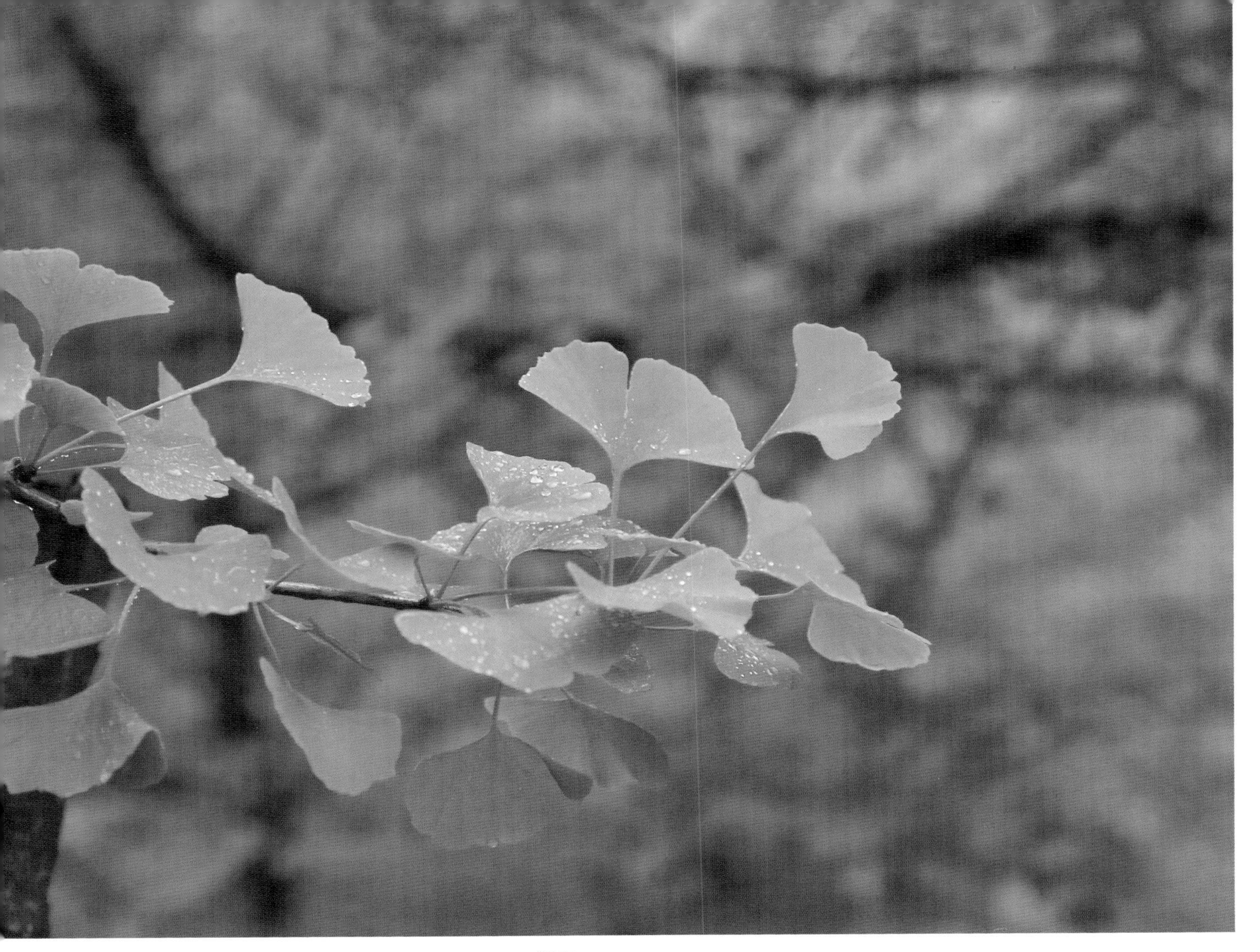

银杏

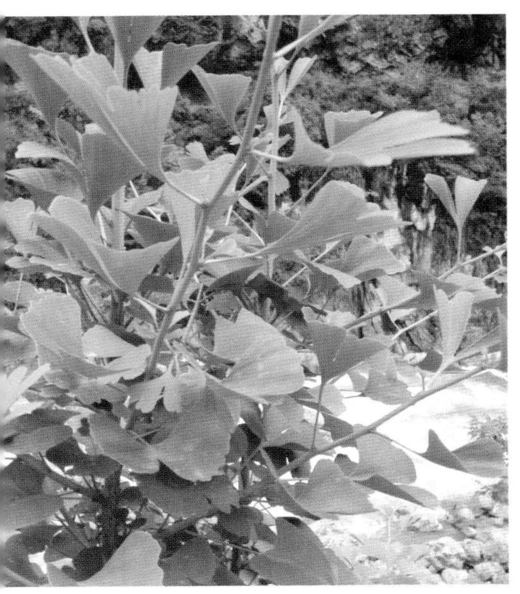

银杏

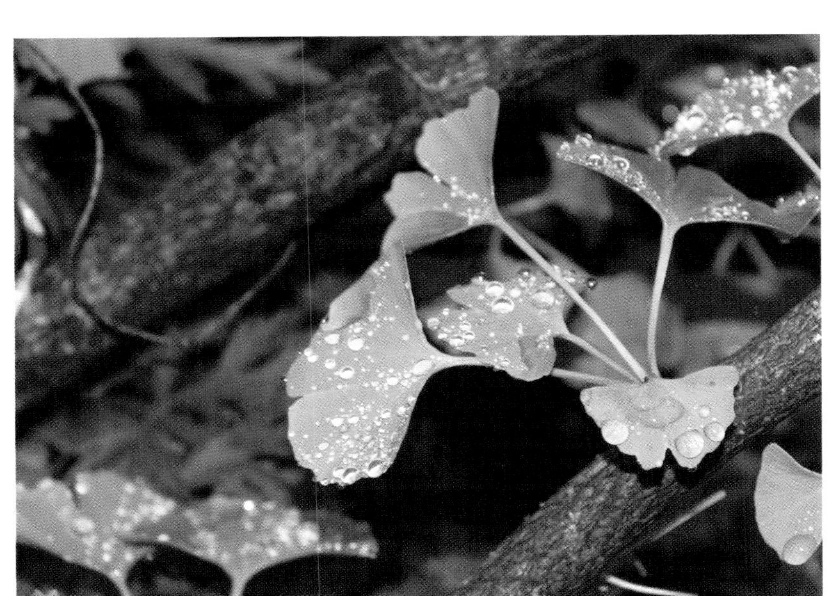

银杏

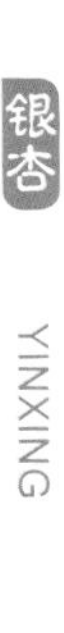

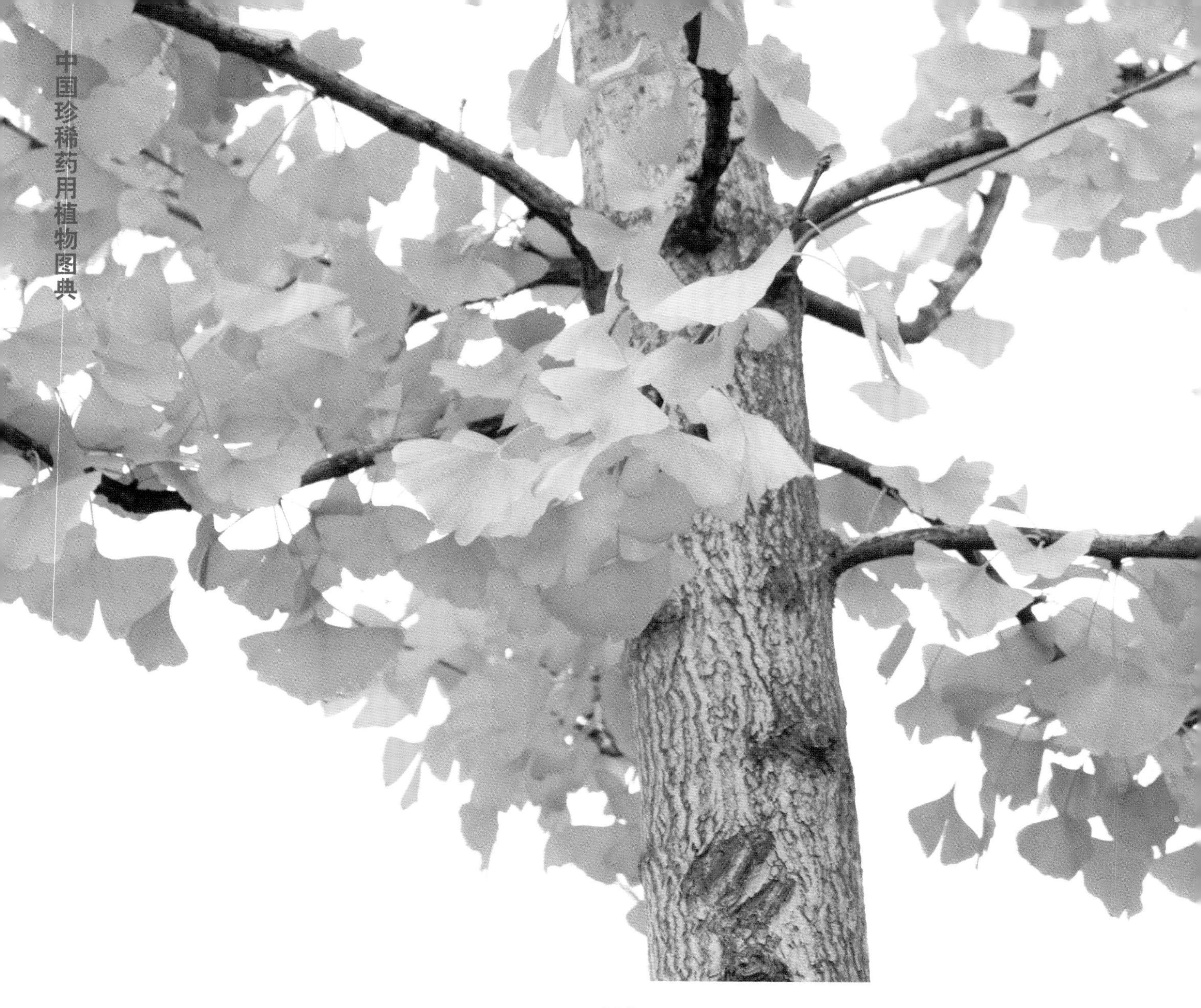

银杏

生境分布

生长于海拔 500 ~ 1000 m 的酸性土壤、排水良好地带的天然林中。全国各地均有栽培，分布于广西、四川、河南、山东等地。以广西产者品质最优。

采收加工

秋季种子成熟时采收，除去肉质外种皮，洗净，稍蒸或略煮后，烘干。

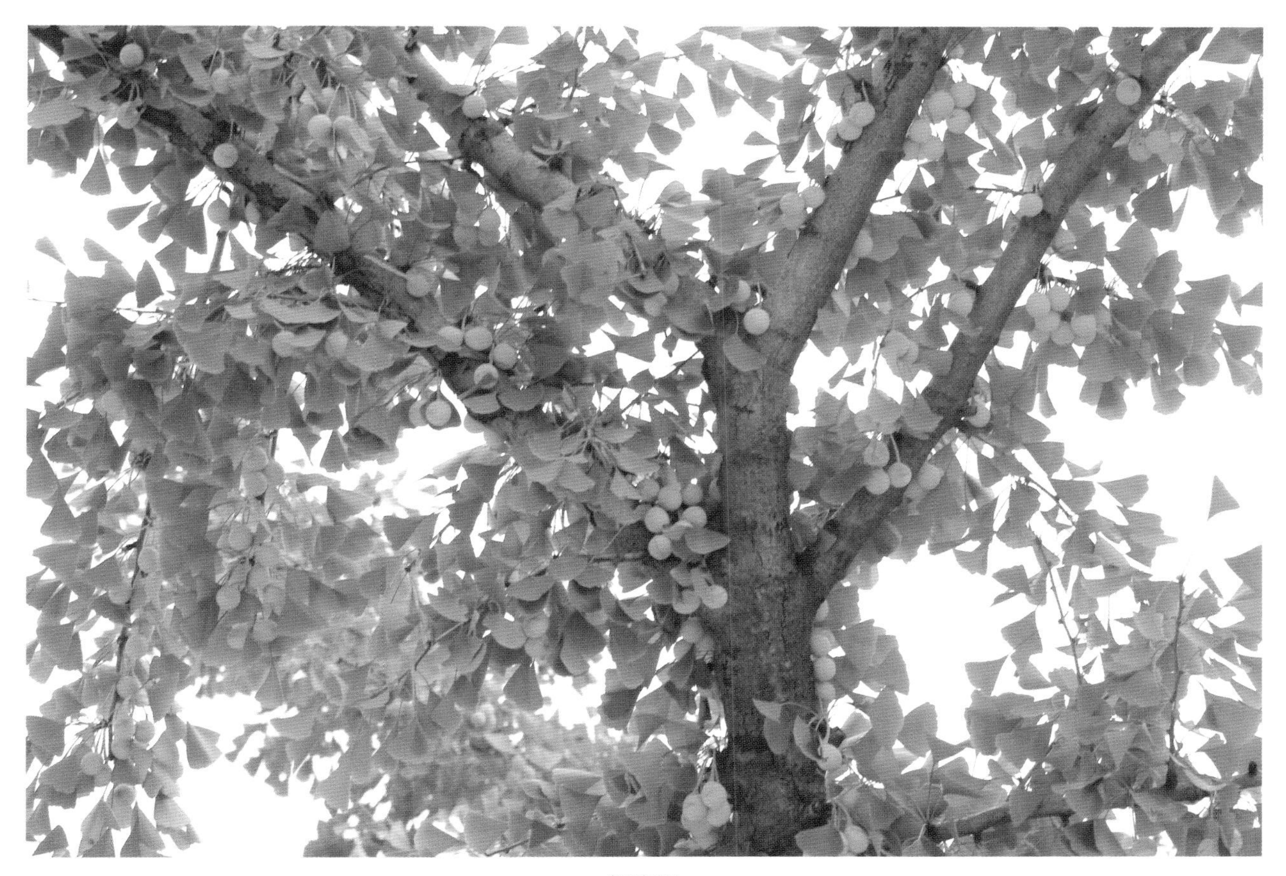
银杏果

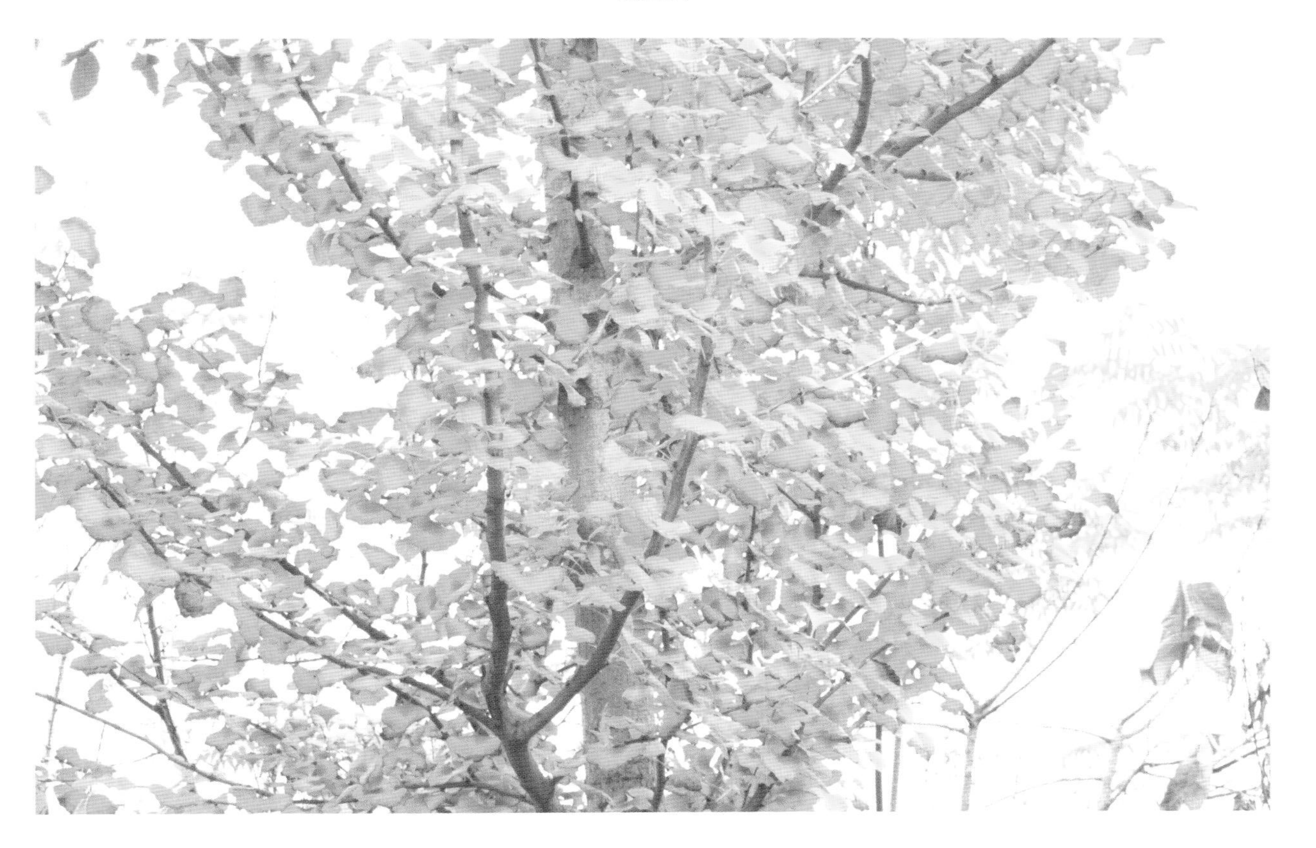
银杏

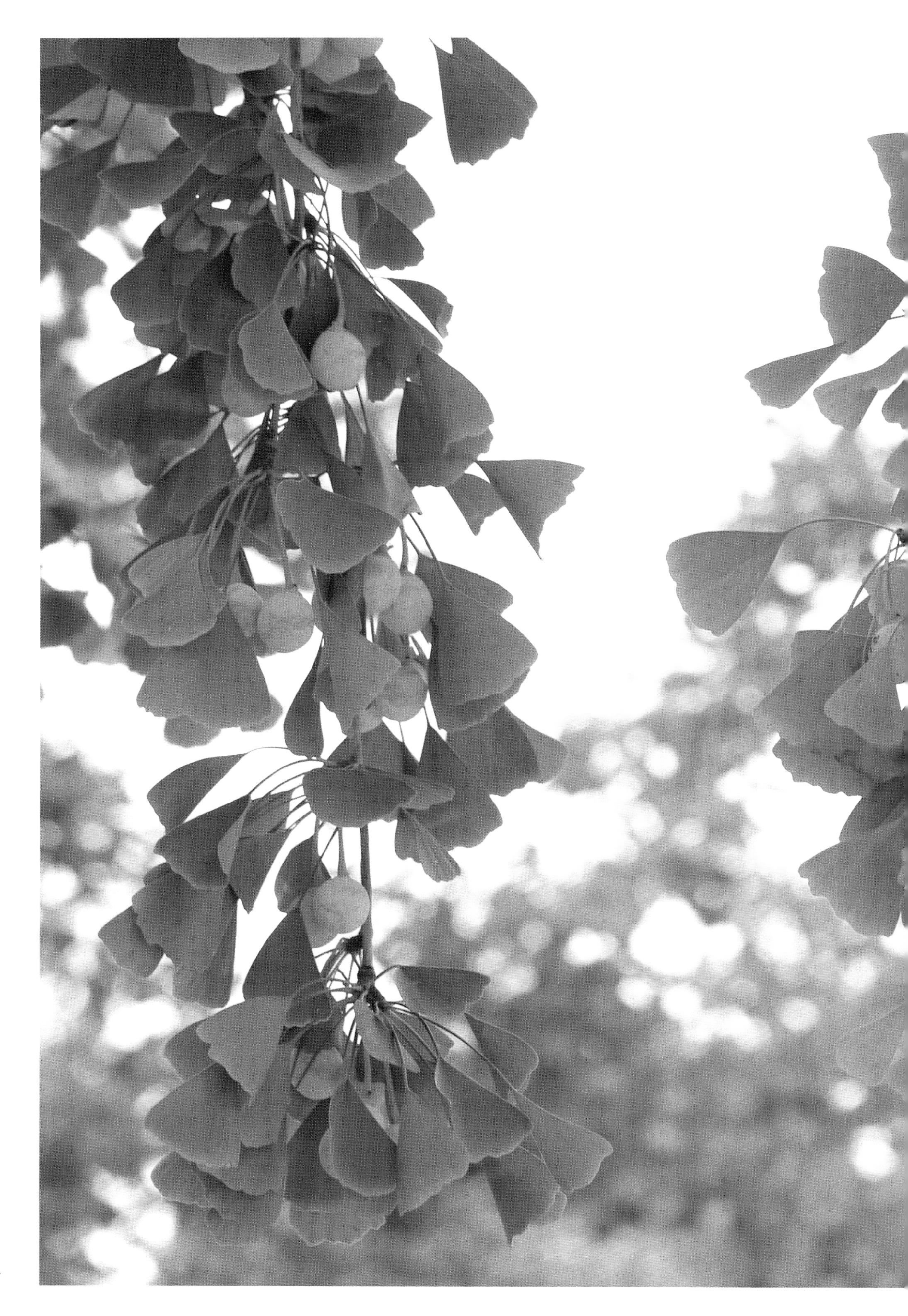

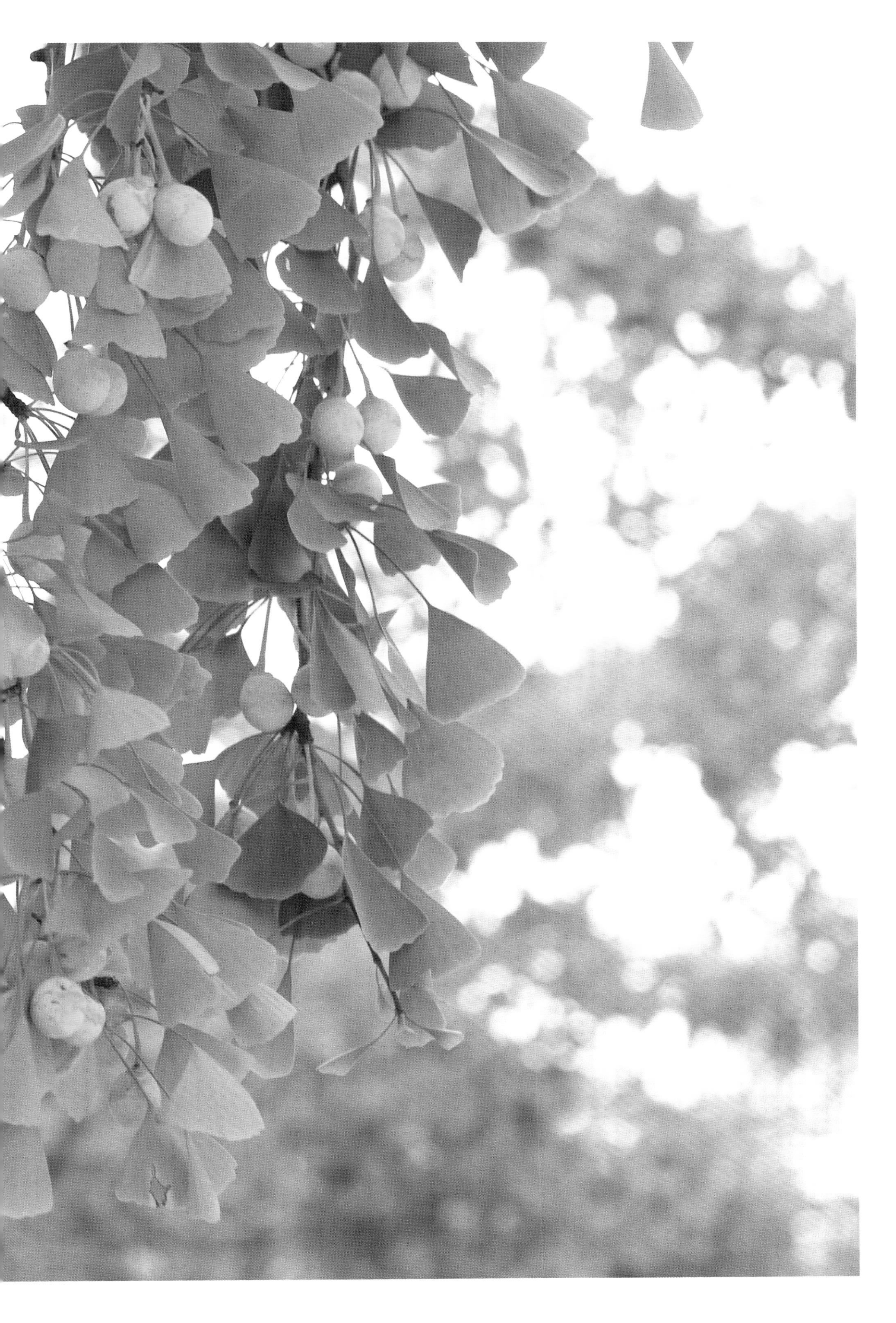

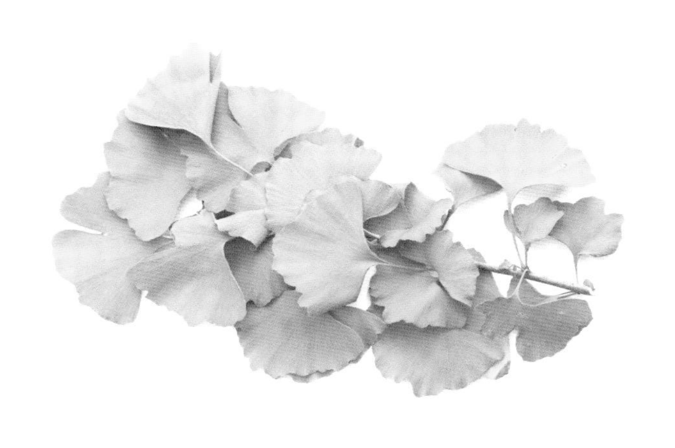

银杏叶药材

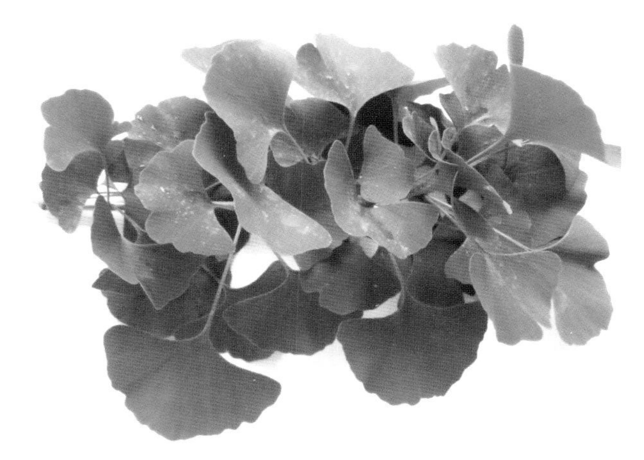

银杏叶药材

药材性状

白果略呈椭圆形，一端稍尖，另端钝，长 1.5 ~ 2 cm，宽 1 ~ 2 cm，厚约 1 cm。表面黄白色或淡棕黄色，平滑，具 2 ~ 3 条棱线。中种皮（壳）骨质，坚硬。内种皮膜质，种仁宽卵球形或椭圆形，一端浅棕色，另一端金黄色，横断面外层黄色，膜质样，内层淡黄色或淡绿色，粉性，中间有空隙。无臭，味甘、微苦。以粒大、壳色黄白、种仁饱满、断面色淡黄色者为佳。

化学成分

白果含黄酮类化合物，如山柰黄素（kaempfcrol）、山柰黄素 -3- 鼠李葡萄糖甙（kaempferol-3-rhamnoglucoside）、七乙酰基山柰黄素葡萄糖苷（heptaacetyl kaempferolglucoside）、槲皮黄素（quercetin）、异鼠李亭（isorhamnetin）、八乙酰基 - 槲皮黄素 -3- 葡萄糖苷（octaacetyl quercetin- 3-glueoside）、芦丁（rutin）、白果素（bilobetin）、银杏黄素（ginkgetin）、金松素（sciadopitysin）、穗花双黄酮（amentoflavone）。亦含酚类和有机酸类物质，它们是白果酸（ginkgolic acid）、氢化白果酸（hydroginkgolic acid）、氢化白果亚酸（ginkplinic acid）、漆树酸（anacardic acid）；奎宁酸（quinic acid）、亚油酸（linoleic acid）、莽草酸（shikimlc acid）、维生素 C（vitamin C）。

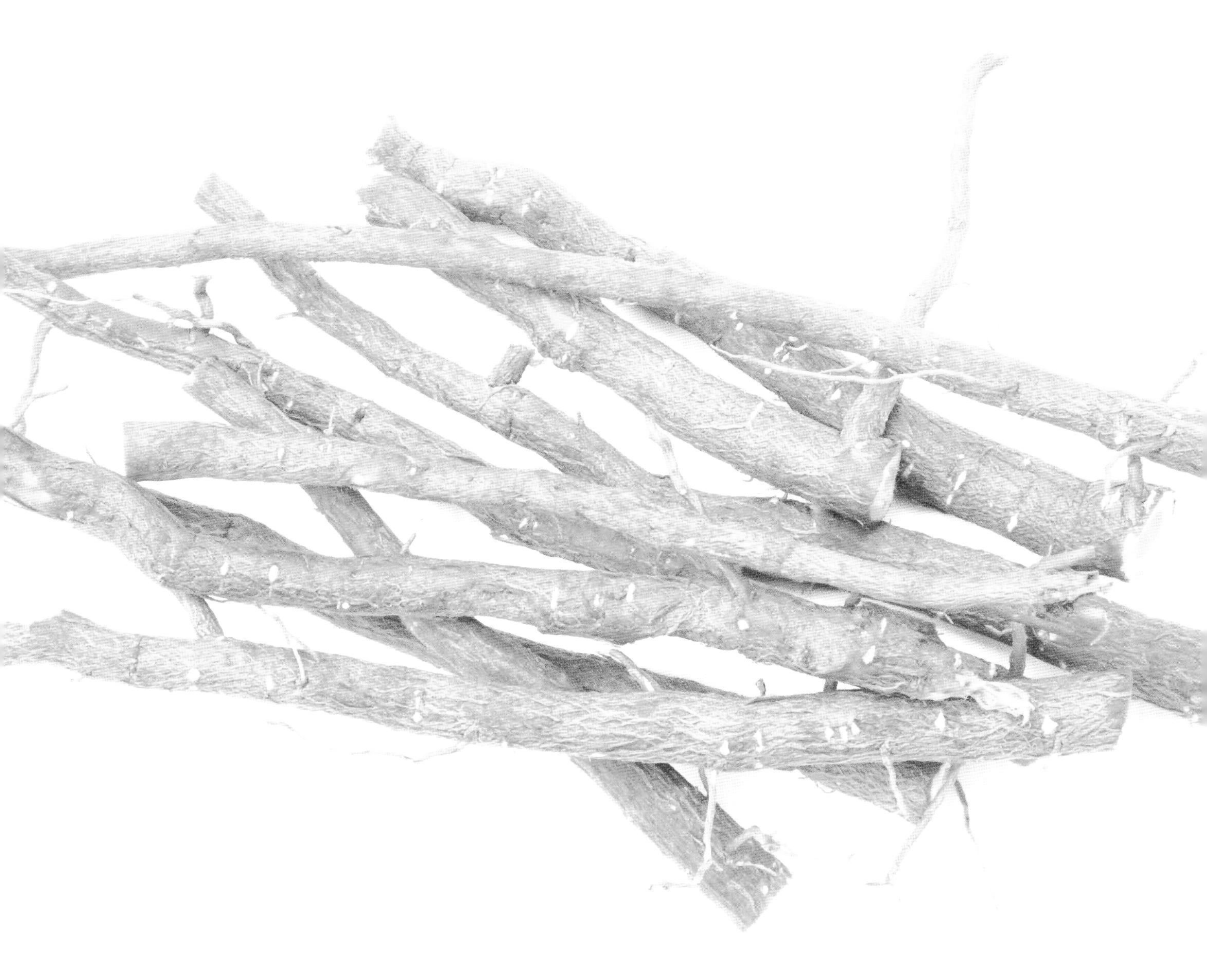

银杏根（银杏）药材

外种皮含有甲酸（formlc acid）、丙酸（propionic acid）、丁酸（butyric acid）、辛酸（caprylic acid）。尚含有醇类和其他成分，如 α－己烯醇（α-hexenol）、红杉醇（sequoyitol）、蒎立醇（Pinite）、二十六醇－1（hexacosanol-1）、二十八醇－1（octacosanol-1）、β－谷甾醇（β-sitosterol）、二十九烷醇－10（nonacosylalcohol-10）、白果醇（ginnol）、芝麻素（d-sessmin）、白果酮等。此外，白果种子含少量氰苷（cyanophoric glucoside）、赤霉素（gibberellin）和细胞分裂素样（cy-tokinin-like）物质。内胚乳中还分离出两种核糖核酸酶。外种皮有天冬素（asparagine）。

药理作用

1. 对呼吸系统的作用 银杏乙醇提取物给小鼠腹腔注射，可使呼吸道酚红排泌增加，似有祛痰作用。灌胃给药，对小鼠氨雾所致咳嗽镇咳作用不明显。复方银杏喷雾剂用于二氧化硫所致大鼠实验性慢性气管炎，能使气管黏膜分泌功能改善，杯状细胞减少，黏液分泌减少，炎症病变减轻。银杏内酯能拮抗血小板活化因子 PAF 加血小板收缩豚鼠肺条的作用和拮抗 PAF 破坏 β 肾上腺素受体的作用，提示其可用于支气管哮喘的治疗。

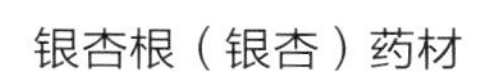

银杏根（银杏）药材

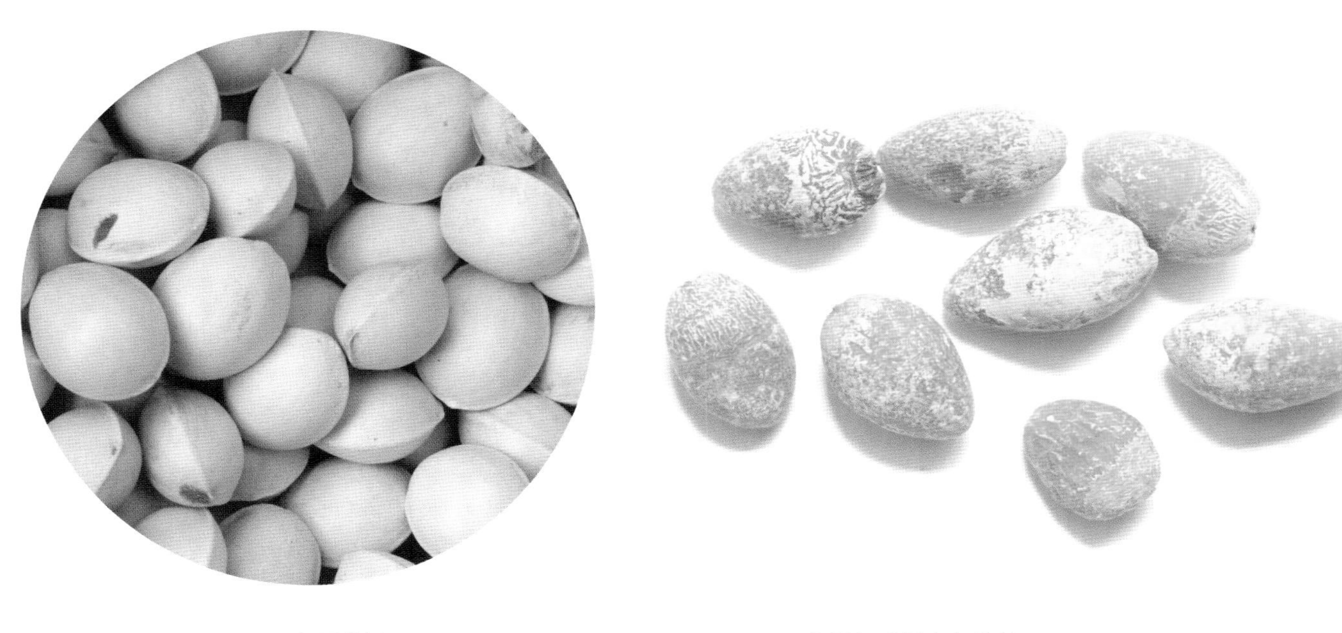

白果药材　　白果仁（银杏）饮片

2. 对心血管系统的作用　银杏果实中的银杏二酚 500 mg/kg 对蛙心无影响，对兔有短暂的降压作用。毛细血管的通透性增加，以豚鼠最为明显，其次是大鼠和兔。大鼠下肢灌流法实验表明，银杏二酚有组胺释放作用，引起毛细血管通透性增加，导致水肿。此作用可为扑尔敏所对抗。银杏毒对离体蛙心先兴奋、后抑制，乃至停搏。小剂量使血管收缩，大剂量则使扩张。银杏外种皮水提物 0.2 g/kg 能显著降低麻醉犬血压，去甲肾上腺素和普萘洛尔均不影响其降低效应。重复给药易致耐受性。同等剂量水提取物能使犬 LVP 显著降低。以含银杏外种皮水提取物 0.5 mg/mL 的 K-H 液对大白鼠离体做功心腔灌流，与用药前比较，主动脉输出量逐渐减少，冠状动脉流量增加，总的心输出量减少。

3. 抗感染作用　银杏果实的汁与肉以及白果酚、白果酸在试管中能抑制结核分枝杆菌的生长，但在体内试验（小鼠或豚鼠的实验治疗）无显著疗效。白果对多种类型的葡萄球菌、链球菌、白喉棒状杆菌、炭疽杆菌、枯草杆菌、大肠埃希菌、伤寒沙门菌等有不同程度的抑制作用，果肉的抗感染力较果皮强。带外种皮的白果水浸剂对常见致病性真菌均有不同程度的抑制作用。研究表明，接有不同烃基侧链的漆树酸为银杏中主要抗感染成分，对多种革兰阴性及阳性菌均有抑制作用。银杏外种皮总提取物对 13 种实验真菌有明显抑制作用，5% 浓度抑制真菌的有效率为 92.3%。1.5 g 银杏外种皮总提取物抑制真菌生长效果相当于 0.5 g 克霉唑。用 0.1% 浓度银杏外种皮单体成分银杏甲素及银杏乙素对 25 种致病性真菌进行抑菌生长试验，结果发现有明显抑制真菌生长作用，抑菌生长有效率分别为 92%、53%。

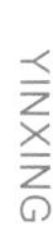

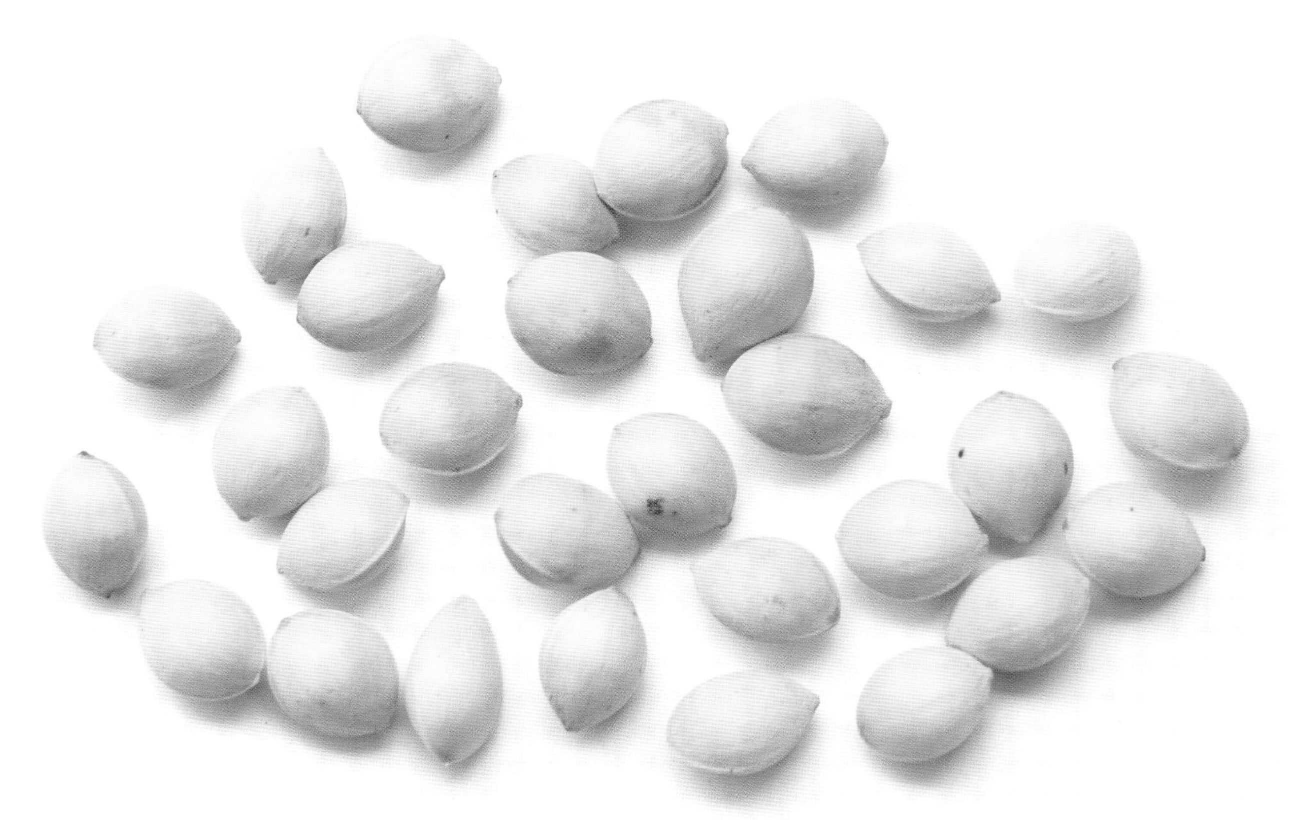

白果（银杏）药材

4. 对自由基的清除作用 银杏提取物在试管试验中是一个较强的自由基清除剂，它易与 OH- 反应，也能和 2,2- 二苯苦味酰偕腙肼基和阿苯酰基反应。在大鼠的微粒体中能减少自由基诱发的通过脂质过氧化而产生的 NADPH-Fe^{3+} 离子。给大鼠口服 100 ~ 400 mg/kg 时，可减轻阿霉素引起的后脚爪炎症；口服 100 mg/kg 可防止注射四氧嘧啶而导致的糖尿病性视网膜病变；口服或颈静滴 50 mg/kg 能有效防止动物模型中的心肌或脑局部缺血。对人在与自由基有关的各种疾病中，如精神病、行为失常、衰老、外周血管功能不全及局部缺血引起的视网膜病变等都有一定效果。抗衰老实验表明，银杏外皮水溶性成分能清除在有氧存在下的黄嘌呤氧化酶系统产生的超氧自由基，抑制化学发光；老年小鼠口服 12 日后，能阻遏脾脏组织的老年色素颗粒形成，并使已形成的色素颗粒变得分散，数量减少，有抗衰老作用。

性味归经

甘、苦、涩，平；有毒。归肺、肾经。

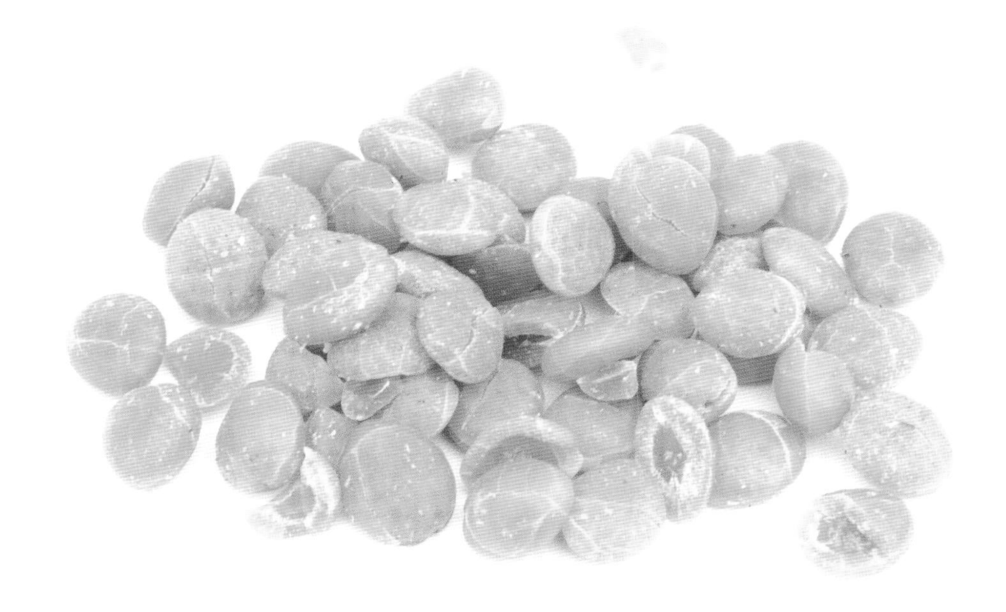

白果仁（银杏，水煮干燥）饮片

功效主治

敛肺定喘，止带缩尿。用于痰多喘咳，带下白浊，尿频遗尿。

临床应用

肺结核 服药后部分病人的发热、盗汗、咳嗽、气喘、咯血、食欲不振等，可见不同程度的好转。用法：在中秋节前夕，将半青带黄的银杏（选取外表丝毫无损的大颗粒）摘下，不用水洗，亦不去柄，随即浸入生菜油内，浸满100日后即可使用。每日早、中、晚各服1粒（小儿酌减），饭前服，视病情连服1～3个月。

用法用量

内服：煎汤，5～10 g；功捣汁。外用：捣敷；或切片涂。

使用注意

生食有毒。

玉竹

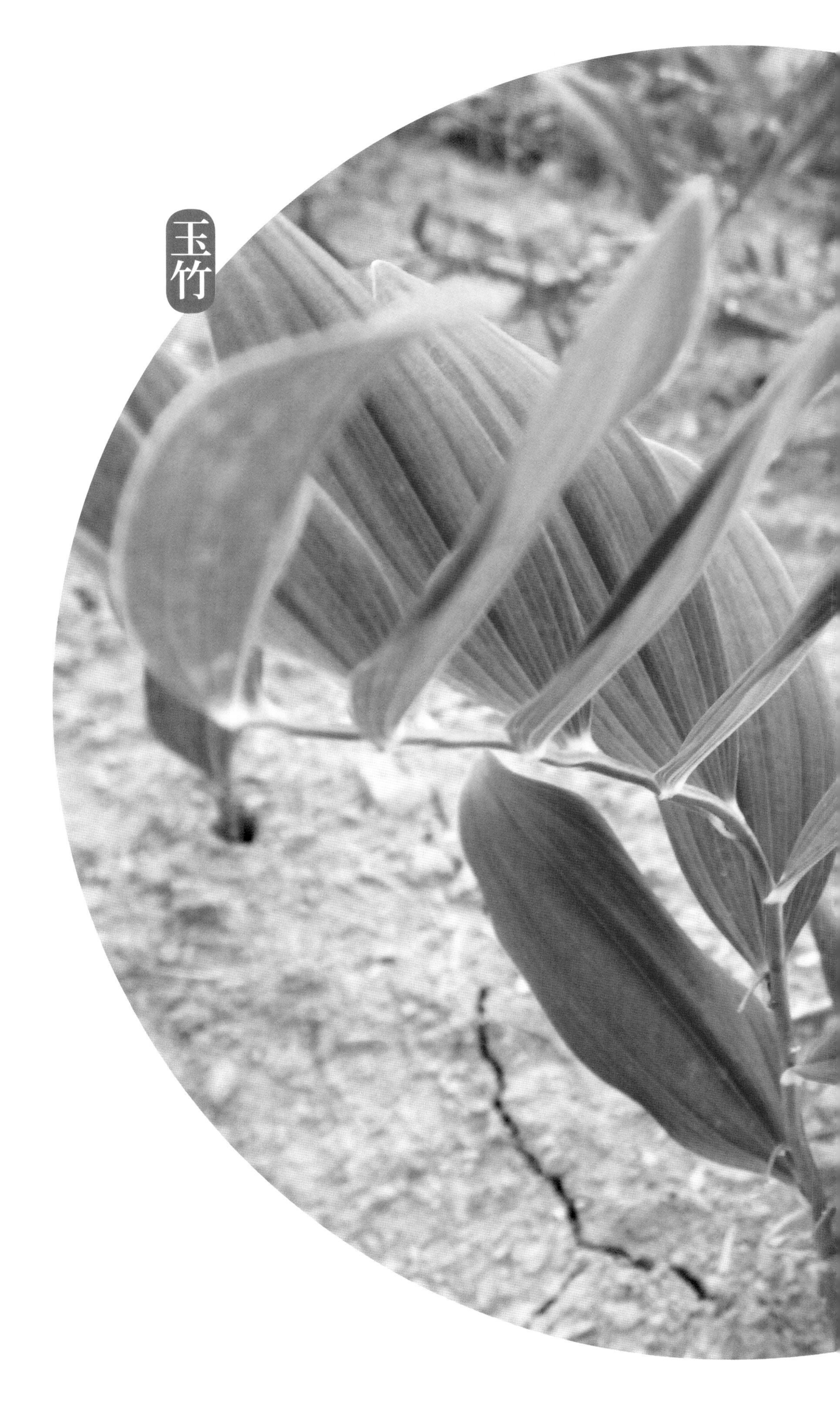

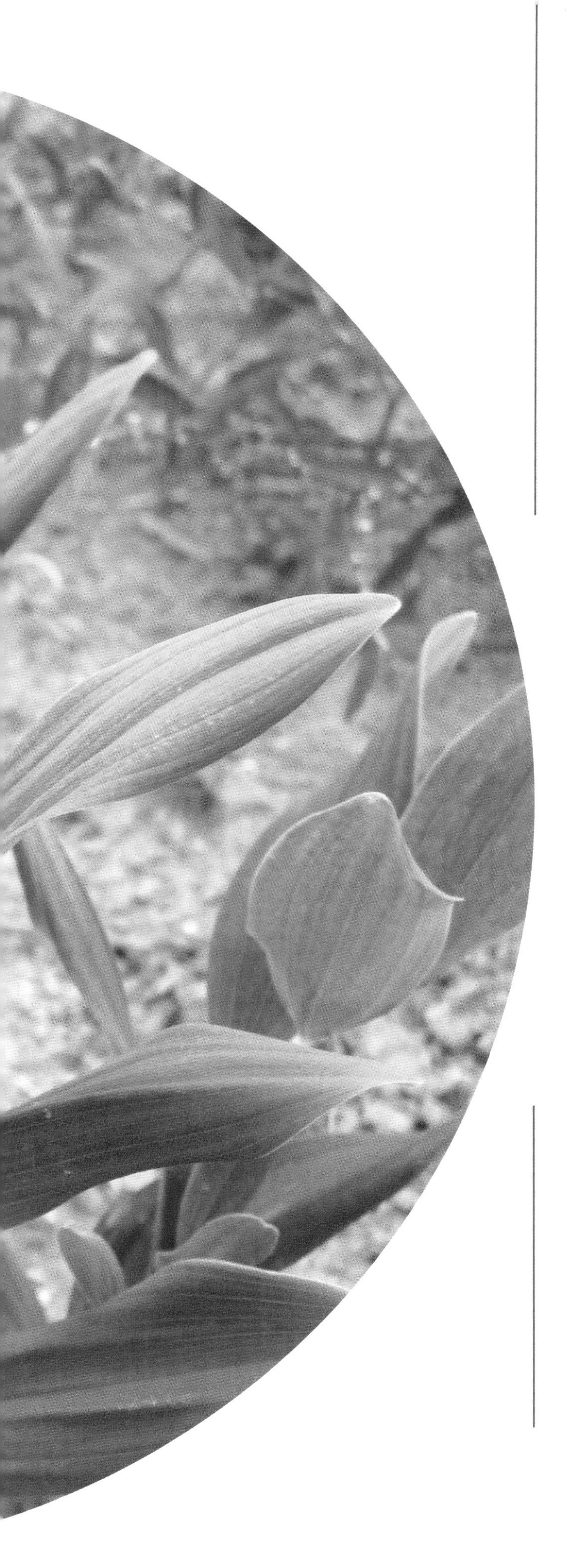

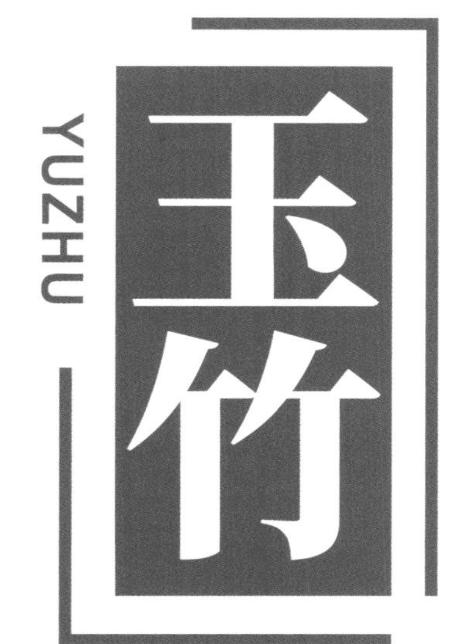

基　原

本品为百合科植物玉竹 *Polygonatum odoratum* (Mill.) Druce 的干燥根茎。

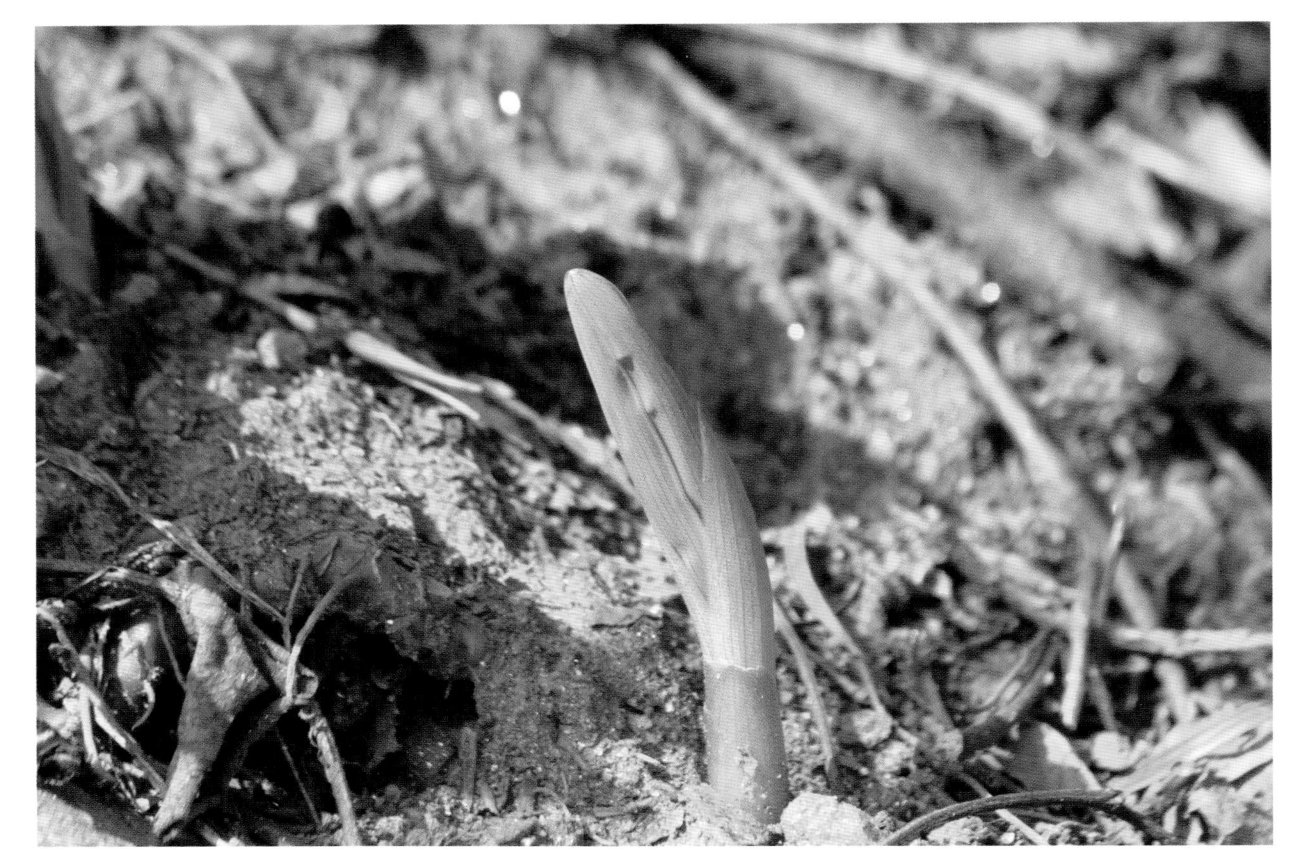

玉竹

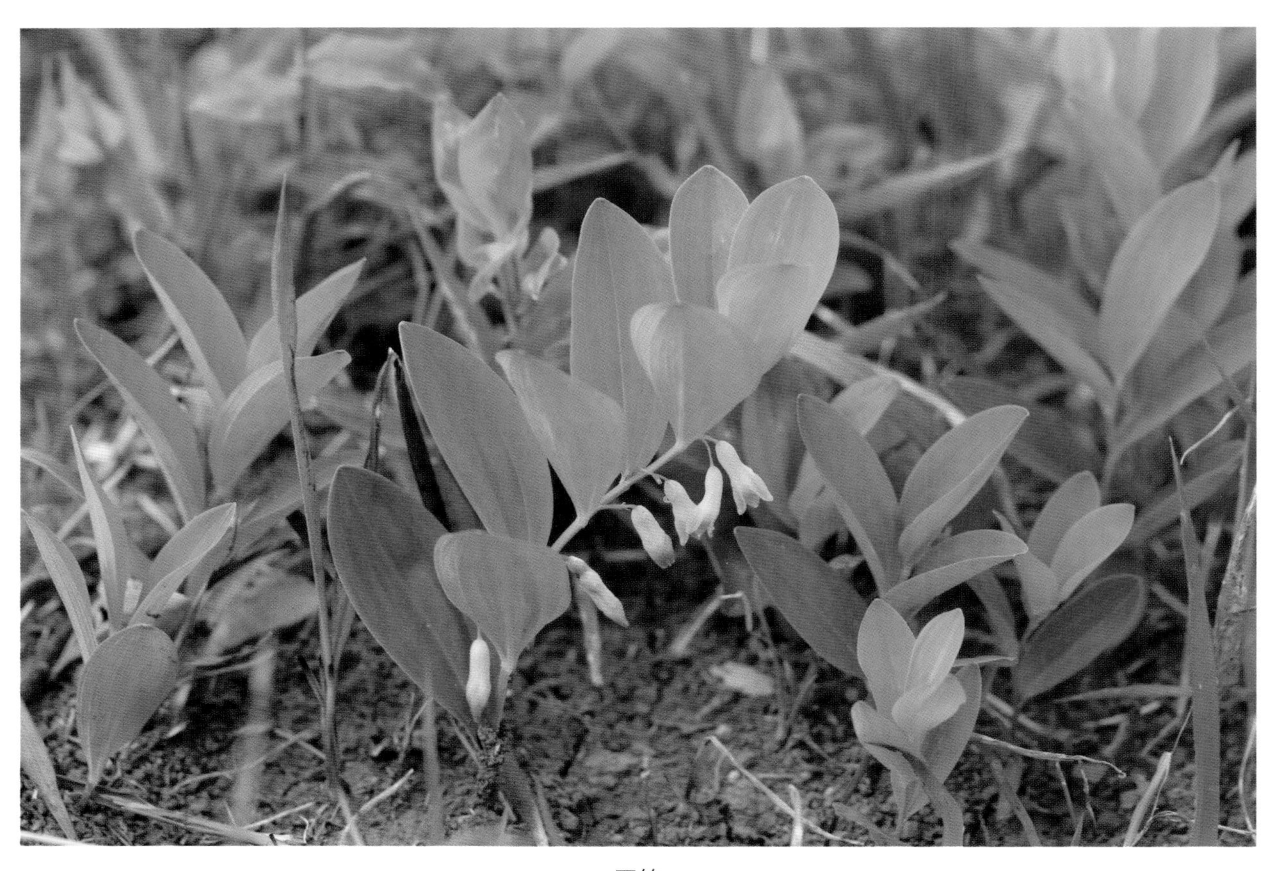

玉竹

形态特征

多年生草本。根茎横走，肉质，黄白色，密生多数须根。茎单一，高 20 ~ 60 cm。具 7 ~ 12 叶。叶互生，无柄，叶片椭圆形至卵状长圆形，长 5 ~ 12 cm，宽 2 ~ 3 cm，先端尖，基部楔形，上面绿色，下面灰色；叶脉隆起，平滑或具乳头状突起。花腋生，通常 1 ~ 3 朵簇生，总花梗长 1 ~ 1.5 cm，无苞片或有线状披针形苞片；花被筒状，全长 13 ~ 20 mm，黄绿色至白色，先端 6 裂，裂片卵圆形，长约 3 mm，常带绿色；雄蕊 6，着生于花被筒的中部，花丝丝状，近平滑至具乳头状突起；子房长 3 ~ 4 mm，花柱长 10 ~ 14 mm。浆果球形，直径 7 ~ 10 mm，熟时蓝黑色。花期 4 ~ 6 月，果期 7 ~ 9 月。

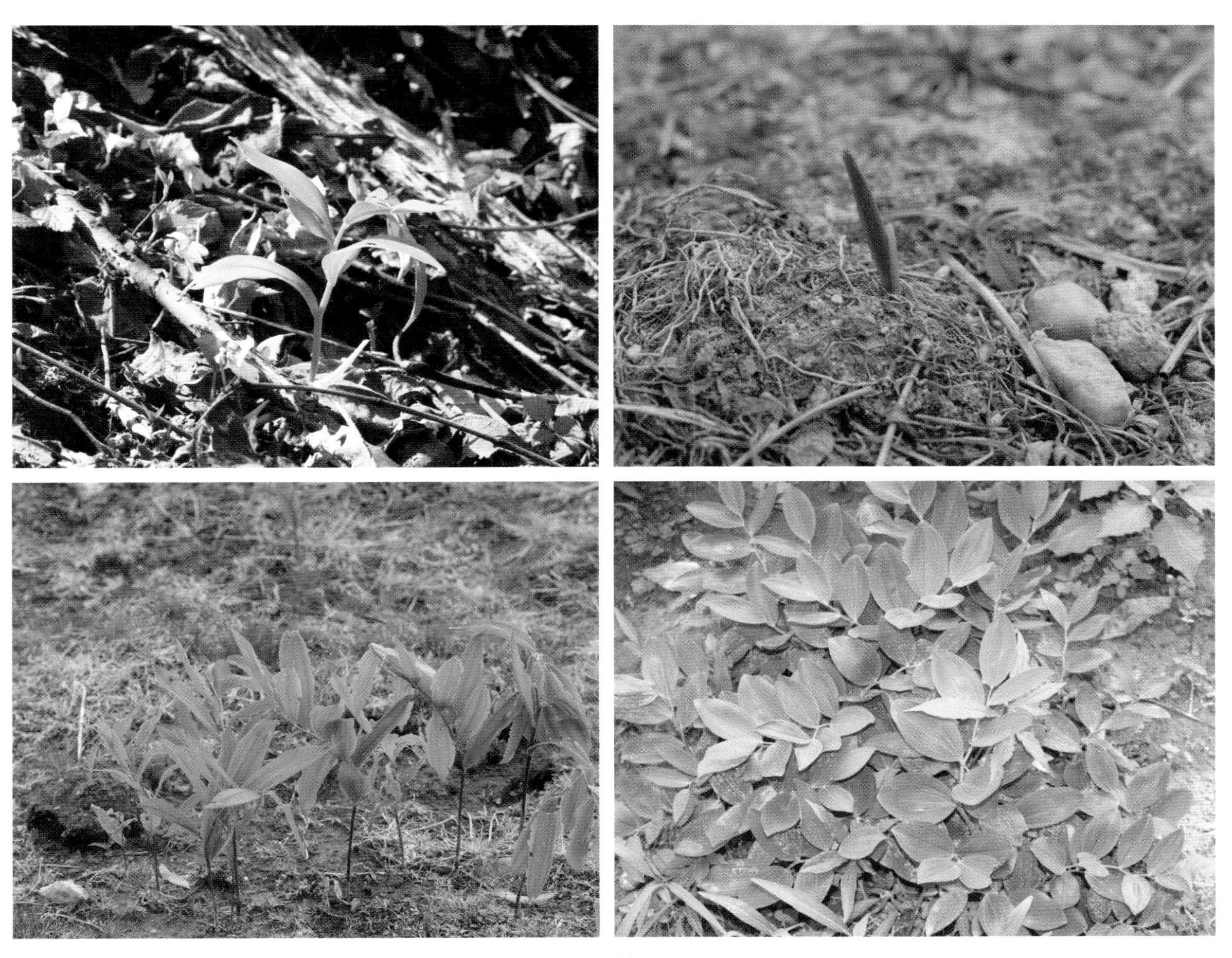

玉竹

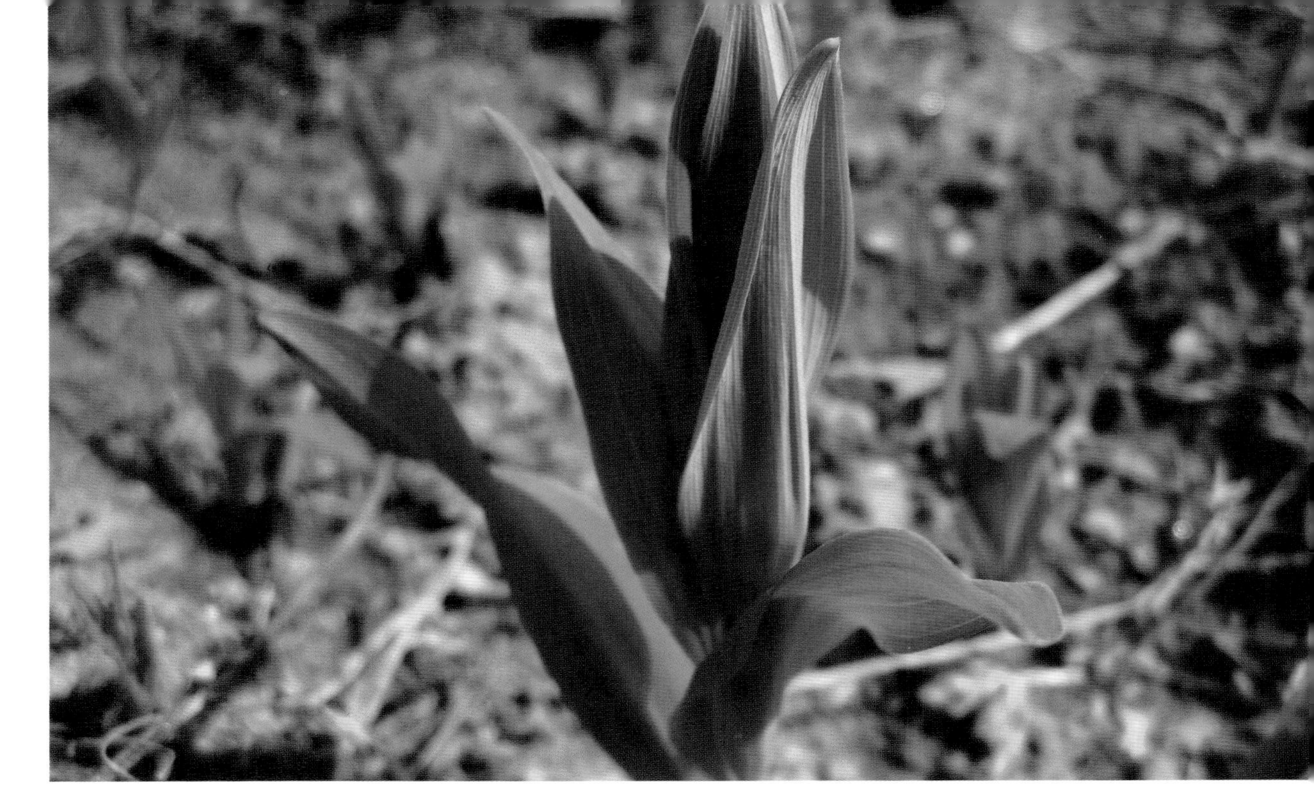

玉竹

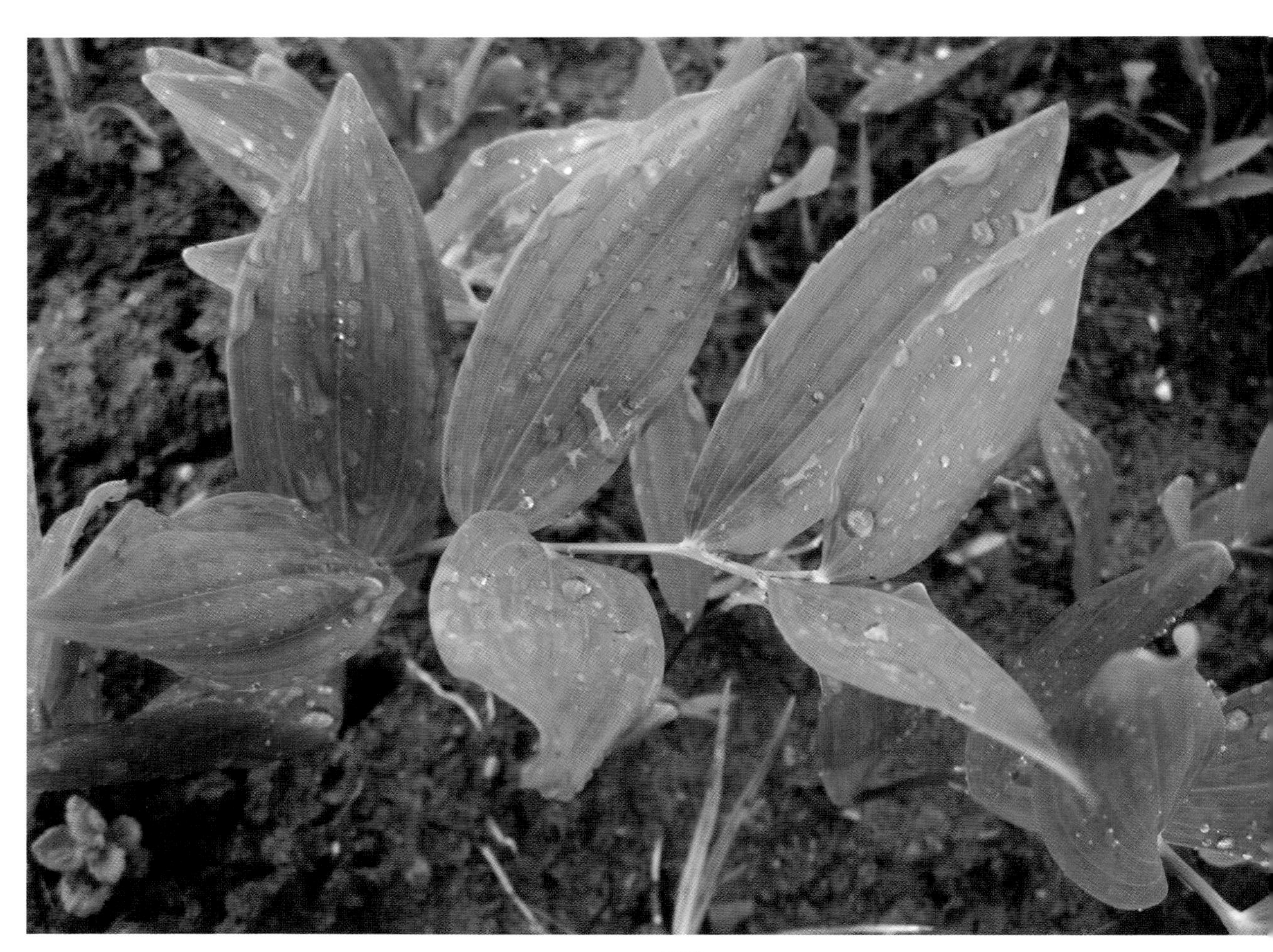

玉竹

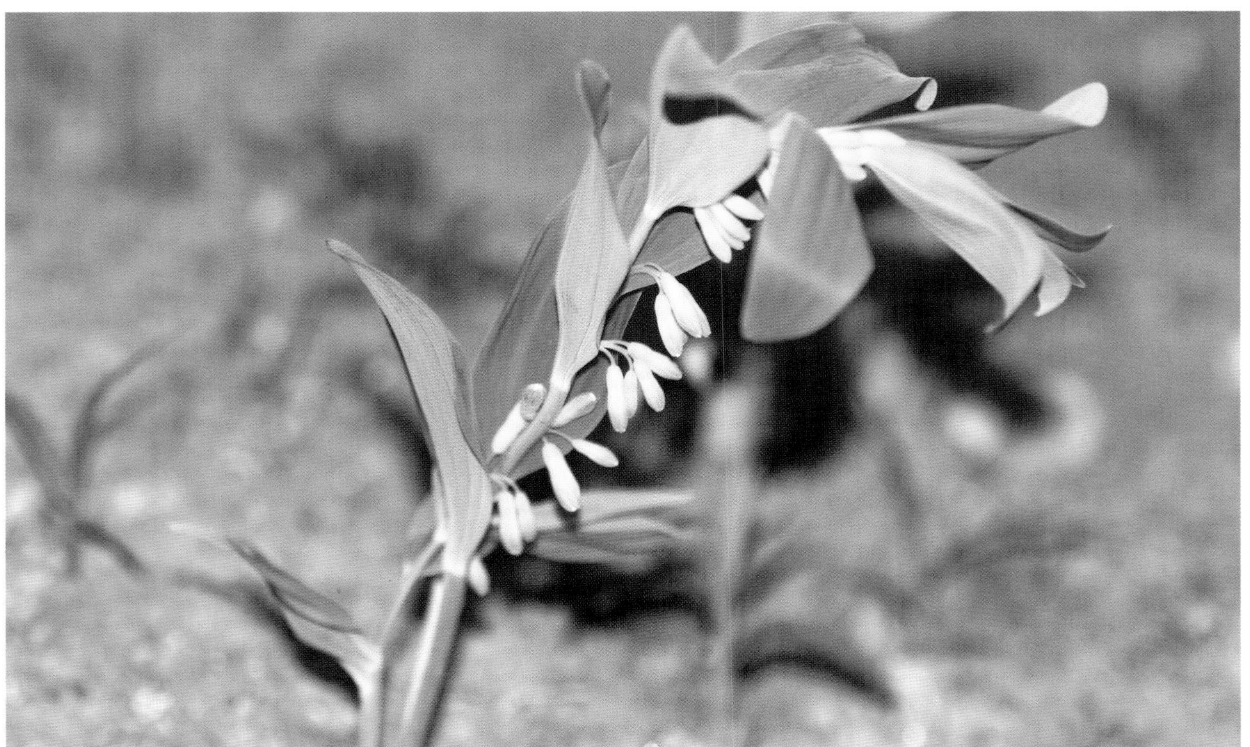

玉竹

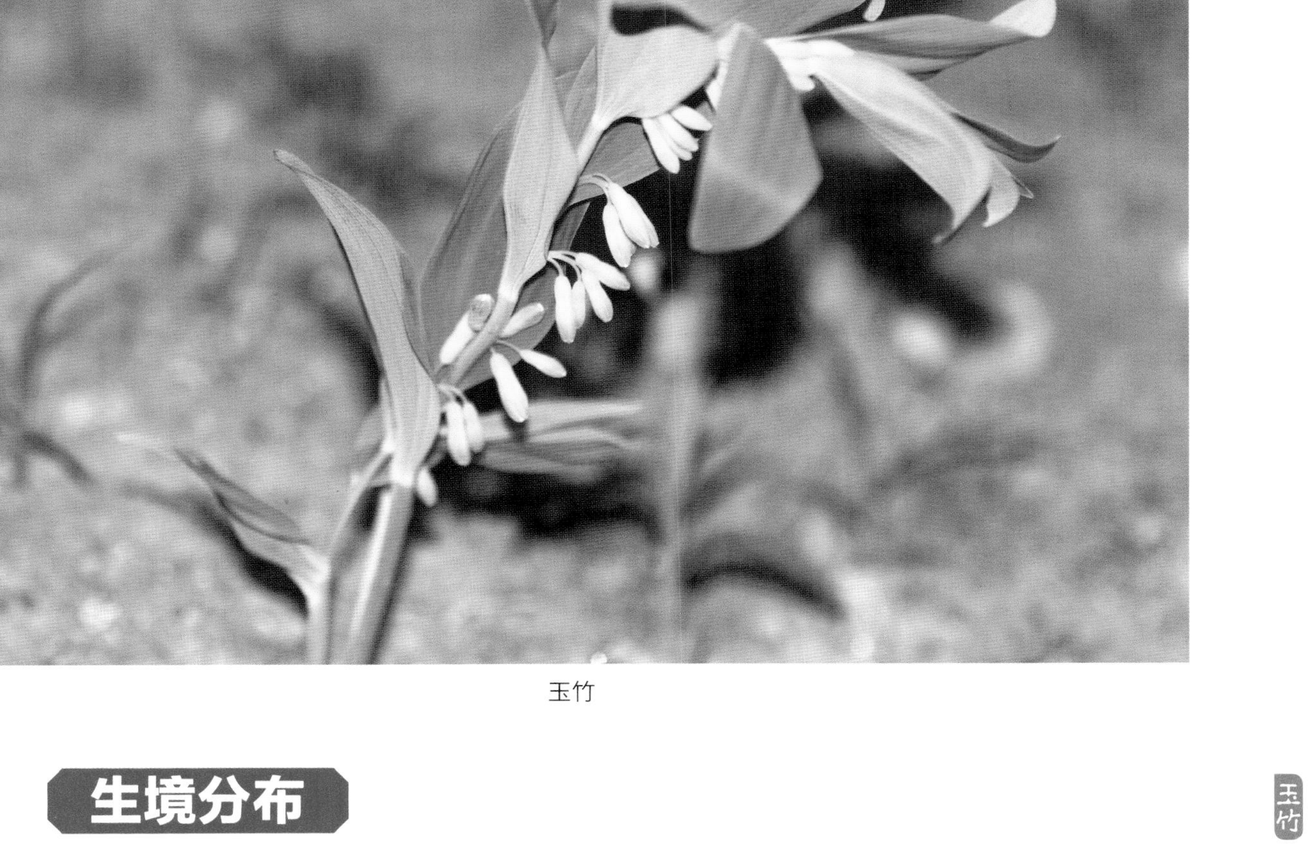

玉竹

生境分布

生长于林下及山坡阴湿处。分布于东北、华北、华东及陕西、甘肃、青海、台湾、河南、湖北、湖南、广东等地。

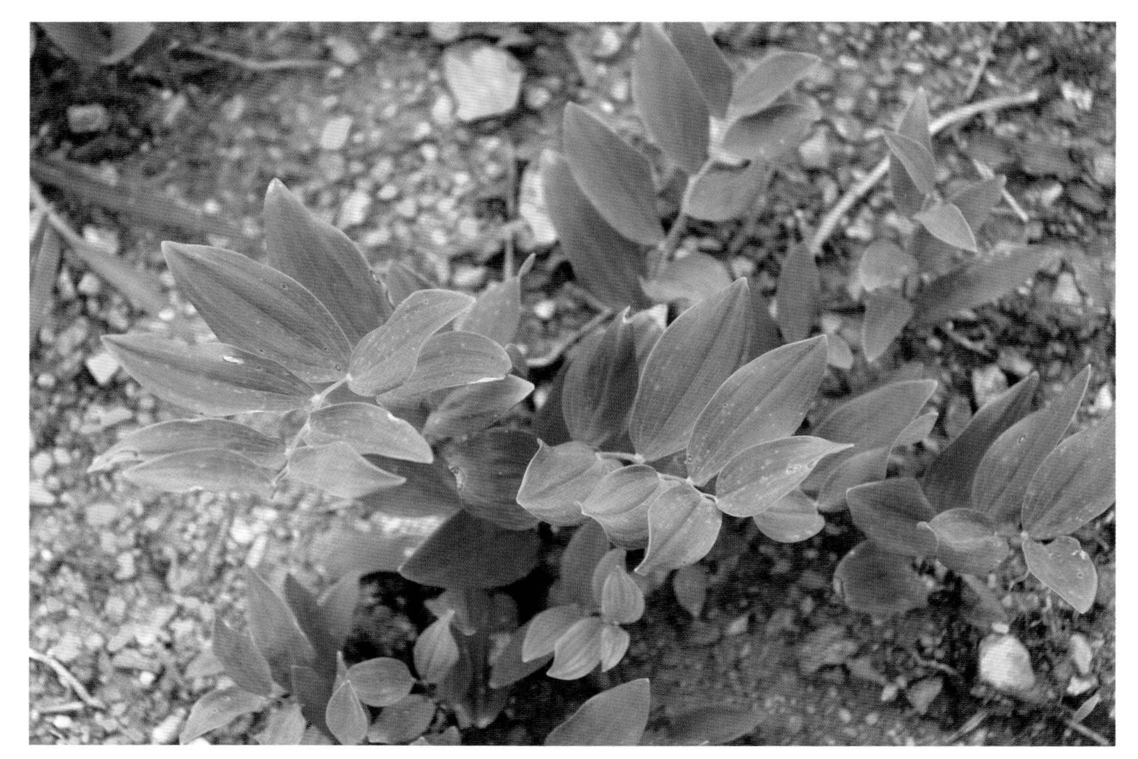

玉竹

采收加工

秋季采挖，除去须根，洗净，晒至柔软后，反复揉搓晾晒至无硬心，或蒸透后揉至半透明，晒干。

药材性状

根茎圆柱形，有时有分枝，长 10 ~ 20 cm，直径 0.7 ~ 2 cm，环节明显，节间距离 1 ~ 15 mm，根茎中间或终端有数个圆盘状茎痕，直径 0.5 ~ 1 cm，有时可见残留鳞叶，须根痕点状。表面黄白色至土黄色，有细纵皱纹。质柔韧，有时干脆，易折断，断面黄白色，颗粒状，横断面可见散列维管束小点。气微，味甜，有黏性。

化学成分

根状茎含玉竹黏多糖（odoratan），由 D- 果糖、D- 甘露糖、D- 葡萄糖及半乳糖醛酸所组成，摩尔比为 6:3:1:1.5；玉竹果聚糖（polygonatum-fructan）A、玉竹果聚糖 B、玉竹果聚糖 C、玉竹果聚糖 D，氮杂环丁烷 -2- 羧酸（azetidine-2-carboxylic acid）。还含黄精螺甾醇（polyspirostanol）POa，黄精螺甾醇苷（poly-spirostanoside）POb、黄精螺甾醇苷 POc、黄精螺甾醇苷 PO1、黄精螺甾醇苷 PO2、黄精螺甾醇苷 PO3、黄精螺甾醇苷 PO4、黄精螺甾醇苷 PO5，黄精呋甾醇苷（polyfuroside），黄精呋甾醇苷 POc、黄精呋甾醇苷 POd、黄精呋甾醇苷 PO6、黄精呋甾醇苷 PO7、黄精呋甾醇苷 PO8 及 P 黄精呋甾醇苷 O9 等甾族化合物。

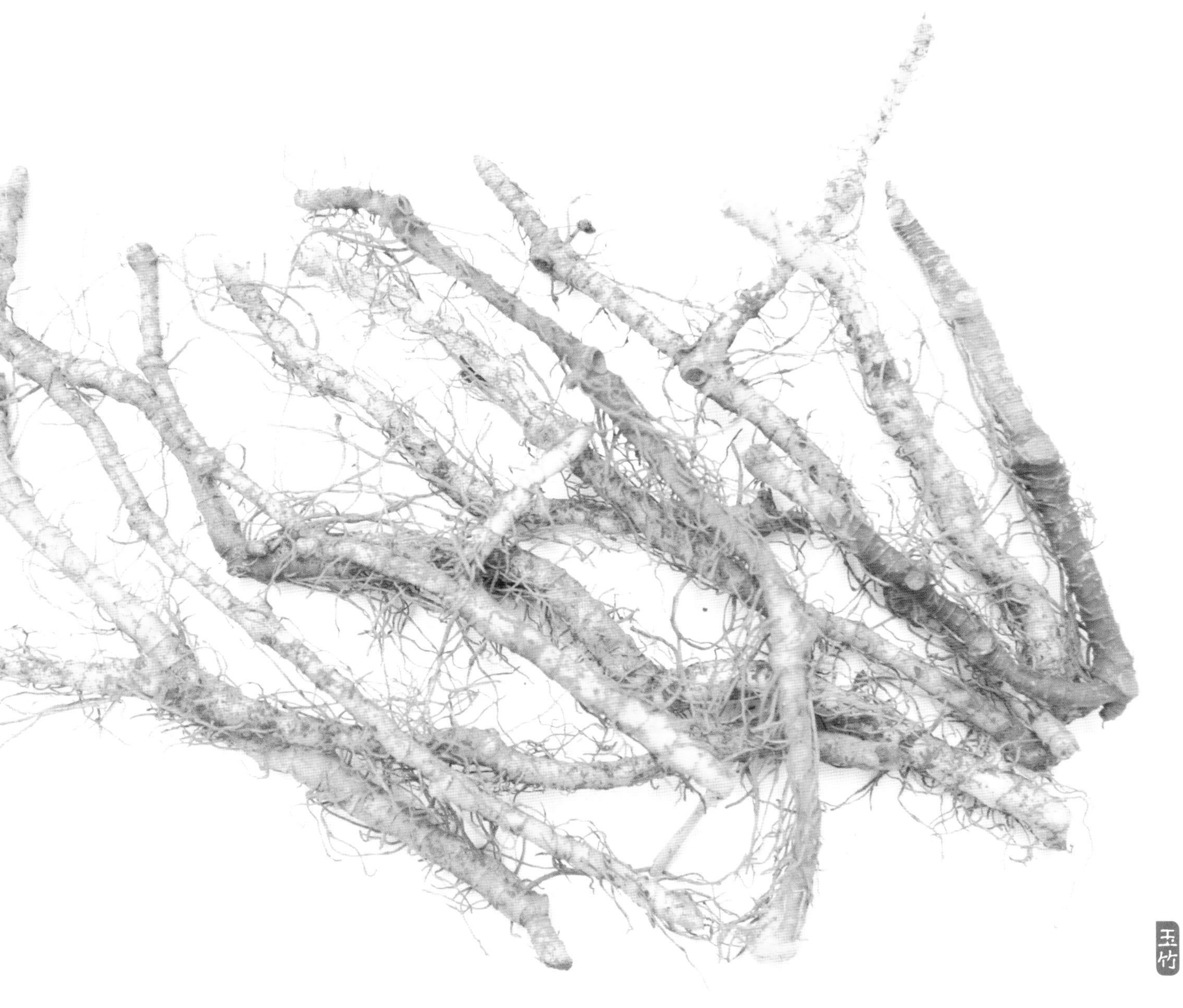

玉竹药材

药理作用

1. 对血压的影响 给麻醉兔静滴20%玉竹（山东崂山产）煎剂，每只1 mL、2 mL或5 mL，均使血压缓慢上升。而麻醉犬剂量（5 mL）静滴，血压无明显变化，但较大剂量（10 mL）静滴可使血压短暂下降。另有报道，100%玉竹（东北玉泉产）注射液、5%或10%玉竹茎叶浸剂、10%或100%玉竹茎叶煎剂和10%玉竹根浸膏（玉竹地下茎制备的制剂），对麻醉犬、兔均有短暂降压作用。切断两侧迷走神经或注射阿托品后，降压作用减弱。

2. 对心脏的作用 20%玉竹（山东崂山产）煎剂或玉竹酊剂，对离体蛙心小剂量（2～5滴）使心搏收缩增强，振幅加大，大剂量（10滴）使心搏减弱并迅速停止。另有报道表明，100%玉竹（东北玉泉产）注射液，对离体蛙心小剂量无影响，大剂量则抑制；对离体心脏的收缩力先抑制而后增强，对心率无影响。玉竹注射液0.2 mL/kg静滴于家兔，对在位心脏收缩力和心率均无明显作用。对垂体后叶素所致的兔急性心肌缺血有一定保护作用。玉竹含有的甾苷，对心肌的作用与铃兰制剂类似。玉竹配糖体对离体蛙心有强心作用，玉竹煎剂的作用与玉竹配糖体类似。

3. 对血管的作用 蛙全身血管及下肢血管灌流实验结果表明，20%玉竹（山东崂山产）煎剂，可使血管灌流量显著减少。麻醉犬静滴20%玉竹煎剂10 mL，可使肾容积减小。另有报道表明100%玉竹（东北玉泉产）注射液对蟾蜍下肢血管有扩张作用。离体兔耳血管灌流实验表明，100%玉竹注射液0.4 mL/kg，由输液管内注入，使血管扩张。而保留神经连系的离体兔耳血管，由对侧耳静脉内注入0.4 mL/kg，并不发生明显扩张，说明玉竹扩张血管的作用与神经无关。

4. 对平滑肌的作用 20%玉竹煎剂可使小鼠离体肠管先兴奋后抑制。对小鼠离体子宫仅有缓和的刺激作用。

5. 其他作用 腹腔注射100%玉竹注射液，可延长小鼠耐缺氧的时间，但死亡仍未超过30分钟。给实验性结核病小鼠饲以含2.5%玉竹的饲料，每日约食入药物50～75 mg，相当于2.5～3.7 g/kg，结果能降低其死亡率，但病变减轻不明显。

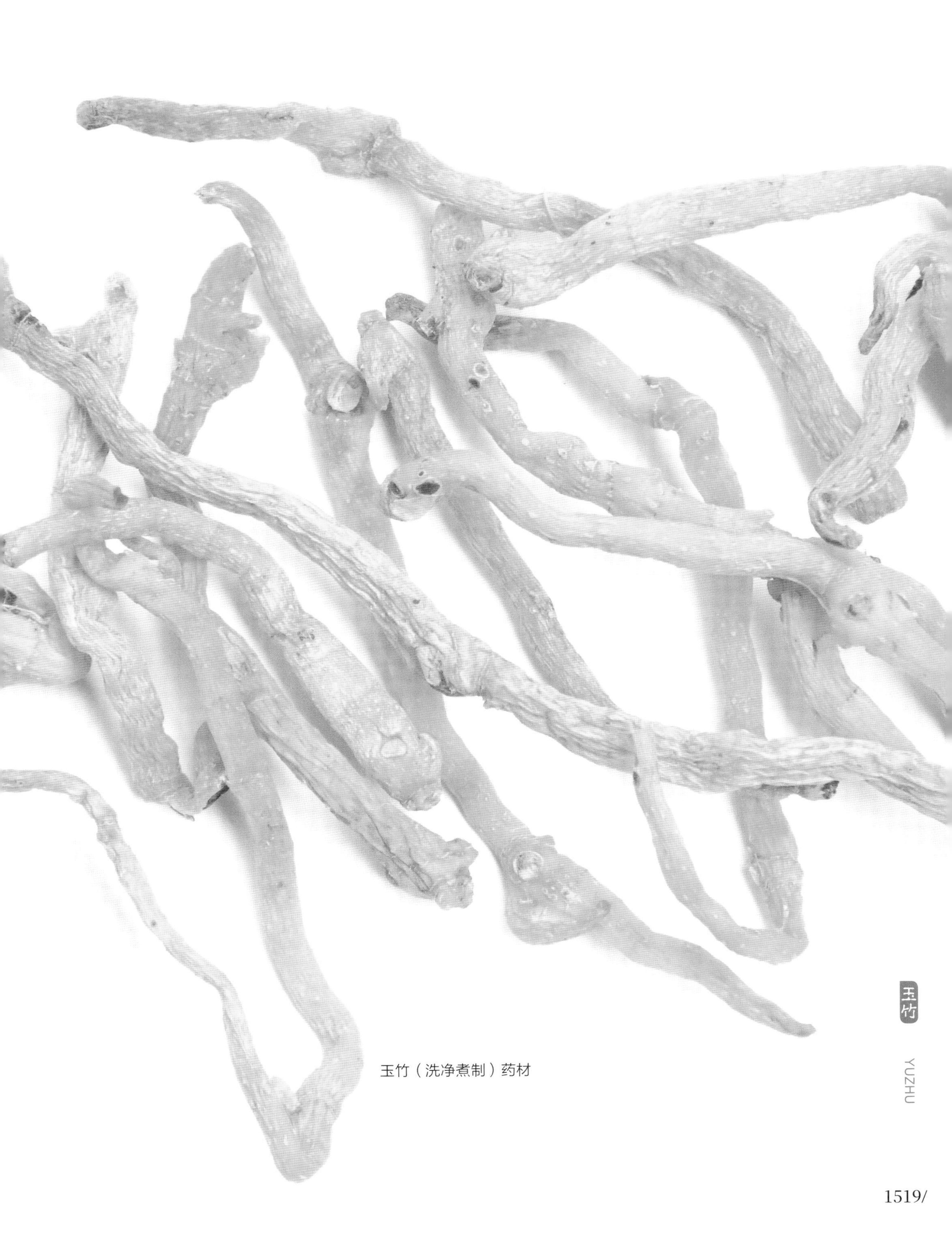

玉竹（洗净煮制）药材

玉竹饮片

性味归经

甘，平。归肺、胃经。

功效主治

滋阴润肺，养胃生津。用于燥咳，劳嗽，热病阴液耗伤之咽干口渴，内热消渴，阴虚外感，头昏眩晕，筋脉挛痛。

临床应用

1. 虚咳 玉竹 25 ~ 50 g。与猪肉同煮服。

2. 发热口干、小便涩 玉竹 250 g。煮汁饮之。

3. 久咳、痰少、咽干、乏力 玉竹、北沙参各 15 g，北五味子、麦冬各 10 g，川贝母 5 g。水煎服，每日 1 剂。

4. 小便不畅、小便疼痛 玉竹 30 g，芭蕉 120 g。水煎取汁，冲入滑石粉 10 g，分作 3 次于饭前服。

5. 肢体酸软、自汗、盗汗 玉竹 25 g，丹参 13 g。水煎服。

6. 心悸、口干、气短、胸痛或心绞痛 玉竹、丹参、党参各 15 g，川芎 10 g。水煎服，每日 1 剂。

7. 慢性咽炎 玉竹 15 g，桔梗 6 g，红花、制天虫、射干各 10 g，黄芪、丹参、玄参各 20 g。水煎取药汁，每日 1 剂，分 2 次服。

8. 喉癌 玉竹 18 g，玄参 12 g，天冬、麦冬、莪术、龟甲珠各 15 g，黄芪、半枝莲、白花蛇舌草各 30 g。水煎取药汁，每日 1 剂，分 2 次服。

9. 津气两伤所致的肺气肿 玉竹、麦冬、五味子、贝母、杏仁（后下）各 9 g，沙参 12 g。水煎取药汁，每日 1 剂，分 2 次服。

用法用量

内服：煎汤，6 ~ 12 g；熬膏、浸酒或入丸、散。外用：适量，鲜品捣敷；或熬膏涂。阴虚有热宜生用，热不甚者宜制用。

使用注意

痰湿气滞者禁服，脾虚便溏者慎服。

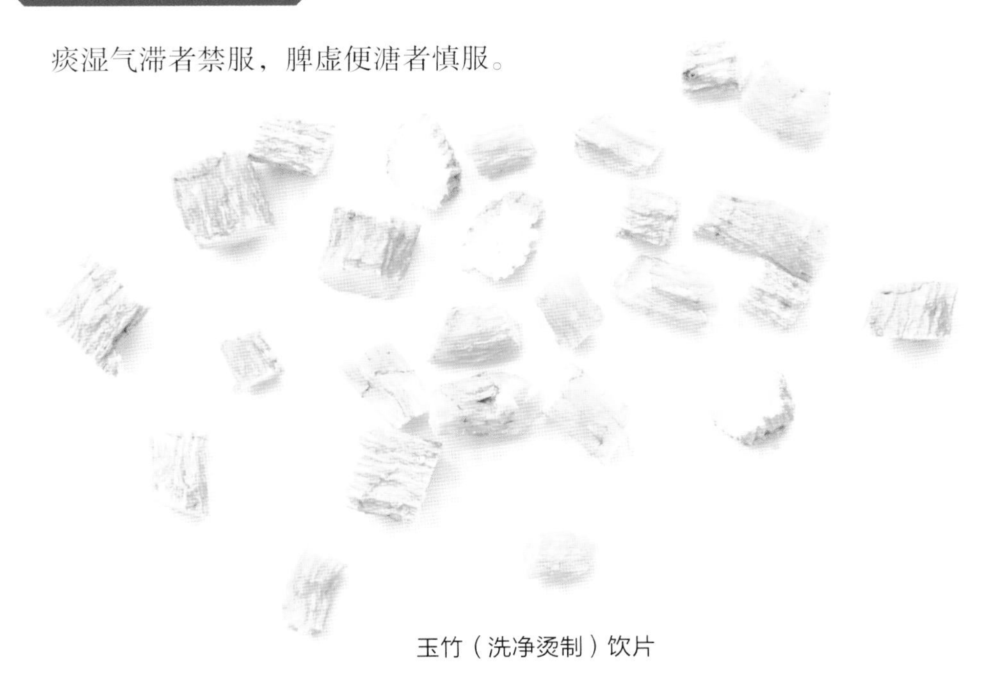

玉竹（洗净烫制）饮片

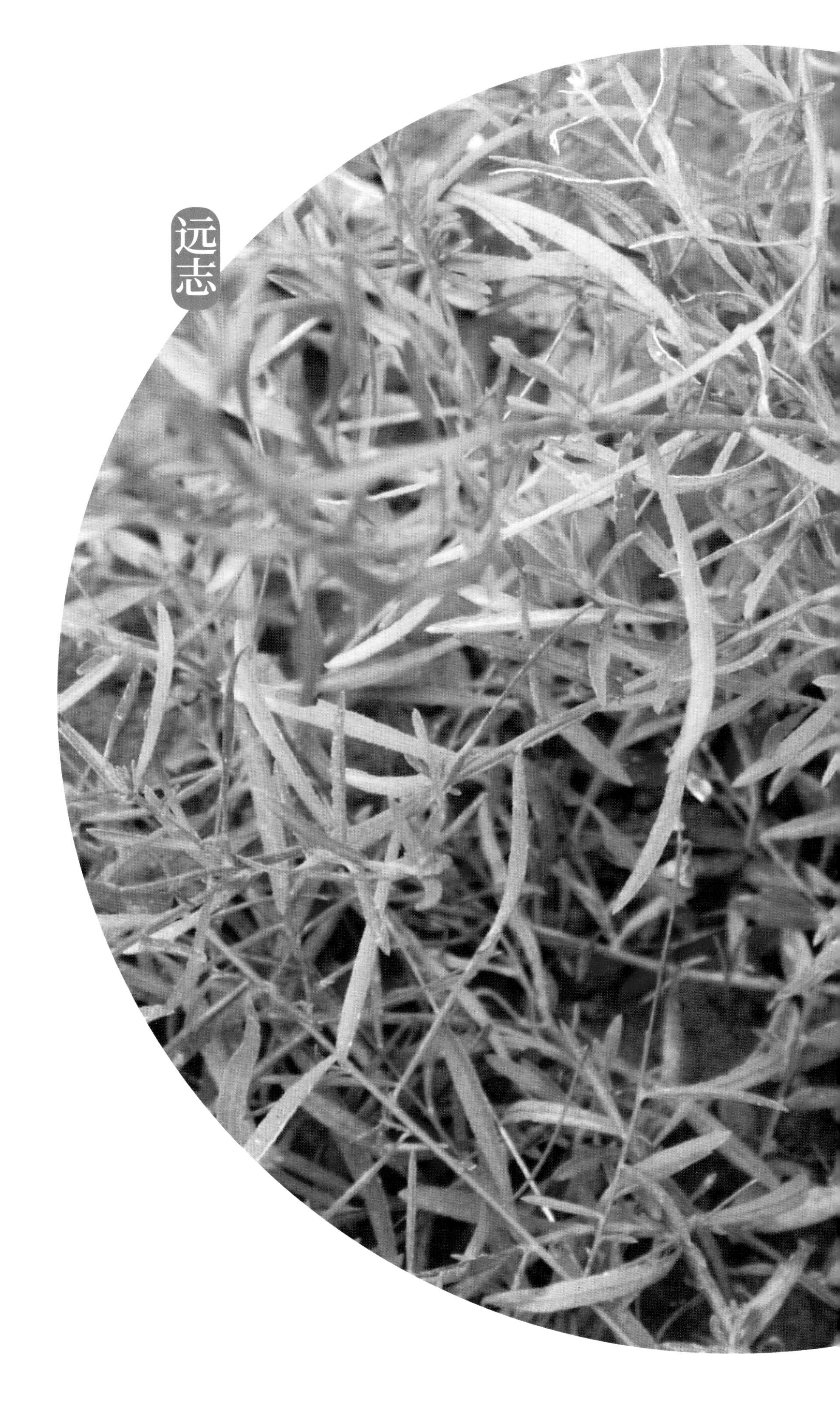
远志

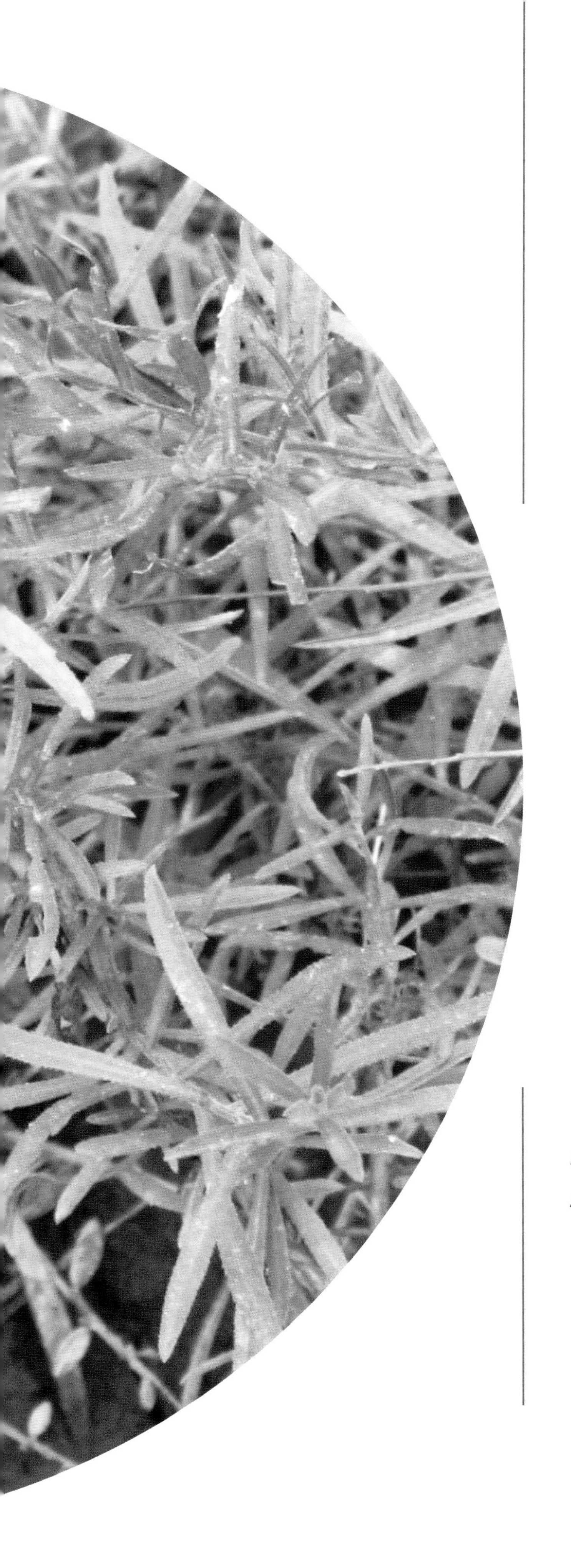

远志

YUANZHI

基　原

本品为远志科植物远志 *Polygala tenuifolia* Willd. 或卵叶远志 *Polygala sibirica* L. 的干燥根。

形态特征

多年生草本，高 20 ~ 40 cm；根圆柱形，长达 40 cm，肥厚，淡黄白色，具少数侧根；茎直立或斜上，丛生，上部多分枝。叶互生，狭线形或线状披针形，长 1 ~ 4 cm，宽 1 ~ 3 mm，先端渐尖，基部渐窄，全缘，无柄或近无柄。总状花序长 2 ~ 14 cm，偏侧生于小枝顶端，细弱，通常稍弯曲；花淡蓝紫色，长约 6 mm；花梗细弱，长 3 ~ 6 mm；苞片 3，极小，易脱落；萼片的外轮 3 片比较小，线状披针形，长约 2 mm，内轮 2 片呈花瓣状，呈稍弯些的长圆状倒卵形，长 5 ~ 6 mm，宽 2 ~ 3 mm；花瓣的 2 侧瓣倒卵形，长约 4 mm，中央花瓣较大，呈龙骨瓣状，背面顶端有撕裂成条的鸡冠状附属物；雄蕊 8，花丝连合呈鞘状；子房倒卵形，扁平，花柱线形，弯垂，柱头 2 裂。蒴果扁平，卵圆形，边有狭翅，长、宽均 4 ~ 5 mm，绿色，光滑无睫毛。种子卵形，微扁，长约 2 mm，棕黑色，密被白色细茸毛，上端有发达的种阜。花期 5 ~ 7 月，果期 7 ~ 9 月。

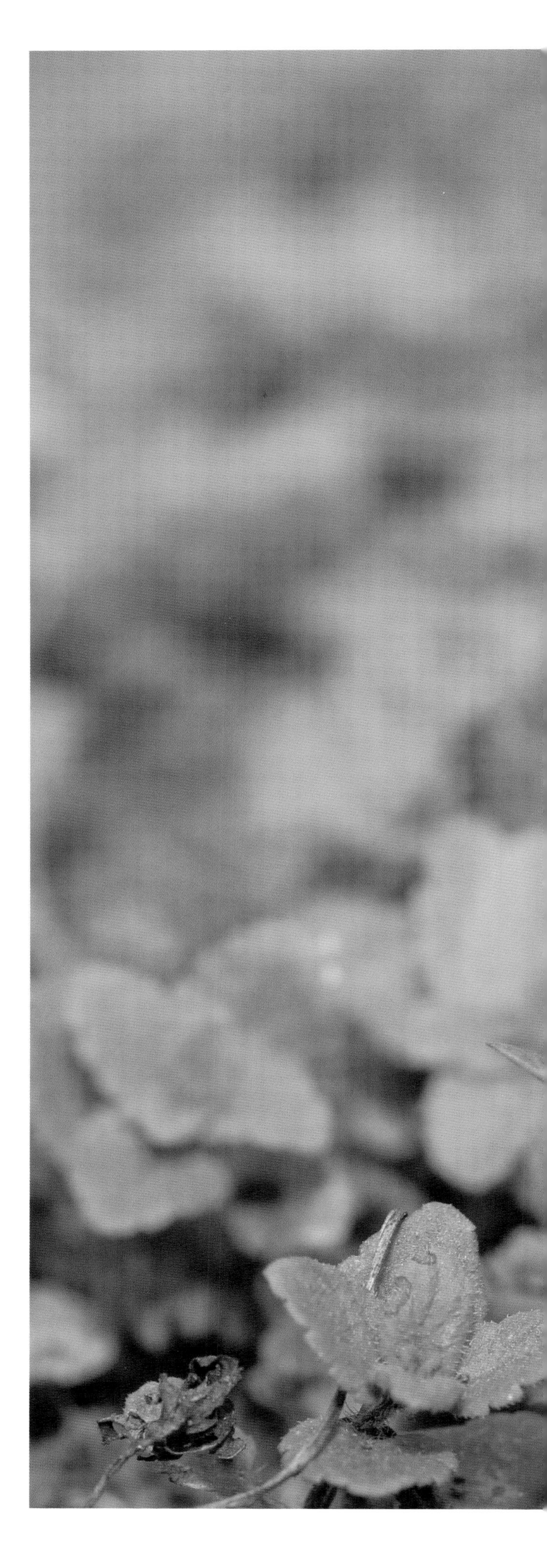

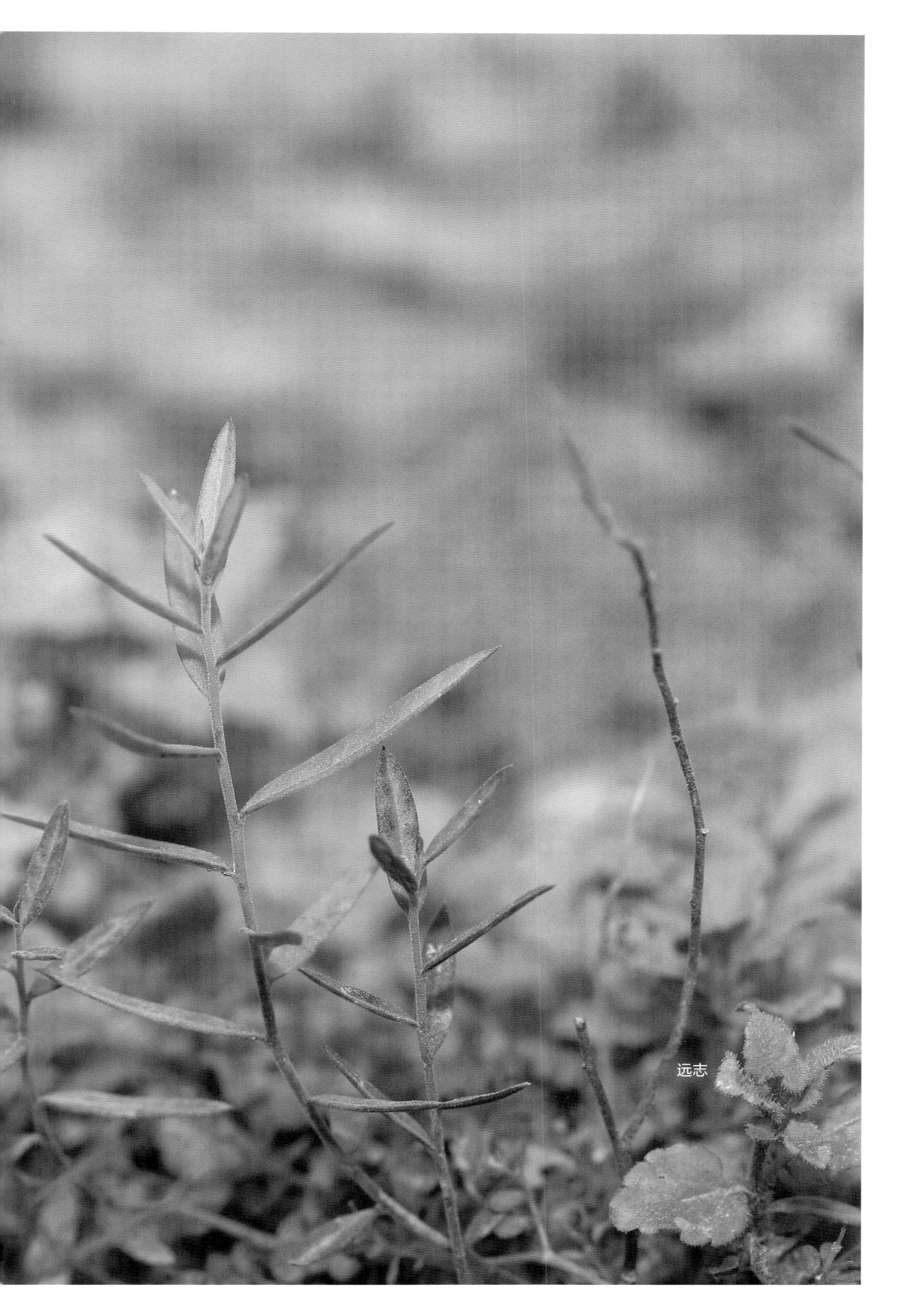
远志

生境分布

生长于海拔 400 ~ 1000 m 的山坡草地或路旁。分布于山西、陕西等地。

采收加工

春、秋两季采挖，除去须根和泥沙，晒干。

药材性状

本品呈圆柱形，略弯曲，长 3 ~ 15 cm，直径 0.3 ~ 0.8 cm。表面灰黄色至灰棕色，有较密并深陷的横皱纹、纵皱纹及裂纹，老根的横皱纹较密更深陷，略呈结节状。质硬而脆，易折断，断面皮部棕黄色，木部黄白色，皮部易与木部剥离。气微，味苦，微辛，嚼之有刺喉感。

化学成分

根含远志皂苷 (onjisaponin -A)、远志皂苷 B（onjisaponin -B）、远志皂苷 C（onjisaponin -C），细叶远志素（tenuifolin），即 2β,27- 二羟基 -23- 羧基齐墩果酸 3-p- 葡萄糖苷（2β-27-Dihydroxy-23-carboxyoleanolic acid 3β-O-glucoside），皂苷水解后得远志皂苷元 A（tenuigenin A）、远志皂苷元 B（tenuigenin B）等三萜皂苷类成分。含氧杂蒽酮类远志酮 Ⅰ、Ⅱ（onjixanthone）、1,6- 二羟基 -3,7- 二甲氧基咕吨酮（1,6-dihydroxy-3,7-dimethoxy xan-thone）、1,7- 二羟基 -3- 甲氧基咕吨酮（1,7-dihydroxy-3-methoxy xanthone）、1,6- 二羟基 -3,5,7- 三甲氧基咕吨酮（1,6-dihydroxy-3,5,7-trimethoxy xanthone）、1- 羟基 -3,6,7- 三甲氧基咕吨酮（1-hydroxy-3,6,7-trimethoxyxanthone）及糖类 5- 脱水 -D- 山梨糖醇（5-anhydro-D-sor-bitol）、N- 乙酰基 -D- 葡萄糖胺（N-acetyl-D-glucosamnine）。其他还含有 3,4,5- 三甲氧基桂皮酸（3,4,5-trimethoxy-cinnamlcacid）、远志醇（polygalitol）、细叶远志定碱、脂肪油、树脂等。

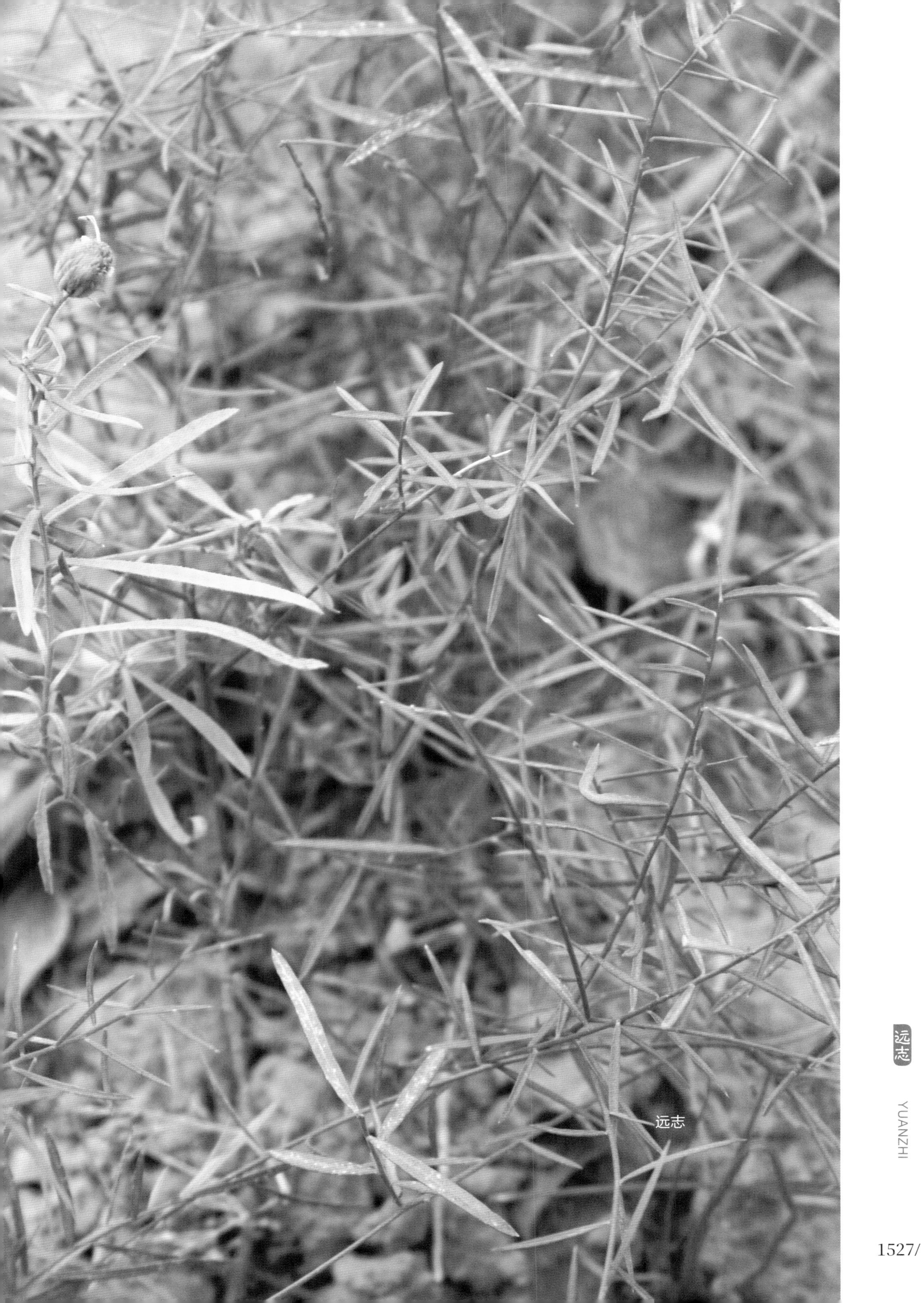
远志

药理作用

1. 镇静、抗惊厥作用 远志煎剂给小鼠灌胃，可减少其自主活动，出现嗜睡。远志甲醇提取物、远志皂苷给小鼠腹腔注射，可显著延长小鼠环己烯巴比妥钠和氯丙嗪的睡眠时间；小鼠灌胃给药，对五甲烯四氮唑所致惊厥具有明显对抗作用。大鼠口服远志提取物后在血和胆汁中发现了能延长小鼠戊巴比妥睡眠时间的活性物质 3,4,5-三甲氧基肉桂酸（TMCA）、甲基 3,4,5- 三甲氧基肉桂酸（M-TMCA）和对甲氧基肉桂酸（PMCA），提示远志水提物中含有 TMCA 的天然前体药物。

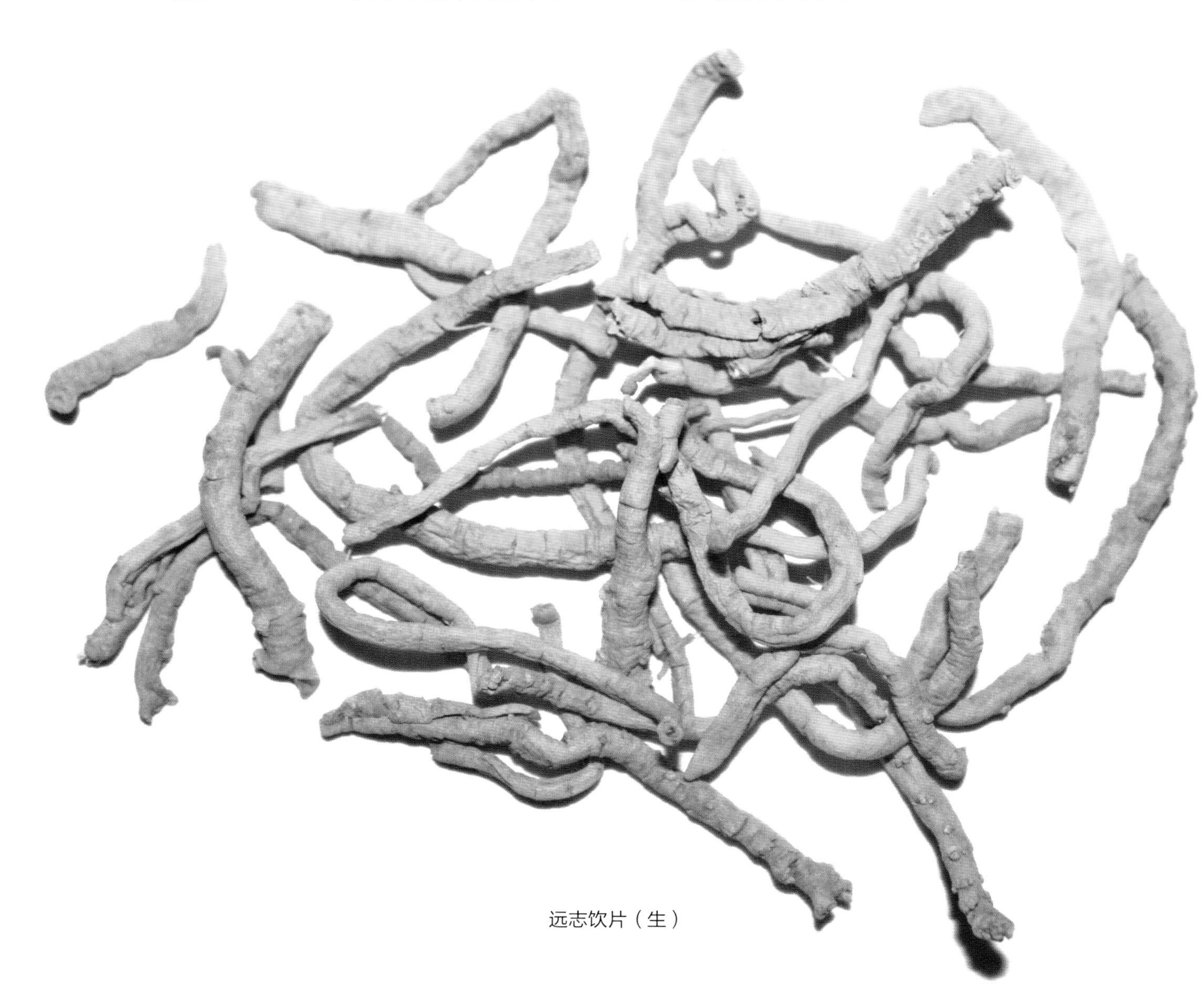

远志饮片（生）

2. 祛痰、镇咳作用 酚红法和氨水引咳法研究证明，远志皂苷大多具有比较明显的祛痰和镇咳作用，其中远志皂苷 3D 可能是远志祛痰作用的主要活性成分，远志皂苷 2D 和 3C 则为镇咳作用的主要有效成分，作用甚至强于等剂量的可待因和咳必清。

3. 抗痴呆和脑保护作用 远志水浸膏可提高老化小鼠（SAM）的学习记忆能力，促进神经细胞营养因子的作用，显示有脑保护活性。远志所含的几种酰基糖对氰化钾（KCN）低氧脑障碍引起的正向反射消失持续时间均具有缩短作用，表明远志脑保护作用出现的部分原因与酰基糖有关。另外远志水提液对 P 物质和脂多糖（LPS）刺激鼠星形胶质细胞分泌的肿瘤坏死因子（TNF-α）和白细胞介素 -1（IL-1）有明显的抑制作用，进而产生对中枢神经系统的抗炎活性，可用于防治各种脑病。

4. 益智作用 给大鼠口服远志，剂量为 4.28 mg/kg，研究对穿梭行为及脑区域性代谢率的影响。结果表明，服药后第 5 ~第 9 日条件反应及非条件反应次数均增多，间脑中辅酶 I 浓度显著升高，海马、尾状核和脑干内辅酶 I 、还原型辅酶 I 浓度均升高。说明远志有促进体力和智力的作用。

5. 降血压作用 远志皂苷（tenuifolic saponin, TS）对麻醉大鼠左颈总动脉之平均动脉压及清醒大鼠和肾性高血压大鼠（PVHR）（尾袖法测定）之收缩压均有显著的降压作用，且此作用与迷走神经兴奋，神经节阻断，外周 α 肾上腺素能神经、M 胆碱能神经及 H1 受体无关。

6. 对平滑肌和心肌的作用 远志皂苷 H 对胸主动脉、离体兔回肠、豚鼠气管和动情期未孕大鼠子宫平滑肌均具兴奋作用，但对心肌具抑制作用。

7. 抗突变、抗肿瘤作用 远志水溶性提取物对黄曲霉毒素 B1 诱发的回变菌落数有显著的抑制作用。对 TA98 菌株回变菌落数有明显抑制效应，但对 TA100 菌株无抑制效应，说明远志水溶性提取物是对抗碱基置换的突变因子。远志水提液 2.5 mg/mL 浓度时对 Yac-1、K562、L929 均表现出明显的细胞毒作用，提示远志体外有抗肿瘤作用。综上所述，与远志宁心安神、祛痰开窍之功效相关的药理作用为镇静、抗惊厥、祛痰镇咳、抗痴呆和脑保护等作用。其主要有效成分为远志皂苷。

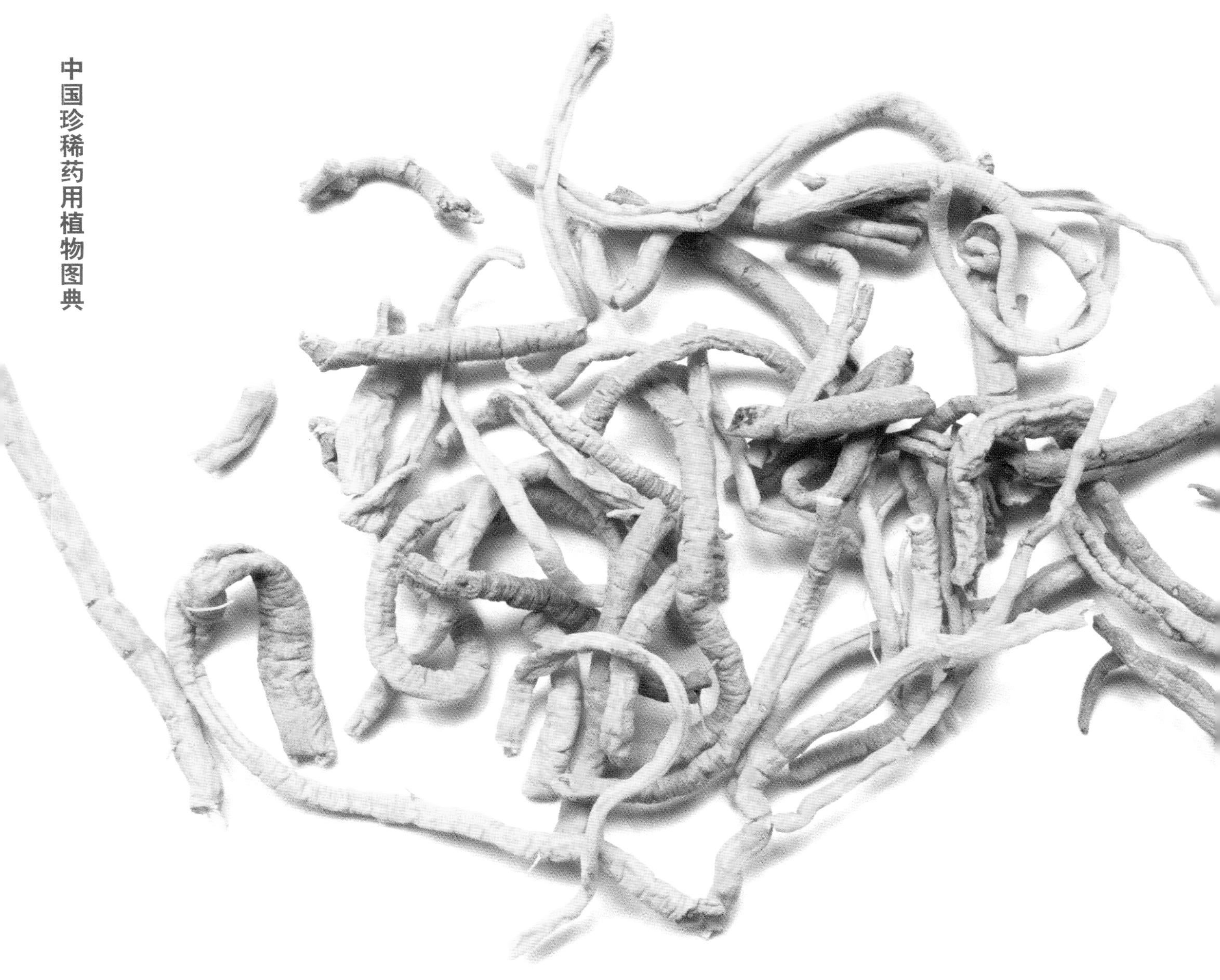

远志饮片

性味归经

苦、辛，温。归心、肾、肺经。

功效主治

安神益智，交通心肾，祛痰，消肿。用于心肾不交引起的失眠多梦、健忘惊悸、神志恍惚，咳痰不爽，疮疡肿毒，乳房肿痛。

临床应用

1. 老年痴呆 采用由远志、黄精、熟地黄、丹参等各适量组成的脑力康制剂治疗老年痴呆 36 例，结果在量表积分和中医临床观察指标的变化上，治疗前后都有所改善，其差异有高度统计学意义（$P<0.05$ 或 $P<0.01$）。脑力康对阿尔茨海默病和血管性痴呆均有效，总有效率为 40.0%、85.7%。

2. 阳痿 以助阳散（远志、海马、蛤蚧、蜈蚣、细辛各适量）结合针灸，治疗效果显著。结果：病人 150 例，总有效率为 95.33%，显效率为 84%，治愈率为 66.66%。

3. 轻微脑功能障碍综合征 远志、石菖蒲各适量。制成智力糖浆，口服，每日 3 次，每次 10 ~ 15 mL，治疗 100 例。结果：显效 70 例，有效 20 例，无效 10 例。此外，对智力发育差及健忘的儿童也有一定疗效。

4. 急性乳腺炎 远志 12 g。加 60% 乙醇 15 mL，稍浸片刻，再加清水 1 碗，用砂锅煎煮沸后 20 分钟，约半小碗 1 次趁温顿服，每日 1 剂。共治 62 倒产后急性乳腺炎，结果：42 例服药 1 剂、20 例服药 2 剂均告痊愈（体温降至正常，症状及局部红肿全部消失，患侧腋下淋巴结缩小且无压痛）。

用法用量

3 ~ 10 g，煎服。

使用注意

阴虚火旺、脾胃虚弱者慎服。用量不宜过大，以免引起恶心呕吐。

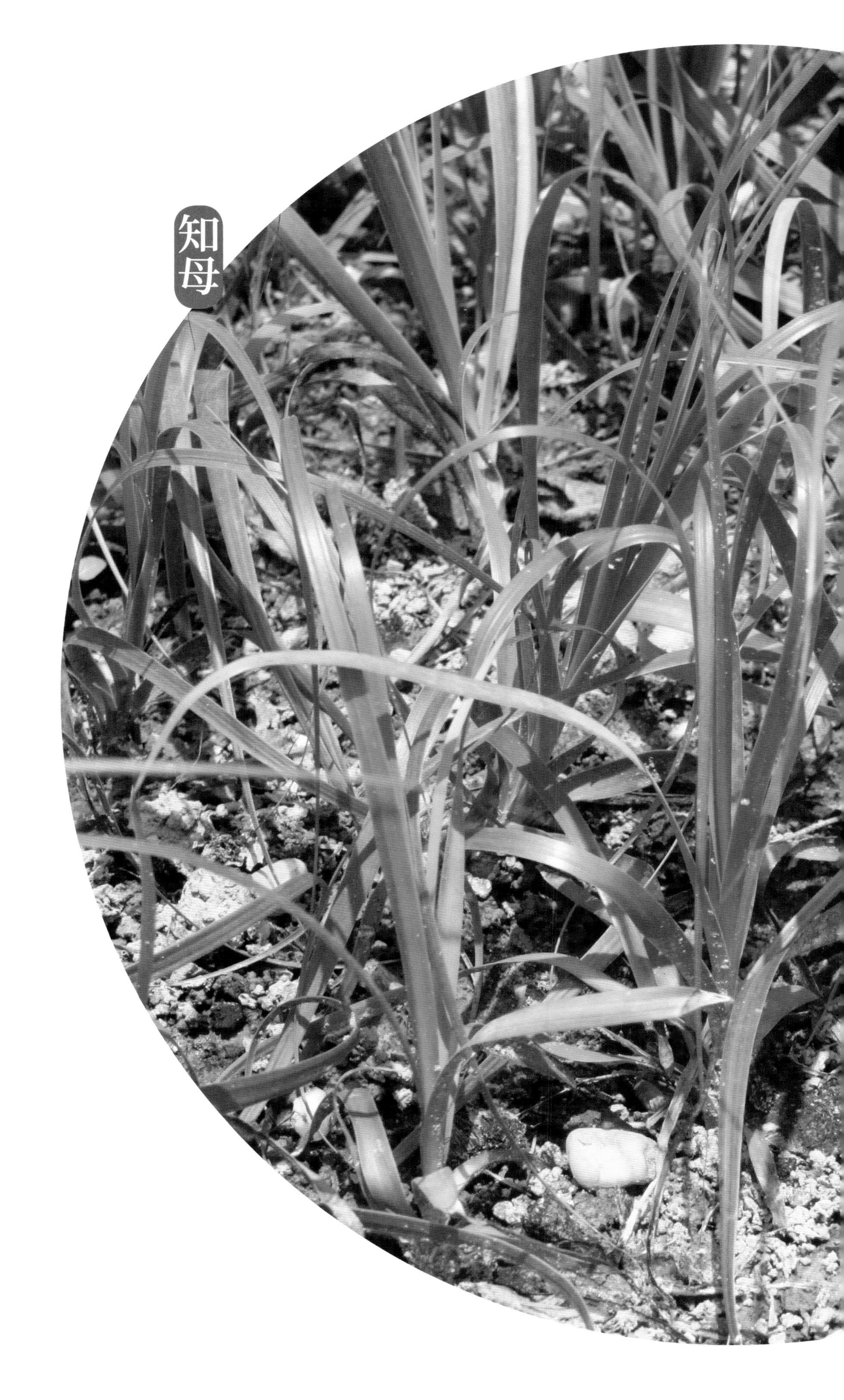
知母

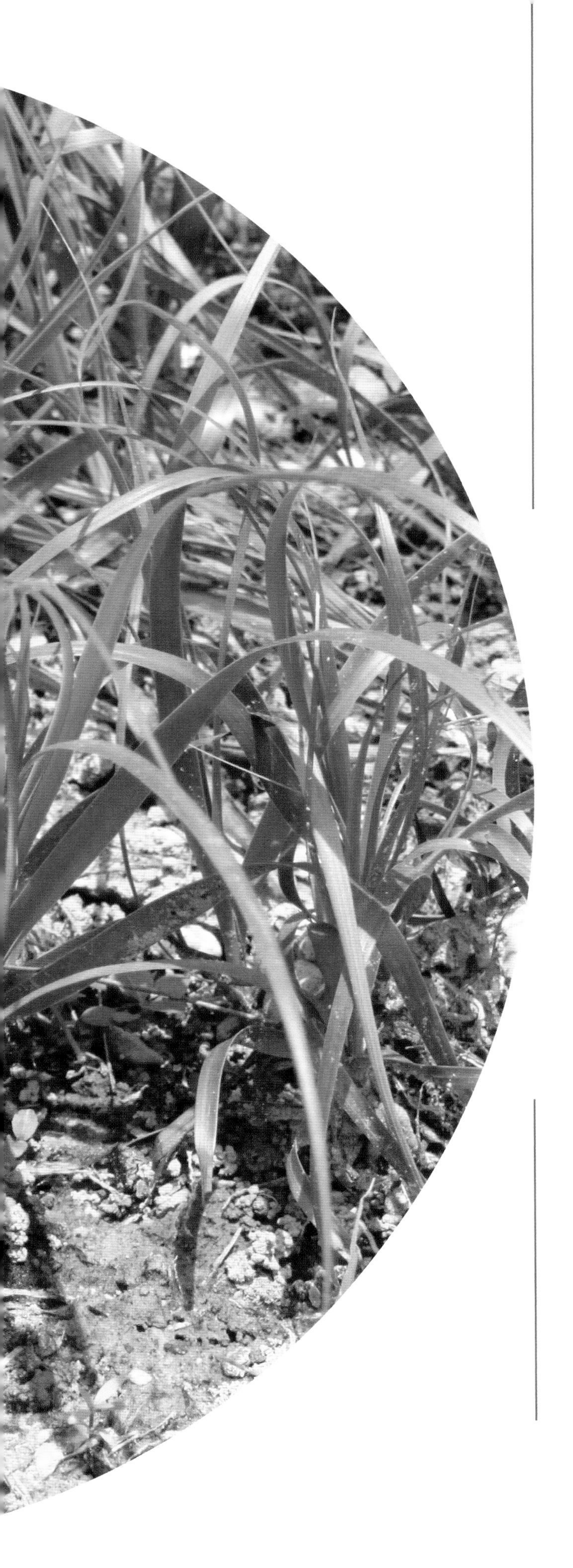

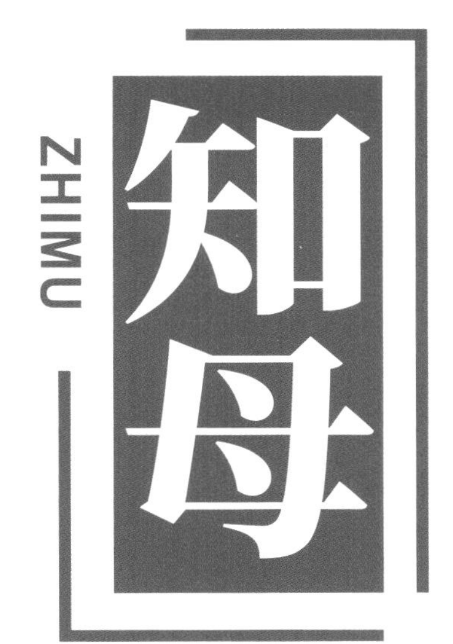

基　原

本品为百合科植物知母 *Anemarrhena asphodeloides* Bge. 的干燥根茎。

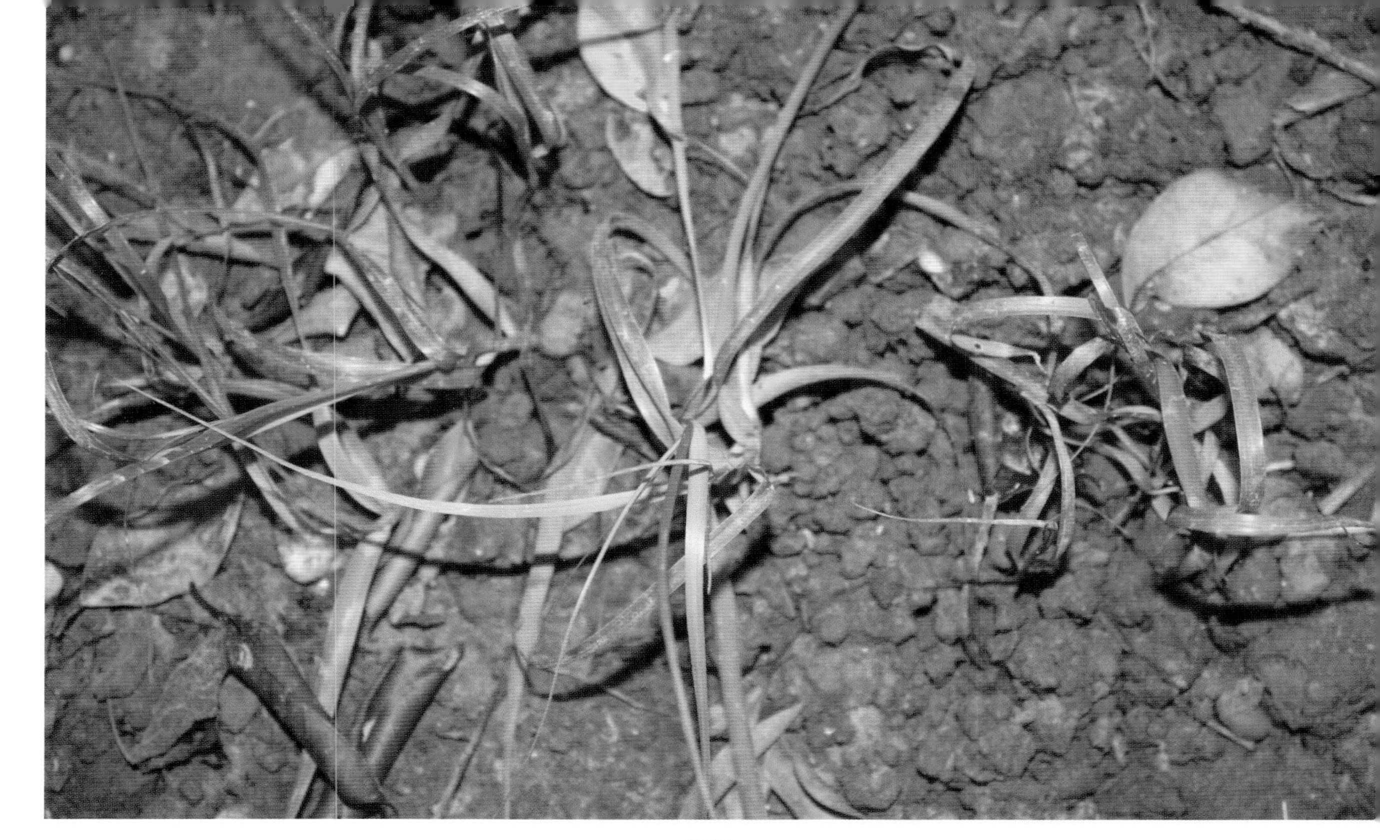

知母

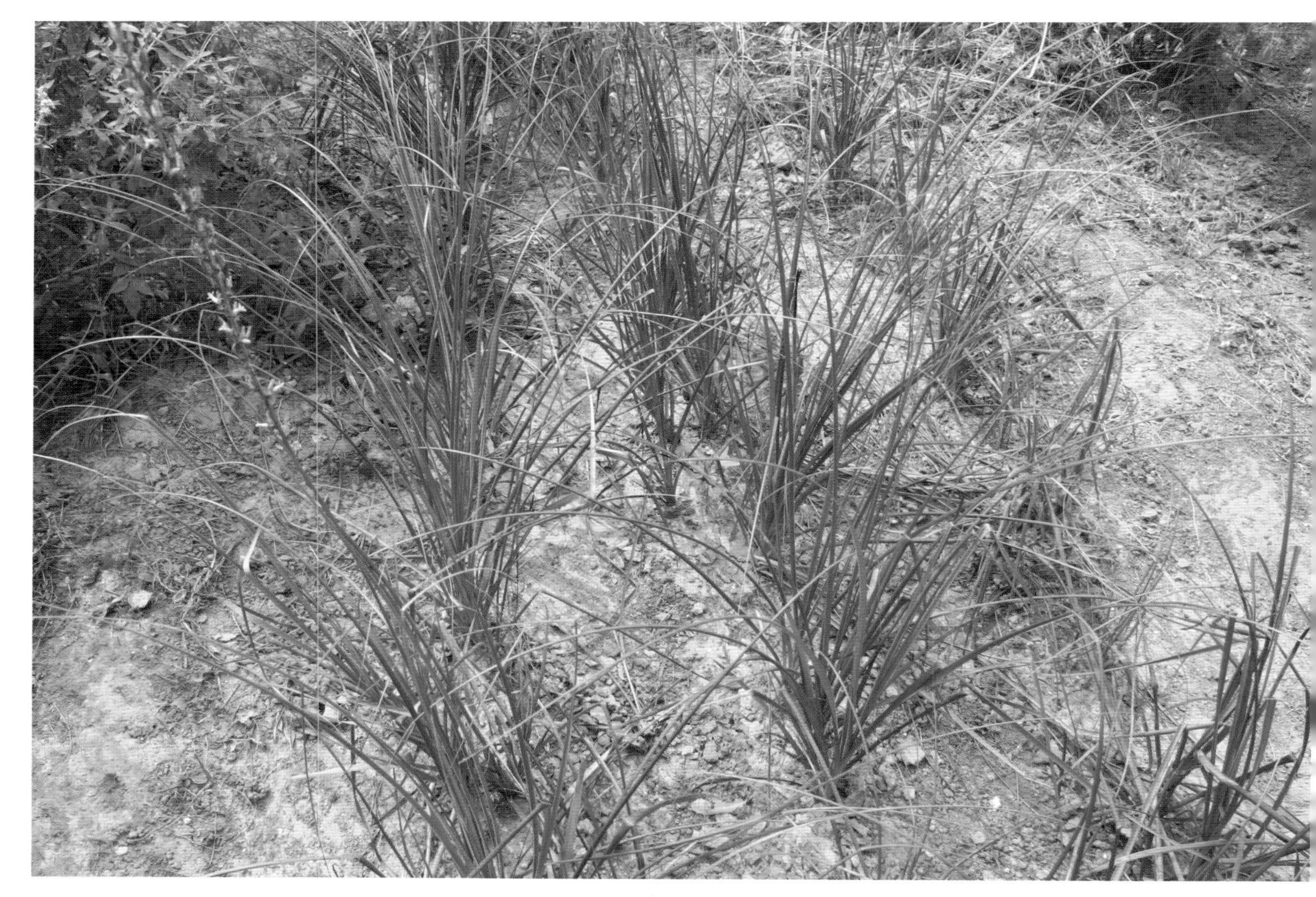

知母

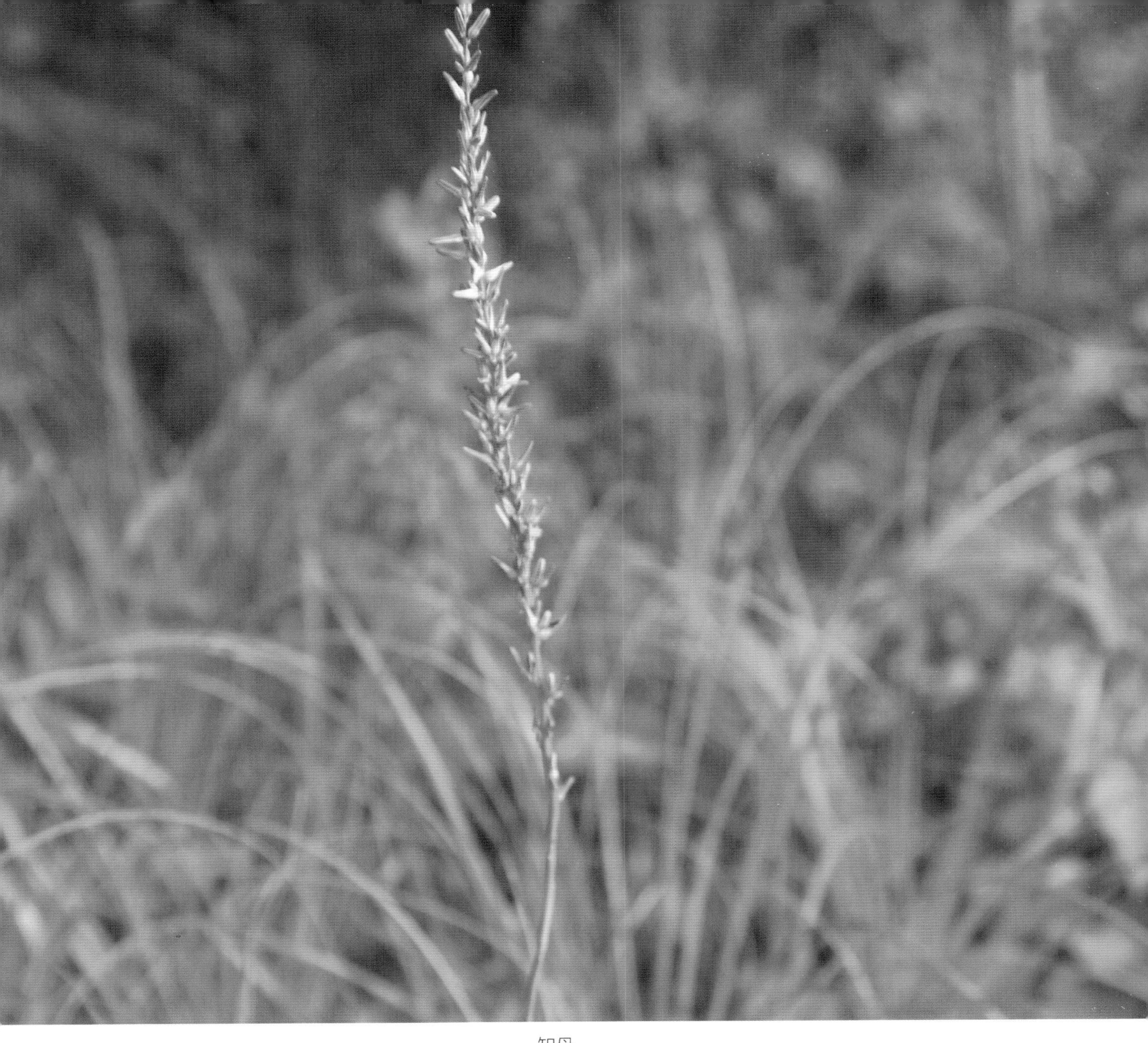

知母

形态特征

年生草本，根茎横走，密被膜质纤维状的老叶残基。叶丛生，线形，质硬。花茎直立，从叶丛中生出，其下散生鳞片状小苞片，2 ~ 3 朵簇生于苞腋，呈长形穗状花序；花被长筒形，黄白色或紫堇色，有紫色条纹。蒴果长圆形，熟时 3 裂。种子黑色。花期 5 ~ 6 月，果期 8 ~ 9 月。

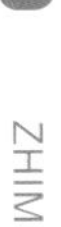

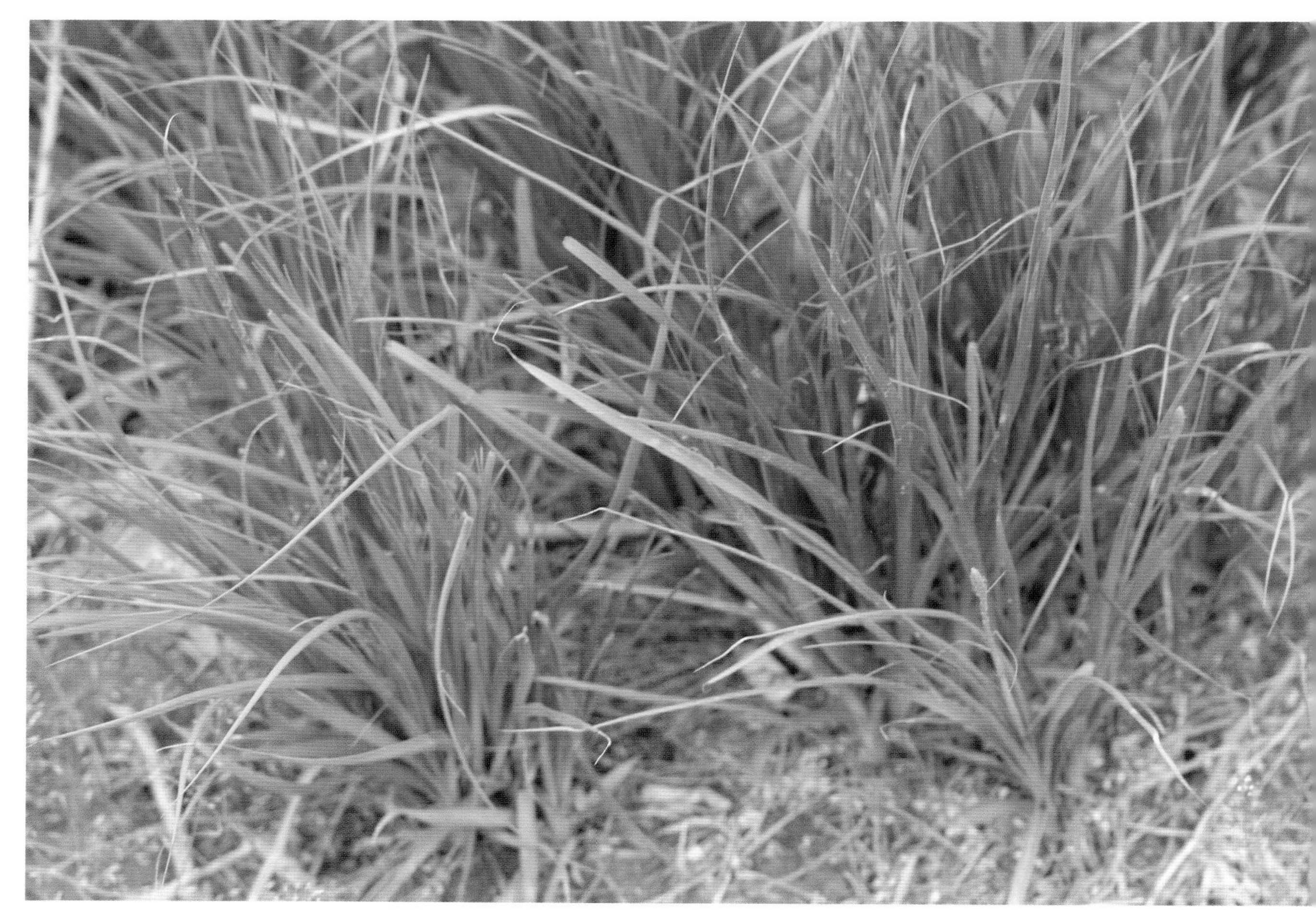

知母

生境分布

生长于山地、干燥丘陵或草原地带。分布于河北、山西及东北等地，以河北历县产者最佳。

采收加工

春、秋两季采挖，除去须根和泥沙，晒干，习称“毛知母”；或除去外皮，晒干。

药材性状

毛知母：呈长条状，微弯曲，略扁，偶有分枝，长 3 ~ 15 cm，直径 0.8 ~ 1.5 cm。一端有浅黄色的茎叶残痕。表面黄棕色至棕色，上面有一凹沟，具紧密排列的环状节，

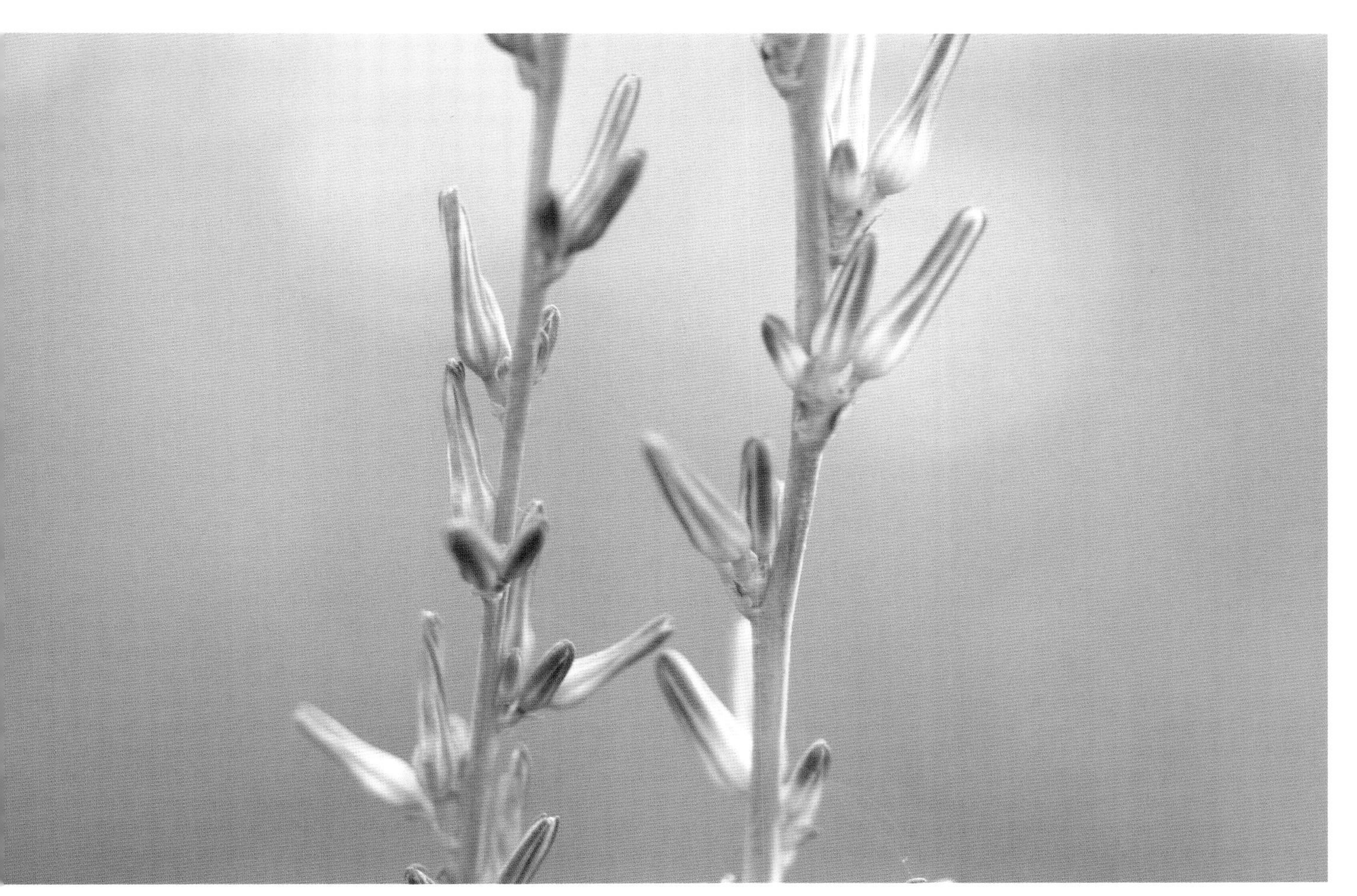

知母

节上密生黄棕色的残存叶基，由两侧向根茎上方生长；下面隆起而略皱缩，并有凹陷或突起的点状根痕。质硬，易折断，断面黄白色。气微，味微甜、略苦，嚼之带黏性。以肥大、质坚实、表面被有黄色茸毛者为佳。

光知母： 表面黄白色，有扭曲的纵沟，有的可见叶痕及根痕。质硬，易折断，断面白色或黄白色，有明显的筋脉点，见水有黏液。以肥大、支匀、坚实、色黄白、嚼之黏牙者为佳。

化学成分

本品含多种甾体皂苷，曾分离出6种知母皂苷，分别称为知母皂苷 A- Ⅰ、A- Ⅱ、A- Ⅲ、A- Ⅳ、B- Ⅰ和B- Ⅱ，其皂苷元主要是萨皂苷元，其中知母皂苷 A- Ⅲ是萨尔萨皂苷元与知母双糖结合而成的双糖苷。知母皂苷 A- Ⅰ是萨尔萨皂苷元 β-o-吡喃半乳糖苷。此外还含吗尔考皂苷元、新芰脱皂苷元及菝葜皂苷元。另外尚含芒果苷和异芒果苷、鞣酸等。

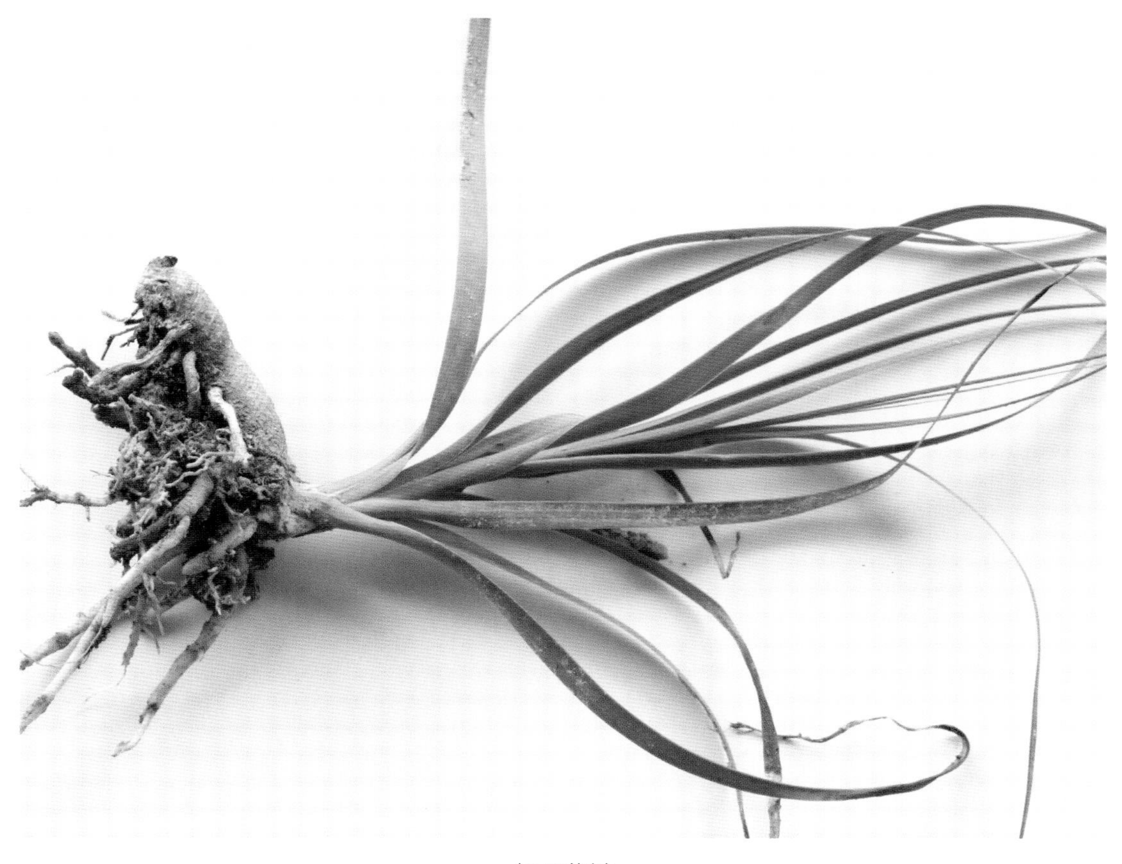

知母药材

药理作用

1. 解热作用 知母浸膏可抑制家兔由皮下注射大肠埃希菌所引起的发热。有研究指出，阴虚内热主要是体内 Na^+-K^+-ATP 酶活性过高的表现，而知母的解热作用可能与菝葜皂苷元对机体细胞内 Na^+-K^+ 泵有显著抑制作用有关，其抑制作用是可逆的，发生比较缓慢，并可被细胞外 Na^+ 所增强，并被细胞外 K^+ 所拮抗。菝葜皂苷元抑制细胞 Na^+-K^+ 泵的作用部位可能在细胞膜的外侧面。还有研究证明，知母皂苷口服后，人体红细胞钠泵活性出现多相性变化。酶的活性先升后降或有轻微波动。人口服 2 mg/kg 不产生任何不良反应。

2. 抗病原微生物作用 体外试验，知母对伤寒沙门菌、志贺菌属、白喉棒状杆菌、金黄色葡萄球菌、肺炎链球菌等有一定抑制作用。知母乙醇、乙醚等提取物对结核分枝杆菌 H37RV 有较强的抑制作用，而皂苷无作用。对于小鼠实验性结核分枝杆菌感染，饲以含知母的饲料可使肺部病变有所减轻。芒果苷是其抗结核分枝杆菌的有效成分之一。知母对某些致病性皮肤真菌及白假丝酵母菌也有不同程度的抑制作用。异芒果苷及芒果苷均具有显著的抗单纯疱疹病毒作用，可阻止 HSV-1 在细胞内的复制。

3．抗感染作用 知母所含芒果苷有显著抗感染作用，50 mg/kg 灌胃或腹腔注射，对角叉菜胶所致大鼠足跖水肿及棉球肉芽肿有显著抑制作用。

4．对交感神经和 β 受体功能的影响 临床上阴虚病人多有多巴胺－β－羟化酶活性增强、β 受体－cAMP 系统功能偏亢的现象。知母及其皂苷元能使血、脑、肾上腺中多巴胺－β－羟化酶活性降低，NA 合成和释放减少；能抑制过快的 β 受体蛋白质合成，下调过多的 β 受体；能使阴虚模型动物脑、肾中 β 受体功能下降，血中 cAMP 含量减少，从而导致交感神经和 β 受体功能降低。此外，知母还能调节失调的 β 受体和 M 受体功能，使之恢复正常。

5．降血糖作用 知母水提物和多糖对正常家兔有降血糖作用，对四氧嘧啶糖尿病家兔和小鼠以及胰岛素抗血清所致糖尿病鼠有更明显的降血糖作用，并可使小鼠尿中酮体减少。知母对正常大鼠葡萄糖氧化无促进作用，但能促进横膈、脂肪组织对葡萄糖的摄取，使横膈中糖原含量增加，但肝糖原会下降，知母降血糖的有效成分为知母聚糖 A、B、C、D，以 B 活性最强。

6．改善学习记忆 知母和知母皂苷元能通过提高衰老早期小鼠脑内相对减慢的 M 受体的合成，从而提高脑 M 受体数量，改善其学习记忆能力。知母皂苷元也能促进老年大鼠学习记忆能力。但对东莨菪碱所致青年小鼠记忆障碍却无明显影响，对脑胆碱酯酶（ChE）活力也无明显影响，表明其改善学习记忆能力作用不是通过兴奋 M 受体或抑制 ChE 活力。

7．对肾上腺皮质、肾上腺皮质激素的影响 知母能保护肾上腺皮质，减轻糖皮质激素的副作用。知母能使同服地塞米松的家兔血浆中皮质酮含量明显上升，其作用机制与抑制肾上腺皮质激素在肝中的分解代谢有关。知母对豚鼠垂体和肾上腺组织形态无明显影响，但可减轻或部分逆转长期给予皮质激素所致垂体、肾上腺的组织形态学变化。知母也能拮抗正常人服用地塞米松所致血皮质醇分泌高峰的抑制，对肾病综合征病人可明显减轻激素所致“满月脸”。

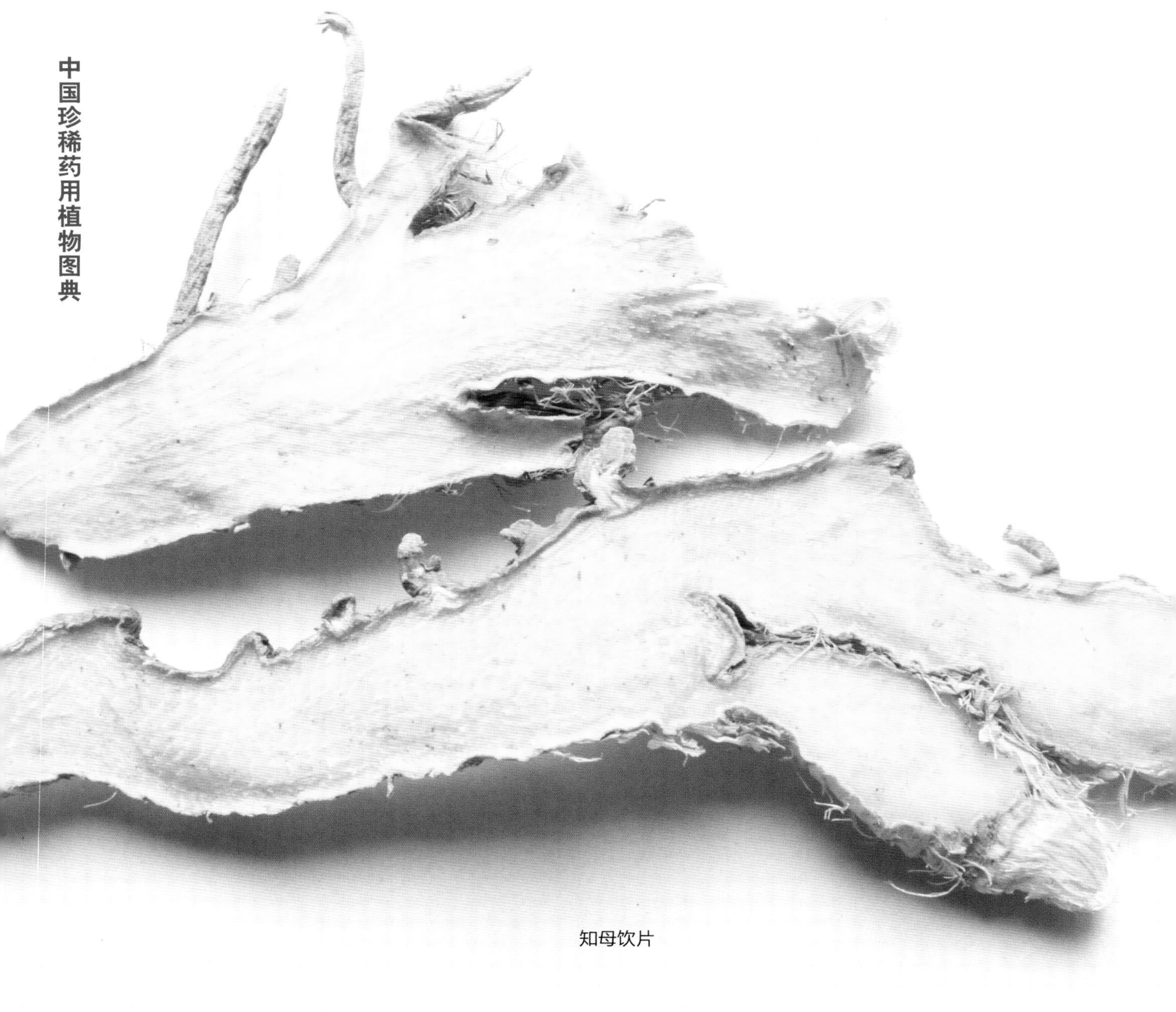

知母饮片

性味归经

苦、甘，寒。归肺、胃、肾经。

功效主治

清热泻火，滋阴润燥。用于外感热病，高热烦渴，肺热燥咳，骨蒸潮热，内热消渴，肠燥便秘。

临床应用

1. 流行性出血热 用白虎汤，以退热止血，改善全身中毒症状。

2. 糖尿病（口渴、饮多、尿多者） 知母、石膏各15 g，人参3 g，粳米10 g，甘草6 g；或知母、天花粉、麦冬各12 g，黄连4.5 g。水煎服。又常与山药、五味子各适量配伍，如《医学衷中参西录》玉液汤。

3. 肺结核（干咳、潮热、盗汗证属阴虚火旺者） 可单用知母6 ~ 15 g。水煎服。

4. 失眠 知母、酸枣仁等药配用，以降低大脑皮质的过度兴奋。

5. 慢性肾小球肾炎（口干渴、尿短赤、下肢浮肿者） 知母、黄柏各30 g，肉桂4.5 g。做成蜜丸，每次服9 g。

6. 急、慢性气管炎 知母、黄芩、桑白皮、茯苓、麦冬各9 g，桔梗、生甘草各3 g。水煎服。对产后咳嗽者，常与贝母、茯苓、党参、桃仁各适量配伍，如二母散。

用法用量

内服：煎汤，6 ~ 12 g；或入丸、散。

使用注意

本品性寒质润，有滑肠之弊，故脾虚便溏者不宜用。

蜘蛛抱蛋

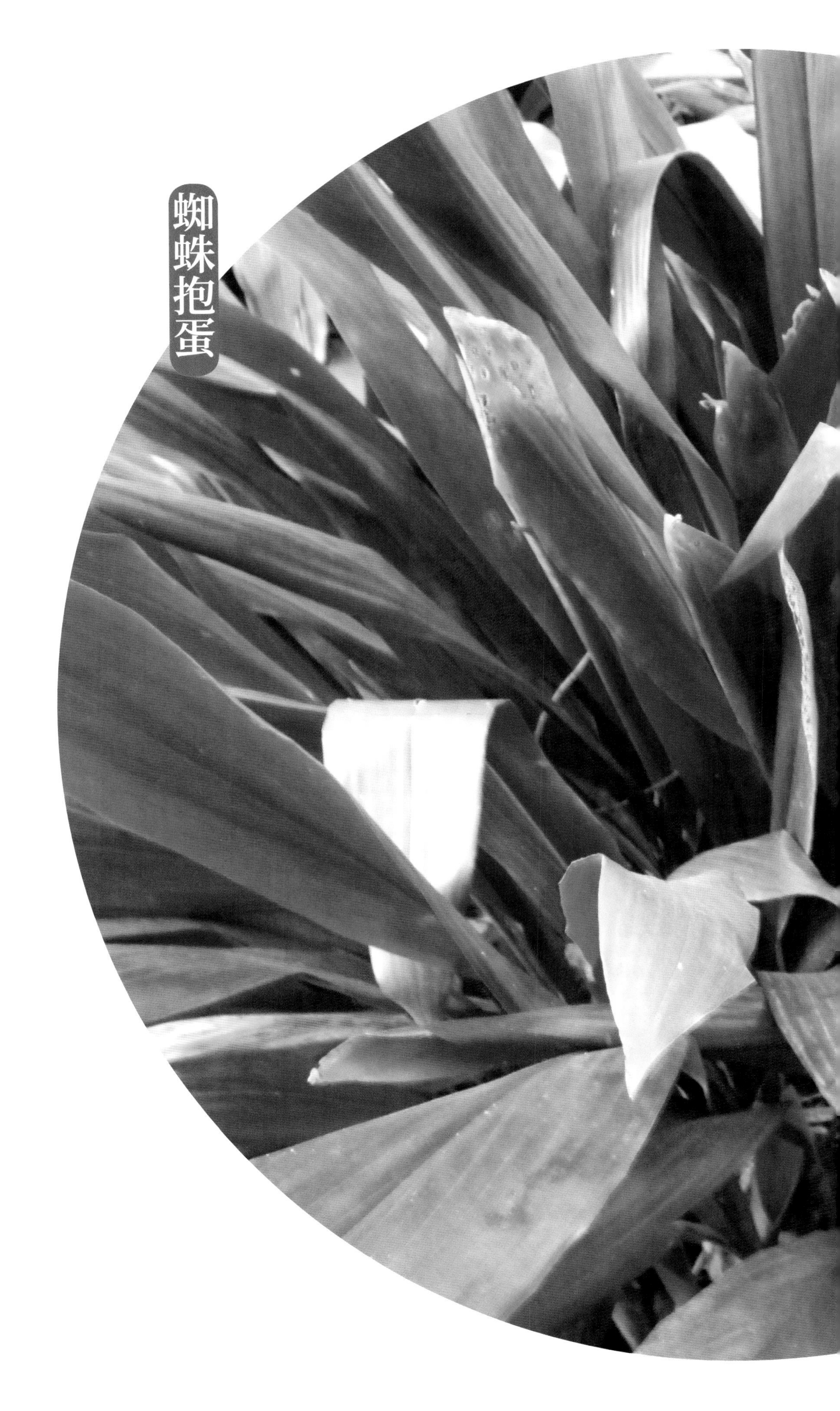

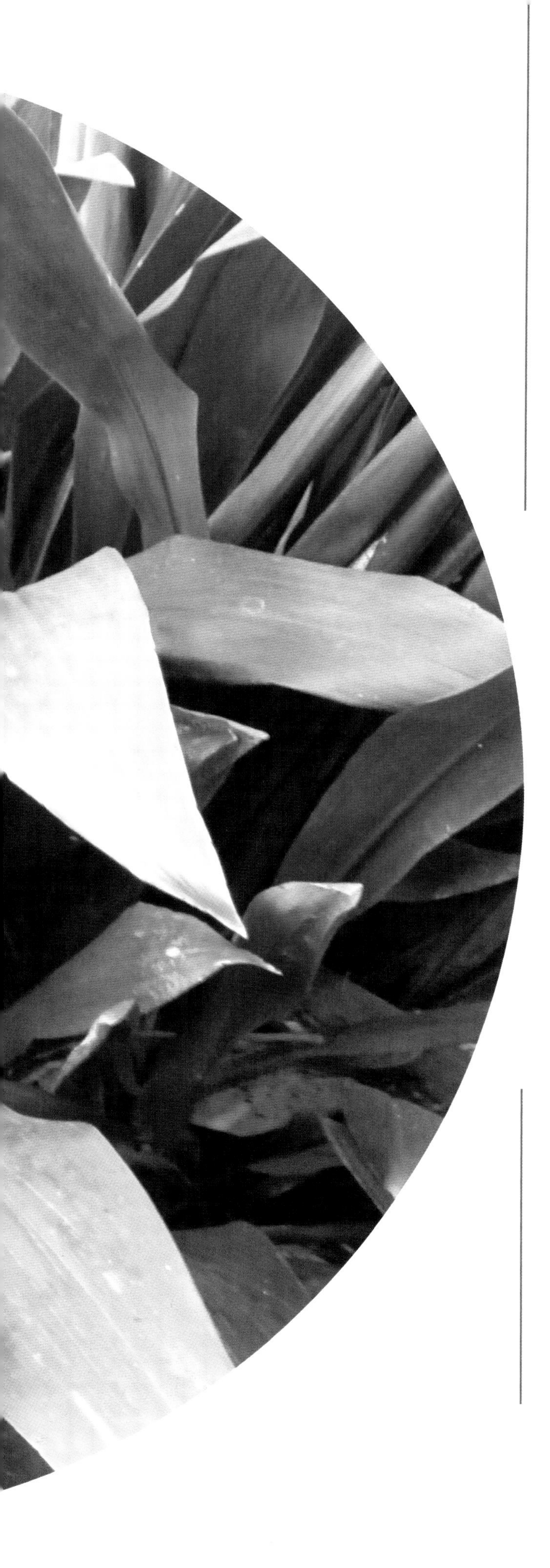

蜘蛛抱蛋

ZHIZHUBAODAN

基　原

本品为百合科植物蜘蛛抱蛋 *Aspidistra elatior* Bl. 的根茎。

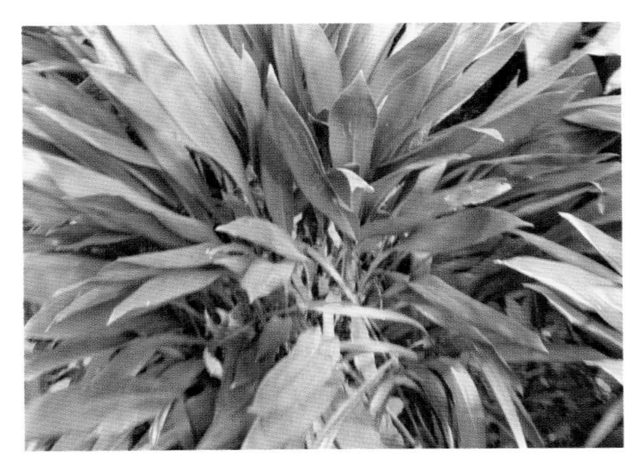

蜘蛛抱蛋

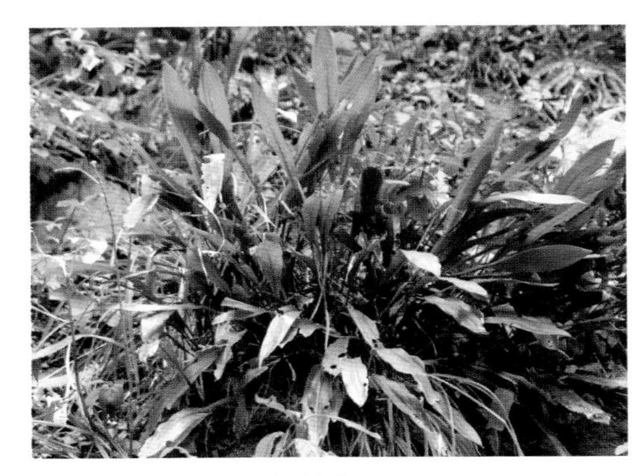

蜘蛛抱蛋

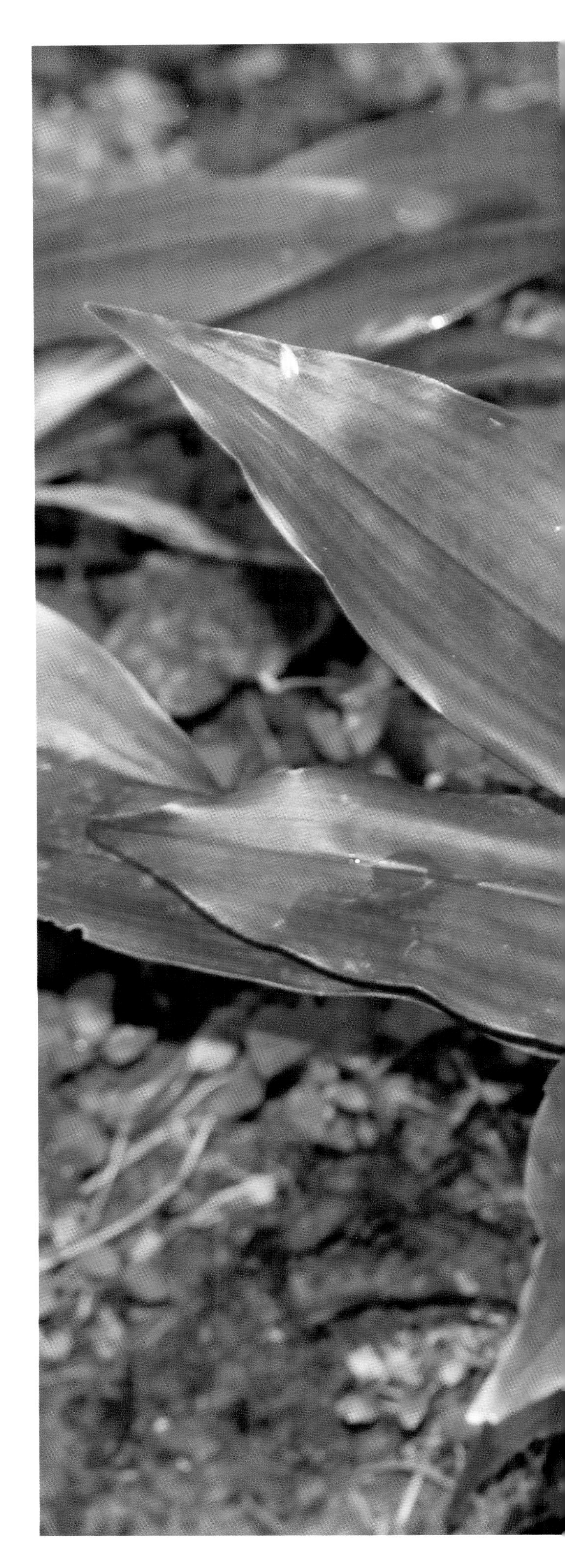

形态特征

多年生草本，高 40 ~ 80 cm，根茎横走，节间有叶鞘抱茎。叶基生直立，椭圆状披针形或阔披针形，长 30 ~ 45 cm，宽 5 ~ 7 cm，先端尖，基部狭窄，叶面深绿色，光泽，背面绿色，革质，平行脉 8 ~ 12 条；叶柄长 25 ~ 50 cm，有深沟纹。花茎短，紧靠地面，顶生 1 花，径 3 ~ 4 cm，船状卵形，苞片 3，花被 8 齿裂，杯状，合生，暗紫色，少有白色；雄蕊 6 ~ 8；雌蕊 1。浆果球形，径约 1 cm，绿色，花柱宿存。种子卵圆形。花期夏季。

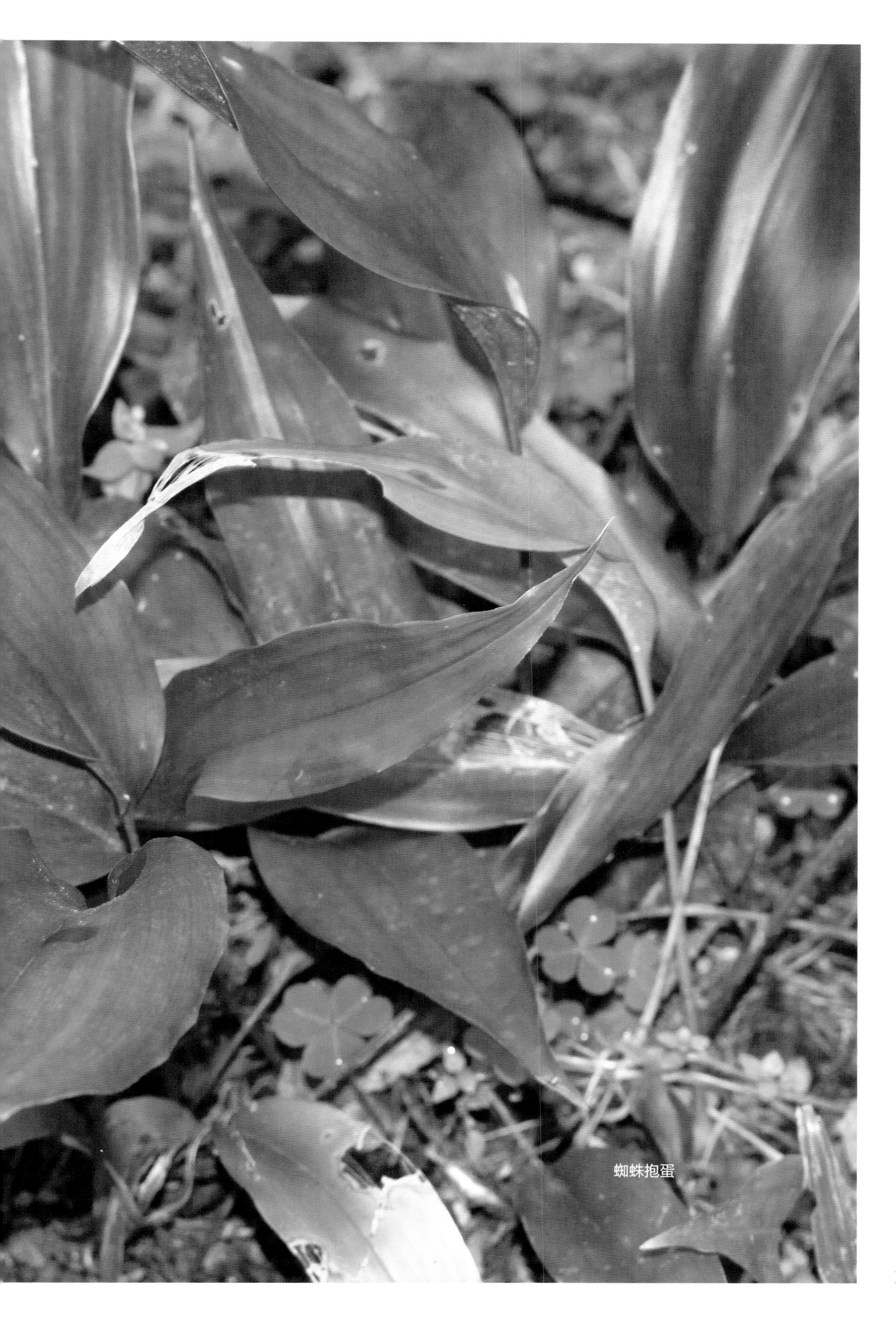
蜘蛛抱蛋

生境分布

我国南方多有栽培。分布于我国长江以南地区。

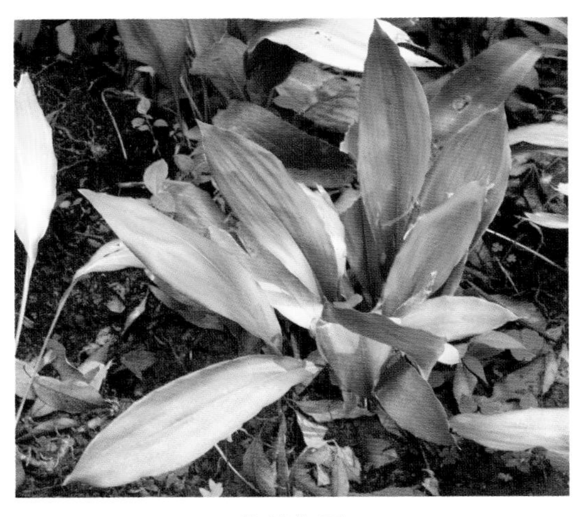
蜘蛛抱蛋

采收加工

全年均可采，除去须根及叶，洗净，鲜用或切片晒干。

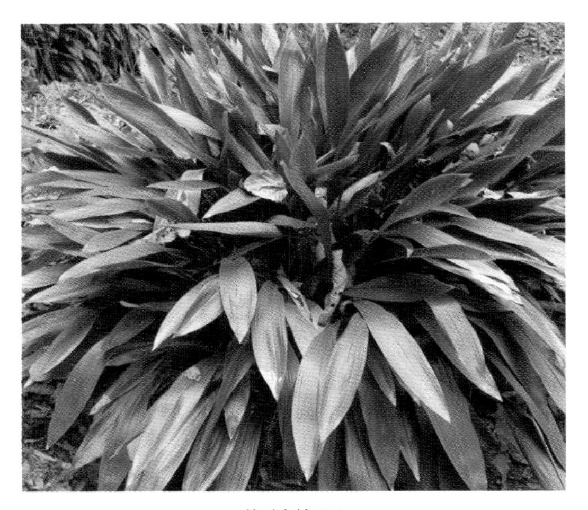
蜘蛛抱蛋

药材性状

根状茎粗壮，稍肉质，直径为5～10 mm，外表棕色，有明显节和鳞片。

化学成分

本品地下部分含原蜘蛛抱蛋苷（protoaspidistrin），甲基原蜘蛛抱蛋苷（methylprotoaspidistrin），1β,2β,3β,4β,5β-五羟基螺甾-25（27）-烯［1β,2β,3β,4β,5β-pentahydroxyspirost-25（27）-ene）即Δ25（27）-五羟螺皂甙元或Δ25（27）-新五羟螺皂苷元（Δ25（27）-pentologenin，Δ25（27）-neopentologenin］及螺甾烷醇（spirostanol）。全草含槲皮素3-O-半乳糖甙（quercetin 3-O-galactoside）。

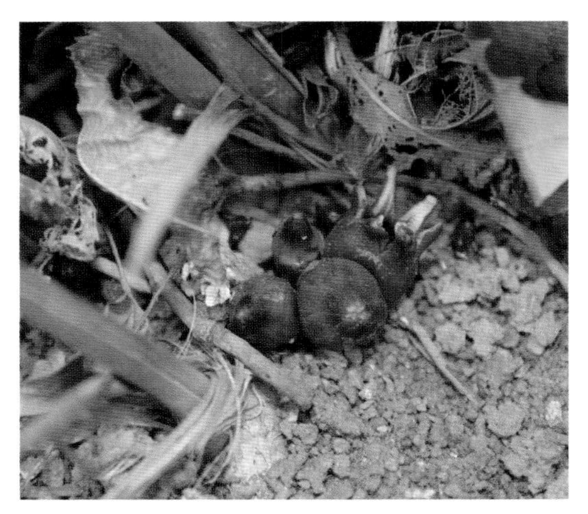
蜘蛛抱蛋

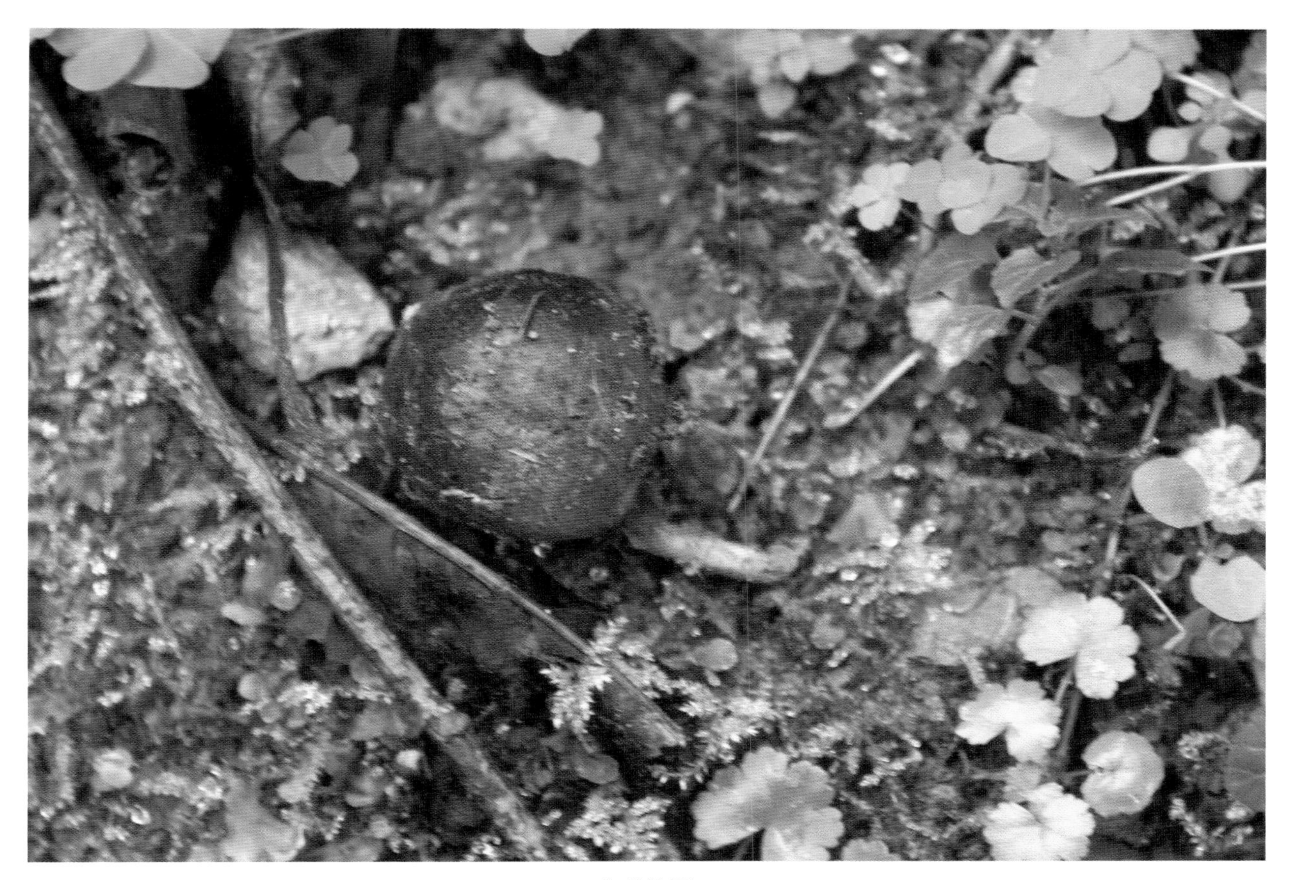

蜘蛛抱蛋

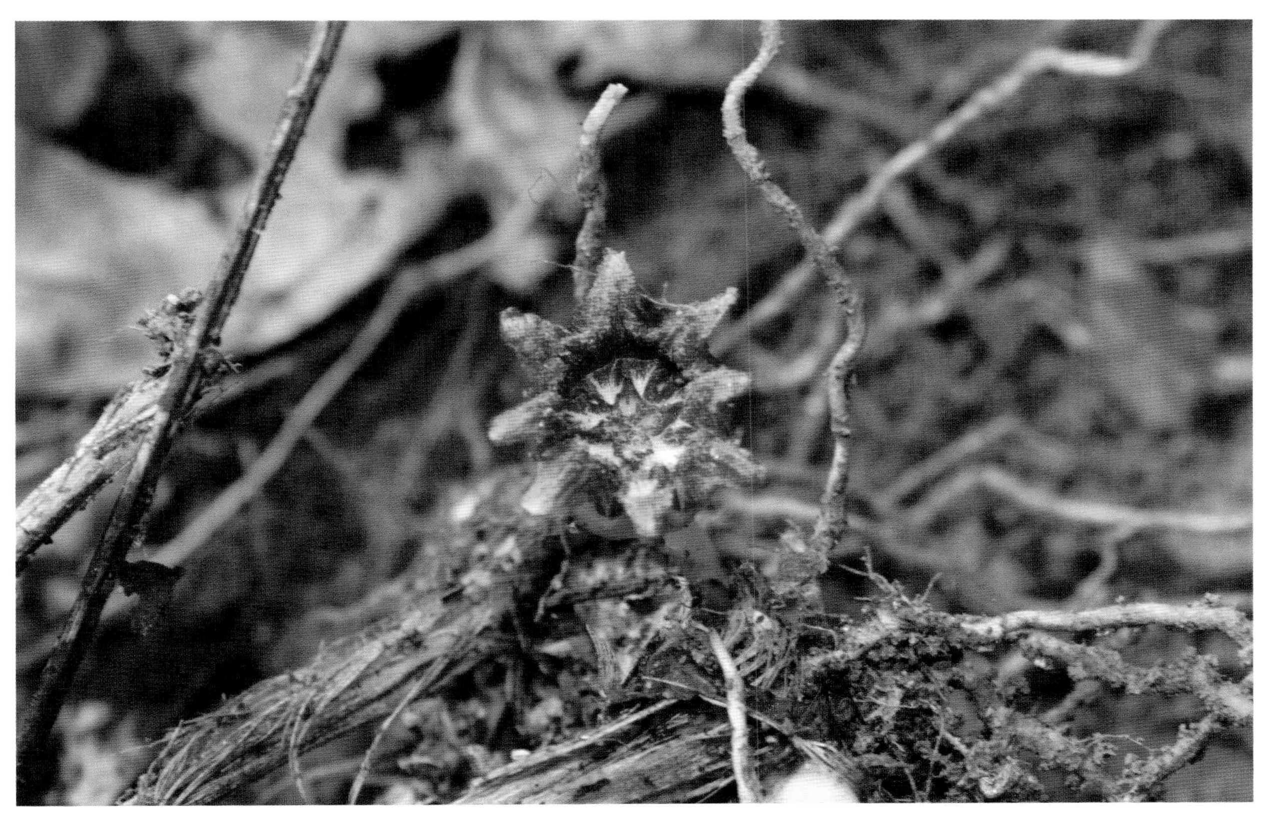

蜘蛛抱蛋

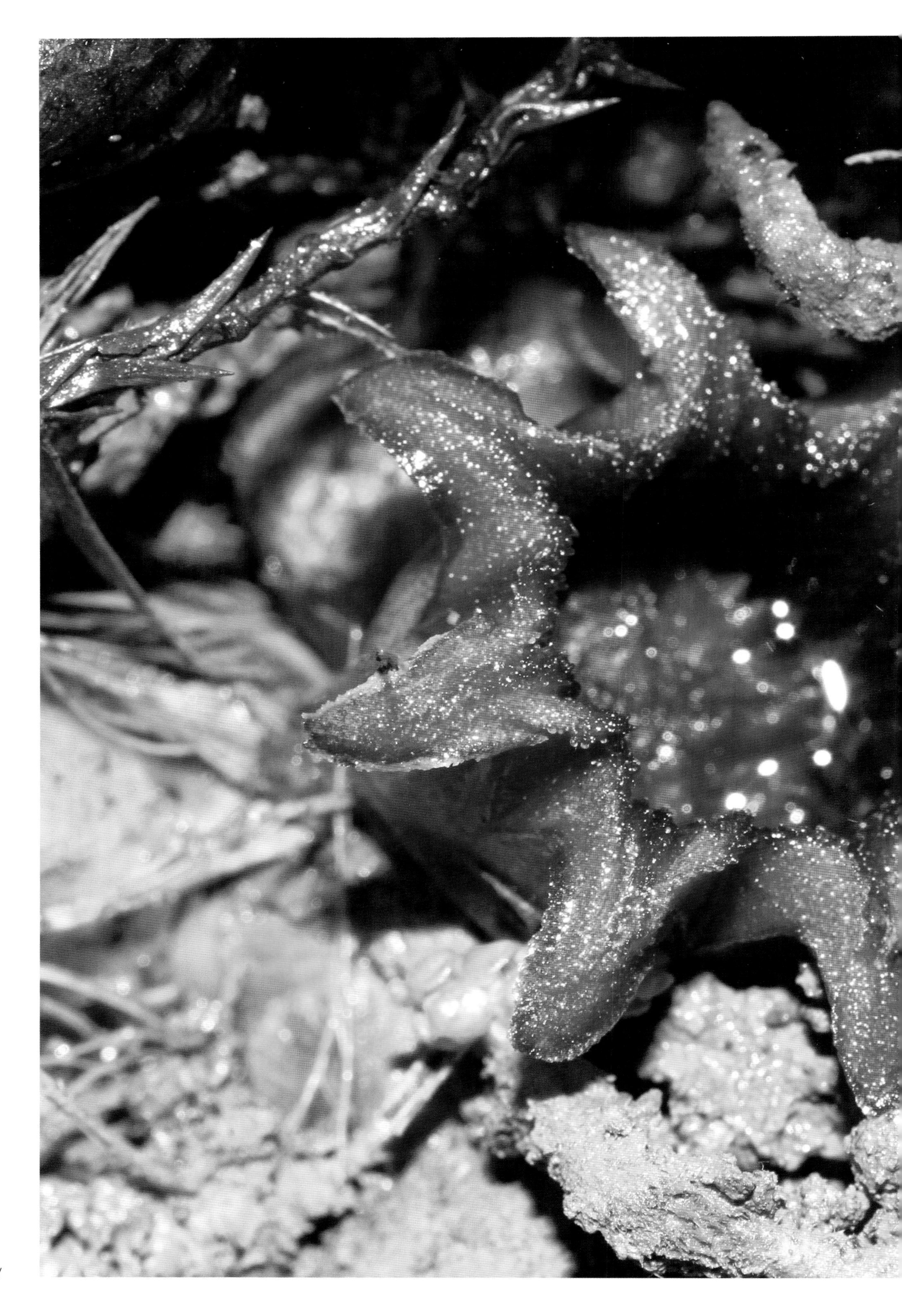

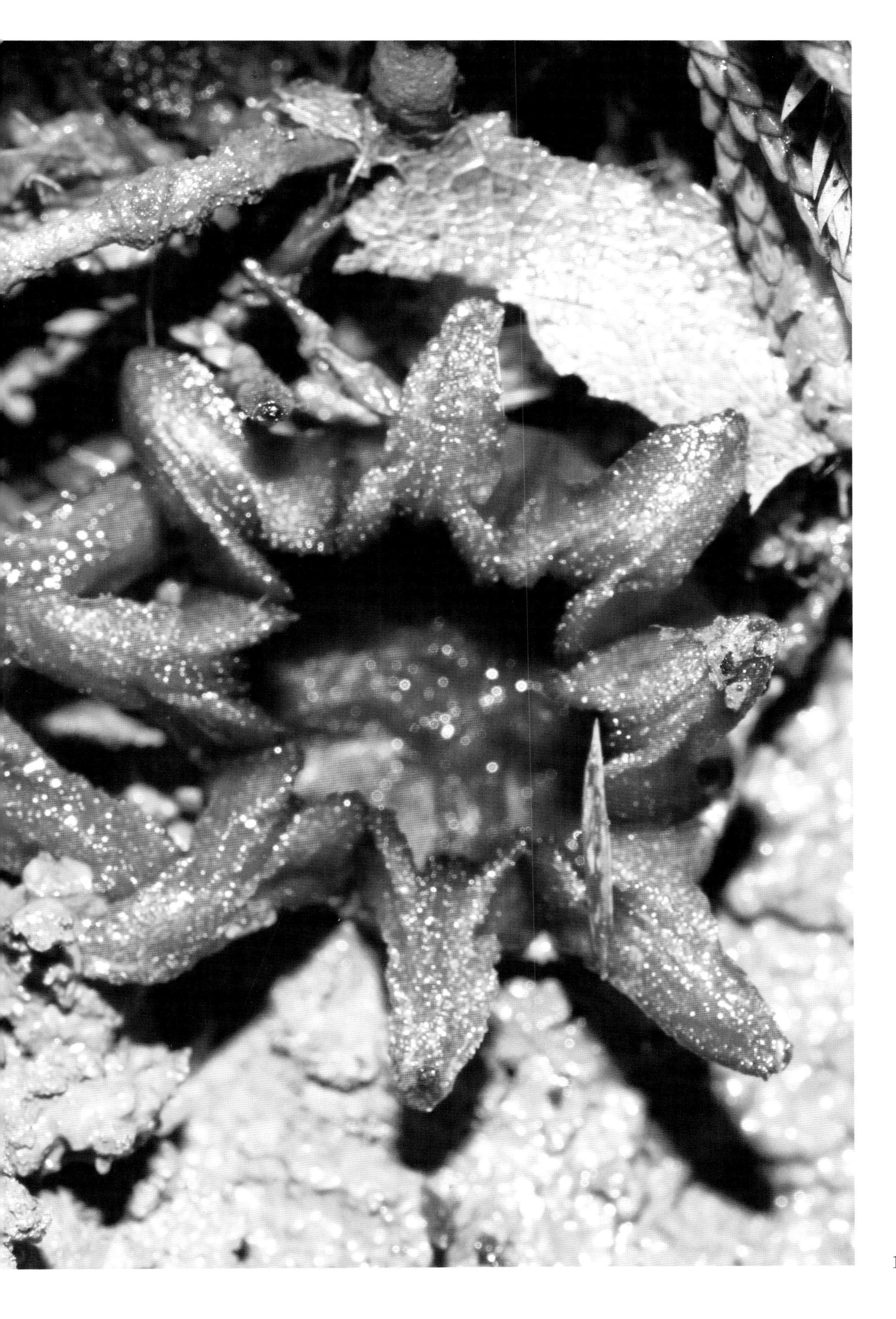

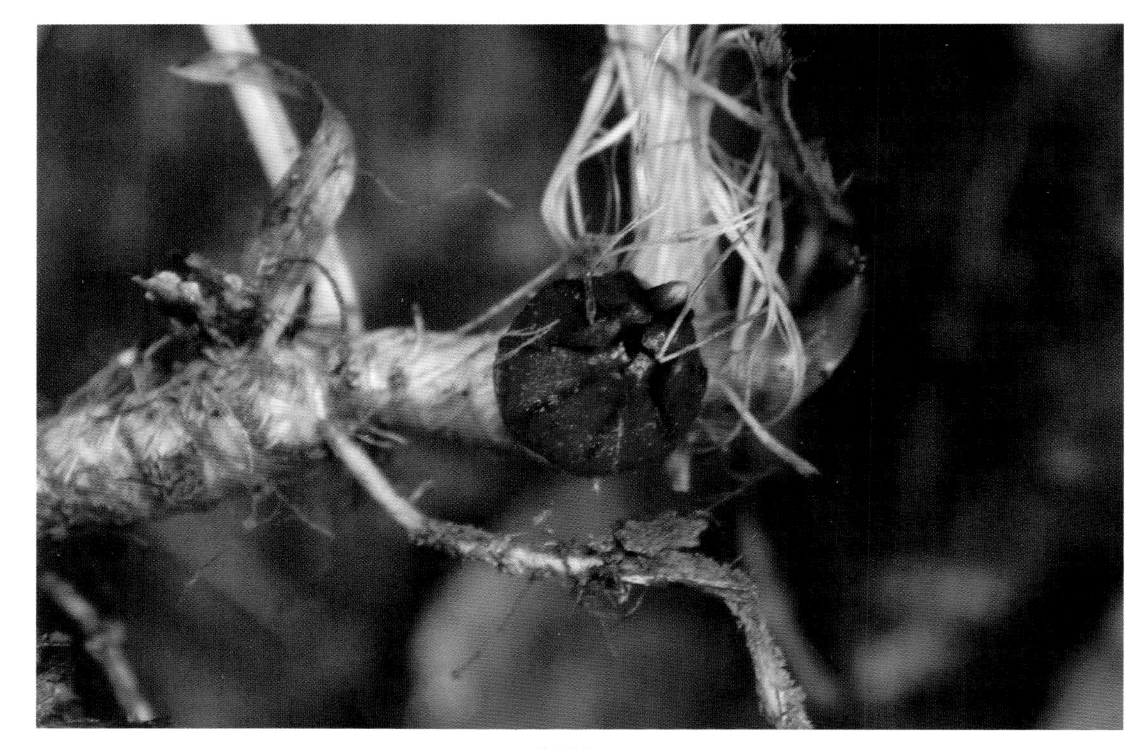

蜘蛛抱蛋

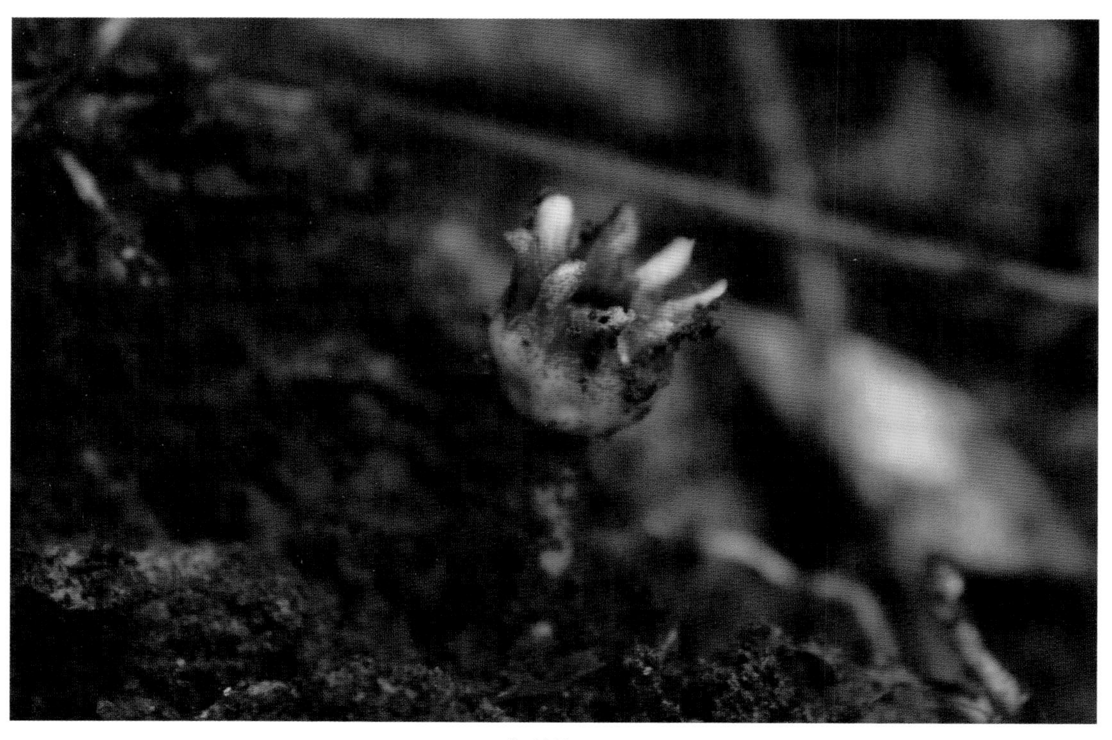

蜘蛛抱蛋

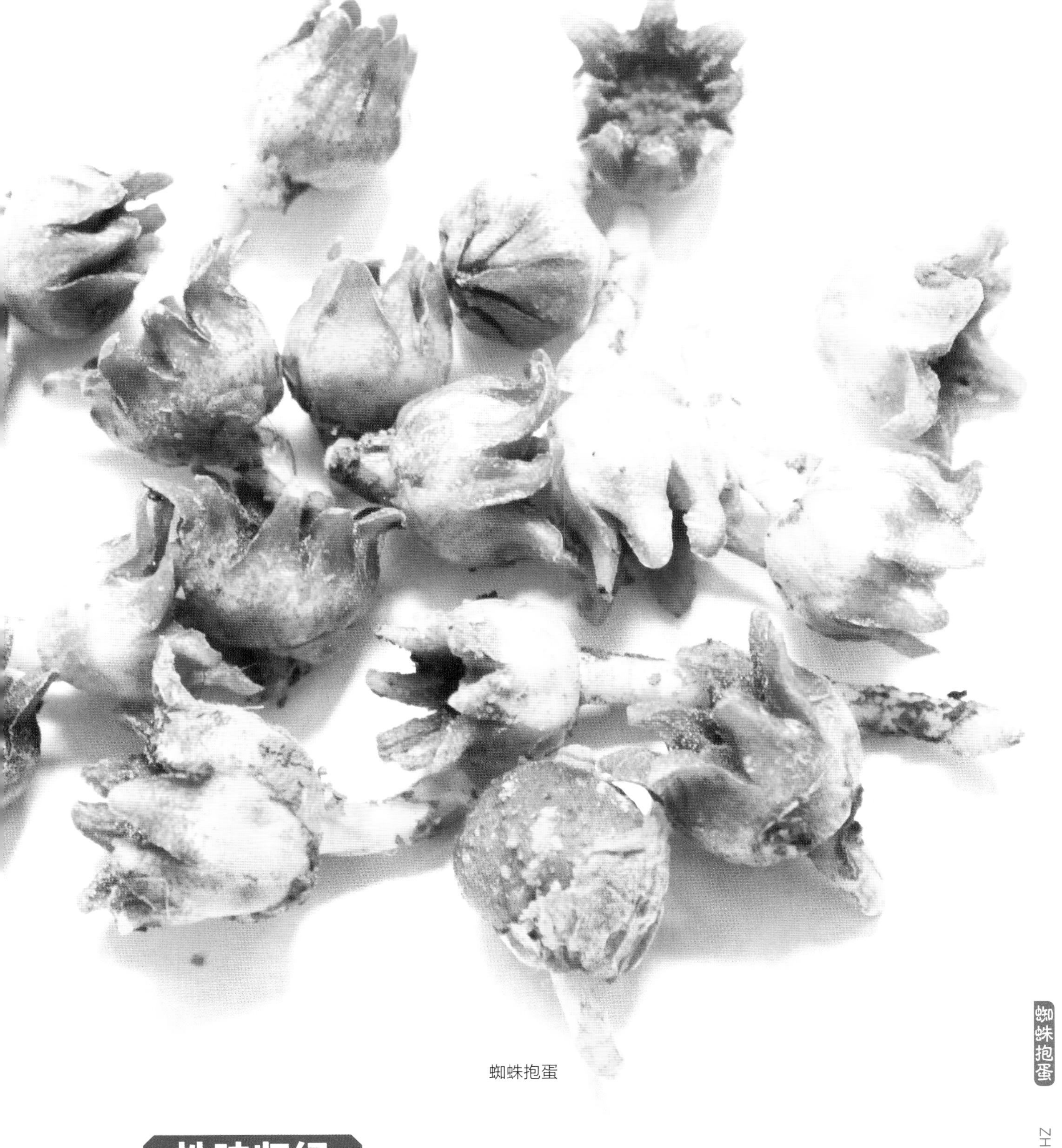
蜘蛛抱蛋

性味归经

味辛，甘，性微寒。

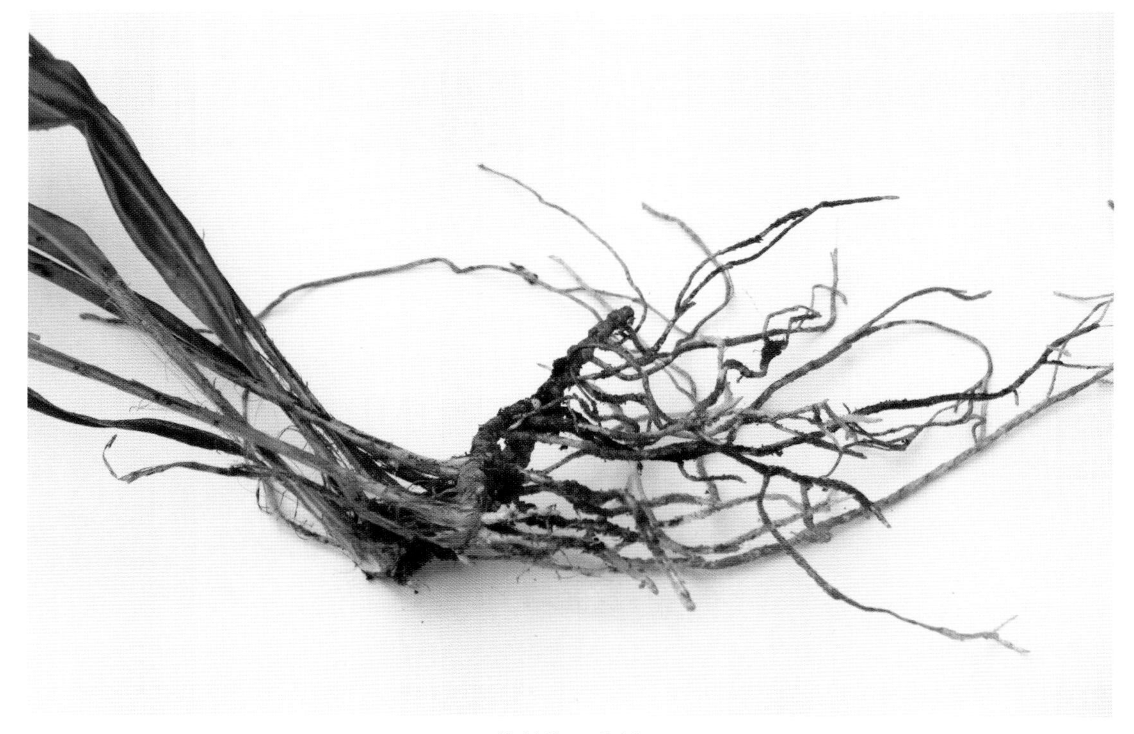

蜘蛛抱蛋药材

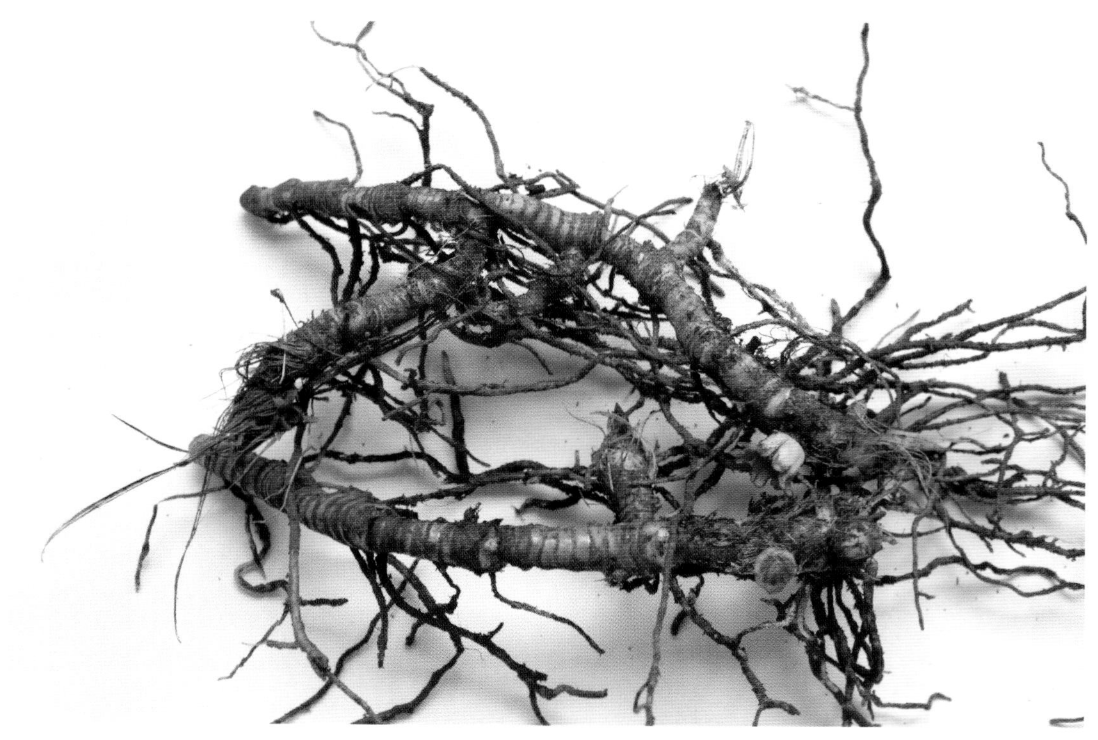

蜘蛛抱蛋药材

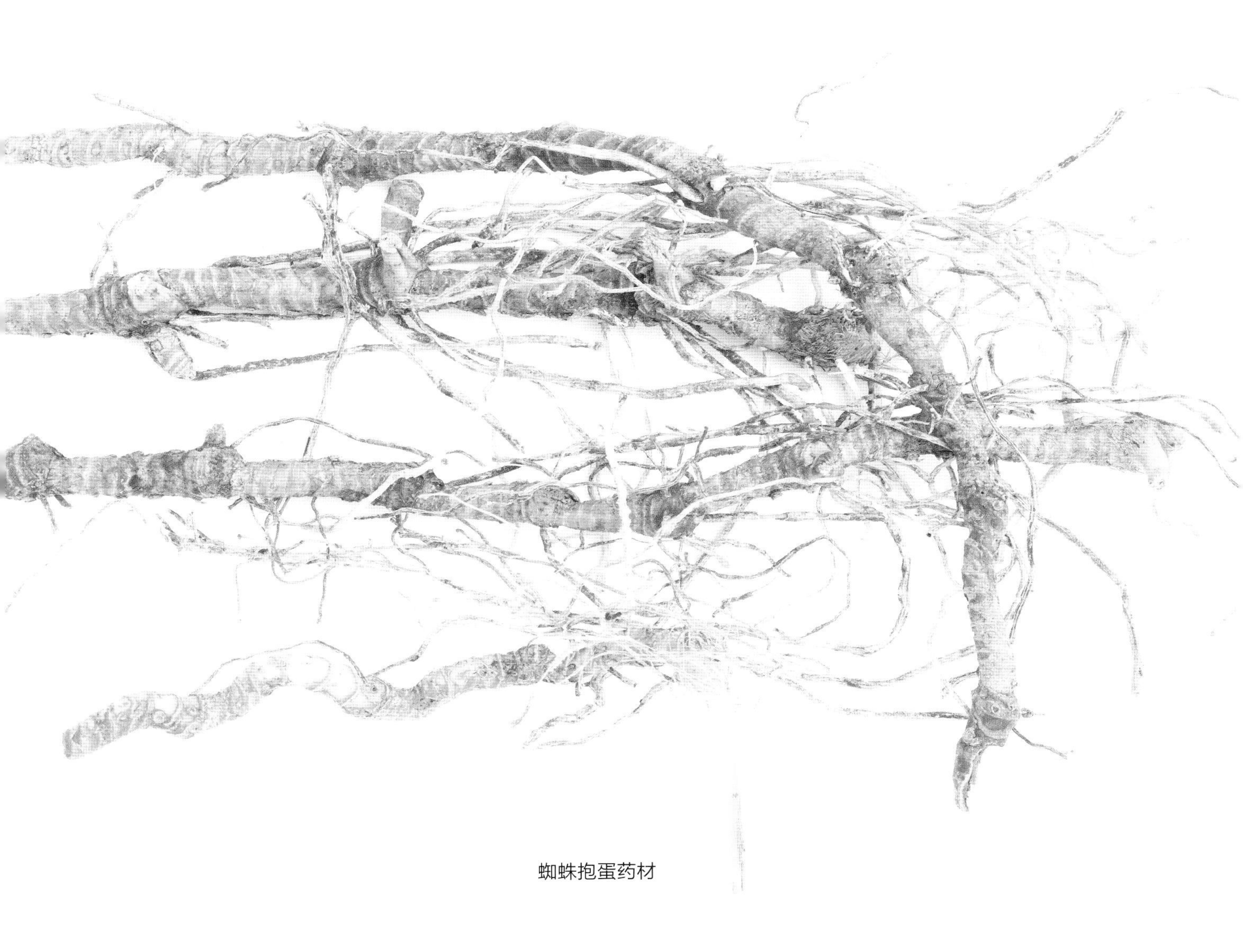

蜘蛛抱蛋药材

功效主治

活血止痛，清肺止咳，利尿通淋。用于跌打损伤，风湿痹痛，腰痛，经闭腹痛，肺热咳嗽，沙淋，小便不利。

临床应用

1. 跌打损伤 蜘蛛抱蛋适量。水煎服，可止痛；捣烂后包伤处，能接骨。

2. 多年腰痛 蜘蛛抱蛋 75 g，杜仲 50 g。水煎兑酒服。

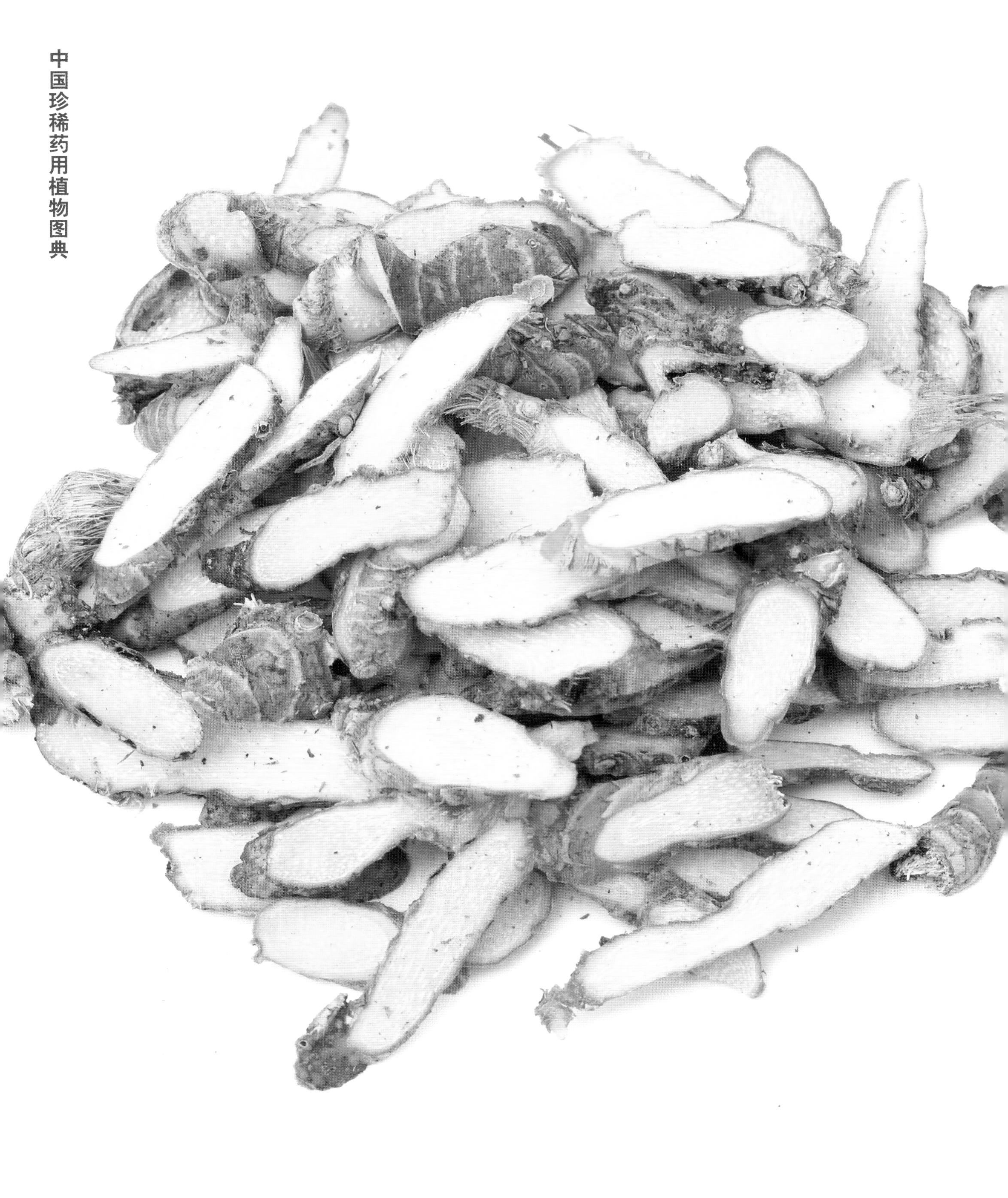

蜘蛛抱蛋药材

3. 筋骨痛 蜘蛛抱蛋 15 ~ 25 g。水煎服，每日 1 剂。

4. 经闭腹痛 蜘蛛抱蛋 15 ~ 25 g。水煎服，每日 1 剂。

5. 风火头痛、牙痛 鲜蜘蛛抱蛋全草 50 ~ 100 g。水煎服，每日 1 剂。

6. 肺热咳嗽 鲜蜘蛛抱蛋 50 g。水煎，调冰糖服。

7. 伤暑发热身痛、昏睡、喜呕、腹痛（俗名斑痧） 鲜蜘蛛抱蛋 50 g。水煎服。

8. 疟疾 蜘蛛抱蛋适量。研细末，于疟疾前 3 小时用开水吞服，大人 5 g，小儿 2.5 g。

9. 沙淋 蜘蛛抱蛋、大通草、木通各适量。水煎服。

用法用量

内服：煎汤，9 ~ 15 g，鲜品 30 ~ 60 g。或做酒剂。外用：适量，捣敷。

使用注意

忌生冷食物，孕妇忌服。

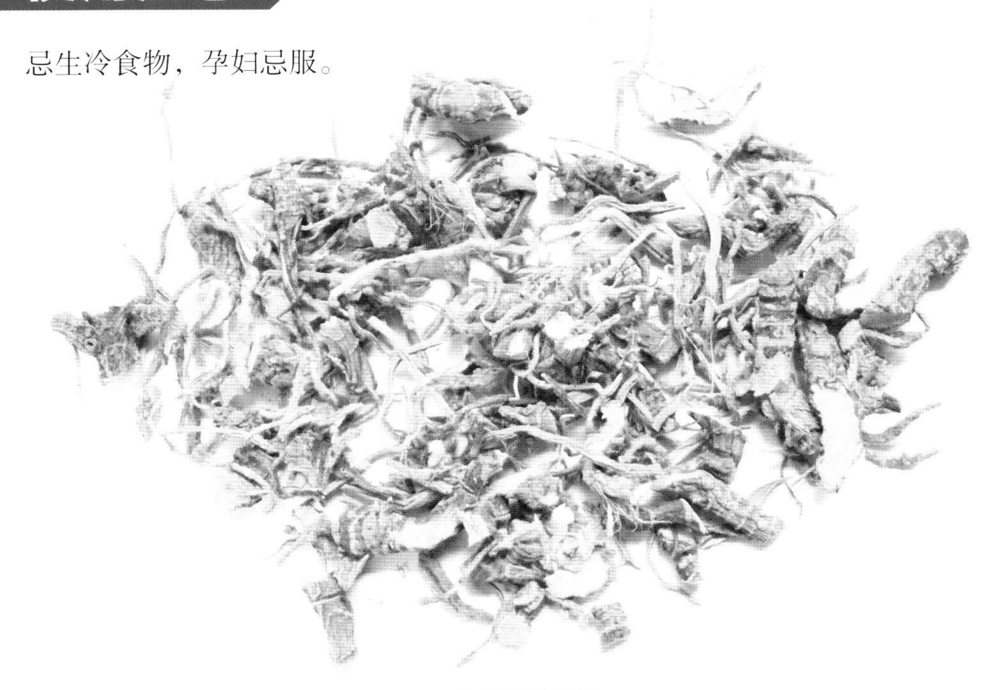

蜘蛛抱蛋饮片

朱砂根

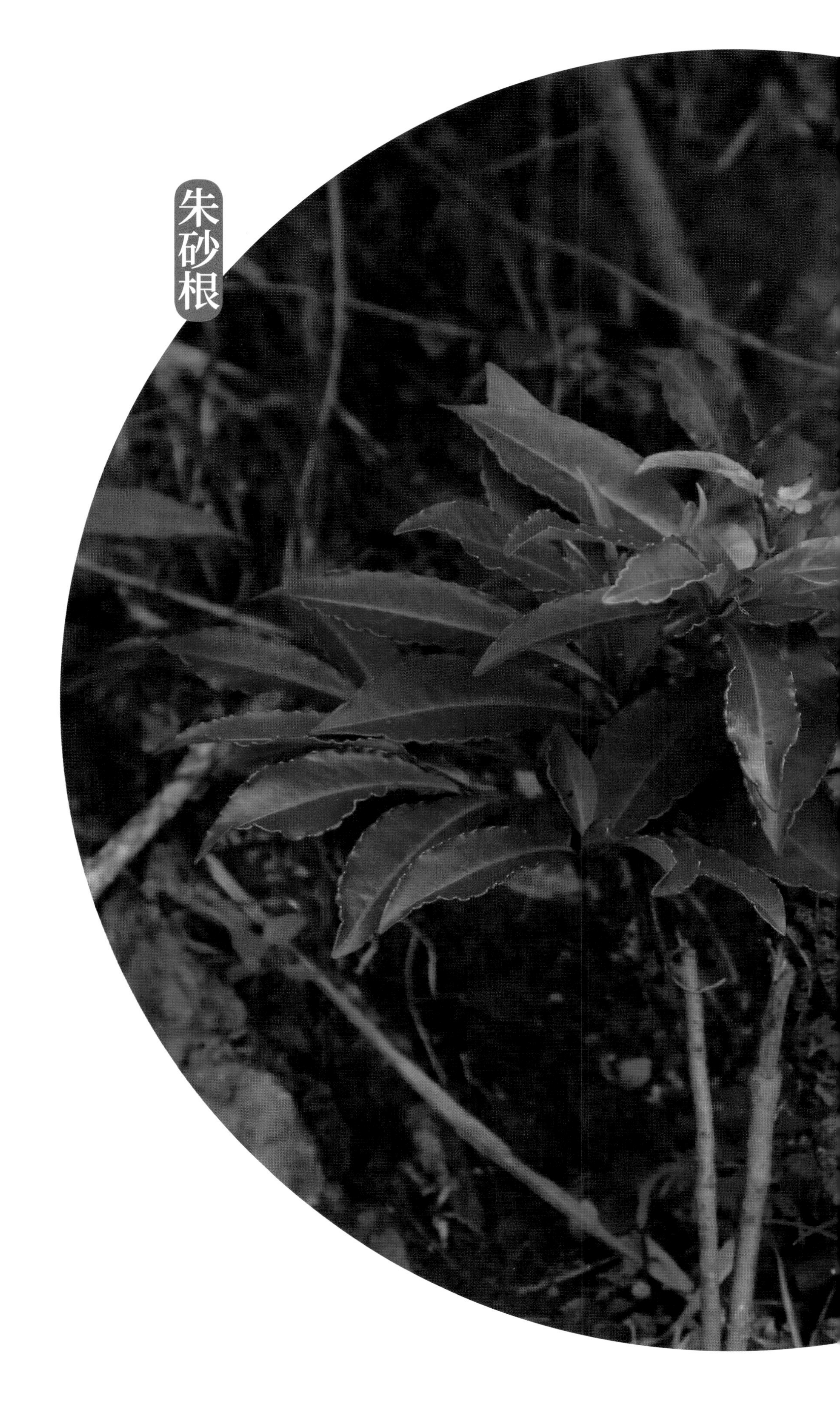

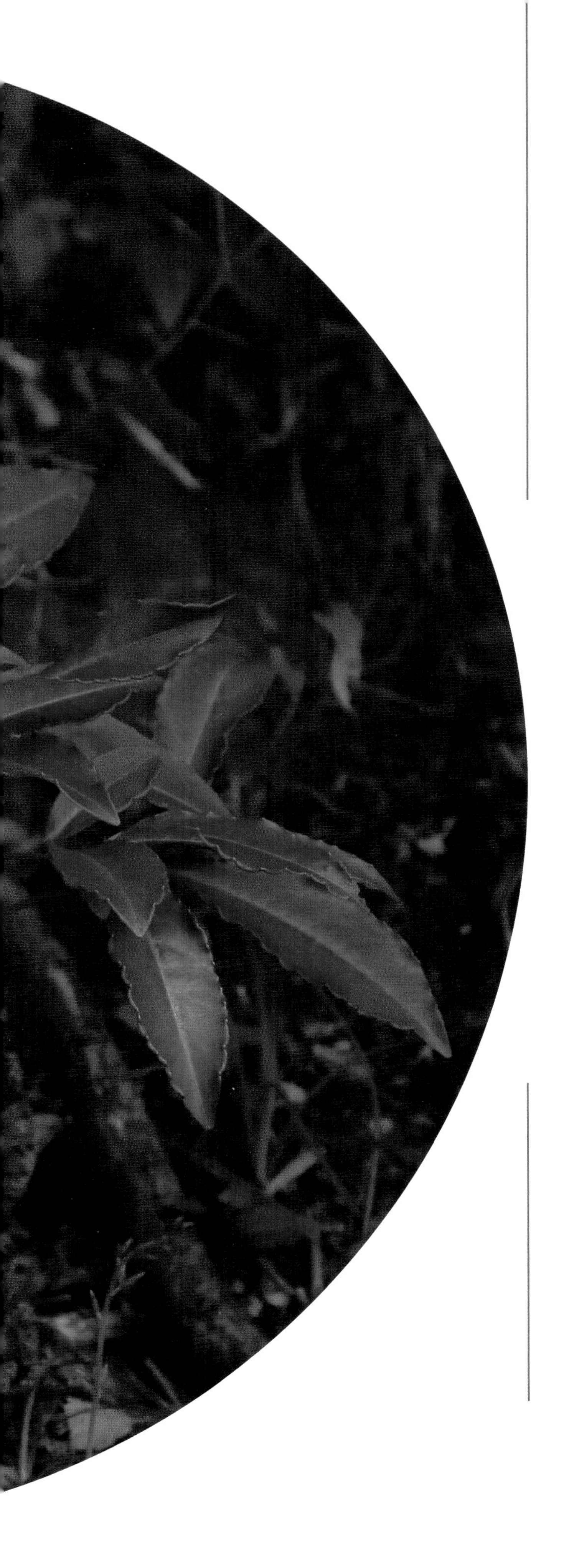

朱砂根

ZHUSHAGEN

基　原

本品为紫金牛科植物朱砂根 *Ardisia crenata* Sims 的根。

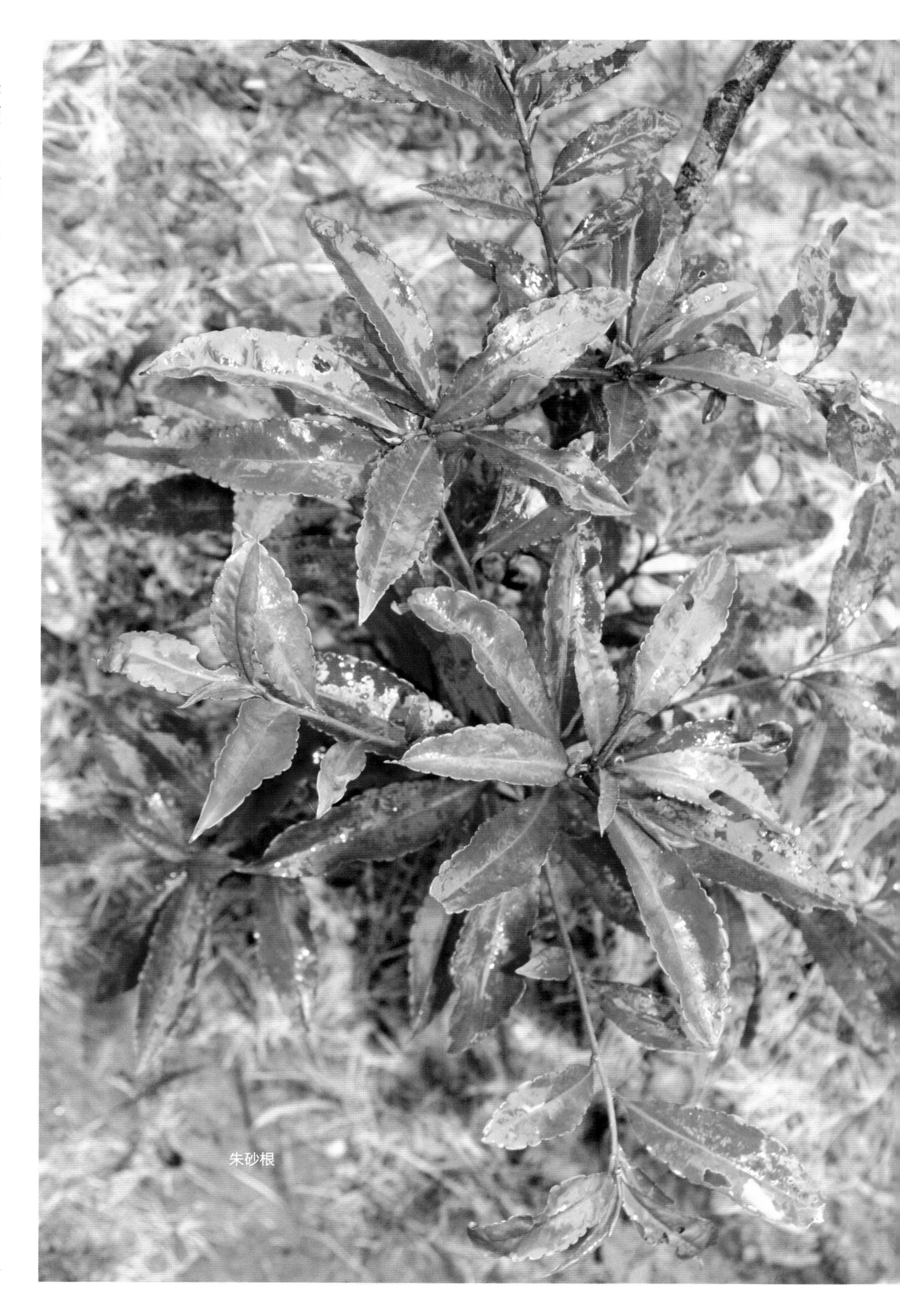

朱砂根

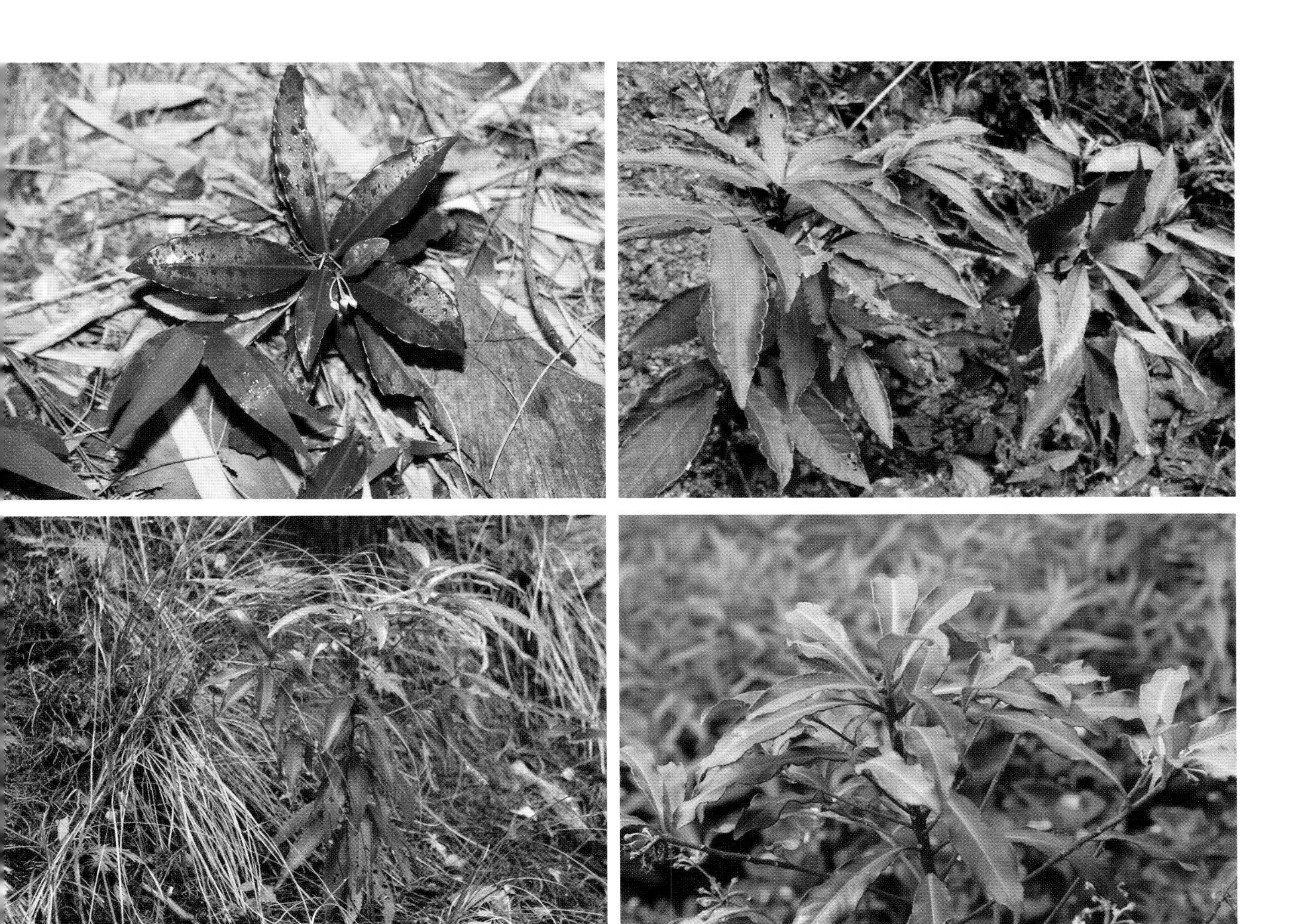

朱砂根

形态特征

灌木，高 1 ~ 2 m，除侧生特殊花枝外，无分枝。叶互生，叶柄长约 1 cm，叶片革质或坚纸质，椭圆形、椭圆状披针形至倒披针形，先端急尖或渐尖，长 7 ~ 15 cm，宽 2 ~ 4 cm，边缘具皱波状或波状齿，具明显的边缘腺点，有时背面具极小的鳞片；侧脉 12 ~ 18 对，构成不规则的边缘脉。伞形花序或聚伞花序，着生于侧生特殊花枝顶端；花枝近顶端常具 2 ~ 3 片叶，花梗长 7 ~ 10 mm，萼片长圆状卵形，长 1.5 mm 或略短，稀达 2.5 mm，具腺点；花瓣白色，稀略带粉红色，盛开时反卷，卵形，先端急尖，具腺点，里面有时近基部具乳头状突起；雄蕊较花瓣短，花药三角状披针形，背面常具腺点；雌蕊与花瓣近等长或略长，子房具腺点。果球形，直径 6 ~ 8 mm，鲜红色，具腺点。花期 5 ~ 6 月，果期 10 ~ 12 月，有时 2 ~ 4 月。

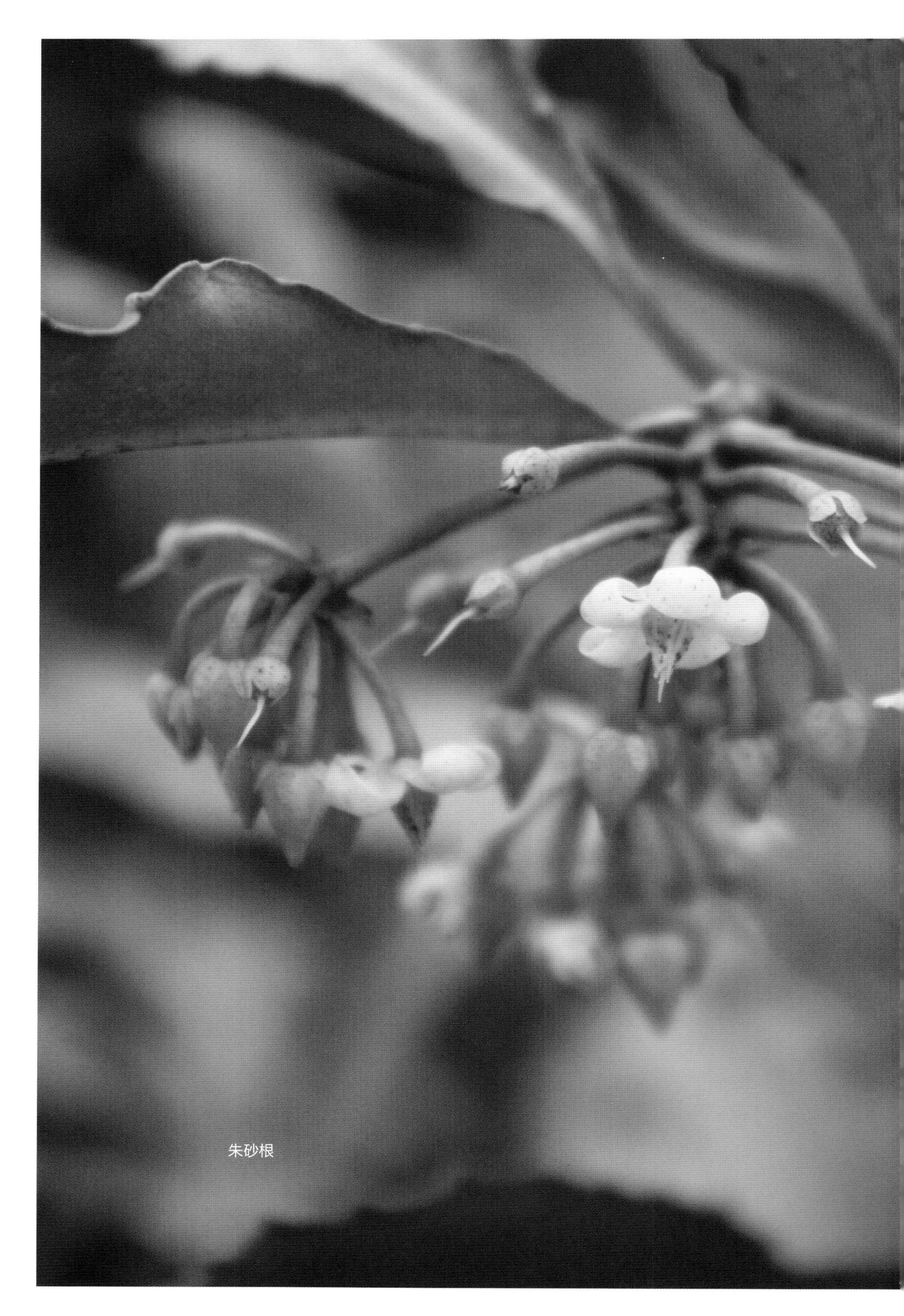

朱砂根

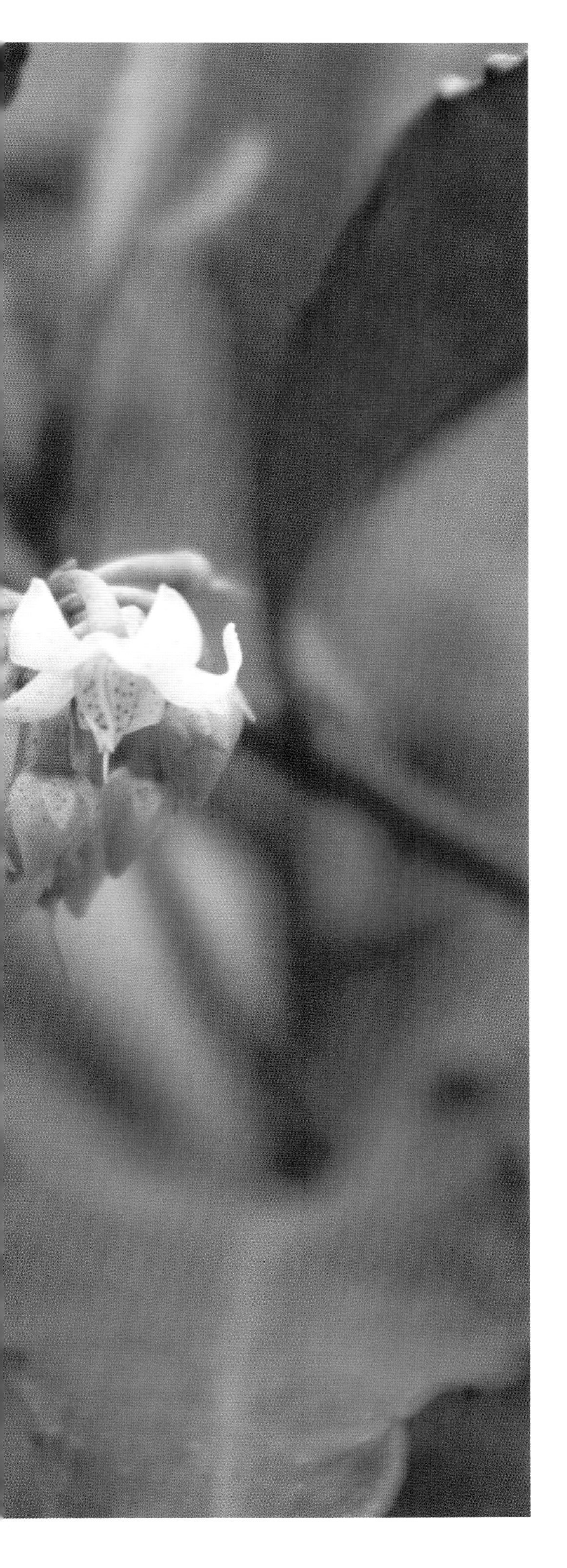

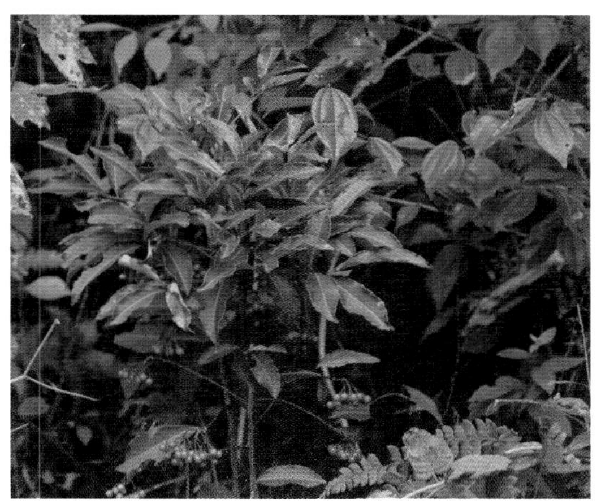

朱砂根

生境分布

生长于海拔 500 ~ 2000 m 的林阴下或灌丛中。分布于西藏东南部至台湾、湖北至海南各地。

采收加工

秋季采挖，切碎，晒干或鲜用。

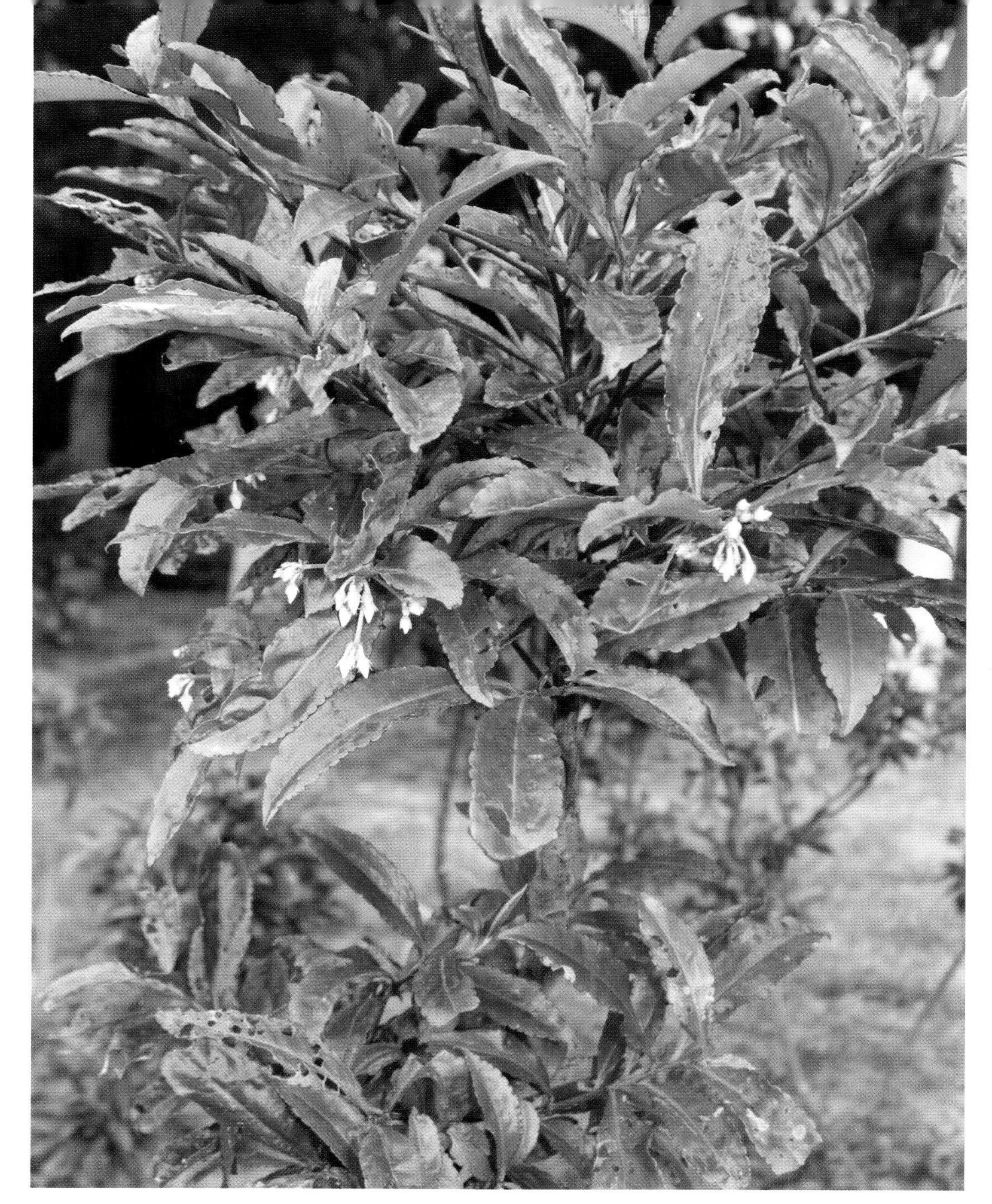

朱砂根

药材性状

根簇生于略膨大的根茎上，呈圆柱形，略弯曲，长 5 ~ 25 cm，直径 2 ~ 10 mm。表面棕褐色或灰棕色，具多数纵皱纹及横向或环状断裂痕，皮部与木部易分离。质硬而脆，易折断，折断面不平坦，皮部厚，约占断面的一半，类白色或浅紫红色，木部淡黄色。气微，味微苦、辛，有刺舌感。以条粗、皮厚者为佳。

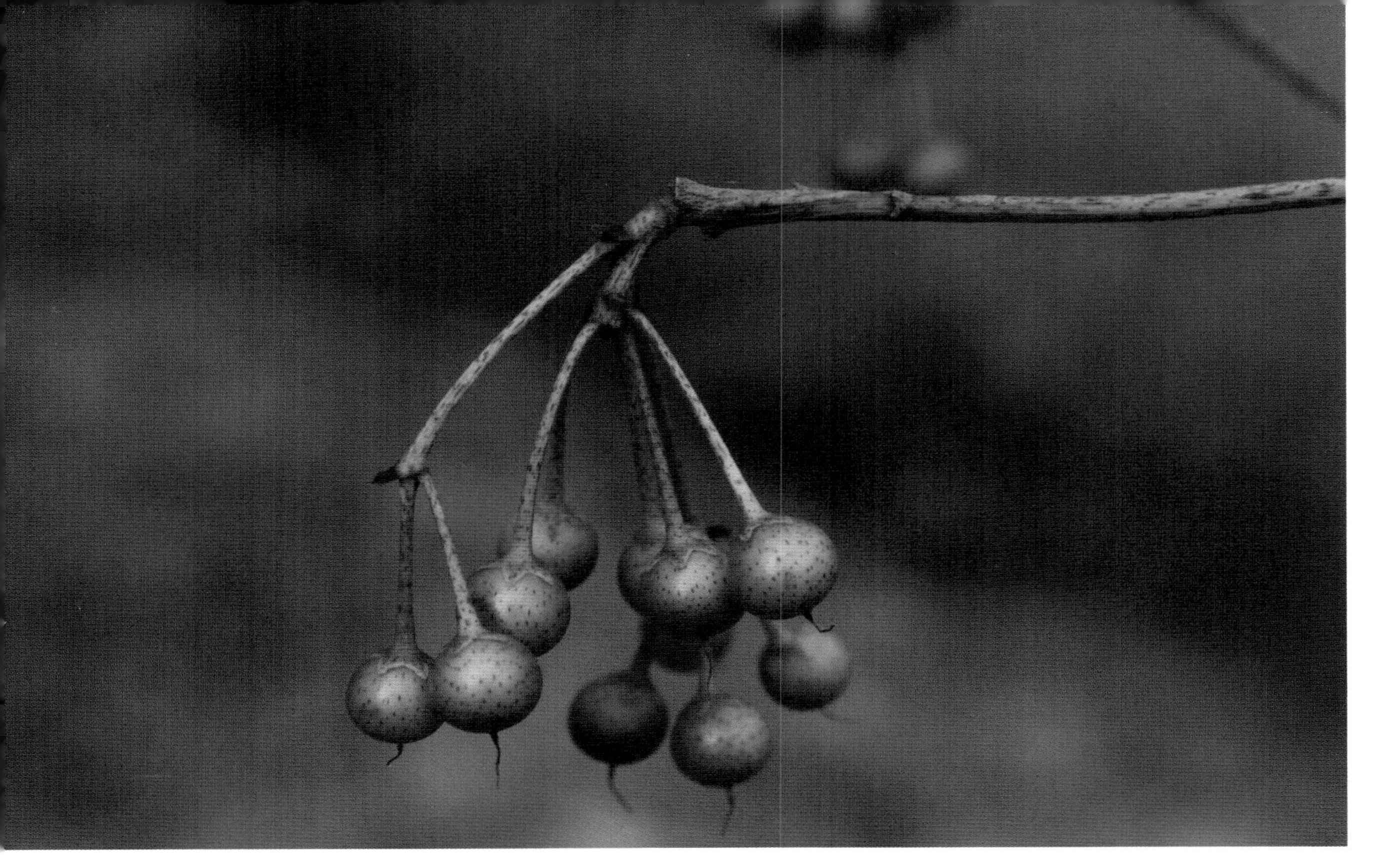

朱砂根

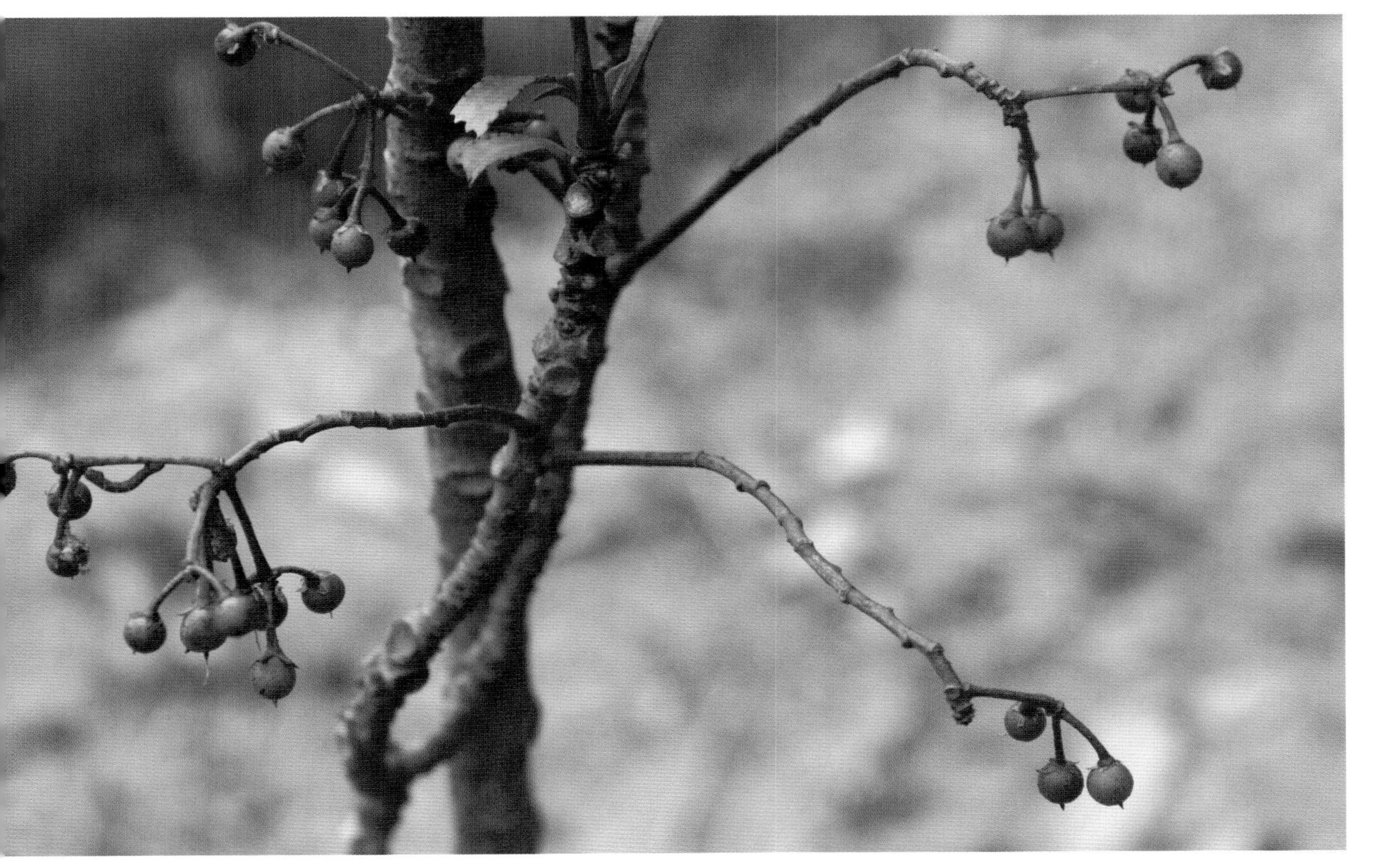

朱砂根

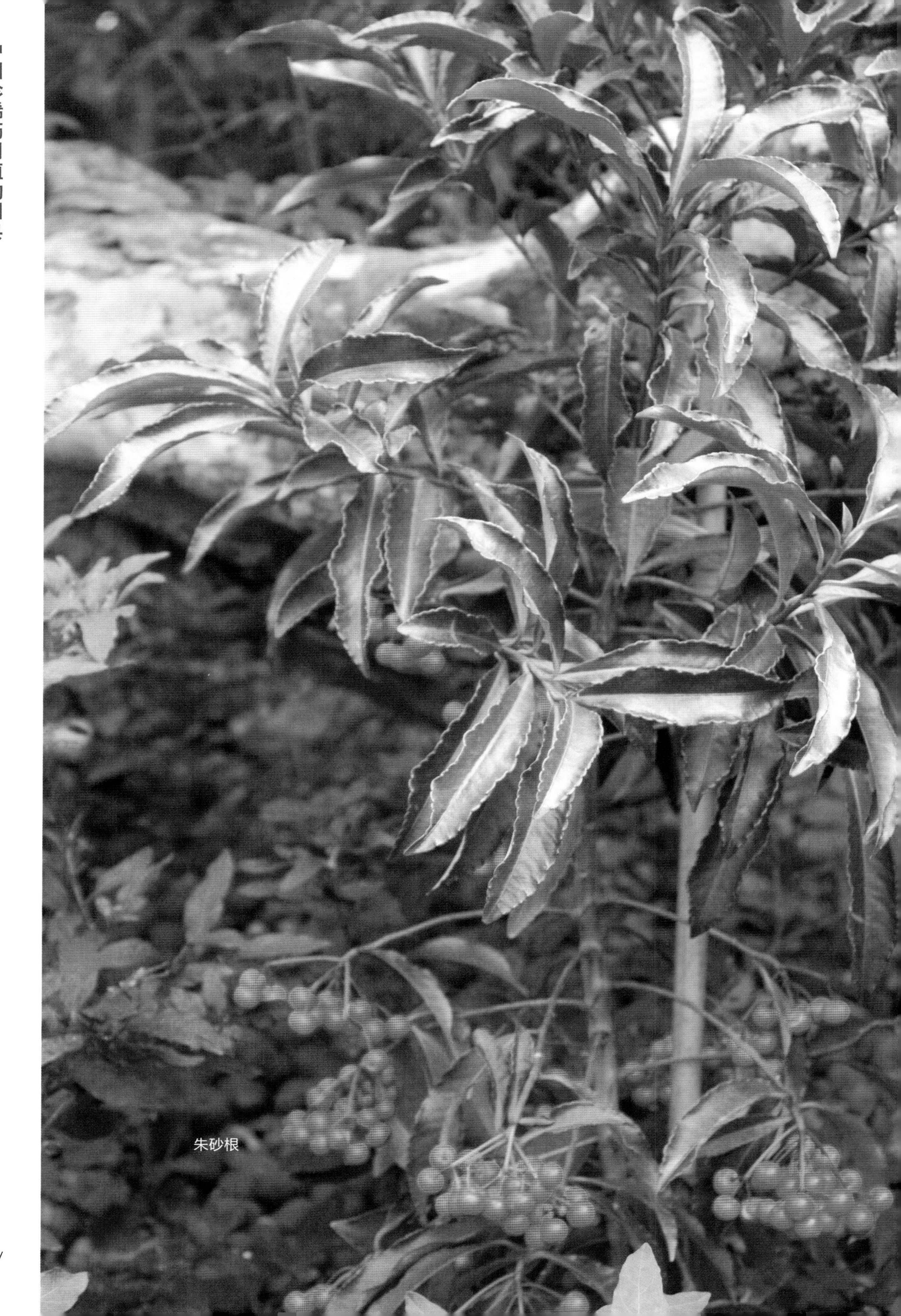
朱砂根

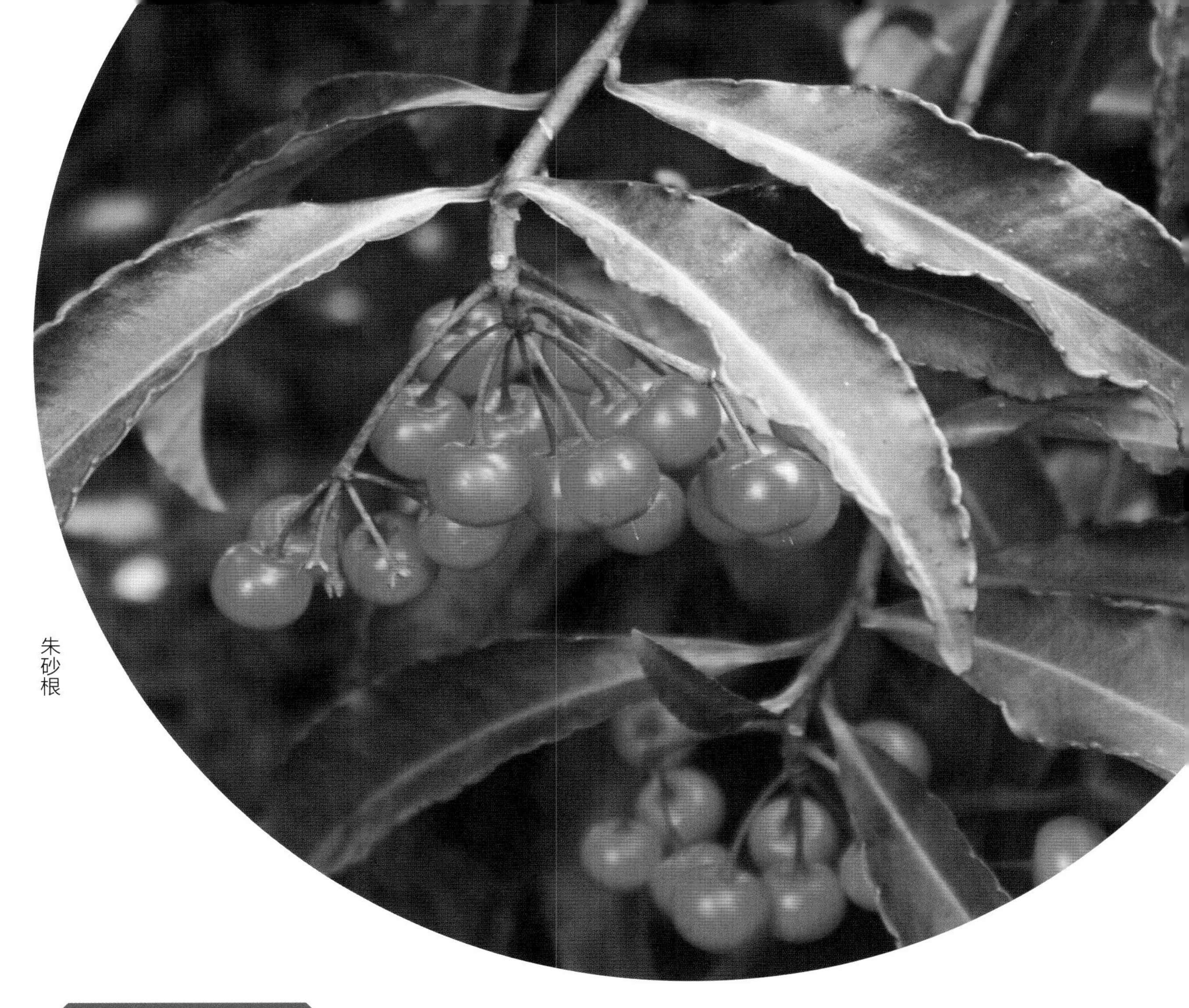

化学成分

朱砂根的根含三萜皂苷：朱砂根苷（ardic-renin），朱砂根新苷（ardisicrenoside）A、B，百两金皂苷（ardisi-acrispin）A、B，以及次生单糖苷 3–O–α–L–仙客来苷元 A–吡喃阿拉伯糖苷（3-O-α-L-cyclamiretin A-arabinopyranoside），还含岩白菜素（bergenin）及其衍生物：11–O–没食子酰基岩白菜素（11-O-galloylbergenin），11–O–丁香酰基岩白菜素（11-O-syringyl bergenin），11–O–香草酰基岩白菜素（11-O-vanilloylbergenin），11–O–（3',4'–二甲基没食子酰基岩白菜素）[11-O-（3',4'-dimethyl-galloyl）bergenin]，去甲岩白菜素（demethyl bergenin），以及无羁萜（friedelin），β–谷甾醇（β-sitosterol），紫金牛醌（rapanone），胡萝卜苷（daucosterol），菠菜甾醇（spinasterol），含 18 ~ 30 个碳原子的系列脂肪酸、蔗糖（sucrose）和一新颖的环状缩酚酸肽 FR900359。

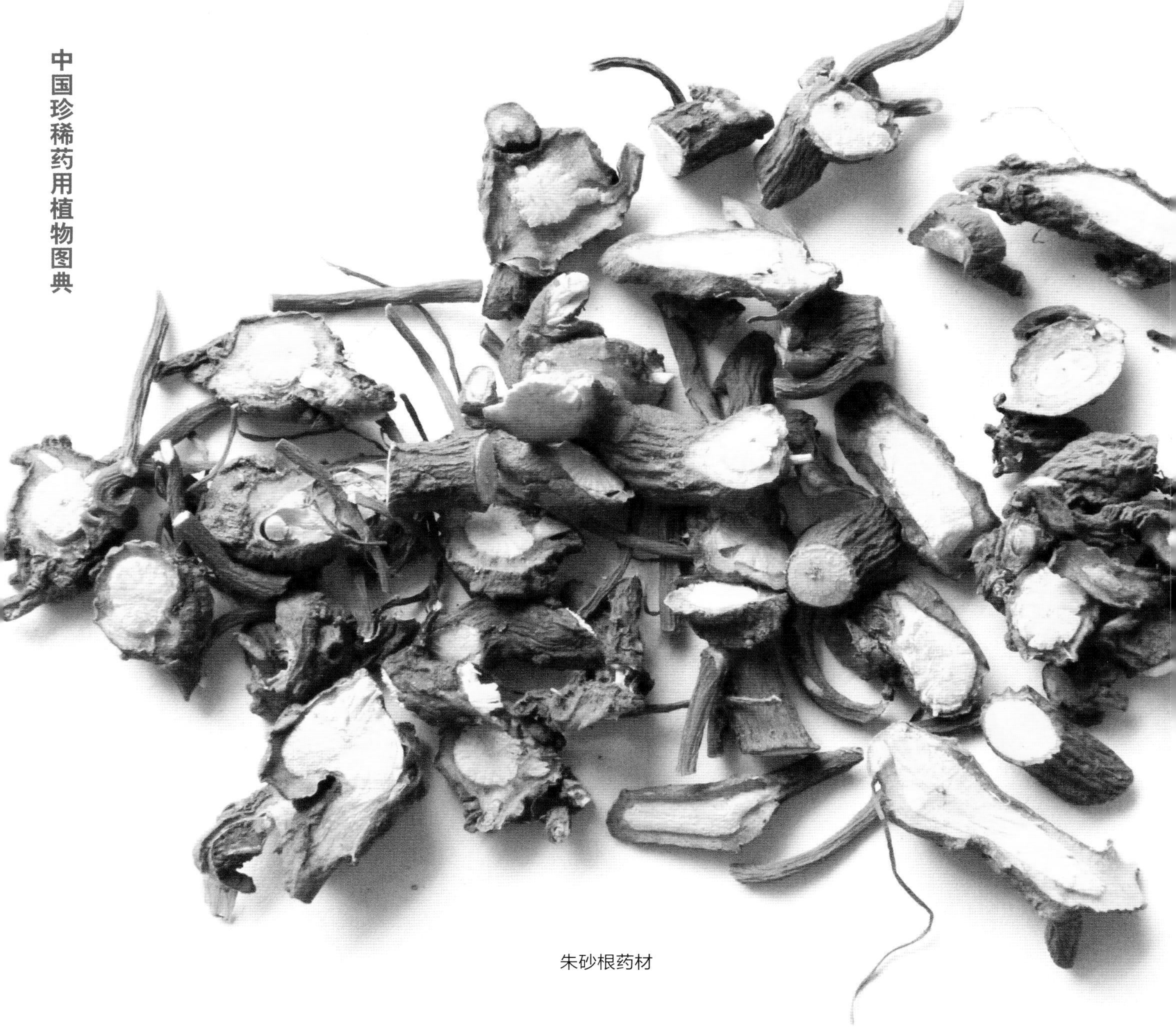

朱砂根药材

药理作用

1. 抑菌作用 25% 朱砂根煎剂试管内对金黄色葡萄球菌、大肠埃希菌等有轻度的抑制作用。

2. 抗早孕作用 60% 朱砂根的乙醇提取物有抗早孕作用。

性味归经

微苦，辛，平。归肺、肝经。

功效主治

清热解毒，活血止痛。用于咽喉肿痛，风湿热痹，黄疸，痢疾，跌打损伤，流火，乳腺炎，睾丸炎。

临床应用

1. 咽喉肿痛 朱砂根 15 ~ 25 g。水煎服。或朱砂根全草 10 g，射干、甘草各 5 g。水煎服。

2. 上呼吸道感染、扁桃体炎、白喉、丹毒、淋巴结炎 朱砂根 15 ~ 25 g。水煎服。或研末蜜丸，口服，每日 2 次，每次 10 ~ 15 g。

3. 流火（丝虫病引起的淋巴管炎） 朱砂根干根 50 ~ 100 g。水煎，调酒服。

4. 肺病、劳伤吐血 朱砂根 15 ~ 25 g，同猪肺炖服。先吃汤，后去药吃肺，连吃 3 次为 1 个疗程。

5. 跌打损伤、关节风痛 朱砂根 15 ~ 25 g。水煎或冲黄酒服。

6. 妇女白带、痛经 朱砂根 15 ~ 25 g。水煎服或加白糖、黄酒冲服。

7. 毒蛇咬伤 鲜朱砂根 100 g。水煎服。另用盐肤木叶或树皮、乌桕叶各适量，煎汤清洗伤口，用朱砂根皮捣烂，敷创口周围。

用法用量

内服：煎汤，3 ~ 9 g。外用：适量，捣敷。

使用注意

虚弱者慎用。

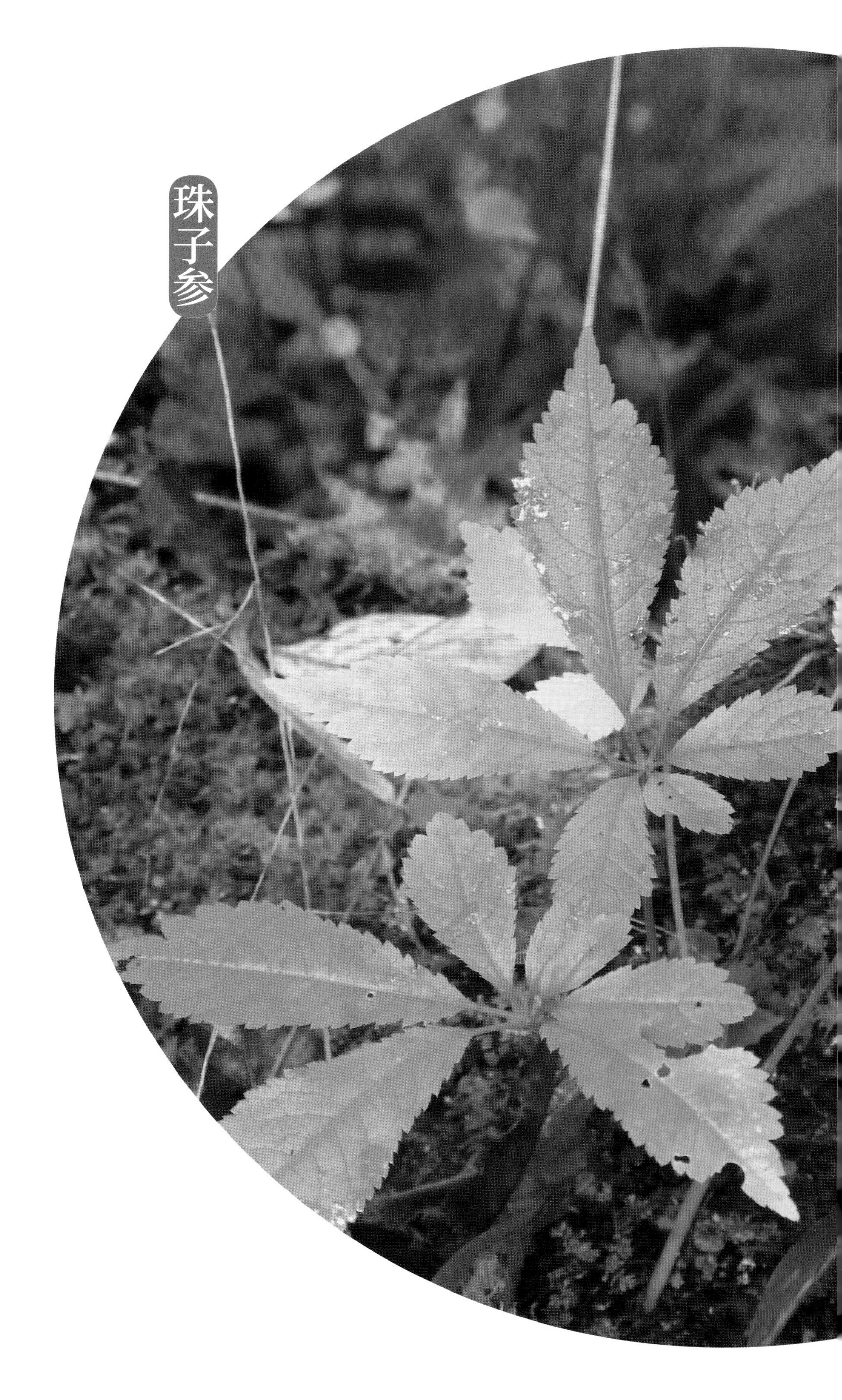
珠子参

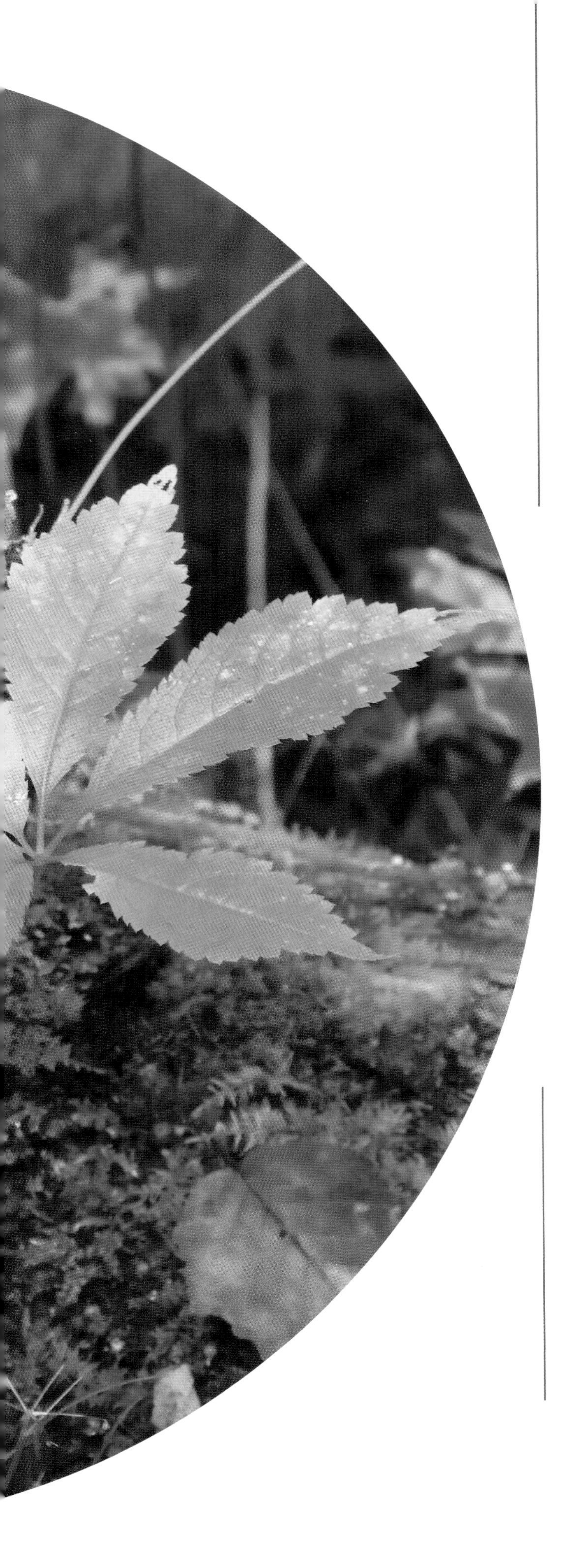

珠子参

ZHUZISHEN

基　原

本品为桔梗科植物珠子参 *Codonopsis convolvulacea* Kurz var. *forrestii* (Diels) Tsoong 的块根。

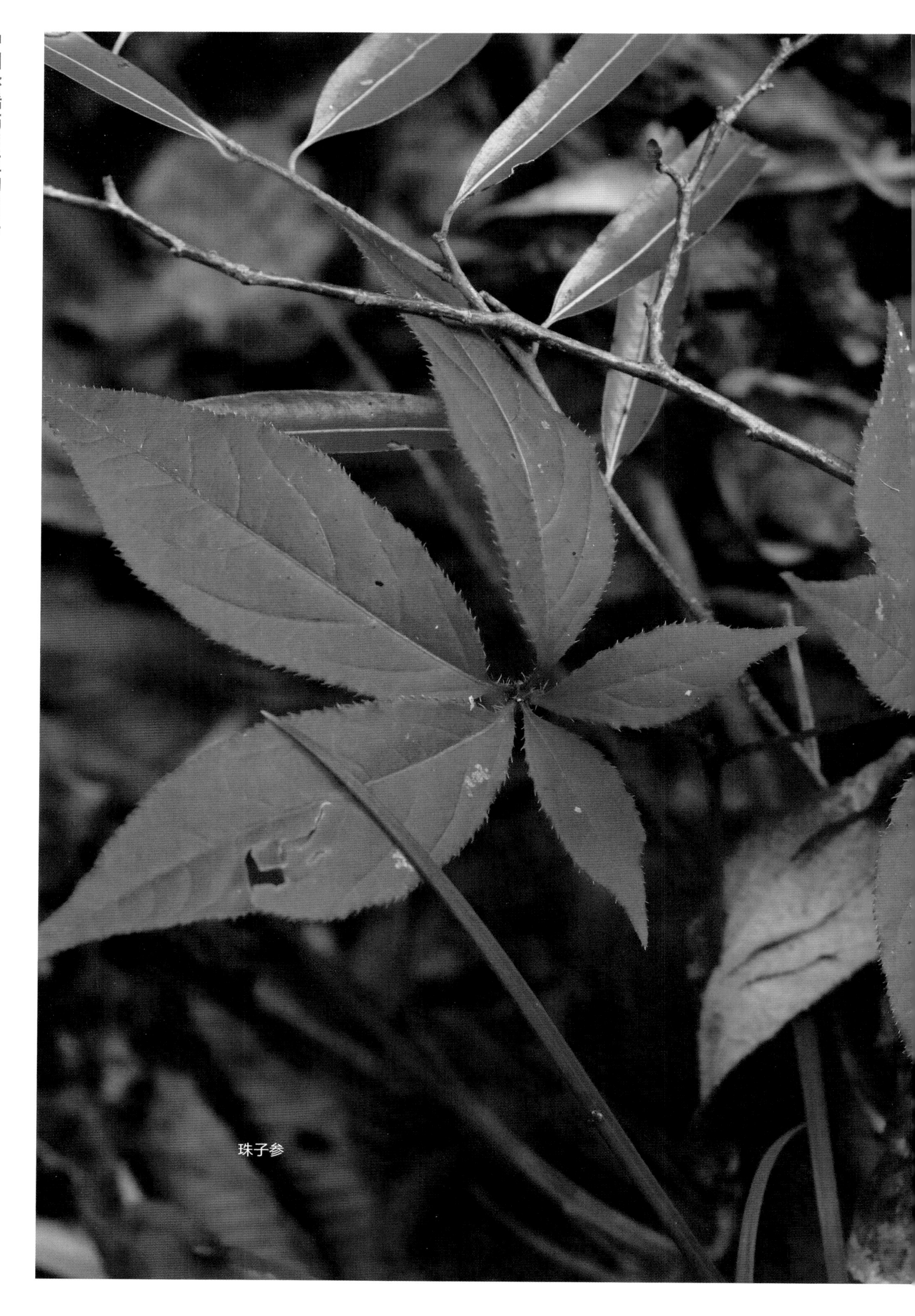

珠子参

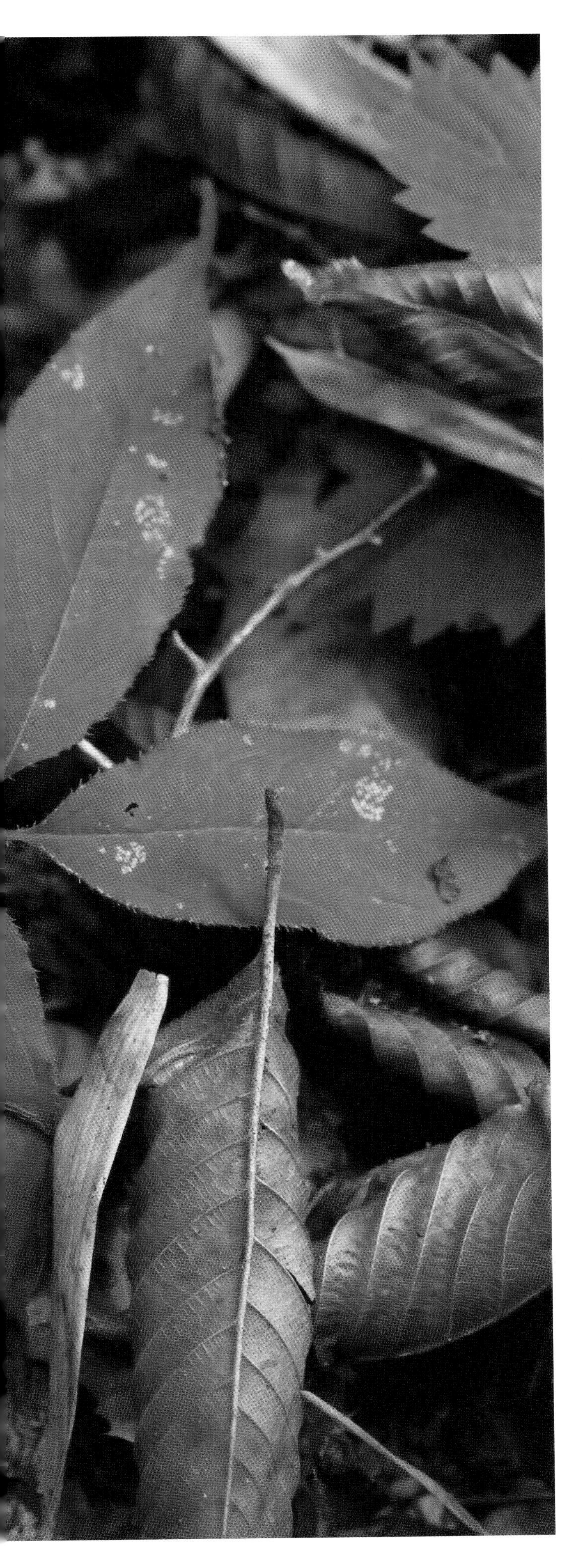

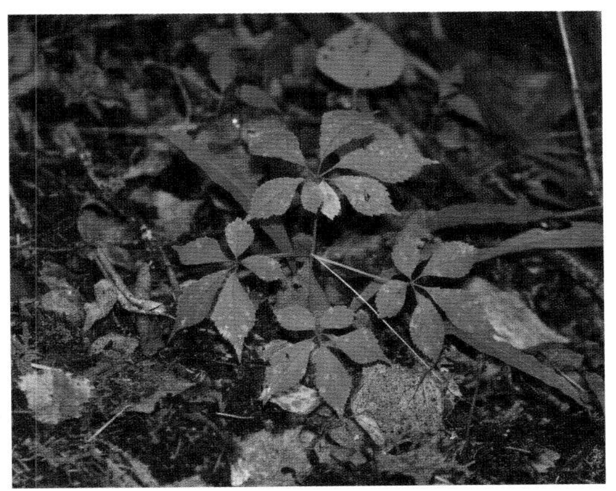

珠子参

形态特征

多年生草本，根茎细长，弯曲横卧，节膨大呈珠状或纺锤状，形似纽扣，节间通常细长如绳或极短。有时部分结节密生呈竹鞭状，其上生有须根。茎直立无毛。掌状复叶3～5轮生茎顶，叶柄长约9 cm；小叶通常6，两侧的较小，小叶柄长5～15 mm，中央小叶片椭圆形或椭圆状卵形，先端长渐尖，基部近圆形或楔形，边缘有细密锯齿或呈重锯齿状，边缘及两面散生刺毛。伞形花序单一，有时其下生1至多个小伞形花序，花萼5齿，先端尖；花瓣5，卵状三角形，先端状，雄蕊5枚，子房下位，花柱通常2，分离。核果浆果状，圆球形，熟时鲜红色。花期7～8月，果期8～9月。

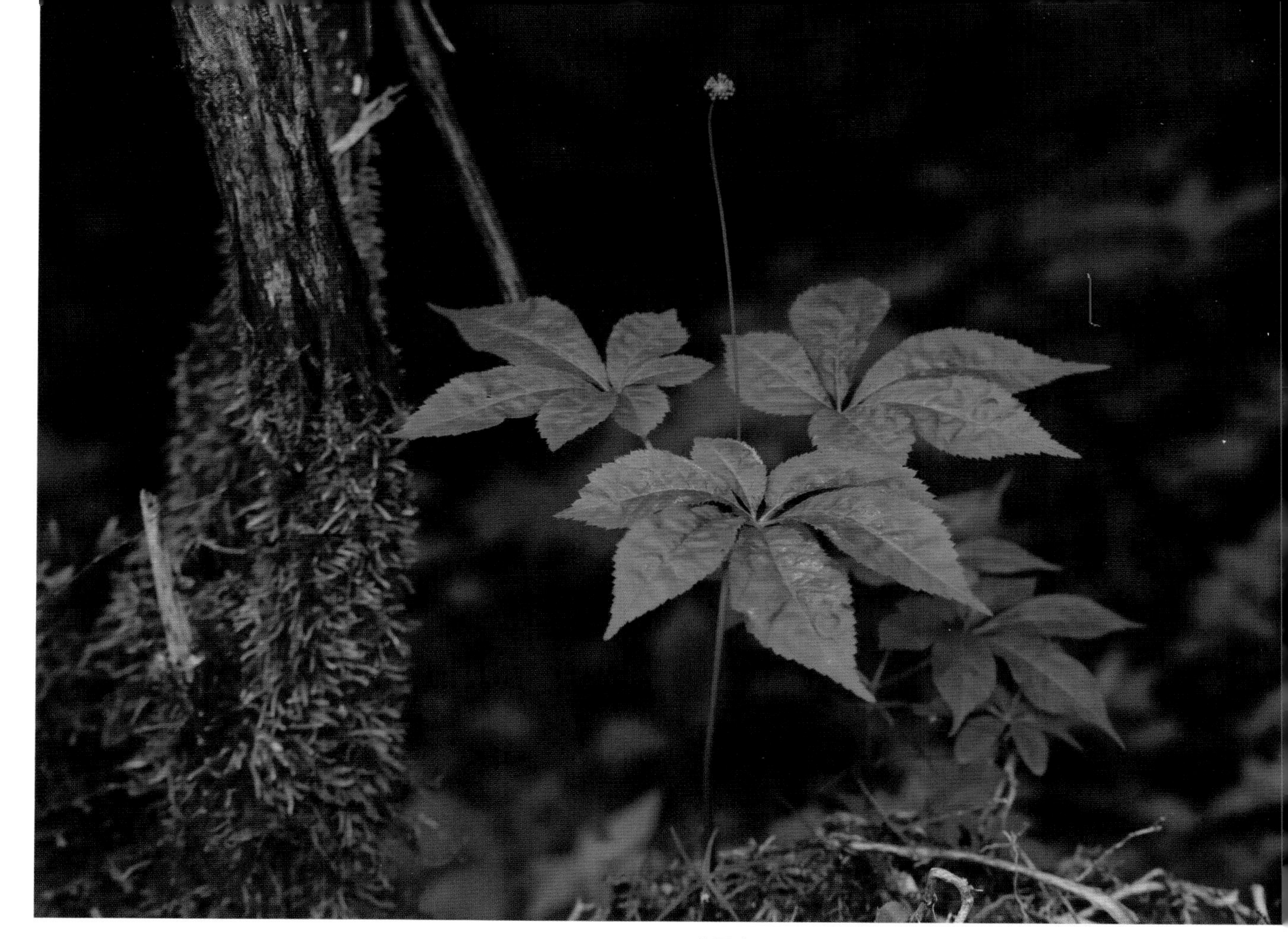

珠子参

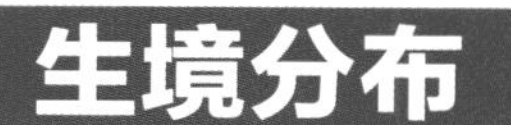

生境分布

生长于海拔 1200 ~ 3300 m 的山灌丛中。分布于四川、贵州、云南等地。

采收加工

秋季采挖，洗净，切片晒干。

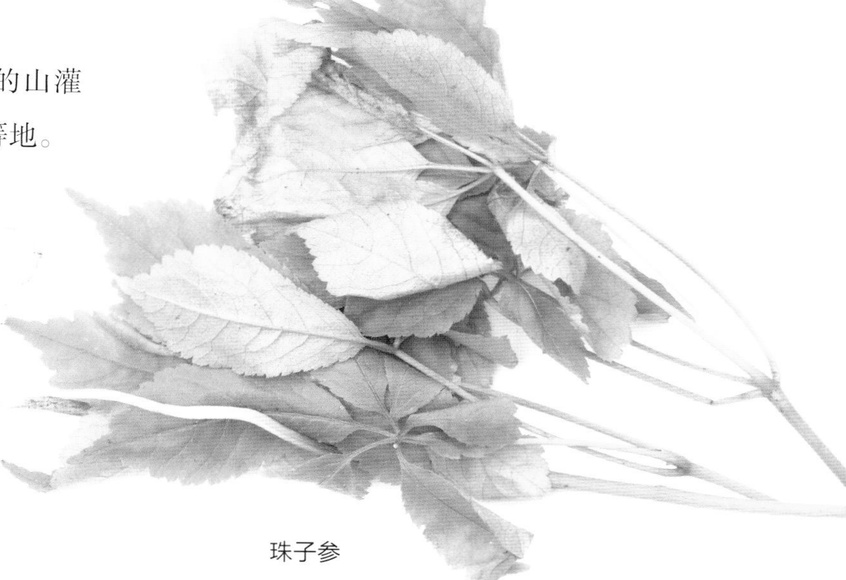

珠子参

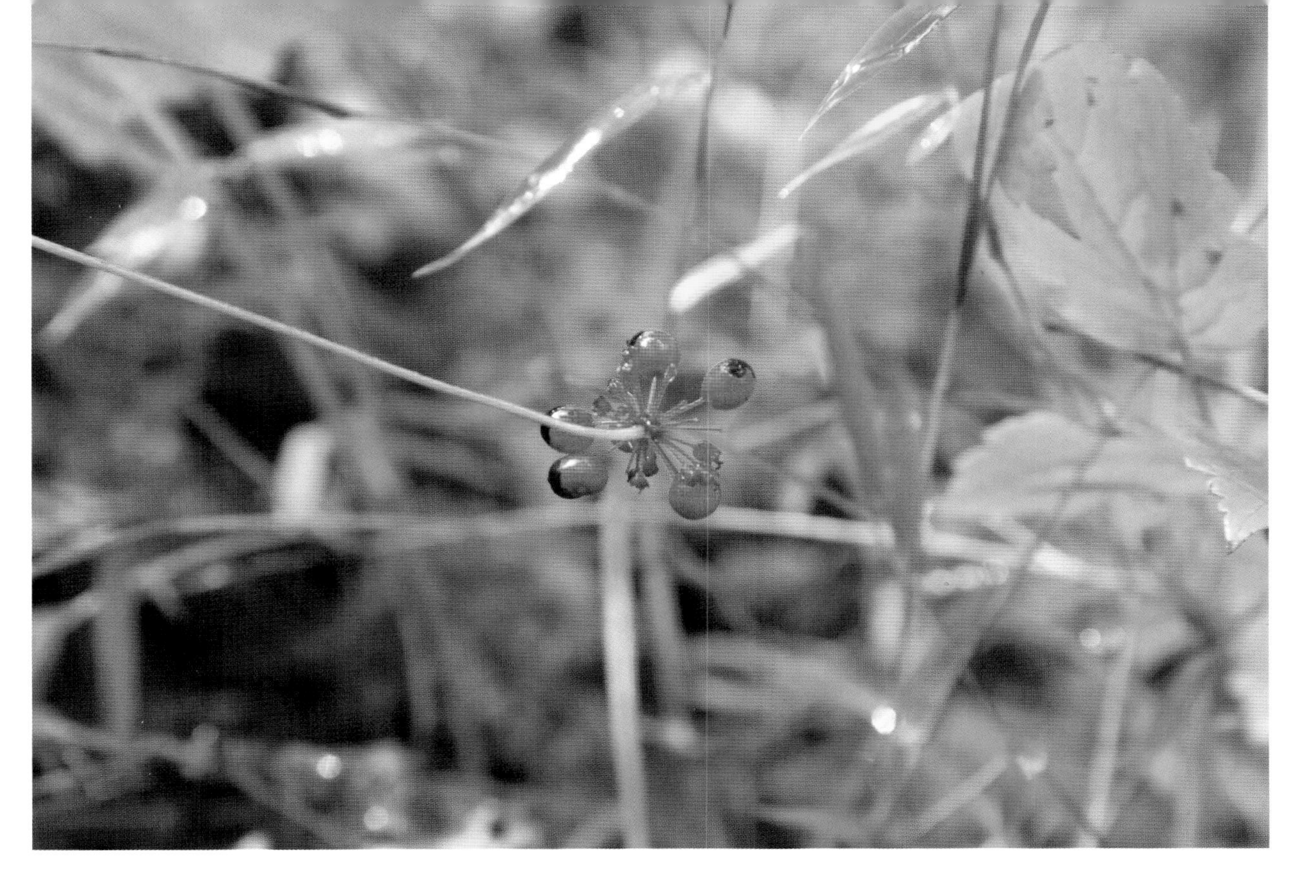

珠子参

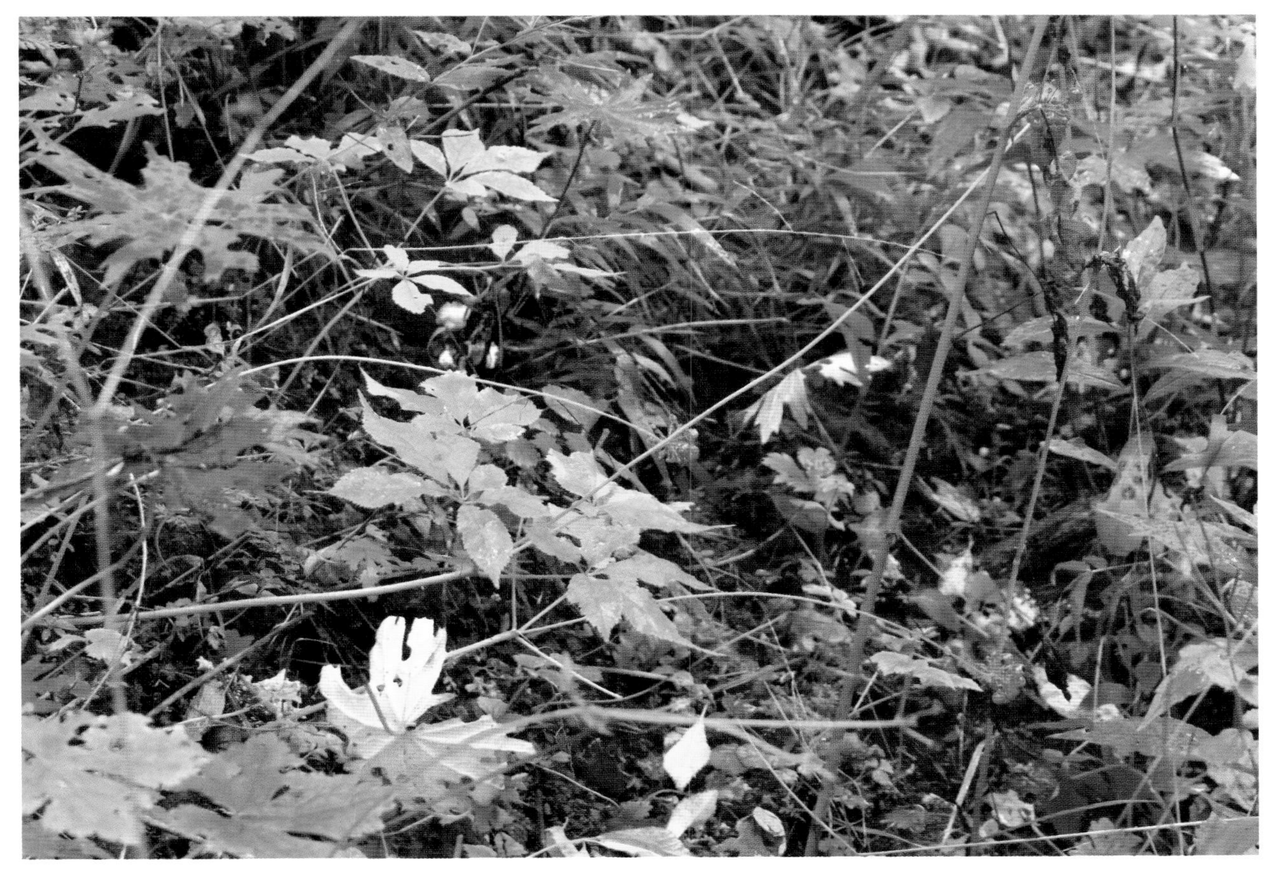

珠子参

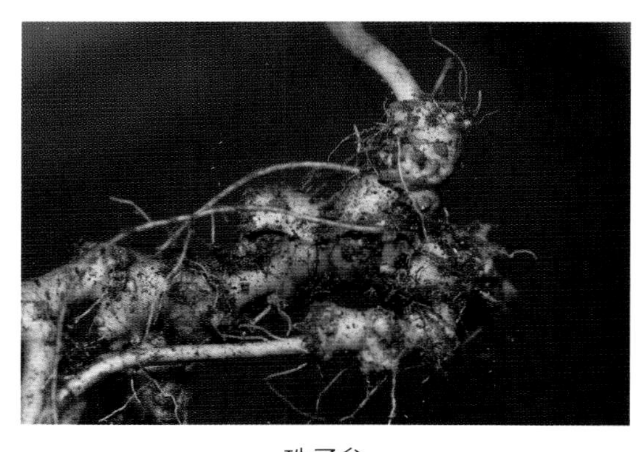
珠子参

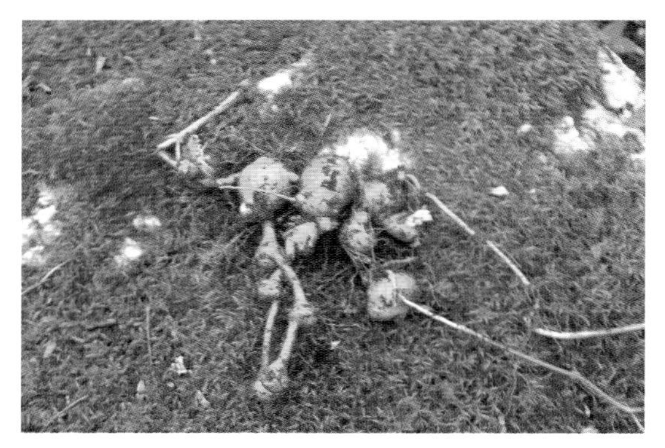
珠子参

药材性状

本品略呈扁球形、圆锥形或不规则菱角形，偶呈连珠状，直径 0.5 ~ 2.8 cm。表面棕黄色或黄褐色，有明显的疣状突起及皱纹，偶有圆形凹陷的茎痕，有的一侧或两侧残存细的节间。质坚硬，断面不平坦，淡黄白色，粉性。气微，味苦、微甘，嚼之刺喉。蒸（煮）者断面黄白色或黄棕色，略呈角质样，味微苦、微甘，嚼之不刺喉。

化学成分

本品含多种皂苷，如以竹节人参皂苷等为代表的齐墩果烷型的皂苷；以人参皂苷等为代表的达玛烷型皂苷以珠子参苷为代表的奥寇梯木型皂苷等。又含琥珀酸、糖蛋白 ZP-2，及葡萄糖、甘露糖、岩藻糖、木糖、半乳糖、鼠李糖和糖醛酸等。

药理作用

根据云南产珠子参根茎总甙对小鼠的作用表明：珠子参总苷有与人参皂苷类型的免疫作用，能提高小鼠血中碳廓清率和激活腹腔巨噬细胞的吞噬活性，具有扶正固本的作用，并且毒性低，刺激性及溶血作用均很弱。研究川产珠子参根茎总苷对白细胞介素（Ⅱ）（IL- Ⅱ）的作用表明：珠子参具有镇痛、抗感染作用，免疫作用却不明显。珠子参具有抗心率不齐作用。

性味归经

苦、甘，微寒。归肝、肺、胃经。

功效主治

补肺，养阴，活络，止血。用于气阴两虚，烦热口渴，虚劳咳嗽，跌仆损伤，关节疼痛，咳血，吐血，外伤出血。

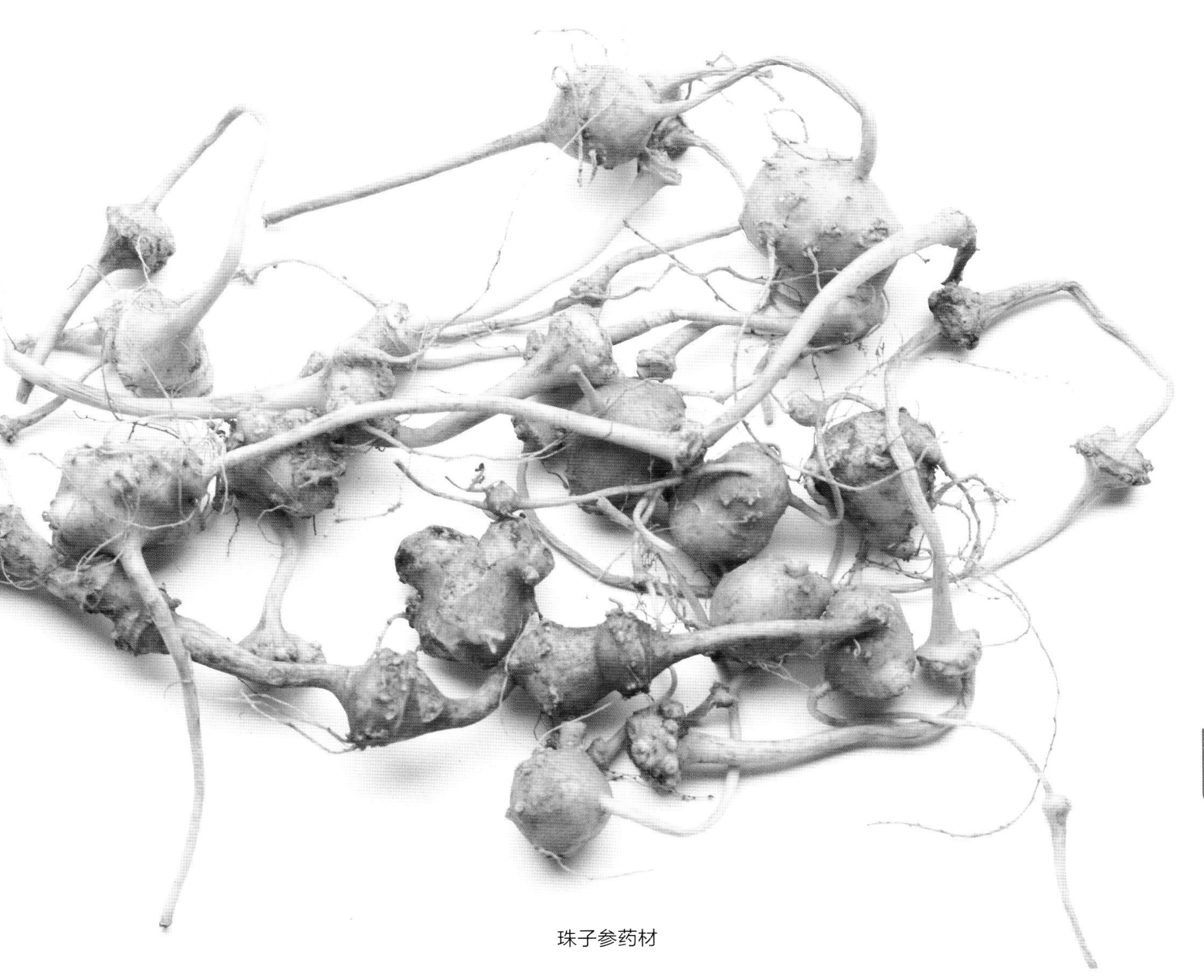

珠子参药材

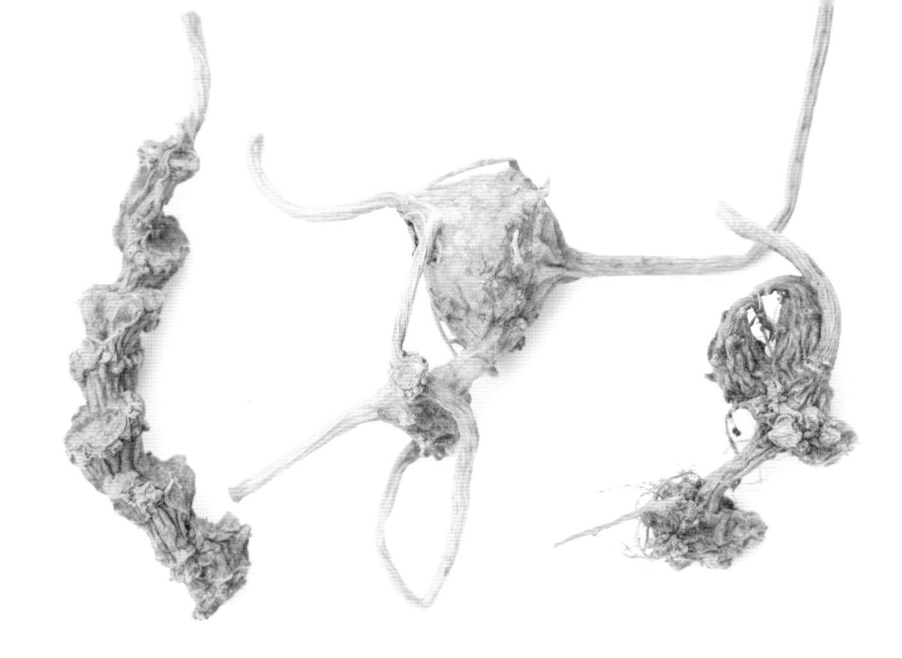

珠子参药材

临床应用

1. 吐血、鼻出血、便血、子宫出血 珠子参适量。研末，口服，每日 2 次，每次 1.5 g。

2. 劳伤腰痛 珠子参、土鳖各 15 g。泡酒服。

3. 小儿惊风 珠子参 9 g。研细粉，温开水冲服，每日 3 次，每次 0.3 g。

4. 咳血 珠子参、枇杷叶各 9 g，白茅根、仙鹤草各 1.5 g，川贝母 6 g。水煎服。

5. 跌打损伤、腰腿痛 珠子参 15 g。泡酒 500 mL 内服，每日 3 次，每次 10 mL。

6. 痈肿疮疡、跌打瘀痛 珠子参适量。用陈醋磨浓汁外涂。亦可同时取珠子参 9 g，水、酒各半煎服。

7. 齿痛 珠子参适量。切片含之。

用法用量

内服：煎汤，15 ~ 30 g。外用：适量，研末撒。

使用注意

孕妇禁服，胃虚者不宜多服。

珠子参饮片

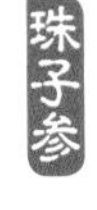

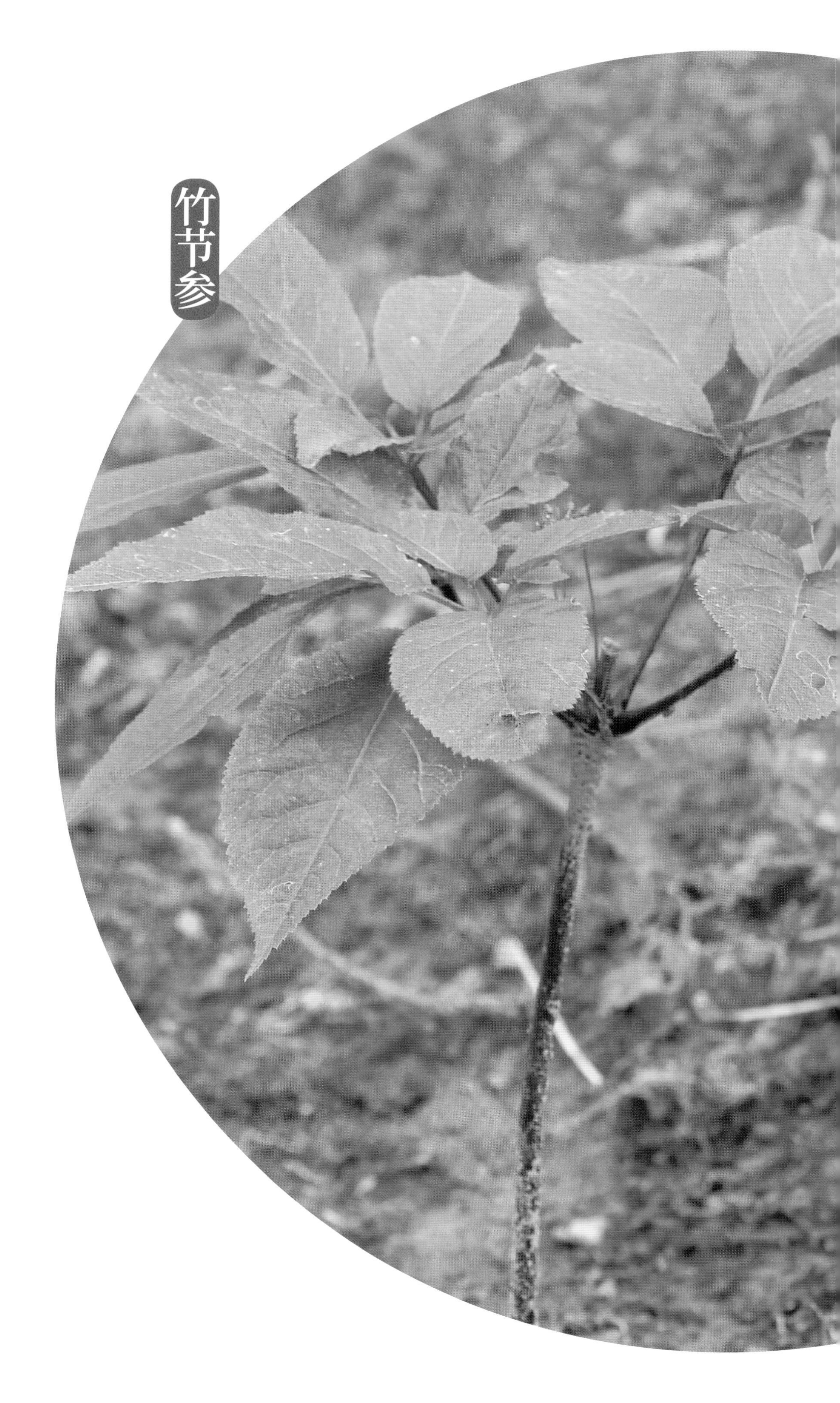
竹节参

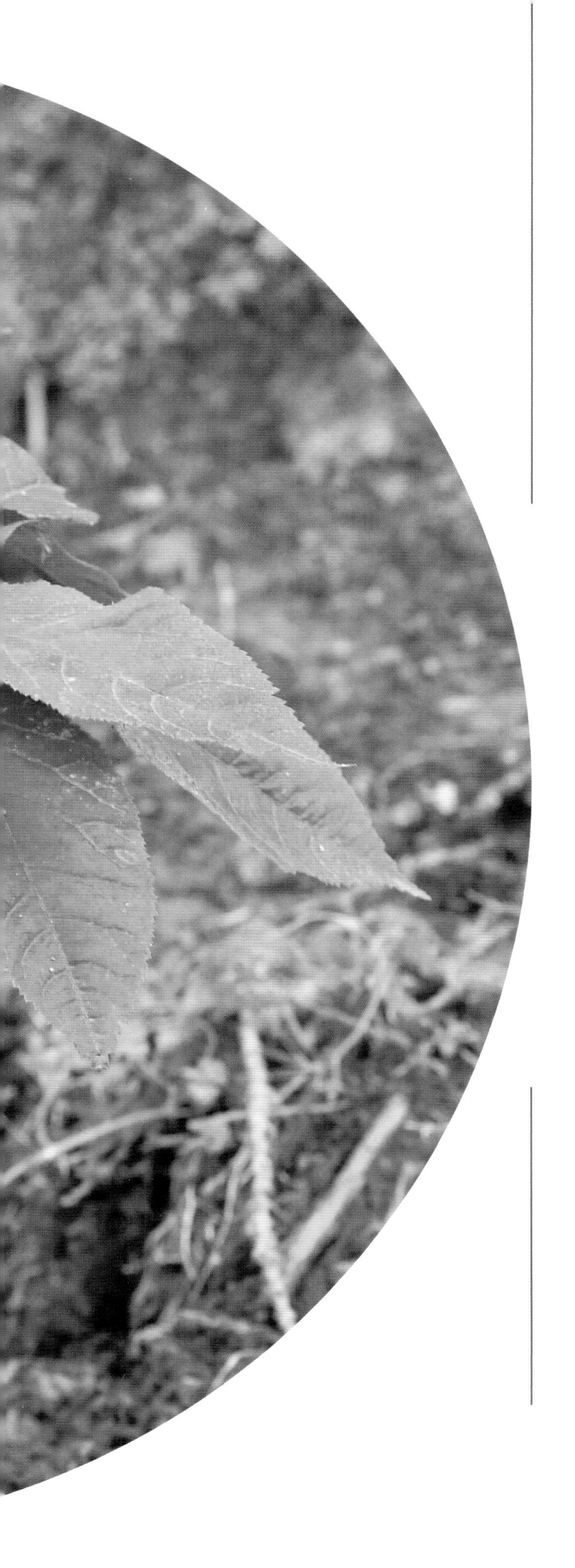

ZHUJIESHEN

竹节参

基　原

本品为五加科植物竹节参*Panax japonicus* C. A. Mey. 的根茎。

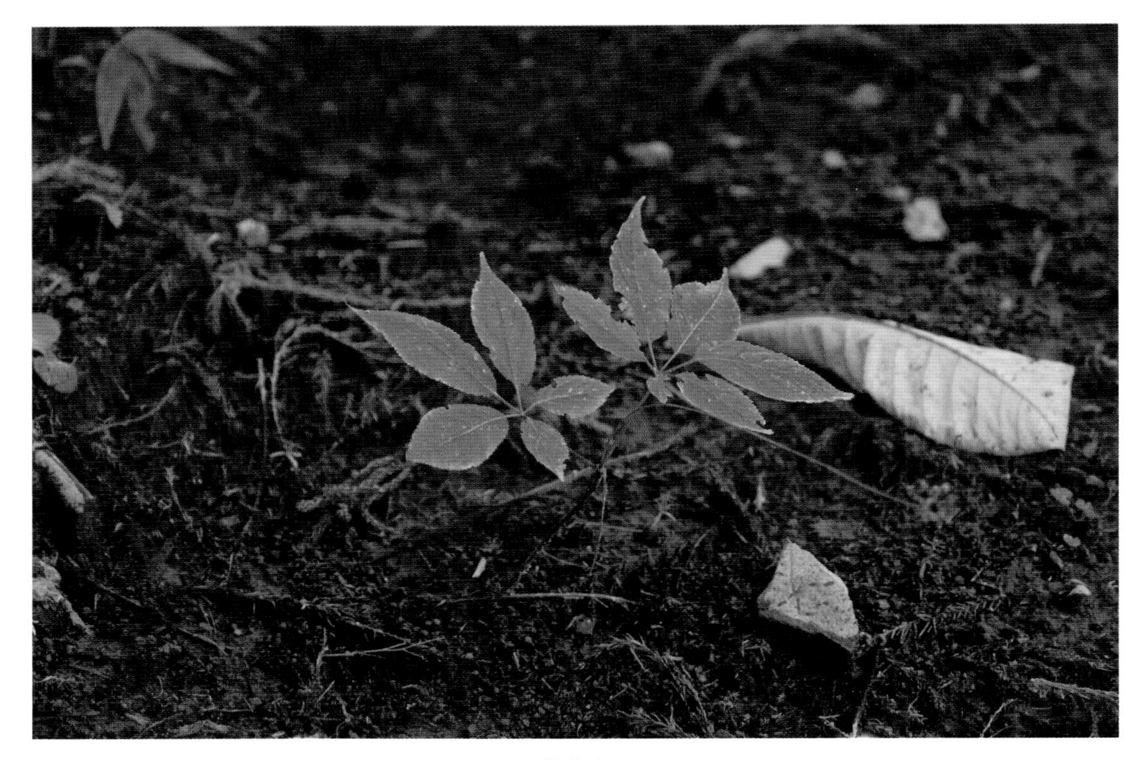

竹节参

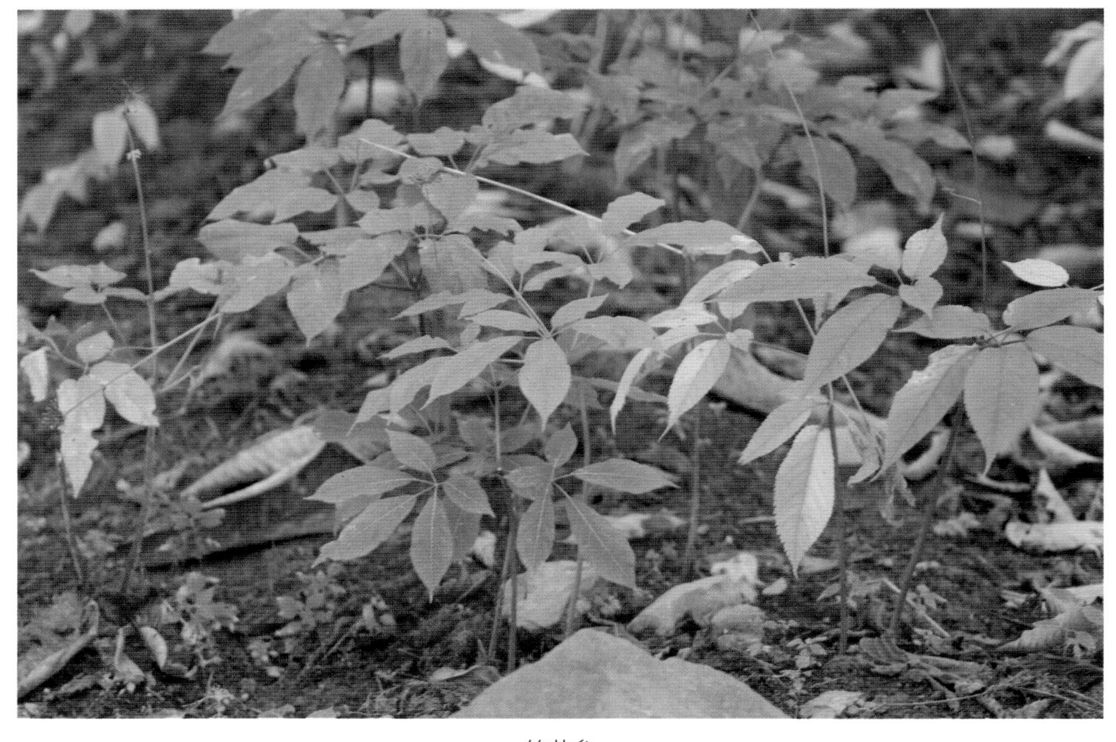

竹节参

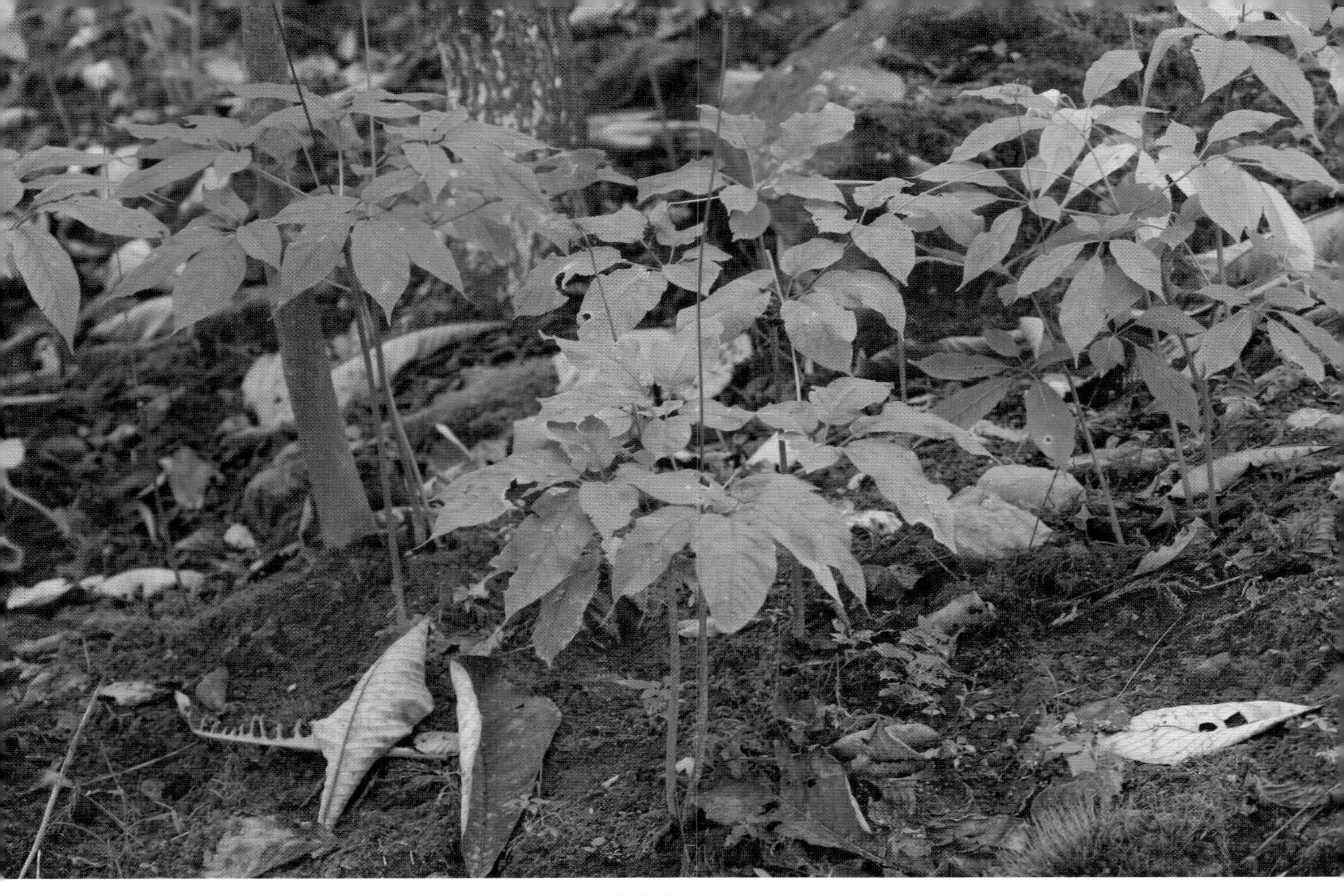

竹节参

形态特征

多年生草本，高 50 ~ 80 cm，或更高。根茎横卧，呈竹鞭状，肉质肥厚，白色，结节间具凹陷茎痕，叶为掌状复叶，3 ~ 5 枚轮生于茎顶；叶柄长 8 ~ 11 cm；小叶通常 5，叶片膜质，倒卵状椭圆形至长圆状椭圆形，长 5 ~ 18 cm，宽 2 ~ 6.5 cm，先端渐尖，稀长尖，基部楔形至近圆形，边缘具细锯齿或重锯齿，上面叶脉无毛或疏生刚毛，下面无毛或疏生密毛。伞形花序单生于茎顶，有花 50 ~ 80 朵或更多，总花梗长 12 ~ 20 cm，无毛或有疏短柔毛；花小，淡绿色，小花梗长约 10 mm；花萼绿色，先端 5 齿，齿三角状卵形；花瓣 5，长卵形，覆瓦状排列；雄蕊 5，花丝较花瓣短；子房下位，2 ~ 5 室，花柱 2 ~ 5，中部以下连合，上部分离，果实外弯。核果状浆果，球形，成熟时红色，直径 5 ~ 7 mm。种子 2 ~ 5，白色，三角状长卵形，长约 4.5 mm。花期 5 ~ 6 月，果期 7 ~ 9 月。

生境分布

生长于海拔 1800 ~ 2600 m 的山谷阔叶林中。分布于西南及陕西、甘肃、安徽、浙江、江西、福建、河南、湖南、湖北、广西、西藏等地。

采收加工

9 ~ 10 月挖取根茎，除去须根，洗净泥土，晒干或烘干。

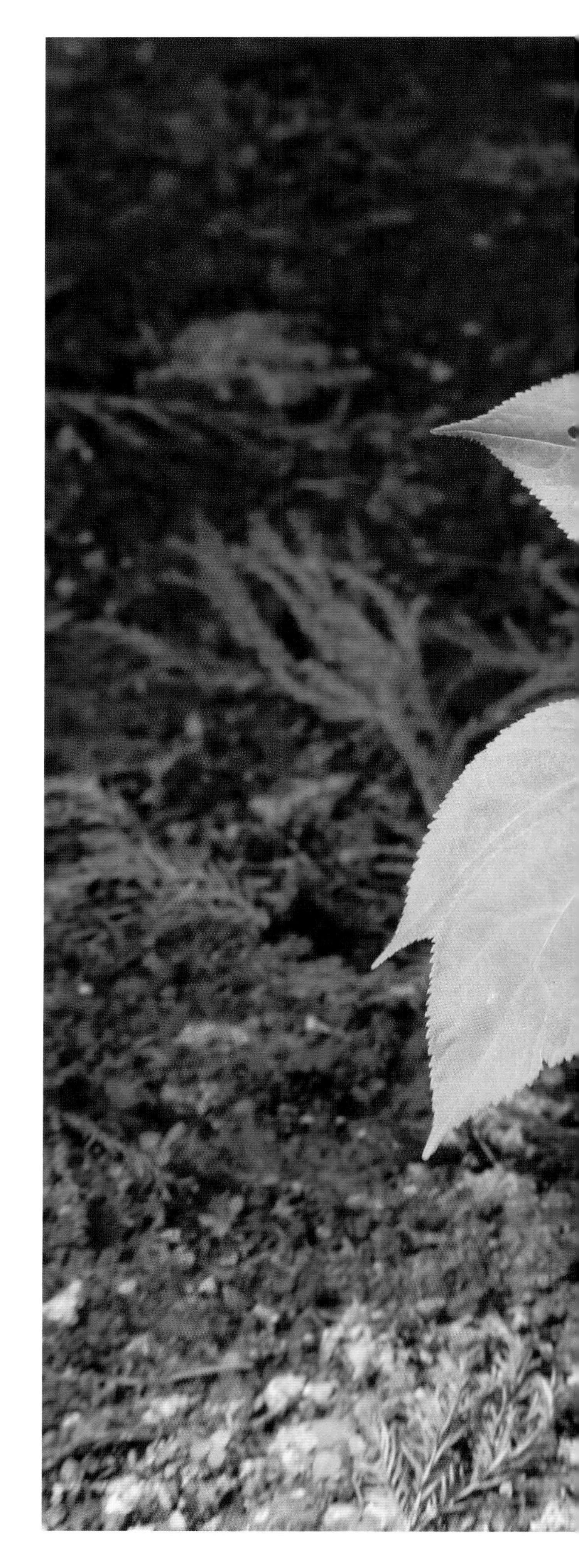

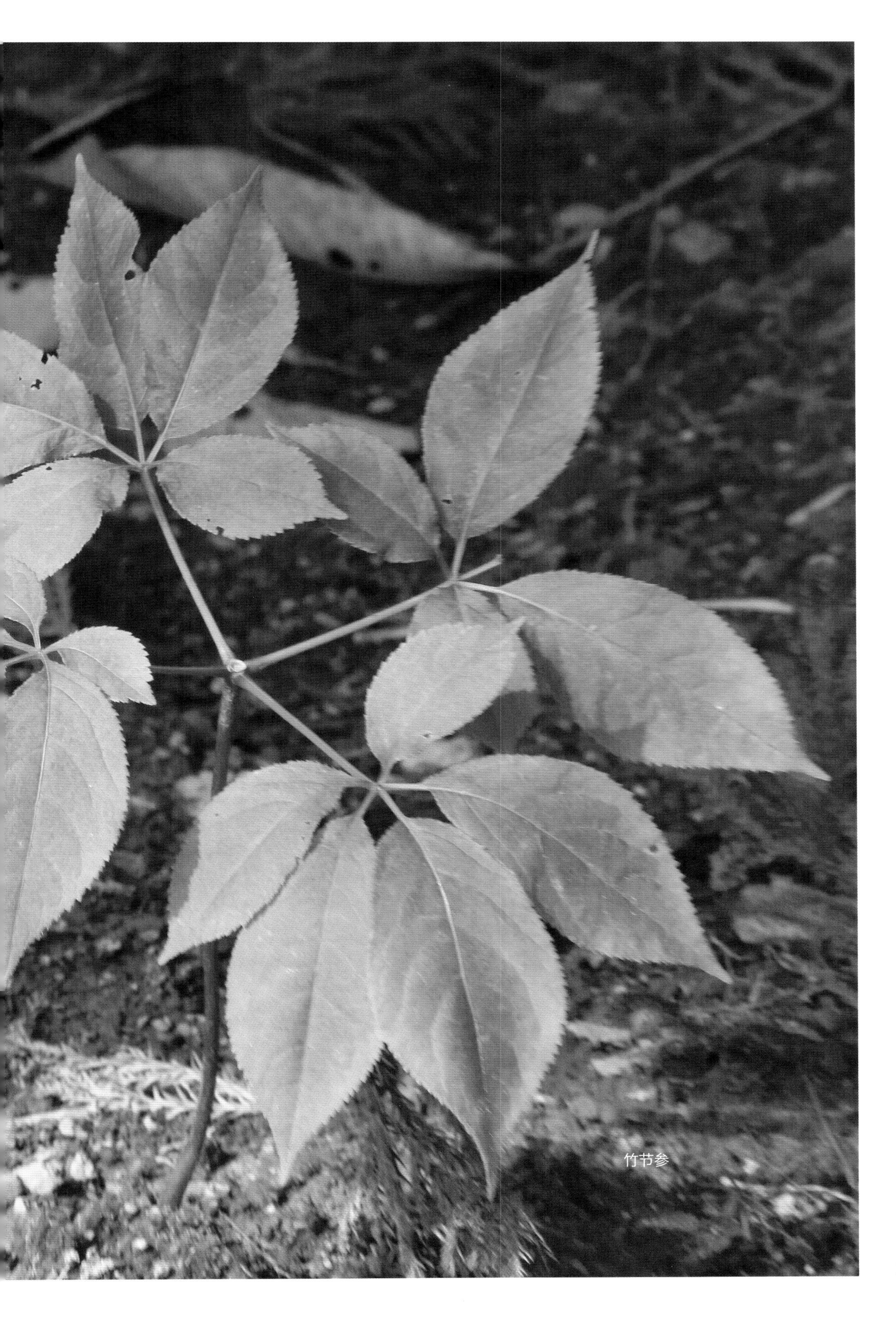
竹节参

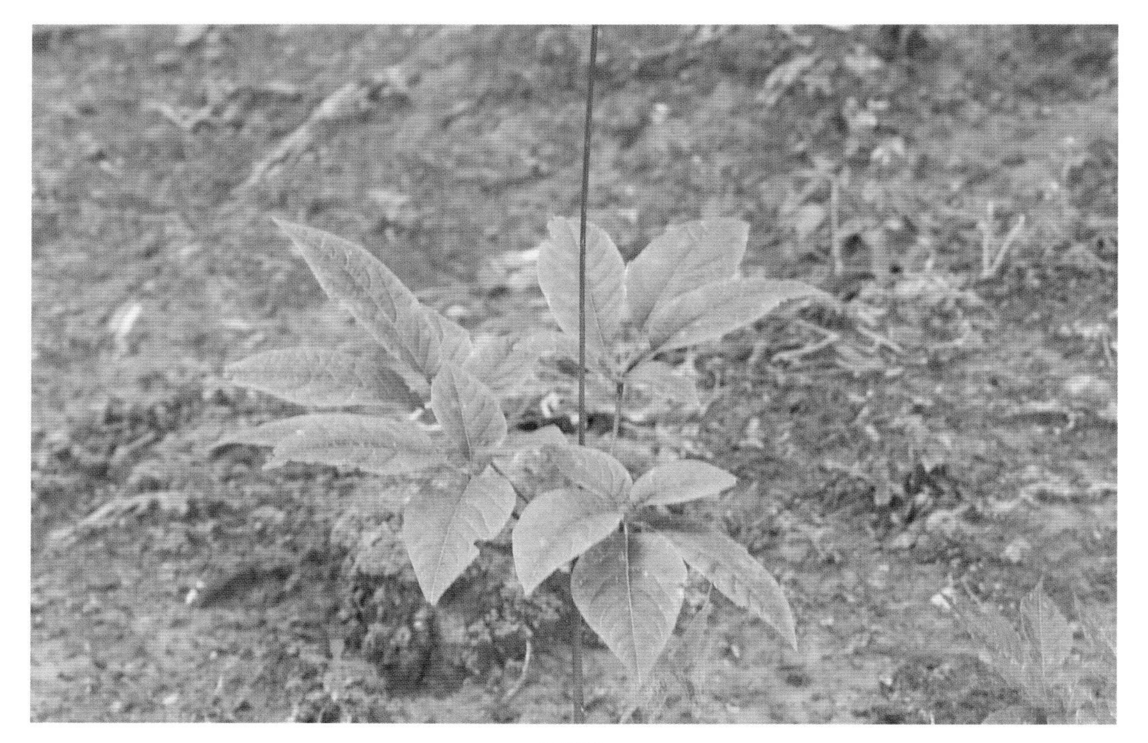

竹节参

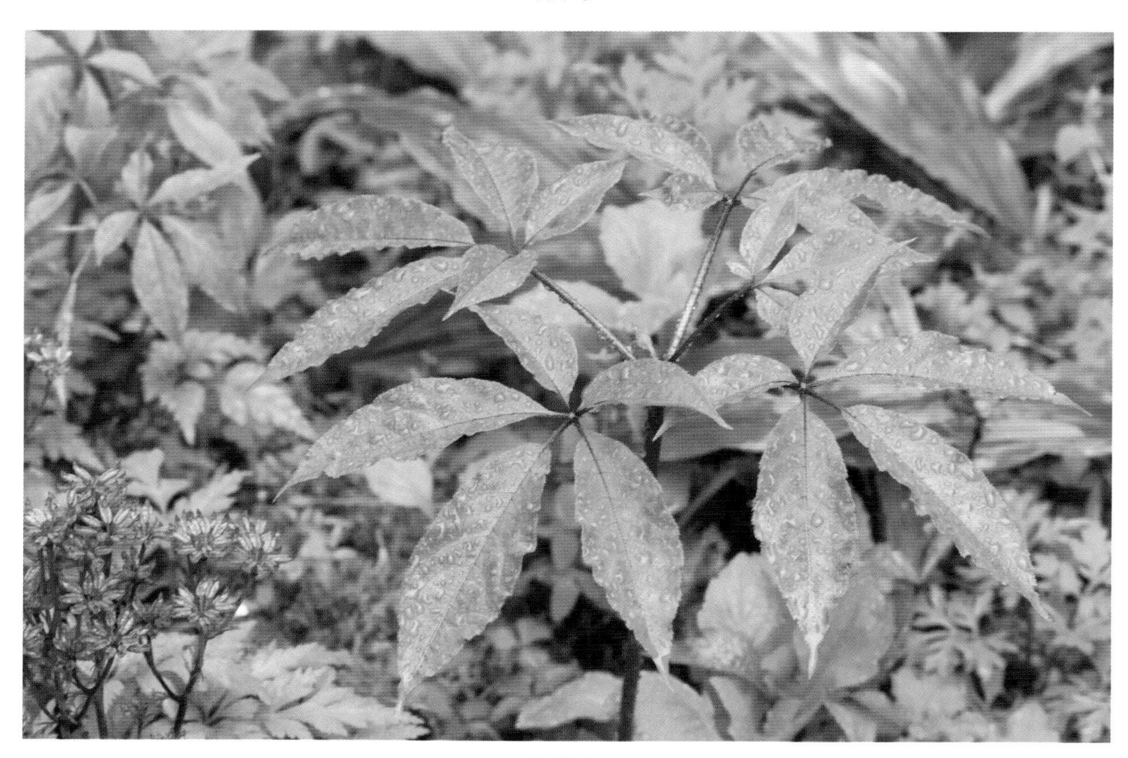

竹节参

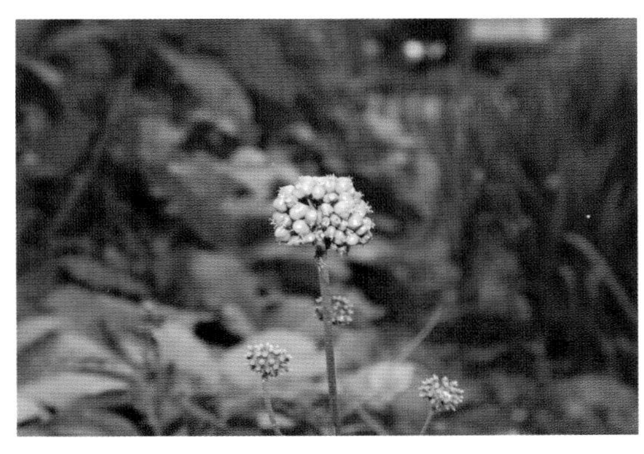

竹节参

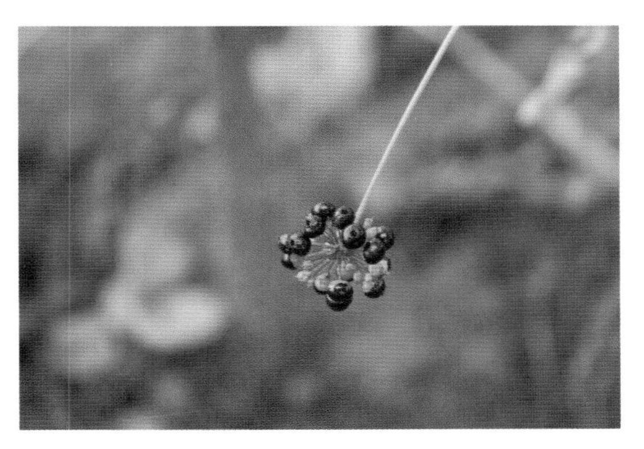

竹节参

药材性状

本品为扁圆形的厚片，长 5 ~ 22 cm，直径 0.8 ~ 2.5 cm，切面黄白色或淡黄棕色，可见黄色点状维管束排列成环。周边灰棕色或黄棕色，粗糙，有致密的皱纹及明显的结节。质硬而脆，易折断。气微，味苦、微甜。贮干燥容器内，置通风干燥处，防蛀。

化学成分

根茎含竹节人参皂苷 (chikusetsu-saponin) Ⅲ、竹节人参皂苷 (chikusetsu-saponin) Ⅳ、竹节人参皂苷 (chikusetsu-saponin) Ⅴ，人参皂苷 (ginsenoside)Rd、人参皂苷 (ginsenoside)Re、人参皂苷 (ginsenoside)Rg1、人参皂苷 (ginsenoside)Rg2，三七皂苷 R2(notoginsenoside R2)，伪人参皂苷 F11(pseudo-ginsenoside F11)，竹节人参皂苷 Ⅴ 的甲酯 (methyl ester of chikusetsu-saponin Ⅴ)，其他 5 种皂苷：齐墩果酸 -3-O-β-D-(6'- 甲酯)，吡喃葡萄糖醛酸苷 [oleanolic acid-3-O-β-D-(6'-methylester)-glucuronopyranoside]，齐墩果酸 -28-O-β-D- 吡喃葡萄糖苷 (oleanolic acid-28-O-β-D-glucopy-ranoside)，β- 谷甾醇 -3-O-β-D- 吡喃葡萄糖苷 (β-sitosterol-3-O-β-D-glucopyranoside)，齐墩果酸 -3-O-[β-D-(6'- 甲酯)- 吡喃葡萄糖醛酸基]-28-O-β-D- 吡喃葡萄糖苷 {oleanolic acid-3-O-[β-D-(6'-methylester), glucuronopyranosyl] -28-O-β-D-glucopyranoside}，齐墩果酸 -3-O-[β-D- 吡喃葡萄糖 (1 → 2)-β-D- 吡喃葡萄糖]-28-O-β-D- 吡喃葡萄糖苷。

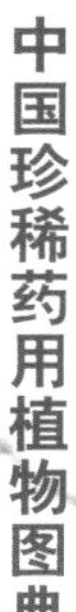

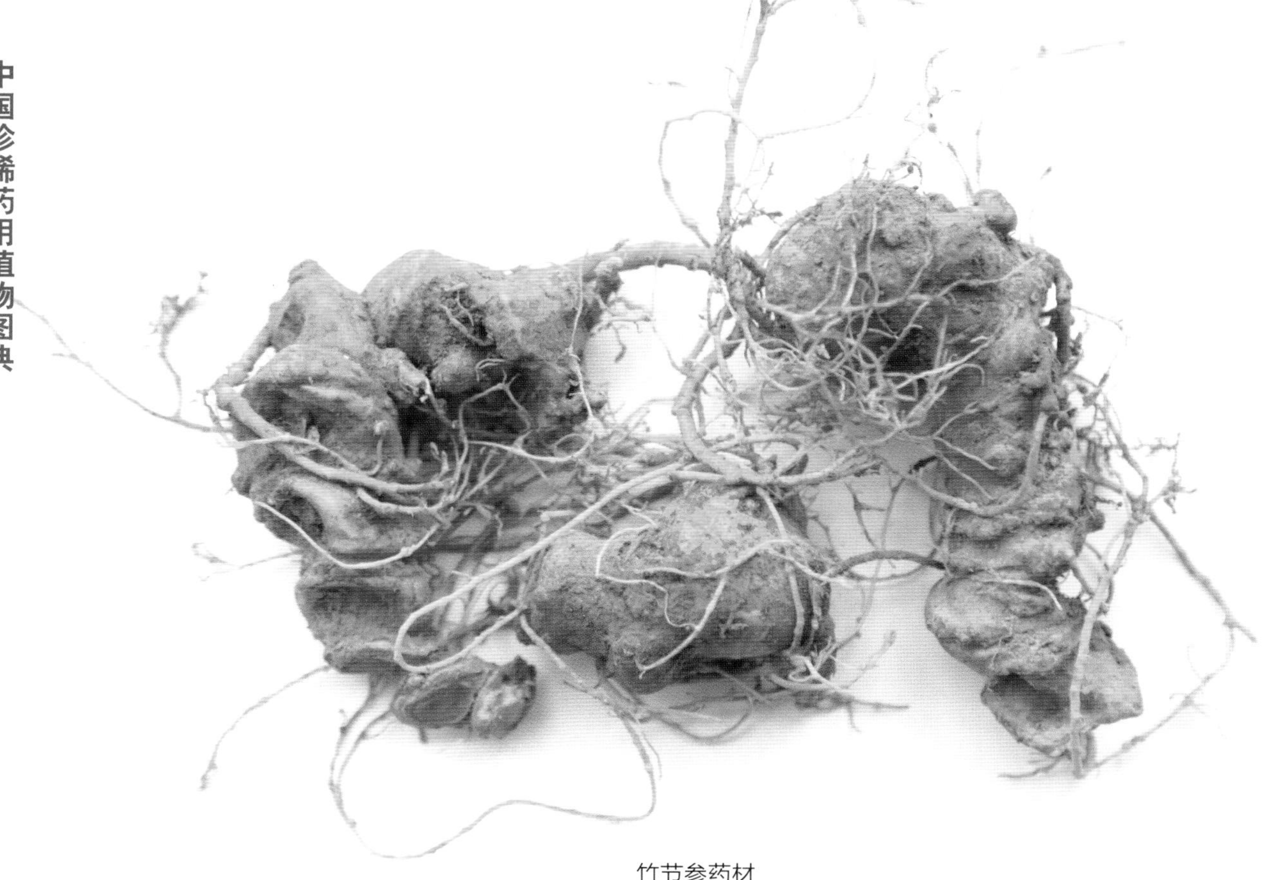

竹节参药材

药理作用

1. 抗感染作用 竹节参煎剂(生药)10 g/kg灌胃，1 ~ 3日内连用3次，对大鼠蛋清、甲醛或右旋糖酐引起的关节炎，均有明显的抑制作用。对大鼠皮下埋藏棉球引起的肉芽肿形成也有明显的抑制作用。抗感染机制研究发现，竹节人参对去肾上腺大鼠的甲醛性关节炎有明显的抑制作用。大鼠灌胃竹节人参煎剂(生药)10 g/kg，每日1次，1日或连续7日，均不降低肾上腺内维生素C的含量。豚鼠灌胃(生药)10 g/kg，每日1次，连续5日，尿中17-羟皮质类固醇排出量无明显的影响，表明竹节人参不具有兴奋垂体-肾上腺皮质功能而引起抗感染作用。

2. 延缓衰老作用 竹节参总皂苷323 μg/mL时，对正常大鼠肺匀浆自发过氧化脂质生成有抑制作用，且其作用呈剂量依赖性增强。10 μg/mL能抑制Fe^{2+}、半胱氨酸诱导的肺微粒体过氧化脂质的生成，呈剂量依赖性增强。竹节参总皂苷有较强的清除超氧阴离子自由基作用，随着药物浓度的增加作用加强，对羟自由基亦具有较强的清除作用，为羟自由基清除剂苯甲酸钠的3.2倍。脯氨酸羟化成羟脯氨酸，机体衰老过程，因供氧不足，影响脯氨酸的羟化过程，造成胶原中羟脯氨酸含量降低。竹节参总皂苷0.824%(生药中含量为8%)，灌胃，每日1次，每次15 mL/kg，连续30日，小鼠皮肤羟脯氨酸含量增加10.4%。竹节人参多糖能激活网状内皮系统。

3. 降血糖作用 竹节参所含齐墩果烷系皂苷有较强的降血糖作用。

性味归经

甘，微苦，温。归肺、脾、肝经。

功效主治

补虚强壮，止咳祛痰，散瘀止血，消肿止痛。用于病后体弱，食欲不振，虚劳咳嗽，咯血，吐血，衄血，便血，尿血，倒经，崩漏，外伤出血，瘀血经闭，产后瘀阴腹痛，跌打损伤，风湿关节痛，痈肿，痔疮，毒蛇咬伤。

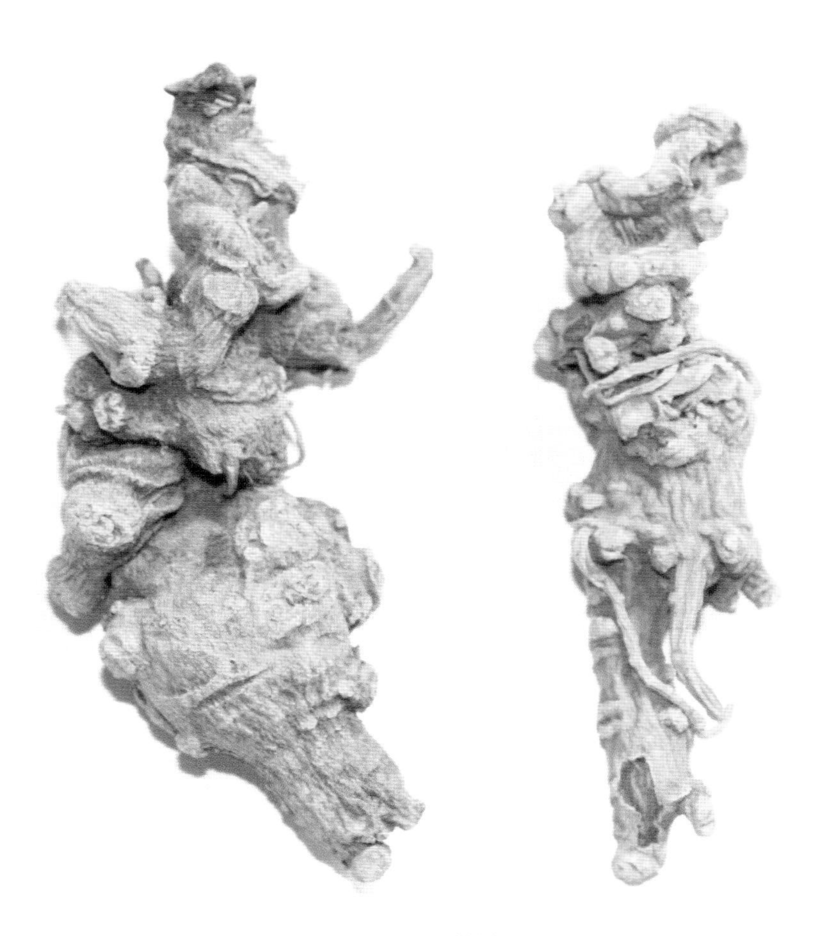

竹节参药材

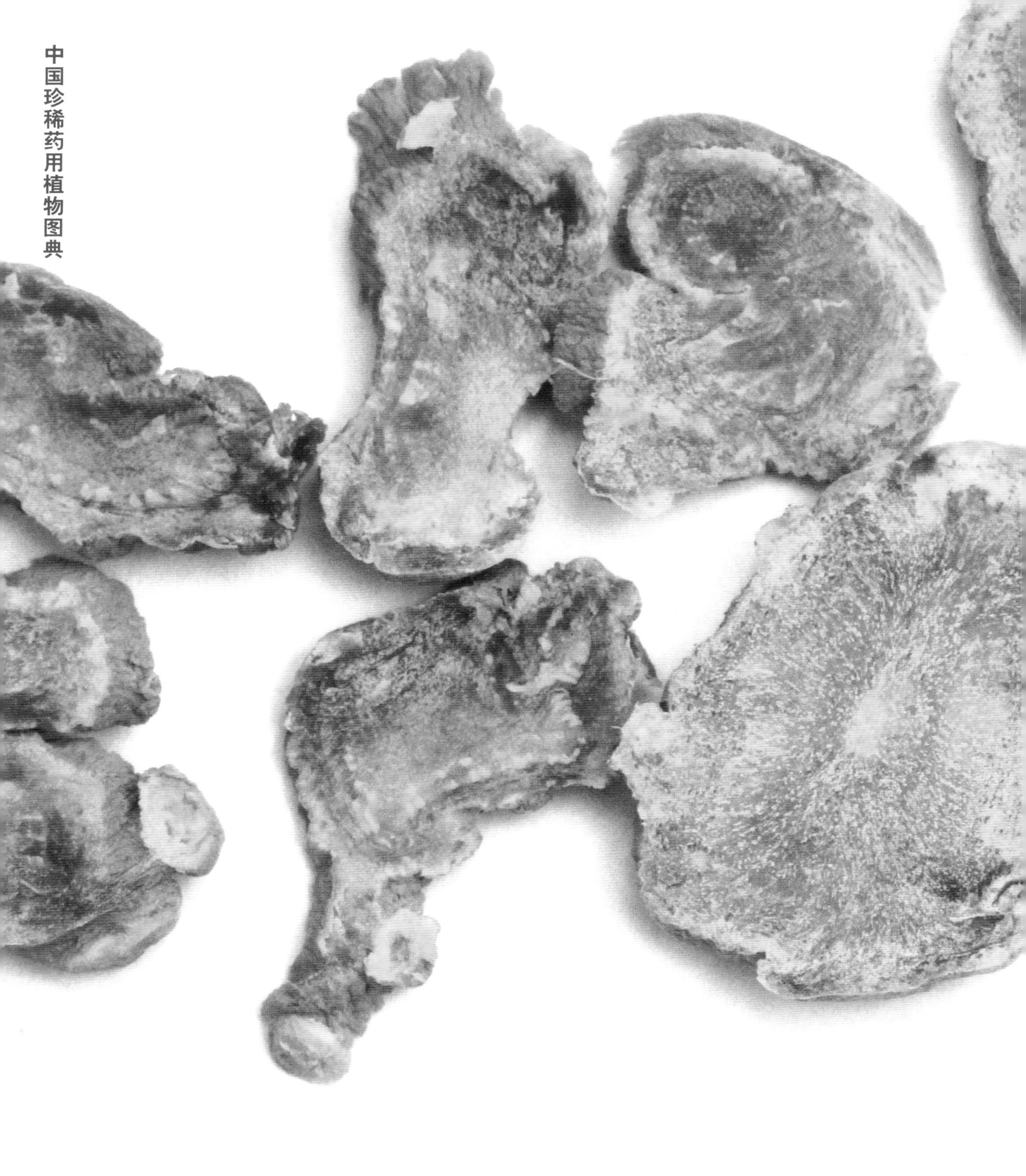

竹节参饮片

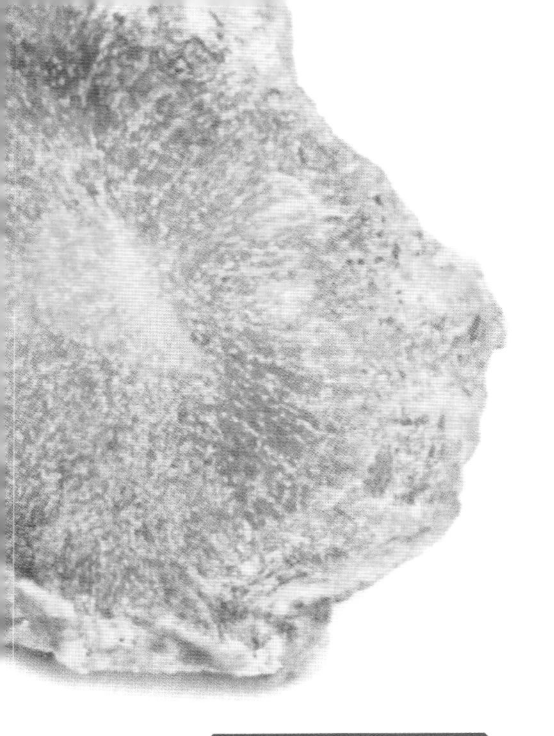

临床应用

1. 跌打伤痛 竹节参15 g。捣烂，温酒冲服，亦可磨酒外搽。

2. 病后虚弱 竹节参15 g。炖肉吃或水煎服。

3. 脾胃虚弱，食欲不振 竹节参、土炒白术、酒炒蒲公英根各9 g。水煎，分3次于饭前30分钟时服。

4. 全身筋骨痛 竹节参30 g，细辛3 g。水煎，加适量酒冲服。

5. 头晕 竹节参、天麻各30 g，辣子七15 g。共研细粉，冲服，每日1次，每次9 g。

6. 虚劳咳嗽 竹节参15 g。煎水当茶频饮。

7. 吐血 竹节参、丝毛根各9 g，麦冬6 g。水煎服，每日1剂。

8. 鼻血 竹节参3 g，黄栀子6 g（炒）。水煎服，每日1剂。

用法用量

内服：煎汤，6 ~ 9 g；或泡酒；或入丸、散。外用：适量，研末干掺或调敷。

使用注意

孕妇忌服，无虚无瘀者不宜服。

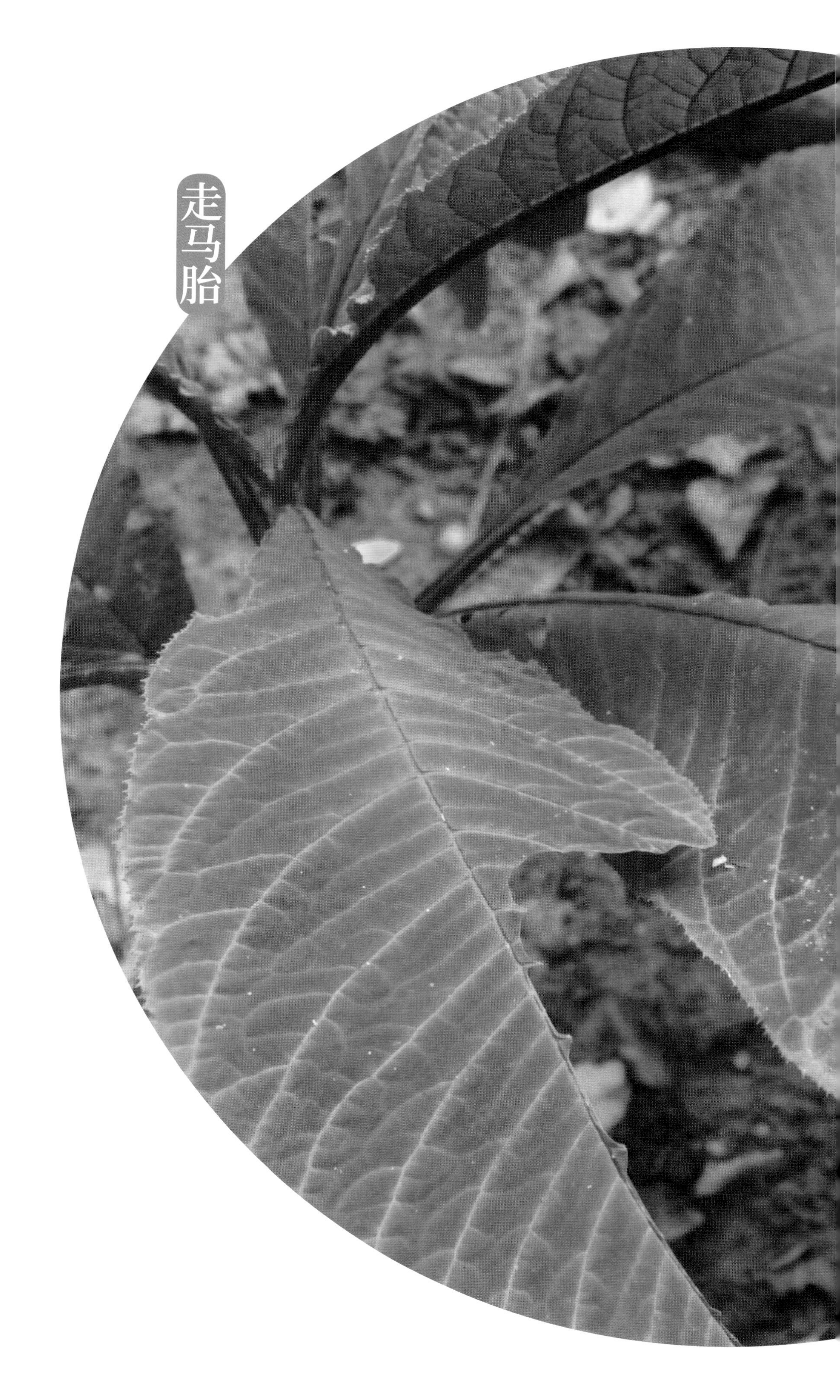

走马胎

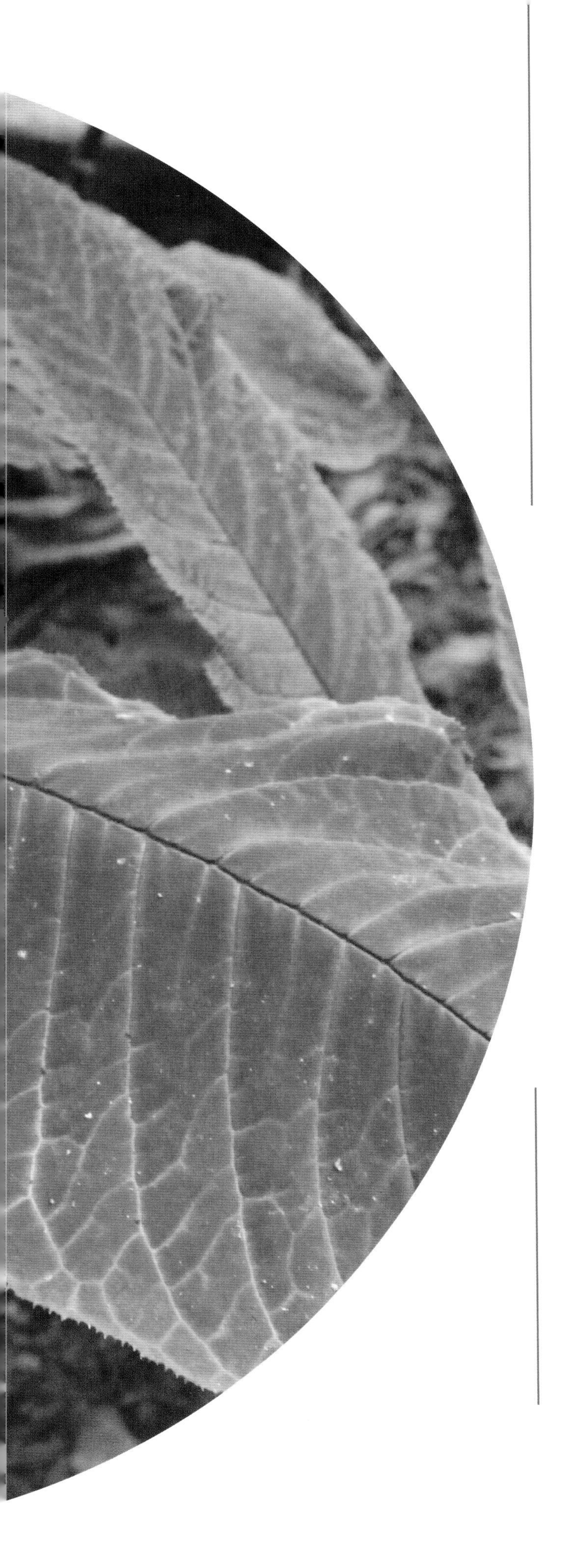

走马胎

ZOUMATAI

基 原

本品为紫金牛科植物走马胎 *Ardisia gigantifolia* Stapf [*A. Pseudoverticillata* Merr.] 的根和根茎。

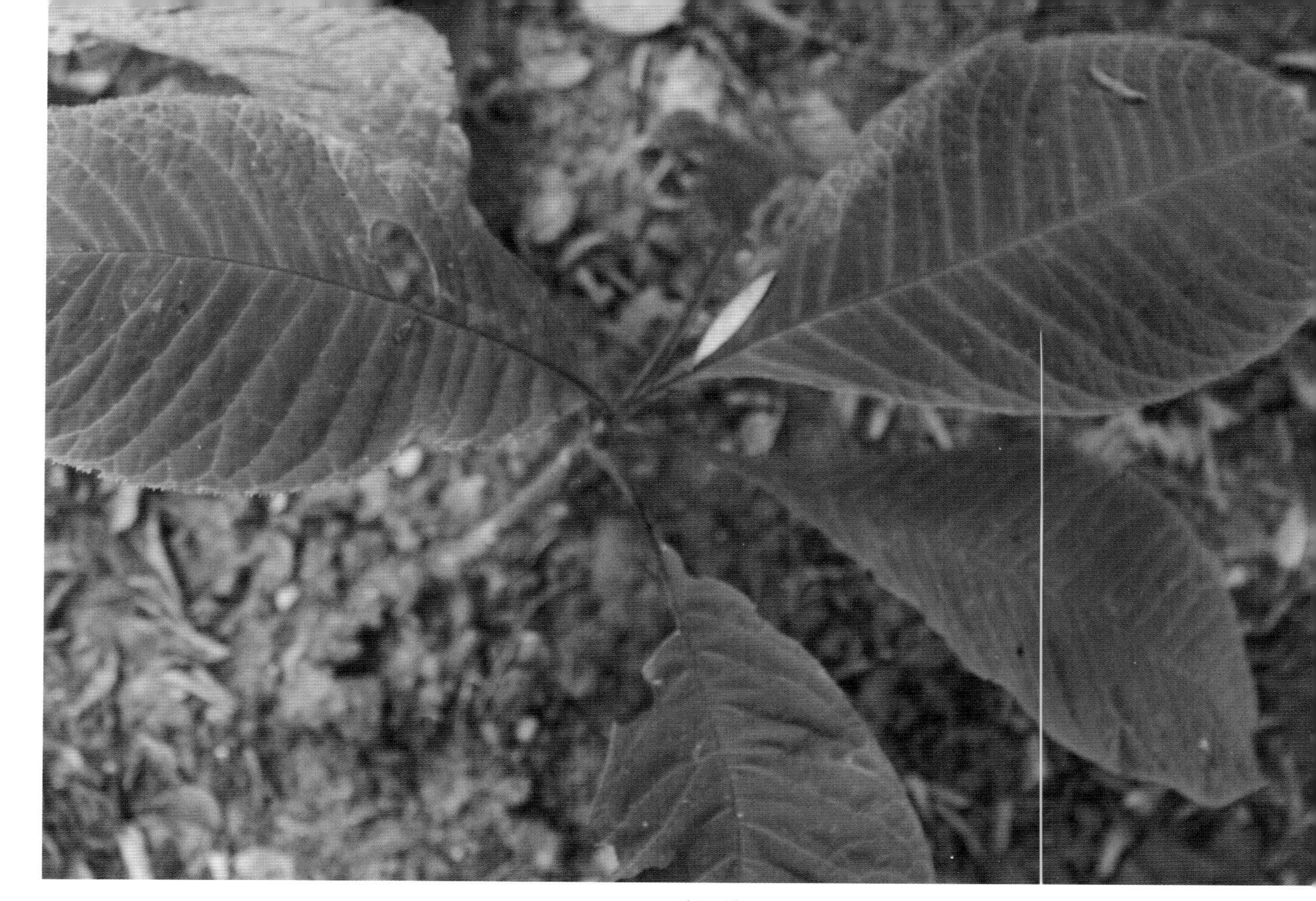

走马胎

形态特征

大灌木，高 1 ~ 3 m，具粗厚的匍匐根茎，茎粗壮，通常无分枝，幼嫩部分被微柔毛。叶通常簇生于茎顶端，叶柄长 2 ~ 4 cm，具波状狭翅。叶片膜质，椭圆形至倒卵状披针形，长 25 ~ 48 cm，宽 9 ~ 17 cm，先端钝急尖或近渐监，基部楔形，下延至叶柄，边缘具密啮蚀状细齿，齿具小尖头，背面叶脉上被细微柔毛，具疏眼点，以近边缘较多。由多个亚伞形花序组成的大型金字塔状或总状圆锥花序，长 20 ~ 35 cm，宽约 10 cm 或更宽，每亚伞形花序有花 9 ~ 15 朵，花梗长 1 ~ 1.5 cm，萼片狭三角状卵形或披外形，长 1.5 ~ 2 mm，被疏微柔毛，具腺点，缘毛不明显；花瓣白色或粉红色，卵形，长 4 ~ 5 mm，具疏腺点；雄蕊为花瓣长的 2/3，花药卵形；雌蕊与花瓣几等长，子房被微柔毛。果球形，直径约 6mm，红色，具纵肋，多少具腺点。花期 4 ~ 6 月，有时 2 ~ 3 月，果期 11 ~ 12 月，有时 2 ~ 6 月。

不易折断。断面皮部淡红色，有紫红色小点，木部黄白色，可见细密放射状“菊花纹”。商品常切成斜片，厚约2 mm。气微，味淡，略辛。以质干硬、色红者为佳。

性味归经

苦，微辛，性温。

功效主治

祛风湿，活血止痛，化毒生肌。用于风湿痹痛，产后血瘀，痈疽溃疡，跌打肿痛。

临床应用

1. 跌打损伤，风湿骨痛 走马胎根10 g，大罗伞、小罗伞各15 g，五指牛奶、土牛膝各20 g。浸好酒150 mL，3日后可用，每日早、晚各服10 mL，兼用药酒外擦患处。

2. 关节痛 走马胎根、土牛膝根、五加皮各15 g。酒、水各半煎服，每日1剂。

3. 崩漏 走马胎叶1张，虾钳草60 g。水煎服，每日1剂。

4. 妇女产后关节痛 走马胎、大风艾各60 g。水煎洗患处。

5. 痈疮脓肿（可拔疮脓） 鲜走马胎叶1张。用温水烫软，敷患处。

6. 闭塞性动脉内膜炎引起的下肢麻冷胀痛、行走困难 走马胎、土茯苓、栀子各30 g，红花、防风、皂角刺各15 g。共浸酒过药面，浸15日可用，每服20 ~ 30 mL。

7. 小儿惊风 走马胎、防己各6 g。水煎服，每日1剂。

用法用量

内服：煎汤，9 ~ 15 g；鲜品30 ~ 60 g；或浸酒。外用：适量，研末调敷。

图书在版编目（CIP）数据

中国珍稀药用植物图典．上、中、下 / 肖培根，陈士林主编．—长沙：湖南科学技术出版社，2020.9

ISBN 978-7-5710-0746-1

Ⅰ．①中… Ⅱ．①肖… ②陈… Ⅲ．①药用植物－中国－图集 Ⅳ．① R282.71-64

中国版本图书馆 CIP 数据核字 (2020) 第 176614 号

中国珍稀药用植物图典　下册

主　　编：肖培根　陈士林
责任编辑：李　忠　杨　颖
出版发行：湖南科学技术出版社
社　　址：长沙市湘雅路 276 号
　　　　　http://www.hnstp.com
湖南科学技术出版社天猫旗舰店网址：
　　　　　http://hnkjcbs.tmall.com
邮购联系：本社直销科 0731-84375808
印　　刷：长沙鸿发印务实业有限公司
　　　　　（印装质量问题请直接与本厂联系）
厂　　址：长沙市长沙县黄花镇黄花印刷工业园3号
邮　　编：410137
版　　次：2020 年 9 月第 1 版
印　　次：2020 年 9 月第 1 次印刷
开　　本：889mm × 1194mm　1/16
印　　张：34.5
字　　数：605 千字
书　　号：ISBN 978-7-5710-0746-1
定　　价：598.00 元（上、中、下册）